改訂第**9**版

内科学書 Vol.**2**

●総編集
南学　正臣（東京大学医学部腎臓・内分泌内科学　教授）

■感染性疾患
●編集
藤田　次郎（琉球大学大学院医学研究科感染症・呼吸器・消化器内科学〈第一内科〉教授）

■膠原病・リウマチ性疾患
●編集
三森　経世（医療法人医仁会武田総合病院　院長）

■アレルギー性疾患，免疫不全症
●編集
大田　健（公益財団法人結核予防会複十字病院　院長）

■呼吸器疾患
●編集
平井　豊博（京都大学大学院医学研究科呼吸器内科学　教授）

●編集協力
塩沢　昌英（獨協医科大学　特任教授／兵庫医科大学　客員教授）

中山書店

《内科学書》
改訂第9版

●総編集

南学　正臣　東京大学医学部腎臓・内分泌内科学　教授

●部門編集 （五十音順）

伊藤　裕　慶應義塾大学医学部腎臓内分泌代謝内科　教授

大田　健　公益財団法人結核予防会 複十字病院　院長

小澤　敬也　自治医科大学名誉教授／客員教授

下村伊一郎　大阪大学大学院医学系研究科内分泌・代謝内科学　教授

田中　章景　横浜市立大学神経内科学・脳卒中医学　教授

千葉　勉　関西電力病院　院長

伴　信太郎　愛知医科大学特命教授／医学教育センター長

平井　豊博　京都大学大学院医学研究科呼吸器内科学　教授

深川　雅史　東海大学医学部内科学系腎内分泌代謝内科　教授

福田　恵一　慶應義塾大学医学部循環器内科　教授

藤田　次郎　琉球大学大学院医学研究科感染症・呼吸器・消化器内科学（第一内科）教授

三森　経世　医療法人医仁会武田総合病院　院長

持田　智　埼玉医科大学消化器内科・肝臓内科　教授

山本　和利　松前町立松前病院　病院事業管理者

●基準値一覧 編集

山田　俊幸　自治医科大学臨床検査医学　教授

●編集協力

塩沢　昌英　獨協医科大学 特任教授／兵庫医科大学 客員教授

序

　優れた医師となるためには，疾患の機序を理解し，そのうえで臨床的なエビデンスを踏まえ，診断と治療を進めることが重要です．表面的に羅列された所見や検査結果を記憶したのみの医師は，典型例には対応できても，非典型的な経過を示す患者の前では無力です．なぜ，その所見や検査結果がみられるのか，また治療がどのように効くのか，そのメカニズムまで理解した医師になってはじめて，限りない多様性を示す現実の患者に，適切に対応することができます．

　本書は，1971年の初版刊行以来，現象面の背後にある基本原理をきちんと考察することを重視し，基礎医学を踏まえた疾患の理解に重点を置きながら，臨床的基礎がしっかりと身につくよう編集されています．

　医学の進歩は日進月歩であり，医療の世界には革新的新技術が次々に導入されています．多くの臨床試験が行われ，免疫チェックポイント阻害薬をはじめ新しい薬理機序による治療薬も登場してきました．これに伴い，各学会からの診療ガイドラインも，一定期間の成果をまとめて改訂が繰り返されています．前版である第8版が刊行された2013年以降も，多くの革新的進歩があり，経験豊富な医師であっても常に知識をアップデートすることが必要です．

　今回の改訂では，前版刊行以後の新知見を盛り込むことはもちろん，項目についても見直しを行い，急激に変化している社会情勢にも合わせて内容の最適化を図っています．

　各分野の編集，編集協力，執筆の先生がたは，現在の日本のトップランナーばかりですが，その大半が本書のかなり前の版を学生時代に愛用していた世代です．私自身を含め，本書で勉強した世代の医師が，時を経て編集作業の中心的立場を担い，総力を結集して作成したものが本書の改訂第9版です．

　本書は，長年，日本の内科学の教科書の金字塔であり続けています．これまで，学生たちにとっては日常の学習や国家試験の準備のための定本として，また若手医師から経験豊かな医師に至るまで，診療現場の机上にあって知識の再確認や更なる自己研鑽に役立つ成書として愛読されてきました．この改訂第9版も伝統を受け継ぎ，格調が高く，しかも読みやすいものに仕上がっています．今また新しい息吹を放つ本書が，読者に愛用され，役立つことを心より願っております．

　　　2019年6月

　　　　　　　　　　　　　　　　　　　　　編集代表　南学　正臣

内科学書　Vol.2

執筆者一覧

(執筆順)

感染性疾患

飯沼　由嗣	金沢医科大学臨床感染症学　教授
河合　泰宏	金沢医科大学臨床感染症学　准教授
渡辺　一功	順天堂大学名誉教授
後藤　元	杏林大学名誉教授
岩田　敏	国立がん研究センター中央病院感染症部　感染症部長
迎　寛	長崎大学大学院医歯薬学総合研究科医療科学専攻呼吸器内科学　教授
舘田　一博	東邦大学医学部微生物・感染症学講座　教授
平井　由児	東京医科大学八王子医療センター感染症科　教授
川上　和義	東北大学大学院医学系研究科感染分子病態解析学分野・感染制御インテリジェンスネットワーク寄附講座　教授
笠原　敬	奈良県立医科大学感染症センター　准教授
関　雅文	東北医科薬科大学医学部感染症学　教授
門田　淳一	大分大学医学部呼吸器・感染症内科学講座　教授
水上　絵理	大分大学医学部呼吸器・感染症内科学講座　助教
安田　ちえ	大分大学医学部呼吸器・感染症内科学講座　医員
橋本　武博	大分大学医学部呼吸器・感染症内科学講座　医員
高橋　洋	坂総合病院　副院長
渡辺　彰	東北文化学園大学医療福祉学部抗感染症薬開発研究部門　特任教授
外間　昭	琉球大学医学部附属病院光学医療診療部　診療教授
賀来　満夫	東北医科薬科大学医学部感染症学　特任教授
川筋　仁史	富山大学大学院医学薬学研究部感染予防医学講座／感染症科　診療助手
山本　善裕	富山大学大学院医学薬学研究部感染予防医学講座／感染症科　教授
宮嶋　友希	富山大学大学院医学薬学研究部感染予防医学講座／感染症科　医員
石金　正裕	国立国際医療研究センター国際感染症センター　医師
大曲　貴夫	国立国際医療研究センター国際感染症センター　センター長
山元　佳	国立国際医療研究センター国際感染症センター　医師
森岡慎一郎	国立国際医療研究センター国際感染症センター　医師
三鴨　廣繁	愛知医科大学大学院医学研究科臨床感染症学　教授
倉井　大輔	杏林大学大学院医学研究科内科系専攻総合医療学分野　准教授
河合　伸	杏林大学大学院医学研究科内科系専攻総合医療学分野　特任教授
永井　英明	国立病院機構　東京病院呼吸器センター　臨床研究部長
石井　則久	国立療養所多磨全生園　園長
掛屋　弘	大阪市立大学大学院医学研究科臨床感染制御学　教授
吉田耕一郎	近畿大学病院安全管理部感染対策室　教授
山口さやか	琉球大学大学院医学研究科皮膚病態制御学講座　講師
高橋　健造	琉球大学大学院医学研究科皮膚病態制御学講座　教授
照屋　勝治	国立国際医療研究センターエイズ治療・研究開発センター　病棟医長
加藤　康幸	国際医療福祉大学医学部感染症学　教授
宮下　修行	関西医科大学内科学第一講座呼吸器感染症・アレルギー科　教授
金城　武士	琉球大学大学院医学研究科感染症・呼吸器・消化器内科学　助教
尾内　一信	川崎医科大学小児科学　教授
石和田稔彦	千葉大学真菌医学研究センター感染症制御分野　准教授
大西　健児	東京都保健医療公社荏原病院　副院長
村田　一素	国際医療福祉大学消化器内科　教授
森　慎一郎	聖路加国際病院血液内科　部長
小林　治	杏林大学保健学部臨床検査技術学科　教授
島田　馨	東京大学名誉教授
胡　東良	北里大学獣医学部人獣共通感染症学　教授
川名　明彦	防衛医科大学校感染症・呼吸器内科　教授
椎木　創一	沖縄県立中部病院感染症内科　副部長
有吉　紅也	長崎大学熱帯医学研究所臨床感染症学分野　教授
仲村　秀太	琉球大学大学院医学研究科感染症・呼吸器・消化器内科学（第一内科）　助教
宮﨑　博章	一般財団法人平成紫川会小倉記念病院感染管理部　部長

平田　哲生	琉球大学医学部附属病院診療情報管理センターセンター長，特命教授
西田　教行	長崎大学大学院医歯薬学総合研究科感染分子解析学　教授
佐藤　克也	長崎大学大学院医歯薬学総合研究科運動障害リハビリテーション学　教授

膠原病・リウマチ性疾患

三森　経世	医療法人医仁会武田総合病院　院長
南木　敏宏	東邦大学医学部内科学講座膠原病学分野　教授
山本　一彦	理化学研究所生命医科学研究センター　副センター長
楢崎　雅司	大阪大学大学院医学系研究科先端免疫臨床応用学　特任教授
大村浩一郎	京都大学大学院医学研究科内科学講座臨床免疫学　准教授
小柴　賢洋	兵庫医科大学臨床検査医学講座　主任教授
川合　眞一	東邦大学医学部炎症・疼痛制御学講座　教授
田中　良哉	産業医科大学医学部第一内科学講座　教授
田村　直人	順天堂大学医学部膠原病内科学　教授
佐浦　隆一	大阪医科大学総合医学講座リハビリテーション医学教室　教授
金子　祐子	慶應義塾大学医学部リウマチ・膠原病内科　講師
竹内　勤	慶應義塾大学医学部リウマチ・膠原病内科　教授
西本　憲弘	大阪リウマチ・膠原病クリニック　院長東京医科大学医学総合研究所　難病分子制御学部門　兼任教授
村上　美帆	大阪リウマチ・膠原病クリニック東京医科大学医学総合研究所　難病分子制御学部門　兼任講師
渥美　達也	北海道大学大学院医学研究院免疫・代謝内科学教室　教授
藤井　隆夫	和歌山県立医科大学リウマチ・膠原病科学講座　教授
桑名　正隆	日本医科大学大学院医学研究科アレルギー膠原病内科学分野　大学院教授
上阪　等	医療法人社団桐和会
有村　義宏	吉祥寺あさひ病院院長／杏林大学医学部第一内科腎臓・リウマチ膠原病内科　特任教授
針谷　正祥	東京女子医科大学医学部膠原病リウマチ内科学講座　特任教授
天野　宏一	埼玉医科大学総合医療センターリウマチ・膠原病内科　教授
吉藤　元	京都大学大学院医学研究科内科学講座臨床免疫学院内講師
佐藤　慎二	東海大学医学部内科学系リウマチ内科学　教授
平田信太郎	広島大学病院リウマチ・膠原病科　講師
杉山　英二	広島大学病院リウマチ・膠原病科　教授
川上　純	長崎大学大学院医歯薬学総合研究科先進予防医学共同専攻リウマチ・膠原病内科学分野　教授

住田　孝之	筑波大学医学医療系内科（膠原病・リウマチ・アレルギー）教授
梅原　久範	市立長浜病院リウマチ・膠原病内科　責任部長
佐藤　智美	市立長浜病院リウマチ・膠原病内科
中村　拓路	市立長浜病院リウマチ・膠原病内科
三村　俊英	埼玉医科大学リウマチ膠原病科　教授
廣畑　俊成	信原病院リウマチ科　副院長
亀田　秀人	東邦大学医学部内科学講座膠原病学分野　教授
鈴木　康夫	東海大学医学部内科学系リウマチ内科学　特任教授
浅野　智之	福島県立医科大学医学部リウマチ膠原病内科学講座　助教
古谷　牧子	福島県立医科大学医学部リウマチ膠原病内科学講座　助手
右田　清志	福島県立医科大学医学部リウマチ膠原病内科学講座　主任教授
谷口　敦夫	東京女子医科大学医学部膠原病リウマチ内科学講座　教授
山中　寿	医療法人財団順和会 山王メディカルセンター副院長，リウマチ・痛風・膠原病センター長国際医療福祉大学医学部　教授東京女子医科大学　客員教授
須田　万勢	聖路加国際病院リウマチ膠原病センター
岸本　暢将	聖路加国際病院リウマチ膠原病センター
伊藤　宣	京都大学大学院医学研究科整形外科学　准教授
鈴木　登	聖マリアンナ医科大学医学部免疫学　教授
髙橋　裕樹	札幌医科大学医学部免疫・リウマチ内科学　教授

アレルギー性疾患，免疫不全症

鈴川　真穂	国立病院機構 東京病院呼吸器センター　医長
大田　健	公益財団法人 結核予防会 複十字病院　院長
伊藤　幸治	新八千代病院　名誉院長
秋山　一男	元 国立病院機構相模原病院長
山口　正雄	帝京大学医学部内科学講座 呼吸器・アレルギー学　教授
岡本　美孝	千葉大学大学院医学研究院耳鼻咽喉科・頭頸部腫瘍学　教授
中原　剛士	九州大学大学院医学研究院皮膚科学分野
古江　増隆	九州大学大学院医学研究院皮膚科学分野　教授
海老澤元宏	相模原病院 臨床研究センター副臨床研究センター長
山下　直美	武蔵野大学薬学部薬物療法学　教授
土橋　邦生	上武呼吸器科内科病院　院長，群馬大学名誉教授

大嶋　勇成　福井大学医学系部門医学領域小児科学　教授

呼吸器疾患

西村　正治　豊水総合メディカルクリニック内科・呼吸器内科,
北海道呼吸器疾患研究所, 北海道大学名誉教授

橋本　　修　湘南医療大学保健医療学部　学長補佐・教授

松永　和人　山口大学大学院医学系研究科呼吸器・感染症内科
学講座　教授

石井　芳樹　獨協医科大学呼吸器・アレルギー内科　主任教授

武政　聡浩　獨協医科大学呼吸器・アレルギー内科　准教授

楠本　昌彦　国立がん研究センター中央病院放射線診断科　科長

清水　邦彦　済生会横浜市東部病院呼吸器内科　部長

今坂　圭介　済生会横浜市東部病院呼吸器内科　医長

永井　厚志　新百合ヶ丘総合病院呼吸器疾患研究所　所長

辻　　貴宏　京都大学大学院医学研究科呼吸器内科学

小笹　裕晃　京都大学大学院医学研究科呼吸器内科学　助教

坪井　知正　国立病院機構南京都病院　病院長

海老原　覚　東邦大学大学院医学研究科リハビリテーション
医学講座　教授

青木　琢也　東海大学医学部内科学系呼吸器内科学　准教授

桑平　一郎　東海大学医学部付属東京病院呼吸器内科　教授

新実　彰男　名古屋市立大学大学院医学研究科呼吸器・免疫
アレルギー内科学分野　教授

黒澤　　一　東北大学大学院医学系研究科産業医学分野　教授

室　　繁郎　奈良県立医科大学呼吸器内科学講座　教授

有田　健一　総合病院三原赤十字病院呼吸器内科

小賀　　徹　川崎医科大学呼吸器内科学　主任教授

石田　　直　倉敷中央病院呼吸器内科　主任部長

露口　一成　国立病院機構近畿中央呼吸器センター臨床研究
センター感染症研究部　部長

鈴木　克洋　国立病院機構近畿中央呼吸器センター　副院長

二木　芳人　昭和大学医学部内科学講座臨床感染症学部門
特任教授

田代　隆良　長崎大学名誉教授, 新里クリニック　相談役

迎　　　寛　長崎大学大学院医歯薬学総合研究科医療科学専攻
呼吸器内科学　教授

伊藤　　穣　名古屋市立大学大学院医学研究科呼吸器・免疫
アレルギー内科学　准教授

半田　知宏　京都大学大学院医学研究科呼吸不全先進医療講座
特定准教授

浅野浩一郎　東海大学医学部内科学系呼吸器内科学　教授

田口　善夫　天理よろづ相談所病院　副院長, 内科統括部長,
呼吸器内科特定嘱託部長

渡辺憲太朗　福岡大学名誉教授, 医療法人西福岡病院　院長

佐山　宏一　川崎市立川崎病院呼吸器内科　部長

佐藤　篤靖　京都大学大学院医学研究科呼吸器内科学　助教

高橋　英世　珪山会鵜飼病院　病院長

田邉　信宏　千葉県済生会習志野病院　副院長

中野　孝司　大手前病院　顧問, 呼吸器センター長

飯田慎一郎　大手前病院呼吸器内科・腫瘍内科　部長

矢野　聖二　金沢大学がん進展制御研究所腫瘍内科　教授

曽根　三郎　徳島市病院事業管理者

近藤　哲理　湘南藤沢徳洲会病院呼吸器内科　副院長

髙橋　和久　順天堂大学大学院医学研究科呼吸器内科学　教授,
院長

平田　一人　大阪市立大学医学部附属病院　病院長

瀬山　邦明　順天堂大学大学院医学研究科呼吸器内科学
先任准教授

佐藤　篤彦　元 京都予防医学センター　専務理事, 附属診療所長

須田　隆文　浜松医科大学内科学第二 (内分泌・呼吸・肝臓内科
学分野) 教授

谷澤　公伸　京都大学大学院医学研究科呼吸器内科学　病院特定
助教

池添　浩平　京都大学大学院医学研究科呼吸器内科学

中塚　賀也　京都大学大学院医学研究科呼吸器内科学

山口佳寿博　東京医科大学呼吸器内科分野　客員教授,
東都クリニック呼吸器内科

田坂　定智　弘前大学大学院医学研究科呼吸器内科学講座　教授

内科学書 Vol.2

目次

感染性疾患

1 感染症総論

感染の概念————————飯沼由嗣　2

感染経路（様式）————————3

host-parasite relationship

————————河合泰宏，飯沼由嗣　4

感染の疫学と機序

————————渡辺一功，後藤　元，岩田　敏　5

　感染症予防・医療法————————5

　検疫感染症————————6

　輸入感染症————————7

　感染症サーベイランスとその対策————————9

　人獣共通感染症————————9

　性感染症————————10

　新興・再興感染症————————10

　病原微生物の感染と感染症の発症————————10

感染症における宿主と微生物の反応————迎　寛　11

　宿主の反応————————11

　微生物の反応————————12

感染部位別にみた主な原因微生物————舘田一博　12

感染症の診断と検査————————12

　感染症診断のための検査————————12

　塗抹鏡検検査————————12

　培養検査————————13

　血清検査————————15

　病原体抗原検出法————————15

　遺伝子診断————————16

感染症の治療————————平井由児　16

　感染症治療の歴史と定義————————16

　感染症治療の原則————————16

　化学療法薬の投与————————19

　化学療法薬の分類————————21

　　抗ウイルス薬————————21

　　抗真菌薬————————23

　　抗寄生虫薬（抗原虫薬）————————23

　　抗菌薬（抗細菌薬）————————23

　　抗結核薬————————28

　免疫療法————————28

　感染症治療に必要なもの————————28

感染症の予防————————舘田一博　29

　滅菌，消毒————————29

　予防接種————————30

　人獣共通感染症————————32

2 感染防御機構

局所感染防御機構————————川上和義　33

免疫による感染防御機構————————33

　自然免疫————————33

　獲得免疫————————36

病原微生物に対する感染防御機構————————37

生体防御機構の障害————————39

　先天性免疫不全————————39

　後天性免疫不全————————40

　起こりやすい感染症————————40

3 病院感染（院内感染）

医療関連感染症とその防止体制の整備

————————笠原　敬　42

医療関連感染症の防止の実際————————44

4 特殊病態下の感染症

発熱性好中球減少症————————関　雅文　47

生物学的製剤使用患者の感染症————————48

透析患者における感染症————————49

5 細菌感染症

ブドウ球菌感染症————————門田淳一，水上絵理　51

レンサ球菌感染症————————安田ちえ，門田淳一　53

目次　ix

肺炎球菌感染症―――――門田淳一，水上絵理　55
髄膜炎菌感染症―――――安田ちえ，門田淳一　57
淋菌感染症――――――橋本武博，門田淳一　58
モラクセラ感染症――――――――――――　59
リステリア感染症―――――――――――――　60
ジフテリア――――――高橋　洋，渡辺　彰　61
炭疽――――――――――――――――――　62
大腸菌感染症―――――――――――――――　63
クレブシエラ感染症――――――――――――　64
セラチア感染症，エンテロバクター感染症――　65
プロテウス感染症――――――――――――――　66
細菌性赤痢――――――――――――外間　昭　67
サルモネラ症――――――――――――――――　67
コレラ―――――――――――――――――――　68
カンピロバクター感染症――――――――――　69
ヘリコバクター感染症――――――――――――　70
エルシニア感染症――――――――――――――　71
緑膿菌・非発酵グラム陰性桿菌感染症
　　　　　　　　　　　　　　　　賀来満夫　71
　　緑膿菌―――――――――――――――――　71
　　アシネトバクター――――――――――――　72
ヘモフィルス感染症（インフルエンザ菌ほか）
　　　　　　　　　　　　　　　　　　　　　　73
百日咳――――――――川筋仁史，山本善裕　73
レジオネラ症――――――宮嶋友希，山本善裕　74
野兎病―――――――――石金正裕，大曲貴夫　77
ブルセラ症―――――――山元　佳，大曲貴夫　78
ペスト―――――――――石金正裕，大曲貴夫　79
鼻疽――――――――――山元　佳，大曲貴夫　80
類鼻疽――――――――森岡慎一郎，大曲貴夫　81
ネコひっかき病――――――――――――――　82
軟性下疳――――――――――――――三鴨廣繁　82
無芽胞嫌気性菌感染症――――――――――――　83
破傷風―――――――――――――――――――　84
ガス壊疽――――――――――――――――――　85
Clostridioides（*Clostridium*）*difficile* 感染症
　　　　　　　　　　　　　　　　　　　　　　86
菌血症，敗血症，敗血症性ショック
　　　　　　　　　　　　倉井大輔，河合　伸　87
感染性心内膜炎―――――――――――――――　88
食中毒―――――――――――――――――――　92

6　抗酸菌感染症

結核――――――――――――――――永井英明　94
非結核性抗酸菌症*――――――――――――――　95

Hansen 病―――――――――――――石井則久　95

7　真菌感染症

真菌感染症総論―――――――――――掛屋　弘　97
カンジダ症――――――――――――――――――　97
クリプトコックス症――――――――――――――　98
アスペルギルス症――――――――吉田耕一郎　100
ムーコル症―――――――――――――――――　102
放線菌症――――――――――――――――――　102
ノカルジア症――――――――――――――――　103
皮膚真菌症――――――山口さやか，高橋健造　103
ニューモシスチス肺炎――――――――照屋勝治　105
その他の真菌症―――――――――吉田耕一郎　106
　　播種性トリコスポロン症―――――――――　106
　　フサリウム症――――――――――――――　107
　　輸入真菌症――――――――――――――――　107

8　リケッチア感染症

リケッチア感染症総論――――――――加藤康幸　108
紅斑熱群リケッチア症――――――――――――　109
発疹チフス群リケッチア症――――――――――　109
つつが虫病――――――――――――――――――　109
Q 熱―――――――――――――――――――　110
エーリキア症――――――――――――――――　110

9　マイコプラズマ感染症

マイコプラズマ肺炎――――――倉井大輔，河合　伸　111
マイコプラズマ，ウレアプラズマによる
　泌尿器・生殖器感染症―――――――――――　111

10　クラミジア感染症

クラミジア感染症総論――――――――宮下修行　113
オウム病――――――――――――――――――　115
肺炎クラミジア感染症――――――――――――　117
クラミジア・トラコマチス感染症――――――――　118

11　ウイルス感染症

感冒―――――――――――――――――金城武士　119
インフルエンザウイルス感染症――――――――　120
アデノウイルス感染症――――――――――――　122
RS ウイルス感染症――――――――――――――　123
ヒトメタニューモウイルス感染症――――――――　124
ウイルス性髄膜炎・脳炎―――――――尾内一信　124
流行性耳下腺炎（ムンプス）――――――石和田稔彦　125
麻疹（はしか）――――――――――――――――　126

風疹 ——— 127
エンテロウイルス感染症 ——— 128
　夏かぜ症候群 ——— 128
　無菌性髄膜炎 ——— 128
　エンテロウイルス発疹症 ——— 129
　ヘルパンギーナ ——— 129
　手足口病 ——— 129
　ポリオ（急性灰白髄炎） ——— 129
　急性出血性結膜炎 ——— 130
　エンテロウイルス D68 感染症 ——— 130
伝染性紅斑（パルボウイルス B19 感染症）——— 130
突発性発疹 ——— 131
ヒトヘルペスウイルス 8 型感染症 ———高橋健造 131
単純ヘルペスウイルス感染症 ———大西健児 132
水痘・帯状疱疹ウイルス感染症 ——— 134
伝染性単核症 ——— 135
サイトメガロウイルス感染症 ——— 136
ウイルス性下痢症 ——— 137
ウイルス性出血熱 ——— 138
　ラッサ熱 ——— 138
　エボラ出血熱 ——— 139
　マールブルグ病 ——— 140
　クリミア・コンゴ出血熱 ——— 140
　黄熱 ——— 140
　デングウイルス感染症（デング熱）——— 141
　腎症候性出血熱 ——— 142
　チクングニア熱 ——— 142
　ジカウイルス感染症（ジカ熱）——— 142
狂犬病 ——— 143
痘瘡（天然痘）——— 144
ウイルス性肝炎 ———村田一素 145
成人 T 細胞白血病/リンパ腫 ———森 慎一郎 146
AIDS ———小林 治，島田 馨 146
ヒトパピローマウイルス感染症 ——— 152
ウエストナイル熱 ——— 152
ヘンドラウイルス感染症，ニパウイルス感染症
——— 152
B ウイルス病 ———胡 東良 153
重症急性呼吸器症候群 ———川名明彦 154
中東呼吸器症候群 ——— 155

12 スピロヘータ感染症

梅毒 ———椎木創一 157
レプトスピラ症（Weil 病）——— 158
ライム病 ———有吉紅也 159

鼠咬症 ———椎木創一 161
回帰熱 ———有吉紅也 163

13 原虫性疾患

赤痢アメーバ症 ———仲村秀太 165
マラリア ——— 166
トキソプラズマ症 ——— 167
リーシュマニア症 ——— 168
トリパノソーマ症 ——— 169
　アフリカトリパノソーマ症 ——— 169
　Chargas 病 ——— 169
トリコモナス症 ———宮﨑博章 170
ランブリア症（ランブル鞭毛虫症）———平田哲生 171
クリプトスポリジウム症 ——— 171
サイクロスポーラ症 ——— 172

14 寄生虫疾患

線虫症 ———平田哲生 173
　回虫症 ——— 173
　鉤虫症 ——— 173
　鞭虫症 ——— 174
　蟯虫症 ——— 174
　糞線虫症 ——— 174
　旋毛虫症 ——— 175
　広東住血線虫症 ——— 176
　リンパ系糸状虫症 ——— 176
　アニサキス症 ——— 176
　顎口虫症 ——— 177
　トキソカラ症 ——— 177
　イヌ糸状虫症 ——— 177
吸虫症 ——— 177
　日本住血吸虫症 ——— 177
　肝吸虫症 ——— 178
　肝蛭症 ——— 178
　横川吸虫症 ——— 179
　肺吸虫症 ——— 179
条虫症 ——— 180
　日本海裂頭条虫症 ——— 180
　有鉤条虫症，有鉤嚢虫症 ——— 180
　無鉤条虫症 ——— 181
　アジア条虫症 ——— 181
　マンソン孤虫症 ——— 181
　エキノコックス症（包虫症）——— 181

15 プリオン病　183

ゲルストマン・ストロイスラー・シャインカー
症候群————————西田教行，佐藤克也　185

致死性家族性不眠症————————————— 185

膠原病・リウマチ性疾患

1 総論

膠原病・リウマチ性疾患の概念————三森経世　188
　膠原病の概念———————————————— 188
　膠原病の特徴———————————————— 188
　リウマチ性疾患とは———————————— 188
　リウマチ性疾患の分類——————————— 190
関節と結合組織の構造と機能————南木敏宏　190
　関節の構造と機能————————————— 190
　結合組織の構造—————————————— 191
　関節，結合組織の病理学—————————— 192
膠原病・リウマチ性疾患の遺伝要因——山本一彦　192
　膠原病・リウマチ性疾患と遺伝要因————— 192
　主要組織適合遺伝子複合体，ヒトではヒト
　　白血球型抗原—————————————— 192
　ゲノムワイド関連解析などによる *HLA*
　　以外の遺伝要因————————————— 192
　複数の自己免疫疾患に共通の遺伝因子———— 192
　GWASからゲノム機能，エピゲノムとの
　　関係—————————————————— 193
膠原病・リウマチ性疾患の病態生理——楢崎雅司　193
　ヒトの免疫系と炎症・アレルギー反応———— 193
　免疫異常————————————三森経世　196
膠原病・リウマチ性疾患の身体診察
　————————————————大村浩一郎　199
　頭頸部—————————————————— 199
　胸腹部—————————————————— 199
　四肢——————————————————— 199
膠原病・リウマチ性疾患の検査————小柴賢洋　202
　診断のための検査————————————— 202
　疾患活動性と治療効果の評価に必要な検査
　————————————————————— 202
　合併症と副作用の評価に必要な検査————— 202
膠原病・リウマチ性疾患の薬物治療————— 203

非ステロイド性抗炎症薬—————川合眞一　203
副腎皮質ステロイド————————————— 204
免疫抑制薬————————————田中良哉　205
抗リウマチ薬———————————————— 206
生物学的製剤———————————————— 207
そのほかの治療法——————————————— 209
　アフェレシス療法————————田村直人　209
　関節などの穿刺法，関節などへの注入療法
　————————————————佐浦隆一　210
　リハビリテーション治療—————————— 212
　患者教育と生活指導———————————— 213

2 各論

関節リウマチ———————金子祐子，竹内　勤　215
　付　悪性関節リウマチ——————————— 223
　付　Felty 症候群————————————— 224
AA アミロイドーシス（二次性アミロイドーシ
ス）————————————西本憲弘，村上美帆　225
全身性エリテマトーデス——————渥美達也　229
混合性結合組織病—————————藤井隆夫　235
　付　重複症候群—————————————— 238
強皮症——————————————桑名正隆　238
多発性筋炎・皮膚筋炎———————上阪　等　243
血管炎症候群———————————————— 247
　総論——————————————有村義宏　247
　結節性多発動脈炎————————————— 247
　顕微鏡的多発血管炎———————針谷正祥　251
　多発血管炎性肉芽腫症（Wegener 肉芽腫症）
　————————————————————— 253
　好酸球性多発血管炎性肉芽腫症——————— 255
　クリオグロブリン血症性血管炎——天野宏一　256
　低補体血症性蕁麻疹様血管炎———————— 257
　IgA 血管炎———————————————— 258
　高安動脈炎———————————吉藤　元　259

巨細胞性動脈炎————————————— 261

リウマチ性多発筋痛症————————佐藤慎二 264

線維筋痛症と慢性疲労症候群

　　　　　　　———————平田信太郎，杉山英二 266

リウマチ熱————————————川上　純 268

Sjögren 症候群————————————住田孝之 270

好酸球性筋膜炎———梅原久範，佐藤智美，中村拓路 275

　　付 好酸球性筋膜炎と類似の症状を示す

　　　その他の疾患————————————— 276

成人 Still 病————————————三村俊英 277

Behçet 病————————————廣畑俊成 279

脊椎関節炎————————————亀田秀人 283

　　強直性脊椎炎————————————— 284

　　反応性関節炎————————————— 286

　　炎症性腸疾患（IBD）に伴う関節炎————— 286

乾癬性関節炎————————————鈴木康夫 287

SAPHO 症候群とその類縁疾患

————————浅野智之，古谷牧子，右田清志 289

結晶誘発性関節炎————————谷口敦夫，山中　寿 292

　　痛風————————————————— 292

　　偽痛風（急性 CPP 結晶性関節炎）————— 296

感染性関節炎————————須田万勢，岸本暢将 297

　　化膿性関節炎————————————— 297

　　　非淋菌性化膿性関節炎————————— 297

　　　淋菌性関節炎————————————— 299

　　　人工関節感染————————————— 300

　　その他の感染性関節炎————————— 300

　　　ウイルス性関節炎—————————— 300

　　　結核性関節炎———————————— 301

　　　ライム病————————————— 301

変形性関節症（脊椎を除く）————————伊藤　宣 301

再発性多発軟骨炎————————————鈴木　登 303

IgG4 関連疾患————————————髙橋裕樹 307

アレルギー性疾患，免疫不全症

1 アレルギー性疾患

総論————————————————— 316

　　アレルギー反応の分類

　　　———————鈴川真穂，大田　健，伊藤幸治 316

　　付 Arthus 反応————————————— 318

　　アレルギーの発症機序と化学伝達物質———— 319

　　検査と診断————————————— 323

　　対応・治療————鈴川真穂，秋山一男，大田　健 324

　　アレルギー性疾患の増加について————— 327

アナフィラキシー————————————山口正雄 327

血清病—————————————————— 329

薬物アレルギー————————————— 330

アレルギー性鼻炎，花粉症————————岡本美孝 333

気管支アレルギー*————————————— 336

じんま疹，血管性浮腫————中原剛士，古江増隆 336

アトピー性皮膚炎————————————— 337

食物アレルギー————————————海老澤元宏 340

虫類アレルギー————————————山下直美 342

　　ハチアレルギー————————————— 342

　　蚊アレルギー————————————— 342

　　吸入性昆虫アレルギー————————— 343

　　ダニアレルギー————————————— 343

職業性アレルギー————————————土橋邦生 343

　　職業性喘息————————————— 344

　　職業性鼻アレルギー————————— 345

　　職業性皮膚アレルギー疾患———————— 345

　　職業性過敏性肺炎————————————— 345

2 免疫不全症

病型分類————————————————大嶋勇成 346

検査————————————————— 350

治療————————————————— 350

　　予防接種に関する注意事項————————— 351

呼吸器疾患

1 呼吸器系の構造と機能

上気道・気管・気管支の構造と機能——西村正治 354

肺胞・毛細血管系の構造と機能——————— 356

　　換気・血流比————————————— 356

　　肺胞————————————————— 357

目次　xiii

肺毛細血管・間質———————— 357
肺血管系の構造と機能———————— 357
　肺循環系———————————— 357
　気管支動脈系————————— 358
　肺リンパ管系————————— 358
胸郭の構造と機能———————— 358
呼吸調節系————————————— 360
非呼吸性肺機能————————— 360
　生理活性物質の産生・代謝——— 360
　気道クリーニングと感染防御機構—— 361

2 呼吸器疾患の診断と検査

主要症候の診断—————————橋本　修 362
身体的検査—————————————— 362
血液・生化学検査，免疫学的検査———— 362
喀痰検査———————————— 364
呼気ガス検査————————松永和人 365
　呼気一酸化窒素（NO）測定検査——— 365
　呼気一酸化炭素（CO）測定検査—— 366
気管支鏡検査————————石井芳樹，武政聡浩 367
胸腔穿刺，胸腔鏡検査———————— 371
細胞診検査，リンパ節生検，肺生検—— 374
画像診断———————————楠本昌彦 376
　胸部単純 X 線写真————————— 376
　CT———————————————— 377
　MRI——————————————— 377
　血管造影—————————————— 379
核医学診断———————————— 380
　血流・換気シンチグラフィ———— 380
　PET ならびに PET/CT————— 380
　骨シンチグラフィ———————— 382
呼吸機能検査————————清水邦彦，今坂圭介 382
　スパイロメトリー———————— 382
　肺気量分画———————————— 384
　コンプライアンス，気道抵抗および呼吸抵
　　抗———————————————— 386
　呼吸筋力—————————————— 386
　肺拡散能—————————————— 386
　呼吸調節—————————————— 388
　運動負荷試験——————————— 388
血液ガス，酸塩基平衡———————— 390
　血液ガス分圧の評価——————— 390
　酸塩基調節の評価———————— 391
呼吸循環機能の連続モニター———— 393
　右心系カテーテルによる肺循環諸量の

　　モニター————————————— 393
　酸素飽和度モニター——————— 393
　二酸化炭素モニター——————— 393
　睡眠時の呼吸モニター—————— 394

3 呼吸器疾患の治療

薬物療法————————————永井厚志 396
　抗菌薬——————————————— 396
　気管支拡張薬——————————— 396
　ステロイド———————————— 397
　配合剤——————————————— 397
　鎮咳・去痰薬——————————— 397
　その他の呼吸器疾患薬—————— 397
悪性腫瘍の薬物治療・放射線治療
　　　　　　　　　　　　　　　辻　貴宏，小笹裕晃 398
　肺癌———————————————— 398
　悪性胸膜中皮腫—————————— 400
　胸腺腫，胸腺癌—————————— 400
減感作療法*———————————— 400
吸入療法————————————永井厚志 400
胸腔ドレナージ———————坪井知正 401
　胸膜癒着術———————————— 402
酸素療法———————————— 402
　酸素投与法———————————— 402
　長期酸素療法——————————— 403
呼吸管理———————————— 403
　人工呼吸の種類（侵襲的人工呼吸と非侵襲
　　的人工呼吸）—————————— 403
呼吸リハビリテーション，体位ドレナージ療法
　　　　　　　　　　　　　　　海老原覚 405
　急性期呼吸リハビリテーション（体位ドレ
　　ナージ療法含む）———————— 405
　慢性呼吸器疾患の呼吸リハビリテーション
　　　　　　　　　　　　　　　———————— 407

4 呼吸調節系・換気機能系の異常

肺胞低換気症候群—————青木琢也，桑平一郎 410
　原発性肺胞低換気症候群————— 410
　肥満低換気症候群（Pickwick 症候群）——— 411
　神経筋疾患および呼吸筋疲労——— 411
過換気症候群————————————— 412
睡眠時無呼吸症候群————————— 412

5 下気道の疾患

気管支喘息——————————新実彰男 416

慢性閉塞性肺疾患	黒澤 一	423
末梢気道病変	室 繁郎	429
びまん性汎細気管支炎		429
閉塞性細気管支炎		430
びまん性嚥下性細気管支炎		431
気管支拡張症	有田健一	432
囊胞性肺疾患		434
肺原基異常による肺囊胞（主に気管支上皮性囊胞）		435
気腫性肺囊胞		436
無気肺	小賀 徹	437
気道異物		439

6 呼吸器感染症および炎症性疾患

かぜ症候群，上気道炎	石田 直	440
急性気管支炎，急性細気管支炎		441
慢性下気道感染症*		442
細菌性肺炎，肺化膿症，膿胸		442
誤嚥性肺炎	海老原覚	446
ウイルス性肺炎	石田 直	448
マイコプラズマ肺炎		448
クラミジア（クラミドフィラ）肺炎		449
レジオネラ肺炎		449
リケッチア肺炎		450
つつが虫病における肺炎		450
コクシエラ肺炎		450
Q熱における肺炎		450
肺結核	露口一成	450
非結核性抗酸菌症	鈴木克洋	454
肺真菌症	二木芳人	458
肺アスペルギルス症		459
肺クリプトコックス症		460
肺ムーコル症		460
ニューモシスチス肺炎	田代隆良	460
寄生虫性肺疾患	迎 寛	462
原虫性肺疾患		462
蠕虫性肺疾患		462

7 肺の免疫反応性疾患

肺における免疫反応と免疫反応性肺疾患	伊藤 穣	464
免疫反応性肺疾患の診断		466
過敏性肺炎	半田知宏	466
好酸球性肺炎	伊藤 穣	468
Löffler症候群		468

熱帯性好酸球性肺炎		469
薬剤誘起性好酸球性肺炎		469
特発性好酸球性肺炎		470
好酸球性多発血管炎性肉芽腫症		471
アレルギー性気管支肺真菌症	浅野浩一郎	472
Goodpasture症候群	伊藤 穣	473

8 間質性肺疾患

総論	田口善夫	475
特発性間質性肺炎		475
特発性肺線維症		475
非特異性間質性肺炎		479
急性間質性肺炎		479
特発性器質化肺炎		480
剝離性間質性肺炎		481
呼吸細気管支炎を伴う間質性肺疾患		482
リンパ球性間質性肺炎		483
PPFE		483
分類不能型特発性間質性肺炎		484

9 職業性・物理化学因子性呼吸器疾患

じん肺	渡辺憲太朗	485
珪肺		485
付 炭坑夫じん肺		487
石綿肺		487
溶接工肺		489
ベリリウム肺		490
有機じん肺		490
付 粉じん作業労働者の健康管理		491
放射線肺臓炎・放射性肺線維症	佐山宏一	491
パラコート肺（農薬中毒）		492
薬剤性肺障害		493
肺酸素障害	佐藤篤靖	494
減圧症	高橋英世	495

10 肺循環系疾患

肺血栓塞栓症	田邉信宏	497
肺水腫		498
肺高血圧症		500
肺動静脈瘻		504

11 胸膜疾患

胸膜炎	中野孝司，飯田慎一郎	507
肺炎随伴性胸水		507
化膿性胸膜炎，膿胸		507

結核性胸膜炎 ———————————— 508
膠原病・血管炎による胸膜炎 ———— 508
癌性胸膜炎 ————————————— 508
血胸 ————————————————— 509
乳び胸 ———————————————— 510
気胸 ————————————————— 510
胸膜腫瘍 ——————————————— 511
悪性胸膜中皮腫 —————————— 511
孤在性胸膜線維性腫瘍 —————— 514

12 縦隔疾患

縦隔リンパ節腫大 ————矢野聖二, 曽根三郎 515
感染症 ——————————————— 515
悪性腫瘍 —————————————— 515
吸入性胸部リンパ節腫大 —————— 516
特発性胸部リンパ節腫大 —————— 516
気管支肺アミロイドーシス ————— 517
縦隔気腫 ————————————新実彰男 517
気管食道瘻, 気管支食道瘻* ———— 518
縦隔炎 ————————————————— 518
急性縦隔炎 ————————————— 518
慢性縦隔炎 ————————————— 519
特発性線維性縦隔炎 (硬化性縦隔炎) ——— 519
縦隔腫瘍 ——————————————— 519
胸腺腫 ——————————————— 521
胚細胞腫瘍 ————————————— 522
神経原性腫瘍 ———————————— 523
先天性嚢胞 ————————————— 523
悪性リンパ腫 ———————————— 523
リンパ増殖性疾患—Castleman 病 (CD) —— 524

13 胸壁 (横隔膜) 疾患

吃逆, 横隔膜粗動 ——————近藤哲理 526
横隔膜ヘルニア* ——————————— 526
横隔膜麻痺 —————————————— 526
横隔膜弛緩症 ————————————— 527
横隔膜下膿瘍 ————————————— 528
胸郭異常 ——————————————— 528
漏斗胸 ——————————————— 528
鳩胸 ———————————————— 528
胸壁腫瘍 —————————————— 528
胸壁結核 —————————————— 529
動揺胸郭 ——————————————— 529
脊柱異常 ——————————————— 529
脊柱側彎 —————————————— 529

ストレートバック症候群 —————— 529

14 気管支・肺腫瘍

気管・気管支腫瘍 —————髙橋和久 530
原発性肺癌 —————————————— 530
肺良性腫瘍 —————————————— 536
転移性肺腫瘍 ————————————— 537
癌性リンパ管症 ———————————— 538

15 気管支および肺の先天性異常

肺気管支形成不全 —————平田一人 539
先天性気管支嚢胞 ————————— 539
先天性気管支閉塞 ————————— 539
気管食道瘻, 気管支食道瘻 ————— 539
肺分画症 ——————————————— 539

16 まれな肺疾患

肺胞微石症 ————————平田一人 541
肺胞蛋白症 —————————————— 541
嚢胞性線維症 ————————————— 543
リンパ脈管筋腫症 —————瀬山邦明 544
α_1-アンチトリプシン欠乏症 ————— 549

17 全身性疾患・他臓器疾患に伴う呼吸器障害

サルコイドーシス ———佐藤篤彦, 須田隆文 553
Langerhans 細胞組織球症 —————— 558
膠原病および類縁疾患と呼吸器障害
—————————谷澤公伸, 半田知宏 559
膠原病と呼吸器障害 ———————— 559
膠原病類縁疾患と呼吸器障害 ———— 560
尿毒症肺 ——————————————— 561
急性腎障害における急性呼吸不全 —— 561
慢性腎障害における呼吸不全 ———— 561
肝硬変と呼吸器障害 ———池添浩平, 半田知宏 562
肝性胸水 —————————————— 562
肝肺症候群 ————————————— 562
門脈肺高血圧症 —————————— 562
アミロイドーシス ——————————— 563
悪性リンパ腫 ————————中塚賀也, 半田知宏 564
肺原発悪性リンパ腫 ———————— 564
続発性肺悪性リンパ腫 —————— 565
特殊な病態に関連するリンパ腫 ——— 565
白血病 ———————————————— 565
骨髄移植後の肺疾患 ———————— 566

18 呼吸不全

呼吸不全の概念・定義	山口佳寿博	568
概念の変遷と定義		568
診断基準と問題点		568
多臓器不全		569
呼吸不全の病態生理		570
慢性呼吸不全の治療		570
付　間欠的低酸素血症		572
急性呼吸促迫症候群	田坂定智	574

索引 ──────────────────────────── 579

【本書の使い方】

■目次
タイトルに*がついている項目は，そのページには解説がなく，解説のある参照先を提示しています．

■ Learning More on the Web
本文中にある Ⓦ のマークは，本書に連動したウェブ情報提供サイト "Learning More on the Web" として
　https://www.nakayamashoten.jp/nk9/lmw/
に，書籍の記述に関連した画像，動画などがアップロードされていることを示します．

　　🖼 アップロードされているのは図版もしくは写真です．
　　▶ アップロードされているのは動画です．

感染性疾患

編集●藤田 次郎

1 感染症総論	▶ 2		**8** リケッチア感染症	▶108
2 感染防御機構	▶ 33		**9** マイコプラズマ感染症	▶111
3 病院感染（院内感染）	▶ 42		**10** クラミジア感染症	▶113
4 特殊病態下の感染症	▶ 47		**11** ウイルス感染症	▶119
5 細菌感染症	▶ 51		**12** スピロヘータ感染症	▶157
6 抗酸菌感染症	▶ 94		**13** 原虫性疾患	▶165
7 真菌感染症	▶ 97		**14** 寄生虫疾患	▶173

1 感染症総論

感染の概念

　感染の対象となる生体を宿主（host）といい，病原体（pathogen）が宿主に侵入し，それを排除するため何らかの生体反応が発生した状態を感染（infection）という．感染により，何らかの症候が宿主に現れた場合を感染症（infectious disease）という．

感染症の発生要因（❶）

　感染源，感染経路，感受性宿主（感染を受けうる宿主）を感染症の三大要因といい，感染症の発生のためには必須である．感染の原因となる病原体が存在するものを感染源という．感染源としては，感染しているヒトが最も重要であり，動物や環境なども感染源となることがある．病原体が感染源から宿主に伝わることを伝播（transmission）といい，伝播経路のことを感染経路という．感受性宿主とは，ある病原体に対して感染を受けうる，免疫力のない宿主のことをいう．病原体の病原性の強さを毒力（virulence）といい，感染症の成立は，宿主の抵抗力と毒力の相互関係で決められる（宿主-寄生体関係〈host-parasite relationship〉）．感染症への罹患により，その病原体に対して特異的な免疫を獲得し，感受性は低下する（感染を受けにくくなる）が，その程度や持続期間は，病原体や宿主の状態によりさまざまである．予防接種とは，能動免疫の獲得を目的に病原体の抗原を人為的に生体内に接種し，その病原体に対する感受性を低下させる手段であり，製剤をワクチンと呼ぶ．

感染症のプロセス

　病原体が宿主に感染し，感染症を発症するまでの期間を潜伏期（latent period）という．感染症の発症に伴い，炎症の五徴反応（発赤，発熱，腫脹，疼痛，機能障害）など，病原体とその毒力，感染部位，宿主の抵抗力などが関連して，さまざまな生体反応が起こる．感染症には，何らかの症候を伴う顕性感染と症候のない不顕性感染がある．感染症発症後は，免疫応答が盛んとなり，次第に体内の病原体が排除され，治癒に向かう．宿主内に侵入した病原体は，通常は炎症および免疫反応により排除されるが，排除されずに宿主内に持続的に存在する状態を定着（colonization）という．薬剤耐性菌などが症状なく宿主内に定着している状態を保菌（状態）という．病原体が定着している宿主も感染源となりうる．

さまざまな感染症

　感染症は，通常，宿主の免疫反応により病原体が完全に排除される（非持続感染）．一方，病原体が排除されず感染が持続する場合があり，持続感染という．無症候で感染が持続する場合を潜伏感染（latent infection）という．ヘルペスウイルスや結核菌などが潜伏感染を起こす．潜伏感染している病原体は，宿主の抵抗力の低下などに伴い，顕性感染を起こすことがある．

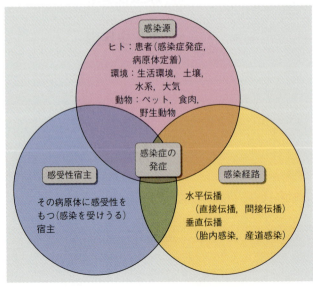

❶ 感染症の発生要因

代表的なものとして，水痘・帯状疱疹ウイルスによる帯状疱疹や潜在性結核感染症からの結核の発病などがあげられる．

感染症の原因となる病原体は通常，宿主の体外に存在することが多く，外因感染という．これに対して，宿主の体内に存在する微生物（正常細菌叢）が感染症の原因となることがあり，内因感染という．内因感染には，抗菌薬の使用などに伴い正常細菌叢が撹乱され，抗菌薬に抵抗性を有する病原体が優勢となり発症する菌交代症（superinfection）や正常細菌叢の細菌が本来の棲息部位から無菌的な部位に移動侵入し発症する異所性感染症などがある．前者の代表として *Clostridioides difficile* による腸炎やカンジダ症が，後者の代表として緑色レンサ球菌による感染性心内膜炎や大腸菌による膀胱炎などがあげられる．

宿主の抵抗力が低下した易感染性宿主（compromised host）においては，正常な抵抗力を有する宿主には病原性を示さない弱毒の病原体による感染症を発症することがある（日和見感染〈opportunistic infection〉）．AIDS患者や移植後など，細胞性免疫が極度に障害された場合には，ニューモシスチスやアスペルギルスなどの真菌，トキソプラズマなどの原虫，サイトメガロウイルスなどのウイルスなどによる日和見感染症を発症することがある．潜伏感染からの顕性感染も発生しやすくなる．

一般社会において発生する感染を市中感染（community-acquired infection），医療機関や高齢者施設などの介護関連施設などで発生する感染症を医療関連感染（healthcare-associated infection）という．医療関連感染には，入院患者（入所者）に発生した感染のみならず，施設内微生物による職員への感染（職業感染）も含まれる．医療関連感染では，市中感染ではまれである薬剤耐性菌など医療施設内に棲息する病原体による感染が比較的多くみられる．

感染経路（様式）

病原体が感染源から宿主に伝わる伝播経路（様式）のことを感染経路（様式）という．感染経路には，感染源から別の宿主に伝播する水平伝播と，母親から子に伝播する垂直伝播がある．

水平伝播（水平感染）

水平伝播には，感染源に接することにより感染する直接伝播と，感染源から排泄された病原体に汚染した空気や環境などを介して伝播する間接伝播がある．

直接伝播（直接接触感染，飛沫感染）

感染・保菌しているヒトや動物などとの接触により，病原体が直接別の宿主に伝播する様式である．直接接触感染とは，感染者と体が直接接触したり，動物から感染が伝播する場合である．梅毒，淋病，ヘルペス，ウイルス性肝炎などほとんどの性行為感染症や伝染性膿痂疹（黄色ブドウ球菌），皮膚真菌症（白癬菌）などがある．動物からの感染は，咬傷や掻傷などのほか，単なる接触でも感染する可能性がある．狂犬病ウイルスやバルトネラ（ネコひっかき病），オウム病クラミジアなど，数多くの感染症が知られている．新興感染症としては中東呼吸器症候群（Middle East respiratory syndrome：MERS）の原因病原体であるMERSコロナウイルスがあり，アラビア半島のヒトコブラクダが感染源とされている．

くしゃみや咳など，感染・保菌しているヒトから排出される感染性の飛沫を浴びることにより，その中に含まれる病原体により感染する場合を飛沫感染という．飛沫が飛散して感染伝播しうる近距離にいる状態で起こる．インフルエンザウイルス，マイコプラズマ，百日咳菌など，気道感染する病原体が主な病原体となる．

間接伝播（空気感染，媒介物感染，媒介動物感染）

感染・保菌しているヒトや動物などから排泄された病原体により空気や環境が汚染され，間接的に別の宿主に伝播する様式である．空気感染とは，病原体を含む飛沫から水分が蒸発し，微小な粒子（感染性飛沫核）となって空気中に長時間浮遊し，それを吸入して感染する．結核菌，麻疹ウイルス，水痘・帯状疱疹ウイルスなどが該当する．

媒介物感染は，病原体に汚染されたさまざまな媒介物に接触することにより感染する．汚染された水や食物などの摂取のほかに，患者の血液に含まれる血液媒介病原体（肝炎ウイルス，HIVなど）は，針刺しなど医療職員の職業感染の原因となる．

媒介動物感染は，病原体が動物の体液を経由して感染する．この媒介動物をベクターと呼び，その多くは蚊，ダニなどの節足動物である．アルボウイルス（節足動物内で増殖し，その吸血行動により脊椎動物に伝播し，感染を起こす）やマラリア原虫，回帰熱ボレリアなどがあげられる．アルボウイルスには，蚊が媒介する黄熱，日本脳炎，デング熱，ジカ感染症などの原因ウイルスが含まれる．マダニが媒介する重要な感染症として，日本紅斑熱（リケッチア症）や重症熱性血小板減少症候群（severe fever with thrombocytopenia syndrome：SFTS）などがあげられる．つつが虫病は，ツツガムシが媒介するリケッチア症である．

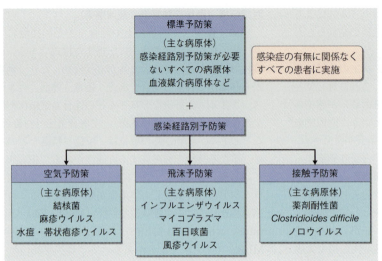

❷ 感染症の伝播様式と感染防止対策

垂直伝播（垂直感染）

　病原体が母親から子に伝播する様式であり，母子感染（母児感染）とも呼ばれる．妊娠中胎児に感染する子宮内感染（胎内感染），分娩時に産道に存在する病原体により感染する経産道感染，出産後母乳などを介して感染する母乳感染などがある．

　子宮内感染のなかでも，胎盤を経由して胎児に感染（経胎盤感染）し，児に重い障害をひき起こす病原体があり，それらの病原体の頭文字をとって TORCH 症候群*と称される．ジカウイルスの子宮内感染は胎児の小頭症の原因となることが知られている．経産道感染で児に重篤な感染症を引き起こす可能性のある病原体として，B群レンサ球菌（*Streptococcus agalactiae*）が知られており，妊婦検診の実施と分娩児の感染予防が行われている．母乳感染する病原体としては，ヒト免疫不全ウイルス（HIV）やヒトT細胞白血病ウイルス1型（HTLV-1）などが知られている．

感染防止対策（感染経路の遮断，❷）

　病原体の伝播を防止する感染防止対策として，特に医療施設内では，感染経路の遮断が重要となる．職員の診療前後の手指衛生や，手袋等の防護具の着用など，感染症の有無にかかわらずすべての患者に実施する「標準予防策」が基本となる．病原体によっては，標準予防策に加えて感染経路の遮断のため特別な対応が必要となり，感染経路に基づき，空気予防策，飛沫予防策，接触予防策と呼ばれる．

（飯沼由嗣）

---

* TORCH：*Toxoplasma gondii*（トキソプラズマ），Others（その他），Rubella virus（風疹ウイルス），Cytomegalovirus（サイトメガロウイルス），Herpes simplex virus（単純ヘルペスウイルス）

●文献
1) CDC：Guideline for isolation precautions：Preventing transmission of infectious agents in healthcare settings. 2007.

host-parasite relationship

　感染の成立や経過・予後は，宿主の抵抗力と病原体の毒力とのバランス（宿主-寄生体関係〈host-parasite relationship〉）による．感染は，病原体の毒力が宿主の抵抗力を上回る場合に起こる．

感染防御機構

　感染を防ぐ抵抗力は，宿主に備わる種々の防御機構による（感染防御免疫）．免疫は，自然免疫と獲得免疫に分けられる．自然免疫は，非特異的防御機構として，①バリア機能（皮膚・粘膜，気道線毛上皮，常在細菌叢，蠕動運動など），②非特異的な液性因子（リゾチーム，ラクトフェリン，補体，炎症性サイトカインなど），③細胞性因子（好中球，マクロファージ，NK細胞など）などが，病原体の侵入に対して非特異的な生体防御機構として働く．獲得免疫は，感染やワクチンによって獲得される病原体特異的な生体防御機構であり，①液性免疫（免疫グロブリン，B細胞など），②細胞性免疫（T細胞など）に大別され，自然免疫で処理しきれなかった病原体に特異的かつ強力に作用して排除する．自然免疫と獲得免疫は，サイトカインなどによるシグナル伝達を通じて密接に連携し，免疫をより強化している．

病原体の毒力と宿主の抵抗力

　病原体がもつ，宿主に病気を起こす性質を病原性

❸ 免疫不全の種類と関連する微生物

	免疫不全	主な病態	細菌	真菌	原虫	ウイルス
自然免疫	皮膚/粘膜バリアの破綻	悪性腫瘍，抗癌剤投与，手術（抗菌薬投与）	破綻がある部位の常在菌・定着菌	カンジダ		
	好中球減少	抗癌剤投与，造血器悪性腫瘍，造血幹細胞移植後	黄色ブドウ球菌，レンサ球菌，腸球菌，腸内細菌，緑膿菌	カンジダ，アスペルギルス		
獲得免疫	細胞性免疫低下	ステロイド，免疫抑制薬投与（移植後，自己免疫疾患など），HIV	リステリア，ノカルジア，抗酸菌（細胞内寄生細菌）	ニューモシスチス，アスペルギルス，カンジダ，クリプトコックス	トキソプラズマ	HSV，CMV，VZV，EBV，HHV-6
	液性免疫低下	多発性骨髄腫，リツキシマブ投与，（脾摘後）	肺炎球菌，インフルエンザ菌，髄膜炎菌（有莢膜菌），緑膿菌			CMV，VZV

（pathogenicity）と呼び，その程度・強弱を毒力（virulence）という．病原体には，感染すると病気を起こしやすい強毒な（毒力が強い）ものと，弱毒な（毒力が弱い）ものとがある．一般的な抵抗力を示す宿主では，毒力が強い病原体が感染症の原因となる．強毒性の病原体として，肺炎球菌，インフルエンザ桿菌 b 型，髄膜炎菌，腸管出血性大腸菌，レジオネラなどの細菌，麻疹ウイルス，インフルエンザウイルスなどのウイルス，クリプトコックスや白癬菌などの真菌，多くの原虫・寄生虫などがあげられる．これらは，ほとんどが市中感染として伝播感染する病原体であり，一部の病原体に対してはワクチンが開発されている．

　一方で，さまざまな要因で，抵抗力が低下した宿主を易感染性宿主（compromised host）と呼び，免疫力正常な宿主においては感染症の原因とならないような，弱毒菌や自身の常在細菌叢による感染症を起こすことがあり，日和見感染症（opportunistic infection）という．宿主の感染防御機構の低下により，さまざまな病原体が日和見感染症の原因となりうる（❸）．自然免疫の障害では，皮膚/粘膜バリアの破綻や好中球減少が主な原因となる．また獲得免疫では，細胞性免疫低下と液性免疫低下が原因となる．血液悪性腫瘍では，自然免疫と獲得免疫の多くが障害され，多彩な日和見感染症が起こる．自己免疫疾患や臓器移植後の免疫抑制薬の投与時や AIDS 患者では主に細胞性免疫不全状態となり，細菌，真菌，原虫，ウイルスにわたり多様な病原体による日和見感染症が起こる．また，脾臓摘出後には，肺炎球菌による重篤な感染症を起こすことがあるため，ワクチンによる感染予防が必須となる．

正常細菌叢と菌交代症

　ヒトは多種多様な細菌と共生状態にあり，それら人体に定着している細菌を正常細菌叢（または常在細菌叢）という．正常細菌叢は，腸内，口腔内，上気道，皮膚などに定着し，外来性の病原微生物の侵入を防ぐ

ほか，腸内細菌叢では，エネルギー産生や物質代謝の調整などの機能も知られている．

　正常細菌叢は，自然免疫のバリア機構において重要な役割を担っており，その破綻は外来性病原微生物による感染の原因となる．特に感染症の治療目的で投与される抗菌薬は，治療対象となる微生物とともに正常細菌叢の微生物に対しても抗菌活性を示すため，細菌叢の撹乱の主な原因となる．結果的に，薬剤耐性菌などの外来性の病原微生物や真菌などが定着し優勢になり感染症を発症することを，菌交代症（superinfection）という．*Clostridioides difficile* は，代表的な菌交代症の原因微生物であり，腸炎の原因となる．近年，難治性 *C. difficile* 感染症に対して，健常人の糞便移植による治療（腸内細菌叢移植）が注目されている．また，メチシリン耐性黄色ブドウ球菌（MRSA）やカルバペネム耐性腸内細菌科細菌（carbapenem-resistant Enterobacteriaceae：CRE）などの薬剤耐性菌は，しばしば病院環境中に棲息し，抗菌薬使用に伴い患者の細菌叢の一部として定着し，感染症の原因となる．保菌者は，感染源ともなりうる．

（河合泰宏，飯沼由嗣）

感染の疫学と機序

感染症予防・医療法

　1999（平成 11）年 4 月 1 日，新しい感染症法「感染症の予防及び感染症の患者に対する医療に関する法律」（感染症法）が施行され，結核予防法は 2004 年に一部改正され，2005 年 4 月 1 日から施行されたが，2007 年（一部 2008 年）の感染症法改正に伴って，結核予防法は廃止され，改正感染症法に統合された．

　感染症法では，既知の感染症のうち，サーベイランスや対策が必要な感染症を一類感染症から五類感染症

❹ 感染症法で規定されている感染症（2018 年 12 月現在）

一類感染症（直ちに届出）

エボラ出血熱	ペスト
クリミア・コンゴ出血熱	マールブルグ病
痘そう	ラッサ熱
南米出血熱	

二類感染症（直ちに届出）

急性灰白髄炎
結核
ジフテリア
重症急性呼吸器症候群（病原体がベータコロナウイルス属 SARS
　コロナウイルスであるものに限る）
中東呼吸器症候群（病原体がベータコロナウイルス属 MERS コ
　ロナウイルスであるものに限る）
鳥インフルエンザ（H5N1）
鳥インフルエンザ（H7N9）

三類感染症（直ちに届出）

コレラ
細菌性赤痢
腸管出血性大腸菌感染症
腸チフス
パラチフス

四類感染症（直ちに届出）

E 型肝炎	デング熱
ウエストナイル熱	東部ウマ脳炎
A 型肝炎	鳥インフルエンザ（H5N1 お
エキノコックス症	よび H7N9 を除く）
黄熱	ニパウイルス感染症
オウム病	日本紅斑熱
オムスク出血熱	日本脳炎
回帰熱	ハンタウイルス肺症候群
キャサヌル森林病	B ウイルス病
Q 熱	鼻疽
狂犬病	ブルセラ症
コクシジオイデス症	ベネズエラウマ脳炎
サル痘	ヘンドラウイルス感染症
ジカウイルス感染症	発しんチフス
重症熱性血小板減少症候群	ボツリヌス症
（病原体がフレボウイルス	マラリア
属 SFTS ウイルスである	野兎病
ものに限る）	ライム病
腎症候性出血熱	リッサウイルス感染症
西部ウマ脳炎	リフトバレー熱
ダニ媒介脳炎	類鼻疽
炭疽	レジオネラ症
チクングニア熱	レプトスピラ症
つつが虫病	ロッキー山紅斑熱

五類感染症

全数把握（侵襲性髄膜炎菌感染症，風しんおよび麻しんは直ちに
届出．その他の感染症は 7 日以内に届出）

アメーバ赤痢
ウイルス性肝炎（E 型肝炎および A 型肝炎を除く）
カルバペネム耐性腸内細菌科細菌感染症
急性弛緩性麻痺（急性灰白髄炎を除く）
急性脳炎（ウエストナイル脳炎，西部ウマ脳炎，ダニ媒介脳炎，
　東部ウマ脳炎，日本脳炎，ベネズエラウマ脳炎およびリフトバ
　レー熱を除く）
クリプトスポリジウム症
Creutzfeldt-Jakob 病
劇症型溶血性レンサ球菌感染症
後天性免疫不全症候群
ジアルジア症
侵襲性インフルエンザ菌感染症
侵襲性髄膜炎菌感染症
侵襲性肺炎球菌感染症
水痘（入院例に限る）
先天性風しん症候群
梅毒
播種性クリプトコックス症
破傷風
バンコマイシン耐性黄色ブドウ球菌感染症
バンコマイシン耐性腸球菌感染症
百日咳
風しん
麻しん
薬剤耐性アシネトバクター感染症

小児科定点医療機関（週単位で届出）

RS ウイルス感染症
咽頭結膜熱
A 群溶血性レンサ球菌咽頭炎
感染性胃腸炎
水痘
手足口病
伝染性紅斑
突発性発しん
ヘルパンギーナ
流行性耳下腺炎

インフルエンザ定点医療機関（週単位で届出）

インフルエンザ（鳥インフルエンザおよび新型インフルエンザ等
　感染症を除く）

眼科定点医療機関（週単位で届出）

急性出血性結膜炎
流行性角結膜炎

SFTS：severe fever with thrombocytopenia syndrome.

（次頁につづく↗）

までの 5 種類に分類し，また，新たに問題となる感染症の可能性を考慮して，新型インフルエンザ等感染症，指定感染症，新感染症が加えられている（❹❺）．

学校などにおける流行に注意が必要な感染症として，感染症法とは別に，学校保健安全法により「学校において予防すべき感染症」が定められている（❻）．

┃ 検疫感染症

日本には病原体が常在しない感染症のうち，検疫法の規定により，検疫所が行う検疫の対象となるものを検疫感染症という．現在は感染症法の一類感染症であるエボラ出血熱，クリミア・コンゴ出血熱，ペスト，

❹ 感染症法で規定されている感染症（2018年12月現在）（つづき）

五類感染症
性感染症定点医療機関（月単位で届出）
性器クラミジア感染症
性器ヘルペスウイルス感染症
尖圭コンジローマ
淋菌感染症
基幹定点医療機関（週単位で届出）
感染性胃腸炎（病原体がロタウイルスであるものに限る）
クラミジア肺炎（オウム病を除く）
細菌性髄膜炎（髄膜炎菌，肺炎球菌，インフルエンザ菌を原因として同定された場合を除く）
マイコプラズマ肺炎

五類感染症
無菌性髄膜炎
基幹定点医療機関（月単位で届出）
ペニシリン耐性肺炎球菌感染症
メチシリン耐性黄色ブドウ球菌感染症
薬剤耐性緑膿菌感染症
疑似症定点医療機関
38℃以上の発熱および呼吸器症状（明らかな外傷または器質的疾患に起因するものを除く）
発熱および発疹または水疱
指定感染症（直ちに届出）
該当なし

❺ 感染症の類型

類型	類型分類の考え方	主な対応・措置
一類感染症	感染力，罹患した場合の重篤性等に基づく総合的な観点からみた危険性がきわめて高い感染症	原則入院 消毒等の対物措置 （例外的に，建物への措置，通行制限等の措置も適用対象）
二類感染症	感染力，罹患した場合の重篤性等に基づく総合的な観点からみた危険性が高い感染症	状況に応じて入院 消毒等の対物措置
三類感染症	感染力，罹患した場合の重篤性等に基づく総合的な観点からみた危険性は高くないが，特定の職業への就業によって感染症の集団発生を起こしうる感染症	特定職種への就業制限 消毒等の対物措置
四類感染症	蚊や脊椎動物，飲食物を介して伝播する感染症のうち，ヒトからヒトへの伝播が比較的少なく，動物や飲食物の消毒や廃棄，移動制限などの処置がまん延防止上有効である感染症	動物の措置を含む消毒等の対物措置
五類感染症	国が感染症発生動向調査を行い，その結果等に基づいて必要な情報を一般国民や医療関係者に提供・公開していくことによって，発生・拡大を防止すべき感染症	感染症発生状況の収集・分析とその結果の公開，提供
指定感染症	既知の感染症のなかで上記一〜三類に分類されない感染症において一〜三類に準じた対応の必要が生じた感染症	一〜三類感染症に準じた入院対応や消毒等の対物措置を実施（適用する既定は政令で定める） 政令で1年間に限定して指定される
新型インフルエンザ等感染症	新たにヒトからヒトに伝染する能力をもったウイルスを病原体とするインフルエンザで，全国的かつ急速なまん延により国民の生命および健康に重大な影響を与えるおそれがあるもの，および再興型インフルエンザ	新型インフルエンザ等対策特別措置法 対人：入院（都道府県知事が必要と認めるとき）等 対物：消毒等の措置・政令により一類感染症相当の措置も可能 感染したおそれのある者に対する健康状態報告要請，外出自粛要請など 緊急ワクチン接種
新感染症	ヒトからヒトに伝染すると認められる疾病であって，既知の感染症と症状等が明らかに異なり，その伝染力および罹患した場合の重篤度から判断した危険性がきわめて高い感染症	症例積み重ね前：都道府県知事が厚生労働大臣の技術的指導・助言を得て個別に応急対応（緊急時は厚生労働大臣が都道府県知事に指示） 症例積み重ね後：政令で症状等の要件等の要件指定した後に，一類感染症に準じた対応

マールブルグ病，ラッサ熱，痘瘡，南米出血熱の7種類と，鳥インフルエンザ（H5N1），鳥インフルエンザ（H7N9），中東呼吸器症候群（Middle East respiratory syndrome：MERS，病原体がベータコロナウイルス属MERSコロナウイルスであるものに限る），デング熱，チクングニア熱，マラリア，ジカウ

イルス感染症および新型インフルエンザ等感染症が対象となっている．

▌輸入感染症

　国内での自然感染がなく，海外で感染し国内に持ち込まれる感染症のことを輸入感染症という．交通機関

❻ 学校保健安全法により規定されている「学校において予防すべき感染症」と出席停止期間の基準

類型	類型分類の考え方	疾患名	出席停止期間の基準
第一種	感染症法の一類感染症と結核を除く二類感染症	エボラ出血熱，クリミア・コンゴ出血熱，南米出血熱，ペスト，マールブルグ病，ラッサ熱，急性灰白髄炎，ジフテリア，重症急性呼吸器症候群（病原体がベータコロナウイルス属 SARS コロナウイルスであるものに限る），中東呼吸器症候群（病原体がベータコロナウイルス属 MERS コロナウイルスであるものに限る），鳥インフルエンザ（H5N1），鳥インフルエンザ（H7N9）	治癒するまで
第二種	空気感染または飛沫感染するもので，児童生徒等の罹患が多く，学校において流行を広げる可能性が高い感染症	インフルエンザ（鳥インフルエンザ〈H5N1〉，鳥インフルエンザ〈H7N9〉を除く）	発症した後 5 日を経過し，かつ，解熱した後 2 日を経過するまで．幼児においては，発症した後 5 日を経過し，かつ解熱した後 3 日を経過するまで
		百日咳	特有な咳が消失するまで，または 5 日間の適正な抗菌薬による治療が終了するまで
		麻しん	発疹に伴う発熱が解熱した後 3 日を経過するまで
		流行性耳下腺炎（おたふくかぜ）	耳下腺，顎下腺または舌下腺の腫脹が発現した後 5 日を経過し，かつ全身状態が良好となるまで
		風しん	発疹が消失するまで
		水痘（みずぼうそう）	すべての発疹がかさぶたになるまで
		咽頭結膜熱	発熱，咽頭炎，結膜炎などの主要症状が消失した後 2 日を経過するまで
		結核	病状により学校医そのほかの医師において感染のおそれがないと認められるまで（目安として 3 日連続で喀痰の塗抹検査が陰性となるまで）
		髄膜炎菌性髄膜炎	有効な治療開始後 24 時間を経過するまでは隔離が必要．病状により学校医そのほかの医師において感染のおそれがないと認められるまで
第三種	学校教育活動を通じ，学校において流行を広げる可能性がある感染症	コレラ	治癒するまでが望ましい
		細菌性赤痢	治癒するまでが望ましい
		腸管出血性大腸菌感染症	有症状者の場合：医師において感染のおそれがないと認められるまで 無症状病原体保有者の場合：トイレでの排泄習慣が確立している 5 歳以上の子どもは出席停止の必要はない．5 歳未満の子どもでは 2 回以上連続で便培養が陰性になれば登校（園）してよい
		腸チフス，パラチフス	治癒するまでが望ましい トイレでの排泄習慣が確立している 5 歳以上の子どもは出席停止の必要はない．5 歳未満の子どもでは 3 回以上連続で便培養が陰性になれば登校（園）してよい
		流行性角結膜炎	結膜炎の症状が消失するまで
		急性出血性結膜炎	医師において感染のおそれがないと認められるまで
		その他の感染症： 溶連菌感染症，A 型肝炎，B 型肝炎，手足口病，ヘルパンギーナ，無菌性髄膜炎，伝染性紅斑，ロタウイルス感染症，ノロウイルス感染症，サルモネラ感染症（腸チフス，パラチフスを除く），カンピロバクター感染症，マイコプラズマ感染症，肺炎クラミジア感染症，インフルエンザ菌 b 型感染症，肺炎球菌感染症，RS ウイルス感染症，伝染性膿痂疹，伝染性軟属腫，疥癬など	学校で流行が起こった場合にその流行を防ぐため，必要があれば，校長が学校医の意見を聞き，第三種の感染症としての措置をとることができる疾患である 出席停止の要否については疾患ごとに医師の判断により決定する

RS ウイルス：respiratory syncytial virus.

❼ 動物種別にみた人獣共通感染症

ヒトへの感染源	病原体	古くから知られているもの	20世紀後半から特に注目されるようになったもの
サル類	ウイルス	Bウイルス病, 黄熱, デング熱, サル痘, A型肝炎	マールブルグ病, エボラ出血熱
	細菌	赤痢, 結核（ヒト型）, 類鼻疽	カンピロバクター症
	原虫	アメーバ赤痢	クリプトスポリジウム症
イヌ, ネコ	ウイルス	狂犬病	
	細菌	イヌブルセラ症, リステリア症, エルシニア症, パスツレラ症, レプトスピラ症, ネコひっかき病	カンピロバクター症, ライム病
	真菌	皮膚糸状菌症	
	原虫	トキソプラズマ症	クリプトスポリジウム症, リーシュマニア症
	寄生虫	包虫症, トキソカラ症	
家畜 (ウシ, ブタ, ヒツジ, ウマ)	ウイルス	日本脳炎, リフトバレー熱, 狂犬病, クリミア・コンゴ出血熱	ボルナ病, ヘンドラウイルス病, ニパウイルス病, メナングルウイルス感染症, E型肝炎
	細菌	炭疽, ブルセラ症, 結核（ウシ型）, 非結核性抗酸菌症, サルモネラ症, 豚丹毒, リステリア症, エルシニア症, 鼻疽	腸管出血性大腸菌症
	リケッチア	Q熱	
	原虫	トキソプラズマ症, アメーバ赤痢, アフリカトリパノソーマ症	クリプトスポリジウム症
家禽	ウイルス	ニューカッスル病, インフルエンザ	高病原性鳥インフルエンザ
	細菌	サルモネラ症, 非結核性抗酸菌症	
野鳥	ウイルス		ウエストナイル熱
	真菌		クリプトコックス症
	クラミジア	オウム病	
げっ歯類	ウイルス	リンパ球性脈絡髄膜炎, ダニ脳炎	アルゼンチン出血熱, ボリビア出血熱, ラッサ熱, 腎症候性出血熱, ブラジル出血熱, ベネズエラ出血熱, ハンタウイルス肺症候群, アロヨウイルス感染症
	細菌	ペスト, エルシニア症	ライム病
不明	ウイルス		マールブルグ病, エボラ出血熱, SARS, MERS

の発達により, 短時間で地球上のどの国からでも日本に来ることができる時代となり, いつ海外から日本にない感染症が持ち込まれるかわからないため, 人や荷物, 動・植物の検疫が必要である.

一類感染症は国内にその原因となる病原体は存在せず, 発生した場合はすべて輸入感染症ということになる. 二類感染症のなかでは, 生ワクチンによる二次感染例がみられていたポリオ（急性灰白髄炎）も, 不活化ポリオワクチンに切り替えられた現在では国内発生例はなくなった. 結核以外の二類感染症は, 基本的に輸入感染症と考えられる. 三類感染症のうち腸管出血性大腸菌感染症以外は輸入例として発症する場合が多い. 四類感染症のなかで, 輸入感染症として注意しなくてはならない疾患としては, 狂犬病, マラリア, デング熱, チクングニア熱, ジカウイルス感染症などがあげられる. 2015年3月に日本が「排除状態」にあるとWHOから認定された麻疹に関しては, その後も国内で患者は報告されているものの, いずれも東南ア

ジア, 中国などからの輸入例が発端となっている.

感染症サーベイランスとその対策

感染症サーベイランス（感染症発生動向調査）の対象となる疾患は, 全数把握の感染症と定点把握となる感染症に大別される. 全数把握の対象となる感染症は❹に示したように, 一類〜四類感染症と指定感染症を診断した医師は直ちに, 五類感染症（全数把握）については侵襲性髄膜炎菌感染症, 風疹および麻疹は直ちに, その他の感染症は7日以内に, それぞれ最寄りの保健所に届け出ることが義務づけられている. また, 獣医師が届出を行わなければならない感染症および動物として, ①鳥インフルエンザ（H5N1, H7N9：鳥類に属する動物）, ②新型インフルエンザ等感染症（鳥類に属する動物）, があげられている.

人獣共通感染症

WHOの専門委員会は人獣共通感染症を"脊椎動物

❽ 主な新興感染症とその病原体

病原体	発見年	症状名・疾患名
クリプトスポリジウム	1976	下痢
エボラウイルス	1977	エボラ出血熱
レジオネラ	1977	肺炎など
ハンタウイルス	1977	腎症候性出血熱
HTLV-1	1980	成人T細胞白血病
プリオン	1982	Creutzfeldt-Jakob病（CJD）
大腸菌O157	1982	出血性大腸炎
ボレリア・ブルグドルフェリ	1982	ライム病
リケッチア・ジャポニカ	1982	日本紅斑熱
HIV-1	1983	AIDS
HTLV-2	1983	白血病
ヘリコバクター・ピロリ	1983	消化性潰瘍
HIV-2	1986	AIDS
サイクロスポラ	1986	下痢
HHV-6	1988	突発性発疹
HEV	1989	E型肝炎
HCV	1989	C型肝炎
コレラ菌O139	1992	（新型）コレラ
バルトネラ	1992	ネコひっかき病
サビアウイルス	1994	ブラジル出血熱
HHV-8	1995	AIDSにおけるKaposi肉腫
ウシ海綿状脳症プリオン	1996	変異型CJD
鳥インフルエンザウイルス（A/H5N1）	1997	インフルエンザ
ニパウイルス	1998	脳炎
鳥インフルエンザウイルス（A/H7N7）	2003	インフルエンザ
SARSコロナウイルス	2003	肺炎
MERSコロナウイルス	2012	中東呼吸器症候群
エンテロウイルスD68	2014	急性弛緩性麻痺

AIDS：acquired immuno-deficiency syndrome，HTLV：ヒトTリンパ球向性ウイルス，HIV：ヒト免疫不全ウイルス，HHV：ヒトヘルペスウイルス，HEV：E型肝炎ウイルス，HCV：C型肝炎ウイルス，SARS：重症急性呼吸器症候群，MERS：中東呼吸器症候群.

❾ 主な再興感染症

細菌感染症
- 結核
- 劇症型レンサ球菌感染症
- 百日咳
- コレラ
- サルモネラ腸炎
- ジフテリア
- ペスト
- 炭疽病

耐性菌感染症
- メチシリン耐性黄色ブドウ球菌感染症
- ペニシリン耐性肺炎球菌肺炎
- バンコマイシン耐性腸球菌感染症
- 基質拡張型β-ラクタマーゼ産生グラム陰性桿菌感染症
- 多剤耐性結核菌

ウイルス感染症
- デング熱・デング出血熱
- インフルエンザ
- 黄熱病
- 狂犬病
- ジカウイルス感染症

マラリア

とのあいだで自然に伝播するすべての疾病"と定義し，このなかには寄生虫症や細菌性食中毒も含まれるとした．近年，森林や原野などの急激な開発に伴い野生動物との接触機会が飛躍的に増大した結果，ヒトに対してきわめて危険な新興人獣共通感染症が世界各地でみられている（❼）．

性感染症

性感染症（sexually transmitted diseases：STD）は，性的接触によって感染する感染症の総称で，その数は寄生虫から細菌，原虫，ウイルスなど20種類を超える．ウイルス性肝炎，HIV（human immunodeficiency virus）感染症やクラミジアによる女性の骨盤腹膜炎，肝周囲炎など性器以外に症状を有する疾患が合併症に含まれる．

新興・再興感染症

1996年，WHOはこれまでに確認されていなかった感染症で，約20年以内に発見された公衆衛生上問題となる新しい感染症を新興感染症，また，すでに知られていた感染症のなかで，公衆衛生上問題とならない程度まで制圧できていたにもかかわらず，再び患者が増加してきた感染症を再興感染症と定義づけた．❽に新興感染症，❾に再興感染症として注目されている感染症を示す．これらの感染症が新たに発生，また再び増加した原因については，種々の要因が関与している．医療の進歩，病原体の変異，生活様式の変化，交通の発達によるヒトや物の交流の増加，気象，環境の変化，人口の移動や都市化，乱開発による自然破壊などの要因が複雑に関与している．

病原微生物の感染と感染症の発症

病原微生物は皮膚や粘膜に付着・増殖し，同種類の微生物が緻密な集合体を形成して定着する．定着した病原微生物が体内に侵入することで感染が成立し，感染症としての症状が出現することを発症という．感染防御機構などの宿主側要因と病原因子などの微生物側要因とのバランスにより感染症を発症するか否かが決定される（host-parasite relationship）．感染が成立していても発症しない場合を不顕性感染という．

（渡辺一功，後藤　元，岩田　敏）

感染症における宿主と微生物の反応

　ヒトは常に環境中に存在している微生物の曝露を受け，また自分自身の細胞数以上の多くの微生物を体内に保有している．しかし，ヒトには有害な外来微生物を排除するためのさまざまな機構が存在しているため，通常は感染症を発症しない．そこで中心的役割を果たすのが免疫応答である．免疫応答は自然免疫と適応（獲得）免疫に大別される．補体などの血液や体液に含まれるさまざまな液性防御因子や，マクロファージなどの貪食細胞や NK（natural killer）細胞などによる比較的早期の，抗原非特異的な初期応答を自然免疫という．一方，感染後の生体反応によって誘導される，病原体に特異的で細胞性免疫や液性免疫（抗体）から成り，記憶形成を有するのが適応（獲得）免疫であり，この 2 つが主な感染防御機構である．また，病原微生物が産生するさまざまな病原因子も重要で，宿主の防御機構と微生物の病原性とのバランスがくずれるとその微生物による感染症が発生する．さらに，一部の感染症には遺伝的な素因も関係している．

宿主の反応

物理・化学的防御機構

　微生物の侵入はまず物理・化学的な防御機構によって阻止される．たとえば，皮膚は微生物が体内に侵入する解剖学的な障壁として働き，腸内細菌叢は病原微生物が異常に増殖することを抑制している．胃液は強力な酸によって殺菌的に作用し，また気道においては微生物は鼻および気道粘膜の粘液に捕捉され，線毛運動によって排出される．その他，消化管での蠕動や尿の排泄なども防御機構となる．

自然免疫

　上記の防御機構を越えて侵入した微生物は，まず非特異的に作用する液性・細胞性因子によって攻撃される．気道分泌液，唾液，涙などの体液中には粘膜免疫に欠かせないラクトフェリン，リゾチーム，ディフェンシンなどの抗菌性蛋白・ペプチド，分泌型 IgA や補体など，さまざまな液性因子が存在し，非特異的に病原体の殺菌や増殖抑制に働く．自然免疫に深く関与しているマクロファージや好中球などの貪食細胞や上皮細胞などは記憶構築機能をもたないが，侵入した微生物の成分を Toll 様受容体（Toll-like receptor：TLR）などのパターン認識受容体（pattern recognition receptor：PRR）により識別する．これらは遺伝子再構築を伴わない，微生物に必須な構造物のパターンを認識するもので，TLR は 10 種類以上存在する．TLR4 は最初に発見された TLR であり，グラム陰性菌のリポ多糖（lipopolysaccharide：LPS）を認識して結合するが，これらの受容体はわれわれの防御機構が微生物を最初に認識するための手段となる．TLR が LPS やペプチドグリカン，細菌 DNA など，さまざまな微生物の構成成分に反応すると核内の転写因子が活性化し，インターロイキン（interleukin：IL）-1β，腫瘍壊死因子（tumor necrosis factor：TNF）-α，IL-6，IL-8 などの種々のサイトカインやケモカインが産生され，免疫応答が活性化される．微生物の侵入局所で産生されたケモカインやサイトカインにより好中球や単球は病変部へ集積・活性化し，菌をとり込み，ファゴソームと呼ばれる小胞を形成する．その後，リソソームと融合し，ファゴリソソームとなり，細菌を破壊する．ディフェンシンなどの殺菌物質，活性酸素，一酸化窒素など多くの因子がこれに関与するが，これらの物質が細胞外へ放出されると組織傷害の原因ともなりうる．

　また，リンパ球のうち NK 細胞，$\gamma\delta$ 型 T 細胞，NKT 細胞は速やかに活性化され，自然免疫の時期に機能する．NK 細胞は，腫瘍細胞やウイルス感染細胞などの標的細胞をパーフォリンやグランザイムと呼ばれる酵素を用いて殺傷するとともに，TNF-α や顆粒球マクロファージコロニー刺激因子（granulocyte macrophage colony stimulating factor：GM-CSF）などのサイトカインを産生し，自然免疫応答に関与する．$\gamma\delta$ 型 T 細胞もさまざまな感染症で誘導され，感染防御に積極的に関与する．

適応（獲得）免疫

　自然免疫だけでは制御できない場合，主にリンパ球が関与する特異的かつ強力に働く適応（獲得）免疫が活躍する．適応（獲得）免疫が発動されるまでには時間がかかるが，異物に対する認識が長期間にわたり記憶されるため，同一病原体の反復感染に速やかに対応し，効率よく病原体を排除することができる．

　自然免疫と適応（獲得）免疫の根本的な違いは，病原体の認識に用いられる受容体の違いであり，適応（獲得）免疫では曝露された抗原の情報が抗原提示細胞を介して伝わり，遺伝子再構築を経て，抗原に対する特異的な受容体が新たに形成される．つまり，抗原提示細胞が微生物を分解・断片化したペプチド断片を主要組織適合遺伝子複合体（major histocompatibility complex：MHC）分子と結合させ，自身の細胞表面に発現させる．その後，T 細胞に抗原を認識させるが，CD8$^+$ T 細胞は MHC クラス I 分子を介して，CD4$^+$ T 細胞は，MHC クラス II 分子を介して抗原を認識する．

基本的には MHC クラス I 分子から提示される分子は癌抗原やウイルス抗原などのように細胞内で産生された分子由来であり，MHC クラス II 分子は細胞外からとり込まれた分子由来である．提示を受けた CD4$^+$ T 細胞は活性化して分化するが，さらにその産生されるサイトカインの相違から，Th1 細胞（IFN-γ），Th2 細胞（IL-4, IL-5, IL-13），Th17 細胞（IL-17）などに細分化される．Th1 細胞は主にマクロファージを活性化させ，細胞内病原体に対する細胞性免疫を誘導する（細胞性免疫）．Th2 細胞は感作 B 細胞を形質細胞に分化させ，細胞外感染病原体に対して抗体産生を促進する（液性免疫）．Th17 細胞は好中球を主体とした炎症反応を惹起し，粘膜組織における一般細菌や真菌の感染防御機構に重要とされている．

微生物の反応

微生物がその病原性を発揮するためには，前述した宿主の防御機構で排除されることなく侵入・増殖し，宿主を傷害する必要があるが，それには菌の構成要素，毒素などの産生物質による毒力，増殖力などが関係している．肺炎球菌などは莢膜を有しているが，これにより好中球などの貪食に抵抗する．また，LPS はグラム陰性菌の外膜の一部を構成しているが，マクロファージなどの細胞を刺激し，炎症性サイトカイン産生を促して炎症を惹起する．さらに，病原体は各種の毒素を産生し，それによって宿主の細胞にダメージを与える．レジオネラなどの細胞内寄生菌は貪食細胞の殺菌から逃れ，細胞内で増殖できる．その他，クオラムセンシング（quorum-sensing）やバイオフィルムも細菌側にとって重要な防御機構の一つである．

クオラムセンシング

細菌は菌同士の間でコミュニケーションが行われていることが明らかとなった．なかでもよく研究されているのがクオラムセンシングと呼ばれる現象で，これは細菌の産生するホルモン様物質（オートインデューサー）の菌体外濃度を感知することで周囲の菌密度を感知し，それに合わせて病原因子の遺伝子発現を制御するというものである．つまり，菌は周囲の菌密度が低いうちは宿主の免疫機構から逃れるために病原因子を発現せずに静かに増殖し，ある一定の菌数に達したときに自らの数が優位な状況になったということを感知して，病原因子の発現をいっせいに開始して宿主を攻撃する．

バイオフィルム

さまざまな環境，あるいは体内での人工的なデバイスなどでは細菌や真菌はバイオフィルムという菌体や細胞外マトリックスから成る集合体を形成して生息する．バイオフィルム内の菌は，抗菌薬や抗体などの液性因子や貪食細胞などの免疫細胞からの攻撃から逃れることができる．

（迎　寛）

感染部位別にみた主な原因微生物

感染症の原因病原体は，一般細菌，ウイルスから抗酸菌，真菌，マイコプラズマ，クラミジア，リケッチア，寄生虫までさまざまである．微生物ごとにヒトへの感染経路は異なり，また臓器親和性・細胞親和性は多様で，その結果として感染部位・臓器別の原因病原体の種類・頻度にも特徴がみられる．❿に代表的な感染症における主な病原体を示す．

感染症の診断と検査

感染症診断のための検査

感染症の診断は，臨床症状や経過に加え，患者の年齢・性別，既往歴から感染症を疑うことより始まる．感染症の可能性が高いと判断される場合には，感染部位はどこか，その原因病原体は何かを推定し，それらの情報をもとに適切な検査法を選択・実施することになる．

感染症検査としては，塗抹鏡検検査，培養検査，血清検査，抗原検出，遺伝子診断法が重要であり，病原体ごとの検査法の長所と短所，その特徴をよく理解したうえで検査を選択する．原因の判明しない症例では，適切な検査が実施されていないことが多く，また呼吸器検体などでは適切な検体（常在菌による汚染が少ない検体）が採取・提出されていない症例も散見される．

塗抹鏡検検査

塗抹染色法としてはグラム染色が一般的であり，簡易キットを用いることにより 3〜5 分で起炎菌に関する貴重な情報を得ることが可能である．具体的には検体中における生体細胞の種類（好中球，単球，好酸球，上皮細胞など），一般細菌の存在とグラム染色性（陽性，陰性）・形態（球菌，桿菌，短桿菌）などである．特に，好中球による貪食像を認めた場合には，貪食された細菌が起炎菌である可能性が高く，原因菌診断において重要な情報となる（⓫）．また逆に，上皮細胞多数の視野にみられた病原体に関しては，たとえ培養検査で優位菌として発育してきたとしても，その起炎

❿ 代表的な感染症における主な病原体

1. 上気道感染症	ウイルス	ライノウイルス，コロナウイルス，アデノウイルス，エンテロウイルス，EB ウイルス，インフルエンザウイルスなど
	細菌	溶血性レンサ球菌，肺炎球菌，インフルエンザ菌など
	その他	マイコプラズマ，クラミジアなど
2. 下気道感染症	細菌	肺炎球菌，インフルエンザ菌，モラクセラ，黄色ブドウ球菌，肺炎桿菌，緑膿菌（易感染宿主），百日咳菌など
	ウイルス	インフルエンザウイルス，RS ウイルス，サイトメガロウイルス，水痘・帯状疱疹ウイルスなど
	抗酸菌	結核菌，非結核性抗酸菌など
	真菌	クリプトコックス，アスペルギルス（易感染宿主），ニューモシスチス（易感染宿主）など
	その他	マイコプラズマ，クラミジア
3. 副鼻腔炎・中耳炎	細菌	肺炎球菌，インフルエンザ菌，モラクセラ，嫌気性菌
4. 髄膜炎	細菌	肺炎球菌，インフルエンザ菌（乳幼児），大腸菌（新生児），B 群溶血性レンサ球菌（新生児），髄膜炎菌，リステリア菌など
	ウイルス	エンテロウイルス，ムンプスウイルス，単純ヘルペスウイルスなど
	抗酸菌	結核菌
	真菌	クリプトコックス
5. 尿路感染症	細菌	大腸菌，腸球菌，緑膿菌，黄色ブドウ球菌（MRSA を含む），その他の腸内細菌など
	抗酸菌	結核菌（腎臓）
	真菌	カンジダ
6. 性感染症	細菌	淋菌，トレポネーマ（梅毒）など
	ウイルス	HIV，ヒトパピローマウイルスなど
	その他	*Chlamydia trachomatis*，トリコモナス（原虫）など
7. 腸管感染症	細菌	大腸菌，サルモネラ，カンピロバクター，ビブリオ，黄色ブドウ球菌，*Clostridioides difficile* など
	ウイルス	ノロウイルス，ロタウイルスなど
	その他	アニサキス（寄生虫），クリプトスポリジウム（原虫）など
8. 肝・胆道感染症	細菌	大腸菌，肺炎桿菌などの腸内細菌，腸球菌，嫌気性菌など
	その他	エキノコックス（原虫），赤痢アメーバ（原虫）など
9. 骨髄炎	細菌	黄色ブドウ球菌，コアグラーゼ陰性ブドウ球菌，腸球菌，腸内細菌，嫌気性菌など
	抗酸菌	結核菌，非結核性抗酸菌
	真菌	カンジダ
10. 感染性心内膜炎	細菌	レンサ球菌，黄色ブドウ球菌，コアグラーゼ陰性ブドウ球菌，腸球菌，緑膿菌など
	真菌	カンジダ
11. 皮膚軟部組織感染症	細菌	黄色ブドウ球菌，A 群溶血性レンサ球菌，緑膿菌，クロストリジウム，ビブリオなど

RS ウイルス：respiratory syncytial virus，MRSA：methicillin-resistant *Staphylococcus aureus*，HIV：human immunodeficiency virus.

性は低いと推定することができる．

　グラム染色から推定することができる病原体としては，肺炎球菌，インフルエンザ桿菌，ブドウ球菌，肺炎桿菌，モラクセラ，緑膿菌（ムコイド型），淋菌，カンジダなどがある．ただし，塗抹染色検査は「感染局所から得られた検体」を検査してはじめて意義のある結果が得られるものである．逆にいえば，口腔内唾液成分など不適切な検体をいくら検査しても何も情報は得られない．すなわち，塗抹鏡検検査では検体のよし悪しがすべてで，良質の検体においてのみ塗抹染色検査の意義が存在する．さらに，その検体に適切な染色法が実施され，これを熟練した者が観察することによりはじめて貴重な情報が得られることになる．

　グラム染色以外の染色法としては，抗酸菌を対象に

した場合には Ziehl-Neelsen 染色やオーラミン・ローダミン染色，レジオネラなどの細胞内寄生菌には Gimenez 染色，ニューモシスチス感染症を疑った場合には鍍銀染色（とぎん）などを適宜実施する必要がある．

培養検査

　一般細菌を対象とした培養検査では，培養に 1 日，分離培養・同定検査に 2 ～ 3 日を要することから，迅速診断および初期治療という点からの有用性は高くない．しかし，起炎菌の培養は確定診断に結びつく検査であり，しかも分離培養された菌を対象に抗菌薬感受性試験を実施することが可能であり，今日においても感染症病因診断における gold standard な検査法である（❷）．

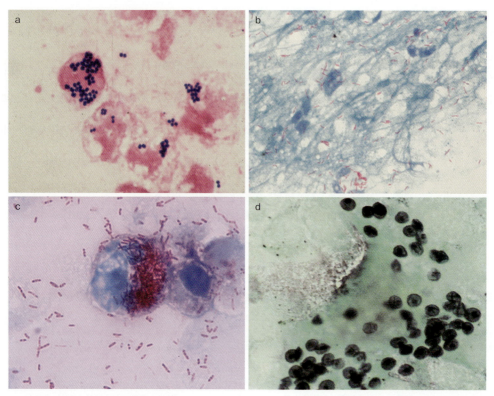

⓫ 感染症診断における塗抹鏡検検査
a. グラム染色によるブドウ球菌（貪食像），b. Ziehl-Neelsen 染色による結核菌，c. Gimenez 染色によるレジオネラ，d. 鍍銀染色によるニューモシスチス．

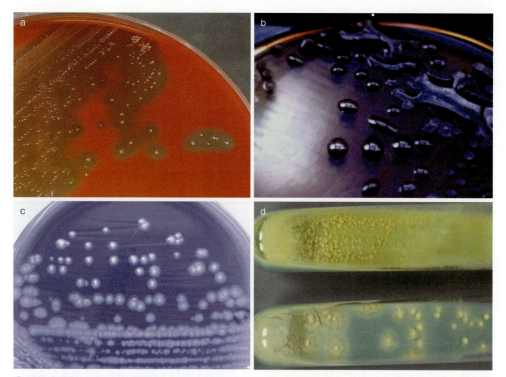

⓬ 感染症診断における培養検査
a. A群溶血性レンサ球菌のコロニー（強い溶血性），b. ムコイド型緑膿菌のコロニー，c. BCYE-α培地に発育したレジオネラのコロニー，d. 小川培地にみられた抗酸菌のコロニー．

塗抹染色法で述べたように，培養検査においても「感染局所から得られた検体」を検査することが最も重要である．この点で，口腔内常在菌の汚染を受ける危険の少ない気管吸引液，肺胞洗浄液，胸水などの呼吸器検体は重要である．院内肺炎患者で挿管されている宿主，あるいは気管切開を施行されている宿主においては，患者状態を考えながら積極的に気管吸引液，肺胞洗浄液の採取を試みることが必要である．通常，一般細菌・真菌培養検査に加え，誤嚥性肺炎の関与が考えられる場合には嫌気性培養，結核菌・非結核性抗酸菌感染症を疑う場合には抗酸菌培養検査も並行して実施する．重症肺炎症例では敗血症を合併していることも多く，血液培養もあわせて実施する必要がある．無菌的な検体（胸水や肺穿刺液など）が採取された場合には，通常の寒天培地を用いた培養検査に加え，血液培養用のカルチャーボトルを用いた増菌培養法も有用である．

塗抹染色でノカルジア（*Nocardia*），アクチノミセス（*Actinomyces*）などの特殊な病原体の存在が疑われた場合（分枝を示すグラム陽性桿菌）には，通常の培養検査を延長し 7 ～ 10 日ほどの長期培養を実施する必要がある．また，レジオネラ感染症を疑った場合には BCYE-α 培地・WYO 培地，マイコプラズマ感染症を疑った場合には PPLO 培地での培養検査もあわせて実施する．

血清検査

従来の感染症における抗体検査というと，2 ～ 4 週間の期間をあけて採取された急性期・回復期の血清中の特異抗体を測定するものであり，迅速性という点からは満足できるものではなかった（4 倍以上の抗体価の上昇で陽性と判断）．近年，患者血清中の病原体特異的 IgM を短時間に検出できるキットが開発され応用されている．抗体検査は宿主側の抗体産生応答に依存する検査である．したがって，免疫不全宿主，ステロイド・免疫抑制薬投与などを受けている宿主においては正常の抗体産生がみられないことがあることに注意しなければならない．

病原体抗原検出法

病原体の抗原検出による迅速診断法が多数開発されている．病原体抗原の検出法としては，ラテックス凝集法，ELISA（enzyme-linked immunosorbent assay）法，RIA（radioimmunoassay），そしてさらに最近では免疫クロマトグラフィ法を用いた迅速診断キットが普及している．特に免疫クロマトグラフィ法は，患者検体を採取し，これをキットに挿入，試薬を滴下したのち，陽性バンドの出現を肉眼で判定するというもの

⑬ 病原体抗原の検出による感染症の迅速診断検査

検体	対象病原体抗原
呼吸器検体	インフルエンザウイルス アデノウイルス RS ウイルス A 群溶血性レンサ球菌 肺炎球菌 マイコプラズマ　など
髄液	肺炎球菌 インフルエンザ桿菌（b 型） 大腸菌 髄膜炎菌 B 群溶血性レンサ球菌 クリプトコックス　など
尿	レジオネラ 肺炎球菌
血液	アスペルギルス クリプトコックス カンジダ β-D-グルカン リポ多糖　など
糞便	ロタウイルス アデノウイルス 大腸菌 O157 *Helicobacter pylori* *Clostridioides difficile* ノロウイルス　など

RS ウイルス：respiratory syncytial virus.

である．本キットでは特別の機器・試薬を必要とせず，約 15 ～ 20 分で結果の判定が可能である．

特に尿中抗原に関しては，ELISA 法あるいは免疫クロマトグラフィ法を用いた検査法が考案されており，肺炎球菌性肺炎およびレジオネラ肺炎の診断キットが広く普及している．尿中抗原として検出される物質は，肺炎球菌の場合は莢膜多糖体抗原，レジオネラの場合は内毒素抗原と考えられている．ただし，尿中抗原によるレジオネラ肺炎の診断は，基本的に *Legionella pneumophila* 血清型 1 を対象とした検査であることから，尿中抗原が陰性であったからといってもレジオネラ肺炎を完全には否定できないことに注意しなければならない．また，肺炎球菌尿中抗原においては，小児では本キットで高率に偽陽性となることが問題となっている．また，レジオネラ，肺炎球菌の両キットにおいては，いったん陽性になると数週間にわたって持続的に病原体抗原が尿中に排出されることが知られている．したがって，肺炎既往のある患者に新しい肺炎がみられた場合には尿中抗原陽性の意味を慎重に判断しなければならない．⑬に現在使用されている代表的な病原体抗原検出による迅速診断法を示す．

遺伝子診断

DNAプローブ法あるいはPCR（polymerase chain reaction）法を用いることにより，病原体遺伝子を特異的に，しかも高感度に検出することができる．特にPCR法により病原体遺伝子を試験管内で増幅することにより，理論的には検体中の1つの病原体遺伝子を検出することが可能となっている．結核菌やレジオネラなどの培養に時間のかかる病原体，あるいはクラミジアやウイルスなど人工培地での培養が不可能な病原体に対して有用性が高い．理論的にすべての病原体に対して特異的プライマーを設定することが可能であり，迅速かつ高感度に病原体遺伝子の存在を推定することができる．しかし，遺伝子診断では生菌か死菌かの鑑別，あるいはactiveな病態か治癒過程なのかの鑑別は不可能であり，この点で抗菌薬投与後の検査結果の解釈には注意しなければならない．また，口腔内常在菌として存在する病原体の場合には，喀痰などの検体では偽陽性結果が得られる可能性が高い．最近ではリアルタイムPCR法などの新しい方法が開発され，迅速性および特異性の点でさらに改善がみられている．

（舘田一博）

感染症の治療

感染症治療の歴史と定義

細菌学者Flemingは，真菌（ペニシリウム属）コロニーの周囲は細菌が増殖しないことを発見した．これが1928年のペニシリン発見の発端である．サルファ剤（1935年），アミノグリコシド系，クロラムフェニコール系，テトラサイクリン系，マクロライド系抗菌薬の発見が続き，1943年にはイタリアのサルディーニャ島の下水から，また1956年にはボルネオ島のジャングルの土からそれぞれ分離した真菌はセファロスポリン系抗菌薬，グリコペプチド系抗菌薬（バンコマイシン）のもととなった．細菌を対象とする化学療法薬（広義の「抗菌薬」）は，自然に存在する生物（多くは真菌）や物質が外敵となる細菌の侵略から身を守るために獲得した「術」を拝借しているにすぎない．

抗菌薬と化学療法薬

かつては自然界に存在し抗菌作用をもつものを抗菌薬，化学的に合成されたものを化学療法薬と区別していた．現在は化学的に設計・合成（創薬）され，その区別は過去のものとなった．その一方で，"抗生物質"や"抗生剤"という単語は医学用語ではないものの一般的に使用されている．抗悪性腫瘍薬による治療を"化学療法"と呼ぶことのほうがむしろ感染症治療よりも一般的には理解されている．臨床では，これらの単語の意味を明確に区別する必要がある．本項では，感染症治療薬としての"化学療法薬"の概要を解説する．

感染症治療の原則

化学療法薬の分類

感染症の治療は，対象とする病原体に応じて選択される．

細菌に対しては抗菌薬，ウイルスには抗ウイルス薬，真菌には抗真菌薬，寄生虫には抗寄生虫薬（原虫薬）が使用される．

それぞれの薬剤は作用機序によってさらに細分化される．抗菌薬は細菌の増殖を抑制する静菌的抗菌薬と殺菌的抗菌薬に分類され，対象となる感染症の病態に応じて選択される．

生命の危機的な感染症（感染性心内膜炎や細菌性髄膜炎など）では，ほかに選択肢がない場合を除き第一選択薬かつ殺菌的抗菌薬が選択される．抗菌薬の種類と作用を⓮に示す．

感染症の診断

感染症の治療において必要なことは，感染症と確定診断できる，もしくは強く疑われる根拠が存在していることである．

感染症の診断では，必ず対象となる臓器が存在し，その臓器とつじつまの合う病原体の存在を推定・確認できることにある．「患者背景」「感染臓器」「頻度の高い微生物」の3点のつじつまが合っている必要がある．

十分なアセスメントを行わず，白血球数（WBC）とC反応性蛋白（CRP）の上昇を理由に開始された感染症治療は，患者への不利益だけでなく，医療側が不適切かつ不十分な対応を行った証拠でもある．

代表的な播種性感染症である感染性心内膜炎では，起因菌が判明できなかった例の60〜70%はすでに抗菌薬が投与されていたとの報告がある．誤った感染症治療は，感染症が存在している証拠を隠滅するだけである．

特に，細菌・真菌感染症では，治療開始前の2セット以上の血液培養採取は必須であり「菌血症の危険性を認識している証拠」にもなりうる．

近年，従来の方法で診断が困難な感染症に対し，研究レベルで次世代シークエンサの可能性が示されているものの，一部の例外を除いて薬剤感受性の評価は不可能である．

⓮ 抗菌薬の種類と作用

抗菌薬の種類	対象	作用	注意
β-ラクタム系（ペニシリン系，セファロスポリン系，カルバペネム系，モノバクタム系） グリコペプチド系（バンコマイシン） リポペプチド系（ダプトマイシン）	細胞壁合成阻害 　ペプチドグリカン合成など	殺菌	妊婦に使用可能
アミノグリコシド系 テトラサイクリン系，チゲサイクリン マクロライド系 オキサゾリジノン系 ムピロシン	蛋白合成阻害 　リボソーム 30S/50S サブユニット 　tRNA 合成阻害など	殺菌 静菌 静菌 殺菌 殺菌	アミノグリコシド系，テトラサイクリン系は妊婦禁忌
メトロニダゾール キノロン系 リファンピシン	核酸合成阻害 　DNA ジャイレース合成阻害 　トポイソメラーゼ合成阻害 　RNA 合成阻害	殺菌 殺菌 殺菌	妊婦禁忌
トリメトプリム サルファ剤	葉酸代謝拮抗薬 　ジヒドロ葉酸レダクターゼ阻害 　ジヒドロ葉酸合成酵素	静菌 殺菌	妊婦禁忌
イソニアジド	ミコール酸合成阻害	殺菌	妊婦に使用可能

検査結果の評価

　通常の培養検査で血液，髄液，関節液など無菌部位から病原体を検出した場合は真の感染症の可能性がきわめて高い．

　喀痰，尿，便など無菌でない検体の培養結果のみで感染症と診断することは基本的には不可能であり「検出菌＝起因菌」が常に成立するわけではない．

　培養検査で得られたすべての病原体に対し感受性のある抗菌薬を投与するのは，単純に検査結果を治療しているにすぎず，きわめて初歩的な誤りである．

　通常の培養検査での検出が困難でありながら重篤な感染症の起因菌となる病原体として，検出まで 4 週間前後を要する結核菌や，培養自体が困難なマイコプラズマ属やニューモシスチス肺炎の起因菌である *Pneumocystis jirovecii* がある．

　市中肺炎の代表的な起因菌の肺炎球菌は，グラム染色でみえていても培養検査で検出できないことがある．市中肺炎では培養検査が陰性でも肺炎球菌の関与を否定できない．

　このように，培養結果の適切な解釈に加え，前述した「患者背景」「感染臓器」「頻度の高い微生物」を頂点とした三角形をもとに感染症の診断名を決定した後に抗菌薬の選択・投与が開始される．

　それぞれの検査の感度，特異度，患者背景や状態に基づく検査前確率を考慮した検討が日常的な診断の過程で考慮されることが望ましい．当然ながら，正しい検査手技の確認を行い，日常的な診療のなかでコンタミネーションの減少に努めることも，診断の一環といえる．

薬剤感受性の解釈

　抗酸菌を含む細菌，真菌（カンジダ属），ウイルス（HIV，HCV など）の場合には通常のルーチン検査で薬剤感受性の結果が得られる．細菌については，標準希釈法により米国 CLSI（Clinical and Laboratory Standards Institute），欧州 EUCAST（European Committee on Antimicrobial Susceptibility Testing）が定めるブレイクポイントにより最小発育阻止濃度（minimum inhibitory concentration：MIC，真菌ではMFC〈minimum fungicidal concentration〉）が決定される．薬剤感受性はその抗菌薬固有の分子量をもとに設定され，感受性あり（susceptible），中間（intermediate），耐性（resistant）と区分される．

　異なる抗菌薬を比較し MIC 値が最も低い薬剤が最も有効と判断することは典型的な誤りである．たとえば，大腸菌でレボフロキサシン（LVFX）MIC 0.5，アンピシリン（ABPC）MIC 2（ともに感受性あり）の場合，LVFX が ABPC の 4 倍有効というわけではなく，感受性があれば両者の効果は同一であり，そのなかから病原体固有の第一選択薬を選択する．

　菌名や感受性が判明するまでの経験的治療（empiric therapy）では，疫学的な頻度（感受性率）や，その地域や施設のローカルファクターを参考に抗菌薬が選択される．

　カテーテル関連血流感染症の代表的な起因菌の一つにカンジダ属があり，抗真菌薬の MFC が測定される．最も頻度の高い真菌病原体であるカンジダ属は菌名を目安に使用すべき抗真菌薬の推定が可能である．ポリエン系抗真菌薬などブレイクポイントが設定されてい

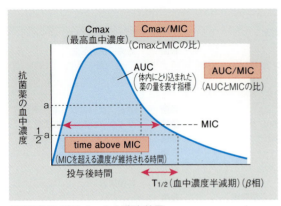

⓯ PK/PDパラメータと臨床効果

Cmax：化学療法薬投与後の最高血中濃度，AUC（area under curve）：薬物血中濃度と時間軸によって描出される曲線と時間軸によって囲まれた面積，MIC：最小発育阻止濃度．一定の菌量が存在する培地に化学療法薬を作用させ，18時間以上培養した後に目視で細菌の発育が認められない最低の血中濃度をMICとする．このときにも生菌が存在していることを考慮する．

⓰ PK/PDパラメータと抗菌薬の投与方法

投与方法	PK/PDパラメータ	抗菌薬
濃度依存，1回投与	AUC/MIC, Cmax/MIC	アミノグリコシド系フルオロキノロン
時間依存，分割投与	time above MIC	β-ラクタム系（ペニシリン，セファロスポリン，モノバクタム，カルバペネム）
	AUC/MIC	マクロライド系，テトラサイクリン系，グリコペプチド系

例外となる薬剤・投与方法
- β-ラクタム系のCTRX（セフトリアキソン）：半減期が長く，1日1回投与可能．
- マクロライド系のAZM（アジスロマイシン）：1日1回投与，液体製剤もあり．
- ニューキノロン系のCPFX（シプロフロキサシン）：1日2回投与が標準．
- 感染性心内膜炎などでシナジー効果を期待する際のアミノグリコシド系：分割投与．

ない薬剤でありながら第一選択薬となる場合もある．

抗真菌薬は，菌種以上に感染症のフォーカスが重要でありクリプトコックス属では髄膜炎，カンジダ属では感染性心内膜炎，眼内炎の合併例に応じて抗真菌薬を選択する．

寄生虫疾患では，熱帯熱マラリアのアジア地域のメフロキン耐性，2015年にノーベル賞を受賞したアルテミシニンも，すでにタイやカンボジア国境を中心に耐性の報告がされるようになった．推定される感染地域の情報をもとに耐性度を想定し治療が計画される．

ウイルス感染症では，その病態に応じ，①抗ウイルス療法が不要，②限定した期間で必要，③一生涯必要，に区分される．HIVは，実診療で薬剤感受性を評価するウイルス感染症である．

HIVでは，2種類のヌクレオシド系逆転写酵素阻害薬（NRTI）と1種類のキードラッグ（プロテアーゼ阻害薬，インテグラーゼ阻害薬，非ヌクレオシド系逆転写酵素阻害薬〈NNRTI〉，CCR5阻害薬のうちどれか1剤）の3剤併用療法が原則なのは，HIV自体が抗ウイルス薬に比較的容易に耐性を獲得するためである．HIVは現状の抗ウイルス療法では完治が困難であり，一生涯治療を続けなければならない．

インフルエンザウイルス感染症は基本的には自然寛解するために，全例が抗ウイルス薬の適応とならない．その一方で，C型肝炎は適応に応じ数か月の抗ウイルス療法で寛解が期待できる．

治療的薬物血中濃度測定（TDM）と薬物動態/薬力学（PK/PD）

経口や経静脈的に体内に入った化学療法薬は，血流を介して各臓器へ運ばれる．薬剤によって組織移行が異なることを考慮し薬剤が選択される．

組織移行の要素の一つに，血清蛋白との蛋白結合率がある．血清蛋白と結合した治療薬の in vitro での効果は一般的に低く，組織移行も不良である．血清蛋白と結合していない遊離型の薬剤が臨床効果の主役を担うものの，感染症での急性炎症に伴って遊離型に加え蛋白結合型の治療薬も血管透過性亢進，組織自体の破壊に伴い結果的に組織移行が高まる．一方で，感染症が改善すると組織移行はそれまでと比較し低下する．

よって，腎機能，肝機能，アレルギーなどの条件が許す範囲内での最大投与量で治療を開始・継続することが求められる．抗不整脈薬や降圧薬は人体組織を対象としており，化学療法薬の対象は人体内部で増殖し臓器障害を起こしている病原体（細菌，真菌，ウイルス，寄生虫）である．

治療的薬物血中濃度測定（therapeutic drug monitoring：TDM）は，1960年代後半から抗てんかん薬の血中濃度に関する研究が始まり，実際の臨床現場でのコンサルテーションは1970年代半ばに米国で開始されている．

感染症治療において，TDMは有効かつ安全な感染症治療を行ううえで不可欠な手法である．バンコマイシン（VCM）をはじめとするグリコペプチド系抗菌薬，アミノグリコシド系抗菌薬，真菌薬であるボリコナゾール（VRCZ）はTDMが必須な薬剤である．

薬物動態（pharmacokinetics：PK），薬力学（pharmacodynamics：PD）は，薬理作用や効果を評価する際に用いられるパラメータである．化学療法薬ではこれらを組み合わせ，PK/PDとして投与計画，

効果予測，耐性菌発現抑制などの評価に用いている．投与方法については，臨床的には時間依存性の"分割投与"と濃度依存性の"1回投与"に大きく分けることができる．PK/PD パラメータを❶に，抗菌薬の種類における役割を❻に示す．

単剤療法と併用療法

原則は単剤治療であり，併用用法の適応は対象とする感染症や病原体によって異なる．細菌感染症ではシナジー効果（抗菌薬の相乗効果）の期待と，耐性傾向にある病原体が疑われる際のスペクトラムの補完である．

細菌感染症で併用用法の適応は，複数の起因菌を想定する経験的治療で，細菌性髄膜炎や感染性心内膜炎，病原体が判明した後では感染性心内膜炎でのシナジー効果を期待してβ-ラクタム系薬（もしくはバンコマイシン）とゲンタマイシン（GM）が併用（腸球菌，耐性度の高い，もしくは短期療法のレンサ球菌，黄色ブドウ球菌で人工弁を有する場合はさらにリファンピシン〈RFP〉も併用）される．人工関節を有する化膿性関節炎（黄色ブドウ球菌による）では同様にリファンピシンが併用される．

もう一つのシナリオとしては，たとえばバイタルサインの不安定な長期入院患者（耐性菌リスクが高い）のグラム陰性桿菌による血流感染症では，アンチバイオグラムをもとに菌名や感受性が判明するまでのあいだ，β-ラクタム系薬とアミノグリコシド系抗菌薬などの併用が短期的に行われる．

感受性がすでに確定したグラム陰性桿菌の血流感染症を含む播種性感染症では，過去にβ-ラクタム系薬とアミノグリコシド系抗菌薬の併用が行われたが，現在では併用によるメリットがデメリットを上回ることはない．

活動性結核では，4種類の抗結核薬で治療を開始することが原則である．真菌では，クリプトコックス髄膜炎では併用療法が行われるが，一般的に抗真菌薬は組み合わせによっては拮抗作用を示し適応は限定的である．

C型肝炎では，複数の抗ウイルス薬やインターフェロンが併用される．HIV では，複数の抗ウイルス薬の併用が原則である．インフルエンザやヘルペスウイルス感染症において，抗ウイルス薬を併用することの優位性を示すデータは存在していない．

マラリアは薬剤耐性が最も問題となっている寄生虫疾患であり，最も治療効果が期待されるアルテミシニンの耐性報告が散見されることもあり，WHO はアルテミシニン単剤での治療は避け，ACT（アルテミシニン併用レジメン）を推奨している．このように併用療法はその時代で適応やその背景が異なる．

相互作用と副反応

化学療法薬による副反応は，いわゆるアレルギーによるものと臓器障害に分けられる．

薬剤アレルギーは I～IV 型に分類され，ペニシリン系抗菌薬によるアナフィラキシーショックは I 型に分類されるため，事前の抗ヒスタミン薬やステロイド投与による予防効果はきわめて限定的である．

ペニシリン系抗菌薬とセファロスポリン系抗菌薬は同じβ-ラクタム環をもつが，後者は前者と比較して過敏反応の頻度が低い．

最も重症な Stevens-Johnson 症候群は，IV 型アレルギーに分類される．アレルギーとは異なり，臓器障害に関与する薬剤も投与量依存と非依存のものが存在している．

また，ヒトヘルペスウイルス（HHV）-6 の再活性化が関与する薬剤性過敏症症候群（drug-induced hypersensitivity syndrome：DIHS）も治療薬に関連した反応（疾患）である．

バンコマイシン，テイコプラニン（TEIC）などのグリコペプチド系抗菌薬では，主に 1 g あたり 1 時間以内の急速点滴の結果，ヒスタミン遊離による後頸部を中心とした紅斑や浮腫を呈する red neck 症候群が特徴的である．

投与期間に伴い，皮疹や薬剤性の発熱を認めることがある．

最も多く使用されるβ-ラクタム系薬は，相互作用によるリスクが低い．

アミノグリコシド系抗菌薬は，グリコペプチド系抗菌薬などとの併用でさらに腎障害の頻度が上昇する．

シトクロム-P450（CYP）3A4 を介するリファンピシンは，さまざまな薬剤との相互作用があり，十分な確認が必要である．その例としてリファンピシンとの併用でワルファリンの必要量が増加する．リファンピシン中止によりワルファリンは相対的に過量投与となり，重篤な出血を起こす場合がある．

化学療法薬の投与

化学療法薬の選択

対象とする臓器への移行と，想定する病原体（群）に効果が期待できる薬剤を選択する．特に，抗菌薬の場合は，施設や地域の耐性化傾向を参考にする．また，同じ疾患をより経済的に治療することも重要な要素である．

一般的に広域抗菌薬は，病原体が確定するまでの経験的治療の際に選択される．経験的治療についても適

感染性疾患

1

感染症総論

切な臓器診断と病原体の推測が必須である.

対象とする病原体が判明した段階で，その病原体にのみ感受性を示す狭域な第一選択薬による de-escalation を行う．病原体が判明しているにもかかわらず de-escalation を行うことなく漫然と広域抗菌薬を投与することは腸管の正常細菌叢を死滅させ，腸管内のカンジダ属や *Clostridioides difficile* を相対的に増加させ菌交代現象をもたらす．

誤った抗菌薬使用の典型例は以下のとおりである.
① 感染症が存在しない（症状がない）状態での培養結果に対する抗菌薬投与：培養結果から病原性の有無を区別することが重要である．無症候性細菌尿や人工呼吸器使用中のチューブに付着した細菌などは治療適応外である.
② 感染症の明確な根拠が得られない状況での経験的治療：血液培養を含む病原体を同定する検査を行わずに化学療法を開始することと同等である．血流感染症では，血液培養を行い適切に治療した場合と比較し，血液培養を省略した場合では死亡リスクは約3倍である.
③ 起因菌が判明後に狭域抗菌薬への変更が行われない：起因菌が判明し狭域抗菌薬へ変更できるにもかかわらず広域抗菌薬を継続することで菌交代現象や耐性菌の誘導などの不要な合併症を誘発する．一般的に狭域抗菌薬は広域抗菌薬と比較して安価である．たとえば，安価なアンピシリンと，高額なカルバペネム系抗菌薬ともに感受性を示す大腸菌に対し，カルバペネム系抗菌薬で治療を継続することは，医療費の増大と上記のリスクをともに招くことになる.
④ 不要な長期の予防投与.
⑤ 特定の抗菌薬の過剰な使用増加.

投与方法と投与経路

化学療法薬の投与方法は，感染症の病名と患者の状態に応じ決定される.

腎機能に応じた十分な量を適切な方法で投与することが，感染症治療の原則である．生命の危機的な播種性感染症（感染性心内膜炎や細菌性髄膜炎，血流感染症）は，点滴静注の絶対適応である.

点滴静注薬と内服薬の bioavailability（生物学的利用率）は，ニューキノロン系抗菌薬やリネゾリド（LZD）などの例外を除けば前者が明らかに優れている.

内服抗菌薬は，外来診療で抗菌薬が適応となるような特殊な状況や，主たる治療期間を点滴静注で治療したのちに長期投与の一環として行われることがある.

点滴静注から内服への変更は，移行性や適応を考慮し十分に検討する．同時に適切に内服・吸収ができる

かどうかも検討する．嘔吐，下痢，腸管浮腫が著しい状況では，内服抗菌薬の効果も限定的であるばかりか誤嚥を誘導する可能性もある.

腎機能と肝機能に応じた投与量の設定

腎機能による投与量調整は，標準体重での腎機能を基準として設定する．特に筋肉量が減少している高齢者や長期臥床患者は，血清クレアチニン値が正常範囲内であったとしても実質の腎機能を反映しているとはいえない.

菌血症などの播種性感染症では，それ自体により腎機能が低下しており，それに応じた最大投与量で治療することがむしろ腎機能を含む改善につながる.

クレアチニンクリアランス（creatinine clearance：C_{Cr}）には，以下の Cockcroft-Gault の簡易式を用いる.

男性 C_{Cr} =（140 − 年齢）× 体重（kg）/
[72 × 血清クレアチニン（mg/dL）]
女性 C_{Cr} = 男性 C_{Cr} × 0.85

投与量の設定については，保険適用量（日本）と米国および欧州での標準的投与量が解離した薬剤が存在し，ガイドライン（米国感染症学会，欧州臨床微生物感染症学会）や『サンフォード感染症治療ガイド』などの根拠ある記載量をもとに薬剤選択，投与量を設定する.

化学療法薬の排泄は，① 腎排泄型，② 肝代謝型，③ 両者の中間に分類される．肝代謝型には腎障害時に投与量調整が不要な薬剤があり，盲目的に腎障害の原因と判断することや，減量は回避されるべきである.

肝機能による投与量調整については，明確な投与量調整が示される薬剤は限定的である．肝代謝型薬剤使用時の肝機能低下は，相対的に血中濃度や尿中排泄量が増加することがある．肝合成能（アルブミン，凝固因子），肝代謝能の評価と慎重な経過観察のもと，トランスアミナーゼが基準値の上限5倍をめどに慎重な経過観察を行うこともある.

適切な治療期間と治療効果判定

ほとんどの感染症は，疾患や起因菌に応じて治療期間が設定され，正しく治療を行ううえでも臓器名を伴った感染症診断が必要である．また，適切な治療期間で十分な臨床効果を得るうえでは適切な抗菌薬選択，投与方法による治療が行われていることが前提である.

白血球数や炎症反応，真菌感染症では 1,3-β-D-グルカン値の改善をもって治療効果を判定，治療を終了するという根拠は存在していない．以下に代表的な感染症の治療期間の目安を示す.
① 単純菌血症：黄色ブドウ球菌では少なくとも2週

間，合併症が否定できない場合には4週間．
②感染性心内膜炎：4〜6週間．
③化膿性脊椎炎：6〜12週間．

感染症の治療効果判定は，疾患名や病原体により評価方法が異なる．肉眼的（身体所見的）な改善は検査結果に先行して現れ，身体所見の定期的な評価は最も簡便かつ簡単な治療効果の評価方法である．肺炎を例にとると，酸素化の改善，髄膜炎では意識障害を含む神経的所見の改善，蜂窩織炎であれば肉眼的な皮膚所見の改善，血流感染症では再度採取した血液培養が陰性となることである．その一方で，HIV（human immunodeficiency virus）では血清中のHIV RNA PCRが次第に減少し，最終的には検出感度未満になることであり，疾患によって改善のパラメータが異なる．

WBCやCRPは，心不全などの非感染性疾患でも変動することが知られている．本検査のみで治療効果を判断することにはいまだ議論があり一定の見解はない．これらの検査はあくまでも参考であり，いずれにせよ十分な鑑別診断と臓器特異的な改善の指標が存在していることが前提である．

感染症の改善までに要する時間は，多くは5〜10日とされる．例外的に血管内人工物（人工弁，人工血管），重症レジオネラ肺炎やリステリア菌による髄膜炎も治療効果が現れるまでに数週間を要することがある．

一般的に感染症の治療効果は改善か悪化のどちらかであり，大きな変化がない場合には感染症，非感染症も含め診断について再考するタイミングである．

感染症治療（化学療法）に対して不応と考えられる場合には以下が考えられる．
①初期診断の誤り．
②初期治療薬，投与量，投与方法の誤り．
③治療期間の誤り．
④深部感染症や膿瘍などの見落とし．

感染症の診断は，治療中であっても状況に応じて検討・修正する必要がある．

化学療法薬の分類

抗ウイルス薬 （⓱）

感冒や胃腸炎を含めた市中感染症で見受けられるほとんどのウイルス疾患は自然寛解し，抗ウイルス薬の適応はない．抗ウイルス薬の適応となるのはHIV，ウイルス性肝炎（HCV，HBV），ヘルペスウイルス感染症，造血幹細胞移植やHIVなどの免疫抑制患者でのサイトメガロウイルス感染症，インフルエンザなどである．

抗インフルエンザウイルス薬

抗インフルエンザウイルス薬は，発症後30〜36時間以内に投与すれば有病期間を50％軽減できるが，解熱までの時間差は両者で24時間にも満たないとされ，発症から48時間経過で治療を行うメリットはない．

代表的な抗インフルエンザウイルス薬は，気道上皮に新たなウイルスの放出を防ぐノイラミニダーゼ阻害薬である．近年，mRNA合成を抑制するキャップ依存性エンドヌクレアーゼ阻害薬が承認された．インフルエンザは基本的に無治療で自然寛解する感染症であり，抗インフルエンザウイルス薬の適応は限定的である．

抗ヘルペスウイルス薬

単純ヘルペスウイルスによる口唇ヘルペス，性器ヘルペス，水痘・帯状疱疹ウイルス（VZV）による帯状疱疹や，脳炎などで使用される．

ビダラビン（外用），バラシクロビル（内服），アシクロビル（内服，経静脈投与）がある．外用薬以外では腎障害や造血障害をきたすことがある．

抗サイトメガロウイルス薬

健常者でのサイトメガロウイルス感染のほとんどは不顕性感染である．一方で，免疫抑制患者（臓器移植，造血幹細胞移植）やHIV患者（特に網膜炎）など，治療対象は限定的である．ガンシクロビル（経静脈），バルガンシクロビル(内服)，ホスカルネット（経静脈），未承認のcidofovirがある．遷延する造血障害を起こすものの長期投与が必要であり，診断や適応について十分検討する．

抗HIV薬

現段階ではCD4陽性細胞数にかかわらず早期の抗ウイルス薬による治療にメリットが示されている．HIV治療の基本は，バックボーンと呼ばれる2種類の抗HIV薬（ヌクレオシド系逆転写酵素阻害薬：NRTI）に1種類のキードラッグ（プロテアーゼ阻害薬〈PI〉，非ヌクレオシド系逆転写酵素阻害薬〈NNRTI〉，インテグラーゼ阻害薬〈INSTI〉，CCR5阻害薬）の2+1種類の多剤併用療法を一定の時間に内服し，一生涯継続しなければならない．

これらの薬剤が1錠にまとめられたSTR（single tablet regimen）によって，患者の利便性は高まっている．

抗肝炎ウイルス薬

B型肝炎では，核酸アナログ製剤としてラミブジン，エンテカビル，テノホビルなどがある．ラミブジン，テノホビルは高用量でHIV治療にも用いられるため，HIV感染に気づかずHBVのみ治療してしまうとHIVが耐性化する可能性がある．

C型肝炎に対する治療は，近年最も進歩した領域の一つである．従来使用されたリバビリンに加え，直接

❶ 代表的な抗ウイルス薬の分類と特徴

薬剤	分類		薬剤名	作用	略号	点滴	経口	適応	副反応
抗HIV薬	キードラッグ	プロテアーゼ阻害薬	ダルナビル	機能蛋白質の合成阻害	DRV		○	HIV感染症 キードラッグ1剤 ＋ バックボーン2剤 （合剤は1剤）	肝障害，消化器症状 リポジストロフィ
			ロビナビル		LPV		○		
			リトナビル		RTV (/r)		○		
		インテグラーゼ阻害薬	ドルテグラビル	遺伝子組み込み阻害	DTG		○		不眠，頭痛，肝障害
			ビクテグラビル		BIC		○		頭痛，悪心
			エルビテグラビル		EVG		○		下痢，悪心，頭痛
			ラルテグラビル		RAL		○		皮疹，高脂血症
		非ヌクレオシド系逆転写酵素阻害薬	エファビレンツ	逆転写酵素に結合，活性阻害	EFV		○		悪夢，集中力低下，悪心
			リルピビリン		RPV		○		頭痛，悪心，眩暈
			エトラビリン		ETV		○		過敏症，悪心
		CCR5阻害薬	マラビロク	ウイルス指向性（CCR5受容体作動薬）	MVC		○		肝障害，腹痛，皮疹
	バックボーン	ヌクレオシド系逆転写酵素阻害薬（2剤の合剤）	エムトリシタビン・テノホビル（アラフェナミド）	DNA鎖の延長を阻害	FTC/TDF (TAF)		○		骨粗鬆症，下痢
			アバカビル・ラミブジン		ABC/3TC		○		アナフィラキシー，肝障害
			ジドブジン・ラミブジン		AZT/3TC		○		造血障害，肝障害
抗ヘルペスウイルス薬	単純ヘルペスウイルス，水痘・帯状疱疹ウイルス		アシクロビル	DNAポリメラーゼ阻害	ACV	○	○	単純ヘルペス/水痘・帯状疱疹	悪心，振戦，造血障害
			バラシクロビル		VACV		○		頭痛，悪心，腹痛
抗サイトメガロウイルス薬			ガンシクロビル	DNAポリメラーゼ阻害	GCV	○		CMV感染症（適応は限定的）	造血障害，けいれん，脳症
			バルガンシクロビル		VGCV		○		造血障害，不眠
			ホスカルネット			○			腎障害，造血障害
抗インフルエンザウイルス薬	ノイラミニダーゼ阻害薬		オセルタミビル	体細胞からのウイルス放出抑制			○	インフルエンザA/B	悪心，嘔吐，下痢
			ザナミビル				吸入		
			ラニナミビル				吸入		
			ペラミビル			○			下痢，好中球減少，蛋白尿
	M2蛋白阻害薬		アマンタジン	ウイルスの脱殻を阻害			○	インフルエンザA	ミオクロヌス，けいれん
	キャップ依存性エンドヌクレアーゼ阻害薬		バロキサビル マルボキシル	mRNA合成を抑制			○	インフルエンザA/B	耐性ウイルス出現，下痢
抗B型肝炎ウイルス薬	核酸アナログ製剤		ラミブジン	HBV，HIV逆転写酵素阻害	3TC		○	B型慢性肝炎（3TC；HIV）	不眠，乳酸アシドーシス
			エンテカビル		ETV		○		肝障害，頭痛，高血糖
抗C型肝炎ウイルス薬	DAA	NS3/4Aプロテアーゼ阻害薬	グラゾプレビル	NS5Aと併用			○	C型慢性肝炎	肝障害，頭痛，悪心
		NS5A阻害薬	レジパスビル	NS3/4A，NS5Bと併用	LDV		○		頭痛，眩暈，悪心
		NS5Bポリメラーゼ阻害薬	ソホスブビル	NS5Aと併用	SOF		○		貧血，倦怠感，不眠
	グアノシンアナログ		リバビリン	他剤やIFNと併用			○	C型肝炎など	貧血，無顆粒球症

CCR5：CCケモカイン受容体5，DAA：直接作用型抗ウイルス薬.

作用型抗ウイルス薬（DAA）として NS3/4A（プロテアーゼ阻害薬），NS5A（複製複合体阻害薬），NS5B（ポリメラーゼ阻害薬）がある．遺伝子型（ゲノタイプ）に応じてインターフェロンなどと組み合わせて使用され，適応は拡大している．

抗真菌薬 （⑱）

以下，深在性真菌感染症で使用される抗真菌薬について記載する．血清 $1,3-\beta-D-$グルカン検査や抗体価のみで診断が困難な真菌感染症もあり，適切な診断が重要である．

ポリエン系抗真菌薬（アムホテリシン B，アムホテリシン B リポソーム製剤）

真菌細胞膜のエルゴステロールと結合して細胞膜合成を阻害し殺菌的効果がある．従来のアムホテリシン B は腎障害や電解質異常などの副作用が問題となったが，リポソーム製剤ではその頻度は低下している．

ポリエン系抗真菌薬の適応は，カンジダ属による感染性心内膜炎やクリプトコックス髄膜炎，アスペルギルス感染症，ムーコル感染症である．

アゾール系抗真菌薬（フルコナゾール，ボリコナゾール，イトラコナゾール）

細胞膜の小胞体でのエルゴステロールの合成を阻害する薬剤である．フルコナゾールは主にカンジダ属，クリプトコックス属に対して用いられる．

フルコナゾールは，ほか 2 種のアゾール系抗真菌薬と異なり，アスペルギルス属を含む糸状真菌への効果は期待できない．イトラコナゾールは，消化管からの吸収が不良である．アスペルギルス属以外にも足白癬やヒストプラスマ症やコクシジオイデス症でも用いられる．

ボリコナゾールは，侵襲性肺アスペルギルス症（IPA）の第一選択薬である．副反応に視覚障害がある．薬物血中濃度測定（TDM）を必要とする代表的な薬剤の一つである．

フルシトシン（5-FC）

経口薬のみ存在し，クリプトコックス属による髄膜炎ではポリエン系抗真菌薬と併用で用いられることがあるが，適応は限定的である．真菌の細胞内で 5-FU に変化する．

エキノキャンディン系抗真菌薬

カスポファンギン，ミカファンギンが該当し，ヒトには存在しない多糖成分である $1,3-\beta-D-$グルカンの合成酵素が分子標的となっており，副反応が他剤に比較し少ないことも特徴である．

カンジダ属（*C. parapsilosis* などは低感受性のものがある），アスペルギルス属に有効であるがクリプトコックス属などの担子菌には無効である．

抗寄生虫薬（抗原虫薬）（⑱）

赤痢アメーバに用いられるメトロニダゾール，蟯虫で使用するコンバントリン® は一般診療でも使用する可能性がある．抗マラリア薬ではアルテミシニンを含む新しい治療薬が登場しているが，寄生虫領域では最も薬剤耐性の問題が深刻な領域である．

抗菌薬（抗細菌薬）（⑲）

β-ラクタム系

①β-ラクタム系薬（ペニシリン製剤）

6-アミノペニシラン酸（6-aminopenicillanic acid：6-APA）を基本骨格とし，側鎖を変えることでさまざまなペニシリンが開発されている．肺炎球菌を含むレンサ球菌，髄膜炎菌や梅毒の第一選択薬であるペニシリン G が代表的である．

過去には黄色ブドウ球菌にも感受性を示したがペニシリナーゼ産生株が増加し，メチシリン感受性黄色ブドウ球菌（MSSA）に対してはペニシリナーゼ産生ブドウ球菌用ペニシリンや，第一世代セファロスポリンのセファゾリンが使用される．広域ペニシリン系薬では，抗緑膿菌作用をもつピペラシリンともたないアンピシリンがある．β-ラクタマーゼ阻害薬（タゾバクタムやスルバクタム）との合剤が使用されている．

タゾバクタム・ピペラシリン合剤は緑膿菌，嫌気性菌とさまざまな細菌に感受性を示しカルバペネムに類似したスペクトラムを示す．

②β-ラクタム系薬（セファロスポリン製剤）

7-アミノセファロスポラン酸（7-aminocephalosporanic acid：7-ACA）を基本骨格とし，側鎖を変えることでセファロスポリン系，セファマイシン系，オキサセフェム系に大別される．

セファロスポリン系の特徴は，世代が上がるに従いグラム陰性桿菌へのスペクトラムが拡大することであって，抗菌薬活性を反映するものではない．

内服第三世代セファロスポリン系抗菌薬は，腸管からの吸収も 20 ％程度のものもあり他剤と比較して著しく不良である．

③β-ラクタム系薬（カルバペネム製剤）

ペニシリン系抗菌薬，セファロスポリン系抗菌薬と同様のβ-ラクタム系抗菌薬である．広域スペクトラムが特徴であるものの，基質拡張型β-ラクタマーゼ（ESBL）産生腸内細菌や，他剤に耐性傾向にある緑膿菌やアシネトバクター属など本来の適応は限定的である．

多剤耐性緑膿菌（multidrug-resistant *Pseudomonas aeruginosa*：MDRP）や多剤耐性アシネトバクター属（multidrug-resistant *Acinetobacter* spp.：MDRA）な

⓲ 代表的な抗真菌薬と抗寄生虫薬の分類と特徴

薬剤	分類	薬剤名	作用	略号	点滴	経口	適応/備考	副反応
抗真菌薬	アゾール系	フルコナゾール	エルゴステロール合成を抑制し真菌細胞膜合成阻害	FLCZ, F-FLCZ	○	○	*C. krusei, C. glabrata* を除くカンジダ属およびクリプトコックス属	肝障害, 便秘, QT延長
		ボリコナゾール		VRCZ	○	○	カンジダ属, クリプトコックス属, アスペルギルス属, 地域性の真菌症	視覚異常, QT延長, 扁平上皮癌リスク増加
		イトラコナゾール		ITCZ	○	○	カンジダ属, クリプトコックス属, アスペルギルス属, 地域性の真菌症	肝障害, シロップ製剤では悪心, 便秘
	ポリエン系	アムホテリシンB	エルゴステロールに結合し真菌細胞膜の漏出を誘導	AMPH-B	○	○	ほとんどのカンジダ属, クリプトコックス属, アスペルギルス属, ムーコル属, 地域性の真菌症など	発熱, 頭痛, 電解質異常を伴う腎障害, 造血障害
		アムホテリシンBリポソーム製剤		L-AMB	○			上に比較し軽減
	エキノキャンディン系	ミカファンギン	真菌細胞壁の1,3-β-D-グルカン合成を阻害	MCFG	○		カンジダ属 (*C. parapsilosis, C. guilliermondii* には限定的), アスペルギルス属に有効, 担子菌 (クリプトコックス属) には無効	発熱, 低カリウム血症, 肝障害, 造血障害
		カスポファンギン		CPFG	○			
	葉酸代謝拮抗薬	フルシトシン	真菌のDNA合成を阻害	5-FC		○	カンジダ属, クリプトコックス属 (他剤との併用)	骨髄抑制, AMPH-Bとの併用で毒性↑
抗寄生虫薬	抗条虫薬	アルベンダゾール	微小管阻害により消化管細胞変性			○	条虫症, エキノコックス症	悪心, 腹痛, 頭痛
		プラジカンテル (抗吸虫薬)	細胞膜変性 (不明)			○	日本海裂頭条虫, 無鉤条虫, 有鉤条虫, 横川吸虫症など	眩暈, 頭痛, 消化器症状
	抗線虫薬	メベンダゾール	微小管阻害により消化管細胞変性	MBZ		○	回虫, 鉤虫, 鞭虫, 線虫など	肝障害, 皮疹
		イベルメクチン	細胞膜透過性亢進			○	疥癬, 糞線虫症	悪心, 瘙痒感
		ピランテル	脱分極性神経筋遮断効果			○	蟯虫	腹痛, 悪心, 頭痛
	抗原虫薬	メトロニダゾール	核酸合成阻害	MNZ	○	○	赤痢アメーバ栄養体, 腟トリコモナス症, ジアルジア症	アルコール禁・造血障害
		パロモマイシン	神経筋遮断効果			○	赤痢アメーバ嚢子	アミノグリコシド系と同じ
	抗マラリア薬	キニーネ	ヘムポリメラーゼ阻害			○	重症マラリア	キニーネ中毒 (発汗など)
		メフロキン	キニーネのアナログ製剤			○	耐性が増加しており注意が必要	精神・消化器症状
		プリマキン	不明 (いくつかの仮説あり)			○	三日熱・卵形マラリアの休眠体	G6PD欠損では溶血
		アトバコン・プログアニル	電子伝達系阻害, 葉酸合成障害			○	予防・治療に用いられる	頭痛・悪心・眩暈・下痢
		アルテミシニン・ルメファントリン	フリーラジカル産生による細胞死			○	アルテミシニンは必ず他剤と併用 (ACT) する	食欲不振など軽度

⓫ 代表的な抗菌薬の分類と特徴

薬剤名			略号	点滴	経口	掲載*	特徴
β-ラクタム系	ペニシリン G/V	ベンジルペニシリン	PCG	○		○	
		ベンジルペニシリンベンザチン	DBECPCG		○	○	
	ペニシリナーゼ産生黄色ブドウ球菌用ペニシリン	メチシリン	MPIPC	○		○	日本国内では使用できない
		クロキサシリン	MCIPC	○			日本国内は ABPC との 1：1 合剤のみ
	アミノペニシリン系	アンピシリン	ABPC	○	○	○	E. faecalis の第一選択薬
		アモキシシリン	AMPC		○	○	
	広域ペニシリン（抗緑膿菌作用あり）	ピペラシリン	PIPC	○		○	抗緑膿菌作用
	β-ラクタマーゼ阻害薬配合ペニシリン	アモキシシリン・クラブラン酸	AMPC/CVA		○	○	腸内細菌・嫌気性菌に有効
		アンピシリン・スルバクタム	ABPC/SBT	○		○	腸内細菌・嫌気性菌に有効
		タゾバクタム・ピペラシリン	TAZ/PIPC	○		○	緑膿菌を含むグラム陰性桿菌・嫌気性菌に有効，カルバペネム系に類似したスペクトラム
	第一世代セファロスポリン	セファゾリン	CEZ	○		○	MSSA の第一選択薬
		セファクロル	CCL		○	○	消化管吸収が保たれ，多くのガイドラインに記載される
		セファレキシン	CEX		○	○	
	第二世代セファロスポリン	セフォチアム	CTM	○	○	○	
		セフメタゾール（セファマイシン系）	CMZ	○		○	嫌気性菌への感受性あり
		フロモキセフ（オキサセフェム系）	FMOX	○		○	嫌気性菌への感受性あり
	第三世代セファロスポリン（抗緑膿菌作用なし）	セフォタキシム	CTX	○			中枢神経移行に優れる
		セフトリアキソン	CTRX	○		○	CTX と同じスペクトラム，腎機能での調整不要，胆石リスクあり
	第三世代セファロスポリン（抗緑膿菌作用あり）	セフタジジム	CAZ	○		○	抗緑膿菌作用あり
	第三世代経口セファロスポリン（AMR 対策の対象）	セフジニル	CFDN		○	○	
		セフジトレン ピボキシル	CDTR-PI		○		消化管吸収不良（＜20%）
		セフカペン ピボキシル	CFPN-PI		○		ピボキシル基があり小児・妊婦で重篤な低カルニチン血症・低血糖の報告あり
	第四世代セファロスポリン（抗緑膿菌作用あり）	セフェピム	CFPM	○		○	化学療法後の発熱性好中球減少症の第一選択
		その他：セフピロム，セフォゾプラン	CPR，CZOP	○			
	β-ラクタマーゼ阻害薬配合セファロスポリン	セフォペラゾン・スルバクタム	CPZ/SBT	○			腸内細菌・嫌気性菌に感受性．アジア地域で主に使用される．血栓形成がある．
	カルバペネム系	メロペネム	MEPM	○		○	最もエビデンスが蓄積されている
		イミペネム・シラスタチン	IPM/CS	○		○	ノカルジア症，迅速発育抗酸菌感染症で選択される
		ドリペネム	DRPM	○		○	米国で肺炎に対し未承認．欧州は 1 回あたり 1 もしくは 4 時間の長時間投与で承認
		パニペネム・ベタミプロン	PAPM/BP	○			グラム陰性桿菌治療に不適．使用する機会は減っている
		テビペネム ピボキシル	TBPM-PI		○		限定された地域で使用．ピボキシル基を有する
		その他：ビアペネム	BIPM	○			
	ペネム系	ファロペネム	FRPM		○		カルバペネム系とは構造的に異なる．
	モノバクタム系	アズトレオナム	AZT	○		○	β-ラクタムアレルギーに使用可

（次頁につづく↗）

⑲ 代表的な抗菌薬の分類と特徴（つづき）

薬剤名			略号	点滴	経口	掲載*	特徴
アミノグリコシド系	抗結核菌作用	ストレプトマイシン	SM	○		○	第 VIII 神経障害，腎障害（アミノグリコシド系共通）
		カナマイシン	KM	○	○	○	内服では腸管から吸収されない
	抗緑膿菌作用	ゲンタマイシン	GM	○		○	感染性心内膜炎で併用される
		トブラマイシン	TOB	○		○	
		アミカシン	AMK	○		○	GM を含め抗緑膿菌作用あり
		イセパマイシン	ISP	○			
	抗淋菌作用	スペクチノマイシン	SPCM	○		○	ペニシリナーゼ産生淋菌にも有効
	抗 MRSA 作用	アルベカシン	ABK	○			肺・軟部組織移行に乏しい
キノロン系	オールドキノロン系	ナリジクス酸	NA		○		ほとんど使われる機会がない
	ニューキノロン系（抗緑膿菌作用あり）	シプロフロキサシン	CPFX	○	○		乱用による耐性化が進んでいる
		レボフロキサシン	LVFX	○	○		
		モキシフロキサシン	MFLX		○		同上，嫌気性菌にも感受性あり
マクロライド系	14 員環系	クラリスロマイシン	CAM		○		
		エリスロマイシン	EM	○	○		点滴では血管痛あり
	15 員環系	アジスロマイシン	AZM	○	○		長い半減期
テトラサイクリン系	リケッチア，クラミジアボレリア属の治療薬	テトラサイクリン	TC		○		野兎病やマイコプラズマ肺炎でも使用されることがある．
		ドキシサイクリン	DOXY		○		
		ミノサイクリン	MINO	○	○		
クロラムフェニコール系		クロラムフェニコール	CP	○	○		造血障害で使用機会は少ない
リンコマイシン系		クリンダマイシン	CLDM	○	○		グラム陽性球菌・嫌気性菌に有効
ST 合剤	葉酸代謝拮抗薬	スルファメトキサゾール・トリメトプリム	SMX/TMP	○	○	○	ニューモシスチス肺炎，ノカルジア
グリコペプチド系	グラム陽性菌の経験的治療耐性菌確定後の治療	バンコマイシン	VCM	○	○	○	MRSA，*C. dificile* を含むほとんどのグラム陽性菌に感受性あり．MRSA 感染症の第一選択薬
		テイコプラニン	TEIC	○			腎障害は VCM より低頻度とされる
オキサゾリジノン系	特殊な耐性菌治療薬（菌名・感受性判明後）	リネゾリド	LZD	○	○		血流感染症以外の MRSA 感染症，VRE で使用．血小板減少
リポペプチド系		ダプトマイシン	DAP	○		○	MRSA 感染症で使用．肺胞サーファクタントで失活し肺炎，左心系感染性心内膜炎は適応外
ストレプトグラミン系		キヌプリスチン・ダルホプリスチン	QPR/DPR	○		○	VRE に使用
グリシルサイクリン系		チゲサイクリン	TGC	○		○	カルバペネムなど多剤耐性腸内細菌（アシネトバクター属を含む）
ポリペプチド系		ポリミキシン B	PL-B		○	○	多剤耐性緑膿菌などの高度耐性菌治療薬
		コリスチン	CL	○		○	
ムピロシン	創部感染予防薬	ムピロシン			○ 軟膏		MRSA を鼻腔のみに保菌している，開胸手術予定の患者に使用されるが効果は限定的

AMR：薬剤耐性，MRSA：メチシリン耐性黄色ブドウ球菌，MSSA：メチシリン感受性黄色ブドウ球菌，FDA：食品医薬品局，VRE：バンコマイシン耐性陽球菌．
＊ IDSA（Infectious Diseases Society of America）などのガイドラインに掲載．

どの多剤耐性病原体（multidrug-resistant organism：MDRO）の誘導や偽膜性腸炎の要因となる代表的な抗菌薬である．薬剤耐性（antimicrobial resistance：AMR）対策の観点からも適正使用・使用制限がなさ

れる必要のある抗菌薬である．
④モノバクタム系（アズトレオナム）
　基本骨格はβ-ラクタム系薬であり，側鎖をもたないことが特徴である．他のβ-ラクタム系薬に生命の

危機的でないアレルギーが存在していても使用できる場合がある。スペクトラムはセフタジジムに類似し、中枢神経移行も良好である。腸内細菌、ブドウ糖非発酵菌（緑膿菌など）に感受性を示し、β-ラクタマーゼにも比較的安定している。

アミノグリコシド系

グラム陰性桿菌への抗菌活性は最も強力だが、血中や尿を除くと組織移行は不良である。

第VIII神経障害（前庭機能障害が代表的）と腎毒性が主な問題となる。単剤で使用されることはきわめてまれであり、感染性心内膜炎の際に背景や病原体の菌名、薬剤感受性に応じてβ-ラクタム系薬と併用される。

グリコペプチド系抗菌薬が主に治療効果を目標としてTDMが行われるのに対して、アミノグリコシド系抗菌薬では毒性を回避するために行われる。

マクロライド系

ラクトン環を基本骨格とし、これにジメチルアミノ糖がグリコシド結合したものである。現在は14員環系のクラリスロマイシン、エリスロマイシン、15員環系のアジスロマイシンが代表的である。特にアジスロマイシンは長い半減期が特徴である。

マイコプラズマなどの非定型肺炎や、代表的な市中感染性の下痢であるカンピロバクター胃腸炎に用いられる。クラミジア尿道炎などにも用いられ、妊婦への投与は可能である。消化器症状（悪心や下痢）が共通した副反応である。

テトラサイクリン系、グリシルサイクリン系

テトラサイクリン系はドキシサイクリン、ミノサイクリン、グリシルサイクリン系はチゲサイクリンが代表的である。

前者はつつが虫病を代表とするリケッチア感染症、クラミドフィラ感染症などで用いられる。また、ペニシリンアレルギーがある梅毒患者の代替療法としても使用される。めまいや光線過敏が代表的な副反応である。

後者はβ-ラクタム系やフルオロキノロン系など複数の抗菌薬に耐性を示す腸内細菌（エンテロバクター属、アシネトバクター属を含む）に感受性を示す。抗緑膿菌作用をもたず、実際に使用される適応はきわめて限定的である。

ST合剤（スルファメトキサゾール・トリメトプリム）

スルファメトキサゾール400 mgとトリメトプリム80 mgの合剤であり、静注薬1アンプルと経口薬1錠は同一の含有量である。主にはニューモシスチス肺炎の予防・治療、トキソプラズマ症、ノカルジア感染症などの病原体が明確な感染症で使用される。

スルファメトキサゾールは細菌の、トリメトプリムはヒトおよび細菌共通の葉酸代謝経路を阻害するため、妊婦での催奇形性や造血障害、電解質異常を認める。

フルオロキノロン系

グラム陰性桿菌が主体であるが、グラム陽性球菌（肺炎球菌やレンサ球菌など）にも感受性を示す。細胞内寄生菌としてレジオネラ感染症では第一選択薬となる。

抗結核薬でもあり、結核について十分な評価をしないまま本剤を投与すると、結核の診断・治療開始が40日以上遅れることが知られている。

頻繁に処方される傾向にあり、適正使用の徹底が必要な薬剤である。

グリコペプチド系、リポペプチド系

メチシリン耐性黄色ブドウ球菌（MRSA）やコアグラーゼ陰性ブドウ球菌（CNS）を含むほとんどのグラム陽性球菌、グラム陽性桿菌に感受性を示す。治療においてTDMは必須であり、骨軟部組織感染や重症例ではピークとなる血中濃度を15〜20 μg/mLに設定する。偽膜性大腸炎（*Clostridioides difficile* 感染）では内服治療が行われる。

リポペプチド系のダプトマイシンは、バンコマイシン感受性が低下したMRSA感染症の治療薬である。肺胞サーファクタントを介して活性が低下する特徴があり、肺炎や左心系感染性心内膜炎は適応疾患とならない。

オキサゾリジノン系、リンコマイシン系

バンコマイシン耐性腸球菌（VRE）およびバンコマイシンに次ぐMRSA感染症の治療薬である。骨や皮膚軟部組織感染症に使用されるが、末梢循環で代謝され、静菌的効果のため、感染性心内膜炎を含む血流感染症では選択されない。

経口・静注でも同等のbioavailabilityを有する。また、投与開始2週間前後で血小板減少を含む造血障害が出現する（中止にて回復する）。

ストレプトグラミン系（キヌプリスチン・ダルホプリスチン配合）

バンコマイシン耐性腸球菌（VRE）の治療薬の一つである。

ポリペプチド系

昨今のグラム陰性桿菌を中心とする多剤耐性病原体（MDRO）の増加に伴い、国内でも承認された。あくまでもβ-ラクタム系薬を含む通常の複数の抗菌薬に対し耐性であることを理由にやむをえず選択される抗菌薬である。そもそも本剤を使用せざるをえない状況をつくらないことが重要である。

クロラムフェニコール系

実際に使用する機会は、その副作用（造血障害）のために少なくなってきている。これまでにはサルモネ

ラ，リケッチア感染の一部で用いられてきた．

リンコマイシン系

構造的にはマクロライド系に類似する．従来，感受性を示した腹腔内の嫌気性菌や黄色ブドウ球菌，レンサ球菌の感受性率は低下している．

バクテロイデス属を代表とする腹腔内嫌気性菌への耐性化が進み，β-ラクタマーゼ阻害薬とβ-ラクタム系薬との合剤など，メトロニダゾールにとって代わられている．

ホスホマイシン

単純尿路感染症で使用されることがあるが，従来のニューキノロン系抗菌薬やST合剤と比較して治療効果はやや劣ることが示されている．海外のガイドラインに記載される経口3g製剤（1回のみ内服）は日本で使用できない．

過去に腸管出血性大腸菌O157由来の胃腸炎に関連し，溶血性尿毒症症候群（HUS）が多発した際に用いられた経緯があるものの，有効性は未だ証明されていない．

抗結核薬 ⑲

結核はマラリア，HIVと並ぶ世界の三大感染症の一つであり，現在でも感染症死亡原因トップ10に含まれている．2016年は世界で170万人が死亡している．HIV患者の死亡原因の40%が結核である．

発展途上国だけでなく，先進国でもHIV患者の増加に伴い結核患者は増加しており，日本でも年間18,000人前後の新規発症者がある．

通常の抗結核薬で治療が困難な耐性結核（MDR〈多剤耐性〉，XDR〈超多剤耐性〉）が国内においても存在している．

肺結核でも少なくとも6か月の治療期間を要する．単剤での治療を避け，内服アドヒアランスを確認し（短期直接観察治療〈directly observed treatment, short-course：DOTS〉），耐性結核を生み出さないことが重要である．

リファンピシン（RFP）

イソニアジド（INH）と並ぶ抗結核薬のキードラッグである．CYP3A4を介した相互作用があり，免疫抑制薬，ワルファリン，プロテアーゼ阻害薬との相互作用や血中濃度の変化には注意が必要である．

尿，涙，汗などのすべての体液が橙染するため，患者，家族，医療スタッフとの情報共有が必要である．コンタクトレンズの変色も起きる．

イソニアジド（INH）

リファンピシンと同様に肝障害の原因となる．末梢神経障害が特徴的であり，妊娠など欠乏する要素がある場合には少量のピリドキシン（ビタミンB$_6$）と併

用する．

エタンブトール（EB）

可逆的ではあるが，視神経障害が問題となる．片眼ずつ視覚，色覚（赤，緑）の異常を定期的に評価する．

ピラジナミド（PZA）

関節痛，高尿酸血症，肝障害の原因となる．関節痛を認める際には尿酸値の評価を行う．少なくとも月1回程度は肝機能の評価が必要である．

ストレプトマイシン（SM）

アミノグリコシド系抗菌薬であり，副反応も同一である．筋肉注射で投与する．

その他

第二選択薬の代表的なものとしてニューキノロン系抗菌薬（シプロフロキサシン〈CPFX〉，レボフロキサシン〈LVFX〉，モキシフロキサシン〈MFLX〉など），アミカシン（AMK），サイクロセリン（CS）などがある．

免疫療法

人工的に免疫を獲得する方法として，能動免疫（ワクチンなど）と受動免疫（免疫グロブリン）がある．能動免疫は死菌から生成される不活化ワクチンと，弱毒化ワクチン（生ワクチンと通称される）や細胞成分，トキソイドがある．基本的には免疫抑制状態にある患者では弱毒化ワクチンは禁忌である．不活化ワクチンも十分に免疫を獲得できない場合があり，肺炎球菌ワクチンをはじめとして，基礎疾患や背景に応じて異なった接種方法が示されている．高齢者，心疾患，免疫抑制状態（担癌患者を含む），糖尿病，妊婦，小児など重症化リスクのある患者に対して，ワクチン接種を積極的に指導すべきである．

また，仕事や旅行などで海外渡航がある場合には，米国疾病予防管理センター（CDC）推奨に基づきワクチン接種を含む予防教育を行う．国内で未承認のワクチンなどについては，トラベルクリニックへ紹介する．

受動免疫は破傷風，ジフテリア，ヘビ毒などでは抗血清療法が使用される．有効性は明確に証明されていないものの，感染症の治療として免疫グロブリン製剤が使用されることがある．

そのほかに，顆粒球コロニー刺激因子（granurocyte colony-stimulating factor：G-CSF）やインターフェロンなどが感染症治療の際に適応に応じて使用されている．

感染症治療に必要なもの

抗菌薬が開発されて80年近くが経過し，診断法の進歩も伴い，一部の感染症の予後は改善している．抗

菌薬は，医療機関を介さず購入できる国や，農薬や動物飼料など細菌を含む生物が存在するすべての環境で使用されてきた．ヒトだけでなく生物環境全体を見据えた one health が提唱されている．

抗菌薬の不適切使用は，医療経済の圧迫，本来は被るはずではなかった副反応（アナフィラキシーショック，催奇形性）を招いている可能性がある．

多彩な耐性菌の増加と裏腹に，新規抗菌薬の開発はここ20年間滞っており，抗菌薬適正使用が切実な問題となっている．対策を行うことなく現在のペースで耐性菌が増加した場合，2050年には耐性菌による死亡者数は1,000万人と，現在の癌死亡者数を超えると予想されている．

WHOは2015年5月に薬剤耐性（AMR）に関するグローバル・アクション・プランを採択し，加盟各国は2年以内に薬剤耐性に関する国家行動計画を策定することが求められた．2016年4月にわが国のアクションプランが決定され，「適切な薬剤」を「必要な場合に限り」「適切な量と期間」使用することを徹底するための国民運動を展開することとなった．

感染症治療に必要なのは十分なアセスメントと診断である．診断を行うところから感染症治療はすでに始まっている．化学療法薬は限りある資源であり，現在の適正使用が現代と未来の人類を薬剤耐性病原体による死亡から守ることにつながる．

（平井由児）

●文献

1) Harris AM, et al：Appropriate antibiotic use for acute respiratory tract infection in adults：advice for high-value care from the American College of Physicians and the Centers for Disease Control and Prevention. *Ann Intern Med* 2016；164：425.

2) Leekha S, et al：General principles of antimicrobial therapy. *Mayo Clin Proc* 2011；86：156.

3) Deresinski S：Principles of antibiotic therapy in severe infections：optimizing the therapeutic approach by use of laboratory and clinical data. *Clin Infect Dis* 2007；45（Suppl 3）：S177.

感染症の予防

滅菌, 消毒

医療現場においては，常に未知の病原微生物と接触する危険があることから，正しい滅菌法，消毒法を理解しこれを実行しなければならない．ある環境中のすべての微生物を死滅させることを滅菌（sterilization），そのうちの病原微生物だけを死滅させることを消毒（disinfection）という．

滅菌法

加熱滅菌法

最も一般的な滅菌法として，高圧滅菌（2気圧，121℃，15〜20分間）あるいは乾熱滅菌（180℃，30分か，160℃，1時間）がある．前者は液体類など幅広い対象を滅菌できるが，後者は金属類，ガラス器具類が滅菌対象となる．煮沸による加熱では通常の細菌は短時間で死滅するが，芽胞を形成する細菌は抵抗性を示すことに注意しなければならない．破傷風菌の芽胞のように3時間の煮沸に抵抗するものもある．121℃では芽胞も死滅するが，この熱で変性してしまうような成分を含む培地や器具類に対しては間欠滅菌法が用いられる．この方法は，「100℃，30分間の煮沸ののち室温放置」という操作を3日間連続して行う滅菌法である．最初の100℃，30分間の煮沸で芽胞以外の細菌を死滅させ，その後の室温放置で芽胞を発芽させる．この操作を繰り返すことで芽胞形成能を有する細菌を含めすべての微生物を死滅させる．

ガス滅菌法

ガス滅菌法としては殺菌力，浸透性に優れているエチレンオキシドガスが用いられることが多い．しかし，エチレンオキシドガスは引火性があること，また発癌性を有することに十分注意しなければならない．本滅菌法は精密な器械，加熱しにくいものなどの滅菌に用いられる．

放射線滅菌法

殺菌力のある放射線としてX線，α線，β線，γ線，中性子線，陽子線，高速電子線などがあるが，実用化されているのはコバルト60のγ線による放射線滅菌だけである．材料を密封したまま滅菌できる．主にプラスチック製品の滅菌に用いられる．

紫外線滅菌法

260〜280 nmの波長を有する紫外線が最も殺菌力が強く，殺菌灯として利用されている．殺菌機序はDNA障害によるが，紫外線は吸収されやすいことから，陰になった部分はもちろんのこと，水中にある菌も線源から数cm離れると殺菌されにくくなることに注意しなければならない．空気，水，器材，診察室，待合室，治療室などの壁掛け器具による空気殺菌など用途は広い．

濾過滅菌法

加熱滅菌が不適当である液体などから細菌を除く目的で使用されるもので，細菌粒子よりも小さな孔を有するフィルターを通過させることにより微生物をとり

除く方法である．一般細菌を対象とする場合には直径 $0.22\,\mu\mathrm{m}$ 孔のフィルターが用いられるが，このサイズではウイルス粒子やマイコプラズマは除くことはできない．

消毒法

高水準消毒薬

以下に示す消毒薬は最も殺菌力が強く，芽胞，ウイルス，真菌，結核菌を含むすべての微生物を死滅させる．しかし，毒性が強いことから人体には使うことができない．

①グルタルアルデヒド：主に金属製医療器具や内視鏡などの消毒に用いられる．

②ホルムアルデヒド（35％水溶液）：主に院内感染対策として，病室環境の消毒に使用される（ホルマリンガスによる噴霧）．

中水準消毒薬

芽胞を死滅させることはできないが，それ以外の微生物には高い消毒効果を示す．一部のものは人体にも使用できる．

①次亜塩素酸ナトリウム

結核菌や芽胞にもある程度効果があり，すべての微生物に有効である．特にウイルスに対して強い効果がある．有機物に接触すると食塩に変化するので殺菌力は低下するが，その代わりに安全性が高い．HIV感染患者やウイルス性肝炎患者の汚染血液の消毒や環境，器具（金属腐食性があるので非金属性器具），食関連（哺乳びん，食器，まな板など），リネン類の消毒に用いられる．

②ヨードホルム（ポビドンヨード）

結核菌や芽胞にも時間をかければ有効で，そのほか，ウイルスを含むすべての微生物に有効である．毒性が低く人体に用いることができる．アルコールを含有した製剤がよく用いられる．手指，皮膚，粘膜（アルコール含有タイプは粘膜には用いない）の消毒に用いられる．

③アルコール

エタノール（75〜80％），イソプロパノール，プロノポールが使用される．速効性で，蒸発しやすく残留性がない．芽胞以外のウイルスを含むすべての微生物に効果を示す．環境，器具（金属，非金属），手指，皮膚（粘膜には用いない，皮膚荒れを起こしやすい）の消毒に用いられる．

④フェノール（3〜5％），クレゾール（1〜2％）

芽胞，ウイルスには効果がなく，それ以外の微生物に効果を示す．有機物による殺菌力の低下はあまりない．環境，器具（金属，非金属），排泄物，汚物の消毒に用いられる．

低水準消毒薬

人体に対する毒性の最も弱い消毒薬グループである．主として手指消毒に用いられるが，器具の一次消毒などにも利用される．一般細菌に対して殺菌的に作用するが，芽胞，結核菌，ウイルスには効果がない．真菌にもある程度の効果がある．本消毒剤に対して耐性を示す菌が出現する可能性があることに注意しなければならない．

①第四級アンモニウム塩系

ベンザルコニウム塩化物（0.05〜0.1％）はアルコールを含有した製剤がよく用いられる．ベンゼトニウム塩化物も用いられる．

②ビグアナイド系

クロルヘキシジングルコン酸塩（0.5％）はアルコールを含有した製剤がよく用いられる．

③両性界面活性剤系

アルキルジアミノエチルグリシン塩酸塩，アルキルポリアミノエチルグリシン塩酸塩が用いられる．手荒れしやすいため，環境消毒に主に用いられる．

④過酸化水素系

オキシドールが用いられる．血液と接触するとオキシドールが分解され大量の泡（酸素）が発生する．分解前のオキシドールが強い殺菌効果を有する．創傷，潰瘍部位の消毒のほか，コンタクトレンズの消毒にも用いられる．

予防接種

病原体あるいは病原体由来の抗原を接種することにより，生体に能動免疫を誘導することを予防接種（vaccination）と呼び，これに用いる抗原（病原体，毒素，菌体抗原など）をワクチン（vaccine）という．ワクチンの語源は，Jenner（1796年）が天然痘の予防接種に用いた牛痘（vaccinia）に由来する．

ワクチンは抗原の種類から生ワクチンと不活化ワクチン（トキソイドを含む）に大別される [20]．また，行政的視点から，予防接種法で定められ無料で受けられるワクチン（定期予防接種）と，個人の希望と判断のもとで受けるワクチン（任意接種）に分けられる [21]．ワクチンは感染症の予防として用いられることから，当然，健康な個体に使用されることが多い．したがって，ワクチン有用性の評価は，その感染防御効果とともに，副反応（発現率，重症度など）の点から考えることが重要である．

生ワクチン

免疫原性は保持したまま病原性を弱めた弱毒変異株を用いたワクチンである．結核（BCG：Bacille de Calmette-Guérin），ポリオ，麻疹，風疹，流行性耳下

⑳ 生ワクチンと不活化ワクチン（トキソイドを含む）の比較

比較項目	生ワクチン	不活化ワクチン（トキソイドを含む）
抗原	弱毒生菌 弱毒生ウイルス	死菌，不活化ウイルス 無毒化毒素（トキソイド）
製造方法	病原体を継代等で無毒化	病原体・毒素などを不活化・無毒化 アジュバントを使用することが多い
機序	生体内で病原体が増殖し能動免疫を誘導	抗原接種により抗体産生を誘導
免疫	液性免疫＋細胞性免疫 （経口・経鼻ワクチンは粘膜免疫を誘導）	液性免疫
持続期間	比較的長期	一時的（追加接種が必要）
接種回数	1〜2回	多くは複数回
保存	不安定	比較的安定
副反応	感染徴候の出現 病原性復帰の可能性あり（ポリオ）	アレルギー反応（発熱，発疹など）

腺炎（ムンプス），水痘，黄熱などに対するワクチンがこれに属する．結核の予防として使用されるBCGは，ウシ型結核菌を継代培養することにより病原性を弱めた菌をワクチンとして使用している．生ワクチンでは，生きた微生物の接種により強い抗体産生がみられることに加え，細胞性免疫も誘導されることが特徴である．また，経口接種，経鼻接種により局所の粘膜免疫（IgA産生誘導）が誘導され，高い感染防御効果を示す．生ワクチン接種により得られる免疫は，自然感染の場合とほぼ同様に長期間にわたって感染防御効果が維持される．

一方，弱毒変異株とはいえ生きた微生物を接種することから，保存や取り扱いが不適切であると力価が低下してしまうおそれがあることに注意しなければならない．また，生ワクチンの接種による感染症状（特に免疫不全宿主）がみられることがある．また，まれではあるが生体内で突然変異により病原性復帰株が出現し，感染症が発症する可能性があることに注意する必要がある．ポリオ生ワクチンがその代表であり，最近では不活化ポリオワクチンへの移行が進んでいる．

不活化ワクチン

病原体を加熱あるいは薬品で処理することにより，感染性や病原性をなくしたワクチンである．インフルエンザ，日本脳炎，狂犬病などに対するワクチンがこれに属する．インフルエンザワクチンのように，流行を予測して数種類の株に対するワクチンを用意することもある．また，百日咳菌，ヘモフィルス，肺炎球菌，B型肝炎ウイルスなどの不活化病原体から感染防御誘導効果の強い抗原のみを精製して造られたワクチンは成分ワクチン（コンポーネントワクチン）と呼ばれ，より高い安全性と有効性が期待される．不活化ワクチンでは，ワクチンそのものによる感染はないものの，基礎免疫の獲得に複数回の接種が必要とされ，免疫持

㉑ 日本で用いられている主な生ワクチンと不活化ワクチン（トキソイドを含む）

生ワクチン	不活化ワクチン（トキソイドを含む）
BCG*	百日咳*
ポリオ*	ポリオ*
麻疹*	破傷風*
風疹*	日本脳炎*
ムンプス	インフルエンザ
水痘	ヒトパピローマウイルス
ロタウイルス	肺炎球菌（13価，23価など）
黄熱	b型インフルエンザ菌
	A型肝炎
	B型肝炎

＊は予防接種法の定期一類接種の指定を示す．

続期間も限られるため追加接種が必要となるものが多い．

トキソイド

不活化ワクチンの一つである．病原体の毒素を免疫原性を失うことなく無毒化したものをトキソイド（toxoid）と呼ぶ．ジフテリアトキソイド，破傷風トキソイドがその代表である．免疫原性を高めるためにアジュバント（adjuvant）としてアルミニウム塩などを加えた沈降トキソイドが使用されている．

新しいワクチン（開発中のワクチン）

生物学の進歩を背景として新しい手法を用いたワクチン開発が試みられている．病原微生物のゲノム解析から病原因子の特定が進み，これらをターゲットとするワクチンの可能性が検討されている．遺伝子組換え技術を用いて，比較的安全性が高いウイルスベクターや，細菌に感染防御に関連する抗原遺伝子を組み込んだ組換え生ワクチン，病原微生物の核酸を直接接種するDNAワクチンの試みもある．免疫獲得機構の理解の進展を背景として，より効果の高いアジュバントの

㉒代表的な人獣共通感染症

病原体	疾患名	動物における分布
Bacillus anthracis	炭疽	ウシ, ヒツジ, ウマ, ブタ, ヤギ
Brucella spp.	ブルセラ症	ウシ, ヒツジ, ブタ, イヌ, ヤギ
Burkholderia mallei	鼻疽	ウマ, ロバ
Burkholderia pseudomallei	類鼻疽	ウマ, イヌ, ネコ, げっ歯類
Campylobacter jejuni	カンピロバクター症	ウシ, ブタ, ニワトリ, イヌ, ネコ
Chlamydophila psittaci	オウム病	トリ
Coxiella burnetii	Q熱リケッチア	げっ歯類, ウシ, ヒツジ
Cryptosporidium parvum	クリプトスポリジウム症	げっ歯類, ウシ, ヒツジ, イヌ, ネコ
Francisella tularensis	野兎病	野兎
Leptospira interrogans	レプトスピラ症	げっ歯類, イヌ, ウマ, ウシ, ブタ
Listeria monocytogenes	リステリア症	ウシ, ヒツジ, ヤギ
Pasteurella multocida	パスツレラ症	ウシ, ブタ, イヌ, ネコ
Rabies virus	狂犬病	イヌ
Salmonella spp.	サルモネラ症	カメ, トカゲ, ニワトリ
Shigella spp.	赤痢	サル
Toxoplasma gondii	トキソプラズマ症	ネコ, イヌ, げっ歯類
Yersinia enterocolitica	エルシニア症	げっ歯類, ブタ, イヌ, ネコ
Yersinia pestis	ペスト	げっ歯類

開発も進んでいる.

人獣共通感染症 zoonosis

主にダニなどの節足動物を介し, 人間と脊椎動物の双方に感染する感染症を人獣共通感染症という. 病原体としてはウイルス, クラミジア, リケッチア, 一般細菌, 真菌, 原虫, 寄生虫など多種多様である. 動物から人間に感染がみられるだけでなく, 人間から動物を介してさらに人間に感染が伝播される可能性がある.

動物種としては, 家畜, ペット, 実験動物, 野生動物がある. 感染経路はダニ, シラミ, ノミ, ハエ, カなどの昆虫が媒介するもの, あるいは感染動物の尿や乾燥糞便, 毛皮および食肉などによるものなどさまざまである. 一般に媒介昆虫をベクターと呼び, 感染状態（保菌）の動物をリザーバーと呼ぶ. 代表的な人獣共通感染症の病原体および疾患を㉒に示す.

（舘田一博）

2 感染防御機構

局所感染防御機構

感染症は，病原微生物，感染経路，宿主の3要素によって規定される．たとえ病原微生物が宿主に侵入しても，必ず感染症を発症するとは限らない．これは，宿主には微生物の深部組織への侵入を阻止するとともに，これを乗り越えて侵入する微生物の増殖を抑え，殺菌する生体防御機構が備わっているためである．

病原微生物の多くは，皮膚や呼吸器，消化器，泌尿・生殖器などの粘膜領域から侵入する．一方，健常な皮膚や粘膜であれば機械的なバリア機能による局所的な防御機構を有し，これに対抗する（❶）．

皮膚

重層扁平上皮で覆われ，強力なバリア機能によって微生物の侵入を許さない．外傷や熱傷などによってバリア機能を失うと深部組織の感染症が問題になることからも，その重要性が理解できる．また，常在菌による皮膚表面の酸性化も皮膚の清浄化に寄与する．

気道

鼻腔に侵入する異物は，鼻毛やくしゃみ反射によって捕捉，排除される．気管支まで侵入した微生物は粘液で覆われた粘膜に捕捉され，口側に向かって運動する線毛によって運搬され，声門付近まで到達すると咳嗽反射によって喀出される（粘液線毛輸送系）．また，気管支粘膜自体が微生物の深部組織への侵入を防ぐバリアとして機能する．

消化管

胃や腸管の病原微生物や有害物質を嘔吐反射や下痢という生体反応によって排除しようと試みる．胃内や上部小腸では胃液や消化液が微生物に対して殺菌的に働く．腸管には多数の常在菌が存在し，病原微生物の増殖を抑制する．また，粘膜自体がバリアとして働き，微生物が深部組織へ侵入するのを防ぐ．

泌尿・生殖器

排尿は膀胱や尿道の微生物を洗い流すことで機械的な防御反応となる．思春期から閉経期の女性では腟内に Döderlein（デーデルライン）桿菌が常在しており，乳酸を産生することで酸性環境に保ち病原微生物の増殖を抑える．

免疫による感染防御機構

免疫機構は，微生物の侵入後速やかに働く自然免疫と数日後から機能する獲得免疫に大別される．自然免疫は微生物の菌体成分を認識することで活性化され，マクロファージや好中球による貪食殺菌を介した菌の排除に加え，獲得免疫の成立において制御的な役割を担うことが知られている．❷に両者の比較をまとめて示す．

自然免疫

自然免疫は液性因子と細胞性因子から構成され，微

❷ 自然免疫と獲得免疫の比較

	自然免疫	獲得免疫
抗原特異性	なし	あり
開始までの時間	分～時間単位	数日
メモリー反応	なし	あり
受容体	パターン認識受容体（Toll-like受容体，Nod-like受容体，RIG-I like受容体，スカベンジャー受容体），補体受容体	抗原受容体（B細胞，T細胞）
液性因子	リゾチーム，トランスフェリン，ラクトフェリン，ディフェンシン，カテリシジン，補体	抗体
細胞性因子	好中球，マクロファージ，樹状細胞，好酸球，好塩基球，マスト細胞，NK細胞，NKT細胞，γδT細胞，自然リンパ球，B1B細胞	B細胞，T細胞

❶ 局所的感染防御機構

呼吸器	鼻腔	鼻毛，複雑な構造，くしゃみ反射
	咽頭	常在細菌叢，嚥下反射
	喉頭	咳嗽反射
	気管支・肺	粘膜バリア，粘液線毛系
消化器	胃	嘔吐反射，胃液，粘膜バリア
	小腸・大腸	消化液，排便，下痢，粘膜バリア，常在細菌叢
皮膚	皮膚	機械的バリア，常在細菌叢
泌尿・生殖器	膀胱・尿道	粘膜バリア，排尿
	腟	粘膜バリア，常在細菌叢

生物の侵入後速やかに起動する.

液性因子

　粘膜は,補体,リゾチーム,ラクトフェリン,ディフェンシンなどの液性防御因子を含む粘液によって覆われ,侵入した病原微生物の定着や増殖を抑制する.

　補体はC1からC9までのコンポーネントから構成される.自然免疫では,微生物により直接活性化される第二経路と,血清中のマンノース結合蛋白質が微生物の糖鎖を認識することで活性化されるレクチン経路が存在する.これに加えて,獲得免疫で産生される抗原抗体複合物にC1qが結合することで活性化が始まる古典経路がある.補体の活性化によってできたC3bやC3biは菌の貪食に際しオプソニンとして働き,C5aは好中球の遊走を促し,C5b6789(membrane-attack complex)は細胞膜に孔を開けることで溶菌する.

粘膜上皮細胞

　粘膜上皮は粘膜バリアとして機能するとともに,微生物の分子パターン(pathogen-associated molecular patterns:PAMPs)を認識するための受容体(pattern recognition receptors:PRRs)を発現し,自然免疫の活性化にも関与する.これらのPRRsによって微生物が認識されると,各種ケモカインや炎症性サイトカインを産生することで炎症細胞の集積を誘導し,ディフェンシンやカテリシジンなどの抗菌ペプチドを産生する.

免疫細胞

　微生物が侵入すると,上皮細胞やマクロファージから炎症性サイトカインやケモカインが産生されることで好中球を集積させ,菌を貪食し殺菌する.感染が遷延する場合には,細胞性免疫が誘導され肉芽腫を形成して菌を封じ込める.

マクロファージ

　末梢血中の単球が組織に移行し,その微小環境に応じて肺胞マクロファージや肝臓のKupffer細胞など固有のマクロファージに分化する.PRRsにより微生物のPAMPsを認識すると,炎症性サイトカインやケモカインが産生され,好中球や炎症性マクロファージの集積を促すことで炎症反応を惹起する.❸に主なPRRsと対応するPAMPsをまとめて示す.また,T細胞への抗原提示細胞としても機能するが,ナイーブT細胞への抗原提示には樹状細胞が必須である.

好中球

　正常な粘膜には,好中球は常在しない.微生物によって補体が活性化され,炎症性サイトカイン,IL-8などのケモカインが産生されると,血管内から遊走し感染局所に集積する(❹).補体や抗体によってオプソニン化された菌を貪食し殺菌する.殺菌には活性酸素や酸素ラジカルによる一次殺菌と,各種殺菌物質を含むリソソームとの融合による二次殺菌がある.

樹状細胞

　気管支や腸管などの粘膜下組織に局在し,病原微生物の抗原提示細胞として重要な役割を担う.粘膜基底

❸ 主なパターン認識受容体と微生物由来のリガンド

パターン認識受容体（PRRs）		微生物由来のリガンド（PAMPs）
Toll-like 受容体	TLR1（TLR1/TLR2＊）	リボ蛋白質
	TLR2	リボ蛋白質, ペプチドグリカン, リポタイコ酸, 真菌多糖
	TLR3	二本鎖 RNA, ポリ I：C
	TLR4	リポ多糖（LPS）
	TLR5	フラジェリン
	TLR6（TLR2/TLR6＊）	リボ蛋白質
	TLR7	一本鎖 RNA
	TLR8	一本鎖 RNA
	TLR9	細菌 DNA, ウイルス DNA（非メチル化 CpG DNA）
Nod-like 受容体	Nod1	γ-D- グルタミル - メソジアミノピメリン酸（iE-DAP）
	Nod2	ムラミルジペプチド（MDP）
RIG-I like 受容体	RIG-I	ウイルス二本鎖 RNA
	MDA5	ウイルス二本鎖 RNA
	LGP2	ウイルス二本鎖 RNA
C 型レクチン受容体	Dectin-1	β- グルカン
	Dectin-2	マンナン, マンノース付加リポアラビノマンナン
	Mincle	トレハロースジミコール酸, β- グルコシルセラミド
	DC-SIGN	マンナン, ガラクトマンナン
	マンノース受容体	マンナン, N- アセチルグルコサミン, グリコプロテイン A

＊異なる TLR がヘテロ二量体を形成する.

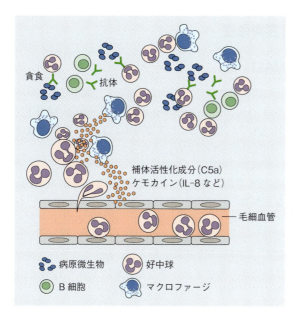

❹ 病原微生物感染における好中球集積
病原微生物が侵入すると，補体の活性化成分C5aや，マクロファージなどから産生されるIL-8などのケモカインによって好中球が感染局所に集積し，菌を貪食・殺菌する．

膜直下の樹状細胞は，樹状突起を伸ばすことで管腔内の抗原を捕捉する．微生物をとり込んだ樹状細胞は，PAMPsの刺激を受けながら成熟し，所属リンパ節へ移動する．この移動には，樹状細胞上のケモカイン受容体CCR7とリンパ節から産生されるケモカインCCL 21が関与する．この過程で，樹状細胞はMHCクラスIIや共刺激分子CD80，CD86の発現を増強させ，ナイーブT細胞への抗原提示能を高める．一方，皮膚の樹状細胞は表皮のLangerhans細胞と真皮に存在する真皮樹状細胞に大別され，粘膜の樹状細胞と同様な役割を担う．微生物を捕捉した樹状細胞が所属リンパ節に移動し抗原特異的ナイーブT細胞を活性化する過程を❺に示す．

自然免疫リンパ球

NK細胞，NKT細胞，γδT細胞，B1B細胞などがあり，自然免疫の時相で働く．近年，抗原受容体をもたないリンパ球として，NK細胞以外にも新たな細胞が見出され，自然リンパ球（innate lymphoid cells：ILCs）と呼ばれる．

① NK細胞：事前の感作を必要とせずに，パーフォリンやグランザイムBによりウイルス感染細胞や腫瘍細胞を傷害する．IFN-γなどのサイトカインを産生することで，好中球やマクロファージの貪食・殺菌を増

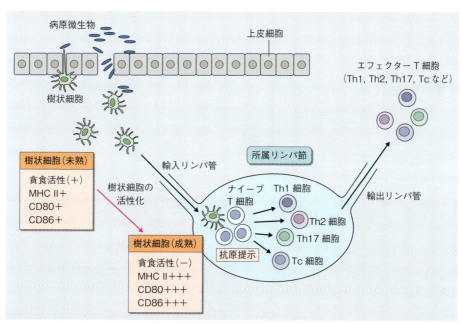

❺ 病原微生物感染によるT細胞免疫応答の誘導
病原微生物をとり込んだ樹状細胞は所属リンパ節へ移動しナイーブT細胞に抗原提示し，これを活性化する．この過程にはリンパ節から産生されるケモカインCCL21と樹状細胞上のケモカイン受容体CCR7が関与する．未熟樹状細胞は，リンパ節へ移動しながらMHCクラスIIや共刺激分子（CD80, CD86）の発現を増強することで成熟化し，抗原提示活性を亢進させる．活性化したT細胞はTh1細胞，Th2細胞，Th17細胞，Tc細胞などに分化し，感染局所へ移動する．

（川上和義：肺炎の免疫と病態．藤田次郎編．ジェネラリストのための肺炎画像診断のコツと診療の手引き．東京：医薬ジャーナル社；2016. p. 56. より改変．）

強する作用もある．

②**NKT細胞**：NK細胞とT細胞の特徴をあわせもつ．限定されたT細胞受容体を発現し，樹状細胞上のMHC class I様分子 CD1d に結合した糖脂質抗原を認識する．肺炎球菌，レンサ球菌などの病原微生物から糖脂質抗原が発見されている．NKT細胞が活性化されると，速やかに大量のサイトカインを産生する．

③**γδT細胞**：γδ型の抗原受容体をもつT細胞で，肺炎球菌や結核菌などの感染後に肺内で増加する．肺炎球菌感染では，γδT細胞欠損により，好中球反応が減弱し悪化する．抗酸菌感染では，IL-17を産生することで肉芽腫形成に関与する．

④**ILCs**：新たに発見された細胞群で，IFN-γを産生するILC1, IL-5やIL-13を産生するILC2, IL-17やIL-22を産生するILC3に分類される．免疫初期応答やヘルパーT細胞の機能分化にかかわる可能性が報告されている．

⑤**B1B細胞**：CD5⁺B細胞はB1B細胞と呼ばれ，腹腔や胸腔内に多く存在し，B1a細胞（Mac1⁺CD5⁺）とB1b細胞（Mac1⁺CD5⁻）に分類される．B1a細胞は，肺炎球菌などがもつホスホリルコリンなど普遍的な抗原に対する自然抗体を産生し，速やかな感染防御に寄与する．B1b細胞は，肺炎球菌などの莢膜多糖に対する抗体を産生する．

獲得免疫

MALT

粘膜組織では，リンパ節に加えて，粘膜関連リンパ組織（mucosa-associated lymphoid tissue: MALT）が二次リンパ組織として存在し，T細胞やB細胞の一次免疫応答の開始部位となる．

粘膜上皮細胞下に濾胞様のリンパ球の集簇として認められ，鼻腔（NALT），気管支（BALT），腸管（GALT）などが知られている．腸管では絨毛が乏しいPeyer（パイエル）板と呼ばれる部位に一致してGALTが存在する．リンパ濾胞を覆う領域にM細胞が存在し，管腔からの抗原とり込み細胞として働く．リンパ濾胞はB細胞から構成され，多くは表面にIgAやIgMを発現する．濾胞の周囲にはT細胞やマクロファージ，樹状細胞が分布し，活性化T細胞によってB細胞からの抗体産生が支持される．❻にMALTの構造を示す．

液性免疫

抗体はB細胞によって産生され，IgM, IgG, IgA, IgEがあり，それぞれ機能が異なる．獲得免疫では，リンパ節や脾臓のリンパ濾胞に存在するB2B細胞がCD4⁺ヘルパーT（Th）細胞に依存してIgM産生形質細胞に分化する．その後，IgGを産生する細胞

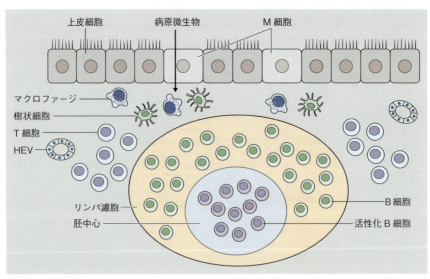

❻ **MALTの構造**
粘膜上皮細胞下に濾胞様のリンパ球の集簇として認められ，B細胞から構成される．濾胞内には胚中心が形成され活性化B細胞が存在する．濾胞を覆う領域にはM細胞と呼ばれる線毛を欠く細胞があり，病原微生物のとり込みを行う．M細胞下には樹状細胞やマクロファージが存在し，M細胞からの抗原をとり込み，傍濾胞領域に分布するT細胞に抗原提示する．輸入リンパ管はなく，high endothelial venule（HEV）がリンパ球の流入路となる．
（川上和義：肺炎の免疫と病態．藤田次郎編．ジェネラリストのための肺炎画像診断のコツと診療の手引き．東京：医薬ジャーナル社；2016. p. 56. より改変．）

にクラススイッチするとともに，より親和性の高い抗体へと変化する．一部はメモリーB細胞や長寿命形質細胞となり，それぞれ再感染時の迅速な抗体産生や，長期にわたる抗体の産生維持に関与する．

抗体は，微生物の凝集，毒素の中和，好中球による貪食促進，古典経路による補体の活性化などを介して感染防御に重要な役割を担う．抗体のなかで，IgAは粘膜領域から二量体として産生され，微生物を効率よく凝集し細胞への付着を防ぐ．IgEは好酸球やマスト細胞のFcε受容体に免疫複合体として結合することで脱顆粒を誘導し，寄生虫の感染防御において重要な役割を担う．

細胞性免疫

結核菌やレジオネラ菌などの細胞内増殖菌は好中球では対処しきれず，T細胞を主体とした細胞性免疫が必須となる．

抗原をとり込んだ樹状細胞は所属リンパ節へ移行し，抗原特異的なナイーブT（Tn）細胞と出合う．抗原提示を受けたTn細胞は活性化され，1型Th（Th1），Th2，Th17細胞など各種Th細胞やキラーT（Tc）細胞，制御性T（Treg）細胞に分化する．

Th1細胞

樹状細胞から産生されるIL-12によってTh1細胞の分化が誘導される．Th1細胞から産生されるIFN-γは，マクロファージの殺菌活性を高めることで細胞内増殖菌の排除に重要な役割を担う．

Th2細胞

IL-4によりTh2細胞の分化が誘導される．Th2細胞はIL-4，IL-5，IL-13を産生することでIgE産生を高め，好酸球やマスト細胞を活性化し寄生虫の感染防御にかかわる．

Th17細胞

IL-17を産生することで，好中球の遊走，活性化を促進し，細胞外増殖菌の排除において重要な役割を担う．Th17細胞からIL-22が産生され，抗菌ペプチドによる菌の排除にも関与する．

Treg細胞

TGF-βやIL-10を産生することで，炎症反応の制御に中心的な役割を担う．肺炎の終息や急性肺傷害の発症抑制にもかかわる．

Tc細胞

CD8⁺Tn細胞の抗原受容体がMHCクラスIに結合した抗原を認識すると，Tc細胞分化へ向けた活性化が開始される．Tc細胞は，パーフォリンやグランザイムBを分泌することで感染細胞ごと微生物を殺菌する．

病原微生物に対する感染防御機構

宿主は各種病原微生物に対して多様な感染防御反応を示す．

ウイルス感染に対する防御機構

ウイルスは増殖様式により，①感染細胞内で増殖すると細胞を破壊して遊出し感染を拡大するものと，②感染細胞から隣接する細胞に直接伝播するものに大別される．エンテロウイルスやアルボウイルスなど多くのウイルスは前者に，ヘルペスウイルスは後者に分類される．

前者のウイルスは細胞外に放出されるため，増殖抑制には抗体による中和が効果的である．したがって，感染防御としてはウイルス蛋白質を抗原とし，Th細胞に依存したB2B細胞からの抗体産生が中心となる．

一方，ヘルペスウイルスは細胞外に遊出しないため抗体や好中球では排除できず，感染細胞を攻撃するTc細胞と，その分化誘導に必要なTh細胞を中心とした細胞性免疫が重要となる．Tc細胞はMHCクラスIに結合したウイルス抗原を認識することで活性化され，パーフォリンやグランザイムBなどの傷害物質を放出して感染細胞を破壊する．

細菌感染に対する防御機構

細菌は細胞外増殖菌と細胞内増殖菌に大別される．肺炎球菌や黄色ブドウ球菌，大腸菌など多くの細菌は前者に属し，結核菌や非結核性抗酸菌，レジオネラ菌，リステリア菌，サルモネラ菌などは後者に属する．細胞内増殖菌は好中球やマクロファージによる殺菌に抵抗性を示し，マクロファージ内で増殖する．

細胞外増殖菌は主に好中球の貪食・殺菌によって排除される．好中球によって効率よく貪食されるにはオプソニン化を必要とする．これは，細菌表面に結合した補体成分C3bや抗体が，それぞれ好中球の補体受容体，Fc受容体に結合することで起こる（❼）．肺炎球菌など莢膜を有する細菌では補体成分の沈着が妨げられ，さらに補体の活性化自体が抑制される．そのために莢膜に対する抗体が重要となり，宿主の抗体産生を高めるためにワクチン接種が推奨される．

細胞内増殖菌は殺菌に抵抗するため好中球では処理できない．そのため，細胞性免疫によって誘導されたTh1細胞からのインターフェロンγ（IFN-γ）によってマクロファージの殺菌活性が増強され，排除が行われる．この時，一酸化窒素合成酵素によって産生された一酸化窒素（NO）が殺菌物質として働くと考えられている．しかし，ヒトではNO産生に乏しく，殺

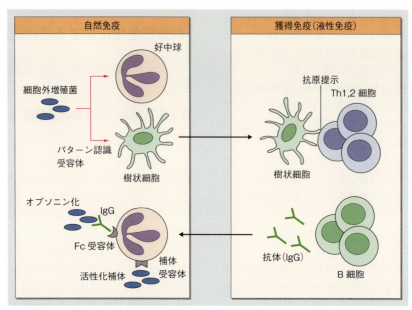

❼ 細胞外増殖菌に対する感染防御機構
細胞外増殖菌をとり込んだ樹状細胞が Th1, 2 細胞を誘導する．Th2 細胞からのサイトカインにより B 細胞が活性化され，Th1 サイトカインによって IgG へのクラススイッチが誘導される．産生された IgG によりオプソニン化が起こり，好中球による貪食殺菌が促進される．オプソニン化は活性化補体と補体受容体の結合によっても起こる．

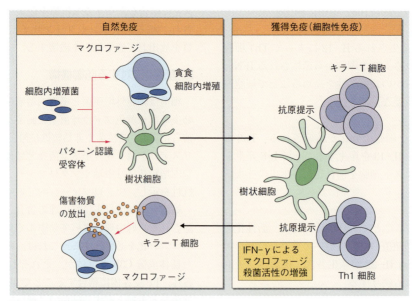

❽ 細胞内増殖菌に対する感染防御機構
細胞内増殖菌をとり込んだ樹状細胞が Th1 細胞やキラー T 細胞を誘導する．Th1 細胞からの IFN-γ によりマクロファージの殺菌活性が増強され菌を排除する．さらに，キラー T 細胞が感染マクロファージに傷害物質を放出することで傷害し，感染細胞とともに菌を排除する．

菌における役割は十分には解明されていない．さらに，Tc 細胞によって感染マクロファージを傷害することで菌の排除が試みられる．これらの過程を❽に示す．

真菌感染に対する防御機構

真菌にも細胞外で増殖するカンジダやアスペルギルス，ムーコルなどと，細胞内で増殖するクリプトコックスやヒストプラズマ，コクシジオイデスなどがある．細菌と同様に，細胞外増殖真菌の感染防御では好中球が中心となり，細胞内増殖真菌では細胞性免疫が重要な役割を担う．ただし，皮膚粘膜領域のカンジダ感染は細胞性免疫によって防御が行われる．深在性カンジ

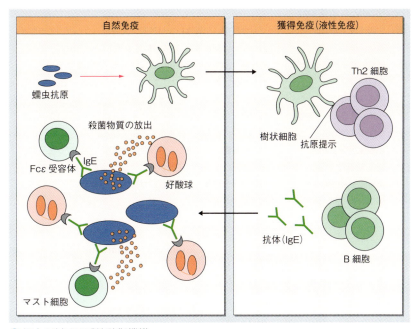

❾ 蠕虫に対する感染防御機構
蠕虫由来の抗原をとり込んだ樹状細胞が Th2 細胞を誘導する．Th2 細胞からのサイトカインにより IgE へのクラススイッチ，好酸球やマスト細胞の感染局所への集積が起こる．蠕虫に結合した IgE が好酸球やマスト細胞の Fcε 受容体に結合すると殺菌物質が放出され，蠕虫を傷害する．

ダ感染と防御機構が異なる理由は不明である．

寄生虫感染に対する防御機構

　寄生虫は単細胞生物の原虫と，多細胞生物の蠕虫に大別される．

　赤痢アメーバ，トキソプラズマ，トリパノソーマ，リーシュマニアなど原虫の多くは細胞内増殖するものが多く，感染防御反応は細胞内増殖細菌と類似する．

　蠕虫はその大きさのために好中球やマクロファージが貪食・殺菌できず，特有な感染防御反応を示す．これまでの微生物とは異なり，感染後に Th2 細胞が誘導され B2B 細胞からの IgE 産生が増加する．Th2 細胞からの IL-4 が IgE へのクラススイッチを強力に誘導する．あわせて，感染局所で好酸球やマスト細胞が増加し蠕虫をとり囲むように集簇する．蠕虫に結合した IgE の Fc 部分が好酸球やマスト細胞の Fcε 受容体と結合し，これがトリガーとなって一斉に脱顆粒が起こる．顆粒中には殺菌物質が多く含まれ，蠕虫を殺菌排除する．これらの反応を❾に示す．

生体防御機構の障害

　これまで述べてきた感染防御機構は，さまざまな原因で障害され免疫不全状態をきたす．先天性（原発性）免疫不全と後天性（続発性）免疫不全がある．免疫不全患者は感染防御能が低下するため，病原性が弱く，健常者では通常は問題とならないような微生物（平素無害菌）でも感染症を起こす．これは日和見感染症と呼ばれる．また，一度感染症を起こすと重症化，難治化，遷延化しやすくなり，治っても容易に再発する．このような患者は易感染性宿主（コンプロマイズドホスト〈compromised host〉）と呼ばれ，近年の高齢化や高度医療の発達などに伴って増加し臨床上重要な問題となっている．

　免疫不全には好中球機能不全，液性免疫不全，細胞性免疫不全があり，それぞれ先天性と後天性に分かれる．先天的に補体を欠損する場合もある．後天性には疾患によるものと，治療に伴う副作用としてみられるもの（医原性）がある．免疫不全の種類によって起こりやすい感染症を❿に示す．

先天性免疫不全

好中球機能不全

　遺伝性好中球減少症など好中球数が減少する疾患や，怠け者白血球症候群，アクチン機能異常症，Chédiak-Higashi 症候群，慢性肉芽腫症など遊走，貪食，殺菌能のような好中球の機能異常をきたす疾患がある．

❿ 各種免疫不全で問題となる感染症

好中球機能不全	化膿性細菌感染症	ブドウ球菌，化膿性レンサ球菌，大腸菌，クレブシエラなど
	真菌感染症	カンジダ（深在性），アスペルギルス，ムーコルなど
細胞性免疫不全	細胞内増殖細菌感染症	結核菌，非結核性抗酸菌，レジオネラ，サルモネラなど
	真菌感染症	カンジダ（表在性），クリプトコックス，ニューモシスチスなど
	原虫感染症	トキソプラズマ，リーシュマニアなど
	ヘルペスウイルス感染症	麻疹ウイルス，単純ヘルペスウイルスなど
液性免疫不全	ウイルス感染症	エンテロウイルス，アルボウイルスなど
	化膿性細菌感染症	ブドウ球菌，化膿性レンサ球菌，大腸菌，クレブシエラなど
	有莢膜細菌感染症	肺炎球菌，インフルエンザ菌，クレブシエラなど
	毒素産生菌感染症	黄色ブドウ球菌，化膿性レンサ球菌，大腸菌など
補体欠損症	繰り返す細菌感染症，ナイセリア属菌感染症	

液性免疫不全

Bruton 型チロシンキナーゼの欠損によって起こる X 連鎖無ガンマグロブリン血症では，すべての免疫グロブリンが産生されない．また，特定のクラスの免疫グロブリンや特定のサブクラスの IgG のみが欠損する疾患もある．その中で X 連鎖高 IgM 症候群は，CD40 リガンドの欠損により IgM からのクラススイッチができないため IgG や IgA が産生されず逆に IgM が高くなる．

細胞性免疫不全

多くの先天性細胞性免疫不全症が知られている．DiGeorge 症候群は胸腺低形成による細胞性免疫不全を起こすとともに，副甲状腺欠損，顔面異常，心形態異常などがみられる．プリンヌクレオシドホスホリラーゼ欠損症では細胞性免疫不全が主体とされている．

一方，細胞性免疫と液性免疫が同時に低下する場合があり，複合型免疫不全と呼ばれる．サイトカイン受容体コモンγ鎖の遺伝子異常やアデノシンデアミナーゼ欠損症などが知られている．T 細胞と B 細胞がともに異常をきたすため，より重篤な感染症が起こる．

後天性免疫不全

好中球機能不全

白血病などの血液疾患，糖尿病などで好中球機能が低下する．医原性要因も重要で，抗癌薬投与による顆粒球減少がしばしば問題になる．ほかにも抗甲状腺薬，抗菌薬，抗てんかん薬などの投与，放射線治療でも顆粒球減少がみられる場合があり注意を要する．

液性免疫不全

白血病や悪性リンパ腫などの血液悪性疾患，肝硬変，ネフローゼ症候群，全身性エリテマトーデス（systemic lupus erythematosus：SLE）などの疾患，副腎皮質ステロイドや免疫抑制薬の投与などで抗体産生が低下し，液性免疫不全をきたす．

細胞性免疫不全

疾患としては，白血病や悪性リンパ腫などの血液悪性疾患，固形癌，糖尿病，慢性腎不全，後天性免疫不全症候群（acquired immunodeficiency syndrome：AIDS）などがある．また，低蛋白や亜鉛不足などの低栄養状態でも細胞性免疫不全をきたすことが知られている．

AIDS は，CD4+ T 細胞が HIV（human immunodeficiency virus）の感染を受け破壊されることで起こる．しかし，感染後年余にわたり，CD4+ T 細胞は破壊された分だけ新生されるために発症しない．この期間は無症候性キャリアと呼ばれ，周囲に感染を拡大する可能性がある．その後，CD4+ T 細胞数が減少し免疫が低下することで，さまざまな日和見感染症を発症する．HIV 感染者が指標疾患のいずれかを発症したときに AIDS と診断される．⓫に指標疾患のなかから感染症を示す．

医原性要因として，副腎皮質ステロイド，シクロスポリン，タクロリムスなどの免疫抑制薬，抗 TNF-α 抗体や CTLA-4 阻害薬などの生物学的製剤の投与，血液透析などがあげられる．

起こりやすい感染症

好中球機能不全

肺炎球菌や黄色ブドウ球菌，インフルエンザ菌，大腸菌，クレブシエラ，緑膿菌など一般的な細胞外増殖細菌，カンジダやアスペルギルス，ムーコルなどの細胞外増殖真菌による感染症が起こりやすい．カンジダでは真菌血症が問題となる．

⓫ AIDS 診断のための指標疾患（感染症のみ）

ウイルス感染症	サイトメガロウイルス感染症	生後 1 か月以上で，肝，脾，リンパ節以外
	単純ヘルペスウイルス感染症	1 か月以上継続する粘膜，皮膚の潰瘍を呈するもの，または生後 1 か月以後で気管支炎，肺炎，食道炎を併発するもの
	進行性多巣性白質脳症	
細菌感染症	化膿性細菌感染症	13 歳未満で，ヘモフィルス，レンサ球菌などによる敗血症，肺炎，骨髄炎，骨関節炎または中耳炎もしくは皮膚粘膜以外の部位や深在臓器の腫瘍が 2 年以内に，2 つ以上，多発あるいは繰り返して起こったもの
	サルモネラ菌血症	再発を繰り返すもので，チフス菌によるものを除く
	活動性結核	肺結核（13 歳以上），または肺外結核
	非結核性抗酸菌症	結核以外で，肺，皮膚，頸部もしくは肺門リンパ節以外の部位，またはこれらに加えて全身に播種したもの
真菌感染症	カンジダ症	食道，気管，気管支または肺
	クリプトコックス症	肺以外
	コクシジオイデス症	肺，頸部もしくは肺門リンパ節以外に，またはそれらの部位に加えて全身に播種したもの
	ヒストプラズマ症	肺，頸部もしくは肺門リンパ節以外に，またはそれらの部位に加えて全身に播種したもの
原虫感染症	トキソプラズマ脳症	生後 1 か月以後
	クリプトスポリジウム症	1 か月以上続く下痢を伴ったもの
	イソスポラ症	1 か月以上続く下痢

* AIDS 診断のための指標疾患には，ほかに Kaposi 肉腫，原発性脳リンパ腫，リンパ性間質性肺炎 / 肺リンパ過形成，HIV 脳症，非 Hodgkin リンパ腫，HIV 消耗性症候群，反復性肺炎，浸潤性子宮頸癌がある．

液性免疫不全

エンテロウイルスやアルボウイルスなど一般的なウイルス，化膿性細菌，肺炎球菌やインフルエンザ菌，クレブシエラなど莢膜保有細菌に対して易感染性となる．また，黄色ブドウ球菌や化膿性レンサ球菌，病原性大腸菌など毒素産生菌では毒素中和活性の低下により感染症が悪化しやすい．

細胞性免疫不全

主に細胞性免疫によって防御される病原微生物の感染症が問題となる．糖尿病や血液透析患者では結核の発症が問題となり，健常者と比べ高い罹患率を示す．抗 TNF-α 抗体などの生物学的製剤投与では結核既感染者の内因性再燃が問題となる．HIV 感染者では，末梢血の CD4$^+$ T 細胞数が 200/μL を下回ると，口腔・食道粘膜カンジダ症，ニューモシスチス肺炎，非結核性抗酸菌症，サルモネラ菌血症，サイトメガロウイルス感染症，クリプトコックス髄膜炎，トキソプラズマ脳症などの日和見感染症を発症する．

補体欠損症

C1〜C4 欠損では繰り返す細菌感染症が問題となり，C5〜C9 欠損ではナイセリア属菌による感染症が起こりやすくなる．

（川上和義）

● 文献

1) 清野　宏編：臨床粘膜免疫学．東京：シナジー；2010.
2) 矢田純一：医系免疫学．東京：中外医学社；2016.
3) 川上和義：肺炎の免疫と病態．藤田次郎編．ジェネラリストのための肺炎画像診断のコツと診療の手引き．東京：医薬ジャーナル社；2016. p. 56.
4) Mandell GL, et al (eds)：Principles and Practice of Infectious Diseases. New York：Churchill Livingstone；2014.

3 病院感染（院内感染）

医療関連感染症とその防止体制の整備

医療関連感染症とは

学生や研修医に「我々が起こしてはいけない（防止しなければならない）感染症にはどんなものがありますか？」と聞くと，たいてい「メチシリン耐性黄色ブドウ球菌（methicillin-resistant *Staphylococcus aureus*：MRSA）や多剤耐性緑膿菌（multidrug-resistant *Pseudomonas aeruginosa*：MDRP）の院内感染（nosocomial infection, hospital-acquired infections）」とか「インフルエンザのアウトブレイク」といった返事が返ってくる．しかし，これらはほんの氷山の一角に過ぎない．

近年，医療を提供する現場は入院のみならず外来や在宅など多様化している．したがって，これらの感染症は入院患者だけの問題ではない．また，MRSAは黄色ブドウ球菌の約50％，多剤耐性緑膿菌に至っては緑膿菌の1〜2％を占めるに過ぎず，大半の感染症は薬剤感性菌によって発生している．しかし耐性菌感染症だけに注目していると，感性菌による感染症のリスクや影響を正確に認識できない．

そこで，近年では医療関連感染症（healthcare-associated infections：HAIs）という言葉が使われる．医療関連感染症とは医療を提供する場所や微生物の種類を問わず，医療に関連した感染症すべてを指す言葉である．主な医療関連感染症には，中心静脈カテーテル関連血流感染症（central line-associated bloodstream infection：CLABSI），尿道留置カテーテル関連感染症（catheter-associated urinary tract infection：CAUTI），人工呼吸器関連肺炎（ventilator-associated pneumonia：VAP），手術部位関連感染症（surgical site infection：SSI）の4つがある．この他にもさまざまな手技や検査（たとえば腰椎穿刺や内視鏡検査など）に関連する感染症や，針刺し・体液曝露などにより職員が罹患する感染症，インフルエンザやノロウイルス,結核なども医療関連感染症に含まれる．

医療関連感染症の疫学

医療関連感染症はともすれば"医療ミス"と見なされかねず，医療従事者が自ら積極的に"医療関連感染症"と診断することはまれである．診断書に"人工呼吸器関連肺炎"とか，"血管内留置カテーテル関連感染症"などと書くはずもなく，したがって，医療関連感染症の発生頻度を正確に把握することはきわめて困難であり，その実態や影響は正しく認識されてこなかった．

そこで，医療関連感染症の発生状況を正しく把握するために，医療現場ではさまざまなサーベイランスが行われている．2011年にMagillらが米国の183の病院の11,282人の入院患者を対象に行った医療関連感染症のサーベイランスでは，25人に1人（4％）の患者が何らかの医療関連感染症に罹患していることが明らかになった[1]．内訳としてはSSIが21.8％，CAUTIが8.7％，VAPが8.5％，CLABSIが8.3％などであった．また15.5％が *Clostridioides difficile* 感染症であった．わが国では質の高い大規模なサーベイランスデータは少ないが，Moriokaらは大学病院のサーベイランスで入院患者の10.1％が何らかの医療関連感染症に罹患していたと報告しており，日本の医療関連感染症の発生率は諸外国と比較して決して低くはないと想像される[2]．

医療関連感染症の影響

医療関連感染症の影響は多岐にわたる．医療関連感染症に罹患すると，医療関連感染症そのものによる予後の悪化や，原疾患の治療が延期になることによる予後の悪化が予想される．また，入院期間が延長し病床を占有することによって，本来次に入院できるはずだった患者が入院できなくなり，予後が悪化する可能性がある．米国疾病予防管理センター（Centers for Disease Control and Prevention：CDC）は，米国では年間200万件の医療関連感染症が発生し，そのうち約10万人が死亡していると推計している．驚いたことに，この数は心不全や糖尿病，乳癌や前立腺癌で亡くなっている患者の数よりも多い．

また，これらに関連した医療費の高騰も大きな問題である．Nakamuraらは日本の集中治療室においてCLABSIが1件発生すると約600万円の追加コストが発生すると報告している[3]．われわれはこうした医療関連感染症の影響を正しく認識し，防止にむけて努力しなければならない．

わが国における医療関連感染症の防止体制の整備

1980年代にわが国でもMRSAの増加がみられ，院内感染に対する注目が徐々に高まっていった．1990年代に入ると厚生労働省から院内感染防止に関するさ

❶ 医療法で定められた院内感染の防止に関する要点

院内感染対策のための指針の作成

院内感染対策のための委員会（入院施設を有する場合）

従業者に対する院内感染対策のための研修

感染症の発生状況の報告

院内感染対策マニュアルの整備と定期的な見直し

❷ 平成28年度診療報酬改定による感染防止対策加算1の施設基準（抜粋）

感染症対策に3年以上の経験を有する専任の常勤医師，5年以上感染管理に従事した経験を有し，感染管理に係る適切な研修を修了した専任の看護師，3年以上の病院勤務経験をもつ感染防止対策にかかわる専任の薬剤師，3年以上の病院勤務経験をもつ専任の臨床検査技師からなる感染制御チームを組織する．

最新のエビデンスに基づき，自施設の実情に合わせた標準予防策，感染経路別予防策，職業感染予防策，疾患別感染対策，洗浄・消毒・滅菌，抗菌薬適正使用などの内容を盛り込んだマニュアルを作成する．

少なくとも年2回程度，定期的に院内感染対策に関する研修を行う．

院内の抗菌薬の適正使用を監視するための体制を有する．特に広域スペクトラムを有する抗菌薬や抗MRSA薬などについては，届出制または許可制の体制をとる．

1週間に1回程度，定期的に院内を巡回し，院内感染事例の把握を行うとともに，院内感染防止対策の実施状況の把握・指導を行う．

院内感染対策サーベイランス等，地域や全国のサーベイランスに参加している．

まざまな通知が発出され，1996年の診療報酬改定では，院内感染対策が行われている場合に入院患者1人あたり1日5点の診療報酬加算が認められた．2007年4月には医療法が改正され，すべての医療機関が適切な院内感染対策を行うことが法的に義務化された（❶）．こういった動きと並行して，感染対策に関するさまざまな資格制度が整備された．1999年には infection control doctor（ICD）制度協議会による ICD 制度が開始され，2000年には832人の ICD が認定された．また同年，日本看護協会により infection control nurse（ICN）認定制度が開始になり，2001年には18人の ICN が誕生した．その後，薬剤師や検査技師においても同様の感染対策に関連した認定資格制度が発足している．

十分な感染対策を行うためには手指衛生剤や手袋，ガウンなどの個人防護用具の物品の購入や，適切な人員配置が必要になるが，十分な予算的措置がなかった．そこで2012年4月の診療報酬改定で感染防止対策加算，および感染防止対策地域連携加算が新設された（❷）．これを機に，わが国における感染防止体制の整備が一層進んだといえる．

アウトブレイク時の対応

院内感染のアウトブレイクとは，一定期間内に，同一病棟や同一医療機関などの一定の場所で発生した院内感染の症例数が通常よりも高い状態のことである．医療機関はこういったアウトブレイクを迅速に発見できるよう，日頃から耐性菌やインフルエンザなどのウイルス感染症，あるいはカテーテル関連血流感染症や手術部位関連感染症などの発生状況についてサーベイランスを行わなければならない．

近年，特に大腸菌や肺炎桿菌などの腸内細菌科細菌において，薬剤耐性遺伝子がプラスミドによって移動し，異なる菌種によるアウトブレイクが報告されている．このため2014年の厚生労働省通知では，同一菌

❸ 薬剤耐性アクションプランの2020年までの成果指標

1. 肺炎球菌のペニシリン耐性率を15％以下に低下させる．
2. 黄色ブドウ球菌のメチシリン耐性率を20％以下に低下させる．
3. 大腸菌のフルオロキノロン耐性率を25％以下に低下させる．
4. 緑膿菌のカルバペネム耐性率を10％以下に低下させる．
5. 大腸菌および肺炎桿菌のカルバペネム耐性率0.2％以下を維持する．
6. 人口千人あたりの1日抗菌薬使用量を2013年の水準の3分の2に減少させる．
7. 経口セファロスポリン系薬，フルオロキノロン系薬，マクロライド系薬の人口千人あたりの1日使用量を2013年の水準から50％削減する．
8. 人口千人あたりの1日静注抗菌薬使用量を2013年の水準から20％削減する．

種の細菌に加え，"共通する薬剤耐性遺伝子を含有するプラスミドを有すると考えられる細菌"の集積がみられる場合もアウトブレイクと判断することが示された．

薬剤耐性アクションプランと抗菌薬の適正使用

2013年に全世界で薬剤耐性菌による死者は少なく見積もって70万人と試算され，このまま耐性菌の増加が続くと，2050年には癌の死者数を超える約1,000万人が薬剤耐性菌で死亡するという試算もある．そこで2015年に世界保健機関（World Health Organization：WHO）総会で"薬剤耐性に関するグローバルアクションプラン"が採択され，WHO 加盟各国には2年以内に自国の行動計画の策定が求められた．これを受け，2016年にわが国でも薬剤耐性対策アクションプランが策定された．このアクションプランでは2020年までに8つの成果指標を設定している（❸）．

アクションプランは6つの項目から構成される（❹）．このうち標準予防策や感染経路別予防策の徹底などの"耐性菌を拡散させない"方策についてはさま

❹ 薬剤耐性アクションプランで取り組むべき分野と目標

1. 普及啓発・教育	薬剤耐性に関する知識や理解を深め，専門職等への教育・研修を推進
2. 動向調査・監視	薬剤耐性および抗微生物剤の使用量を継続的に監視し，薬剤耐性の変化や拡大の予兆を適確に把握
3. 感染予防・管理	適切な感染予防・管理の実践により，薬剤耐性微生物の拡大を阻止
4. 抗微生物剤の適正使用	医療，畜水産等の分野における抗微生物剤の適正な使用を推進
5. 研究開発・創薬	薬剤耐性の研究や，薬剤耐性微生物に対する予防・診断・治療手段を確保するための研究開発を推進
6. 国際協力	国際的視野で多分野と協働し，薬剤耐性対策を推進

❺ 標準予防策の構成要素

1. 手指衛生
2. 個人防護具の適切な使用
3. 呼吸器衛生，咳エチケット
4. 患者配置
5. 安全な注射手技
6. 環境の維持管理
7. 患者に使用した医療器具のとり扱い
8. リネン，食器類の適切なとり扱い
9. 腰椎穿刺時の感染防止手技

ざまな制度や体制の整備が行われてきた．その一方で，"耐性菌を出現させない"方策として重要視されているのが"抗菌薬の適正使用"である．

諸外国における抗菌薬の適正使用は，antimicrobial stewardship program（ASP）として2000年代後半から取り組まれている．わが国でもASPは"抗菌薬適正使用支援プログラム"と訳され，薬剤師や医師を中心とした取り組みが期待されている．

医療関連感染症の防止の実際

標準予防策

エボラ出血熱やペストなどは感染症法によって一類感染症に指定されており，わが国ではこれらの感染症は第一種感染症指定医療機関で診療する体制になっている．しかし2009年に世界的に新型インフルエンザが流行したとき，最初の国内発症の新型インフルエンザの症例は海外渡航歴のない高校生で，一般のクリニックを受診していた．2014年から2015年にかけて西アフリカでエボラ出血熱が流行した際も，リベリアから帰国した発熱患者が渡航歴を伝えずに市中病院を受診していたことが大きなニュースになった．実診療においては感染症の有無をあらかじめ正確に把握することは不可能であり，最も感染リスクが高いのは，患者情報がない状況で患者に濃厚接触する業種，たとえば救急隊や外来受付担当者などである．

そこで，感染予防の原則は"どのような患者でも感染症を有する可能性がある"という前提で患者に接触することであり，これを"標準予防策"と呼ぶ[4]．標準予防策では"血液や尿，便や膿汁など汗を除く患者

の体液は感染性の微生物を含む可能性がある"ことを前提に，具体的には❺に示すさまざまな対策を行う．

手指衛生

手指衛生（hand hygiene）は標準予防策のなかでも最も重要な要素である．手指衛生には流水と石けんを用いて行う手洗い（hand washing）と，アルコール擦式手指消毒薬を用いて行う手指消毒（hand disinfection または hand rubbing）の2種類があるが，医療現場では簡便で殺菌性も高く，手荒れも少ない手指消毒が第一選択で，眼で見て汚れがある場合や，アルコールの無効な微生物（ノロウイルスやアデノウイルスなどのエンベロープのないウイルス，あるいは *Clostridioides difficile* などの芽胞を形成する細菌）に対しては手洗いを行う．

手指衛生では，①手指をこする手順，②手指衛生を行うタイミング，の2つが特に重要である．いずれもWHOが2009年に発表した手指衛生のガイドラインに詳細が記載されているが，①手順では指の間や指先などの洗い残しが起きやすい部位を意識して行うこと，②タイミングでは"5つのタイミング"を遵守することがきわめて重要である（❻）[5]．このうち①，④，⑤は患者ゾーンへの微生物のもち込みあるいはもち出しを防止するための手指衛生である．特に，患者のみならず，患者周辺の領域（患者ゾーン）も患者の微生物で汚染されていると考え，患者には触れず，患者環境のみに触れた場合であっても手指衛生が必要である．その他に②は感染を起こさないための手指衛生，③は職員を感染から守るための手指衛生である．

個人防護具

医療関連感染症の防止において重要な個人防護具としては，手袋やマスク，ガウンやゴーグルなどがある．標準予防策においてこれらの個人防護具は想定される曝露リスクに応じて装着するのが原則で，血液や尿，便や体液，傷のある皮膚や粘膜に接触する際には手袋やガウンを装着する．咳やくしゃみなどで体液が顔面に飛散する可能性のあるときにはサージカルマスクを

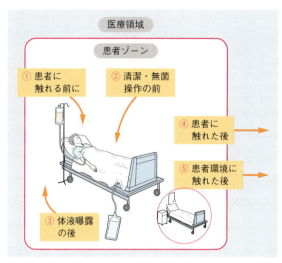

❻ 手指衛生5つのタイミング

(Sax H, et al：'My five moments for hand hygiene'：a user-centered design approach to understand, train, monitor and report hand hygiene. *J Hosp Infect* 2007；67：9-21.)

❼ Spauldingの分類

器具分類	対象器具	器具の具体例	消毒水準
クリティカル	無菌の組織や血管に挿入するもの	手術器具，針，インプラント，血管内留置器具など	滅菌
セミクリティカル	粘膜または健常でない皮膚に接触するもの	軟性内視鏡，気管内挿管チューブなど	高水準消毒または中水準消毒
ノンクリティカル	健常な皮膚に接触するもの	ベッドパン，血圧計のマンシェット，松葉杖，聴診器，ベッドの手すりやテーブルなど	低水準消毒

装着する．この際にゴーグルなどによる眼の防護も積極的に行うとよい．個人防護具を汚染しないように，とり出す前に手指衛生が必要である．また脱ぐときにも手指が汚染する可能性があるので手指衛生が必要である．

環境の維持管理

近年，医療環境が微生物の伝播に重要な役割を果たしていることがわかってきた．ウイルスや細菌などさまざまな微生物が医療環境において長期間生存することがわかっている．また実際に *Clostridioides difficile* 感染患者の病室に次に入室した患者の *Clostridioides difficile* の保菌率が上昇することも報告されている．このことから，ベッドサイドのテーブルやベッドレール，ナースコールのボタンや病室のドアなどの"高頻度接触面"は定期的に適切な消毒剤や洗浄剤で清拭消毒することが推奨されている．

洗浄，消毒，滅菌

消毒や滅菌も，医療関連感染症の防止においてきわめて重要な要素である．しかし医療現場ではしばしば不適切な消毒や滅菌が散見される．消毒とは"対象から細菌芽胞を除くすべて，または多数の病原微生物を除去すること"，滅菌とは"微生物をすべて完全に除去，あるいは殺滅すること"と定義される．しかしこれらの効果を得るためには，まず対象を十分に洗浄し，汚れを物理的に除去することが前提として重要である．

消毒薬にはさまざまなものがあり，また消毒の対象も人体や物品など多岐にわたる．したがって，消毒を行う際には，"どういった微生物を除去するのか"，"対象は人体か，物品か，素材は何か"といったことを確認しなければならない．医療現場ではこのような分類の目安としてSpauldingの分類が使用されている（❼）．

感染経路別予防策

患者が保有している微生物が判明した際に，標準予防策に追加して行う感染予防策を感染経路別予防策と呼ぶ．感染経路別予防策には，接触予防策，飛沫予防策，空気予防策の3種類があり，微生物ごとにガイドラインで決められている（❽）[4]．特に感染経路別予防策においては個人防護具は"入室時に着用して入室"し，"退室時に廃棄して退室"することが重要である．

医療関連感染症防止のためのワクチンプログラム

医療施設はさまざまな感染症を有する患者と，易感染性患者が混在する場所である．したがって，医療施

❽ 感染経路別予防策の実際

	接触予防策	飛沫予防策	空気予防策
病室	個室	個室	陰圧個室
個人防護具	手袋 エプロン・ガウン	サージカルマスク	N95 マスク
その他	患者に使用する機器は可能な限り専用またはディスポーザブルとする.	濃厚接触する際は眼の予防も考慮する.	部屋の換気は 1 時間あたり 6〜12 回とする. 患者搬送時は患者には N95 マスクではなくサージカルマスクを装着する.
適応となる微生物または感染症の例	MRSA *Clostridioides difficile* 多剤耐性緑膿菌 ノロウイルス	インフルエンザ マイコプラズマ 百日咳 風疹	水痘 結核 麻疹

設で勤務する職員は（医療従事者とは限らない），自分が感染症に罹患しないこと，あるいは自分から感染症をうつさないことに留意しなければならない．そのためには標準予防策を遵守することが重要であるが，それに加えて可能な範囲で必要なワクチン接種を行うべきである．ワクチン接種によって予防可能な感染症に，麻疹，風疹，水痘，ムンプス，B 型肝炎，インフルエンザなどがある．特に医療従事者は学生の間に実習などで医療施設に出入りすることがあるため実習開始前に必要なワクチン接種をすませておかなければならない[6].

（笠原　敬）

● 文献

1) Magill SS, et al：Multistate point-prevalence survey of health care-associated infections. *N Engl J Med* 2014；370：1198-1208.

2) Morioka H, et al：The first point prevalence survey of health care-associated infection and antimicrobial use in a Japanese university hospital：A pilot study. *Am J Infect Control* 2016；44：e119-123.

3) Nakamura I, et al：The additional costs of catheter-related bloodstream infections in intensive care units. *Am J Infect Control* 2015；43：1046-1049.

4) Siegel JD, et al：2007 Guideline for Isolation Precautions：Preventing Transmission of Infectious Agents in Health Care Settings. *Am J Infect Control* 2007；35：S65-164.

5) World Health Organization：WHO guidelines on hand hygiene in health care：first global patient safety challenge：clean care is safer care. Geneva, Switzerland：World Health Organization, Patient Safety；2009.

6) 日本環境感染学会 ワクチンに関するガイドライン改訂委員会：医療関係者のためのワクチンガイドライン 第 2 版. 東京：日本環境感染学会；2014.

4 特殊病態下の感染症

発熱性好中球減少症

定義，概念

発熱性好中球減少症（febrile neutropenia：FN）は，がん化学療法などに起因して生じる好中球減少時の発熱で，その多くが感染症によるとされる病態である．しばしば重篤で致死的となるため，広域スペクトラムの抗菌薬を用いた empiric therapy（経験的治療）が施行される．一般に，以下の状態と定義される．

1. 好中球が 500/μL 未満，または 1,000/μL 未満で 48 時間以内に 500/μL となることが予想される．
2. かつ腋窩体温 37.5℃以上（口腔体温 38℃以上）．

病因，病態生理

大半が感染症が原因とされており，発熱後ただちに広域の抗菌薬を投与すると病状が改善し，死亡率が低下する．しかし，そのなかで感染巣や原因微生物を同定できる可能性は 20〜30％程度である．

FN 患者の血液培養分離菌としては緑膿菌，大腸菌などのグラム陰性菌を念頭におく．緑膿菌による菌血症は死亡率が高く，適切な抗菌薬治療が 24 時間以内に開始されなかった場合の死亡率は 40％に達する．

近年はコアグラーゼ陰性ブドウ球菌，黄色ブドウ球菌（MRSA〈methicillin-resistant *Staphylococcus aureus*〉を含む），レンサ球菌などグラム陽性菌の頻度も高い．また，好中球減少持続期間が長期にわたる場合は，カンジダ（*Candida*）属，アスペルギルス（*Aspergillus*）属など真菌感染症を考慮する．

診断

FN を起こした場合は，まず，感染巣がないか症状の問診および診察を行う．

身体所見を確認し，特に口腔，鼻腔やカテーテル穿刺部は十分に観察する．採血では，白血球分画および血小板数を含む全血球計算，腎機能（血液尿素窒素〈blood urea nitrogen：BUN〉，クレアチニン），電解質，肝機能（トランスアミナーゼ，総ビリルビン，アルカリホスファターゼ）を含む血清生化学検査を行う．2 セット以上の血液培養検査は必須であろう．その他，尿培養など感染が疑われる症状・徴候を示す身体部位での培養検査を行う．

また，呼吸器症状・徴候を伴い感染が疑われる場合は，ルーチンで胸部 X 線写真を撮影したほうがよい．

プロカルシトニン（procalcitonin：PCT）や β-D-グルカンなどのバイオマーカーも細菌感染や真菌感染の鑑別に有用である．

FN のリスク評価

FN 患者では特に重症感染症の発症が予想される高リスク患者の判別に MASCC スコアが用いられる（❶）．

スコアの合計が 21 点以上の場合は低リスク，20 点以下は高リスクと判断される．

治療

FN を発症した場合は，グラム陰性桿菌，特に緑膿菌を抗菌スペクトラムに含む β-ラクタム系薬を単剤で経静脈的に投与する（❷）．推奨される薬剤は，第四世代セフェム系薬のセフェピムが代表的であるが，セフタジジムやメロペネム，タゾバクタム・ピペラシリン水和物配合を使用する．

近年は，基質特異性拡張型 β-ラクタマーゼ（extended-spectrum beta-lactamase：ESBL）やカルバペネム系を分解するメタロ β-ラクタマーゼを産生する多剤耐性菌が出現しており，各施設での分離菌の抗菌薬感受性（アンチバイオグラム）を考慮して抗菌薬を選択することが重要である．

なお，FN に対する初期治療として，すべての症例にアミノグリコシド系薬もしくは抗 MRSA 薬を併用することは推奨されない．ニューキノロン系薬の予防内服をしていない症例では，静注のニューキノロン系薬も選択肢の一つとなる．

さらに，好中球減少が 7 日以上遷延する場合は，酵母や糸状菌による真菌感染症のリスクが高くなる．酵母ではカンジダによる血流感染症，糸状菌ではアスペルギルスや接合菌（ムーコル症）による肺感染症を考慮して対応する．FN に対して 4〜7 日間，広域スペ

❶ MASCC スコア

危険因子	スコア
症状（次の中から 1 つ選ぶ）	
症状なし	5
軽度の症状	5
中等度の症状	3
低血圧なし	5
慢性閉塞性肺疾患なし	4
固形腫瘍／真菌感染の既往のない血液疾患	4
脱水なし	3
発熱時外来	3
60 歳未満	2

MASCC：multinational association for supportive care in cancer.

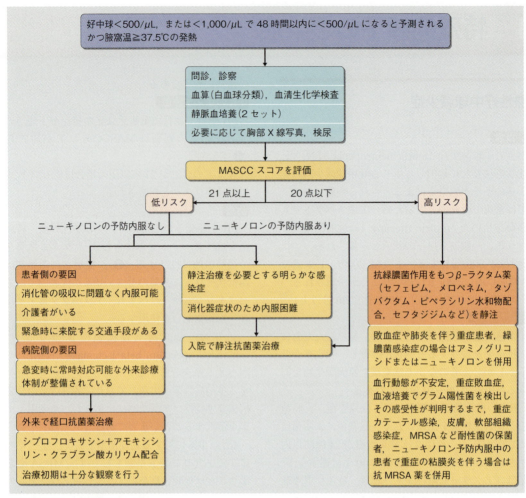

❷ FN治療の一般的フローチャート
（日本臨床腫瘍学会：発熱性好中球減少症〈FN〉診療ガイドライン．東京：南江堂；2012. をもとに作成．）

クトラム抗菌薬を投与したが解熱しない高リスク患者では，アムビゾーム®などによる経験的抗真菌薬投与が推奨される．

生物学的製剤使用患者の感染症

定義，概念

関節リウマチ（rheumatoid arthritis：RA）や乾癬，クローン病（Crohn disease）など各臓器における免疫性疾患に対して，その炎症の主体となるサイトカインや分子を標的とした生物学的製剤が開発され，目覚ましい成果を上げるようになった一方，免疫をブロックすることによる有害事象としての感染症は，これらの炎症性疾患の免疫治療を行ううえで，常に念頭におくべき疾患となっている．

肺炎に代表される細菌感染症のほか，特に結核やMAC（*Mycobacterium avium* complex）症を含む非結核性抗酸菌（non-tuberculous mycobacteria：NTM）症に代表される抗酸菌症とニューモシスチス肺炎（pneumocystis pneumonia：PCP）が重要となる．

病因，病態生理

RA治療に使用する疾患修飾性抗リウマチ薬（disease modifying anti-rheumatic drugs：DMARDs）には，メトトレキサート（methotrexate：MTX）を中心とした免疫抑制薬と免疫システム分子を標的とした生物学的製剤がある．

ヤーヌスキナーゼ（Janus kinase：JAK）を標的とするJAK阻害薬が新たに登場しているが，わが国では，腫瘍壊死因子（tumor necrosis factor：TNF）阻害薬やインターロイキン-6（IL-6）阻害薬，T細胞活性化阻害薬が広く使用されている．TNF阻害薬に関連する合併症の特徴として肉芽腫性感染症発症リスクの増加があり，その代表が，結核，NTM症，真菌

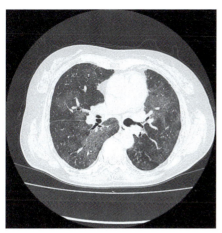

❸ RA治療中患者におけるニューモシスチス肺炎の胸部CT所見
典型的なすりガラス状陰影を呈する.

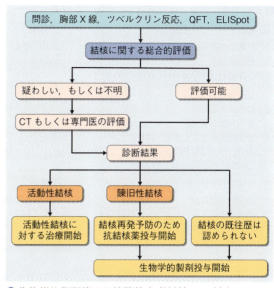

❹ 生物学的製剤使用時の抗酸菌症(結核)への対応
QFT：Quanti Feron®
ELISpot：enzyme-linked Immunospot
(日本呼吸器学会：生物学的製剤と呼吸器疾患 診療の手引き. 東京：日本呼吸器学会：2014. をもとに作成.)

感染症, PCPである. 肉芽腫の形成・維持にはTNF-αが必須であるためであり, TNF阻害薬治療により肉芽腫が破壊され, 封じ込められていた病原微生物が散布されると考えられている.

診断

生物学的製剤使用時に最も有用性を発揮するのは, 胸部CTであろう. RAに伴う間質性変化や気道病変の有無, および潜在性感染症合併の可能性を調べることが重要である. HRCT(high-resolution CT)は微細病変の描出や死角をカバーする点において胸部X線検査よりも, きわめて優れている. HRCT検査のポイントは, RA-ILD (rheumatoid arthritis-associated interstitial lung disease), 気管支拡張症, 細気管支炎, 結核, 肺NTM症, 高度喫煙患者における肺気腫・肺癌などの有無を正確に検索できる点にある (❸).

また, 結核やNTM, PCPを診断するうえで, それぞれの原因微生物の存在の目安として, インターフェロンγ産生試験 (interferon-gamma release assay：IGRA) や抗MAC抗体, β-D-グルカンなどの血液検査も, 特に重要である.

治療

抗酸菌症やPCPなどの日和見感染の発症が疑われた際は, それぞれの病原体に対して治療薬を投与することとなる.

特に結核に関しては, 生物学的製剤を使用する前に潜在結核が判明する場合があり, イソニアジドなどの前投与と合計6〜9か月の治療が必要となる (❹).

PCPであれば, ST合剤を中心とした*Pneumocystis jirovecii*への治療が必要となる.

透析患者における感染症

定義, 概念

慢性腎不全・透析患者では, 感染防御に対する解剖学的・生理学的機構の障害や好中球, 単球・マクロファージをはじめT細胞, B細胞の活性異常を認め, 免疫不全の状態と考えられている.

したがって感染症の合併が一般よりも多く, 細菌感染症では下気道や尿路および透析用血管内留置カテーテルに関連した感染が多い. 皮膚常在菌や黄色ブドウ球菌の関与が多い傾向にある. また, 肝炎ウイルス感染や結核の罹患率も高いことも特徴である. 腹膜透析患者の腹膜炎では, 明らかな感染源なしの自然発症細菌性腹膜炎の頻度が高い.

病因, 病態生理

慢性腎不全・透析患者では好中球, 単球・マクロファージなどの食細胞が異常をきたすことが多く, これが易感染性の主要因となると考えられている. 慢性腎不全患者の好中球では, 非透析・透析にかかわらず解糖系エネルギー代謝の障害に由来して, NADPHオキシダーゼを介した活性酸素産生能低下にもとづく殺菌能低下がみられる.

また, 慢性腎不全・透析患者の血中リンパ球数は減少を認めることが多い. ただし一方では, T細胞表面のIL-2受容体 (IL-2R) や血中可溶性IL-2Rは増加

❺ 透析患者における免疫能低下の要因

A. 腎機能低下による因子
1. 尿毒症性物質の蓄積
2. 腎性貧血
B. 腎不全により促進された因子
1. 低栄養状態
2. 酸化ストレス
3. 副甲状腺機能亢進
4. 必須物質の欠乏：亜鉛，活性型ビタミン D，フィブロネクチンなど
C. 透析療法や治療に伴う因子
1. ダイアライザーの生体不適合（透析膜-血液相互反応）
2. 透析液中のエンドトキシン，酢酸の体内侵入
3. 鉄過剰

❻ 透析患者における感染経路と原因微生物

感染経路	代表的な病原体
血液媒介感染	B 型肝炎ウイルス，C 型肝炎ウイルス，HIV，梅毒トレポネーマなど
接触感染	黄色ブドウ球菌（MRSA），緑膿菌（MDRP），腸球菌（VRE），腸内細菌科（ESBL 産生菌〈AmpC 型 β-ラクタマーゼ産生菌，カルバペネム耐性腸内細菌科細菌：CRE〉など），アシネトバクター属菌（多剤耐性アシネトバクター：MDRA），ノロウイルス，ロタウイルス，アデノウイルス，疥癬など
飛沫感染	インフルエンザウイルス，ムンプスウイルス，風疹ウイルス，髄膜炎菌，百日咳菌，インフルエンザ菌，肺炎マイコプラズマ，肺炎クラミジアなど
空気感染	結核菌，麻疹ウイルス，水痘ウイルス

（　）内は各菌種の耐性菌.
MDRP：multiple-drug-resistant *Pseudomonas aeruginosa*.
VRE：vancomycin-resistant enterococci.
CRE：carbapenem-resistant Enterobacteriaceae.
MDRA：multiple-drug-resistant *Acinetobacter*.
（透析施設における標準的な透析操作と感染予防に関するガイドライン〈四訂版〉. 東京：日本透析医会；2015.）

が認められており，末期腎不全患者の T 細胞は機能不全と活性化という逆説的態様を示しているともいわれている.

なお，透析患者では，ブラッドアクセスや腹膜透析カテーテルを用いるといった臨床的特徴もあり，皮膚に存在する MRSA など黄色ブドウ球菌感染や B 型肝炎ウイルスに代表される血流感染に特に注意が必要となる（❺❻）.

診断

身体所見はもちろん，カテーテル穿刺部などは十分に観察する. 血液培養検査のほか，排液や同部位付近の培養検査の提出が重要となる.

また，血流関連ウイルス疾患への備えとして，B 型肝炎ウイルスなど医療関連ウイルスの抗体価を前もって行っておくことも重要となろう.

治療

穿刺部位やカテーテル付近から MRSA などが培養

されれば，腎機能に応じた抗 MRSA 薬，抗菌薬の投与が必要となる. その際に TDM（therapeutic drug monitoring）が重要である. また，B 型肝炎ウイルス感染などを予防するために，ワクチンを接種しておくことも重要な手段となりうるであろう.

（関　雅文）

●文献

1) 日本臨床腫瘍学会：発熱性好中球減少症（FN）診療ガイドライン. 東京：南江堂；2012.
2) 日本呼吸器学会：生物学的製剤と呼吸器疾患　診療の手引き. 東京：日本呼吸器学会；2014.
3) 透析施設における標準的な透析操作と感染予防に関するガイドライン（四訂版）. 東京：日本透析医会；2015.
4) 日本化学療法学会・日本 TDM 学会：抗菌薬 TDM ガイドライン 2016. 日本化学療法学会雑誌. 2016；64：387.

5 細菌感染症

ブドウ球菌感染症 staphylococcal infection

概念
- ブドウ球菌はグラム陽性球菌でブドウの房状配列を示している（❶）．血漿を凝固させるコアグラーゼを産生するかどうかで，コアグラーゼ陽性ブドウ球菌，コアグラーゼ陰性ブドウ球菌を鑑別する．コアグラーゼ陰性のブドウ球菌を総称してコアグラーゼ陰性ブドウ球菌（coagulase-negative staphylococci：CNS）と呼ぶ（❷）．
- コアグラーゼ陽性である黄色ブドウ球菌は病原性が高く，化膿性疾患や毒素性疾患を引き起こす．コアグラーゼ陰性ブドウ球菌は院内感染との関連性が増大している．

病因
ブドウ球菌は自然界に多く存在し，健康成人の皮膚，鼻腔，腸管，外尿道口などに常在している．黄色ブドウ球菌は最も病原性が高く，細胞壁による形態保持と自己防御を行い，菌体外への種々の外毒素，酵素の産生を行っている．

一方，コアグラーゼ陰性ブドウ球菌には，黄色ブドウ球菌のような強い毒素産生はみられず，菌力は弱いが，血管内カテーテルや他の異物上にバイオフィルムを形成するため院内菌血症の原因となる．

臨床症状
黄色ブドウ球菌
組織への直接侵入と外毒素の産生により種々の疾患を生じる．黄色ブドウ球菌の代表的な感染部位を示す（❸）．

①呼吸器感染症：経気道感染，血行性感染により肺炎，肺膿瘍，膿胸を起こす．インフルエンザ罹患後やステロイド，免疫抑制薬を使用している場合や，ほかの肺疾患を合併している場合には市中肺炎（community-acquired pneumonia：CAP）の原因菌となるが，頻度はそれほど高くない．院内肺炎（hospital-acquired pneumonia：HAP）では黄色ブドウ球菌が原因菌であることが多く，時に肺膿瘍を形成し，膿胸へ移行することを特徴とする．

②皮膚・軟部組織感染症（skin-soft tissue infections）：膿痂疹（impetigo），せつ（furuncle），よう（carbuncle），丹毒（erysipelas），蜂巣炎（cellulitis），乳腺炎（mastitis），創感染症（wound infection）などの化膿性疾患を起こす．重症化すると敗血症，骨髄炎，壊死性肺炎となる可能性もある．

③菌血症（bacteremia）：病院外で発症した黄色ブドウ球菌による菌血症の場合は感染源が不明な場合が多いが，院内発生例の多くは血管カテーテルの手術や外科手術と関連することが多い．およそ25％は心内膜炎を合併しており心臓超音波検査が必須とされる．その他の合併症としては化膿性脊髄炎，脾膿瘍，化膿性血栓性静脈炎などがある．

④骨髄炎（osteomyelitis），関節炎（arthritis）：骨髄炎は黄色ブドウ球菌が原因となることが多く，菌血症から生じるものと，感染巣から直接的に進展するものがある．急性骨髄炎と慢性骨髄炎に分けられるが，急

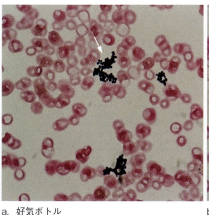

a. 好気ボトル　　　　　　　b. 嫌気ボトル

❶ 黄色ブドウ球菌
黄色ブドウ球菌の場合は好気ボトルで粒が大きく，房を形成する傾向が強く，立体的にみえる特徴がある．嫌気ボトルでは粒が小さく集簇せず，平面的にみえる．

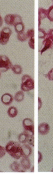

❷ 臨床検体から分離される主なブドウ球菌

コアグラーゼ陽性ブドウ球菌	*Staphylococcus aureus*（黄色ブドウ球菌）
コアグラーゼ陰性ブドウ球菌（CNS）	*S. epidermidis*（表皮ブドウ球菌），*S. hominis*, *S. capitis*, *S. heamolyticus*, *S. warneri*, *S. cohnii*, *S. saprophyticus* など

❸ 黄色ブドウ球菌の主な感染部位

感染部位	臨床像
血液	菌血症
心臓	心内膜炎
皮膚・軟部組織	膿痂疹，せつ，よう，丹毒，蜂巣炎
骨	骨髄炎
肺	肺炎，敗血症性肺塞栓症
乳腺	乳腺炎
生体内異物（人工関節，人工弁，心臓ペースメーカーなど）	局所感染，菌血症

❹ HA-MRSA，CA-MRSA，LA-MRSA の比較

性状	HA-MRSA	CA-MRSA	LA-MRSA
臨床的定義	入院患者から分離される	市中の健康人から分離される	家畜に関連している（明確な定義はされていない）
薬剤感受性	多剤耐性	多くの抗菌薬に感受性あり	多剤耐性
SCCmec 型	I，II，III 型	IV，V 型	IVa，V 型
流行の場所	院内	学校，幼稚園，家庭	養豚場，農場

（MRSA 感染症の治療ガイドライン作成委員会（編）：MRSA 感染症の治療ガイドライン．東京：日本化学療法学会・日本感染症学会；2017.）

性骨髄炎のほとんどは菌血症由来のものであり，小児や高齢者に多い．慢性骨髄炎への移行を防ぐため，長期間の抗菌薬投与が必要とされる．

⑤メチシリン耐性黄色ブドウ球菌（methicillin-resistant *Staphylococcus aureus*：MRSA）**感染症**：MRSA とはメチシリンに代表されるβ-ラクタム系抗菌薬に耐性を獲得した黄色ブドウ球菌で，医療関連感染を起こす代表的な耐性菌のひとつである．MRSA は院内感染型（hospital-acquired MRSA：HA-MRSA）と市中感染型（community-acquired MRSA：CA-MRSA）および家畜関連型MRSA（livestock-associated MRSA：LA-MRSA）に分けられる（❹）．臨床的定義と細菌学的定義が異なるため，実際には薬剤感受性が良好な MRSA を CA-MRSA と判定する場合が多い．HA-MRSA は化膿性疾患，菌血症，肺炎，腸炎などを起こす．症状は一般のブドウ球菌感染症と大差ないが難治性である．CA-MRSA は市中での接触感染で広がり，皮膚・軟部組織感染症などの原因となるが，その予後は良好である．まれに肺炎を起こすと致死率が高い．

　MRSA はヒトばかりでなくイヌ，ネコ，ウシ，ブタなどさまざまな動物からも分離されてきたが，近年 HA-MRSA，CA-MRSA とは区別される LA-MRSA が世界各地より分離され，ヒトにも伝播している．LA-MRSA の動物とヒトとの間での伝播は，物理的な接触によるもので，ヒト-ヒトの伝播はまれとされている．

コアグラーゼ陰性ブドウ球菌（CNS）

　表皮ブドウ球菌（*Staphylococcus epidermidis*）をはじめとする CNS の多くが皮膚，鼻咽腔などの常在菌であり，典型的な日和見感染症の原因菌である．血管カテーテル，脳室シャント，人工関節，血管移植などから菌血症や化膿性疾患を起こす．常在菌であるために原因菌と断定する場合は注意が必要である．

黄色ブドウ球菌毒素による疾患

①毒素性ショック症候群（toxic shock syndrome：TSS）：黄色ブドウ球菌より大量に産生される TTS-1 という菌体外毒素が原因であり，高熱，頭痛，咽頭痛，結膜炎，嘔吐，下痢，意識障害を伴う皮疹を特徴としている．30 歳以下の若い女性に多く，月経時のタンポン使用との関連が強いが，術後感染症として生じることもある．

②ブドウ球菌性熱傷様皮膚症候群（staphylococcal scalded skin syndrome：SSSS）：黄色ブドウ球菌の表皮剝奪性毒素（exfoliative toxin）が局所で放出され皮下の顆粒細胞層に作用するため表皮の上層が分離する．特に 6 歳以下の小児に多い疾患であり，急激に発症し 2，3 日で全身に広がる．全身に紅斑が広がり，一見正常な皮膚を軽く摩擦するだけで皮膚が剝離し，びらんを作る（Nikolsky 徴候）．小児の場合は適切な処置を行えば予後はよいが，成人の場合は基礎疾患が存在することが多く死亡率は 50％を超えるとされる．

③ブドウ球菌性食中毒（staphylococcal food poisoning）：ブドウ球菌エンテロトキシンによって起こる急性胃腸炎であり，典型的には食後 2〜6 時間で発症する．発熱はなく，症状は数時間で治まる．

【診断】

　臨床検体からのグラム染色および培養によるブドウ球菌の検出による．MRSA は *mecA* 遺伝子の検出，血液検査での炎症所見や画像所見などから診断される．SSSS が疑われる場合，皮疹は毒素によるものであり，特に小児では皮疹を培養しても黄色ブドウ球菌は検出できないため，培養を行う際は結膜，上咽頭，血液，尿など一次感染の可能性のある部位すべてから採取する．

　ブドウ球菌感染を疑った場合の臨床検体の採取の際には，ブドウ球菌は常在菌であるため常在菌の混入がないように注意する必要がある．

【治療】

　抗菌薬療法が主体であるが，化膿性疾患では膿瘍のドレナージや壊死組織のデブリドマンが必要となり，カテーテル感染であればカテーテルの抜去，毒素性疾

患では毒素産生部位の洗浄や対症療法が必要である.

　黄色ブドウ球菌に対しての抗菌薬治療を行ううえでは薬剤感受性が重要であり，メチシリン感受性であれば第一世代，第二世代セフェム系抗菌薬やマクロライド系抗菌薬が第一選択となる．メチシリン耐性であれば，わが国で現在使用可能な薬はグリコペプチド系（バンコマイシン，テイコプラニン），アミノグリコシド系（アルベカシン），オキサゾリジノン系（リネゾリド），環状リポペプチド系（ダプトマイシン）の4系統5薬品である．すべての抗MRSA薬剤で，耐性化や低感受性化の問題が存在しているので，それぞれの選択の際には感受性を確認する.

　CNS感染症の治療も黄色ブドウ球菌感染症の治療と同じ扱いでよいが，methicillin-resistant CNS（MR-CNS）感染症はバンコマイシンやテイコプラニンに対しての感受性がMRSAよりも劣っているので薬剤選択に注意を要する.

付 MRSAの院内感染対策

　MRSAは医療機関における感染対策の最も重要な菌であり，その伝播予防策としてMRSAの感染源となりうる保菌者や感染者に対しての接触予防策が用いられる．特に適切な手指衛生が重要であり，①患者に触れる前，②清潔と無菌操作の前，③体液に曝露された可能性のある場合，④患者に触れた後，⑤患者周辺の物品に触れた後，の5つのタイミングで，適切な方法により手指衛生を実施する.

　院内からのMRSAの持ち込みへの対策として，入院時に患者をスクリーニングしMRSA感染や保菌がないかどうかを確認するアクティブ・サーベイランスの有用性も報告されている．MRSA保菌者に対しての単なる除菌目的の治療はひかえるべきとされており，術後感染のリスクが高い保菌者の場合は予防的に抗MRSA薬が適応となる．またムピロシンやクロルヘキシジンシャワー入浴が術後の感染の予防に有用であるとされている.

（門田淳一，水上絵理）

●文献

1）MRSA感染症の治療ガイドライン作成委員会（編）：MRSA感染症の治療ガイドライン．東京：日本化学療法学会・日本感染症学会：2017.

レンサ球菌感染症 streptococcal infection

概念
●レンサ球菌（*Streptococcus*）属の菌はヒトの口腔内，上気道，腸管や外陰部などに常在する（❺）.
●A群β溶血性レンサ球菌（*Streptococcus pyogenes*）感染症は，感染後に免疫反応としてリウマチ熱，糸球体腎炎を起こすことがある.

病因
　グラム陽性球菌で連鎖状の配列を示す（❻）．血液寒天培地に発育し，その溶血性によりα（不完全溶血），β（完全溶血），γ（溶血なし）に分けられる．また，細胞壁のC多糖体抗原により20種類の血清群（Lancefield A〜V群〈I，Jは除く〉）に分類される.

臨床症状

A群β溶血性レンサ球菌感染症 *Streptococcus pyogenes* infection, group A β-hemolytic streptococcal infection

　*S. pyogenes*の菌体表層に，M，RおよびT蛋白が存在し，M蛋白は菌力と関連し，150以上の型があることが知られている．また，この菌はレンサ球菌発熱外毒素（streptococcal pyogenic exotoxin：SPE A，B，C），溶血毒素（ストレプトリジン-O，-S），核酸分解酵素，ストレプトキナーゼ，ヒアルロニダーゼなどの活性蛋白物質を産生して細胞外に分泌し，種々の症状を起こすと考えられている.

①咽頭炎（pharyngitis）：感染症法では五類感染症（小児科定点把握疾患）に指定されている．5〜15歳に好発し，潜伏期は2〜4日で，咽頭痛，発熱で急激に発症する．咽頭発赤，扁桃腫大，灰白色分泌物を伴い，所属リンパ節炎，中耳炎，副鼻腔炎，髄膜炎などを併発することがある．飛沫感染により感染が広がるが，適切な抗菌薬治療を開始すれば24時間以内に感染力はなくなる．学童の15〜20％で咽頭に保菌がみられる.

②猩紅熱（scarlet fever）：5歳くらいをピークにして起こる．SPEを産生する菌による咽頭炎発症約2日後から頸部，上胸部，背部などにサンドペーパー様で融合した紅斑が現れ，顔面，四肢へ広がる．皮疹は腋窩，鼠径部などひだに沿って強く現れ（Pastia line，Pastia sign），口囲蒼白（mouth pallor），イチゴ舌（strawberry tongue）がみられる．出現4〜8日後より落屑し，2〜3週間で完了する．まれに膿皮疹，創傷感染に合併することがある.

③劇症型A群レンサ球菌感染症（レンサ球菌トキシックショック症候群〈streptococcal toxic shock syndrome：STSS〉）：感染症法では，五類感染症（全数

❺ 主なレンサ球菌，肺炎球菌，腸球菌と感染症

菌種	Lancefieldの分類	溶血性	感染症
Streptococcus pyogenes（化膿レンサ球菌，A群β溶血性レンサ球菌）	A群	β	上気道炎，扁桃炎，膿痂疹，猩紅熱，中耳炎，副鼻腔炎，副鼻腔炎，丹毒，蜂窩織炎，膿皮症などの化膿性疾患，創傷感染，産褥熱，毒素性ショック様症候群（TSLS），肺炎，リウマチ熱，急性糸球体腎炎
S. agalactiae	B群	β，γ	新生児：肺炎，髄膜炎，菌血症，骨髄炎 成人：菌血症，女性性器感染症，産褥熱，心内膜炎，関節炎
S. dysgalactiae subsp. *equisimilis*	C群，G群	β	咽頭炎，肺炎，蜂窩織炎，膿皮症，丹毒，膿痂疹，創傷感染症，産褥敗血症，新生児敗血症，心内膜炎，毒素性ショック様症候群（TSLS），関節炎
S. pneumoniae（肺炎球菌）	—	α	肺炎，髄膜炎，副鼻腔炎，中耳炎，菌血症，胸膜炎，心外膜炎，関節炎，腹膜炎
S. mitis spp. group*（*S. mitis, S. oralis, S. sanguinis, S. gordonii, S. pseudopneumoniae*）	多くは分類不能	α	感染性心内膜炎，菌血症，髄膜炎，化膿性疾患
S. anginosus spp. group*, **（*S. anginosus, S. constellatus, S. intermedius*）	A群，C群，F群，G群	α，γ	感染性心内膜炎，菌血症，髄膜炎，局所感染症，膿瘍
S. mutans spp. group*（*S. mutans, S. sobrinus* spp.）	多くは分類不能	α，β，γ	感染性心内膜炎，う歯
S. salivarius spp. group*（*S. salivarius, S. vestibularis* spp.）	多くは分類不能	α，γ	感染性心内膜炎，敗血症，髄膜炎
S. bovis spp. group*（*S. gallolyticus, S. infantarius, S. lutetiensis*）	D群	α，γ	感染性心内膜炎，髄膜炎，胆道感染，大腸腫瘍
Enterococcus faecalis, E. faecium, E. avium, E. durans（腸球菌）	D群	α，β，γ	尿路感染症，感染性心内膜炎，菌血症，褥瘡感染，腹腔・骨盤腔内感染症

*　*Streptococcus viridans*（ビリダンス群ストレプトコックス，緑色レンサ球菌）の菌種群に含まれる．
**　*S. milleri* group の名称で知られている．
TSLS：toxic shock-like syndrome.

把握疾患）に指定されている．*S. pyogenes* のなかでも毒素産生株が原因となり，SPE はスーパー抗原作用をもつためサイトカインの放出が亢進しショックを招く．特異的抗 M 蛋白抗体と，抗 SPE 抗体をもたない健常者に突然発症することが多い．

通常，無菌部位または病巣部から *S. pyogenes* が検出されることと，血圧の低下に加え，腎不全，血液凝固異常，肝障害，急性呼吸促迫症候群（acute respiratory distress syndrome：ARDS），全身性紅斑性皮膚発疹，軟部組織壊死または筋膜炎，筋炎のうちいずれか 2 項目を満たすことで診断される．C 群，G 群レンサ球菌によっても引き起こされる．

早期にペニシリンとクリンダマイシン併用などがなされないと予後不良である．

④**丹毒**（erysipelas）：*S. pyogenes* の毒素により生じ，リンパ系によって伝播され急激に境界明瞭な浮腫性紅斑が広がる．顔面や頸部に好発し圧痛や熱感が強い．

⑤**その他**：膿痂疹，蜂窩織炎，膿皮症，創傷感染，中耳炎，副鼻腔炎，肺炎，髄膜炎，産褥熱などを起こす．

A 群β溶血性レンサ球菌感染後に起こる疾患

①**リウマチ熱**（acute rheumatic fever）：A 群レンサ球

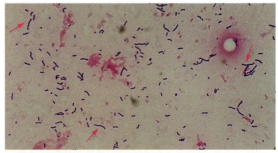

❻ 血液培養検体のグラム染色所見（レンサ球菌）
連鎖状のグラム陽性球菌が観察される．連鎖が 8 種類以上と非常に長ければ，*Streptococcus viridans* を考慮する（矢印）．
（写真提供：大分大学医学部附属病院　橋本武博先生）

菌による咽頭炎に続発する非化膿性炎症性疾患で，咽頭炎後 1～5 週頃に発症する．5～15 歳が多い．心臓，関節，皮膚，中枢神経系などの症状がいくつか組み合わされた臨床像を認める．診断は Jones の診断基準による．咽頭炎以外の部位の感染ではリウマチ熱は発症せず，また先進国では少なく，特に成人ではまれである．発症機序としては抗原抗体反応説や心筋反応抗体説など諸説がある．

抗炎症薬治療には NSAIDs やステロイドが使用され，心臓弁膜症の二次予防のための長期ペニシリン内服が重要である．

②**急性糸球体腎炎**（acute glomerulonephritis）：先行感染後，1〜3週間に顔面浮腫，血尿，高血圧などが現れ急激に発症する．10歳くらいまでの小児に好発する．M蛋白が抗原となり，これに対する免疫複合体（immune-complex：IC）が生成され，腎糸球体毛細血管基底膜に沈着して起こる．

B群レンサ球菌感染症 *Streptococcus agalactiae* infection, group B streptococcal infection

S. agalactiae はヒトの下部消化管，腟に常在し，妊婦の20％程度に定着していると考えられている．新生児では産道感染により肺炎，菌血症，髄膜炎，骨髄炎などを，成人では女性器感染症，産褥熱，菌血症，心内膜炎，関節炎などを起こす．適切な治療を受けることで予後は良好であるが，そうでない場合は急速に進行することがある．

ビリダンス群ストレプトコックス感染症 *Streptococcus viridans* infection

緑色レンサ球菌とも呼ばれる．本菌群は口腔内，歯肉溝などに常在し，病原性は低いが宿主状態や感染病態によって時に重症感染を起こす．感染性心内膜炎の約60％は本菌群が原因菌となる．

血液寒天培地では α 溶血を示し，群抗原による型別では特異的血清群に合致しない．16SrRNA塩基配列により5つのグループに分けられ，菌種やグループごとに感染しやすい部位と病態が知られている（**5**）．

腸球菌感染症 enterococcal infection

腸球菌（*Enterococcus*）は腸内に常在し，高齢者，肝硬変症，担癌生体，留置カテーテル施行例などにおいて，腸管常在菌による内因性感染として起こる．尿路感染症，感染性心内膜炎，菌血症，褥瘡感染，腹腔・骨盤腔内感染症などを引き起こし，他の菌とともに複数菌感染として起こることが多い．

バンコマイシン耐性腸球菌（VRE）感染症 vancomycin-resistant enterococcal infection

感染症法では五類感染症（全数把握疾患）に指定されている．健常者の場合は，腸管内に VRE を保菌していても通常は無症状であるが，術後患者や感染防御機能の低下した患者では重篤な感染症を引き起こし院内感染としての発生が多い．欧米諸国に比べ，わが国でのVRE分離頻度は低かったが，近年保菌者が増加しつつある．VRE は耐性遺伝子 *vanA*, *vanB*, *vanC* などをもつ．

診断・鑑別疾患

レンサ球菌の分離，臨床症状，CRP陽性・好中球増加などの炎症所見から診断される．菌の分離は咽頭拭い液，膿汁，その他の検体を血液寒天培地にて培養する．A群 β 溶血性レンサ球菌感染症では，咽頭拭い液からの簡易診断キットや，血清中の抗ストレプトリジン O（ASO）値，抗ストレプトキナーゼ（ASK）値の上昇から診断される．鑑別疾患としては，ウイルス性疾患，その他の発疹性疾患が重要である．

治療

ペニシリン系薬が第一選択となる．ペニシリンアレルギー者にはマクロライド系薬が用いられる．*S. viridans* による感染性心内膜炎にはペニシリンとアミノグリコシド系薬の併用療法を行う．腸球菌感染症にはアンピシリンが第一選択である．腸球菌性心内膜炎ではアンピシリンと，ゲンタマイシンなどのアミノグリコシド系薬を併用する．アンピシリン耐性菌にはバンコマイシンが，VRE にはリネゾリド，キヌプリスチン・ダルホプリスチンが有効であるが，海外では耐性となった VRE がすでに報告されており慎重な使用が望まれる．

予防

S. pyogenes による咽頭炎，皮膚・軟部組織感染症では，飛沫感染，接触感染予防に留意する．リウマチ熱の予防にはペニシリンを4週間経口投与する．妊婦がB群レンサ球菌のキャリアの場合は，新生児への感染予防のため除菌が必要である．

（安田ちえ，門田淳一）

●文献

1) 国立感染症研究所：溶血性レンサ球菌感染症　2012年〜2015年6月．*IASR* 2015；36：147.

2) Mandell GL, et al（eds）：Principles and Practice of Infection Disease, 8th edition. New York：Churchill Livingstone；2015.

肺炎球菌感染症 pneumococcal infection

概念

● 肺炎球菌（*Streptococcus pneumoniae*）はグラム陽性双球菌で（**7**），ヒトの上気道に常在し，市中肺炎，副鼻腔炎，中耳炎，髄膜炎，菌血症などを引き起こす．

● 髄液または血液などの無菌部位から肺炎球菌が検出された場合は侵襲性肺炎球菌感染症（invasive pneumococcal disease：IPD）と呼ばれ，IPD は感染症法で五類感染症（全数把握疾患）に指定されている．

● 有効な抗菌薬はペニシリン系薬であるが，ペニシリン耐性肺炎球菌（penicillin-resistant *Streptococcus*

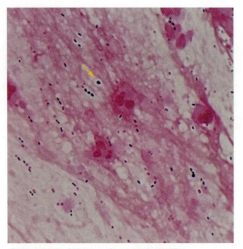

❼ 肺炎球菌（喀痰のグラム染色所見）
莢膜があるため細菌の周囲が透明に透けてみえる。
（写真提供：大分大学医学部附属病院 橋本武博先生）

pneumoniae：PRSP）が増加している．さらに，テトラサイクリン系，マクロライド系，レスピラトリーキノロン系を含む広範囲の抗菌薬に対し耐性を獲得した多剤耐性肺炎球菌も問題となっている．
- 現在 2 種類の肺炎球菌ワクチンがあり，肺炎球菌感染症の予防に有用である．

病因
肺炎球菌の菌表層にある莢膜ポリサッカライド（capsular polysaccharide：CPS）が重要な病原性因子であり，血清型を決定している．莢膜はヒトの補体が菌体表面へ付着することを阻害するため，好中球による貪食作用に強い抵抗性を示すことになり病原性を発揮する．莢膜の型は，現在血清学的に 93 のタイプが報告され，この莢膜遺伝子の異なる肺炎球菌同士が遺伝子組換えを起こすことが知られている．

臨床症状
①**肺炎球菌性肺炎**（pneumococcal pneumonia）：肺炎球菌は市中肺炎（community-acquired pneumonia：CAP）において最も頻度の高い病原微生物である．典型例では大葉性肺炎の形をとるが，小児や高齢者，免疫不全者では気管支肺炎の形をとることもある．高熱をきたし，咳嗽，膿性痰，胸痛などがみられるが，非特異的である．胸膜炎や膿胸，菌血症を合併することもある．

②**慢性気道感染症の急性増悪**：慢性気道感染症には，びまん性汎細気管支炎をはじめとして気管支拡張症や慢性閉塞性肺疾患のうち気道病変優位型である慢性気管支炎が含まれ，肺炎球菌感染により，発熱，膿性痰の増加や呼吸困難の増強などの急性増悪をきたす．重篤な IPD のリスクも高くなる．

③**肺炎球菌性菌血症**（pneumococcal bacteremia）：菌血症は一次感染症のこともあれば，局所の肺炎球菌感染症に引き続き併発することもある．低免疫状態や，脾摘患者では特にリスクが高い．菌血症が生じると，化膿性関節炎，髄膜炎，心内膜炎などの感染症が発生することがある．

④**肺炎球菌性髄膜炎**（pneumococcal meningitis）：肺炎からの菌血症，中耳炎，副鼻腔炎，乳様突起炎に続いて二次的に発生することがある．成人の細菌性髄膜炎の原因菌としては肺炎球菌が最も多く，頭痛，脳圧亢進，項部硬直，Kernig 徴候などの髄膜刺激症状を認める．肺炎球菌性髄膜炎後の合併症には，難聴，けいれん発作，学習障害，精神機能障害，麻痺などがある．

⑤**ペニシリン耐性肺炎球菌感染症**（PRSP infection）：感染症法で五類感染症（定点報告対象）であり，指定届出機関は月ごとに保健所に届け出なければならない．PRSP は小児や成人の化膿性髄膜炎や中耳炎で検出されるが，その他，副鼻腔炎，心内膜炎，心囊炎，腹膜炎，関節炎，まれに尿路生殖器感染から菌血症を引き起こすこともある．今日，分離される PRSP はペニシリン系や経口セフェム系薬のみならず，テトラサイクリン系，マクロライド系，レスピラトリーキノロン系を含む広範囲の抗菌薬に対し耐性を獲得した「多剤耐性肺炎球菌」が増加してきており，問題となっている．

⑥**その他**：中耳炎，副鼻腔炎などの原因となり，進展すれば乳様突起炎，髄膜炎となる．特発性細菌性腹膜炎の原因の一つでもある．

診断
画像所見（胸部 CT，胸部 X 線）や臨床症状，血液検査での炎症所見から肺炎球菌感染を疑い，喀痰，血液，膿汁，髄液などの検体からグラム染色でランセット型双球菌の典型的な外見を観察し培養，同定できる．グラム染色および莢膜染色にて菌の推定は可能である．また，迅速診断法として喀痰あるいは尿中肺炎球菌抗原検査も行われている．

治療
ペニシリン系抗菌薬（ベンジルペニシリン〈ペニシリン G〉）が第一選択薬である．セフェム系，マクロライド系，レスピラトリーキノロン系の抗菌薬も使用される．PRSP やマクロライド系抗菌薬に対する耐性もかなり増加してきており，治療はより困難になってきている．PRSP には高用量ペニシリンやカルバペネム系抗菌薬，バンコマイシンなどが用いられている．

予防
現在，肺炎球菌のワクチンには，23 価肺炎球菌莢膜ポリサッカライドワクチン（PPSV23）と 13 価肺炎

球菌結合型ワクチン（PCV13）があり，有効性が認められている．小児や高齢者，摘脾患者，心疾患・呼吸器疾患などの基礎疾患のある者，免疫不全患者は特に接種が推奨される．

（門田淳一，水上絵理）

髄膜炎菌感染症 meningococcal infection

概念
● 髄膜炎菌（*Neisseria meningitidis*）による感染症である．
● 髄膜炎のほか，頻度は多くないが肺炎を起こす．また，結膜炎，化膿性関節炎，心内膜炎，副鼻腔炎などの原因菌となることもある．
● 本来，菌の存在しない血液や髄液，関節液などの無菌部位に本菌を認めた場合は，侵襲性髄膜炎菌性感染症と診断され，感染症法では五類感染症（全数把握疾患）に指定されている．

病因
　本菌はグラム陰性双球菌で，ヒトの鼻咽腔に生息する．乾燥や低温に弱く，ヒト以外の自然環境下では生存できない．わが国の保菌率は約 0.4 ％程度と推測されており，海外の 5〜20 ％と比較すると少なく，わが国での髄膜炎菌感染症が少ない理由の一つと考えられる．莢膜多糖体（ポリサッカライド）抗原により少なくとも 13 種の血清型に分けられ，臨床的には A, B, C, W-135 および Y 型は侵襲性病変に進展しやすく，重要である．

病態生理
　鼻咽腔の保菌者からの飛沫感染や直接的な口腔の接触によって伝播され，健康保菌者が最も重要な感染源となっている．通常は 2〜3 か月で自然に除菌されるか鼻咽腔に定着して保菌者となるが，抗体がない場合は容易に侵襲，発病するため若年発症が多い．新生児は母体から受け継いだ抗体をもち，その後，抗体価が低くなり加齢とともに獲得免疫ができるため，6〜12 か月の乳児と 10 歳代後半〜20 歳代前半にかけての二峰性のピークがある．流行地への渡航，集団生活や補体欠損症（特に C5〜C9），プロテイン C，プロテイン S 欠損症，無脾症，IgM 欠損症や免疫抑制患者，HIV 感染症などが感染のハイリスク者である．

症候
①**髄膜炎菌性髄膜炎**（meningococcal meningitis, epidemic cerebrospinal meningitis）：発病する場合には気道粘膜を介して血中に侵入し，悪寒戦慄を伴った高熱や皮膚，粘膜における出血斑，関節炎などの症状を呈する菌血症から，頭痛，悪心，精神症状，髄膜刺激症状（項部硬直，Kernig 徴候，Brudzinski 徴候など）の主症状を呈する髄膜炎に発展する．潜伏期は 1〜10 日（一般的には 4 日以下）で，適切に抗菌薬が投与されれば多くの場合は治癒するが，難聴，神経学的障害，皮膚瘢痕などの後遺症を残すことがある．

②**髄膜炎菌性菌血症**（meningococcal bacteremia），**Waterhouse-Friderichsen 症候群**：明らかな髄膜炎症状がなくても菌血症や敗血症を起こし，皮膚や粘膜に出血斑を伴いショック症状と播種性血管内凝固（disseminated intravascular coagulation：DIC），多臓器不全によって数時間から 1〜2 日以内に死亡する劇症型を示すことがある．Waterhouse-Friderichsen 症候群は，全身性髄膜炎菌感染者の 10〜20 ％にみられ，副腎の出血壊死による急性副腎不全の病態である．

③**その他**：髄膜炎菌性肺炎（meningococcal pneumonia），咽頭炎，尿道炎などが髄膜炎とは無関係に起こることがある．

診断
　髄液，血液，出血斑など無菌部位から本菌を検出する．検鏡上，好中球の内外にグラム陰性双球菌を証明し，血液寒天培地などで炭酸ガス培養を行う．グラム染色ではモラクセラとの鑑別が必要となるが，本菌は血液寒天培地でやや発育不良であること，莢膜を形成するため半透明で粘稠なコロニーとなることなどから鑑別される．また，菌の同定まで数日間かかるため，緊急時は抗菌薬投与を先行させる．髄液や血液からラテックス凝集反応により迅速に抗原を検出する方法もある．英国や欧州の一部では，血清型特異 PCR 法が使用されている．

　DIC 合併例は血小板減少，凝固能低下，髄膜炎は髄液所見（圧上昇，混濁，多核白血球増加，蛋白量増加，糖低下，Cl 低下）から診断する．

治療
　全身状態により敗血症性ショックの治療と髄膜炎重症例では脳圧亢進に対する治療を優先して行う．髄膜炎菌疑いに対する経験的治療では，広域セファロスポリン系抗菌薬のセフォタキシムやセフトリアキソンが使用され，微生物学的診断がついた後はペニシリン系（ペニシリン G やアンピシリン）や広域セファロスポリン系（セフォタキシムあるいはセフトリアキソン）抗菌薬が推奨される．ペニシリン耐性の報告地域からの旅行者に対しては，セフォタキシムやセフトリアキソン，クロラムフェニコールが推奨される．

予防
　二次感染による感染の拡大に十分な注意が必要であり，侵襲性感染症患者との濃厚接触者の予防内服は可能であれば 24 時間以内に開始すべきである．抗菌薬はリファンピシンやシプロフロキサシンなどが推奨さ

れている．また，髄膜炎流行地へ渡航する者や侵襲性髄膜炎菌感染症ハイリスク者では髄膜炎菌ワクチン接種が推奨されており，わが国でも2015年に4価髄膜炎菌ワクチン（メナクトラ®）が販売され使用できるようになった．

（安田ちえ，門田淳一）

●文献

1) 国立感染症研究所：侵襲性髄膜炎菌感染症2005年～2013年10月．IASR 2013；34：361．
2) Cohn AC, et al：Prevention and control of meningococcal disease：recommendations of the Advisory Committee on Immunization Practices（ACIP）．MMWR Recomm Rep. 2013；62（RR-2）：1．
3) Mandell GL, et al（eds）：Principles and Practice of Infection Disease, 8th edition. New York：Churchill Livingstone；2015．

淋菌感染症　gonorrheal infection

概念・病因

- 淋菌（*Neisseria gonorrhoeae*）による尿道・性器の化膿性疾患で，性感染症（sexually transmitted disease：STD）である．
- 感染症法では，五類感染症（定点把握疾患）に指定されている．
- 淋菌はグラム陰性の腎臓形をした双球菌である（❽）．
- 髄膜炎菌と同じく死滅しやすく，炭酸ガス培養で発酵する．
- 血清型は国際的に認められたものはなく，髄膜炎菌と共通抗原をもつ．

病態生理

淋菌の菌体表層にある線毛（fimbria）が上皮細胞への付着因子となって感染し，発症する．免疫の成立は弱く，何回でも再感染が起こる．性交により感染が成立し，女児の入浴感染，産道感染による新生児膿漏眼（blennorrhea neonatorum），子宮頸管炎，腟炎，骨盤内感染症（pelvic inflammatory disease：PID），異常性行為による淋菌性咽頭炎，直腸炎，さらに菌血症，関節炎，皮膚粘膜発疹を起こすことがある．

症候

尿道炎

潜伏期間は，典型的には2～5日であるが，1～10日またはそれ以上の場合もある．主な症状は，頻尿を伴わない尿道分泌物，排尿障害である．分泌物は，初期は乏しく，粘性であるが1日または2日以内に膿性になる．非淋菌性尿道炎と比較すると，淋菌の潜伏期

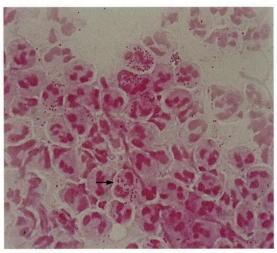

❽ 淋菌（尿道分泌物のグラム染色所見）

間はより短く，排尿障害はより顕著であり，分泌物は多く，膿性であることが多い．しかし，例外も多く，男性のほんの一部は無症候性のままであり，尿道炎の徴候がない．未治療の場合でも，大部分の症例は数週間にわたって自然に改善する．急性精巣上体炎は尿道炎の最も一般的な合併症であるが，まれである．その他の合併症として，尿道周囲膿瘍，急性前立腺炎，精液性膀胱炎，尿道狭窄などがある．女性では子宮頸部が侵され，次いで尿道炎，バルトリン腺炎，子宮内膜炎，付属器炎を起こし不妊の原因となる．男性よりも症状は軽く，感染源となりやすい．*Chlamydia trachomatis* と混合感染していることがある．

直腸炎

N. gonorrhoeae は，女性の40％程度で直腸から分離され，男性間性交渉者からも同頻度で分離される．直腸炎は通常無症状であるが，一部で肛門周囲の瘙痒，出血を呈する．肛門鏡検査では滲出液や直腸粘膜の炎症変化が明らかになるが，*Chlamydia trachomatis*，単純ヘルペスウイルス，または他の病原体による感染でも同様の所見を呈する．

播種性淋菌感染症

N. gonorrhoeae の全身播種によって生じ，発熱，皮疹，腱鞘炎，非対称性多関節炎を呈する bacteremic stage から，その後，化膿性関節炎を呈する septic joint stage に移行する．菌血症はしばしば間欠的であるため播種性淋菌感染症を疑った場合は，少なくとも3セット以上の血液培養採取が望ましい．播種性淋菌感染症の鑑別は髄膜炎菌菌血症，敗血症性関節炎，反応性関節炎があげられる．

診断・鑑別診断

尿道分泌物をメチレンブルー単染色にて検鏡し，多核白血球の内外に双球菌を認めれば，まず間違いない．

蛍光抗体法でも確かめられるが，確定には菌の分離・同定が必要である．

鑑別すべき疾患として，クラミジア，マイコプラズマ，ウレアプラズマ，トリコモナス，ヘルペスウイルスなどによる非淋菌性尿道炎があげられる．

治療

ペニシリン耐性菌（ペニシリナーゼ産生淋菌〈penicillinase producing *Neisseria gonorrhoeae*：PPNG〉），さらにテトラサイクリン系，ニューキノロン系抗菌薬耐性菌が増加している．耐性菌には第三世代セフェム系抗菌薬のセフトリアキソンが有効である．性交は禁止する．

予防

性交時にはコンドームを使用するよう指導する．ワクチンはない．

モラクセラ感染症 moraxella infection

概念・病因

- *Moraxella catarrhalis* は，ヒトの上気道に常在する偏性好気性グラム陰性球菌である．
- 直径 1.0 μm 前後の腎臓形の双球菌であり，グラム染色では *Neisseria* 属と区別できない（❾）．鞭毛をもたず，芽胞，莢膜を形成しない．オキシダーゼ試験陽性，カタラーゼ試験陽性である．
- ヒトのみから分離される．定着の頻度は年齢に大きく依存している．健常成人の上気道の定着は約 1〜5 ％である．一方，幼児期の鼻咽頭への定着は一般的である．
- *M. catarrhalis* を含む中耳の病原体による鼻咽頭の定着は中耳炎と関連し，早期の定着は再発性中耳炎の危険因子である．中耳炎の子どもは，健康な子どもと比較して高率に *M. catarrhalis* が定着している．
- 慢性閉塞性肺疾患（chronic obstructive pulmonary disease：COPD）を有する成人の喀痰から分離されるが，その約 50 ％は COPD の増悪と関連している．

病態生理

小児および成人において粘膜感染を引き起こす．感染を起こす重要なステップは，*M. catarrhalis* の上皮細胞への付着である．上皮細胞表面への付着に加えて，上皮細胞内にも存在し，宿主細胞に侵入する．

中耳炎の場合，鼻咽頭から耳管を経由して中耳に広がり炎症を起こす．

病巣での白血球遊走を促し，強い炎症像が見られる．そのため滲出液は強い膿性となる．粘膜における滲出性炎症と粘液の分泌亢進を伴うが，粘膜組織の破壊は伴わない．

症候

中耳炎

約 80 ％の子どもが 3 歳までに少なくとも 1 回の急性中耳炎のエピソードを経験する．反復性中耳炎は言語および言語発達の遅延に関連する．*Haemophilus influenzae*，*Streptococcus pneumoniae*，*M. catarrhalis* は急性中耳炎の主な原因菌である．急性中耳炎の約 15〜20 ％が *M. catarrhalis* によって引き起こされる．

COPD 患者の下気道感染

M. catarrhalis は，COPD 増悪の原因の約 10 ％を占める．COPD 増悪の臨床症状は，*H. influenzae* のような他の細菌と同様に，安定期の症状と比較して，咳および喀痰の増加，喀痰の膿性化および喘息の増加を伴う．

高齢者の肺炎

本菌による肺炎を呈するほとんどの高齢患者は，COPD，うっ血性心不全，および糖尿病などの基礎疾患を有する．劇症な肺炎はまれである．

副鼻腔炎

M. catarrhalis は，成人および小児における副鼻腔炎の原因である *H. influenzae* および *S. pneumoniae* に次いで 3 番目に多い原因菌である．

菌血症

菌血症はまれである．臨床症状の程度はさまざまであり，新生児から高齢者まで，あらゆる年齢層で報告されている．ほとんどの患者は呼吸器感染症の臨床的証拠を有する．多くの乳児は免疫正常であるが，ほとんどの成人は心・肺疾患，悪性腫瘍といった基礎疾患を呈することが多い．死亡率は 21 ％と報告されている．

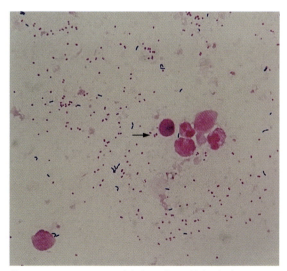

❾ *Moraxella catarrhalis*（喀痰のグラム染色所見）

診断・鑑別診断

　M. catarrhalis は，寒天培地で 24 時間培養させた後，Neisseria 属と区別することは困難であるが，48 時間培養で M. catarrhalis のコロニーは Neisseria 属よりも大きく，ピンク色を帯びる傾向がある．さらに，M. catarrhalis のコロニーは，押されたときに寒天培地の表面に沿ってスライドする hockey puck sign を呈することで鑑別できる．
　鑑別すべき感染症として，肺炎球菌，インフルエンザ菌による感染症があげられる．

治療

　90％以上の株が β-ラクタマーゼ産生菌であるため，ペニシリン系薬，第一世代セフェム系薬は耐性である．またバンコマイシン，クリンダマイシンにも耐性である．クラブラン酸やスルバクタムなどの β-ラクタマーゼ阻害薬配合ペニシリン系薬，フルオロキノロン・マクロライド・テトラサイクリン系薬などの多くの抗菌薬に感受性を示す．

予防

　ワクチンはない．COPD の増悪，中耳炎を含む M. catarrhalis 感染症を予防するためのワクチン開発が進められている．

リステリア感染症 listerial infection

概念

- Listeria spp. は全 7 種であるが，ヒトへの病原性をもつものは Listeria monocytogenes にほぼ限られる．
- Listeria monocytogenes による人畜共通感染症である．
- 髄膜炎が最も多く，敗血症，脳炎，妊婦では子宮内感染による胎児敗血症，流産を起こす．
- 細胞性免疫能が低下した免疫不全者（immunocompromised host），高齢者での発症が多い．

病因

　グラム陽性の短桿菌（⑩）で鞭毛をもち，活発な運動をする細胞内寄生菌である．芽胞を形成せず，カタラーゼ試験陽性，オキシダーゼ試験陰性で，血液寒天培地に発育し β 溶血を示す．自然界に広く分布し，ウシ，ブタなどの家畜が保菌する．ヒトの腸管にも無症候性に保菌していることがある．ヒトに感染する L. monocytogenes の血清型は 1a，1b，4b 型で 90％以上を占める．

感染経路

　L. monocytogenes に汚染されたチーズ，肉類，野菜などの食物の摂取による．家畜との接触は必ずしも明らかでないことが多い．

症候

　髄膜炎，菌血症が多い病型である．周産期リステリア症では，胎児敗血症性肉芽腫（granulomatosis infantiseptica），流産などを起こす．

髄膜炎

　新生児，乳児，免疫不全者に発症することが多い．新生児髄膜炎の三大原因菌の一つである．50 歳以上の細菌性髄膜炎の原因として肺炎球菌に次いで多い．悪性リンパ腫，固形臓器移植，ステロイド，免疫抑制薬投与中の患者における細菌性髄膜炎では最も common である．細菌性髄膜炎と同様の臨床症状を呈する．急激に始まる発熱，嘔吐，頭痛，Kernig 徴候，項部硬直などの髄膜刺激症状を呈する．血液培養は 50～75％で陽性となり，敗血症を伴うことがある．

大脳炎

　脳実質に血行性に直接浸潤し発症するが，まれである．発熱，頭痛，片麻痺を呈するため脳梗塞様の症状を呈する．

脳膿瘍

　中枢神経感染症の 10％を占める．視床，橋，延髄の皮質下に生じるのが一般的であるため，通常の細菌性脳膿瘍とは部位が異なる．

脳幹脳炎

　通常，健常成人に生じる．40％で呼吸不全を認める．予後不良である．

菌血症

　高齢者，癌，肝硬変，悪性リンパ腫，膠原病などの基礎疾患をもつ患者に日和見感染として起こる．髄膜炎を併発することがある．感染源は不明のことが多い．臨床症状は，ほかの原因菌に起因する菌血症と類似しており，典型的には発熱および筋肉痛がみられる．また，前駆症状として下痢や悪心が生じうる．

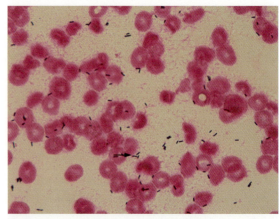

⑩ Listeria monocytogenes（血液培養検体のグラム染色所見）

周産期における感染
①妊婦リステリア症：無症状のことが多い．発熱，悪寒，倦怠感，背部痛を訴えることがある．ほとんどは自然軽快する．
②胎児リステリア症：母親から胎盤を介して感染すると膿瘍または肉芽腫が肝，脾，肺，腎，脳などに形成され（胎児敗血症性肉芽腫），流産，死産となる．
③新生児リステリア症：分娩時に感染すると，新生児は髄膜炎を起こす．

診断・鑑別診断
　確定診断は髄液，血液，母親の腟分泌物，臍帯血などから菌を分離する．妊婦リステリア症はインフルエンザ，腎盂腎炎など，髄膜炎は他の細菌性髄膜炎，新生児リステリア症はＢ群レンサ球菌感染症との鑑別が重要である．

治療
　抗菌薬はアンピシリンが第一選択薬である．通常，アンピシリンとアミノグリコシド系の併用療法が2〜6週間行われる．ペニシリンアレルギー例ではＳＴ合剤も有用である．

予後
　妊婦リステリア症は流産，死産をきたす．胎児リステリア症の予後は悪いが，新生児，成人リステリア症では適切な抗菌薬療法により治癒可能である．

　　　　　　　　　　　　　　（橋本武博，門田淳一）

● 文献
1) Mandell GL, et al: Principles and Practice of Infectious Diseases, 8th edition. New York: Churchill Livingstone; 2014.

ジフテリア　diphtheria

概念
- ジフテリアは通性嫌気性グラム陽性桿菌である *Corynebacterium diphtheriae* の感染に起因する疾患であり，飛沫感染としてヒト-ヒト間を伝播する．
- 小児における偽膜形成性の咽喉頭炎が代表的な病型であるが，その他，扁桃，鼻，中耳，皮膚，外陰部などにも多彩な病変を形成しうることが知られている．感染症法上は二類感染症に区分されている．
- ジフテリアは典型的な外毒素であるジフテリア毒素を産生する．本毒素は約58 kDaの易熱性蛋白であり，宿主細胞内にとり込まれて真核細胞の蛋白合成にとって必須なEF-2（ペプチド伸長因子）を失活させることによって強い細胞毒性を発揮する．本毒素は特に心筋や神経細胞への障害性が強いため，重症例では心筋障害や神経障害などの遠隔合併症をきたす場合がある．

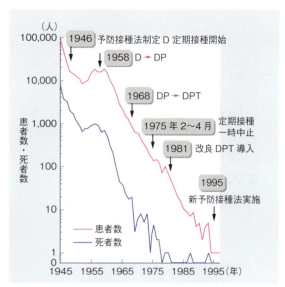

⓫ 国内におけるジフテリア発症状況の年次推移
（国立感染症研究所ホームページより．）

疫学
　国内におけるジフテリア届出患者数は，戦後すぐには年間8万件を超えていたが，その後のDPTワクチン（ジフテリア，破傷風，百日咳）の普及により患者数が激減し，21世紀になってから国内発症例は報告されていない（⓫）．一方でロシアや東南アジアなどでは，ジフテリアの流行は今なおコントロールされていない．なお近年，国内においては類縁菌種である *Corynebacterium ulcerans* の感染によりジフテリア様の症状を呈した症例が散発的に報告されている．家畜や愛玩動物に由来すると考えられる感染例が多く，死亡例も報告されていることから注意が必要である．

臨床症状
　潜伏期間は2〜5日間，病原体曝露後の顕性発症率は10％程度とされている．発熱，咽頭痛，頸部リンパ節腫大などの初期症状に続いて菌が咽頭・扁桃の粘膜面で増殖してフィブリン・白血球・表在上皮細胞・細菌からなる偽膜を形成する．ジフテリアによる偽膜は他の菌によるものとは違って下層の組織と付着しており，とり除こうとすると出血する場合が多い．古典的な重症例では下顎部から頸部にかけて顕著な浮腫やリンパ節腫大を伴う場合があり，bullneck 徴候と呼ばれている．
　病変が下気道まで及べば嗄声，喘鳴，呼吸困難感などを伴うようになる．重症例では上述したように毒素による神経症状や心筋障害を併発する可能性がある．心筋炎，不整脈，心不全などの心筋障害は急性期のみ

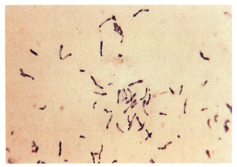

⑫ ジフテリア菌
メチレンブルー染色で異染小体が観察される．
（米国疾病予防対策センターホームページより：）

でなく回復期以降（4～6週間後）にも出現する可能性があり，本症の予後因子として重要である．死亡率は5～10％とされる．

診断

急性期の感染病巣からの病原菌の分離が最も重要である．検体のグラム染色で疑わしいグラム陽性桿菌が確認されたら異染小体染色などを追加するとともにLöffler培地など特殊培地を用いて分離培養を試みる（⑫）．抗毒素抗体価の測定は，個々の症例における急性感染の診断には不向きであり，主としてワクチン効果の評価などの疫学的評価に用いられる．

治療

ジフテリア菌にはペニシリン系，マクロライド系などの抗菌薬が有効であるが，産生された毒素には効果がないため，ジフテリアの急性期には抗菌薬投与と並行してウマ由来の抗毒素血清の大量投与が併用される．

予防

ジフテリアトキソイド（無毒化した毒素）を含むDPTワクチンがきわめて有効であり，世界各地において乳幼児を中心とした接種キャンペーンが進められている．院内感染対策上は飛沫感染対策をとる必要がある．

炭疽 anthrax

概念

- 炭疽はグラム陽性の好気性有芽胞桿菌 Bacillus anthracis に起因する動物由来感染症である．
- 土壌中では抵抗性の高い芽胞形態をとって数十年以上も休眠状態で生存するが，長雨などで環境が整うと地表近くの泥中で発芽して栄養型に変化する．
- 本菌が偶然に動物の体内にとり込まれることにより家畜を中心とした動物の炭疽が発生する．ヒトの炭疽菌感受性は比較的低く，動物により増幅されることなく土壌からヒトへの直接感染が成立することはない．
- 感染症法上は四類感染症に区分されている．

疫学

炭疽は世界中に広く分布しているが，特にトルコ～パキスタン間が炭疽ベルトと呼ばれる好発地帯であり，ヒトの炭疽が年間数百例発症している．ヒトの患者が発生するのは家畜の管理水準の不十分な発展途上国が中心となっており，また患者背景は畜産関連業者などの職業的曝露が大多数を占めている．

日本国内では1965年に岩手県で起こった集団発症が有名であり，20人の皮膚炭疽および腸炭疽患者が発症したが全例が救命できている．近年は患者数が激減し，1994年に東京と宮城で1例ずつ発症したのが最後の国内報告例となっている．家畜の炭疽もやはり近年では報告数が激減しており，2000年に宮崎でウシ1頭の発症が報告されたのが最後となっている．

臨床症状

ヒトにおける炭疽の病型は皮膚炭疽，腸炭疽および肺炭疽に大別される（⑬）．自然発症の炭疽症例のうち95％は予後良好な皮膚炭疽であり，肺炭疽症例はきわめてまれにしか報告されない．これに対してバイオテロとしての炭疽菌曝露の場合には，肺に吸入しやすい形に加工された芽胞が散布されるため，自然感染時にはまれな肺炭疽患者が一度に多発する可能性が高い．

皮膚炭疽

皮膚炭疽は，炭疽菌が皮膚の創部から侵入することにより発症する．潜伏期間は通常数日間程度．好発部位は顔面や前腕，手などの皮膚露出部位である．小発疹から始まって無痛性，非化膿性の水疱を形成し，続いて黒色痂皮を伴う潰瘍に移行するが，順調にいけば2週間弱の経過で治癒に至る（⑭）．

腸炭疽

腸炭疽は汚染された肉類，乳製品，水などの摂取後1週間程度の潜伏期間を経て発症し，主病巣の違いによって腸管感染型と咽頭感染型とに区分される．

肺炭疽

肺炭疽は患者が芽胞形態の炭疽菌を大量に経気道吸入することにより発症する．曝露後の潜伏期間は通常1～7日程度であるが菌量や生体側の条件によっても異なり，2か月近く経過してから発症する危険性もあることが動物実験により示されている．

肺炭疽の初発症状は，頭痛，筋肉痛，倦怠感，発熱などインフルエンザ様症状が中心となる．肺は主病巣というよりは炭疽菌の血中への侵入門戸であり，胸部X線像は肺炎像よりも縦隔リンパ節炎に伴う縦隔陰影

⓭ ヒト炭疽の一般的な病型と予後

		皮膚炭疽	腸炭疽	肺炭疽
発症頻度		95％以上	まれ	まれ
侵入門戸		皮膚の創部	汚染物の経口摂取	芽胞の経気道吸入
潜伏期間		1～7日	1～7日	1～60日（幅が大きい）
主症状		無痛性膿疱	嘔吐，発熱，腹水	インフルエンザ様症状
		黒色痂皮	吐血，下血	突然のショック，昏睡
		周囲の浮腫	嚥下障害（咽頭型）	多臓器不全
死亡率	（治療なし）	20％	20～50％	90％以上
	（治療あり）	1％	？	45％（米国バイオテロ関連症例）

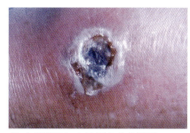

⓮ 皮膚炭疽による黒色痂皮所見
（米国疾病予防対策センターホームページより．）

の拡大や続発性の胸水貯留が主体となる．続いて全身感染による敗血症および多臓器障害をきたして急速に患者の全身状態が悪化する．肺炭疽の死亡率はこれまで90％以上と考えられてきたが，米国の炭疽菌テロ事件では，肺炭疽発症者のうち過半数が救命できている．

【診断】
臨床材料からの菌の分離培養が最も重要であり，病型に応じて血液，皮膚の水疱，リンパ節や腹水，髄液などの検体を採取する．培養は各種検体から施行可能であるが，肺炭疽の場合は喀痰から菌が検出できる可能性は乏しく，必ず血液培養を併用することが重要である．

【治療】
早期からの積極的な抗菌薬投与および急性期の全身管理が重要である．一般にセフェム系を除く多くの抗菌薬が感受性を有している．ペニシリン耐性株はまれにしか報告されていないが，炭疽菌はペニシリナーゼ遺伝子（非活性）を保有しており耐性菌を誘導する可能性があること，またバイオテロ時などには意図的にペニシリン耐性株が使用される危険があることから，すくなくとも初期投与時はペニシリン系薬の単剤投与は避けるべきである．重症例ではキノロン系薬またはカルバペネム系薬と蛋白合成阻害薬（クリンダマイシン，ドキシサイクリン，リネゾリドなど）の併用が初期選択薬として推奨されている．

また総投薬期間としては，薬剤の種類によらず60日間は継続する．

【予防】
海外では不活化ワクチンや生ワクチンが実用化されているが，副作用が強く，使用機会はもっぱらバイオテロ対策としての軍隊での接種などが中心となっている．

大腸菌感染症
infection due to *Escherichia coli*

【概念】
- 大腸菌（*Escherichia coli*）は，ヒトの腸管内常在細菌叢を構成する最も普遍的な細菌であり，細菌学的には腸内細菌科の通性嫌気性グラム陰性桿菌に区分される．
- 排泄物などを介してヒト周囲の土壌や水系環境にも広く分布する．
- 大多数の大腸菌は腸管内では特に病原性を発揮することはないが，腸管外においては尿路，胆道，婦人科領域感染症，あるいは敗血症などの主要な起炎菌となる．一方では，特定の病原性因子を獲得してもっぱら腸管感染症の原因となる大腸菌群はいわゆる下痢原性大腸菌としてとり扱われており，一般的な大腸菌感染症とは病型も管理方針も異なってくる（⓯）．これらのなかで腸管出血性大腸菌感染症は三類感染症に指定されている．

【臨床症状】
大腸菌は健常人に発症する単純性尿路感染症の起炎菌として80％以上を占めている．また，胆道内感染症や腹腔内膿瘍，婦人科感染症，敗血症などに関しても単独で，あるいは混合感染として高頻度に分離される（⓰）．また，乳児期においては髄膜炎の起炎菌としても重要である．下気道感染症の起炎菌となる頻度は高くないが，胃切除後，高齢，免疫不全などの背景を有する症例では時に肺炎を惹起する場合がある．ただし高齢，抗菌薬頻回投与などの背景がある患者では口腔内から無症候性に大腸菌などの腸内細菌が分離されることはまれではない．したがって，抗菌薬投与の判断は喀痰培養結果だけでなく喀痰グラム染色所見（⓱）も踏まえて十分慎重に判断する必要がある．診断に際しては，本菌を含む腸内細菌群に関しては血液培養，病巣の穿刺などを含む各種培養を確実に施行して菌を分離することが重要である．

❶⑤ 下痢原性大腸菌の分類

	作用機序	疫学	特徴など
腸管病原性大腸菌 (enteropathogenic E. coli : EPEC)	上皮細胞に菌が接着	中南米など	小児が罹患しやすい
腸管侵入性大腸菌 (enteroinvasive E. coli : EIEC)	菌が上皮細胞内に侵入	旅行者下痢症	赤痢に近い病型
腸管毒素原性大腸菌 (enterotoxigenic E. coli : ETEC)	菌が下痢誘発毒素を産生	国内では最多	コレラに近い病型
腸管出血性大腸菌 (enterohemorrhagic E. coli : EHEC)	ベロ毒素を産生	三類感染症	重症化しやすい
腸管凝集接着性大腸菌 (enteroaggregative E. coli : EAggEC)	接着後に毒素産生	国内報告例はまれ	水様下痢が主体

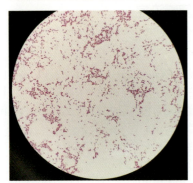

⓰ 尿路から分離された E. coli のグラム染色所見
形態から他の腸内細菌と判別することは困難である.

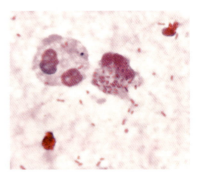

⓱ 大腸菌肺炎症例の喀痰グラム染色所見
グラム陰性桿菌の食菌像が観察される.

治療

ペニシリナーゼ産生菌の頻度が高いことから, セフェム系抗菌薬が使用される場合が多い. ただし, 近年では多剤耐性の ESBL (extended-spectrum β-lactamase : 基質拡張型 β-ラクタマーゼ) 産生株が国内施設でも確実に増加し, 院外環境にも広く拡散していることに留意する必要がある. また, 長らく尿路感染症の外来治療時に頻用されてきたキノロン系薬に関しても, 近年では耐性菌が急増して大きな問題となっている.

クレブシエラ感染症 klebsiella infection

概念

- クレブシエラは腸内細菌科で非運動性の通性嫌気性グラム陰性桿菌であり, 臨床検体から分離されて病原性が問題となるのは多くが肺炎桿菌 (*Klebsiella pneumoniae*) であるが, 時に *K. oxytoca* も免疫不全宿主などの感染が問題となることがある.
- 肺炎桿菌は腸内細菌科のなかでも強い病原性を有する菌種であり, 高齢者や免疫不全患者の敗血症, 尿路感染症, 腹腔内感染症, 頭頸部感染症, 下気道感染症などの原因菌として重要である.
- 形態的にはやや太くて短いグラム陰性の菌体周囲に厚い多糖体莢膜を伴った特徴的な像を呈することから, ほかの腸内細菌との判別は比較的容易である (⓲).

臨床症状

肺炎桿菌は, アルコール多飲者や糖尿病などの背景を有する症例においては時に劇症型の市中肺炎や肺膿瘍, 膿胸などを引き起こすことが知られている. 劇症型クレブシエラ肺炎は急速進行性の大葉性肺炎として発症し, 典型例の胸部 X 線所見として緊満性の病変部によって葉間胸膜が圧排される像 (bulging fissure sign) が知られている. 肺膿瘍や膿胸の併発率も高く, 予後は不良である (⓳).

そのほか複雑性尿路感染症, 胆道感染症, 膿瘍形成性疾患などでも重要性の高い菌であるが, 本菌感染症が他菌と比較して急速に増悪して膿瘍形成を起こしやすい理由としては, 強力な病原性因子である莢膜の存在が重要と考えられている. 特に hypervicosity phenotype とも呼ばれる一部の菌群は急速に増悪する肝膿瘍などからの分離率が高く, 国内報告は少ないもの

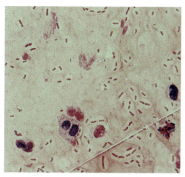

⑱ クレブシエラ肺炎症例の喀痰グラム染色所見

特徴的な莢膜を伴った太くて短いグラム陰性桿菌が多数観察される.

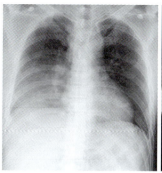

a. 菌血症例の胸部X線所見

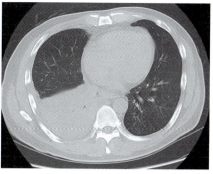

b. 胸部CT所見. 右肺下葉に非常に濃厚な浸潤影を認める.

⑲ 重症クレブシエラ肺炎症例の画像所見（東日本大震災時の溺水関連肺炎症例，40歳代，男性）

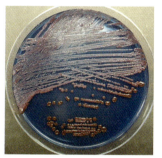

⑳ *S. marcescens* の赤色調を呈した菌コロニー

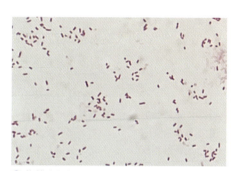

㉑ 分離された *S. marcescens* のグラム染色所見

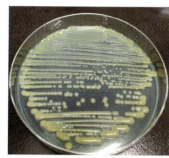

㉒ *E. aerogenes* の分離培地上の菌コロニー

の台湾では分離頻度が20％程度とかなり高率であることが知られている.

治療

本菌は染色体性にペニシリナーゼを産生するためペニシリンおよび第一世代セファロスポリン薬は有効性が乏しく，第二世代以降のセファロスポリン薬やβ-ラクタマーゼ阻害薬の配合剤が一般的に用いられる.問題となるESBL産生菌の分離頻度は欧州などでは10％を超えている国が多く，カルバペネム系薬を含む多剤耐性菌の比率も高いが，今のところ国内においてはまだ1〜2％程度にとどまっている.

セラチア感染症 Serratia marcescens infection, エンテロバクター感染症 Enterobacter infection

セラチア感染症

概念

- セラチア（*Serratia*）属は，腸内細菌科の通性嫌気性グラム陰性桿菌であり数菌種から構成されているが，ヒトへの病原性を発揮するのはほぼ *S. marcescens* のみである.
- 本菌は腸管内常在菌ではあるが土壌，水中などの自然環境にも広く分布している. 患者の周囲の病院内環境にも定着しやすい菌であり，特に湿潤環境においては長期生存するため，時に集団感染が問題となる. 作り置いた輸液製剤，気管支ファイバースコープ，酒精綿，消毒剤などを介したアウトブレイクがこれまで報告されている.
- コロニーは赤色を呈することで有名であるが（⑳），近年では赤色色素を産生しない菌株のほうが優位となっている.

臨床症状

S. marcescens は典型的な日和見病原菌であり，主に入院中の高齢者や免疫能低下症例における院内肺炎，複雑性尿路感染症，血管カテーテル感染，菌血症などの原因菌となる（㉑）.

治療

本菌は大部分がβ-ラクタマーゼを産生するためペニシリン系や第一世代セフェム系薬には耐性であり，治療に際しては第三世代セフェム系薬が用いられてきた. 近年ではさらに多剤耐性化が進行しており，第四世代セフェム系，キノロン系，カルバペネム系薬など

❷❸ *P. mirabilis* と *P. vulgaris*

	P. mirabilis	*P. vulgaris*
インドール産生	陰性	陽性
ウレアーゼ産生	陽性	陽性
原因菌頻度	高頻度	比較的低頻度
抗菌薬感受性	ESBL産生菌急増	一部が染色体性にβ-ラクタマーゼ産生
Weil-Felix反応 つつが虫病	OXK	
発疹チフス		OX19
紅斑熱		OX2

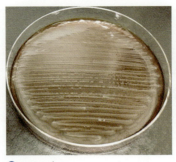

❷❹ swarming
培地表層全体に *P. mirabilis* が遊走，拡散している．

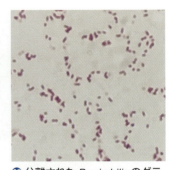

❷❺ 分離された *P. mirabilis* のグラム染色所見
中型の菌で，両端がやや濃染してみえる．

を実際の分離菌の感受性を参考にしつつ適切に投与する必要がある．

エンテロバクター感染症

概念

エンテロバクター（*Enterobacter*）属はクレブシエラに近縁の腸内細菌科のグラム陰性桿菌であり腸管内のほか河川，土壌，食品などからもしばしば検出される．臨床検体からの分離頻度が高いのは *E. aerogenes* および *E. cloacae* の2菌種である（❷❷）．なお *E. aerogenes* は正式には近年 *Klebsiella mobillis* に名称が変更となっているが，本文中では呼称変更直後であることから，従来の菌名区分を用いている．

臨床症状

健常人が感染を起こすことはほとんどないが，免疫機能低下例では内因性感染として尿路感染症，敗血症，肺炎，創部感染，深部膿瘍などさまざまな病態に関与する場合がある．

治療

両菌種とも染色体性にβ-ラクタマーゼを産生するため以前から多剤耐性を示す株が多かったが，近年ではカルバペネム耐性菌が増加しつつあり，国内で報告されるCRE（カルバペネム耐性腸内細菌科細菌：carbapenem-resistant Enterobacteriaceae）のうち過半数を両菌が占めているのが現状である．

プロテウス感染症
infection caused by *Proteus* species

概念

- プロテウス（*Proteus*）属は腸内細菌科の通性嫌気性グラム陰性桿菌であり，*P. mirabilis* と *P. vulgaris* の2菌種がヒトへの病原性を有している（❷❸）．
- ヒトの腸内細菌叢の構成菌種であるとともに土壌や下水中にも腐敗菌として広く分布している．
- 多数の鞭毛をもち運動性が高く，培地上では孤立した集落を形成せず周囲に遊走（swarming）する性質を有する．培地上での遊走の結果として，培地上の同時分離菌の回収が困難になる場合がある（❷❹）．
- コロニーは独特の臭気を呈する．また本菌群はウレアーゼを産生するため，尿路に定着した場合には尿素を分解してアンモニアを生成して尿をアルカリ化し，リン酸マグネシウムアンモニウムやリン酸炭酸カルシウムを析出させることによって感染性結石の形成を促進することが知られている．
- Weil-Felix反応は，近年臨床の現場ではあまり用いられないが，本菌群の特定の血清型の菌株がリケッチアと交叉抗原性を有して患者血清と反応して凝集を起こすことに由来した診断法であり，発疹チフスの患者血清は *P. vulgaris* OX19，紅斑熱は *P. vulgaris* OX2，つつが虫病は *P. mirabilis* OXK とそれぞれ反応する．

臨床症状

本菌群のヒトへの病原性は大腸菌やクレブシエラと比較するとやや劣り，主として日和見感染として複雑性尿路感染症，カテーテル感染，菌血症，創部感染や深部膿瘍などの原因となる（❷❺）．臨床検体のなかでは尿路からの分離頻度が高い．*P. mirabilis* のほうが *P. vulgaris* よりも感染の原因菌として分離される頻度が高く，前者が90％以上を占めていた，とする報告もある．高齢，カテーテル留置，尿路の通過障害，頻回の抗菌薬投与などが背景因子として重要である．カテーテル非留置例において本菌の感染を繰り返す場合は，尿路結石や神経因性膀胱などの背景疾患の存在が強く示唆される．また，*P. mirabilis* に関しては近年では院内環境よりもむしろ施設，往診管理患者からの分離例が急増しており，感染管理上大きな問題となりつつある．

治療

かつては本菌群の抗菌薬感受性はおおむね良好であり，*P. vulgaris* でセフェム系低感受性株がやや目立つ程度の状況だった．しかし近年になって，特に *P. mirabilis* において飛躍的に ESBL 産生菌が増加していることから，本菌分離例に遭遇した場合の抗菌薬の選択には注意が必要である．また再燃性の尿路感染症に関しては抗菌薬療法のみならずそれと並行して脱水を補正して十分な尿量を確保することも重要である．

（高橋　洋，渡辺　彰）

細菌性赤痢
shigellosis, bacillary dysentery

概念

● 細菌性赤痢は，赤痢菌（*Shigella* spp.）が大腸粘膜細胞に侵入し増殖することによる急性腸炎である．
● 赤痢菌は，1897 年に志賀潔が発見し，それに因んで *Shigella* と命名された．
● わが国での症例の多くは国外感染例である．
● 感染症法では，三類感染症であり，診断したら直ちに保健所へ届出を行う．

病因

赤痢菌は，腸内細菌科のグラム陰性桿菌であり，*Shigella dysenteriae*（A 群），*S. flexneri*（B 群），*S. boydii*（C 群），*S. sonnei*（D 群）の 4 菌種に分類される．菌に感染した患者の糞便や汚染された飲食物から経口で感染する．

赤痢菌は，胃酸に強く，少ない菌量（10〜100 個）で感染が成立する．腸管のマクロファージに貪食された後，周辺の上皮細胞に侵入して増殖する．大腸粘膜は炎症を生じて広範なびらんや潰瘍を形成し，粘血便をきたす．種々の毒素を産生するが，*S. dysenteriae* 1 が産生する志賀毒素は，腸管出血性大腸菌が産生するベロ毒素とほぼ同一である．

疫学

本症は世界的に分布し，特に熱帯・亜熱帯諸国では小児を中心にありふれた疾患であるが，わが国では近年減少し，2016 年には 121 例の報告であった．約 8 割は東南アジアなどの国外感染例であるが，国内の保育園や高齢者施設などの集団感染や食中毒もある．起因菌の約 8 割は *S. sonnei* であり，*S. flexneri* が続く．

臨床症状

潜伏期間は 1〜3 日間で，典型的な経過は，発熱，倦怠感や水様性下痢で始まり，腹痛，しぶり腹（テネスムスや裏急後重ともいわれ，頻回な腹痛を伴う便意があるが，排便がない状態）や膿粘血便が生じる．小児や高齢者は重症化しやすい．まれに反応性関節炎

（Reiter 症候群），中毒性巨大結腸症，腸管穿孔，敗血症や髄膜炎などの合併症を起こす．志賀毒素を産生する *S. dysenteriae* 1 による溶血性尿毒症症候群（hemolytic uremic syndrome：HUS）では，血栓性微小血管炎により溶血性貧血，血小板減少と急性腎不全を起こし，重篤な脳症を併発する．近年は *S. sonnei* による血便を認めない軽症例が多く，不顕性感染もみられる．

かつては小児に突然の高熱，意識障害やショックを生じて数日以内に死亡する疫痢という病態が存在した．

診断・治療・予後

診断は，食事内容，渡航歴や周りの有症状者などの病歴を参考に，糞便培養検査にて赤痢菌を検出する．

治療は，フルオロキノロン系薬またはホスホマイシンを 5 日間経口投与する．東南アジアを中心にフルオロキノロン系薬への耐性菌が増加しており，感受性に注意する．治療終了後 48 時間以降，24 時間以上の間隔で 2 回連続して便から菌が検出されなければ除菌とみなされる．

HUS や脳症が合併した重症例では，血液透析，抗けいれん薬や脳浮腫改善薬の投与などの厳重な全身管理を行う．

サルモネラ症 salmonellosis

概念

● サルモネラ症は，サルモネラ属菌（*Salmonella* spp.）による感染症である．チフス性サルモネラ症と非チフス性サルモネラ症に分類される．
● チフス性サルモネラ症は，*S. enteritica* Typhi（チフス菌）による腸チフス（typhoid fever）と *S. enteritica* Paratyphi A（パラチフス A 菌）によるパラチフス（paratyphoid fever）であり，全身感染症である．感染症法では，三類感染症であり，診断したら直ちに保健所へ届出を行う．
● 非チフス性サルモネラ症は，主に非チフス性の *S. enteritica* Enteritidis や *S. enteritica* Typhimurium によって急性腸炎を生じる疾患である．

病因

サルモネラ属菌は，腸内細菌科のグラム陰性桿菌で細胞内寄生菌である．細胞壁の O 抗原と鞭毛の H 抗原の組み合わせで 2,500 種以上の血清型がある．家畜の腸管内常在菌であり，ペットのイヌ，ネコ，カメにも感染している．菌に感染した患者，保菌者やペットの糞便や汚染された飲食物（生卵，肉類）から経口で感染する．

チフス菌とパラチフス A 菌は，腸管のパイエル板に侵入してマクロファージ内で増殖し，菌血症を起こ

す．さらに肝臓，脾臓や骨髄など全身の細網内皮系へ播種し，胆汁や腸管内へ至る．

非チフス性サルモネラは，回盲部や大腸の腸管上皮へ侵入し，腸炎を起こす．さらに菌血症を続発する．

疫学

チフス性サルモネラ症は，熱帯・亜熱帯諸国で蔓延しており，重要な感染症である．わが国では，2016年に腸チフスは52例，パラチフスは20例の報告があり，多くは南アジアなどの国外感染例である．この地域は，フルオロキノロン系抗菌薬に耐性菌が増加している．

非チフス性サルモネラ症は，最近の食中毒の報告患者数は年平均1,000人ほどであるが，実際の患者数は，はるかに多いと思われる．

臨床症状

腸チフス，パラチフス

潜伏期間は，5～21日間である．未治療の典型的な経過は，第1病週前半に39～40℃の階段状体温上昇があり，後半から三主徴とされる比較的徐脈（発熱の程度に比較して脈拍数が少ない状態），胸腹部のバラ疹（真皮の菌が形成する淡紅色の小丘疹）や脾腫がみられる．比較的徐脈がみられることは多いが，バラ疹を認めるのは10％以下である．下痢または便秘となる．第2病週には，40℃台の稽留熱や腹部膨満，意識障害や無欲状顔貌が認められる．腸管病変部では，リンパ組織が壊死し，痂皮を形成する．白血球減少・相対的リンパ球増多・好酸球消失がみられる．第3病週には，弛張熱となって次第に解熱する．腸管病変部では，痂皮が剥がれて潰瘍を形成し，腸出血や腸穿孔を起こしやすい．第4病週には解熱し，回復する．一般に，パラチフスは腸チフスより軽症である．

非チフス性サルモネラ症

8～48時間の潜伏期で急性腸炎が生じる．発熱，嘔吐，腹痛，下痢や血便がみられる．小児や高齢者は，重症化しやすい．経過中に菌血症を併発して，髄膜炎，心内膜炎，骨髄炎，関節炎，感染性動脈瘤などの多彩な腸管外病変を生じうる．繰り返す菌血症は，AIDS診断の指標となる．無症状の保菌者が存在し，胆石保有者に多く，感染源となる．

診断・治療・予後

診断は，食事内容，渡航歴や周りの有症状者などの病歴を参考に，チフス性サルモネラ症では血液，糞便，尿，骨髄から菌を検出する．検出感度は，骨髄が最も高い．血液検査では，肝逸脱酵素の上昇がみられる．Widal反応は，感度と特異度が低く，診断確定には有用でない．非チフス性サルモネラ症では，さらにペット接触歴の病歴も参考にして，糞便，血液から菌を検出する．

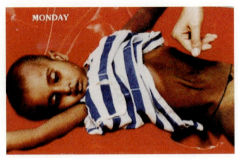

㉖ コレラ患者
激しい下痢で脱水に至り，眼が落ち込み頬がくぼむ，いわゆる「コレラ顔貌」を呈し，腹壁の皮膚をつまみ上げると元に戻らない"skin tenting"がみられる．
（国立感染症研究所ホームページより．）

チフス性サルモネラ症の治療には，必ず抗菌薬を投与する．フルオロキノロン系薬，第三世代セファロスポリン系薬を用いるが，南アジアを中心にフルオロキノロン系薬への耐性菌が増加しており，感受性に注意する．適切に治療されれば予後はよい．数％の患者が保菌者となる．

非チフス性サルモネラ症の治療には，脱水対策の補液を行い，中等症以上でフルオロキノロン系薬を投与する．

コレラ cholera

概念

- コレラは，血清型O1型およびO139型コレラ菌（*Vibrio cholerae*）のうち，コレラ毒素（cholera toxin：CT）を産生する菌による急性胃腸炎である．
- わが国での症例の多くは国外感染例である．
- 典型的症状は，CTによる激しい水様性下痢と著明な脱水である．
- 感染症法では，三類感染症であり，診断したら直ちに保健所へ届出を行う．

病因

コレラ菌は，コンマ状のグラム陰性桿菌である．O1型は古典型（アジア型）とエルトール型の2生物型，さらに，小川，稲葉，彦島の3血清型に分類される．菌に感染した患者の糞便や汚染された魚介類から経口で感染する．胃酸で殺菌されなかったコレラ菌が小腸粘膜に接着して増殖し，産出されたCTが粘膜細胞内のcAMP濃度を高めて電解質と水分の過分泌を促し，激しい下痢を起こす．

疫学

世界的には，1961年からのエルトール型の第7次流行が熱帯・亜熱帯諸国で続いており，重要な感染症

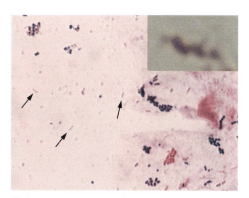

㉗ C. jejuni 腸炎の便塗抹鏡検像
下痢便の直接鏡検でみられた特徴的ならせん状の C. jejuni 菌体（矢印）．グラム染色，×1,000．右上図は，その拡大像．

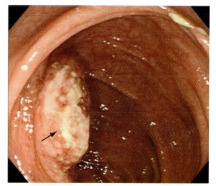

㉘ C. jejuni 腸炎の下部消化管内視鏡像
回盲弁上に特徴的な不整形の潰瘍（矢印）を認める．

である．わが国では年10例程の報告があり，ほとんどが国外感染例または輸入食品による食中毒である．

臨床症状

潜伏期間は1〜3日間で，典型的症状は1日で10 L以上に及ぶ「米のとぎ汁」様の激しい水様性下痢である．嘔吐を伴うが，腹痛は少なく，発熱や血便はない．重症例では脱水（㉖），電解質の喪失と代謝性アシドーシスが急速に進行し，皮膚のturgor（皮膚の張り）の低下，けいれん，意識障害やショックに至る．近年はエルトール型による軽症例が多いが，高齢者や胃切除者は重症化しやすい．不顕性感染もみられる．

診断・治療・予後

診断は，食事内容，渡航歴や周りの有症状者などの病歴を参考に，糞便培養検査にてコレラ菌を検出する．さらに，CT産生またはCT遺伝子を確認する．

治療は，脱水，電解質異常と代謝性アシドーシスの速やかな補正である．重症例では，乳酸リンゲル液の大量輸液を行う．その際は，低カリウム血症に注意し，適宜補正する．軽症例では，WHOは経口補液（oral rehydration solution：ORS）を推奨している．抗菌薬は，排菌期間を短縮させる．フルオロキノロン系薬またはドキシサイクリンを3日間経口投与する．適切に治療されれば予後はよい．

カンピロバクター感染症
Campylobacter infection

概念

- カンピロバクター感染症は，カンピロバクター属（*Campylobacter* spp.）菌による人獣共通感染症であり，*C. jejuni* と *C. coli* が急性腸炎を起こし，*C. fetus* は腸管外感染症を起こす．
- *C. jejuni* 感染後の Guillain-Barré 症候群に注意する．

病因

カンピロバクター属菌は，グラム陰性のらせん状桿菌であり，多くの動物の腸管に存在する．菌に感染した患者やペットの糞便や汚染された肉類から経口で感染する．*C. jejuni* はニワトリ，野鳥やウシの腸管内常在菌であり，*C. coli* はブタでの保菌率が高い．病原因子は不明だが，腸管粘膜への侵入機序が推測されており，主に腸管感染症を起こす．*C. fetus* は主に腸管外感染を起こす．

疫学

カンピロバクター属菌は，近年のわが国の細菌性食中毒の原因菌として発生件数（年300件前後）と患者数（年2,000〜3,000人）ともに最も多い．

臨床症状

C. jejuni 感染症

潜伏期間は2〜7日間と比較的長く，腹痛，下痢や発熱がみられる．血便が生じることもある．右側結腸に炎症が強く，右下腹部に圧痛や反跳痛を認めることがある．経過中に，反応性関節炎（Reiter 症候群），菌血症や腹膜炎を併発しうる．

近年，*C. jejuni* 腸炎1〜3週間後に生じる Guillain-Barré 症候群（GBS）が注目されている．神経の G_{M1}-ガングリオシドと *C. jejuni* 外膜リポ多糖体が共通する構造を有しており，感染により抗 G_{M1} 抗体が産生され，自己抗体として G_{M1}-ガングリオシドに結合して末梢運動神経を障害する発症機序が推測されている．GBS 患者の10〜30％に発症1か月以内の *C. jejuni* 感染既往が報告されているが，*C. jejuni* 感染における GBS の合併頻度は不明である．

C. fetus 感染症

糖尿病，肝硬変，悪性腫瘍などの基礎疾患を有する人に発症しやすい．臨床像は，敗血症，髄膜炎，骨髄炎，関節炎，心内膜炎，腹膜炎などの腸管外感染症で

あり，重篤である．

診断・治療・予後

診断は，糞便や血液の培養検査にて菌を検出する．糞便の直接鏡検で特徴的ならせん形態（㉗）を認めると早期推定診断に役立つ．下部消化管内視鏡検査では，回盲弁上に特徴的な類円形〜不整形の潰瘍（㉘）を認める．*C. fetus* 感染症では，血液，髄液，骨髄，関節液，心嚢液の培養検査にて菌を検出する．

治療は，軽症例では補液のみで治癒する．中等症以上では，マクロライド系抗菌薬を経口投与する．腸管感染症の予後はよい．*C. fetus* による腸管外感染症では，第三世代セフェム系薬やカルバペネム系薬を静脈内投与する．基礎疾患を有する症例では予後不良である．

ヘリコバクター感染症
Helicobacter infection

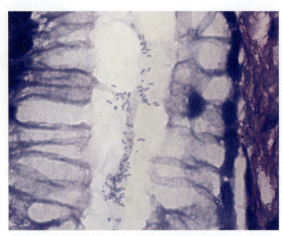

㉙ *H. pylori* 陽性慢性胃炎の胃生検病理組織像
胃粘膜上皮の腺管内の粘液に多数の *H. pylori* 菌体を認める．Giemza 染色，×1,000．

概念

- *Helicobacter pylori* は，胃粘膜に感染して，急性・慢性胃炎，胃過形成性ポリープ，胃・十二指腸潰瘍の原因となる．
- 胃癌，胃 MALT（mucosa-associated lymphoid tissue）リンパ腫と特発性血小板減少性紫斑病（idiopathic thrombocytopenic purpura：ITP）の発症に密接に関連し，1994 年に WHO が本菌を確実な発癌因子と認定した．

病因

ヘリコバクター属は，グラム陰性のらせん状桿菌であり，多くの動物の腸管や肝に存在する．感染経路は不明だが，幼少時の経口感染が推測されている．*H. pylori* は，多くの病原因子を有する．運動するための鞭毛，尿素を分解してアンモニアを産生し，胃酸を中和するウレアーゼ，胃上皮細胞を空胞化する vacuolating toxin A，胃上皮細胞の異常増殖や細胞間結合の機能不全を起こす cytotoxin-associated gene A などが複雑に関与し，宿主側の炎症性サイトカイン（TNF-α，IL-6，IL-8），活性酸素や一酸化窒素の産生と相まって胃粘膜を障害する．慢性の活動性胃炎が，萎縮性胃炎，さらに腸上皮化生へ進展し，それを背景に胃癌が生じる．

疫学

H. pylori の感染率は開発途上国で高く，先進国で低い．また，加齢により上昇する．わが国では，一般の若年者では 10 % 以下，壮年層では 20〜30 %，高齢者では 50 % 以上が感染しているが，衛生環境の改善や除菌治療により低下傾向にある．各疾患の感染率は，慢性活動性胃炎や胃潰瘍では 80 % 以上，十二指腸潰瘍では 90 % 以上，胃癌では 99 %（感染既往を含む）である．

臨床症状

感染自体による症状は，ほとんどない．慢性萎縮性胃炎では，上腹部不定愁訴を呈することもある．慢性感染を端緒として生じた胃・十二指腸潰瘍，胃 MALT リンパ腫や胃癌では，腹痛，悪心，吐血，下血などが生じる．

診断・治療・予後

胃内視鏡検査による生検検体を用いる侵襲的検査法には，迅速ウレアーゼ法，鏡検法（㉙），培養法がある．非侵襲的検査法には，尿素呼気試験，血清と尿の抗 *H. pylori* 抗体測定法，便の *H. pylori* 抗原測定法がある．

全感染者に対する除菌が，保険診療で行える．治療は，一次除菌法として，胃酸分泌阻害のプロトンポンプ阻害薬，またはカリウムイオン競合型酸分泌抑制薬と抗菌薬アモキシシリンとクラリスロマイシンを 1 週間服用する 3 剤併用療法がある．除菌に失敗した場合は，クラリスロマイシンをメトロニダゾールに変更した 3 剤とする二次除菌法を行う．除菌が成功すれば，慢性萎縮性胃炎の改善，胃過形成性ポリープの縮小，胃・十二指腸潰瘍の再発の減少，一部の胃 MALT リンパ腫の寛解，一部の ITP の改善および胃癌発生の抑制が認められる．除菌後の再感染は，ほとんどみられないが，胃癌の発生リスクは残存するので定期的な上部消化管内視鏡検査は必要である．

エルシニア感染症 *Yersinia* infection

概念

- エルシニア属菌（*Yersinia* spp.）は，腸内細菌科に属するグラム陰性桿菌であり，*Y. pestis*，*Y. enterocolitica*，*Y. pseudotuberculosis* の3菌種がヒトに病原性がある．
- *Y. pestis*（ペスト菌）は，一類感染症に指定された全身の侵襲性感染症であるペストの原因菌であり，病態が異なるため別項に記載する．一般的にエルシニア感染症といえば，*Y. enterocolitica* と *Y. pseudotuberculosis* による腸管感染症を意味する．

病因

Y. enterocolitica と *Y. pseudotuberculosis* は，感染した動物の糞便や汚染された飲食物から経口で感染する．低温でも増殖できるため，食中毒の原因となり，回盲部の腸炎や腸間膜リンパ節炎を起こす．*Y. pseudotuberculosis* は，小児が井戸水や湧き水から感染する泉熱の原因でもある．

疫学

冬季に多い小児の食中毒原因菌として知られているが，報告数は多くない．水系感染による集団事例がまれにみられる．

臨床症状

Y. enterocolitica 感染症

潜伏期間は1～10日間である．小児では，急性腸炎を生じる．年長児や成人では，回腸末端炎や腸間膜リンパ節炎を生じ，発熱，下痢や右下腹部痛を呈する．まれに菌血症を併発する．

Y. pseudotuberculosis 感染症

小児に多く，回腸末端炎や腸間膜リンパ節炎を生じ，発熱，腹痛や猩紅熱様の発疹を呈する．まれに急性腎不全や川崎病などの多彩な合併症を生じる．

診断・治療・予後

診断は，糞便や血液の培養検査にて菌を検出する．低温増菌培養法を考慮する．血清抗体価の上昇も有用である．

治療は，軽症例には対症療法を行う．症状が強い場合は，*Y. enterocolitica* にはフルオロキノロン系薬やアミノグリコシド系薬を投与し，*Y. pseudotuberculosis* にはアンピシリンやアミノグリコシド系薬を投与する．予後は良好である．

（外間　昭）

緑膿菌・非発酵グラム陰性桿菌感染症

細菌学

ブドウ糖非発酵グラム陰性桿菌（glucose non-fermentative gram–negative bacteria）は，腸内細菌群がブドウ糖を酸素非存在下で発酵して利用するのに対し，酸素存在下でブドウ糖を酸化して利用する菌群であり，広く自然界や環境（病院環境も含む）に分布している．栄養要求性が著しく低く，少量の水分で十分発育可能であるとともに，各種抗菌薬や消毒薬に耐性のものも多い．

緑膿菌を除き，一般に病原性は低いと考えられているが，近年，各種臨床材料からの分離頻度が増加してきており，全身的あるいは局所的に免疫機能が低下した患者に起こる日和見感染症や院内感染の起炎菌として注意していく必要がある．

緑膿菌以外のシュードモナス属（*Pseudomonas*）として，臨床材料から分離される頻度が高い菌種には，*P. putida*，*P. fluorescens* などがある．また，シュードモナス属以外で臨床材料からの分離頻度が高いものとしては，アシネトバクター属（*Acinetobacter*）の *A. baumannii* やステノトロフォモナス属（*Stenotrophomonas*）の *S. maltophilia* などがある．

緑膿菌 *Pseudomonas aeruginosa*

シュードモナス科（Pseudomonadaceae）のなかのシュードモナス属に属する菌種で，ブドウ糖非発酵グラム陰性桿菌の代表的な菌である．自然界に広く存在するだけでなく，臨床材料からも高頻度で分離され，慢性気道感染症や末期肺炎，compromised host の敗血症の起炎菌としてきわめて重要である．また，薬剤の外膜透過性の低下や薬剤不活化酵素の産生などの機序により，多くの抗菌薬に耐性であることが多い．

緑膿菌の病原因子としては，ムコイド様物質，エキソトキシン A，エキソエンザイム S，プロテアーゼ，エラスターゼ，ホスホリパーゼ C，ロイコシジン，エンドトキシンなどが知られており，定着，組織障害，侵入，病態重症化などに関与すると考えられている．

臨床病型

緑膿菌は自然界，環境に広く分布しており，院内において熱傷，火傷，褥瘡患者の皮膚や，そのほか気道，尿路などに定着し感染を起こす．そのため，各種の臨床材料から高頻度で分離され，特に抗菌薬を長期に投与されている場合の菌交代症や院内感染症の起炎菌として，また免疫能が低下した患者の日和見感染症の起炎菌としての頻度が高い．

主な臨床病型としては以下のものがある．

創・皮膚感染：熱傷，火傷，褥瘡，手術後創などに定着し，感染，化膿巣を形成する．

耳感染：耳漏などから検出され，慢性中耳炎，外耳炎などを起こす．

眼感染：角膜を侵し，角膜潰瘍を生じる．失明に至る場合もある．

呼吸器感染：気管切開や挿管を受けている患者の気道に定着しやすく，特に入院中で長期に抗菌薬投与を受けている場合は菌交代症として定着しやすい．肺癌，肺線維症などの続発性肺炎や慢性気管支炎，気管支拡張症，肺気腫，びまん性汎細気管支炎（diffuse panbronchiolitis：DPB）などの慢性気道感染症の起炎菌としてみられることが多い．

消化器感染：小児では時に重症下痢などがみられることがあるが，予後は良好とされている．

髄膜炎：外傷，脳外科手術後，腰椎穿刺後，あるいは慢性耳・副鼻腔感染後などに髄膜炎を起こすことがある．

骨髄炎：近接病巣から感染を起こすほか，血液透析，静脈カテーテル，肺炎，尿路感染などに伴って血行性に起こることもある．

心内膜炎：心臓弁膜症の手術後に起こることがあり，時に骨髄炎，関節炎などから波及する場合がある．

敗血症：以上のいずれの感染からも菌血症，敗血症が惹起されることになるが，多くの抗菌薬に耐性のため，治療が困難である場合が多く致死率が高い．基礎疾患として悪性腫瘍，白血病などの宿主の免疫低下をきたす疾患に続発することが多く，そのほか熱傷，火傷などの場合もみられることがあり，注意が必要である．緑膿菌性敗血症では，時に皮膚に有痛性の紅斑で中心部に壊疽を生じる壊疽性膿瘡（ecthyma gangrenosum）がみられる．

〔治療〕

　緑膿菌は多くの抗菌薬に耐性であり，特にカルバペネム系，アミノグリコシド系，ニューキノロン系の3系統の薬剤に耐性の多剤耐性緑膿菌の治療は困難をきわめているのが現状である．

　抗緑膿菌薬として臨床的に多く用いられている薬剤は，カルバペネム系のイミペネム・シラスタチン（IPM/CS），パニペネム・ベタミプロン（PAPM/BP），メロペネム（MEPM），ペニシリン系のピペラシリン（PIPC），セフェム系のセフォペラゾン（CPZ），セフタジジム（CAZ），アミノグリコシド系のゲンタマイシン（GM），アミカシン（AMK），アルベカシン（ABK），ニューキノロン系のレボフロキサシン（LVFX），シプロフロキサシン（CPFX），トスフロキサシン（TFLX）などであり，相乗効果を期待して併用で使用される場合も多い．

多剤耐性緑膿菌に対してはコリスチンが効果がある．また，緑膿菌が起炎菌となるDPBでは，エリスロマイシン（EM）などのマクロライド系抗菌薬の少量長期投与の効果が認められている．

アシネトバクター *Acinetobacter*

　アシネトバクター属菌は通常，環境や土壌に広く生息し，病院内の環境（人工呼吸器，人工透析器，空調システム，床など）に加えて，家庭の洗面台など湿潤な室内環境からも検出され，上気道や消化管，尿路，皮膚，腟などにも定着するといわれている．また，緑膿菌と異なり，湿潤環境や乾燥環境のいずれでも，長期間にわたって生息可能であるのが特徴であり，多くの報告では約1か月間は乾燥した表面で生存可能であり，最大では5か月間生存したとの報告もある．

　特に，近年，さまざまな抗菌薬に耐性の多剤耐性アシネトバクターによる院内感染が大きな問題となり，その対策が緊急の課題となっている．

　臨床的には，*A. baumannii* が最も多く分離されるが，そのほか，*A. nosocomialis*，*A. soli* などの菌種も分離されることがある．なお，現時点ではアシネトバクターの正確な同定は非常に難しく，*A. baumannii* complex と表現されることが多い．

〔臨床病型〕

　A. baumannii を中心とするアシネトバクター属菌の多くは，入院患者における感染症の起炎菌として非常に重要であり，特に医療関連感染症の起炎菌としてもきわめて重要な細菌であると認識されている．海外では，医療関連肺炎（healthcare-associated pneumonia：HCAP）や，人工呼吸器関連肺炎（ventilator-associated pneumonia：VAP）などの，いわゆる院内肺炎の起炎菌として頻度が高く，院内肺炎の原因の2〜15％が本菌によるとの報告もある．

　このほかにも，カテーテル関連血流感染症，手術部位感染症，複雑性尿路感染症，脳神経術後の髄膜炎の起炎菌となることが報告されている．さらに，重篤な患者が多く入室しているICUやNICUにおける集団感染の報告がある．特にプラスチックやガラス表面でバイオフィルムを形成することが知られており，これがカテーテル関連感染症などの体内挿入物の存在下における本菌による難治性感染症の重要な病態の一つと考えられている．さらに，*A. baumannii* は病院内だけにとどまらず，市中肺炎（community-acquired pneumonia：CAP）を中心に，市中感染症の起炎菌としても注目されている

〔治療〕

　アシネトバクター属菌は緑膿菌と同じく，多くの抗菌薬に耐性であることも多く，特にカルバペネム系，

アミノグリコシド系，ニューキノロン系の3系統の薬剤に耐性の多剤耐性アシネトバクターの治療は困難をきわめている．

一般的に，アシネトバクター属菌に対してはカルバペネム系，アミノグリコシド系，テトラサイクリン系のミノサイクリン（MINO），ニューキノロン系抗菌薬が使用される．

その他の菌種による感染症

緑膿菌以外のシュードモナス属菌，ステノトロフォモナス属菌の病原性は必ずしも明らかではないが，免疫機能の低下した患者で敗血症，肺炎，創感染，尿路感染などを起こすことが知られている．特に血液疾患などで *S. maltophilia* が敗血症の起炎菌となった場合，治療抵抗性で死亡率が高いことが知られており，注意が必要である．カルバペネム系抗菌薬の分解酵素を産生するステノトロフォモナス属菌に対してはテトラサイクリン系，ニューキノロン系抗菌薬などが使用される．

ヘモフィルス感染症 （インフルエンザ菌ほか）

細菌学

インフルエンザ菌（*Haemophilus influenzae*）はヘモフィルス属（*Haemophilus*）に属するグラム陰性桿菌で，その名称はインフルエンザの世界的流行時の1892年に患者の喀痰から分離されたことによる．インフルエンザ菌のあるものは莢膜を有し，その多糖体抗原の種類によりa～fの6血清型が知られている．また，インフルエンザ菌は栄養要求性が強く，死滅しやすいため自然環境下での存在は少なく，健常者の鼻咽腔などに常在している場合が多い．

臨床材料，特に喀痰から高頻度で分離され，慢性気道感染症や気管支炎の起炎菌として重要であるとともに，小児の髄膜炎，敗血症，中耳炎の起炎菌としても重要である．

インフルエンザ菌の病原因子としては，抗食菌作用を有するとされる莢膜多糖体，各種のプロテアーゼなどが知られている．インフルエンザ菌以外のヘモフィルス属として臨床材料から分離されるものには，*H. parainfluenzae*，*H. aphrophilus* などがあるが，その病原性についてははっきりしていない（*H. ducreyi* については☞「軟性下疳」p.82）．

臨床病型

インフルエンザ菌は呼吸器感染症の起炎菌として重要であるとともに，小児の髄膜炎，敗血症，中耳炎の起炎菌としても重要である．

主な臨床病型としては以下のものがある．

呼吸器感染：慢性気管支炎，気管支拡張症などの慢性気道感染症の急性増悪を起こすことが多い．また，気管支炎，肺炎，副鼻腔炎などを起こし，まれに喉頭蓋炎を起こすこともある．

髄膜炎：小児でみられることが多く，血清型のb型菌によることがほとんどである．

敗血症：髄膜炎の場合と同様で，小児でみられることが多い．

中耳炎：小児でみられる．

関節炎：小児でみられ，血行性に惹起される．

上記のほか，心内膜炎，尿路感染，結膜炎，女性器感染などがみられる場合がある．

その他の菌種による感染症として，*H. parainfluenzae*，*H. aphrophilus* などによる心内膜炎が報告されている．

治療

インフルエンザ菌による感染症の治療には従来，広域ペニシリン系薬が第一選択薬とされてきたが，近年β-ラクタマーゼ産生性のアンピシリン（ABPC）耐性菌が10～30％で認められており，治療のうえで注意を要する．これらの耐性菌に対しては広域ペニシリン系薬の効果は期待できず，β-ラクタマーゼ阻害薬配合ペニシリン系薬，第三世代セフェム系，ニューキノロン系抗菌薬などの薬剤が広く使用されている．

また，最近多くのβ-ラクタム系薬に多剤耐性を示すβ-ラクタマーゼ非産生アンピシリン耐性菌（β-lactamase negative ampicillin-resistant：BLNAR）も20％前後認められるなどの報告もあり，今後注目していく必要がある．

わが国ではインフルエンザ菌b型（Hib）ワクチンが2013年4月から定期接種化されたこともあり，インフルエンザ菌b型による髄膜炎などの重症感染症が減少してきている．

（賀来満夫）

●文献

1）松本慶蔵（編）：病原菌の今日的意味，改訂4版．大阪：医薬ジャーナル社；2011．

2）中込 治（監），神谷 茂ほか（編）：標準微生物学，第13版．東京：医学書院；2018．

百日咳 pertussis, whooping cough

概念

● 百日咳は百日咳菌（*Bordetella pertussis*）の感染により起こる急性呼吸器感染症である．近年，青年・

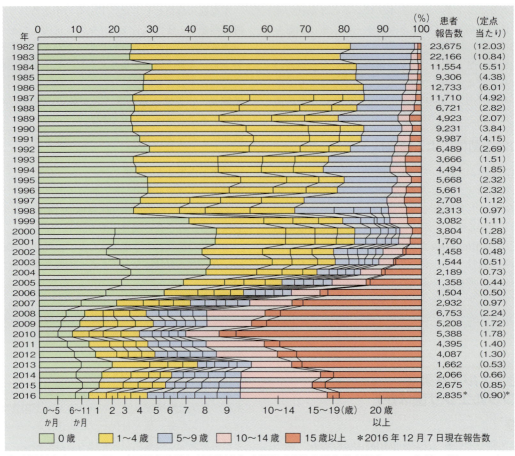

㉚ 小児科定点からの百日咳累積報告数年齢別割合年次推移（感染症発生動向調査 1982 年第 1 週〜2016 年第 48 週）

（百日せきワクチン　ファクトシート．）

㉛ 百日咳診断基準

(1) 1歳未満
臨床診断例：咳があり（期限は限定なし），かつ以下の特徴的な咳，あるいは症状を 1 つ以上呈した症例 　発作性の咳嗽 　吸気性笛声 　咳嗽後の嘔吐 　無呼吸発作（チアノーゼの有無は問わない） 確定例： 　臨床診断例の定義を満たし，かつ検査診断陽性 　臨床診断の定義を満たし，かつ検査確定例と接触があった例
(2) 1歳以上の患者（成人を含む）
臨床診断例：<u>1 週間以上の咳を有し</u>，かつ以下の特徴的な咳，あるいは症状を 1 つ以上呈した症例 　発作性の咳嗽 　吸気性笛声 　咳嗽後の嘔吐 　無呼吸発作（チアノーゼの有無は問わない） 確定例： 　臨床診断例の定義を満たし，かつ検査診断陽性 　臨床診断例の定義を満たし，かつ検査確定例と接触があった例
検査での確定 　咳発症後からの期間を問わず，百日咳菌の分離あるいは LAMP または PCR 陽性 　血清診断：百日咳菌 -IgM/IgA 抗体および PT-IgG 抗体価

（小児呼吸器感染症診療ガイドライン作成委員会：小児呼吸器感染症診療ガイドライン 2017．東京：協和企画；2016．）

成人層の感染が新たな問題となっており，重症化しやすいワクチン未接種の乳児の感染源となっている．2018年1月1日より感染症法に基づく五類感染症の全数把握疾患に指定されている．

病因

百日咳菌は好気性グラム陰性の球桿菌で乾燥により死滅しやすく，発育が遅い．主要な病原因子は百日咳毒素である．本菌の感染力はきわめて強く，飛沫感染で容易に家族内感染や集団感染を引き起こす．

疫学

1999年4月に感染症法に基づく感染症発生動向調査が開始され，2008年には定点あたりの累計報告数が2.24と過去10年にない多くの患者が報告された．報告患者の年齢分布においては，ワクチンの免疫効果が4〜12年で減衰することや，環境中の百日咳菌が減少しブースター効果が得られなくなったことなどにより，小児科定点からの報告であるにもかかわらず，15歳以上の割合が増大している（**30**）[1]．なお，0歳児の報告割合については，増減があるものの，報告数については大きな変化を認めていない．

臨床症状・経過・合併症

潜伏期間は通常7〜10日（6〜20日）で，典型例では以下の3期を経過する．原則として全期間を通じて無熱で，炎症反応は軽微である．

①カタル期（1〜2週間）：感冒様症状で発症し，乾性咳嗽が次第に強くなる．排菌はカタル期に多い．

②痙咳期（3〜6週間）：特徴的な発作性の途切れなく続く連続的な咳込み（paroxysmal cough/staccato）で苦しくなり，大きな努力性吸気の際に狭くなった声門を吸気が通過するときに，吸気性笛声（whoop）が聞かれる．一連の特有の咳は夜間に強く，咳嗽発作後に嘔吐を伴う．3か月未満児は無呼吸発作やけいれんが多く，特有な咳は少ない．一方，青年，成人は，主に2週間以上の長引く咳と発作性の咳だけのことが多い．

③回復期（6週以降）：激しい発作は次第に減衰し，全経過2〜3か月で回復する．上気道感染などで再燃する場合もあるが，再治療の必要はない．

合併症は6か月未満児に多く，肺炎，脳症を合併し，時に致死的となる．

診断・検査

百日咳の診断基準を示す（**31**）[2]．

菌培養検査（咳嗽出現から2週間以内）

鼻咽腔粘液を採取後，直ちにBordet-Gengou培地などの特殊培地に接種し7日間培養する．分離率は第3病週までが高いが，最大でも60％程度とされる．

遺伝子検査（咳嗽出現から3〜4週間以内）

迅速性があり，感度も良い．近年開発されたLAMP（loop-mediated isothermal amplification）法は，世界的に用いられているPCR（polymerase chain reaction）法よりも簡便かつ迅速な診断が可能であり，2016年11月から保険適用となった．

血清学的検査（咳嗽出現から2〜12週間）

酵素免疫法（EIA）での抗百日咳毒素抗体価（PT-IgG）で評価できるが，ワクチン接種歴を考慮する必要があり，ワクチン接種後1年未満の患者には適用できない．急性期と回復期のペア血清で2倍以上の有意上昇を認めた場合に確定診断となる．わが国では，2016年にワクチン接種の影響を受けない百日咳菌のIgMおよびIgA抗体を測定する検査キットが承認され，保険適用となっている．

治療・予防

クラリスロマイシン（CAM），アジスロマイシン（AZM）などのマクロライド系抗菌薬の投与が有効であり，治療開始後5日以内に菌培養検査は陰性となることが多い．カタル期であれば症状の軽症化に有効である．痙咳期になると病状改善効果は期待できないが，他者への二次感染防止目的に抗菌薬投与が行われる．

ワクチンによる感染防御が最も効果的であり，PT（百日咳毒素）とFHA（線維状赤血球凝集素）を主要抗原とした無細胞百日咳ワクチンが接種されている．近年の青年・成人患者の増加に対し，2016年2月から11歳〜13歳未満の小児ならびに青年・成人層におけるDTaP（沈降精製ジフテリア破傷風百日咳混合ワクチン）の追加接種が可能となった．

（川筋仁史，山本善裕）

● 文献

1) 『百日せきワクチン ファクトシート』
http://www.mhlw.go.jp/file/05-Shingikai-10601000-Daijinkanboukouseikagakuka-Kouseikagakuka/0000184910.pdf

2) 小児呼吸器感染症診療ガイドライン作成委員会：小児呼吸器感染症診療ガイドライン2017．東京：協和企画；2016．

レジオネラ症 legionellosis

概念

● レジオネラ症はレジオネラ属（*Legionella*）菌による急性感染症で，在郷軍人病（legionnaires' disease）と称する肺炎と，一過性の感冒様症状を主体とするPontiac熱（Pontiac fever）の2病型がある．

● 感染症法で四類感染症に指定されており，診断した医師は直ちに届出が必要である．

疫学

レジオネラ属は，湖水や河川などに広く分布しているのみならず，冷却塔や給水施設などの水中でも増殖しており，飛散したエアロゾル吸入によって感染が成立する．

温泉，プール，24時間風呂や，病院内の給水系，加湿器，ネブライザー，レスピレーター，気管内チューブ，経鼻胃管などの汚染が感染源となる．

リスクファクターとして新生児，高齢者，喫煙，慢性肺疾患，入院歴，アルコール中毒，AIDS，誤嚥，気道操作，免疫抑制薬，臓器移植などがあげられる．

病因

レジオネラ症の原因菌としては *L. pneumophila* 血清群1によるものが最も頻度が多く重要であるが，そのほかに *L. pneumophila* 血清群2～9，*L. bozemanii*，*L. micdadei* など40以上の菌種がヒトに対して病原性を示すことが報告されている．

レジオネラ属は，小型で多角性の好気性グラム陰性桿菌であるが，グラム染色では染まりにくいのでヒメネス染色やギムザ染色，鍍銀染色が用いられる．本菌は細胞内寄生菌であり，病原因子として線毛，熱ショック蛋白，リポ蛋白などが知られている．

臨床症状

レジオネラ肺炎（在郷軍人病）

潜伏期は2～10日，軽い咳と微熱程度の軽症から劇症肺炎まで多彩である．重症例では高熱，胸痛，息切れ，頭痛，意識障害，低酸素血症，多臓器不全をきたし致命率が高く，悪心・嘔吐や腹痛，下痢，肝障害，血小板減少，低ナトリウム血症，低リン血症，血尿などもみられる．喀痰は軽度膿性で，オレンジ色を呈することがある．

画像所見としては，急速に進展する浸潤影，すりガラス影および胸水貯留を認めることが多い（㉜）．

菌血症が起こるレジオネラ症では心筋炎や心外膜炎，心内膜炎などの肺外病変を，さらに免疫不全患者では副鼻腔炎や膵炎，腹膜炎，腎盂腎炎，関節炎などを起こすこともある．

Pontiac熱

大量の菌を吸入して起こる急性の感冒様疾患で，潜伏期は1～2日と短く，肺炎は起こらず，対症療法のみで数日以内に治癒する．

診断

レジオネラ症は診断の難しい感染症の一つとされている．一般的なβ-ラクタム系の抗菌薬が無効であるため，診断が遅れると死亡リスクが高く，早期診断が重要である．

培養法

BCYEα，WYOα寒天培地などの特殊な培地を必要

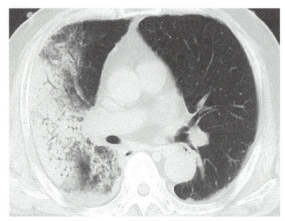

㉜ レジオネラ肺炎のCT画像

とし，分離培養には3日以上を要する．

尿中抗原検査法

尿中の *L. pneumophila* serogroup 1の可溶性抗原を検出する本法は簡便・迅速・安価で，感度と特異度も高いが，serogroup 1以外の診断はできない．また，早期診断に適しているが，再燃や再発との鑑別は困難である．

血清抗体価測定

急性期と回復期のペア血清を用いる．血清抗体価測定は疫学調査に用いられることが多い．

遺伝子診断

遺伝子診断法ではLAMP（loop-mediated isothermal amplification）法とPCR（polymerase chain reaction）法が用いられている．LAMP法やPCR法は培養検査とは異なり，数時間で結果が判明するために早期診断が可能である．LAMP法はレジオネラ属菌が保持する16S rRNAをコードする遺伝子領域にLAMP法用のプライマーを用い検出する．PCR法は *Legionella* 5S rRNA，*Legionella* 16S rRNAをターゲットとしたプライマーを用いる．

治療

L. pneumophila は細胞内増殖菌であるため臨床的にβ-ラクタム系抗菌薬が無効であり注意が必要である．レジオネラ肺炎は重症化するおそれがあるため入院加療が望ましい．*L. pneumophila* に対する臨床効果はニューキノロン系薬，マクロライド系薬，テトラサイクリン系薬において確認されている．かつてはエリスロマイシン（EM）が用いられていたが，今日ではニューキノロン系，アジスロマイシン（AZM）の優越性を示す報告が多い．重症例には両者の併用も有効である．

（宮嶋友希，山本善裕）

●**文献**

1）日本呼吸器学会成人肺炎診療ガイドライン作成委員会
（編）：成人肺炎診療ガイドライン 2017．東京：日本呼吸
器学会：2017．

野兎病 tularemia

概念

● 野兎病は野兎病菌（*Francisella tularensis*）による
人獣共通感染症で，感染部位の潰瘍性病変と所属リ
ンパ節炎のほか，全身性病変も起こる．

● 自然界において本菌はマダニ類などの吸血性節足動
物を介して，主に野兎（わが国における症例の
94 ％が野兎からの感染）やげっ歯類などの野生動
物の間で維持されており，これらの感染動物から直
接あるいは間接的にヒトが感染する．

● 日本では感染症法で，全数報告対象の四類感染症に
指定されており，診断した医師は直ちに最寄りの保
健所に届け出なければならない．

● 米国では生物兵器の材料として最も危険度が高い
CDC カテゴリー A に指定されている．

疫学

野兎病菌の保菌動物は野兎，ネズミ，シカ，ウシ，
イヌ，ネコなどのほか，鳥類，魚類，両生類など多岐
にわたる．ダニ，カ，ノミ，アブなどの吸血性昆虫が
ベクターとなる．

世界的には，北米，北アジアからヨーロッパに至る
ほぼ北緯 30 °以北の北半球に広く発生している．米国
やスウェーデンなどの海外の汚染地域では毎年散発的
に起こっており，時に流行を示すこともある．

日本では 1924 年の初発例以降，1994 年までの間に
合計 1,372 例の患者が報告され，東北地方全域と関東
地方の一部が本病の多発地である．発生の季節性は，
吸血性節足動物の活動期（4～6 月）と狩猟時期（11～
1 月）の 2 つのピークを示す．第二次世界大戦前は年
平均 13.8 件であったが，戦後は 1955 年まで年間 50
～80 例と急増した．その後，減少傾向を示し，現在
は患者の発生はほとんどない．

病因・病理

野兎病菌は偏性好気性の多形性を示す小さなグラム
陰性桿菌で，薄い莢膜を有する．本菌は頑健で，土，
水，動物の腐乱死体の中では数か月間生存するが，熱
に対しては弱く，55 ℃，10 分程度で容易に死滅する．

感染力はきわめて強く，経皮・経気道・経口感染を
起こし，実験室内感染の危険性もある．

野兎病菌は細胞内寄生性で，感染部位で増殖した後，
所属リンパ節へ達し，さらに菌血症を起こして遠隔臓

器へ拡散して急激に結核類似の化膿性肉芽腫性病変を
形成する．

臨床症状

ペストに類似した臨床症状を呈するが，感染初期に
おいては特徴がなく，しばしば誤った診断がつけられ
ることがある．

急性熱性疾患で，感染後 3 日目をピークとした 1 週
間以内（まれに 2 週間～1 か月）の潜伏期間後に，突
然の発熱（38～40 ℃），悪寒・戦慄，頭痛，筋肉痛，
関節痛などの感冒様の全身症状が認められる．

日本では 90 ％以上がリンパ節腫脹を伴う例で，
60 ％がリンパ節型，20 ％が潰瘍リンパ節型で予後良
好である．一方，米国では潰瘍リンパ節型が多いとさ
れる．

鑑別すべき類似疾患として，つつが虫病，日本紅斑
熱，結核，ネコひっかき病，ペスト，ブルセラ症など
がある．

リンパ節型・潰瘍リンパ節型：日本の野兎病の大半は
この型で，3～7 日の潜伏期の後，感染部位の皮膚に
有痛性の小潰瘍を形成し，所属リンパ節の有痛性腫脹
が起こる．無治療では弛張熱が続き，リンパ節は塊状
に癒合して化膿・自潰し，あるいは肉芽腫へと進展す
る．

眼リンパ節型・口腔咽頭型：眼や鼻咽頭から菌が侵入
すると，局所の激しい炎症と所属リンパ節腫脹（Parin-
aud 症候群）が起こる．

内臓型：主として欧米でみられる重症型で，脳・脊髄，
肺，肝，腸などに強い炎症が起こる．肺型はエアロゾ
ル吸入のみならず，菌血症によっても起こり，致命率
が高い．

診断

① 野兎との接触歴が最も重要で，汚染地域への立ち
入り，野外での活動状況の問診が重要である．

② 抗体価測定：主要な診断法である．血中抗体価は
発病 2 週間頃から上昇し，4～6 週間に最高値を示
し，その後も長期間維持される．

③ 皮内反応：大原研究所製の抗原液を用いる．

④ ELISA 法：抗原と抗体を検出可能である．

⑤ 分離培養：困難であるうえに危険なため通常は行
われない．

治療

第一選択薬として，ストレプトマイシン（SM）1 g，
1 日 2 回筋注 10 日間，もしくはゲンタマイシン（GM）
5 mg/kg，1 日 1 回静注，10 日間が推奨されている．

第二選択薬は，ドキシサイクリン（DOXY）もしく
はミノサイクリン（MINO）100 mg，1 日 2 回，14
日間静注もしくは内服が推奨されている．そのほかに，
クロラムフェニコール（CP），シプロフロキサシン

（CPFX）も有効であるが，ペニシリン系およびセファロスポリン系抗菌薬は無効である．

膿瘍化したリンパ節に対しては，太めの注射針で3〜4日ごとに穿刺排膿する．切開排膿は難治性瘻孔をつくりやすいので，病巣の完全な掻爬が必要である．

バイオテロなどによって野兎病菌に曝露された可能性がある場合には，テトラサイクリン系抗菌薬やシプロフロキサシンによる抗菌薬の予防内服が必要である．

予防

流行地においては死体を含め，野兎やげっ菌類などとの接触は避ける．ダニや昆虫の刺咬を防ぐこと（衣服，忌避剤など），生水の飲用をしないなどの注意も必要である．

検査室で野兎病を疑う検体をとり扱う際には，手袋などでの防護が必要である．

（石金正裕，大曲貴夫）

ブルセラ症 brucellosis

概念

● ブルセラ症はブルセラ属（*Brucella*）のグラム陰性小桿菌による感染症であり，主に非殺菌乳やそれを使った乳製品により経口感染する．

● 人獣共通感染症として知られるが，ヒトに感染を生じる菌種は *B. abortus*，*B. melitensis*，*B. suis*，*B. canis* の4種である．日本国内では1970年から家畜からのブルセラ属菌の検出はなく，国内での感染が疑われた事例は *B. canis* によるブルセラ症のみである．

● 輸入感染症の側面が強く，中東や中央アジア，疫学データが少ないがアフリカにおいて発生が多いと考えられている．

病因

非加熱・未殺菌の乳および乳製品が感染源として知られているが，加熱不十分な肉の摂取や感染動物との濃厚接触によっても感染が成立する．伝播動物は各菌種で異なるが，世界的にはヒツジとヤギが伝播する *B. melitensis* が最多とされている．そのほかはウシ，バイソン，ラクダなどが *B. abortus*，ブタなどが *B. suis*，イヌが *B. canis* の感染源として知られる．また，検査室でのエアロゾルを介した感染事例が知られており，米国での微生物検査技師のブルセラ症感染のリスクは常人の8,000倍を超える．

病態生理

細胞内寄生菌でありマクロファージ内での生存が可能である．各リンパ節や Peyer 板などから侵入し，網内系臓器を介して全身に播種する．類上皮細胞肉芽腫や膿瘍を形成するが，菌種によりその傾向が異なる．

CD8$^+$細胞から分泌されるインターフェロン（IFN）-γや IL-2 などのサイトカインが免疫の要となる．

臨床症状

潜伏期は1〜4週とされるが，時に半年近くを要する．症状経過は急性経過（発症8週未満），亜急性（発症8〜52週），慢性（発症52週以上）とさまざまであるが，*B. melitensis* は *B. abortus* と比べて急性症状で発症することが多い．最頻の症状（75〜100%）は発熱，関節痛，倦怠感であり，次いで発汗，食思不振，筋痛，寒気，腰痛などの非特異的な症状が多い．

骨関節

最も多い感染臓器であり，約半数の患者でこれを合併する．仙腸関節炎，椎体椎間板炎，化膿性関節炎が最も多い感染部位である．椎体炎で前方成分が溶骨を生じるブルセラ症に特徴的な所見（Pedro-Pons' sign）を示すことがある．

中枢神経

約10%の患者でみられ，髄膜炎や髄膜脳炎のような急性症状や慢性的な網膜症や脊髄炎，脳神経麻痺を呈することも知られる．腰痛や食思不振を示すことが半数以上で，髄膜刺激徴候は1/3程度である．重篤な神経学的後遺症を生じることも多く，特に脳神経障害（VI，VIII）が多い．

泌尿器

およそ5〜10%でみられ，精巣上体炎が最多の病型である．関節痛や関節炎を伴う鼠径部痛と陰嚢腫大を生じた場合には，この合併症が疑われる．

その他の感染巣としては，心臓，消化管，肝胆道系臓器，呼吸器，皮膚，眼などが知られるが，いずれもまれである．

検査

培養検査

血液および骨髄液で行うことが多く，慢性経過であるほど骨髄液の検出率が上昇する．通常の血液培養自動機器で検出され，非常に小さいグラム陰性の桿菌（球桿菌）で，ヘモフィルス属と似る．検査室内感染のおそれもあるため，長期の海外居住歴や食歴でブルセラ症の可能性がある場合，小型のグラム陰性球桿菌が検出された場合は細心の注意をもって検体を扱う必要がある．

凝集検査

日本でも保険収載されており，実施することができる．ただし，*B. canis* に関しては凝集反応が交差しないので注意が必要である．

画像検査

骨関節系の合併症が多いため，慢性的に疼痛を訴える部位があれば CT ないし MRI 検査を実施し，感染部位の特定を行うことが推奨される．

㉝ ブルセラ症の治療と曝露後予防

	第一選択	第二選択
下記合併症なし	DOXY 200 mg/日，6週以上 SM 1 g，筋肉注射，2〜3週	DOXY 200 mg/日，6週以上 *GM 5 mg/kg，筋肉注射，1週 or DOXY 200 mg/日，6週以上 RFP 600〜900 mg，6週以上
椎体炎，硬膜外膿瘍，腸腰筋膿瘍	DOXY 200 mg/日，4〜5か月 SM 1 g，筋肉注射，2〜3週	DOXY 200 mg/日，4〜5か月 *GM 5 mg/kg，筋肉注射，1週 or DOXY 200 mg/日，4〜5か月 RFP 600〜900 mg，4〜5か月
中枢神経合併症	CTRX 2 g，1日2回，1か月以上 DOXY 200 mg/日，4〜5か月 RFP 600〜900 mg，4〜5か月	ST（TMP 320 mg），5〜6か月 DOXY 200 mg/日，5〜6か月 RFP 600〜900 mg，5〜6か月
曝露後予防	DOXY 200 mg/日，3週 RFP 600〜900 mg，3週	ST（TMP 320 mg），3週 RFP 600〜900 mg，3週

DOXY：ドキシサイクリン，SM：ストレプトマイシン，GM：ゲンタマイシン，RFP：リファンピシン，CTRX：セフトリアキソン，ST：スルファメトキサゾール・トリメトプリム，TMP：トリメトプリム．
*SM と GM の臨床的な差はないとされる．

診断

培養でブルセラ属菌が陽性，あるいは有意な凝集反応がみられていればブルセラ症と診断する．

治療

治療は㉝にある抗菌薬で実施する．治療後も5〜10％ほどで再燃がみられるが，再燃時も同様の治療レジメンで治療をしてよい．検査室でもエアロゾル発生手技などでの曝露では予防内服を行うこともあるが（㉝），効果については明らかではない．

（山元　佳，大曲貴夫）

◉文献

1) Gul HC, et al：Brucellosis（*Brucella* Species）. In：Bennett JE, et al（eds）. Mandell, Douglas and Bennett's Principles and Practice of Infectious Diseases, 8th edition. Philadelphia：Elsevier Saunders；2015. p. 2584.
2) Singh K：Laboratory-acquired infections. *Clin Infect Dis* 2009；49：142.
3) 『CDC Brucellosis』
https://www.cdc.gov/brucellosis/

ペスト plague, pest

概念

- ペストはペスト菌（*Yersinia pestis*）による人獣共通感染症で，全身性の侵襲性感染症で，ノミやエアロゾルを介して伝播する．
- 感染ルートや臨床像によって腺ペスト，肺ペスト，および敗血症型ペストに分けられる．

- 日本では感染症法で，全数報告対象の一類感染症に指定されており，診断した医師は直ちに最寄りの保健所に届け出なければならない．
- 米国では生物兵器の材料として最も危険度が高いCDC カテゴリーA に指定されている．

疫学

ペストは，14世紀のヨーロッパで「黒死病」と呼ばれ大流行した感染症である．ネズミと野生のげっ歯類が主要な保菌動物で，アフリカ山岳地帯および密林地帯，東南アジア，中国，モンゴル，アラビアからカスピ海西北部，北米ロッキー山脈周辺，南米アンデス山脈周辺などが発生地域となっている．

日本では，1899年にペストが日本に輸入されてから27年間に大小の流行が起こり，2,905人（死者2,420人）が発生したが，1926年以降患者の報告はない．

近年では，マダガスカルでアウトブレイクが起こり，2017年8月1日〜11月26日までで，2,417例（うち死亡209例）の確定および疑い例が報告された．

ヒトはベクターである保菌ネズミノミの刺咬や感染動物との接触のほか，肺ペスト患者由来の，あるいはバイオテロ時のエアロゾル吸入によっても感染する．

病因

ペスト菌は極染色性を示すグラム陰性短桿菌で，病原性が強く侵襲性で，細胞内寄生性である．病原因子としてF1抗原やV抗原のほか，エンドトキシンやフィブリノリジンなどが知られている．

発育適温は28〜30℃で，1〜45℃で発育する．ペスト菌の特徴ある形態学的性質（莢膜抗原）の発現には37℃が適している．その発育は他の一般的な菌よりも遅く，血液寒天培地でさえ集落が明らかに認めら

れるのは48時間培養後で，また溶血像はみられない．液体培養では沈殿発育する．

臨床症状

腺ペスト

最も多い病型で，2〜6日の潜伏期の後，発熱，頭痛，筋肉痛と，有痛性リンパ節炎で突然発症し，電撃的な経過で2〜4日後に死亡する．その他のリンパ節炎と違い，突然発症であること，内部の炎症が強いこと，周辺の皮膚病変や，リンパ管炎を伴わないことが特徴である．皮膚の膿疱・潰瘍形成のほか，四肢遠位部は血管炎とフィブリン血栓による血管閉塞により出血性壊死に陥る（黒死病）．刺し口や潰瘍からは，野兎病や皮膚炭疽が鑑別疾患となる．

肺ペスト

リンパ節炎からの菌血症による二次性肺炎と，肺ペスト患者由来のエアロゾル吸入によって起こり，ヒト-ヒト感染もある．潜伏期が短く（2〜3日），突然発症し急激に増悪する．咳嗽，血性・膿性喀痰，胸痛を伴い，空洞を生じる大葉性肺炎像を呈し，致命率が高い．菌を含む喀痰は感染源としてきわめて危険である．胸部単純X線写真では両側びまん性の浸潤影を呈し，胸水を伴うことがある．

敗血症型ペスト

菌血症の際に血中で菌が大量に増殖して起こる．リンパ節腫脹などの局所症状を伴わない突然の発熱として発症する．腹痛，嘔吐，下痢といった消化器症状を伴うため診断が遅れることがある．病勢は速やかで，数日のうちに敗血症と多臓器不全に至り，播種性血管内凝固（DIC）やショックをきたしやすく，致命率が高い．血行性の髄膜炎も起こる．

診断

①病歴：渡航歴や流行地居留の有無が重要な手がかりとなる．

②菌検索：血液，喀痰，リンパ節穿刺液，髄液などの染色標本や培養検査で菌を証明すると診断が確定する．

③血清抗体価測定法やELISA法，PCR法なども用いられている．

治療

ペストの治療には抗菌薬が非常によく効くため，早期治療により予後は良好で後遺症はほとんど残らないとされる．肺ペストの場合は，病気の進行がきわめて速いので，特に抗菌薬の早期投与が必須である．

第一選択薬は，ストレプトマイシン（SM）15 mg/kg，1日2回筋注，10日間，もしくはゲンタマイシン（GM）5 mg/kg，1日1回静注，10日間が推奨されている．

第二選択薬は，ドキシサイクリン（DOXY）もしく

はミノサイクリン（MINO）100 mg，1日2回内服もしくは静注，10日間，もしくはシプロフロキサシン（CPFX）500 mg，1日2回内服，10日間，もしくはシプロフロキサシン400 mg，1日2回静注，10日間が推奨されている．

バイオテロなどによってペスト菌に曝露された可能性がある場合には，テトラサイクリン系抗菌薬やシプロフロキサシンによる抗菌薬の予防内服が必要である．

感染対策は，接触および飛沫感染対策を行う．

予防

流行地においては死体を含め，ネズミやげっ歯類などとの接触は避ける．患者と直接接触した人や肺ペスト患者に接近した人など，発病する可能性の高い人や，流行地への旅行者などのように，短期間ペストの曝露を受ける可能性がある人に対して，WHOやCDCは抗菌薬の予防投与を推奨している．

（石金正裕，大曲貴夫）

鼻疽 glanders, farcy

概念

● 鼻疽はウマ，ロバ，ラバによって媒介される *Burkholderia mallei*（鼻疽菌）による高度感染性の細菌感染症であり，人獣共通感染症としてヒポクラテスの時代から知られる疾患である．

● 全世界的にもまれであるが，動物では発展途上国を中心に発生がみられる．先進国では検査室や研究所での感染事例が報告されている．

病因

動物での感染は中東，アジア，アフリカ，中南米で続いており，アウトブレイクの数がここ10年で増加している．ウマ以外にもネコやウマを捕食する肉食獣にも感染がみられる．感染は分泌物の吸入や経皮的な接触によって成立する．感染動物の呼吸器検体や皮膚の滲出液は高度感染性であり，*B. mallei* が宿主依存性であるため，類鼻疽（melioidosis）のように環境から感染は生じることはない．類鼻疽より感染力は高く，研究所や検査室での感染は類鼻疽より高リスクとされ，ヒト-ヒト感染のおそれもあるため，感染者の隔離が推奨される．

病態生理

経気道あるいは経皮的に感染を生じ，網内系臓器を介して拡大していく．類鼻疽と同様の病原性があり，細胞外多糖体莢膜が病原性を規定する．感染動物ごとに感受性が異なり，ヒトでは糖尿病患者は最も疾患の進行性とかかわりが深いとされているが，発生数も少なく類鼻疽と比べると不明確な点が多い．

臨床症状

ウマにおける症状

必ず動物から感染する感染症でもあり，感染伝播を防ぐためにはウマでの症状を知っておく必要がある．急性鼻疽は，発熱と鼻腔に壊死性潰瘍と結節が生じ，おびただしい量の感染性の硬い黄色の排膿を認める．頸部と縦隔のリンパ節が腫大し，結節病変を伴う肺炎と他の臓器への浸潤がみられる．皮膚鼻疽（馬鼻疽）では，リンパ性結節や皮膚潰瘍（0.5〜2.5 cm）が生じ，黄色の膿汁を伴う．

ヒトにおける症状

潜伏期は短いと1〜2日（吸入した場合）で，数か月に及ぶこともあり，類鼻疽に似る．潜在性感染の数年後の再活性化なども報告されている．ヒトの鼻疽は類鼻疽と同様に急性の経過にも慢性の経過にもなり，侵入門戸や菌量，宿主のリスクファクターがその臨床像を規定する．

①経気道感染：気道の潰瘍性壊死，発熱が生じ，鼻，唇，眼などに膿汁が付着する．それに引き続き，肺炎，気管支肺炎，頸部・縦隔のリンパ節炎，化膿性皮膚病変，菌血症が生じる．抗菌薬なしでは10日以内に死亡するとされているが，慢性の肺疾患も報告されている．

②経皮感染：発熱や脱力，違和感を伴い，化膿性の局所リンパ節腫大による皮下結節が生じる．このような皮下結節は類鼻疽より鼻疽に多くみられる．未治療の場合，リンパ管結節や化膿性リンパ節膿瘍が6〜7週後に生じる．発症1〜4週後に播種性感染を生じることもあり，脾，肝，肺の膿瘍，胸膜結節，多発皮下および筋の膿瘍がみられ，中枢神経感染も生じることがある．

検査

血液，分泌物，膿瘍からの膿汁を採取し，標準的な培地に接種する．菌体は形態的に *B. pseudomallei*（類鼻疽菌）と区別することは不可能である．*B. pseudomallei* と同じく，同定機器でシュードモナス属と誤同定されることがあるため，確定には16S rRNAシークエンスや *B. mallei* 特異領域のPCRを行う．マレインテストは動物の感染コントロールのために長きにわたって用いられ，ヒトにも応用されているが，非常に特異度が低い．

診断

確定診断は *B. mallei* が臨床検体から検出されることでなされる．

治療

B. mallei の薬剤感受性は，ゲンタマイシン（GM）とクラリスロマイシン（CAM），アジスロマイシン（AZM）が有効であるという点を除いて，*B. pseudo-*

mallei と同様である（☞次項「類鼻疽」）．推奨される治療と期間は類鼻疽と同じ治療レジメンを用いる．検査室での曝露が生じた場合の対応についてはガイドラインが策定されており，曝露があった場合にはST合剤を第一選択として予防内服や健康監視などを考慮する．

（山元　佳，大曲貴夫）

●文献

1) Currie BJ：*Burkholderia pseudomallei* and *Burkholderia mallei*：Melioidosis and Glanders. In：Bennett JE, et al (editors). Mandell, Douglas and Bennett's Principles and Practice of Infectious Diseases, 8th ed. Philadelphia：Elsevier Saunders；2015. p.2541.

2) Peacock SJ, et al：Management of accidental laboratory exposure to *Burkholderia pseudomallei* and *B. mallei*. *Emerg Infect Dis* 2008；14：e2.

類鼻疽 melioidosis

概念

● 類鼻疽は，*Burkholderia pseudomallei*（類鼻疽菌）による感染症であり，東南アジアとオーストラリア北部の北緯20°から南緯20°の範囲で流行が報告されている[1]．

● 感染症法で四類感染症に指定されており，診断後は直ちに届出を行う必要がある．

疫学

B. pseudomallei は流行地の土壌中や水中に存在しており，わが国ではこれまでに流行地への旅行者で10例が報告されている[2]．主な感染経路は *B. pseudomallei* に汚染された土壌，粉塵，水の吸引や創部汚染である．ヒト−ヒト感染はまれである．基礎疾患として，糖尿病が重要である[3]．

本菌は生物兵器としての使用が懸念されており，CDCカテゴリーBに指定されている．

病因

B. pseudomallei は極染色性を示す好気性の小さなグラム陰性桿菌で，好中球やマクロファージ内で生存・増殖する通性細胞内寄生菌である．病原因子として莢膜や glycocalyx，毒素などが明らかにされている．

臨床症状

潜伏期間は通常3〜21日であるが，20年以上のこともある．特異的な症状はなく，膿瘍形成や肺炎が主な病態であり，経過は緩徐なものから急激なものまでさまざまである．急性敗血症型は肺，肝，脾など全身に播種性に膿瘍を形成し，致死率が高い．亜急性〜慢

性型では，肺結核類似の肺病変のほか，全身に膿瘍や瘻孔を形成することがある．

診断

培養検査による分離・同定により確定診断となる．遺伝子検出法として，PCR法，LAMP法，リアルタイムPCR法による報告がある[2]．

治療

セフタジジム（CAZ）もしくはカルバペネム系抗菌薬による初期療法の後，ST合剤やドキシサイクリン（DOXY）による維持療法が推奨されている．初期療法は10〜14日間とし，重症例や膿瘍合併症例では4〜8週間継続することが推奨されている[4]．また，維持療法は最低3か月間継続することが推奨されている．

ネコひっかき病 cat scratch disease

概念

● ネコひっかき病は，主としてバルトネラ属（*Bartonella*）の*B. henselae*による局所病変と亜急性の所属リンパ節炎を特徴とする疾患である．まれに*B. clarridgeiae*による感染例が報告されている．

● ネコによるひっかき傷や咬傷のほか，なめられるだけでも感染することがある．

疫学

米国からの報告では，年間で約22,000人が発症し，そのうち約2,000人が入院加療を必要とし，年間発生率は0.77〜0.88/10万であった[5]．成人より小児の割合が高く，15歳以下の症例が45〜50％を占めている[5-7]．また，男性に多発する傾向がある[5]．発生時期に関しては，秋から冬にかけて多発する傾向がある[7]．

病因

*B. henselae*は小型のグラム陰性桿菌で，培養困難な通性細胞内寄生菌である．病理組織標本では，Warthin-Starry染色で多形性のグラム陰性桿菌として塊状〜房状に認められる．

臨床症状

受傷から3〜10日後に受傷部位，すなわち菌の侵入部位に丘疹，小水疱，硬結が出現する．時として，膿疱形成や潰瘍化をきたすことがある．これらの初期病変出現から1〜2週間後にリンパ節腫脹が出現する．リンパ節炎は一般的に片側性であり，鼠径部，腋窩，頸部リンパ節に多く認められる[8]．

本症では，まれにParinaud症候群（耳周囲のリンパ節炎，眼球運動障害など）や脳炎，心内膜炎，肉芽腫性肝炎などをきたすことがある．

診断

ネコとの接触歴が診断に重要である．*B. henselae*を対象とした間接蛍光抗体法（IFA）において，血清の抗体価が64倍以上，もしくはペア血清で4倍以上の抗体価の上昇が有意である[9]．*B. henselae*の遺伝子を検出するPCR法も有用である．

治療

アジスロマイシン（AZM）やクラリスロマイシン（CAM）などのマクロライド系抗菌薬が第一選択薬である．ドキシサイクリン（DOXY），シプロフロキサシン（CPFX），リファンピシン（RFP），ST合剤も効果的である．

（森岡慎一郎，大曲貴夫）

● 文献

1) Ko WC, et al：Melioidosis outbreak after typhoon, southern Taiwan. *Emerg Infect Dis* 2007；13：896.
2) 国立感染症研究所：病原体検出マニュアル（メリオイドーシス）．類鼻疽．2011.
http://www.niid.go.jp/niid/images/lab-manual/melioidosis_97.pdf
3) Hadano Y：Imported melioidosis in Japan：a review of cases. *Infect Drug Resist* 2018；11：163.
4) Wiersinga WJ, et al：Melioidosis. *N Engl J Med* 2012；367：1035.
5) Jackson LA, et al：Cat scratch disease in the United States：an analysis of three national databases. *Am J Public Health* 1993；83：1707.
6) Carithers HA, et al：Cat-scratch disease. Acute encephalopathy and other neurologic manifestations. *Am J Dis Child* 1991；145：98.
7) Hamilton DH, et al：Cat-scratch disease-Connecticut, 1992-1993. *J Infect Dis* 1995；172：570.
8) Kordick DL, et al：Bartonella clarridgeiae, a newly recognized zoonotic pathogen causing inoculation papules, fever, and lymphadenopathy（cat scratch disease）. *J Clin Microbiol* 1997；35：1813.
9) Regnery RL, et al：Serological response to "Rochalimaea henselae" antigen in suspected cat-scratch disease. *Lancet* 1992；339：1443.

軟性下疳 chancroid

概念

● 軟性下疳はヘモフィルス属（*Haemophilus*）の*H. ducreyi*による性感染症で，性器の感染部位に痛みの強い壊疽性潰瘍と鼠径リンパ節の化膿性炎症を認めるのが特徴である．

● 東南アジア，アフリカなどの熱帯・亜熱帯地方に多

く発生している疾患であり[1,2]，日本では第二次世界大戦後の1945〜1950（昭和20〜25）年頃の性感染症流行期に散見された．しかし，その後は減少傾向となり，最近ではまれに東南アジアで感染してきた患者がある程度で，発生頻度は低い．アフリカ，東南アジア，南米などでは，梅毒を上回る症例数の地域も存在する[2]．

症状

潜伏期間は2日〜1週間であり，好発部位は男性では亀頭，冠状溝の周辺，女性では大小陰唇，腟口などで，辺縁が鋸歯状の掘れ込みの深い潰瘍が生じ接触による痛みが強い．潰瘍に引き続いて鼠径部のリンパ節も大きく腫脹し，自発痛，圧痛が強いのが特徴である．

診断

特徴のある症状のため，視診，触診のみでも診断は容易である．確定診断としては，病原菌の検出であるが，染色鏡検と培養法とがある．H. ducreyiは，長さ1.1〜1.5μm，グラム染色では赤く染色されるグラム陰性のレンサ状桿菌である．培養では長レンサ状であることが多いが，病巣の分泌物と塗抹染色標本だけでは，レンサ状桿菌を発見しにくい．鏡検法，培養法による検出率が低いため，最近は遺伝子学的診断法も開発されている．

リンパ節の腫脹が強く，穿刺を必要とする場合は，瘻孔防止のため，隣接の正常皮膚面から針を入れて穿刺する．切開やドレナージは禁忌とされている．

治療

H. ducreyiは難培養性であるため，耐性の的確な把握は困難である．かつてはマクロライド系薬，テトラサイクリン系薬が主で，治療効果も十分であった．その後，ST合剤，ニューキノロン系薬，セフェム系薬も有効とされるようになった[1]．しかし，サルファ剤，アンピシリン（ABPC），テトラサイクリン系薬に対するプラスミド性の耐性が報告されている．また，エリスロマイシン（EM），シプロフロキサシン（CPFX），トリメトプリムに対する感受性低下の報告もある．

無芽胞嫌気性菌感染症 infections caused by non-spore-forming anaerobic bacteria

概念

●バクテロイデス属（Bacteroides）などの無芽胞嫌気性菌によって引き起こされる感染症である．好気性菌との複数菌感染症の形態をとることが多い．

病態生理

嫌気性菌感染症は，皮膚や粘膜のような正常な物理的バリアに，ある種の外傷が加わったことが契機となり発症する．その際に，嫌気性菌は，通性嫌気性菌とともに物理的バリアを越えて組織の奥深く侵入する．ヒトや動物による咬傷，誤嚥があった場合，抜歯後，口腔，泌尿・生殖器，消化器などの手術後感染の過程には，常に嫌気性菌が関与している可能性を考えるべきである．嫌気性菌活性が低い抗菌薬使用中の感染遷延症例も嫌気性菌の関与を強く考慮する．

嫌気性菌は，粘膜の破綻などを契機に好気性菌との混合感染（複数菌感染）として感染症を発症することが多い．好気性菌による感染症の感染部位では，酸素分圧が低下，酸化還元電位の低下が認められ，嫌気性菌による感染症が惹起されやすい状況となる（二相性感染）．

嫌気性グラム陰性桿菌の最も代表的な菌種であるBacteroides fragilisは，膿瘍形成能を有する．膿瘍形成には，B. fragilisの莢膜多糖体（polysaccharide A〜Cなど）が関与している．B. fragilisはセファマイシン系薬とカルバペネム系薬以外のセファロスポリン系薬やペニシリン系薬のほとんどの薬剤を不活化できる基質域が拡大したβ-ラクタマーゼを産生する．複数菌感染症を呈する病巣内では，共存するこれらの抗菌薬に感受性を示す多くの細菌の生息を許すことにつながる．このような機序を，嫌気性菌B. fragilisの間接的病原性と呼ぶ．また，B. fragilisの一部の菌株にエンテロトキシン産生株が存在し，このような菌株をenterotoxigenic B. fragilisと呼ぶ．エンテロトキシンの本体は，フラジリシン（fragilysin）と呼ばれるメタロプロテアーゼである．

また，Fusobacterium necrophorumは強力な組織破壊作用を有するが，これには白血球毒であるロイコシジンが関与している．

疫学

❸❹に無芽胞嫌気性菌感染症と分離頻度が高い菌種を示す．

診断

嫌気性菌の分離には，適切な検査材料の採取，輸送および処理が重要である．正常細菌叢の細菌が混入しないように，皮膚粘膜を十分消毒した後，できる限り滅菌綿棒を使用せず，針とシリンジで採取するのが基本である．また，輸送には嫌気性菌輸送容器を使用し，採取後おそくとも2時間以内に検査室に届いていることを確認する．検査室では，材料の培地への接種を，できれば嫌気性環境下で実施する．

臨床材料中に存在する嫌気性菌を上手に分離するためには，血液，ヘミン，ビタミンKを添加し，一夜，嫌気的に保存されていた（還元された）培地を用いることが推奨される．

また，嫌気性菌は好気性菌とともに病巣部に存在することが多い．臨床的に意義のある嫌気性菌を見逃さ

㉞ 無芽胞嫌気性菌感染症と分離頻度が高い菌種

感染症	分離頻度が高い代表的な嫌気性菌
放線菌症	アクチノミセス属（*Actinomyces*），ある種のキューティバクテリウム属（*Cutibacterium*），ある種のエガセラ属（*Eggerthella*）など
菌血症	バクテロイデス属（*Bacteroides*），フソバクテリウム属（*Fusobacterium*），嫌気性球菌などが多い．レプトトリキア属（*Leptotrichia*），カプノシトファガ属（*Capnocytophaga*）などもある
脳膿瘍	プレボテラ属（*Prevotella*），フソバクテリウム属，嫌気性球菌など
口腔あるいは歯科領域感染症	嫌気性球菌，ポルフィロモナス属（*Porphyromonas*），プレボテラ属，フソバクテリウム属，エガセラ属など
耳鼻咽喉科領域感染症（慢性中耳炎，慢性副鼻腔炎，扁桃腺炎など）	プレボテラ属，嫌気性球菌，フソバクテリウム属，プロピオニバクテリウム属，アクチノミセス属など
心内膜炎	バクテロイデス属，フソバクテリウム属，嫌気性球菌，プロピオニバクテリウム属など
眼科領域感染症	嫌気性球菌，プロピオニバクテリウム属など
嚥下性肺炎，膿胸，肺膿瘍	バクテロイデス属，ポルフィロモナス属，嫌気性球菌，フソバクテリウム属，アクチノミセス属，ビフィドバクテリウム属（*Bifidobacterium*），レンサ球菌属（*Streptococcus*）など
肝膿瘍	バクテロイデス属，フソバクテリウム属など
壊疽性虫垂炎，腹膜炎，腹腔内膿瘍，消化管手術後感染症，消化器の穿孔等に続発する感染症など	バクテロイデス属，フソバクテリウム属，ビロフィラ属（*Bilophila*），嫌気性球菌など
子宮内膜炎，卵管・卵巣膿瘍，Bartholin 腺膿瘍，細菌性腟症	嫌気性球菌，プレボテラ属，バクテロイデス属など
肛門周囲膿瘍	バクテロイデス属，フソバクテリウム属，嫌気性球菌など

代表的な嫌気性球菌には，ペプトストレプトコッカス属（*Peptostreptococcus*），ペプトニフィラス属（*Peptoniphilus*），パルビモナス属（*Parvimonas*），フィネゴルディア属（*Finegoldia*）などがある．

ないためには，好気性菌の発育を抑制し，嫌気性菌を有利に分離できる培地を使用する．

治療

　嫌気性菌感染症へのアプローチは，①膿瘍のドレナージや壊死組織のデブリドマンなどにより嫌気性菌が増殖できない環境をつくる，②好気性菌との複数菌感染が多いため，両者に活性を有する抗微生物薬を用いて感染の周囲への進展および遠隔部位への拡散を防止する，などが基本となる．

　嫌気性菌はアミノ配糖体を除き，菌種にもよるが，一般的に，ペニシリン系薬（特に，β-ラクタマーゼ阻害薬配合ペニシリン系薬），セファマイシン系薬，マクロライド系薬，一部のキノロン系薬，クリンダマイシン（CLDM），ミノサイクリン（MINO），メトロニダゾールに感受性が高い．

　バクテロイデス属は，ほとんどがβ-ラクタマーゼを産生し，セファマイシン系薬，オキサセフェム系薬，カルバペネム系薬を除いたβ-ラクタム系薬に強い耐性傾向を示す．*B. fragilis* グループに対するクリンダマイシン（CLDM）やセフメタゾール（CMZ）の耐性率は上昇している．*B. thetaiotaomicron* などの *B. fragilis* 以外の菌種（non-*B. fragilis*）は *B. fragilis* よりも元来耐性傾向が強く，*B. fragilis* グループは薬剤耐性の観点から *B. fragilis* と non-*B. fragilis* に区別すべきである．経験的治療を行う際に，これらの菌群に対して抗菌力が期待できる薬剤はカルバペネム系薬，β-ラクタマーゼ阻害薬配合型β-ラクタム系薬，メトロニダゾール，抗嫌気性キノロン系薬の一部である．最近では，*B. fragilis* において，メタロβ-ラクタマーゼ産生によるカルバペネム耐性菌も報告されている．

　プレボテラ属もβ-ラクタマーゼ産生菌の頻度が高く，β-ラクタム系薬に対して *B. fragilis* と同様の耐性傾向がある．

破傷風 tetanus

概念

- ●破傷風は創傷部位が明らかではない症例や，創傷部位からの微生物学的検査の確定頻度が低いことから，臨床経過，症状から本症を疑った場合には速やかに適切な治療を開始することが重要である．
- ●症状や病歴から破傷風が疑われる場合は，集学的医療が必要になるため，速やかに関連する診療科へコンサルトを行う．破傷風は重症化しうることを説明しておくことが重要である．なお，破傷風は破傷風トキソイドの事前接種で予防することが可能な疾患である．

病態生理

　破傷風は，芽胞形成性の偏性嫌気性グラム陽性桿菌である破傷風菌（*Clostridium tetani*）による感染症で，土壌中に広く存在し，創傷を契機として体内に侵入する．多くは芽胞の形態で侵入し，体内で発芽・増殖して毒素を産生する．潜伏期間は3日〜3週間である．

臨床症状

　症状は局所性，頭部性，全身性に大別され，全身性の頻度が高く，局所性も全身性に移行することがある．

㉟ 外傷時の破傷風予防

	基礎免疫がない（DTaP または は DTaP-IPV を 3 回接種していない）または破傷風トキソイド接種歴不明	DTaP または DTaP-IPV を 3 回接種している		
		最終接種日からの経過が 10 年以上の場合	最終接種日からの経過が 5 年以上 10 年未満の場合	最終接種日からの経過が 5 年未満の場合
きれいな傷（破傷風になる可能性が低い創）	DTaP-IPV ワクチン 3 回または破傷風トキソイド 3 回	破傷風トキソイド 1 回	予防不要	予防不要
破傷風になる可能性が高い創	TIG 1 回 + DTaP-IPV ワクチン 3 回または破傷風トキソイド 3 回	破傷風トキソイド 1 回	破傷風トキソイド 1 回	予防不要

DTaP：沈降精製ジフテリア破傷風百日咳混合ワクチン，DTaP-IPV：DTaP，不活性ポリオワクチン混合ワクチン，TIG：抗破傷風ヒト免疫グロブリン．

局所性では創部周辺の筋緊張から始まる．

頭部性では中耳炎などを契機として発症する．

全身性症状では，初期症状として口唇や舌のしびれ，味覚異常，後頸部の緊張感，創周囲の異常感覚がみられ（第 I 期），その後 1～3 日以内に開口障害（第 II 期），喉頭痙縮，後弓反張，全身性けいれん（第 III 期）が出現する．時に呼吸筋麻痺や交感神経系機能不全（autonomic dysfunction）を合併することがある．潜伏期間が短い（7 日以内）場合や，初期症状（開口障害）（第 I 期）から全身性けいれん出現（第 III 期）までの時間（オンセットタイム）が 48 時間以内の場合は予後不良とされる．

診断

外傷受傷からの時間が経過しているものや，創面に異物があるもの，壊死組織があるもの，創傷の深さが 1 cm を超えているもので発症リスクが高いとされている．創傷部が明らかでない症例もある．また，創部からの本菌の検出頻度は，報告によるが約 30 ％程度と頻度が低い．本菌が検出されなかったからといって破傷風を除外することはできず，神経学的所見などに基づいた臨床診断が重要である．

治療

受傷時の治療

感染部位があれば創部の洗浄やデブリドマンを行い，抗菌薬（ペニシリン系薬やメトロニダゾール）を投与する．咬傷など，ほかの嫌気性菌との複数菌が疑われる場合は β-ラクタマーゼ阻害薬配合ペニシリン系薬を選択する．また，対症療法として，呼吸管理や抗けいれん薬投与，筋弛緩薬など症状に応じた全身管理を行う．

抗毒素療法

① 受傷時の破傷風予防としての抗毒素療法（㉟）

遊離毒素の中和として用いられる抗破傷風ヒト免疫

グロブリン（TIG）は，基礎免疫がないか破傷風トキソイド接種歴不明の場合の破傷風発症のリスクが高い症例に投与を検討する．投与する場合は，毒素が組織に結合する前の段階での投与で効果を発揮するため，できるだけ速やかな投与が推奨される．TIG は受動免疫を目的としたもので，24 時間以内に抗体価が上昇するが効果は短期的であるため，あわせて破傷風トキソイドの接種を検討する．破傷風トキソイドは能動免疫を目的としたもので，通常 1 週間程度で抗体価が上昇し，長期免疫が保持される予防薬である．

② 破傷風発症時の抗毒素療法

症状軽減のため TIG を投与する．

ガス壊疽 gas gangrene

概念

● ガス産生菌による進行性の軟部組織感染症で，組織内にガスが認められる．炎症は皮下組織から筋組織まで及ぶ．

● 狭義では，挫滅創への嫌気性グラム陽性桿菌であるクロストリジウム属（*Clostridium*）（代表は *C. perfringens*，ほかに *C. novyi*，*C. sporogenes*，*C. septicum* など）の感染による場合をいうが，広義にはクロストリジウム属以外のガス産生菌（黄色ブドウ球菌，レンサ球菌，大腸菌などもありうる）によるものも含まれる．

病態生理

代表的な病原微生物であるクロストリジウム属は，偏性嫌気性菌に分類され，アルコールが無効な芽胞を有するグラム陽性桿菌である．これらは，ガス壊疽菌群と一括して称され，土壌，ヒトや動物の腸管内に生息する常在菌である．損傷を受けた皮膚，手術創，血

流障害がある組織などの嫌気的条件下とされる部位で増殖し，毒素を産生する．近年では糖尿病などの免疫不全宿主における発症も増加している．

臨床症状

症状としては，皮膚が青銅色（bronze color）を呈し，疼痛，腫脹とともに局所ガス触知（圧迫により握雪感〈snowgrasping sense〉）を認めることがあり，病巣は急速に拡大する．創部局所は高度の壊死性変化をきたし，甘酸っぱい悪臭を生じる．対応が遅れると全身状態が悪化し，ショック，播種性血管内凝固（DIC），多臓器不全を合併する．

診断

ガス壊疽の診断は，早期の段階で行うことが重要である．ガス壊疽はガスが産生される疾患であるため，超音波検査やX線写真，CT，MRIなどの画像検査を行い，病変部の波及状況を確認する．血液検査では，白血球数やC反応性蛋白（CRP）の著明な上昇を認める．筋肉の破壊を反映して，クレアチンキナーゼ（CK）も上昇することが多い．多臓器不全を呈するため，肝機能障害（AST，ALTの上昇，ビリルビン値上昇など），貧血の進行，腎機能障害（クレアチニンの上昇など）などを認める場合も多い．

ガス壊疽が疑われる場合には，画像検査で必ずしも変化が明らかでない場合でも試験切開を行うことがある．また，ガス壊疽の原因菌となっている菌を確認するために，病変局所からの検体を用いた培養検査を行う．嫌気性菌である場合も多いので嫌気性培養を追加する．

治療

治療としては，まず十分なデブリドマンを行い，状況によっては四肢の切断も考慮する．抗菌薬はペニシリン系，あるいはセファロスポリン系の大量投与が推奨される．高気圧酸素療法が行われる場合もある．

Clostridioides（*Clostridium*）*difficile* 感染症

概念

- *Clostridioides*（*Clostridium*）*difficile* は，0.5×6～8 μmの偏性嫌気性グラム陽性桿菌であり，亜端在性に楕円形の芽胞を形成する．同菌による感染症は *C. difficile* infection（CDI）として総称されるが，その病態としては，抗菌薬関連下痢症（antibiotic-associated diarrhea：AAD），偽膜性腸炎（pseudo-membranous colitis：PMC），*Clostridioides difficile* 関連下痢症（*C. difficile*-associated diarrhea：CDAD）などがある．
- *C. difficile* はヒト腸管内に定着する菌であり，健康

成人の5～15％が保菌すると考えられている．
- 本菌が形成する芽胞は，酸やアルカリ，好気状態など菌体にとって過酷な環境下でも安定であり，またアルコール耐性があるためエタノール消毒では芽胞は死滅しない．院内環境において，芽胞を介して本菌が患者間で伝播しやすい．

疫学

CDIは医療関連感染として重要であり，その頻度は北米，欧州においては4.1～9.8例/10,000 patient-day，アジアでは3.0～7.2例/10,000 patient-dayとの報告がある．欧米では2000年代初頭にBI/NAP1/027型株の流行が起こり，結果としてCDI患者が急増し，特に重症CDIの報告が劇的に増加した．近年ではCDIの市中感染例（community-acquired CDI：CA-CDI）の報告例も増加している．

病態生理

病原因子

C. difficile の病原因子として特に重要なものは毒素（toxin）であり，病態の成立に大きく関与している．トキシンAは腸管ループ活性を示すエンテロトキシンであり，トキシンBは強い細胞傷害性を示すサイトトキシン，バイナリー・トキシンである．トキシンA，トキシンBを産生しない株は病原性をもたず無毒株とされる．

CDIの発症に関しては，単に有毒性 *C. difficile* に曝露・保菌することで発症するものではなく，腸内細菌叢や宿主免疫が正常であれば有毒性 *C. difficile* を保菌してもCDIは発症しない．腸内細菌叢は多種多様な細菌により構成され *C. difficile* の定着・増殖に抵抗性を示すが，抗菌薬が投与された場合など腸内細菌叢の撹乱が起きると抗菌薬に抵抗性を示す *C. difficile* が選択性に増加し，毒素を産生する．この状態においても免疫反応により抗トキシン抗体の産生が起こりCDI発症は予防されうるが，適切な免疫反応が行われなければ毒素に反応し下痢や腸炎などを症状としてCDIが発症する．CDIの再発頻度は高く，臨床的に大きな問題となっている．

リスクファクター

CDI発症の最大のリスクファクターは抗菌薬使用であるが，CDI発症には複数の要素が絡み，その誘引となる事象がリスクファクターとなる．発症要因を大きく3点に分けると，①腸内細菌叢の撹乱，②毒素産生性 *C. difficile* の保菌，③宿主免疫異常となる．①の因子としては，抗菌薬使用が主となるが，抗菌薬の種類によってもリスクが異なる．そのほか，プロトンポンプ阻害薬や H₂ 受容体拮抗薬の使用による胃酸分泌能の低下も誘引となる．②としては入院歴や長期療養型医療施設への滞在などによる有毒性 *C. difficile* へ

の曝露，③としては高齢や抗癌化学療法，免疫抑制薬使用などがあげられる．

臨床症状

CDI の症状は，軽症の下痢から，偽膜性腸炎を呈するもの，重症例として中毒性巨大結腸症や腸管穿孔に至り，手術例，死亡例まで多彩である．下痢以外の症状としては，発熱，腹痛，白血球増多があり，白血球増多は低アルブミン血症と血清クレアチニン値の上昇などとともに重症化予測のマーカーとなる．

診断

CDI の診断は，下痢症状と有毒性 *C. difficile* の存在による．軟便もしくは水様便があり，便検査による *C. difficile* の菌体もしくはトキシン，および遺伝子の存在，もしくは下部消化器内視鏡での偽膜性腸炎所見により診断に至る．症状が無症状であった場合には便検査は推奨されない．CDI 治療が奏効した場合でも治療後 6 週間以上 *C. difficile* が存在するため，CDI 治療後の評価としての便検査は推奨されない．

CDI 診断に用いられる検査方法としては，便培養法，イムノクロマト法を用いた抗原・トキシン検出法，遺伝子検出法（nucleic acid amplification test：NAAT）などがある．また，下部消化管内視鏡での偽膜性腸炎所見も診断の一つとなり，重症疾患の指標となる．

治療

抗菌薬による管理

CDI の治療は，発症の原因と推察される抗菌薬の中止が前提であり，抗菌薬の中止のみで 20～25 ％は症状が改善する．原因となった抗菌薬中止以後も症状が持続する場合，抗菌薬中止が不可能な場合，中等症以上の場合に *C. difficile* をターゲットとした抗菌薬治療の適応となる．

CDI 治療に用いられる抗菌薬はバンコマイシン（VCM），メトロニダゾール（MNZ），フィダキソマイシン（FDX）であり，VCM は内服製剤，MNZ は内服製剤・静注製剤，FDX は内服製剤が用いられる．これらの耐性菌の報告は非常にまれであり治療抵抗性は耐性菌ではなく宿主側の因子によるところが大きい．重症例では VCM が MNZ より治療効果に優れる．FDX は再発率が低いという報告がある．また，近年では糞便移植療法も試みられている．

再発予防薬

CDI の病態成立に関して抗トキシン抗体の産生能が関与し，特に抗トキシン B 抗体の抗体価が低いと再発性 CDI のリスクが高いことが知られている．これを応用し，受動免疫としてトキシン B に対するモノクローナル抗体（ベズロトクスマブ）療法が臨床応用されている．また，抗トキシン抗体産生誘導のため

のワクチン療法が開発中である．

（三鴨廣繁）

●文献

1) Workowski KA, et al：Sexually Transmitted diseases treatment guidelines, 2015. *MMWR Recomm Rep* 2015；64：1.
2) González-Beiras C, et al：Epidemiology of *Haemophilus ducreyi* Infections. *Emerg Infect Dis* 2016；22：1.
3) 日本臨床微生物学会検査法マニュアル作成委員会・嫌気性菌検査ガイドライン委員会：嫌気性菌検査ガイドライン 2012. 日本臨床微生物学雑誌 2012；22 Suppl 1：1.
4) Japanese Society of Chemotherapy Committee on guidelines for treatment of anaerobic infections；Japanese Association for Anaerobic Infections Research：Drug-resistant anaerobes. *J Infect Chemother* 2011；17 Suppl 1：162.
5) Takesue Y, et al：Antimicrobial susceptibility of common pathogens isolated from postoperative intra-abdominal infections in Japan. *J Infect Chemother* 2018；24：592.
6) Japanese Society of Chemotherapy Committee on guidelines for treatment of anaerobic infections；Japanese Association for Anaerobic Infections Research：Tetanus. *J Infect Chemother* 2011；17 Suppl 1：125.
7) Japanese Society of Chemotherapy Committee on guidelines for treatment of anaerobic infections；Japanese Association for Anaerobic Infections Research：Skin and soft tissue infections. *J Infect Chemother* 2011；17 Suppl 1：72.
8) 日本化学療法学会・日本感染症学会 CDI 診療ガイドライン作成委員会（編）：*Clostridioides*（*Clostridium*）*difficile* 感染症診療ガイドライン．2018.

菌血症 bacteremia，敗血症 sepsis，敗血症性ショック septic shock

概念

● 菌血症は，血中に細菌が存在する状態でしばしば敗血症の原因となる．
● 敗血症，敗血症性ショックは，致死率がきわめて高い感染に伴う全身性の炎症性疾患で，定義が時代により変遷している．原因部位は，肺，腹腔内，血流，尿路が多い．

病態生理

感染のコントロールには，マクロファージなどの自然免疫系細胞の関与が大きい．それらの細胞表面受容体である PRRs（pattern recognition receptors）に，

❸❻ 主な血液培養陽性菌とその汚染菌頻度

原因菌の可能性大 (汚染菌の可能性 30 % 以下)	黄色ブドウ球菌 (*Staphylococcus aureus*)
	肺炎球菌 (*Streptococcus pneumoniae*)
	腸球菌 (*Enterococcus* species)
	化膿性レンサ球菌 (*Streptococcus pyogenes*)
	Streptococcus agalactiae
	大腸菌 (*Escherichia coli*)
	肺炎桿菌 (*Klebsiella pneumoniae*)
	Enterobacter cloacae
	Proteus mirabilis
	Serratia marcescens
	Klebsiella oxytoca
	緑膿菌 (*Pseudomonas aeruginosa*)
	Acinetobacter baumannii
	Stenotrophomonas maltophilia
	Bacteroides fragilis グループ
	カンジダ属 (*Candida* species)
	Cryptococcus neoformans
原因菌の可能性中 (汚染菌の可能性 30〜70 %)	viridans streptococci
原因菌の可能性小 (汚染菌の可能性 70 % 以上)	コリネバクテリウム属 (*Corynebacterium* species)
	バシラス属 (*Bacillus* species) (炭疽菌 〈*B. anthracis*〉除く)
	Cutinobacterium (*Propionibacterium*) *acnes*
	Clostridium perfringens
	コアグラーゼ陰性ブドウ球菌 (coagulase-negative staphylococci) (カテーテル関連の感染の主要原因)

(Weinstein MP, et al：The clinical significance of positive blood cultures in the 1990s：a prospective comprehensive evaluation of the microbiology, epidemiology, and outcome of bacteremia and fungemia in adults. *Clin Infect Dis* 1997；24：584 をもとに作成.)

微生物 (細菌, 真菌, ウイルスなど) の成分である PAMPs (pathogen-associated molecular patterns) が結合すると, 炎症性メディエーターが放出される. これらの炎症性メディエーターと, それにより感染局所に誘導された炎症細胞が微生物の排除に働く. また, 損傷した細胞から放出されるミトコンドリア DNA や HMGB1 (high mobility group box 1) などの DAMPs (danger-associated molecular patterns) も同様に PRRs に結合し, 炎症性メディエーターを放出する. 微生物の排除後は, 炎症を惹起した細胞はアポトーシスにより消失し, 炎症は終息に至る. しかし, 敗血症の場合はこれらの PRRs と PAMPs と DAMPs を介した免疫応答が過剰となり, 重篤な臓器障害が引き起こされる.

　組織レベルでは, 血管作動性のメディエーターの放出により血管拡張が起こり血圧低下が生じる. その結果, 組織還流障害が起こり, その指標として血中乳酸値が臨床的に使用されている. また, 非特異的感染防御機構である活性酸素 (reactive oxygen species：ROS) は, ミトコンドリアの DNA や蛋白を傷害し, ミトコンドリアの機能不全を引き起こす. これらは, 細胞レベルでエネルギー不足を引き起こし, 多臓器不全の発症に寄与する[1].

診断

　菌血症は, 血液培養検査で診断する. 血液培養陽性率は, 敗血症性ショック (約 70 %), 腎盂腎炎 (約 20 %), 市中肺炎 (10 %弱), 蜂窩織炎 (2 %) と疾患や病態により大きく異なる. なお, 悪寒戦慄 (shaking chills) 時は血液培養が陽性になりやすい[2]. 血液培養は, 手技や操作に伴い一定の割合で汚染菌が検出され, 血液培養陽性時は原因菌との鑑別が必要である (❸❻).

　2016 年, 敗血症や敗血症性ショックの診断は, 従来の感染に伴う全身性炎症反応症候群 (systemic inflammatory response syndrome：SIRS) から, ❸❼に示す定義 The Third International Consensus Definitions for Sepsis and Septic Shock (Sepsis-3) に変更となり, その診断基準には❸❽が用いられる[3].

治療

　敗血症自体に有効な治療は認められていない. そのため, 早期 (可能なら 1 時間以内) の抗微生物薬の投与, 輸液 (血管内容量減少のある敗血症性ショック患者では最初の 3 時間以内に晶質液を最低 30 mL/kg 投与), 酸素投与, 人工呼吸器などの全身管理を行う. 敗血症および菌血症では, 原因菌確定時は感受性と臓器移行を考慮した抗菌薬を選択する. なお, 黄色ブドウ球菌とカンジダによる菌血症では, 治療奏効の確認と治療期間の決定のために血液培養陰性の確認が必須である.

感染性心内膜炎 infective endocarditis (IE)

概念

- 感染性心内膜炎 (IE) は致死的な心内膜の細菌感染症で, 適切な診断・治療・合併症管理が必要なため, 循環器内科・外科, 感染症科など複数の診療科が合同で診療することが望ましい疾患である.
- 病変部位と人工物使用の有無で, 左心系自然弁 IE, 左心系人工弁 IE, 右心系 IE, デバイス関連 IE に分類され, この分類で治療内容が異なる.

病態生理

　正常な心内膜には, 多くの細菌の定着は起こりにくい. しかし, 血流の異常, カテーテル使用などが原因

❸❼ 敗血症および敗血症性ショックの定義と診断基準（Sepsis-3）と SIRS の診断定義

a. Sepsis-3 による診断定義

敗血症の定義	感染に対する宿主反応の調節不全で引き起こされる生命を脅かす臓器障害を呈する状態
敗血症の診断基準	感染症（疑いを含む）とそれに伴う臓器障害を有する状態，臓器障害の診断に Sequential（Sepsis-related）Organ Failure Assessment（SOFA）スコアの 2 点以上の上昇を用いる．また，ICU 外のベッドサイドでのスクリーニングには，quick SOFA（qSOFA）スコア 2 点以上を用いる
敗血症性ショックの定義	敗血症のなかで循環不全や細胞/代謝異常をきたし，死亡率が高い状態
敗血症性ショックの診断基準	敗血症の基準を満たし，適切な輸液投与しても平均血圧を 65 mmHg 以上に維持するため血管作動薬が必要となり，血中乳酸値が 2 mmol/L を超えた状態

b. SIRS の診断定義

1. 体温の異常（＞38 ℃または＜36℃）
2. 頻脈（＞90/分）
3. 頻呼吸（＞20/分または $PaCO_2$＜32 mmHg）
4. 白血球数の異常（＞12,000/μL または＜4,000/μL，または未熟型＞10 ％）

4 項目中，2 項目以上陽性の場合を SIRS と定義する

（a：Singer M, et al：The Third International Consensus Definitions for Sepsis and Septic Shock〈Sepsis-3〉. *JAMA* 2016；315：801 をもとに作成；b：American College of Chest Physicians/Society of Critical Care Medicine Consensus Conference：definitions for sepsis and organ failure and guidelines for the use of innovative therapies in sepsis. *Crit Care Med* 1992；20：864 をもとに作成.）

❸❽ SOFA スコアと qSOFA スコア

a. SOFA（Sequential〈Sepsis-related〉Organ Failure Assessment）スコア

臓器システム		スコア				
		0	1	2	3	4
呼吸	PaO_2/FIO_2	≧400	＜400	＜300	＜200 ＋補助検査	＜100 ＋補助検査
凝固	血小板数（×10^3/μL）	≧150	＜150	＜100	＜50	＜20
肝臓	ビリルビン(mg/dL)	＜1.2	1.2〜1.9	2.0〜5.9	6.0〜11.9	＞12.0
心血管	平均血圧（MAP） カテコラミン※	MAP≧70 mm Hg	MAP＜70 mm Hg	ドパミン＜5 or ドブタミン（どの量でも）	ドパミン 5.1〜15 or アドレナリン≦0.1 or ノルアドレナリン≦0.1	ドパミン＞15 or アドレナリン＞0.1 or ノルアドレナリン＞0.1
中枢神経	GCS (Glasgow Coma Scale)	15	13〜14	10〜12	6〜9	＜6
腎臓	クレアチニン(mg/dL) 尿量（mL/日）	＜1.2	1.2〜1.9	2.0〜3.4	3.5〜4.9 ＜500	＞5.0 ＜200

※カテコラミン投与量は，mg/kg/分を 1 時間以上.
SOFA スコアの 2 点以上の急上昇で敗血症の研究診断.

b. qSOFA（quick Sequential Organ Failure Assessment）

意識レベルの低下（GCS：Glasgow Coma Scale 15 未満）
収縮期血圧≦100 mmHg
呼吸数≧22 回/分

上記の 2 項目以上陽性

（a：Vincent JL, et al：The SOFA〈Sepsis-related Organ Failure Assessment〉score to describe organ dysfunction/failure. On behalf of the Working Group on Sepsis-Related Problems of the European Society of Intensive Care Medicine. *Intensive Care Med* 1996；22：707 をもとに作成；b：Singer M, et al：The Third International Consensus Definitions for Sepsis and Septic Shock〈Sepsis-3〉. *JAMA* 2016；315：801 をもとに作成.）

❸❾ 感染性心内膜炎（IE）の診断

a. 病理診断

病理学的基準	組織や疣腫，心内膿瘍の培養から病原微生物が検出される．あるいは病変部位に組織学的に活動性を呈する疣腫や心筋膿瘍を認める

b. 修正 Duke 分類

臨床的基準	

大基準	1. 血液培養陽性
	A. IE に典型的な細菌が 2 回の血液培養で陽性
	  viridans streptococci, *Streptococcus gallolyticus**，HACEK グループ**，黄色ブドウ球菌，他の感染源のない市中型腸球菌
	B. IE に矛盾しない細菌が持続性に血液培養陽性
	  (i) 12 時間以上間隔をあけて採取した血液培養が 2 回以上陽性
	  (ii) 3 回の血液培養すべてあるいは 4 回以上の血液培養の大部分が陽性（最初と最後の採血間隔が 1 時間以上）
	C. *Coxiella burnetii* が血液培養 1 回陽性，あるいは抗 phase 1 IgG 抗体価＞1：800
	2. 心内膜病変
	A. 心エコーで以下の所見あり
	  (i) 弁あるいはその支持組織の上，または逆流ジェット通路，または人工物の上にみられる解剖学的に説明のできない振動性の心臓内腫瘤
	  (ii) 膿瘍
	  (iii) 人工弁の新たな部分的裂開
	B. 新規の弁閉鎖不全（既存の雑音の悪化または変化のみでは不十分）

小基準	1. 素因：リスクとなる心疾患の存在，静注薬物常用 2. 発熱：＞38℃ 3. 血管病変：動脈塞栓，敗血症性肺塞栓，感染性動脈瘤，頭蓋内出血，眼球結膜出血，Janeway 発疹 4. 免疫学的現象：糸球体腎炎，Osler 結節，Roth 斑，リウマトイド因子 5. 微生物学的所見：血液培養陽性であるが上記の大基準を満たさない場合，または IE として矛盾しない血清学的証拠

修正 Duke 分類では，大基準 2 項目，大基準 1 項目と小基準 3 項目，小基準 5 項目のいずれかを満たす場合に確定診断（Definite），大基準 1 項目と小基準 1 項目，小基準 3 項目のいずれかを満たす場合は，疑い診断（Possible）となる．

* *Streptococcus gallolyticus*（*S. bovis* から名称変更）

**HACEK：*Haemophilus aphrophilus*, *Actinobacillus actinomycetemcomitans*, *Cardiobacterium hominis*, *Eikenella corrodens*, *Kingella kingae*．現在，菌名が変更になっているが HACEK の略称に合わせ旧菌名を使用．

（Li JS, et al：Proposed modifications to the Duke criteria for the diagnosis of infective endocarditis. *Clin Infect Dis* 2000；30：633.）

で心内膜に傷害が生じると，血小板やフィブリンの局所的な接着が起こる．同部位に細菌が定着すると，感染巣となる疣腫（vegetation）が形成される．疾患の進行とともに，弁やその支持組織が破壊され心不全が起こる．また，疣腫の一部が剝がれ，動脈性にさまざまな臓器に運ばれ，塞栓症状を引き起こす．

症状

発熱は約 90％の患者に認められ，しばしば悪寒，体重減少，食欲不振を伴う．また，85％の患者に心雑音を認める．最大 25％の患者は，診断時に塞栓症（塞栓性脳梗塞，敗血症性肺塞栓，眼球結膜出血，Janeway 発疹など）を合併する．また，免疫学的反応（Roth 斑など）を起こすことがある．

診断

IE は病理組織，もしくは，臨床病態，微生物学的検査，画像検査を総合し評価する修正 Duke 分類（❸❾）により診断される．

微生物

IE は持続的な菌血症を呈しており，IE が疑われる患者には少なくとも 3 セットの血液培養検体を採取

する．抗菌薬の使用がなければ約 90％の患者で血液培養陽性となる．血液培養で陽性となる IE の典型的な原因菌は，レンサ球菌（viridans streptococci, *Streptococcus gallolyticus*），HACEK グループ（培養の難しい一部のグラム陰性菌群），黄色ブドウ球菌，腸球菌である．血液培養陰性菌（バルトネラ属〈*Bartonella* species〉，クラミジア属〈*Chlamydia* species〉，*Coxiella burnetii*，ブルセラ属〈*Brucella* species〉，レジオネラ属〈*Legionella* species〉，*Tropheryma whipplei* など）は，臨床検体（手術検体など）の遺伝子検査や抗体検査で診断する．

心内膜病変

心臓超音波検査を行い，疣腫や合併症の評価を行う．経胸壁心エコーの IE 診断感度は，自己弁で 70％，人工弁で 50％程度である．経胸壁心エコーで IE が否定的な場合や人工弁患者では，感度・特異度ともに高い経食道心エコーを行う．結果が陰性でも臨床的に IE のリスクが高い場合には，5～7 日おいて再度心臓超音波検査を行う．

⓵ 感染性心内膜炎の治療と予防に用いる抗菌薬の例とその投与量（腎機能正常時）

a．治療例

（自己弁）

ブドウ球菌	メチシリン感受性	セファゾリン（2 g, 8 時間ごと）
	メチシリン耐性	バンコマイシン（1 g, 12 時間ごと）
レンサ球菌*		ペニシリンG 1,200 万〜2,400 万単位/日*（4〜6 時間ごとに） 　±ゲンタマイシン（2〜3 mg/kg, 24 時間ごと） 　　or アンピシリン（2 g, 4 時間ごと） 　±ゲンタマイシン（2〜3 mg/kg, 24 時間ごと）
腸球菌**	アミノグリコシド高度耐性菌を除く	アンピシリン（2 g, 4 時間ごと） 　＋ゲンタマイシン（2〜3 mg/kg, 24 時間ごと）
	Enterococcus faecalis	アンピシリン（2 g, 4 時間ごと） 　＋セフトリアキソン（2 g, 12 時間ごと）

（人工弁）

ブドウ球菌	メチシリン感受性	セファゾリン（2 g, 8 時間ごと） 　＋ゲンタマイシン（2〜3 mg/kg, 24 時間ごと） 　±リファンピシン***（経口 450〜600 mg, 24 時間ごと）
	メチシリン耐性	バンコマイシン（1 g, 12 時間ごと） 　＋ゲンタマイシン（2〜3 mg/kg, 24 時間ごと） 　±リファンピシン***（経口 450〜600 mg, 24 時間ごと）

（自己弁，人工弁）

起炎菌不明	バンコマイシン（1 g, 12 時間ごと） 　＋ゲンタマイシン（2〜3 mg/kg, 24 時間ごと）

* 感受性結果により投与量や併用薬を変更（米国のガイドラインでは，ゲンタマイシンの分割投与を推奨）.
** ペニシリン耐性菌を除く.
***保険適用なし.
バンコマイシン，ゲンタマイシンは血中濃度を測定し，投与量を調整する．バンコマイシンの 1 回投与量は 1 回 15 mg/kg，12 時間ごとも可能．また，ゲンタマイシンは投与期間が 2 週間の場合がある.

b．予防例

ペニシリンアレルギーなし	アモキシシリン 2 g 経口，1 時間前 アンピシリン 2 g 点滴静注，30 分以内
ペニシリンアレルギーあり	クリンダマイシン 600 mg 経口，1 時間前 　（点滴静注 30 分以内）

(Habib G, et al：2015 ESC Guidelines for the management of infective endocarditis：The Task Force for the Management of Infective Endocarditis of the European Society of Cardiology（ESC）. *Eur Heart J* 2015；36：3075.；Baddour LM, et al：Infective endocarditis in adults：diagnosis, antimicrobial therapy, and management of complications：a scientific statement for healthcare professionals from the American Heart Association. *Circulation* 2015；132：1435.；Gould FK, et al：Guidelines for the diagnosis and antibiotic treatment of endocarditis in adults：a report of the Working Party of the British Society for Antimicrobial Chemotherapy. *J Antimicrob Chemother* 2012；67：269.；日本循環器学会ほか：感染性心内膜炎の予防と治療に関するガイドライン〈2017 年改訂版〉をもとに作成.)

治療

原因菌を可能な限り同定し，抗菌薬を適切な投与量・期間で投与する（⓵ a）．血液培養陽性例では，血液培養陰性後 4〜8 週間の抗菌薬投与が必要である．感受性良好なレンサ球菌の IE では，治療の反応が良好で合併症がない場合には 2 週間の抗菌薬併用治療も許容できる．不適切な抗菌薬投与は，治療失敗（合併症の悪化，再燃リスク増大）につながるため，治療薬の選択は感染症科医に相談する．また，IE 患者の 40〜50％で外科手術が必要となるため，以下の場合には心臓血管外科医に相談する．①弁の機能不全による心不全，②感染コントロールが不十分，③塞栓症予防.

予防

ハイリスク患者（人工弁患者，心内膜炎の既往のある患者，チアノーゼ疾患患者〈根治的手術後 6 か月以上経過した患者を除く〉）は，IE の発症リスクを軽減させるため，口腔内の清潔を保つように指導する．菌血症が起こる歯科治療時の抗菌薬予防投与は，IE の発症予防効果は証明されていないがガイドラインで推奨されている（⓵ b）.

食中毒 foodborne poisoning

概念

● 食中毒は，食事や飲料水に含まれる細菌，ウイルス，刺激物（貝毒，キノコ毒）などが原因で引き起こされる健康障害である．

● 食中毒の多くは，嘔吐，下痢が主症状の感染症であり，急性胃腸炎の集団発生時には食中毒を疑う．最も代表的な食中毒の原因はノロウイルス（norovirus）とカンピロバクター属（*Campylobacter*）である．その次に多い原因は，黄色ブドウ球菌（*Staphylococcus aureus*），セレウス菌（*Bacillus cereus*），ウェルシュ菌（*Clostridium perfringens*），腸炎ビブリオ（*Vibrio parahaemolyticus*），サルモネラ属（*Salmonella*），病原性大腸菌（腸管出血性大腸菌〈EHEC〉，腸管組織侵入性大腸菌〈EIEC〉など）である．しかし，症状や所見だけでは細菌性とウイルス性の胃腸炎を鑑別することは困難である．
本項では細菌性食中毒を扱う．

病態生理

病態は腸管の炎症の有無で異なり，炎症性/非炎症性胃腸炎（下痢症）に大別される．炎症性胃腸炎は，一部の細菌が原因となり腸管の粘膜の破壊を伴い，発熱や血便を認め重症になりやすい．一方，非炎症性胃腸炎はウイルスや細菌が原因となり，主に小腸での水の分泌が亢進したことによる下痢が生じる．

原因

食中毒の原因となる感染性下痢症の微生物を❹に示す．炎症性腸炎の原因にはサルモネラ属（非チフス性〈non-typhoidal〉），赤痢菌属（*Shigella*），カンピロバクター属，EHEC，EIECなどがある．一方，非炎症性胃腸炎の原因には黄色ブドウ球菌，セレウス菌などがある．また，発展途上国では先進国と異なる微生物が原因になる（❹）[1,2]．細菌増殖過程で毒素がすでに産生されている場合には，食品摂取から1日以内に症状を発症する．6時間以内では，主に嘔吐症状を呈する黄色ブドウ球菌，セレウス菌，8〜16時間では，主に下痢症状を呈するウェルシュ菌が原因になりやすい．

臨床症状

食中毒は，悪心・嘔吐，下痢，腹痛などの胃腸炎症状を呈することが一般的である．神経症状や発熱などが主症状となる食中毒も存在する．ボツリヌス菌（*Clostridium botulinum*）は，ボツリヌス毒素による麻痺症状を引き起こし，リステリア菌（*Listeria monocytogenes*）では，髄膜炎（菌血症）の原因となる．胃腸症状が乏しく持続する発熱として発症しやすいチフス菌（*Salmonella enterica* subsp. *enterica* serovar

❹ 感染性下痢症の原因

炎症性	細菌
	サルモネラ属（*Salmonella*〈非チフス性〉）
	赤痢菌属（*Shigella*）
	カンピロバクター属（*Campylobacter*）
	腸管出血性大腸菌（enterohemorrhagic *Escherichia coli*：EHEC）
	腸管組織侵入性大腸菌（enteroinvasive *Escherichia coli*：EIEC）
	Clostridioides difficile（*Clostridium difficile*）
	エルシニア属（*Yersinia*）
	寄生虫
	赤痢アメーバ（*Entamoeba histolytica*）
非炎症性	ウイルス
	ロタウイルス
	ノロウイルス
	細菌
	毒素原性大腸菌（enterotoxigenic *Escherichia coli*：ETEC）
	ウェルシュ菌（*Clostridium perfringens*）
	セレウス菌（*Bacillus cereus*）
	黄色ブドウ球菌（*Staphylococcus aureus*）
	コレラ菌（*Vibrio cholerae*）
	寄生虫
	ランブル鞭毛虫（*Giardia lamblia*）
	クリプトスポリジウム属（*Cryptosporidium*）

Typhi）なども存在する．また，食品を媒介したA群溶血性レンサ球菌による咽頭炎も，集団発生時には食中毒を疑う必要がある．

診断

食中毒は，病原体や毒素を証明することで診断する．しかし，ほとんどの患者は自然軽快するため，病原体診断は不要である．血便や発熱などを有する重症患者，7日以上症状が持続する患者，アウトブレイク時に病原体診断を検討する．その場合には，問診により病原体を推定し，便培養，寄生虫検査，抗原検査など（❹）を行う．また，集団発生事例の食中毒が疑われる患者を診察した場合には，保健所への届出を行う．

治療

脱水の程度を評価し，経口補水か輸液による脱水の補正を行う．重症例でなければ，経口補水を優先する．また，食事摂取が可能な場合にはおかゆ，バナナなどの消化のよい食物を勧める．食中毒を疑う胃腸炎症状患者の多くはウイルスが原因のことが多いため，経験的抗菌薬治療は菌血症などの全身性感染を疑う重症例で限定的に行われるべきである．炎症性胃腸炎であるカンピロバクター属，赤痢菌属など，菌種が同定された場合には，必要に応じて抗菌薬（マクロライド系薬やキノロン系薬）を投与する．しかし，EHEC（腸管出血性大腸菌O157など）では，抗菌薬投与によって毒素放出を促進させ溶血性尿毒症症候群（hemolytic

㊷ 食中毒の症状・所見と特徴的な病原体

症状, 食事内容, 病歴	便検査	病原体
血便	細菌培養	サルモネラ属 (*Salmonella*) (非チフス性) 赤痢菌属 (*Shigella*) 腸管出血性大腸菌 (enterohemorrhagic *Escherichia coli*:EHEC) カンピロバクター属 (*Campylobacter*)
	寄生虫検査	赤痢アメーバ (*Entamoeba histolytica*)
肉 (加熱不十分)	細菌培養	サルモネラ属 (非チフス性) EHEC
鶏卵 (加熱不十分)	細菌培養	サルモネラ属 (非チフス性)
鶏肉 (加熱不十分)	細菌培養	カンピロバクター属
生魚介類	細菌培養	腸炎ビブリオ (*Vibrio parahaemolyticus*) コレラ菌 (*Vibrio cholerae*)
二枚貝	抗原検査	ノロウイルス (norovirus)
短時間の集団発症	保健所に連絡し相談	毒素産生菌:6 時間以内 黄色ブドウ球菌 (*Staphylococcus aureus*) セレウス菌 (*Bacillus cereus*) 毒素産生菌:8-16 時間 ウェルシュ菌 (*Clostridium perfringens*)
海外渡航歴 (発展途上国)	細菌培養	腸管毒素原性大腸菌 (enterotoxigenic *Escherichia coli*:ETEC) 腸管凝集付着性大腸菌 (enteroaggregative *Escherichia coli*:EAggEC) 赤痢菌属 サルモネラ属 カンピロバクター属 エロモナス属 (*Aeromonas*)
	寄生虫検査	赤痢アメーバ ランブル鞭毛虫 (*Giardia lamblia*) クリプトスポリジウム属 (*Cryptosporidium*)
	抗原検査	ノロウイルス ロタウイルス (rotavirus)

(Barr W, et al:Acute diarrhea in adults. *Am Fam Physician* 2014;89:180. ;Steffen R, et al:Traveler's diarrhea:a clinical review. *JAMA* 2015;313:71 をもとに作成.)

uremic syndrome:HUS)発症の危険性が増すとの報告が多く,推奨されない[2].

(倉井大輔,河合 伸)

●文献

1) Gotts JE, et al:Sepsis:pathophysiology and clinical management. *BMJ* 2016;353:i1585.

2) Coburn B, et al:Does this adult patient with suspected bacteremia require blood cultures? *JAMA* 2012;308:502.

3) Singer M, et al:The Third International Consensus Definitions for Sepsis and Septic Shock (Sepsis-3). *JAMA* 2016;315:801.

4) Habib G, et al:2015 ESC Guidelines for the management of infective endocarditis:The Task Force for the Management of Infective Endocarditis of the European Society of Cardiology (ESC). *Eur Heart J* 2015;36:3075.

5) Baddour LM, et al:Infective endocarditis in adults:diagnosis, antimicrobial therapy, and management of complications:a scientific statement for healthcare professionals from the American Heart Association. *Circulation* 2015;132:1435.

6) Gould FK, et al:Guidelines for the diagnosis and antibiotic treatment of endocarditis in adults:a report of the Working Party of the British Society for Antimicrobial Chemotherapy. *J Antimicrob Chemother* 2012;67:269.

7) 日本循環器学会ほか:感染性心内膜炎の予防と治療に関するガイドライン (2017 年改訂版).

8) Barr W, et al:Acute diarrhea in adults. *Am Fam Physician* 2014;89:180.

9) Steffen R, et al:Traveler's diarrhea:a clinical review. *JAMA* 2015;313:71.

6 抗酸菌感染症

結核 tuberculosis

概念・病因
結核菌（*Mycobacterium tuberculosis*）(❶) による感染症．結核菌群には，*M. tuberculosis* 以外に *M. bovis*, *M. africanum*, *M. microti* などが属するが，一般に結核患者から分離される菌は *M. tuberculosis* である．わが国の結核罹患率は 10 万対 13.3（2017 年）[1]であり，日本は結核中蔓延国である．病型としては肺結核がほとんどであるが，結核菌は全身の臓器に感染症を引き起こす．

病態生理
気道系には病原体を排除する機能があるので，結核菌を吸入した人のすべてに結核感染が成立するわけではない．また結核感染が成立しても，免疫の働きにより発病が抑制されるので，全員が発病するわけではない．免疫能が正常であれば，結核感染が成立した時点で 5％ の人が発病し，残りの人のなかから一生の間に 5％ の人が発病してくる程度といわれている．

臨床症状
症状としては，咳，痰，血痰，盗汗，発熱，胸痛，食欲不振，体重減少，消化器症状，嗄声などがある．特に咳，痰が 2 週間以上続くような場合は医療機関を受診し，胸部 X 線検査，喀痰検査を受けるべきであり，医療従事者も結核の可能性を意識して検査を勧めるべきである．

検査・診断
胸部 X 線写真では，上葉を中心とする空洞影とその周辺の散布影を伴う陰影が典型的であるが，胸水貯留，縦隔リンパ節腫大を認めることもある．肺結核の進展は基本的には気道散布であり，終末細気管支から肺胞道周辺に結核性病変を形成し，散布性粒状影を呈する．CT では小葉中心性の粒状影として認められ，時に分岐状影を呈する．粒状影とそれを連結する細気管支の樹枝状陰影を，tree-in-bud (❷) といい，結核病変として特徴的である．

結核の診断は喀痰などの塗抹培養検査により結核菌を検出することにより確定する．喀痰塗抹培養検査は日を変えて 3 回行う．臨床検体の抗酸菌塗抹検査が陽性であっても，結核菌か非結核性抗酸菌かの鑑別はこの時点ではできない．さらに遺伝子増幅検査を追加して鑑別を行う．結核菌が培養で得られた場合，薬剤感受性検査を必ず行う．

治療
結核治療の目的は，体内に存在する結核菌を撲滅し，耐性菌の発育を阻止し，治療終了後の再発を防ぐことである．この目的を達成するためには，感受性のある薬剤の使用，複数の薬剤の使用（感受性薬剤 3 剤以上で開始），一定期間（少なくとも 6 か月）の継続，規則正しい服薬が必要である．初回標準治療法を❸に示した[2]．基本的には標準治療法（A）を行い，PZA を投与できない場合は (B) を行う．治療期間については，有空洞（特に広汎空洞）例・粟粒結核・結核性髄膜炎などの重症例，初期 2 か月の治療終了後にも培養陽性である例，HIV 感染症・糖尿病・塵肺・自己免疫疾患などの合併例，全身的なステロイド・免疫抑制薬併用例，および再治療例では 3 か月間延長できる．耐性

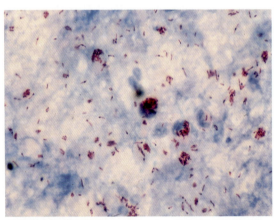

❶ 喀痰の Ziehl-Neelsen（チール・ネルゼン）染色で赤紫色に染まる結核菌

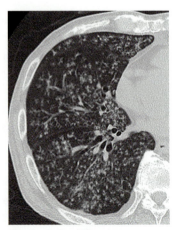

❷ tree-in-bud 像

❸ 結核の初回標準治療法

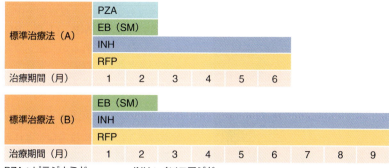

PZA：ピラジナミド　　INH：イソニアジド
EB：エタンブトール　　RFP：リファンピシン
SM：ストレプトマイシン

結核菌治療については専門書など[2]を参照する．

（永井英明）

文献
1) 公益財団法人結核予防会：結核の統計 2018．東京：公益財団法人結核予防会；2018．
2) 日本結核病学会治療委員会：「結核医療の基準」の改訂―2018 年．結核 2018；93：61．

非結核性抗酸菌症

（☞「非結核性抗酸菌症」p.454）

Hansen 病

概念
- *Mycobacterium leprae*（らい菌）による抗酸菌感染症である．
- 皮膚と末梢神経が主たる病変部位である．
- リファンピシンを含む多剤抗菌薬で治療する．
- 外見の変形や後遺症，また法律などのため偏見や差別，隔離政策，人権侵害などが起こった．

病因・病態・疫学
Mycobacterium leprae（らい菌）によって，皮膚と末梢神経（Schwann 細胞）が主に侵される．呼吸器

❹ Hansen 病の病型分類

菌数による分類	少菌型（paucibacillary：PB）	多菌型（multibacillary：MB）
免疫学的分類（Ridley-Jopling 分類）	（Ⅰ群）TT 型	B 群　BT 型　BB 型　BL 型　　　　LL 型
らい菌に対する細胞性免疫能	良好	低下／なし
皮膚スメア検査	陰性	陽性
らい菌	少数／発見しがたい	多数
皮疹の数	少数	多数
皮疹の分布	左右非対称性	左右対称性
皮疹の性状	斑（環状斑）	紅斑（環状斑），丘疹，結節
皮疹の表面	乾燥性，無毛	光沢，平滑
皮疹部の知覚障害	高度（触覚，痛覚，温度覚）	軽度／正常→経過と共に左右両側性に進行
病理所見	類上皮細胞性肉芽腫	組織球性肉芽腫
	巨細胞，神経への細胞浸潤	組織球の泡沫状変化
病理でのらい菌	陰性	陽性
主たる診断根拠	皮疹部の知覚障害	皮膚スメア検査などでのらい菌の証明
治療	WHO／MDT／MB 6 か月間（リファンピシン，DDS，クロファジミン）	WHO／MDT／MB 1～3 年間（リファンピシン，DDS，クロファジミン）

WHO／MDT：WHO が推奨する多剤による治療法．
DDS：ジアミノジフェニルスルホン．

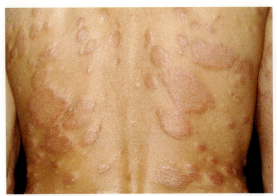

❺ Hansen 病多菌型（MB，BL 型）の症例
全身に多数の隆起性紅斑局面と環状紅斑を認め，皮疹部は軽度知覚障害がある．

が主たる感染ルートで，幼小児期の感染歴が重要であるが，感染しても発症することはきわめてまれである．日本の新患は年間約3人であるが，ほとんどが外国人である．

臨床症状・検査・診断・治療

らい菌に対する特異的な細胞性免疫能の差によって，病型が分けられる（❹）．少菌型（PB, TT 型など）は，らい菌に対する免疫能が働き，皮疹は少数で，末梢神経の炎症が強く，皮疹部を中心とした知覚障害を認める．多菌型（MB, LL 型，BL 型など）は，多数の皮疹（❺）を認めるが，知覚障害は軽度である．しかし経過と共に神経障害が進行する．

治療は多剤併用療法（multidrug therapy：MDT）を行う（❹）．

治療薬がなかった時代には末梢神経障害が進み，手足や顔などに変形や後遺症が現れたため，偏見・差別が続き，らい予防法のもと，療養所への隔離政策がとられてきた．

（石井則久）

● 文献

1) 小野友道ほか（責任編集）：ハンセン病アトラス―診断のための指針．東京：金原出版；2006. p.1.
2) 中嶋 弘（監），石井則久（著）：皮膚抗酸菌症テキスト―皮膚結核，ハンセン病，非結核性抗酸菌症．東京：金原出版；2008. p.1.
3) Suzuki K, et al：Current status of leprosy：epidemiology, basic science and clinical perspectives. *J Dermatol* 2012；39：121.

7 真菌感染症

真菌感染症総論

　真菌（fungus）は，細胞壁をもつ真核生物である．その種類は約 72,000 にのぼるが，これよりはるかに多数の未知の菌種が存在していると推定されている．病原性を有する真菌は，現在までに約 600 種が知られている．真菌は形態的に，胞子から発芽して菌糸を伸ばす糸状菌と，円形の菌体で，時に仮性菌糸を形成する酵母状真菌に大別される．一方，コクシジオイデスやヒストプラスマのように培養条件によっては，酵母型と糸状菌の二型性を示すものもある．

　真菌症（mycosis）は真菌を原因微生物とする感染症であるが，皮膚や粘膜に限局する表在性真菌症と内臓に浸潤する深在性真菌症に分けられる．近年，免疫抑制患者の増加に伴い，後者の増加が注目されている．わが国の剖検輯報（しゅうほう）の統計では，アスペルギルス症の頻度が最も多く，次いでカンジダ症，クリプトコックス症，ムーコル症（接合菌症）と続く．カンジダ症は日常診療で最も遭遇する真菌症であるが，剖検輯報では近年その頻度は横ばいである．一方，アスペルギルス症は抗真菌薬の開発にもかかわらず増加傾向がみられている．

　深在性真菌症の患者は一般的に肺など局所臓器に器質的疾患を有したり，あるいは全身性の基礎疾患を有していることが多い．特に遷延する好中球減少症は，侵襲性アスペルギルス症やムーコル症の主要なリスクファクターとなり，細胞性免疫不全はクリプトコックス症の主な原因となる．真菌症の種類により主な患者背景は異なっている．

　また近年，コクシジオイデス症やヒストプラスマ症，パラコクシジオイデス症などの輸入真菌感染症も注目されている．これらは感染力が強く，健常人にも発症する．時に全身感染症を起こすことがある．その診断には，流行地域への渡航歴の聴取が重要である．

　真菌症の確定診断には，真菌学的診断と病理組織学的診断法がある．前者として水酸化カリウム処理や墨汁法（❶）などによる直接鏡検法と真菌用培地（Sabouraud 寒天培地，バードシード寒天培地など）を用いた培養法がある．後者として，PAS（periodic acid-Schiff stain）染色や GMS（Gomori methenamine-silver）染色などの特殊染色が用いられる．また補助的診断に血清学的診断法として，細胞壁の構成多糖成分の一つである $β$-D-グルカンやガラクトマンナン，グルクロノキシロマンナンなどの抗原検出法がある．

カンジダ症 candidiasis

概念
- カンジダ（*Candida*）属による真菌感染症で，表在性の口腔粘膜カンジダ症，食道カンジダ症と深在性のカンジダ血症や播種性カンジダ症などの病型に分類される．
- 免疫抑制患者に発症することが多いが，血管内留置カテーテルなどの医療機器も発症に関連する．
- カテーテルの抜去，および抗真菌薬による治療を行う．

病因
　カンジダ属のなかでは *Candida albicans* が最も多く，non-*albicans Candida* では，*C. tropicalis*，*C. glabrata*，*C. parapsilosis* が主要菌種であり，これらの 4 菌種でカンジダ症の原因真菌の 90 ％を占める．そのほか，*C. guilliermondii* や *C. krusei*，*C. lusitaniae* も原因となる．体内分布の菌種別の特徴としては，*C. albicans* と *C. glabrata* は腸管に定着しているが，*C. parapsilosis* は皮膚に定着しており，中心静脈カテーテル関連カンジダ症の原因となることが多い．

病態生理
　カンジダ感染症の主な原因として，その感染防御を担う好中球が長期間減少する状態や，強力な免疫抑制薬やステロイドによる免疫力低下があげられる．また，重症熱傷や抗癌化学療法による皮膚や腸管粘膜バリアの障害による侵襲，ならびに長期間の抗菌薬使用による菌交代症によるカンジダ属の増殖，そのほか，中心

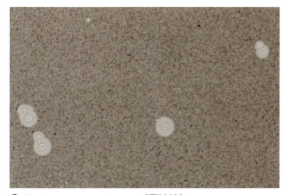

❶ *Cryptococcus neoformans*（墨汁法）

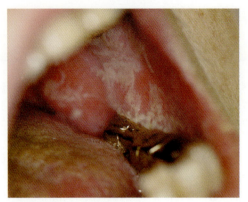
❷ 口腔粘膜カンジダ症

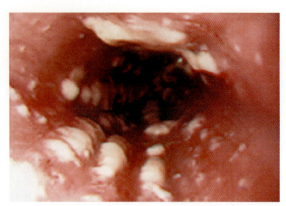
❸ 食道カンジダ症

静脈カテーテルや人工弁，ペースメーカーなどの体内留置物がリスクファクターとなる．このような宿主の状況で，患者自身の体内に定着しているカンジダ属により内因性感染としてカンジダ症は発症する．

臨床症状

口腔粘膜カンジダ症，食道カンジダ症：経口もしくは吸入で，ステロイドを長期間使用している患者やAIDS患者に高率に発症する．肉眼的に口腔粘膜に白色の偽膜形成（❷）や，内視鏡検査で食道に白苔（❸）が観察される．

カンジダ血症：広域抗菌薬に反応しない発熱が持続する場合に，中心静脈カテーテル留置例ではカンジダ血症が疑われる．血液培養やカテーテル培養β-D-グルカン検査を行うが，合併症としてカンジダ眼内炎を伴うため，視力低下や霧視などの症状に気をつけ，眼底検査を行い，早期発見に努めることはきわめて重要である．

播種性カンジダ症（カンジダ肝脾膿瘍）：好中球減少状態からの回復期に右季肋部痛や発熱が出現し，β-D-グルカン値や肝機能検査でアルカリホスファターゼ値の上昇を認める場合には，カンジダ肝脾膿瘍が疑われる．検査として腹部CTやMRIなどの画像検査で肝脾膿瘍の存在（bull's eye sign）を確認する．

その他：その他の病型として，尿路カンジダ症やカンジダ腟炎がある．

診断

カンジダ属が血液や通常無菌的な部位から培養や細胞組織学的検査で証明される場合は，診断的意義が高い．しかし，本菌は皮膚や口腔，消化管の常在菌であるため，喀痰や便からの真菌の分離のみでは感染症とは診断できない．また血清スクリーニング検査にβ-D-グルカン検査は有用であるが，本検査はカンジダ症に特異的ではないこと，さらに偽陽性もあるため，その評価は慎重に行う．一方，マンナン抗原検査もその特異性が限られ，遺伝子検査も一般的には普及していない．

治療

基本的に抗真菌薬による治療を行う．最も頻度が高い *C. albicans* に対してはアムホテリシンB（AMPH-B）（0.6〜1.0 mg/kg/日）やAMPH-Bリポソーム製剤（L-AMB．2.5 mg/kg/日），（ホス）フルコナゾール（〈Fos〉FLCZ．100〜400 mg/日．開始2日間は倍量loading doseで治療），ミカファンギン（MCFG．100〜150 mg/日），カスポファンギン（CPFG．50 mg/日．開始初日はloading dose 70 mg/日）が推奨されているが，non-*albicans* Candida では *C. lusitaniae* がAMPH-Bに低感受性である．また，*C. glabrata* の一部や *C. krusei* はFLCZに耐性であるため，抗真菌薬の選択に注意する．カテーテル留置例ではカテーテルを抜去することが推奨される．また，眼科的精査も推奨される．

近年，欧米ではアゾール系薬に自然耐性のnon-*albicans* Candida 属が増加している．さらに海外では新種の *C. auris* による院内伝播も報告され，今後わが国でもその動向が注目される．

クリプトコックス症 cryptococcosis

概念

- *Cryptococcus neoformans* による真菌感染症である．吸入により肺に感染巣を形成する．また，脳髄膜炎を合併しやすい．
- 感染防御はCD4$^+$T細胞を主体とした細胞性免疫であり，AIDSなどの細胞性免疫不全宿主に発症するが，健常者にも発症する．
- 治療法は，脳髄膜炎の合併の有無と患者の免疫状態によって異なる．

病因

C. neoformans は，莢膜を有する酵母状真菌であり，

土壌などの自然界に広く生息する．かつては血清学的にA, B, C, DおよびAD型に分け，A，D，AD型は *C. neoformans* var. *neoformans*，B，C型は *C. neoformans* var. *gattii* と分類していたが，A型を *C. neoformans* var. *grubii*，D型を *C. neoformans* var. *neoformans*，B，C型を *C. gattii* とする新たな分類が提案されている．その分布は熱帯や亜熱帯地域を除けば，A型が多い傾向にあり，わが国でも95％がA型である．*C. neoformans* はハトなどの鳥類の糞便中で増殖し，乾燥によって空気中に飛散して感染源となる．一方，*C. gattii* は主に亜熱帯地域で分離され，ヒトにも感染するが，オーストラリアではユーカリの木に生息し，コアラのクリプトコックス症にも関連する．また, 近年, 北米で新型の *C. gattii* の流行が報告されている．

疫学

クリプトコックス症は一般的に免疫不全患者に発症するが，AIDSの日和見感染症の発症率第4位で，欧米では抗ウイルス薬の治療を受けていないAIDS患者の6～10％がクリプトコックス症に罹患するとされる．その他の基礎疾患としては糖尿病，悪性腫瘍，腎障害などがあげられ，医原性要因ではステロイド投与中の患者に多い．一方，全体の約半数は基礎疾患を有さず，健康診断などで偶然発見される．

病態生理

感染防御は細胞性免疫が主体で，なかでもヘルパーT細胞（CD4$^+$T細胞）が中心的役割を有する．また，抗原非特異的な自然免疫を担うNKT細胞やγδT細胞が，感染初期防御に重要な役割を担い，その後のTh1-Th2バランスに影響を与え，獲得免疫の質を左右する．

肺クリプトコックス症
pulmonary cryptococcosis

病態生理

自然環境から経気道的に吸入された *C. neoformans* は，肺胞腔内に到達すると肺胞マクロファージによって貪食・殺菌されるが，一部はマクロファージの殺菌を回避して増殖する．宿主は肺胞マクロファージやNK（natural killer）細胞，CD4$^+$T細胞などによる免疫応答により，肉芽腫性炎症反応を誘導して健常者では不顕性感染に終わることが多いが，HIV感染などの免疫不全患者では容易に発症する．

臨床症状

基礎疾患や危険因子により臨床的特徴や治療法も異なる．

免疫不全のない宿主の肺クリプトコックス症では，咳嗽，喀痰，胸痛，発熱などがみられることもあるが，無症状で健診発見例が最も多い．胸部画像所見としては，胸膜直下の孤立性もしくは多発性の境界明瞭な結節影が典型的である．その他，空洞影や浸潤影としてみられることもあるが，石灰化はまれである．

肺クリプトコックス症の胸部画像所見は多彩である．感染防御に重要な細胞性免疫が保たれていれば，肉芽腫を形成して結節影を呈する．結節影は空洞を伴うことも多いが，空洞は肉芽腫が時間の経過とともに線維化や肉芽腫病変自体の凝固壊死が中心部から進行し，壊死組織の構造破綻と排出により形成されると考えられる．また，肺炎と鑑別される浸潤影を呈する．一般に，浸潤影は軽度の免疫不全状態でみられるが，健常者でもみられることがある．さらなる高度な免疫不全では，小粒状影やすりガラス影を呈する．それらの陰影の形成には，肉芽腫が形成され難い宿主側，あるいは菌側の要因が関与している．宿主側の要因ではヒト免疫不全ウイルス（human immunodeficiency virus：HIV）や大量のステロイド投与などが知られている．また，マクロファージやCD4$^+$T細胞などの主要な感染防御担当細胞の機能低下や分子レベルでの防御機構の欠落などの機能低下が関与する．一方，菌側の因子としては宿主免疫認識能からの回避機構の獲得（特に高病原性の *C. gattii* の一部の株）が示唆される．

診断

確定診断は肺胞洗浄液，肺組織（経気管支肺生検〈transbronchial lung biopsy：TBLB〉など）などの気道由来検体から，*C. neoformans* を分離培養するか，病理検査（PAS染色やGMS染色）や細胞診にて菌体を証明する．また血清中の莢膜（グルクロノキシロマンナン）抗原検査は，感度および特異度ともきわめて優れ，本症の補助診断法として有用である．また，重篤な基礎疾患を有する中枢神経感染例は，全身播種の危険性があるため，本症診断後には脳外感染の有無，特に脳髄膜炎の合併，および基礎疾患の有無を検討する．一方，免疫不全を有さない場合にも脳髄膜炎例が経験されるため，髄液検査が勧められる．

治療

治療は，患者の基礎疾患および免疫状態，脳髄膜炎の有無により，推奨される抗真菌薬および治療期間が異なる．

基礎疾患を有さず，脳髄膜炎も合併しない肺クリプトコックス症の治療は，（ホス）フルコナゾール（〈Fos〉FLCZ．200～400 mg/日〈開始2日間は倍量 loading dose で治療〉）で3か月間を目安に治療を行う．基礎疾患を有する場合は6か月間の治療が推奨される．重症例や第一選択薬が無効な症例には,（Fos）FLCZ（200～400 mg/日）やイトラコナゾール（ITCZ．200 mg/日）に5-FC（100 mg/kg/日）を併用することやボリコナゾール（VRCZ．400 mg/日），AMPH-BやAMPH-Bリポソーム製剤（L-AMB）を使用する（副

作用は L-AMB のほうが少ない）．また，脳髄膜炎例には，AMPH-B もしくは L-AMB の点滴静注に 5-FC を併用して治療する（6～10 週間）．

HIV 陽性例は進行性であり，高率（65～94％）に脳髄膜炎を合併する．また HIV 陽性の脳髄膜炎は，無治療では高い確率で死に至るため，治療は導入療法，地固め療法，維持療法に分けて行う．治療導入はAMPH-B もしくは L-AMB と 5-FC の併用を 2 週間行い，その後 FLCZ（400 mg/日）に変更して 8 週以上の治療を行い，その後は，長期間 FLCZ（200 mg/日）による維持療法を行う．また，頭蓋内圧の管理としては，経皮的腰椎穿刺により頭蓋内圧を低下させることも重要である．

（掛屋　弘）

● 文献
1) 深在性真菌症のガイドライン作成委員会（編）：深在性真菌症の診断・治療のガイドライン 2014．東京：協和企画；2014．
2) 山口英世：病原真菌と真菌症．改訂 4 版．東京：南山堂；2007．
3) 河野　茂（編）：深在性真菌症のマネジメント．大阪：医療ジャーナル社；2015．

アスペルギルス症 aspergillosis

概念
- アスペルギルス症は糸状真菌であるアスペルギルス（*Aspergillus*）属によって惹起される感染症である．
- 空気中に浮遊するアスペルギルス菌体を経気道的に吸入することにより感染する．
- 好発臓器は肺であるが，時に副鼻腔にも感染巣を形成する．
- 宿主の免疫状態や既存肺病変の程度により，慢性に進行する病態をとる場合と急性の侵襲性病変を形成する場合がある．
- アスペルギルスによるアレルギー性疾患として，アレルギー性気管支肺アスペルギルス症（allergic broncho-pulmonary aspergillosis：ABPA）がある．

病因
アスペルギルス属は Y 字型に分岐する糸状真菌で菌糸には隔壁を有する（❹）．免疫不全宿主や肺に空洞性病変を有する宿主が分生子を肺内に吸引することで感染が成立する．

病態生理
アスペルギルス症は宿主の状態に応じた病型を呈する．造血幹細胞移植後の宿主など免疫不全宿主では，組織侵襲が強く急速に進展し，重篤化しやすい侵襲性肺アスペルギルス症（invasive pulmonary aspergillosis：IPA）の病態をとる．一方，全身の免疫は保たれているが肺内の空洞や気管支拡張症，肺嚢胞，肺切除後など，器質的病変のある宿主では慢性型の肺アスペルギルス症（chronic pulmonary aspergillosis：CPA）を呈する．従来，CPA では単純性肺アスペルギローマ（simple pulmonary aspergilloma：SPA）と，病理学的に組織侵襲を伴う慢性壊死性肺アスペルギルス症（chronic necrotizing pulmonary aspergillosis：CNPA），および組織侵襲を伴わない臨床的定義である慢性空洞性肺アスペルギルス症（chronic cavitary pulmonary aspergillosis：CCPA），これらがさらに進展・増悪した慢性線維性肺アスペルギルス症（chronic fibrosing pulmonary aspergillosis：CFPA）などの病型が提唱されていた．しかし，臨床的に CNPA と CCPA を明確に区別することは困難であり，治療上もこれらを厳密に鑑別することは重要ではない．そこでわが国では CNPA と CCPA を統合した病態として，画像や臨床所見が緩徐に進行し炎症反応の亢進がみら

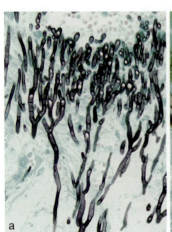
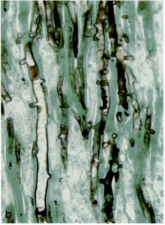

❹ アスペルギルス菌と接合菌の検査所見
a. *Aspergillus fumigatus*．菌糸は隔壁を有し，約 45°に分岐している．
b. 接合菌．菌糸には隔壁がなく，ほぼ直角に分岐している．
（Grocott 染色）
（写真提供：東邦大学医学部　若山　恵先生）

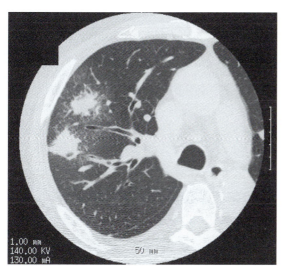

❺ IPAで認められたCT halo sign
濃度の高い浸潤影の周囲に淡いすりガラス陰影を認める.

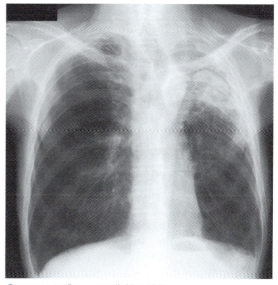

❻ アスペルギローマの胸部X線像
左上葉の空洞内に真菌球を認める. メニスカスサイン (meniscus sign) を呈している.

れ, 治療を要する慢性進行性肺アスペルギルス症 (chronic progressive pulmonary aspergillosis：CPPA) の概念が提唱された. 近年わが国ではCPAを, アスペルギローマが単一の空洞内に形成される非侵襲性のSPAと, CPPAの2つの病型に分けて考えるよう推奨されている.

疫学

剖検例での深在性真菌症では侵襲性アスペルギルス症が最も多い. アスペルギルス菌種では *Aspergillus fumigatus* が最多であるが, 近年, non-fumigatus *Aspergillus* (*A. niger* や *A. flavus* など) の増加が指摘されている.

臨床症状

IPAでは広域抗菌薬不応の発熱, 咳嗽, 喀痰, 血痰・喀血, 呼吸困難などを認める. SPAでは無症状のことも多いが, 喀血を呈する場合もある. CPPAでは発熱, 咳嗽, 喀痰を呈する. 慢性炎症に伴い新生血管が増加し, その破綻によって血痰・喀血などを呈する場合もある.

検査・診断

気管支鏡などで採取した無菌検体からアスペルギルス属が分離されるか, 組織内にアスペルギルス菌体が侵入する像が確認されれば診断は確定する.

IPA

画像では胸膜を底辺とする楔状陰影や斑状影を呈し, 急速に増大する. 初期にHRCTでCT halo signを認めることがある (❺). 早期診断に有用とされるが本症に特異的ではない. 好中球回復期にはair crescent signを呈することがある. β-D-グルカンやアスペルギルス抗原は補助診断に用いられる.

CPPA

アスペルギローマの有無にかかわらず, 空洞壁や空洞近傍の胸膜の肥厚, 空洞周囲の浸潤影を認める. 抗アスペルギルス沈降抗体陽性のことがある. アスペルギルス抗原や β-D-グルカンは陰性のことも多い.

SPA

空洞内のアスペルギローマ (meniscus sign) を認める (❻). 典型的画像所見と抗アスペルギルス沈降抗体陽性で臨床診断が可能である. 通常, アスペルギルス抗原や β-D-グルカンは陰性である.

治療

現在, 国内でアスペルギルス症に臨床効果を期待できる薬剤はアムホテリシンB製剤 (リポソーム型が主流), ボリコナゾール, イトラコナゾール, ミカファンギン, カスポファンギンの5薬剤である.

IPA

ボリコナゾール注, アムホテリシンBリポソーム製剤が第一選択薬となる. イトラコナゾール注, ミカファンギン注, カスポファンギン注も効果を有する. エビデンスは確立されていないが, 難治例にはキャンディン系薬とボリコナゾール, またはアムホテリシンBリポソーム製剤の併用が試みられる場合もある.

CPPA

ミカファンギン注, ボリコナゾール注, カスポファンギン注で初期治療を行う. 病状が安定した後, 経口摂取可能であればボリコナゾール, イトラコナゾールの内服薬へのスイッチが推奨される.

SPA

無症状の症例では経過観察する場合もある. 根治的

には外科的切除を行う．術後の残存肺機能や出血の危険性から手術適応とならない症例で治療を要する場合は，ボリコナゾール，イトラコナゾールの内服薬を用いる．

予後

IPAは急速に進行し予後不良なことが多い．慢性型の肺アスペルギルス症も治癒に至ることは困難である．

ムーコル症 mucormycosis

概念

● 本症は従来，接合菌症と呼ばれていた．しかし，分子生物学的手法を用いた系統分類の再構築に伴い接合菌門が解体され，新分類におけるケカビ亜門ムーコル目が主たる病原真菌となることから，近年ではムーコル症と呼ばれる．

● 本症は血液悪性腫瘍に対する化学療法などのために好中球減少状態にある患者や臓器移植後の患者，糖尿病性ケトアシドーシスの患者などの免疫不全宿主に発症し急速に進行する．鉄のキレート剤であるデフェロキサミン投与中の患者もハイリスクである．免疫状態がきわめて不良な宿主に発症し，急速に進行する．

● 肺，鼻，脳，皮膚などに好発する．

病因・疫学

ムーコル目の真菌を吸引することで感染する．*Rhizopus oryzae*，*Rhizopus microspores*，*Rhizopus stolonifer*，*Mucor circinelloides*，*Cunninghamella bertholletiae*，*Absidia corymbifera*，*Rhizomucor pusillus* などが原因真菌として知られている．菌糸はほぼ直角に分岐し隔壁を有さない（❹b）．好中球減少患者では肺ムーコル症や播種型が多く，糖尿病性ケトアシドーシスの患者では鼻脳型が多いとされる．国内の剖検例での検討ではアスペルギルス症，カンジダ症，クリプトコックス症に次いで4番目の頻度である．ボリコナゾールを使用中にブレークスルー感染症として発症することがある．

臨床症状

肺型

発熱，呼吸困難，血痰・喀血などを呈する．

鼻脳型

発熱，頭痛，意識混濁，顔面痛，黒色鼻汁などを認める．

検査・診断

病巣から無菌的に採取した検体で，ムーコル目真菌を分離するか，病理組織学的にムーコル目真菌の組織内浸潤を検出する．現時点では臨床現場で使用可能な血清補助診断法はない．肺ムーコル症ではCTでreversed halo sign が特徴とする報告があるが，本症に特異的ではない．

治療

アムホテリシンB製剤のみが臨床的有効性を期待できる．アムホテリシンBリポソーム製剤を用いる．

予後

きわめて不良である．

放線菌症 actinomycosis

概念

● 放線菌は嫌気性，もしくは微好気性のグラム陽性桿菌であり真菌ではない．本症の大部分は口腔，腸内の常在菌である *Actinomyces israelii* の内因性感染による．

● わが国では衛生状態の改善に伴い減少傾向にあったが，1980年以降，増加傾向にある．

● 主病巣の部位により顔面・頸部型，胸部型，腹部・骨盤型，中枢神経型，筋骨格型などに分類される慢性化膿性肉芽腫性疾患である．

● 肺病変は誤嚥や，抜歯・歯周病からの血行性転移などにより形成されることが多い．

● 腸管障害部位から放線菌が侵入する場合もある．

臨床症状

肺に病巣を形成した場合，慢性的に進行する咳嗽，喀痰，血痰・喀血，発熱，体重減少などを呈するが，約10％は無症状とされる．腹部病変は回盲部が多いとされ，倦怠感，発熱，腹痛，腹部腫瘤，体重減少，瘻孔などが生じる．頸部に病変を作ることも多く，病変部は圧痛を認め，びまん性に腫脹し板状硬結をきたす．その後，潰瘍化し瘻孔を形成する．

検査・診断

胸部X線写真では腫瘤陰影や浸潤影を呈することが多い．病巣の生検で放線菌に特有の硫黄顆粒（sulfur granule）を確認することで診断できる．肺病変の場合，経気管支肺生検では病巣辺縁部の肉芽腫組織のために鉗子が硫黄顆粒に到達しないことも少なくない．培養で放線菌を分離できれば診断は確定するが，嫌気環境での培養が必要であり，分離は難しい．

治療

アンピシリン，アモキシシリンなどのペニシリン系薬，テトラサイクリン，セフェム系薬，クリンダマイシン，マクロライド系薬などが効果を示す．外科的切除を要する場合もある．

ノカルジア症 nocardiosis

概念
- ノカルジアはグラム陽性，Kinyoun染色で弱抗酸性の桿菌で，好気性放線菌に分類される．大部分のノカルジア症は *Nocardia asteroides* complex, *N. brasiliensis* などによって惹起される．
- 細胞性免疫不全宿主に日和見感染症として発症することが多いが，健常者での発症もみられる．

病態生理
ノカルジアは土壌，水中などの環境に広く分布しているので，経気道的な病原菌の吸入や皮膚・軟部組織への直接的な接種により感染が成立する．

臨床症状・検査所見
ノカルジア症の経過は慢性，亜急性，急性とさまざまであり，病巣部により，肺ノカルジア症，皮膚ノカルジア症，播種性ノカルジア症に分類される．

肺ノカルジア症
発熱，咳嗽，喀痰，胸痛，喀血などを呈する．画像では孤立性，または多発性の結節影，浸潤影，空洞などを呈する．

皮膚ノカルジア症
蜂窩織炎，菌腫，リンパ皮膚型症候群を呈する．

播種性ノカルジア症
血行性に全身に播種し，その部位で症状を呈する．脳への播種が最も多いとされる．

診断
喀痰や気管支肺洗浄液，膿などの検体でノカルジアを分離・同定すると確定診断が得られる．発育が緩徐であるため長期間の培養を要する．ノカルジア症では中枢神経系への播種を認めることが少なくないので，頭部MRIも実施する．

治療
治療はST合剤を用いる．副作用などでST合剤が使用できない場合はテトラサイクリン系薬を用いる．

（吉田耕一郎）

● 文献
1）深在性真菌症のガイドライン作成委員会：深在性真菌症の診断・治療ガイドライン2014．東京：協和企画；2014．
2）アスペルギルス症の診断・治療ガイドライン作成委員会：アスペルギルス症の診断・治療ガイドライン2015．東京：日本医真菌学会；2015．

皮膚真菌症

概念
- 皮膚の表在性真菌感染症として，頻度の高い糸状菌による足・爪白癬と，カンジダによる間擦疹・口角炎，マラセチアによる癜風と毛包炎がある．

浅在性白癬
白癬の原因である糸状菌は細胞骨格であるケラチンを栄養とし，角層や毛実質，爪甲に寄生する．真皮や体内で増殖し深在性真菌症を生じることは，重症な免疫不全状態でも非常にまれである．白癬菌自体は病毒素をもたず，宿主の免疫反応による接触皮膚炎としての症状を呈する．

皮膚カンジダ感染症
免疫抑制状態，糖尿病，肥満，多汗，ステロイド外用薬の誤用，抗菌薬投与による常在菌叢の変化などを基礎として，特に浸潤した間擦部の皮膚で発症する（❼）．痒みの強い鮮紅色の紅斑やびらんを生じ，周辺の角層は白く浸軟する．発症する皮膚の部位や年齢層により，各病型に分類されるが本質は類似する．

マラセチア感染症
マラセチアは好脂質性の常在真菌で，夏季に脂漏部位である胸，背中，上腕や頸部の毛包に癜風やマラセチア毛包炎が発症する．

病因
浅在性白癬の大部分はヒト好性の *Trichophyton* (*T.*) *rubrum* か *T. mentagrophytes* が原因であり，激しい炎症症状は生じない．ヒトへの病原性を有する主なカンジダ菌種は *Candida albicans* である．マラセチアは感染症以外にも，脂漏性皮膚炎やアトピー性皮膚炎の誘因ともされる．

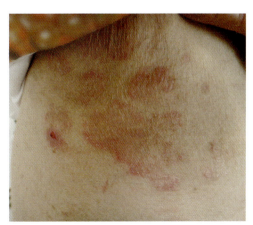

❼ ステロイド外用薬誤用による体部白癬の悪化

臨床症状

足白癬
最も頻度の高い白癬症であり，爪や体部など他部位や他人への感染源としても重要である．趾間型，足底角化型，小水疱型など，同じ菌種でも宿主の免疫応答の違いによりさまざまな症状を呈する．角化型では必ずしも痒みを伴うわけではなく，自覚に乏しい．

爪白癬
通常，足白癬が先行し加齢とともに増加し，爪が白濁，肥厚し脆弱になる．爪甲鉤彎症や，乾癬，扁平苔癬でも爪の白濁や肥厚を呈し，爪白濁や変形が必ずしもすべて爪白癬ではない．

頭部白癬
大小の円形の脱毛斑で鱗屑が多く，病変部の毛は折れやすく抜けやすい．好獣性の *Microsporum canis* は，ネコを介して感染し小児に好発する．炎症症状が強く，容易にCelsus（ケルスス）禿瘡に移行し脱毛瘢痕を残しやすい．レスリングや柔道選手に流行している *T. tonsurans* による頭部白癬では，毛包内にblack dot ringwormと呼ばれる小黒点が観察され，円形脱毛症との鑑別点である．

体部・股部白癬（頑癬）
いわゆる，いんきんたむしであり，股間や殿部などに生じる境界鮮明な淡紅色紅斑で，中心治癒傾向があり，紅斑の辺縁はわずかに隆起する．ステロイド外用薬の誤用や好獣性の *M. canis* 感染では，鮮紅色の炎症性の局面を呈する．股部白癬は大腿内側の皮膚に発症し，まれに波及することはあっても，決して皮脂の強い陰嚢の皮膚のみに生じることはない．

カンジダ性間擦疹
水仕事の多い主婦や料理人などのカンジダ性指間びらんは，指間の狭い成人に発症しびらんを伴う．腋窩や鼠径部，成人女性の乳房下などの皮膚が密着する間擦部に生じるカンジダ性間擦疹では，紅斑以外に膿疱や落屑を生じる（❽）．

乳児の肛囲や殿部に発症する乳児寄生菌性紅斑は，尿や便に対する刺激性皮膚炎としてのおむつかぶれと併存し，副腎ステロイドと抗真菌薬の両者の外用が必要なこともある．紅斑周囲に小膿疱や小丘疹の衛星病変が散在する点が，汗疹などの湿疹性病変との鑑別になる．口腔粘膜に白苔ができる口腔カンジダ症や口角の亀裂や紅斑，びらんなどのカンジダ性口角炎などがある．

癜風
前胸部や背部に境界鮮明で細かな鱗屑が付着する色素斑や脱色素斑を呈する（❾）．抗真菌薬の外用で容易に消退するが，常在菌であり再発は非常に多い．

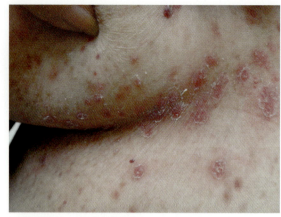

❽ 乳房下カンジダ性間擦疹

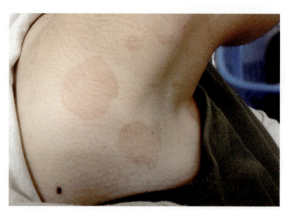

❾ 癜風

マラセチア毛包炎
前胸部や上背部の毛包に一致して鮮紅色の小丘疹や小膿疱が集簇する．痤瘡様であるが痒みがあり，多汗な若年者に多く加齢とともに発症しなくなる．ステロイド外用薬により悪化し，ステロイド痤瘡の本態ともされる．

診断

それぞれ脂漏性皮膚炎，接触皮膚炎や乾癬，円形脱毛症，乳房外Paget病などを鑑別する．カンジダは常在菌であり，培養のみでは原因菌とはみなされず，検鏡での証明が必須となる．病変部の鱗屑や水疱蓋，毛や爪実質をこすりとり，10％KOH水溶液で検鏡することで診断する．糸状菌，カンジダ，マラセチアは，それぞれ異なる形態を観察しうる．必要であれば，真菌培地にて分離培養し菌種を同定する．

趾間や爪，股間に生じる皮膚症は，真菌症だけではない．検鏡による確定診断なしに漫然と抗真菌薬で加療することで，Bowen病や乳房外Paget病などの皮膚腫瘍や，外用では治癒しない爪甲鉤彎症が，見逃されている症例が後を絶たない（❿）．抗真菌薬を使用

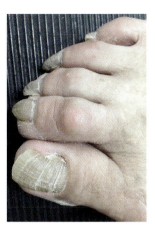

❿ 加齢による爪甲鉤彎症
爪白癬ではないことに注意されたい．

した後では，治療経過が思わしくなくとも，真に真菌感染が原因であったのかどうかを再確認することは不可能である．

治療

基本的には，病変に適した基剤の抗真菌外用薬を選択する．足の清潔や乾燥，靴の日干し手入れも指導する．市販の水虫用外用剤は，抗真菌薬以外に局所麻酔薬やメントールが配合されている商品が多く，接触皮膚炎を誘発しやすく，ステロイド外用などにより皮膚炎を改善させた後に白癬の治療を再開する．

汎発した体部白癬や角化型足白癬，爪白癬には，抗真菌薬の内服も使用する．爪白癬は必ずしも内服治療が必須ではなく，外用薬を選択することも多い．

浅在性真菌症のなかでも頭部白癬への抗真菌薬の外用は，病変を深在化し悪化させるので，内服による治療が必須となる．

（山口さやか，高橋健造）

ニューモシスチス肺炎
pneumocystis pneumonia

病因

ニューモシスチス肺炎（pneumocystis pneumonia：PCP）は，*Pneumocystis jirovecii* を病原体として，細胞性免疫が高度に障害された宿主で発症する．HIV患者で頻度が高く，非HIV領域では血液系悪性腫瘍，造血幹細胞移植や固形臓器移植を受けた患者で発症リスクが高い．空気感染によるヒト−ヒト感染が主要な感染経路であると考えられている．HIV感染やステロイド内服などによる軽度免疫不全宿主で，PCPを発症していない *P. jirovecii* の無症状保菌者が多数存在していることがわかっている．保菌者は抗HIV治療やステロイド減量などで免疫能が回復することで，そ

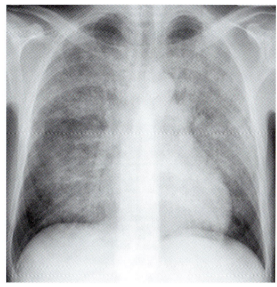

⓫ PCP の典型的画像所見（胸部単純 X 線）
典型的な PCP の単純 X 線像．病変は肺門に強く，外套領域のsparing がみられる．

の後に菌を自然排除しうるが，逆に免疫不全が進行した場合にはPCP発症に至ると考えられている．

臨床症状・病態

症状は発熱と進行性の呼吸苦である．その他の症状に乏しく，咳嗽や喀痰はほとんどみられない．ただし，HIV患者と非HIV患者ではPCPの臨床像が大きく異なっている．非HIV例では保菌状態にある宿主において，ステロイド減量などに伴い免疫能が回復する過程で発症することが多い．強い免疫応答が急速に起こるため，症状の進行が急速であり，発症から数日の経過で死亡しうる．病理学的にはⅠ型肺胞上皮細胞の破壊や硝子膜形成がみられ，急性呼吸促迫症候群（acute respiratory distress syndrome：ARDS）と同様の変化がみられる．一方，HIV例では臨床症状の進行はきわめて緩徐である．初発症状から呼吸不全に至るまでには数週以上を要し，重度の細胞性免疫不全を反映し病理学的な炎症反応に乏しい．

診断

細胞性免疫不全者に進行性の呼吸苦と，胸部X線で両側性びまん性陰影を認めたら本疾患の可能性を疑う．⓫はPCPの典型的画像であるが，宿主の免疫応答によりきわめて多彩な陰影をとりうる．血液検査ではLDHとβ-D-グルカンの上昇が感度が高く，画像所見とあわせPCPを強く疑う根拠となる．確定診断は気管支内視鏡による肺胞洗浄液から鏡検で *P. jirovecii* の菌体を証明することによるが，画像所見などから臨床診断を行い治療が行われることも多い．β-D-グルカン陽性や *P. jirovecii* のPCR陽性はPCPを示唆

⓬ PCP 一次予防に関するガイドライン

基礎疾患	適応	予防期間
HIV[1]	CD4<200/μL 口腔カンジダの既往	抗 HIV 治療導入後, CD4>200/μL が 3 か月以上持続するまで
担癌患者[2]	同種造血幹細胞移植	移植後最低 6 か月
	急性リンパ性白血病	白血病治療の全期間
	アレムツズマブ投与 (以下で考慮)	投与後 ≧ 2 か月かつ CD4>200/μL 回復まで
	プリンアナログや T 細胞減少を起こす治療	CD4>200/μL に回復するまで
	長期のステロイド併用	20 mg/day 以上を 4 週以上使用する場合
	テモゾロミドと放射線治療の併用	リンパ球数の回復がみられるまで
	自家造血幹細胞移植	移植後 3〜6 か月
造血幹細胞移植患者[3]	同種移植:生着後より予防開始 自家移植:免疫不全が強い場合	移植後 6 か月まで. 免疫抑制が強い場合にはそれ以降も継続する
コクランレビュー[4]	同種造血幹細胞移植	移植後最低 6 か月
	固形臓器移植	移植後 6 か月
	急性リンパ性白血病	治療の全期間

1) available at URL:https://aidsinfo.nih.gov/
2) *J Natl Compr Canc Netw* 2012;10:1412.
3) *Biol Blood Marrow Transplant* 2009;15:1143.
4) *Cochrane Database Syst Rev* 2014;(10):CD005590.

するが, 感度が高すぎるため厳密には未発症保菌者と区別することができない点に注意が必要である. β-D-グルカンの感度は 100％に近いため, 陰性の場合には PCP の可能性をほぼ除外できる. ただし, わが国では感度の異なる二法が利用可能(ファンギテック®G テスト MK II が感度に優れる)である点に注意が必要である.

治療

治療の第一選択は ST 合剤(トリメトプリム換算で 15 mg/kg/day を分 3 で経口あるいは経静脈投与)である. 副作用により治療継続できない場合には, 第二選択薬としてペンタミジン(副作用回避から 3 mg/kg/day の低用量が推奨される)の点滴やアトバコン 1,500 mg/day 分 2 投与(吸収率の観点から必ず食後内服)を選択する. 非 HIV 例では合計で 14 日間, HIV 例では 21 日間の治療を行う. HIV 例では中等症以上($PaO_2<70$ mmHg あるいは $A-aDO_2 \geqq 35$ mmHg)の場合に, ステロイドを併用することで死亡率を減少できることが明らかになっている.

その後, HIV 例では, 抗 HIV 治療により免疫能が一定のレベルに回復するまで, 再発予防のための維持治療が推奨されている(ST 合剤 1 g/day).

発症予防

発症リスクの高い宿主では, ST 合剤 1〜2 g/day による予防投与が行われる. HIV 患者では, CD4 数 200/μL 未満で PCP 発症リスクが上昇するため, 予防投与が推奨されている. 非 HIV の免疫不全宿主では,

PCP 発症リスクを客観的に評価する指標が存在しない. 現時点では, 一律の予防投与は ST 合剤の副作用リスクのほうが高いという理由で推奨されていない. 2014 年に出されたコクランレビューでは, 13 個の RCT/quasi-RCT を解析し,「PCP 発症リスクが 6.2％を超える場合が予防適用(NNT 19 例)」としたうえで, 非 HIV 患者の PCP 一次予防の適応を同種造血幹細胞移植, 固形臓器移植, 急性リンパ球性白血病の 3 つに絞っている. PCP の一次予防につき⓬に概略をまとめた.

(照屋勝治)

その他の真菌症

近年, 医療技術の向上や人口の高齢化に伴い, 易感染宿主が増加している. これに伴い, 増加傾向にある真菌症をあげる. また, 交通網の発達に伴い海外との交流が増え, 在来の真菌以外の病原真菌による輸入真菌症も増加傾向である.

播種性トリコスポロン症
disseminated trichosporon infection

Trichosporon asahii, *T. mucoides* などによる感染症である. 血液悪性腫瘍や低出生体重児など高度な免疫不全宿主に発症する. 医療機器を介した感染や接触伝播の報告もある. キャンディン系抗真菌薬使用中にブ

⓭ 輸入真菌症の特徴

疾患名	原因真菌	流行地	主な感染部位・特徴	治療
コクシジオイデス症	*Coccidioides immitis*	米国南西部，メキシコ国境域	肺 健常者にも発生，免疫不全者はハイリスク	L-AMB, FLCZ, ITCZ
ヒストプラスマ症	*Histoplasma capsulatum*	北米，中南米，東南アジア，サハラ砂漠南部のアフリカなど	肺，ごくまれに播種性 近年増加している 感染者の 95 ％は無症状	L-AMB, ITCZ
パラコクシジオイデス症	*Paracoccidioides brasiliensis*	中南米	肺，皮膚，リンパ節，など 平均10年の長い潜伏期間	L-AMB, ITCZ
マルネッフェイ型ペニシリウム症	*Penicillium marneffei*	東南アジア，タイ北部，中国南部	全身臓器 免疫不全者がハイリスク	L-AMB, ITCZ
ブラストミセス症	*Blastomyces dermatitidis*	北米，オハイオ川，ミシシッピ川流域など	肺，皮膚・軟部組織，骨，関節など 健常者にも発生，免疫不全者では重症化	L-AMB, ITCZ
ガッティ型クリプトコックス症（高病原性）	*Cryptococcus gattii*	オセアニア，北米西海岸など	肺，中枢神経 予後不良のことが多い	L-AMB, FLCZ, ITCZ, VRCZ, 5-FC

L-AMB：リポソーマルアムホテリシン B，FLCZ：フルコナゾール，ITCZ：イトラコナゾール，VRCZ：ボリコナゾール，5-FC：フルシトシン（L-AMB と併用）．

レークスルー感染症として発症することもある．

急速な転帰をたどり，予後は不良である．

治療はボリコナゾールを用いる．

フサリウム症 fusarium infection

大部分のフサリウム（*Fusarium*）属は土壌などの環境に分布する．このうち，*Fusarium solani* や *F. oxysporum* などはヒトに病原性を示し，表在性，または深部皮膚真菌症の原因菌として知られていた．しかし近年，免疫不全宿主に日和見感染症として発症し，皮膚以外に，肺，肝，脾，腎，心臓などに播種性病変を形成する症例が増加している．病巣から培養検査，組織学的検査でフサリウムを確認すれば確定診断が得られる．β-D-グルカンも有用である．治療はボリコナゾール，イトラコナゾール，リポソーマルアムホテ

リシン B 製剤を用いる．

輸入真菌症 imported mycosis

国内の環境には存在しない真菌に，海外の流行地で感染し国内で発症した真菌症を指す．輸入真菌症には，コクシジオイデス症，ヒストプラスマ症，パラコクシジオイデス症，マルネッフェイ型ペニシリウム症，ブラストミセス症などがあげられる．近年では，ガッティ型クリプトコックス症を含めることもある（⓭）．

（吉田耕一郎）

●文献

1）亀井克彦ほか（編）：輸入真菌症の診断・治療指針．東京：協和企画；2011．

8 リケッチア感染症

リケッチア感染症総論

概念
- 偏性細胞寄生菌であるリケッチア（Rickettsiaceae）科の細菌による感染症である.
- リケッチアは血管内皮細胞に指向性を示し，血管透過性亢進などをきたす.
- 多くは人獣共通感染症であり，節足動物（ダニ，シラミ，ノミ）により媒介される.
- 病原体，疫学，臨床症状により，紅斑熱群リケッチア症，発疹チフス群リケッチア症，つつが虫病，Q熱，エーリキア症に分類できる（❶）.
- わが国で最も重要なリケッチア症は，つつが虫病と日本紅斑熱である.
- 治療はテトラサイクリン系抗菌薬が第一選択である.

病因・病理
リケッチアは，多形性のグラム陰性小球桿菌で，偏性細胞寄生性である. 血管内皮細胞に指向性を示し，血管透過性亢進，出血，播種性血管内凝固（DIC）をきたす.

疫学
多くは人獣共通感染症であり，節足動物（マダニ，ツツガムシ，シラミ，ノミ）により媒介される. これらの節足動物との接触歴（主に野外活動）を認めることが多い. 媒介動物の活動性などに応じ，季節性流行を示すことも多い.

臨床症状
急性の発熱症候群をきたす（Q熱では慢性型もある）. 初期症状は，発熱，頭痛，筋肉痛，嘔吐，咳嗽などであるが，病状が進行するにつれて，発疹（紅斑，紅斑性丘疹，水疱）が出現することが多い. 肺炎，髄膜脳炎，多臓器不全を呈して死亡することもある.

検査
血液検査では，白血球数は正常または減少，血小板減少，肝トランスアミナーゼの軽度上昇（肝内の血管炎などを反映）を認めることが多い.

診断
確定診断は，病原体および血清診断による. いずれも時間がかかるため，臨床診断で治療を速やかに開始することが重要である.

血清診断：間接蛍光抗体法，免疫ペルオキシダーゼ法などにより行われる.

病原体診断：皮膚・末梢血（バフィコート層）からの病原体分離，DNA検出が国立感染症研究所などで可能である.

鑑別診断：麻疹や風疹などのウイルス性発疹症や薬物熱の鑑別を要することがある. 輸入症例においては，腸チフス，レプトスピラ症，マラリア，デング熱などの鑑別が必要である.

治療
細胞内に移行性のよいテトラサイクリン系抗菌薬が第一選択である. クロラムフェニコールやフルオロキノロンも有効である. 48時間以内に解熱を認めることが多い.

❶ 主要リケッチア症の概要

疾患	病原体	感染経路	分布	潜伏期（日）	主な宿主
紅斑熱群リケッチア症					
日本紅斑熱	R. japonica	マダニの刺咬	日本，韓国など	2～8	シカ，げっ歯類
ロッキー山紅斑熱	R. rickettsii	マダニの刺咬	米大陸	3～12	げっ歯類，イヌ
発疹チフス群リケッチア症					
発疹チフス	R. prowazekii	シラミの糞（経皮）	世界全域	7～14	ヒト，モモンガ
発疹熱	R. typhi	ノミの糞（経皮）	世界全域	7～14	げっ歯類
つつが虫病	O. tsutsugamushi	ツツガムシの刺咬	アジア全域，オセアニア	5～14	げっ歯類
Q熱	C. burnetii	汚染されたエアロゾルの吸入	世界全域	3～30	家畜，野生動物
エーリキア症					
ヒト単球エーリキア症	E. chaffeensis	マダニの刺咬	北米，欧州	8前後	シカ，イヌ
ヒト顆粒球アナプラズマ症	A. phagocytophilum	マダニの刺咬	北米，欧州	4～8	シカ，げっ歯類

紅斑熱群リケッチア症
spotted fever group rickettsiosis

概念
- 主にダニにより媒介され，さまざまな種のリケッチアによる疾患が世界で報告されている．
- わが国では，日本紅斑熱とロッキー山紅斑熱の2疾患が感染症法で四類感染症に指定されている．

日本紅斑熱 Japanese spotted fever

病因・疫学

1984年，馬原らにより徳島県で初めて報告された疾患で，*Rickettsia japonica* を保有するマダニの刺咬により感染する．韓国からも症例報告がある．わが国では，北海道を除く地域で年間約200例の報告がある．春から秋に報告が多い．

臨床症状

発熱，刺し口，発疹が三大徴候である．発疹は，紅斑で第3病日以降に出現し，四肢に目立つ傾向がある．

ロッキー山紅斑熱 Rocky Mountain spotted fever

病因・疫学

アメリカ大陸に広く分布している．*R. rickettsii* を保有するマダニの刺咬により感染する．

臨床症状

日本紅斑熱に類似する．刺し口は目立たないことが多い．

発疹チフス群リケッチア症
typhus group rickettsiosis

概念
- 病原体を保有するシラミおよびネズミノミにより媒介され，発疹チフスと発疹熱の2疾患が知られている．
- わが国では，発疹チフスが感染症法で四類感染症に指定されている．

発疹チフス epidemic typhus

R. prowazekii を保有するコロモジラミにより，ヒトからヒトに媒介される．わが国では，1958年以降発生報告がないが，世界では，被災地などの不衛生な環境下で集団発生がしばしば報告されている．1995年，ブルンジの難民キャンプでは，50,000人以上の患者発生がみられた．この事例は，1人の再燃患者がきっかけになったと考えられている．このような潜伏感染から再燃をきたしたものを特にBrill-Zinsser病と呼ぶが，一般に症状は軽い．

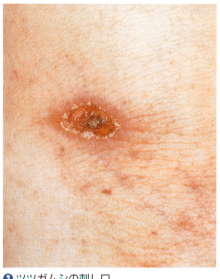

❷ ツツガムシの刺し口

(和田光一：リケッチア感染症．内科学書，改訂第6版．東京：中山書店；2002. p.1106.)

発疹熱 murine typhus

世界の熱帯，亜熱帯の海岸などに広く分布している．*R. typhi* を保有するネズミノミにより媒介される．発疹チフスのような大規模な集団発生は知られていない．

つつが虫病
scrub typhus, tsutsugamushi disease

概念
- ダニの一種であるツツガムシが保有する *Orientia tsutsugamushi* を病原体とする発熱性疾患．
- わが国では，感染症法で四類感染症に指定されている．

疫学

本症はアジアに広く分布する．わが国では，北海道を除く地域から毎年500例前後の報告がみられる．特に，鹿児島県，宮崎県，福島県，千葉県などからの報告が多い．季節性流行が認められ，5月と11月に患者発生が多い．

臨床症状

ツツガムシに刺されてから5～14日間（平均10日間）の潜伏期を経て，突然の発熱をもって発症する．発熱は通常39℃以上で，悪寒，頭痛，筋肉痛を伴う．第3病日頃から体幹を中心に紅斑が認められることが多い．この時期に，刺し口の所属リンパ節および全身のリンパ節腫脹がみられる．第10病日を過ぎると解熱するが，播種性血管内凝固（DIC），脳炎などを呈し死亡することがある．刺し口は，通常，単一で，

腋窩, 外陰部, 腹部などに認められることが多い（❷）.

診断

つつが虫病常在地で発症前10日前後に野外活動歴があり, 発熱, 刺し口, 発疹を認める患者には本症を疑う.

血清診断：標準株（Gilliam, Karp, Kato）に対する抗体価測定が一般的であるが, 新型株（Kuroki, Kawasaki, Shimokoshi）を含めて検査することが勧められている. Weil-Felix反応は感度, 特異度ともに低い.

病原体診断：末梢血液中からの病原体DNAの検出が, 一部の研究所で行われる.

Q熱 Q fever

概念

● 病原体の*Coxiella burnetii*は, リケッチア科に分類されているが, *Legionella*属に近縁の細菌である. 病名は, 不明熱を意味するquery feverに由来する.

● 病原体は, 家畜（特にヒツジ）の子宮や乳腺に潜伏感染し, 妊娠中に胎盤で増殖する. このため, 特に出産時に環境が汚染される. *C. burnetii*は, その他のリケッチアと異なり, 環境で長期間安定な形態をとることから, 汚染された環境から発生したエアロゾルの吸入により感染が成立する.

● わが国では四類感染症に指定されているが, 2003年以降, 年間10例に満たない報告がみられる.

病態生理・臨床症状

急性型（インフルエンザ様疾患, 肺炎, 肉芽腫性肝炎, 不明熱）と慢性型（感染性心内膜炎）に分けられる. 慢性感染症の成立には, 宿主側因子が大きいと考えられている. 慢性型は, 感染性心内膜炎の病態をとることがほとんどである. 培養陰性の感染性心内膜炎では, 本症を常に疑う.

診断

I相菌およびII相菌に対する抗体価を間接蛍光法などで検査する. 急性型では, ペア血清にて, II相菌に対する抗体価の上昇を認める. 一方, 慢性型では, 両者の抗体価が上昇するが, I相菌に対する抗体価のほ

うがII相菌のそれより高い.

治療

急性型では, その他のリケッチア症と差はない. 慢性型では, 除菌は難しい. ドキシサイクリンとヒドロキシクロロキン（保険適用外）の併用（計18か月）が推奨されている.

エーリキア症 ehrlichiosis

概念

● エーリキア症は, アナプラズマ科に属する細菌（エーリキア〈*Ehrlichia*属〉）による急性感染症である. ダニによって媒介され, 白血球に感染する.

● 発熱, 頭痛, 筋肉痛が主要な症状である. 発疹はほかのリケッチア症と異なり, まれである.

ヒト単球エーリキア症, ヒト顆粒球アナプラズマ症

それぞれ, *Ehrlichia chaffeensis*, *Anaplasma phagocytophilum*による. 世界中に分布すると考えられているが, 詳細な発生状況はわかっていない. 血液塗抹像で, 白血球内に封入体を認める.

ヒトネオリケッチア症（腺熱）

1953年に福田らが, 伝染性単核球症様症候群の患者から分離した*Neorickettsia sennetsu*による急性感染症である. 最近, 報告はみられない.

（加藤康幸）

● 文献

1) Walker DH, et al：Rickettsial diseases. In：Kasper DL (ed). Harrison's Principles of Internal Medicine, 19th edition. USA：McGraw-Hill；2015.

2) Furuya Y, et al：Clinical aspects. In：Tsutsugamushi Disease. Tokyo：University of Tokyo Press；1995. p.143.

3) Eldin C, et al：From Q fever to *Coxiella burnetii* infection：a paradigm change. *Clin Microbiol Rev* 2017；30：115.

9 マイコプラズマ感染症

マイコプラズマ肺炎
mycoplasma pneumonia

概念

Mycoplasma pneumoniae は自己増殖可能な最小の微生物で，小児・若年成人の市中肺炎患者の主要な起炎菌である．他の肺炎の起炎菌と比べ，重症度は低い．

病態生理

M. pneumoniae は，過酸化水素を産生し気道上皮を傷害しうるが，その細胞傷害性は強くない．ホスト側の過剰な免疫応答で産生された炎症性サイトカインが肺炎発症や重症化に関与している．また，*M. pneumoniae* 抗原と交差反応する糖脂質に対する抗体産生が肺外症状（Guillain-Barré 症候群など）の症状発現に関与すると考えられている．しかし，無菌的な部位（髄液など）から *M. pneumoniae* が検出されることもあり，肺外症状にも直接傷害性の関与がある．上記より，肺炎・肺外症状ともに直接傷害と免疫応答の両者の機序がありうる．

症状

咳や発熱が主症状である．特に病初期には喀痰を伴わない頑固な乾性咳嗽を呈しやすい．また，聴診所見が乏しいことが特徴の一つである．中枢神経（Guillain-Barré 症候群，髄膜炎，脳炎），心臓（心膜炎，心筋炎），血液（溶血性貧血），皮膚・軟部組織（Stevens-Johnson 症候群，関節炎）など肺外症状を伴うことがある．

診断

M. pneumoniae は，細胞壁をもたず，グラム染色では確認できない．また，呼吸器検体の培養に通常用いる培地では培養されず，専用の PPLO（pleuropneumonia-like organism）培地が必要となる．また，培養には 2 週間以上かかることが多く日常臨床では診断に用いにくい．そのため呼吸器検体を用いた抗原検出法や遺伝子増幅法（loop-mediated isothermal amplification〈LAMP〉法）による診断が一般的である．また，血清抗体値を用いた診断も可能である．ペア血清による有意な抗体価（4 倍以上）の上昇で診断される．単一血清では間接血球凝集抗体価 320 倍以上，補体結合抗体価 64 倍以上，ゼラチン粒子凝集抗体価 320 倍以上，もしくは IgM 抗体の検出が診断の根拠となる．しかし，単一血清では過去の感染との鑑別が困難であり，IgM は偽陽性が多いため，ペア血清による診断が望ましい．また，非定型菌の肺炎の診断基準が臨床

❶ 市中肺炎における細菌性肺炎と非定型肺炎の鑑別項目

1	年齢 60 歳未満
2	基礎疾患がない，あるいは軽微
3	頑固な咳がある
4	胸部聴診上所見が乏しい
5	痰がない，あるいは迅速診断法で原因菌が証明されない
6	末梢血白血球数が 10,000/μL 未満である

非定型肺炎は，肺炎マイコプラズマおよびクラミジア属で検討されたもの．4 項目以上陽性で非定型肺炎と診断（感度 78 %，特異度 93 %）．

（日本呼吸器学会成人肺炎診療ガイドライン 2017 作成委員会：日本呼吸器学会成人肺炎診療ガイドライン 2017. 東京：日本呼吸器学会：2017.）

診断に有効であり，鑑別項目を❶に示す．

治療

細胞壁をもたない *M. pneumoniae* には，細胞壁合成阻害薬であるペニシリン系やセフェム系などの β-ラクタム薬は無効である．クラリスロマイシンやアジスロマイシンなどのマクロライド系抗菌薬が細胞内移行もよく，第一選択薬とされる．また，ニューキノロン系やテトラサイクリン系の抗菌薬が有効であるが，これらの薬剤は副作用の観点で小児の使用が制限されている．有効な抗菌薬治療は症状の短縮に役立つが，明確な治療期間は定まっていない．近年，マクロライド系薬に耐性の *M. pneumoniae* が特にアジアの小児で多く分離されている．マクロライド系薬使用時に，耐性菌では感受性菌に比べ有熱期間が約 2 日延長する．耐性機序は 23S rRNA 遺伝子の domain V における変異で，2,063 番目のアデニンのグアニンへの変異の報告が多い．

マイコプラズマ，ウレアプラズマによる泌尿器・生殖器感染症

概念

Mycoplasma genitalium は男性の非淋菌性尿道炎の原因である．また，女性の子宮頸管炎，骨盤内炎症性疾患（pelvic inflammatory disease：PID）にも関連すると考えられている．*Mycoplasma hominis, Ureaplasma urealyticum, Ureaplasma parvum* も泌尿器・生殖器感染症患者の検体から高頻度に検出され，その疾患関連性が示唆されている．しかし，これらの菌は健常者からもしばしば検出され，その病的意義は確立していない．ここでは *M. genitalium* の泌尿器・生殖器感

染症について述べる．

症状

　無症候性感染が多い．男性の尿道炎では排尿障害，尿道瘙痒感，排尿時痛，尿道分泌物などの症状を呈する．女性の子宮頸管炎では，腟分泌物の増加や性状の変化，排尿障害などの症状を呈する．下腹部痛を訴える場合には PID の可能性がある．なお，妊娠中の感染は，早産や死産のリスクが増加するとされる．

診断

　臨床症状を有する患者の初尿や腟スワブなどから *M. genitalium* を検出することである．核酸増幅法で検出可能であるが，保険適用はない．

治療

　アジスロマイシン 1 g または 2 g の単回投与を行う．無効時には，シタフロキサシン水和物 200 mg/日，分 2（7 日間）を行う．

（倉井大輔，河合　伸）

●文献

1) Waites KB, et al：Mycoplasma pneumoniae and its role as a human pathogen. *Clin Microbiol Rev* 2004；17：697.

2) Saraya T, et al：Novel aspects on the pathogenesis of Mycoplasma pneumoniae pneumonia and therapeutic implications. *Front Microbiol* 2014；5：410.

3) 性感染症 診断・治療 ガイドライン 2016（改訂版）．日本性感染症学会誌 2016；27(1)suppl.

10 クラミジア感染症

クラミジア感染症総論

概念

- クラミジアとは，RNAとDNAを保有するが純培養系では増殖できず，生きた動物細胞内でのみ増殖可能な一群の偏性細胞寄生性細菌の俗名である．
- 宿主である真核細胞の菌体取り込み胞（封入体）内で独特の機能的・形態的変換，すなわち基本小体（elementary body：EB）の網様体（reticulate body：RB）への変換，RBの二分裂増殖，EBへの成熟変換，宿主細胞外放出という特異なサイクルを通じて増殖する（❶）[1)]．
- ヒトに感染症を引き起こすクラミジアは主に*Chlamydophila pneumoniae*（肺炎クラミジア）と*Chlamydia trachomatis*（クラミジア・トラコマチス），*Chlamydophila psittaci*（オウム病）であり，病因，病態生理，診断，治療に種間で大きな差はない．
- ゲノムサイズ，GC含量および遺伝子コード領域は*C. pneumoniae* AR-39株で1,229 kbp, 40.6％, 1,130個，*C. trachomatis* D/UW-3株で1,042 kbp, 41.3％, 894個，*C. psittaci* 6BC株で1,172 kbp, 39.1％, 967個である．

病因

EB, RB両菌体はグラム陰性菌のリポ多糖（lipopolysaccharide：LPS）のO抗原多糖とコアの一部を欠いたケトデオキシオクトン酸とリピドAからなるLPS，種々の蛋白と脂質からなるユニット膜状の外膜，ペリプラズマ間隙，ユニット膜状の内膜の3層が遍在性の核・細胞質を包んでおり，基本形態はグラム陰性菌に似ている（❷a）．ただし，RBでは，核は分散し

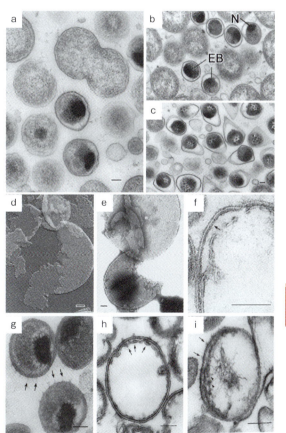

❶ クラミジア基本小体の侵入と菌体変換
a. 感染と吸着，b. 貪食，c,d. 移行体への変換，e,f. 網様体への変換，g,h. 増殖，i. 分裂．スケールバーは0.1μm．

❷ *C. pneumoniae* 菌体
切片像（a, b, c）とEB外膜のシャドウイング像（d），ネガティブ染色像（e, f）．g～iは*C. psittaci* Cal 10株をルテニウム赤で増コントラスト処理したものである．
スケールバーは0.1μm．EB外膜のシャドウイング像，ネガティブ染色像では六角網目状規則配列が染色液の浸透により外膜全体に認められる．矢印は表面突起を示す（g, i）．
EB：elementary body（基本小体）．
N：cell nucleus（細胞核）．

ているため形態的には認められない．両菌体の形態はクラミジア種間で大差ないが，C. pneumoniae には株によって広いペリプラズマ間隙のため西洋梨状を呈するEBがある（❷c）[1]．菌体の物理的強度はEB，RBともに外膜に依存し，EB外膜にはシステイン高含有蛋白として外膜構成蛋白の60％を占める40 kDaの主要外膜蛋白（major outer membrane protein：MOMP）と呼ばれる糖蛋白，12 kDaの外膜複合体蛋白A（outer membrane complex A：Omc A），60 kDaのOmc Bがあり，それらの分子内，分子間のSS結合によって剛性が保たれている[1,2]．

EB外膜内面にある六角配列構造はOmc Bとされ，RB外膜にはない（❷d, e）．MOMPは，EBでは3量体で血清型抗原，ポーリン機能，宿主への吸着機能をもつ多機能糖蛋白であるが，RBでは単量体である．Omc Aは，EBでは2量体，RBでは単量体で，RB外膜はSS結合に乏しく，物質透過性に富む，いわば細胞内環境に適応した増殖型菌体である．一方，EBは代謝が休眠状態となっており，物質透過性の乏しい剛直な外膜をもった菌体で細胞間・個体間伝播にかかわる．細菌の剛性を担うのはペプチドグリカンであり，その合成にかかわる遺伝子は存在する．このためペニシリンは宿主細胞へのEBの吸着・侵入，RBへの変換に影響しないが，2分裂，EBへの成熟変換を阻害し，その結果，RBは巨大RBになる．ペニシリンを除くと正常なRBに戻り，EBへ成熟変換する[1]．

病態生理

EB吸着はまず静電的結合，宿主細胞表面の受容体とEB表面のリガンドの特異的結合，ついで貪食によるEB侵入が続く[1]．クラミジアには表面に突起群（surface projection：SP）が存在し，増殖環境を整えるために宿主細胞にエフェクターを分泌注入するIII型分泌（type III secretion：T3S）の機能をもった小器官であるとされている（❸）[1]．超微形態的には個々のSP構造は，一端は内膜に結合し他端はペリプラズマ間隙を通り，外膜の小孔を貫いて表面に突出した円筒状で，突出した先端部は尖っている．EBでは遍在する核の遠位表面にあり，SPが結合した内膜部に核から伸長したDNAが結合している[1]．

細胞膜にEBが吸着すると，吸着EBからT3SによってTarpが細胞質に注入，リン酸化され，これが宿主蛋白ezrinのリン酸化を惹起し，いくつかのシグナル伝達分子を活性化，RhoファミリーGTPaseのEB接着部への供給が起こり貪食が進行する．この複雑な反応はクラミジア・トラコマチス特異的で，EBでの転写や翻訳の開始が必要であるが，他種EBの侵入は異なる機序によるとされている．いずれにしてもEB貪食胞膜は修飾され，ライソゾーム（リソソーム）

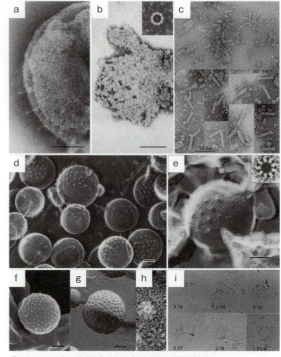

❸ クラミジア表面突起の走査電子顕微鏡像
EB表面の一領域に約50 nmの間隔で六角配列で分布する表面突起が観察される．クラミジアの表面突起を単離したネガティブ染色像（c）では，外径6 nm，全長45 nmの円筒状となって観察される．スケールバーは0.1 μm．

融合の阻止が起こる．不活化EB貪食胞は，ライソゾームと融合しEBは消化される．

検査・診断

検査法は，臨床検体中に存在する菌体あるいは菌体構成成分を検出する病原体検出法と菌体の属や種特異的抗原に対する特異抗体を検出する抗体価測定法に大別される．病原体検出法はさらに分離培養法，直接蛍光抗体法，酵素抗体法，遺伝子検出法などがあるが，肺炎クラミジアとオウム病の診断は抗体価測定法に依存している．一方，クラミジア・トラコマチスは酵素抗体法や遺伝子検出法（PCR〈polymerase chain reaction〉法，TMA〈transcription-mediated amplification〉法，SDA〈strand displacement amplification〉法）がキット化されており，検体採取が容易なことから頻用されている．

肺炎クラミジア感染症の診断で重要なことは，分離培養法や遺伝子診断法が陰性になることが多い点にある．すなわち，病原体検出法と血清診断法の結果は一致しないこと，血清抗体価測定法の感度が他法より優っていることを知っておく必要がある．抗体検査には原則ペア血清を必要とするが，早期診断にはIgM抗体価の測定が有用である．ただし，症状発現後14日以内では抗体が産生されないことが多く，迅速診断

としての有用性は乏しい（❹）．さらに再感染ではIgMは上昇せず，小児や若年成人での診断的有用性はあると考えられるが，再感染例の多い高齢者では有用性が低い．2015年に迅速IgM検出法が発売され，診断向上が期待されている．ただし，簡易検査であるため偽陽性の問題は回避できず，治癒後も陽性が持続する点に注意すべきである．

呼吸器感染症診断に関する大きな問題点は，迅速かつ簡便に診断できる検査法がないため，実地医療では診断されず見逃されている症例が多いことである．このため，日本呼吸器学会の『成人肺炎診療ガイドライン2017』では抗菌薬選択に際して非定型肺炎と細菌性肺炎の鑑別を試みている[2]．しかし，現行の鑑別項目については，典型的なマイコプラズマ肺炎を診断するには有用な方法と思われるが，クラミジア肺炎の診断については問題を残しており，さらなる改良が必要とされている．オウム病の最も重要な診断ポイントは鳥との接触歴や飼育歴を詳細に問診することである．飼育鳥が死んでいる場合は，特に疑いが濃くなる．

治療

治療に際し重要なことは，抗菌薬が細胞内に十分移行することである．ペニシリン系やセフェム系などのβ-ラクタム系薬は細胞内移行がきわめて低く，その標的とする細胞壁をクラミジアは有さないため，抗クラミジア活性をまったく示さない．細胞内移行が良好かつ強いクラミジア増殖抑制を示す薬剤には，テトラサイクリン系薬，マクロライド系薬，ニューキノロン系薬などがある（❺）[3]．各種薬剤の抗菌活性は，クラミジア種間で差はみられず，現在までクラミジア・トラコマチスを除いて野生株の耐性化の報告はない．

オウム病
Chlamydophila psittaci infection, psittacosis

感染源と感染様式

オウム病は*C. psittaci*を病原体とする人獣共通感染

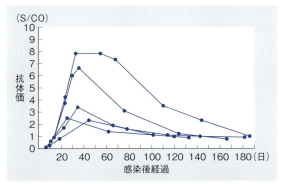

❹ 肺炎クラミジア肺炎症例の血清IgM抗体価の推移
肺炎クラミジア肺炎5症例の継時的IgM抗体価は，2週を過ぎて検出され，約1か月でピークに到達する．

❺ 各種抗菌薬のクラミジアに対する抗菌活性

抗菌薬		最小発育阻止濃度（μg/mL）		
		C. pneumoniae	C. psittaci	C. trachomatis
テトラサイクリン系薬	ミノサイクリン	0.016	0.031	0.016
	ドキシサイクリン	0.031	0.031	0.031
マクロライド系薬	クラリスロマイシン	0.016	0.031	0.016
	ロキシスロマイシン	0.125	0.063	0.125
	アジスロマイシン	0.125	0.125	0.125
	エリスロマイシン	0.125	0.25	0.25
ケトライド系薬	テリスロマイシン	0.063	0.063	0.063
	セスロマイシン	0.016	0.016	0.016
ニューキノロン系薬	シタフロキサシン	0.063	0.031	0.063
	ガチフロキサシン	0.063	0.063	0.063
	モキシフロキサシン	0.063	0.063	0.063
	スパルフロキサシン	0.063	0.063	0.063
	トスフロキサシン	0.125	0.125	0.125
	レボフロキサシン	0.25	0.5	0.5
	オフロキサシン	0.5	1.0	1.0
	シプロフロキサシン	1.0	1.0	2.0
β-ラクタム系，アミノグリコシド系薬	アンピシリン	>200	>200	>200
	セフォペラゾン	>200	>200	>200
	ゲンタマイシン	>200	>200	>200

（国内未承認薬を含む）

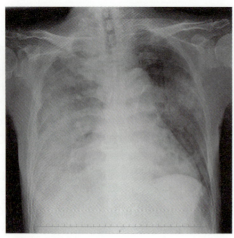
a. オウム病（66歳, 男性）

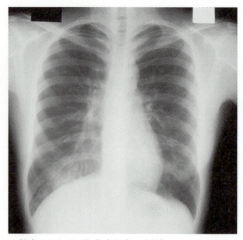
b. 肺炎クラミジア肺炎（29歳, 女性）

❻ オウム病による重症肺炎（a）と肺炎クラミジアによる超軽症肺炎（b）の胸部単純X線写真

症で，主に鳥類を自然宿主とする．わが国のオウム病の感染源としてはセキセイインコやオカメインコを主とするオウムインコ類およびハトが重要である[2]．罹患鳥の分泌物や排泄物，羽毛などの飛沫，汚染された給餌器や飼料・水，病原体を含む排泄物が乾燥した塵などのエアロゾルを経気道的に吸入したり，口移しで餌を与えたりする際の経口感染によって起こる．まれではあるが，医療機関でのオウム病患者から医療従事者へのヒトからヒト感染の報告もあるが，わが国での報告はない．

疫学

わが国のオウム病の発生率は，2002年の54例をピークに年々減少の一途をたどり，2016年には年間5例以下の届出となっている．1999年4月〜2007年第13週までの月別発生数は，集団発生例を除くと1〜6月，特に鳥類の繁殖期である4〜5月が多かった．年齢分布は1〜95歳まで（中央値54歳）と幅広い年齢層にみられるが，30歳未満では少なく，30歳以上が全体の90％以上を占めていた．性別・年齢別にみると，男性は年齢中央値が58歳で，60歳代をピークに50〜60歳代に多いのに対し，女性は年齢中央値が49歳で，30歳代をピークに30〜50歳代に多く，女性の患者年齢がやや若かった．

オウム病は家族内感染を除き，ほとんどは散発例である．通常は各家庭での飼育鳥からの感染ないし野外におけるハトなどからの感染事例であるが，時として動物園と鳥類飼育施設で集団発生が確認されている[2]．また2014年2月には，社会福祉施設で換気扇の室外フード内のハトの糞が原因と推察される集団発生も報告されている．

臨床像

オウム病の発症は急性型と徐々に発症するものがあ

り，臨床症状も軽症肺炎状から多臓器障害を伴う劇症型まで多彩である．また，不顕性感染も存在する．多くは1〜2週間の潜伏期間を経て，突然の発熱（悪寒を伴う高熱），咳，頭痛，筋肉痛，全身倦怠感などのインフルエンザ様症状が出現する．特異的な所見ではないが，時に比較的徐脈を認めることがある．重症例では，呼吸困難感やチアノーゼ，意識障害をきたし，さらに血液を介して多臓器へも炎症が及び，髄膜炎や心外膜炎，心筋炎，関節炎，膵炎などの合併症を引き起こしてくることもある．

われわれの経験したオウム病の臨床像を肺炎クラミジア肺炎と比較した結果，大きく異なる臨床症状は呼吸器外症状で，頭痛や意識障害などの中枢神経症状，筋肉痛や関節痛などの全身症状の頻度が高いことであった．発熱は全例に認められ，平均体温は39.2℃と肺炎クラミジア肺炎に比べ有意に高かった．検査成績では末梢血白血球数は90％の症例で10,000/μL以下で平均値は8,000/μL，肺炎クラミジア肺炎と差はなかった．一方，肝機能障害を呈する症例は約40％にみられた．

感染症法改正以前の報告では，オウム病は重症肺炎を引き起こすと考えられていたが，集団感染事例からも明らかなように比較的軽症肺炎も多く存在することが判明している．重症例の多くは散発例で，診断の遅れや不適切な抗菌薬使用に起因する．近年では，早期からのレスピラトリーキノロン系薬の使用が重症化を防いでいる可能性もある．

胸部X線所見に特徴的なものはないが，陰影の性状としては気管支含気像（air bronchogram）を伴う区域性または大葉性陰影とその周囲のすりガラス陰影のパターンが多く（❻a），ついで限局性の斑状陰影を呈するものもしばしばみられる．

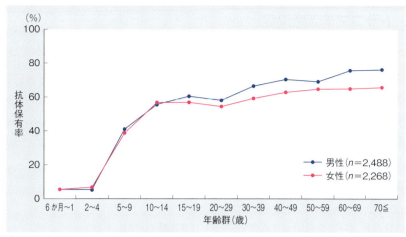

❼ 年齢別肺炎クラミジア抗体保有率
肺炎クラミジア抗体保有率は，4歳までは低く，幼稚園，小・中・高校生時に急激に上昇して，健常成人で約60〜70％に至る．

肺炎クラミジア感染症
Chlamydophila pneumoniae infection

感染様式
　肺炎クラミジアは飛沫感染によってヒトからヒトへ伝播し感染する．吸入された肺炎クラミジアは上気道粘膜に接着し，宿主細胞内に貪食されたあと増殖する．これまではウイルスと同様，気道での炎症細胞の活性化や炎症性サイトカインやケモカインの放出が気道炎症の主な機序と考えられていた．2000年以降，動物感染実験で肺炎クラミジアが気道過敏性を亢進させることが証明されている．また，蛋白レベル，mRNAレベルで気道上皮細胞からのMUC5AC（気道ムチンを構成する主要な蛋白）産生を増加させること，MUC5AC産生にはNF-κB（p65抗体）の介在することが確認されている．すなわち，肺炎クラミジアでは，粘液過分泌や気道過敏性亢進が気道炎症や気流制限に重要な役割を担っていると考えられ，喘息患者や慢性閉塞性肺疾患（chronic obstructive pulmonary disease：COPD）の発症，急性増悪，難治化に関与するのかもしれない．

疫学と病原性
　肺炎クラミジアは呼吸器系に感染症を引き起こすが，当初から病原性に疑問をもたれていた．無症候者からも分離されるため，感染が成立してもその多くは無症候感染にとどまると推測されている．わが国における肺炎クラミジア抗体保有率は，4歳までは低く，幼稚園，小・中・高校生時に急激に上昇して，健常成人で約60〜70％に至る（❼）．このように感染機会が多いにもかかわらずそのほとんどが不顕性感染であり，顕性感染であっても感冒様症状にとどまることが多い．このため抗菌薬が投与されない症例が多く，小集団内で蔓延することが大きな特徴とされている．流行事例は家族内や保育園，幼稚園，小学校，中学校，軍隊などさまざまな施設で報告されており，呼吸器感染症の病型としては上気道炎をきたすことが最も多く，気管支炎がこれにつぐ．

臨床像
　肺炎クラミジア肺炎の報告は，1978年にフィンランドでの結核検診の際に偶然発見されたのが最初である．肺炎患者は咳嗽や微熱などの有症状者のみならず無症状者も存在し，肺炎重症度はきわめて軽症であった．肺炎クラミジア肺炎は，小児から高齢者まで全年齢層に平均的にみられることがマイコプラズマ肺炎と異なる点である．また，肺炎が高齢者に多いと報告されていた理由は，複数菌肺炎の頻度を反映していると考えられる．臨床症状では咳嗽が遷延することが特徴で，病初期には高熱を呈することが少なく，この点がマイコプラズマ肺炎と異なると考えているが，症状による鑑別は難しい．
　胸部画像所見は片側性で1葉以内（多くは1区域内）に限局し，中下肺野に好発することが多い（❻b）．すなわち陰影が多区域性，大葉性，両側性であることは少なく，軽症例が大部分を占める．また胸水貯留例はオウム病と比べて少なく10％程度でみられる．その他，リンパ節腫大や無気肺を呈する症例も少ない．したがって，現時点では肺炎クラミジア肺炎に特徴的な陰影はなく，細菌性肺炎と鑑別することは困難と考えている．

クラミジア・トラコマチス感染症
Chlamydia trachomatis infection

感染様式

クラミジア・トラコマチスは，眼科系（トラコーマと封入体結膜炎）や泌尿生殖器系疾患など多彩な病型を示す．トラコーマは手指などを介した接触感染で，その他は主に性行為感染（sexually transmitted diseases：STD）による．さらに，妊婦が性器クラミジア感染症に罹患すると分娩時に産道感染を起こし新生児結膜炎や新生児肺炎を発症する．またオーラルセックスが一般化したことで，生殖器から咽頭，および咽頭から生殖器が STD の新しい感染経路とされている．

疫学

STD として最も頻度の高い感染症であるが，トラコーマは衛生状態の改善によりわが国ではみられない．20 歳代の女性に最も多く，妊婦健診で正常妊婦の 3～5 ％に保菌者がみられる．2002 年をピークに減少傾向であったが，2010 年以降は横ばいで経過している．

臨床像

女性性器クラミジア感染症（子宮頸管炎）では，帯下異常や不正性器出血，性交後出血などがあるが，自覚症状がないことが多い．子宮頸管炎の約 25 ％で尿道炎を引き起こし，頻尿や排尿障害，膿尿症を呈することがある．子宮頸管炎を無治療のまま放置すると上行性に感染が波及し骨盤内付属器炎を引き起こし，卵管への炎症は卵管性不妊，異所性妊娠の原因となる．肝周囲炎（Fits-Hugh-Curtis 症候群）では上腹部痛の原因となる．

男性では尿道炎を引き起こし，排尿痛，尿道違和感など，軽度の症状を呈する．少なからず，無症候性かつ膿尿を認めない症例もある．また，淋菌との混合感染も多数存在する．

（宮下修行）

●文献

1) Miyashita N, et al：Morphology of *Chlamydia pneumonia*. in *Chlamydia pneumoniae*, Infection and Disease. In：Friedman H, et al (eds). New York：Kluwer Academic/Plenum Publishers；2004. p. 11.

2) 日本呼吸器学会成人肺炎診療ガイドライン 2017 作成委員会：成人肺炎診療ガイドライン 2017．東京：日本呼吸器学会；2017.

3) Miyashita N, et al：*In vitro* and *in vivo* activities of sitafloxacin against *Chlamydia* spp. *Antimicrob Agents Chemother* 2001；45：3270.

11 ウイルス感染症

感冒 common cold

概念

● 上気道に一過性の急性炎症をきたす疾患を総称して感冒（普通感冒），かぜ症候群，急性上気道炎などと呼ぶ（すべて同義語）.

● 原因のほとんどはウイルスであるが，肺炎マイコプラズマ，肺炎クラミドフィラ，百日咳菌なども感冒症状を引き起こす.

● インフルエンザウイルスも感冒の原因となるが，毎年冬に大流行を引き起こし，頭痛や関節痛・筋肉痛，倦怠感など強い全身症状を呈することが多いため，感冒とは区別して扱われることが多い（☞次項「インフルエンザウイルス感染症」p.120）.

● 感冒では鼻症状，咽頭症状，下気道症状が混在し，通常，1週間程度で自然軽快する.

● 日常診療においては，インフルエンザウイルス感染症が強く疑われる場合を除き感冒の原因ウイルスの確定診断は行わないことが多く，臨床診断のもと対症療法が行われる.

病因・疫学

❶ に感冒の原因ウイルスや検出頻度などについてまとめた．最も頻度が高いのはライノウイルスであり，コロナウイルス，インフルエンザウイルスが続く．各ウイルス感染症の流行には季節性があり，RS ウイルスは秋から春，インフルエンザは冬から春，そしてヒトメタニューモウイルスは春から初夏にかけて流行する．ウイルスの検出頻度や流行時期は，気候，地域，他のウイルスの流行状況などさまざまな要因によって左右されることに留意する.

臨床症状

感冒では，鼻症状（鼻汁・鼻閉・くしゃみ），咽頭症状（咽頭痛），下気道症状（咳嗽・喀痰）が混在することが特徴である．通常，これらの症状は1〜2週間以内には自然軽快する．どれか一つの局所症状のみが目立っている場合には抗菌薬の投与が必要なことがあるため，感冒とは区別すべき周辺疾患を考慮する（❷）．また激しい咽頭痛を訴える割に咽頭所見に乏しい場合，流涎や嚥下困難，開口障害がある場合，片側の咽頭のみが腫脹している場合，頸部痛を訴える場合など，感冒としては非典型的でウイルス感染のみでは説明できない場合には，❸に示した致死的咽頭痛を引き起こす疾患を念頭に入れて診療する.

検査・診断

感冒の原因ウイルスのうち，イムノクロマト法を用いた迅速抗原検出キットが市販されているのは，インフルエンザウイルス，RS ウイルス，アデノウイルス，ヒトメタニューモウイルスである．すべて保険適用を取得しているが，RS ウイルス迅速検査は①入院患者，②1歳未満の乳児，③パリビズマブ製剤の適応となる患者のみ，またヒトメタニューモウイルス迅速検査は6歳未満の患者で画像診断または胸部聴診所見により肺炎が強く疑われるときのみ算定できる．日常診療ではインフルエンザが否定的で感冒症状のみであれば，検査は行わず症状のみから臨床診断するのがほとんどである.

海外では，感冒の原因となる複数のウイルスを一度にスクリーニングできるマルチプレックス PCR 検査が臨床現場で使用できるようになったが，わが国では

❶ 感冒の原因ウイルス

ウイルス	核酸	頻度	潜伏期間	流行時期	診断キット
ライノウイルス	RNA	30〜50 %	2〜7日	初秋〜晩春	×
コロナウイルス	RNA	10〜15 %	2〜4日	冬〜早春	×
インフルエンザウイルス	RNA	5〜15 %	1〜4日	冬〜春	○
RS ウイルス	RNA	5 %	4〜5日	秋〜春	○
パラインフルエンザウイルス	RNA	5 %	3〜10日	秋（3型は年中）	×
アデノウイルス	DNA	＜5 %	4〜14日	晩秋〜晩春	○
ヒトメタニューモウイルス	RNA	不明	4〜6日	春〜初夏	○
ボカウイルス	DNA	不明	不明	冬〜春	×
パレコウイルス	RNA	不明	不明	型によってさまざま	×

（Wat D：The common cold：a review of the literature. *Eur J Intern Med* 2004；15：79；Heikkinen T, et al：The common cold. *Lancet* 2003；361：51 をもとに筆者作成.）

❷ 感冒とその周辺疾患

	原因	症状	治療
感冒	ほとんどはウイルス	通常1〜2週間以内の鼻汁・鼻閉，咳嗽，咽頭痛，微熱など	対症療法（抗菌薬の適応なし）
インフルエンザ	A・B型インフルエンザウイルス	急性発症の発熱，頭痛，筋肉痛，関節痛，倦怠感	発症から48時間以内ならノイラミニダーゼ阻害薬を処方
急性気管支炎	ほとんどはウイルス肺炎マイコプラズマ，肺炎クラミドフィラ，百日咳菌も原因となる	通常6週間以内の乾性・湿性咳嗽	対症療法（基礎疾患や合併症がなければ抗菌薬の適応なし）
喉頭炎，扁桃腺炎	ほとんどはウイルスウイルス以外ではA群β溶血性レンサ球菌（溶連菌）が最多	通常1週間以内の咽頭痛，発熱（咳嗽なし）	溶連菌迅速抗原検査陽性ならβ-ラクタム系抗菌薬を処方
急性鼻・副鼻腔炎	ほとんどはウイルス肺炎球菌，インフルエンザ桿菌，モラクセラも原因となる	鼻閉，膿性鼻汁，歯痛，顔面痛	症状が10日以上（重症なら3日以上）続けば抗菌薬考慮

（Harris AM, et al：Appropriate Antibiotic Use for Acute Respiratory Tract Infection in Adults：Advice for High-Value Care From the American College of Physicians and the Centers for Disease Control and Prevention. *Ann Intern Med* 2016；164：425.）

❸ 感冒と区別すべき致死的咽頭痛の原因疾患

	症状・所見	検査所見	備考
急性喉頭蓋炎	●嚥下時疼痛，嗄声 ●症状の割に咽頭や扁桃所見に乏しい ●吸気時の喘鳴	●頸部側面X線で喉頭蓋の腫大化（thumb sign） ●内視鏡で喉頭蓋や披裂部の発赤・腫脹	対応が遅れると窒息の危険あり．疑った場合は即，耳鼻科コンサルト
咽後膿瘍（後咽頭膿瘍）	●症状の割に咽頭や扁桃の所見に乏しい ●嚥下時疼痛	●頸部側面X線で咽頭後間隙（咽頭後壁〜頸椎間）の腫脹 ●造影CTで咽頭後間隙に低吸収域の膿瘍所見	●上気道炎や咽頭異物に続発して起こる ●進行すると縦隔炎を起こす
扁桃周囲膿瘍	●片側の強い咽頭痛と開口障害 ●軟口蓋の発赤・腫脹および口蓋垂の偏位	造影CTで扁桃周囲に低吸収域の膿瘍所見	扁桃摘出後の患者でも発症しうる
口腔底膿瘍・蜂巣炎	●口腔底〜下顎部の発赤，腫脹，疼痛 ●嚥下障害，開口障害	造影CTで口腔底間隙に低吸収域所見	下顎歯からの歯性感染が多い
感染性血栓性頸静脈炎（Lemierre症候群）	片側の頸部痛，悪寒戦慄を伴う咽頭炎	造影CTで扁桃周囲膿瘍，内頸静脈内血栓像	全身（主に肺）に敗血症性塞栓症を起こす

まだ研究目的以外には使用できない．また，ウイルスの分離培養や血清抗体価測定が研究目的で行われることがある．

【治療】
インフルエンザウイルス以外が原因の感冒に対しては，症状に応じた対症療法が行われる．感冒に対する抗菌薬の投与は推奨されていない．

【予防】
感冒の主な感染経路は飛沫感染である．感染者の咳やくしゃみにより飛散する水分を含んだ微粒子を介して感染するため，感染者の咳エチケット（マスクの着用や咳・くしゃみ時にティッシュやハンカチ，または袖で口や鼻を覆うこと）が重要である．また手指を介した接触感染もあるため，手洗いやうがいも重要である．

インフルエンザウイルス感染症
influenza virus infection

【概念】
●A型およびB型インフルエンザウイルスによる上気道中心の急性全身性感染症である．
●感染症法では五類感染症（定点把握疾患）に指定されている．
●毎年，流行予測に基づいたワクチンが製造されるが，繰り返し起こる抗原の連続変異（小変異）がワクチンの有効性に影響する．
●A型インフルエンザは数十年に一度，抗原不連続変異（大変異）を起こし，新型インフルエンザによる世界的大流行（パンデミック）を起こす．
●現在，治療薬の主流はノイラミニダーゼ阻害薬であ

❹ 抗インフルエンザ薬一覧

	製品名	製剤外観	用法・用量（成人）	薬価	備考
ノイラミニダーゼ阻害薬	タミフル®（オセルタミビル）		1回1錠（75 mg）1日2回内服×5日間	2,830円（5日間）	10〜19歳の患者には原則処方しない.シロップ製剤あり.
	リレンザ®（ザナミビル）		1回2ブリスター（10 mg）1日2回吸入×5日間	3,058円（5日間）	ウイルスが増殖する気道粘膜に直接作用する.（イナビル®も同じ）
	イナビル®（ラニナミビル）		1回2容器（40 mg）単回吸入	4,280円（40 mg）	1回で治療が完結するため,利便性がよい.
	ラピアクタ®（ペラミビル）		1日1回300 mgを点滴静注（重症例では1回600 mg）重症なら連日投与を考慮	6,216円（300 mg）	1回の点滴でタミフル®の5日間投与に匹敵する効果.3日以上の投与経験少ない.
エンドヌクレアーゼ阻害薬	ゾフルーザ®（バロキサビル）		1回40 mgを単回内服体重≧80 kgなら1回80 mgを単回内服	4,789円（40 mg）	細胞内でのウイルス増殖を抑制する.2018年3月に上市.
RNAポリメラーゼ阻害薬	アビガン®（ファビピラビル）		1日目：1回1600 mgを1日2回,2〜5日目：1回600 mgを1日2回（総投与期間は5日間）	未収載	新型または再興型インフルエンザで他薬無効時に限る.厚生労働大臣の要請で製造.

るが，2018年3月には新しい作用機序であるキャップ依存性エンドヌクレアーゼ阻害薬が上市された.

病因

インフルエンザウイルスはオルソミクソウイルス科に属するRNAウイルスで核蛋白とマトリックス蛋白の抗原性の違いによりA型，B型，C型の3種類に分類される.ヒトで流行を起こすのはA型とB型であり，C型は軽症のため臨床上問題とならない.ウイルス粒子の表面にスパイクを形成する2種類の糖蛋白，ヘマグルチニン（HA）とノイラミニダーゼ（NA）が存在し，前者は宿主細胞膜への接着と取り込みに，後者は増殖後の細胞外への脱出に必要な蛋白である.A型インフルエンザはHAとNAの抗原性の違いにより多くの亜型に分類されるがB型に亜型はなく，ビクトリア系統と山形系統の2系統に分類される.インフルエンザウイルスはヒトの気道上皮細胞の受容体に結合して感染を起こす.

疫学

わが国では毎年12〜2月にA型が流行し，その後（2〜4月）にB型が小流行を起こすというパターンが一般的である.2009年以前に流行していたA型の亜型はH1N1（ソ連型）とH3N2（香港型）であったが，2009年の新型インフルエンザ（H1N1pdm09）のパンデミック以降，ソ連型は姿を消し，現在は季節性インフルエンザとなったH1N1pdm09とH3N2（香港型）が流行している.

臨床症状

1〜4日の潜伏期間のあと，鼻汁，咽頭痛，咳嗽などの感冒症状に加え，突然の高熱や全身倦怠感，頭痛，筋肉痛，関節痛などのいわゆるインフルエンザ様症状が出現する.しかし症状には個人差があり，平熱でインフルエンザ様症状を認めない患者もいるため，地域の流行状況なども勘案しながら総合的に判断し，インフルエンザが疑われる場合には迅速抗原検出キットを用いて検査する.

検査・診断

インフルエンザの診断はイムノクロマト法による迅速抗原検出キットを用いる.インフルエンザの発症早期には体内のウイルス量が少なく陽性率が低くなることが知られている.海外からの報告では，検出キットの感度は発症後12時間以内で35％，12〜24時間で66％，24〜48時間で92％と報告されているが，日本臨床内科医会インフルエンザ研究班による検討では，発症から6時間以内で78％，6〜12時間で87％，12〜18時間で84％，18〜24時間で92％，24〜48時間で93％と報告されており，海外のデータよりも成績がよい.この成績の違いはキットそのものの検出性能や検体採取の手技が原因である可能性があるが，発症早期は偽陰性になりうることを理解する.

合併症

経過中に細菌感染症を合併することがある.高齢者では二次性の細菌性肺炎が多いため，遷延する発熱や呼吸困難，湿性ラ音など肺炎を示唆する症状・所見が

あれば胸部画像検査を行う．インフルエンザに合併する細菌性肺炎の起炎菌として，肺炎球菌，インフルエンザ桿菌，黄色ブドウ球菌の頻度が高いことが知られている．小児でけいれん，意識障害，せん妄などの神経精神症状が認められる場合には，インフルエンザ脳症の可能性もあるため専門医療機関に紹介する．

治療

❹に抗インフルエンザ薬をまとめた．現在，NA阻害薬が主流となっており，内服薬や吸入薬，注射製剤などさまざまな選択肢がある．発症から48時間以内に投与するのが基本である．2018年3月には，新しい作用機序であるキャップ依存性エンドヌクレアーゼ阻害薬が上市された．RNAポリメラーゼ阻害薬であるファビピラビルは厚生労働大臣からの要請時に製造・供給される．

予防

最も有効な予防法はワクチンの接種であり，毎年の流行予測をもとに製造されたワクチンを流行前に接種することが重要である．2015〜2016年シーズン用から，A型2亜種（H1N1pdm09，H3N2）とB型2系統（山形系統とビクトリア系統）の4価ワクチンとなっている．

アデノウイルス感染症
adenovirus infection

概念

● アデノウイルスは世界中に広く分布し，咽頭結膜熱，流行性角結膜炎，上・下気道感染症，急性胃腸炎，出血性膀胱炎，髄膜脳炎など多彩な病型を呈する．
● 咽頭結膜熱と流行性角結膜炎は感染症法で五類感染症に指定されている（前者は小児科定点把握疾患，後者は眼科定点把握疾患）．
● 一般的に予後良好であるが，免疫不全患者では重症になりやすく死亡することもある．

病因

アデノウイルスはアデノウイルス科に属する二本鎖のDNAウイルスであり，ヒトに感染症を起こすヒトアデノウイルスは57の血清型が同定され，これらは7つの亜属（A〜G）に分類される．さまざまな臓器に感染し多彩な病型を呈するが，それぞれの病型を起こしやすい血清型が存在する（❺）．

疫学

アデノウイルス感染症で最も頻度の高い病型は気道感染症であり，咽頭扁桃炎から肺炎までさまざまな感染症を引き起こす．原因となる血清型は1〜7型が多い．アデノウイルスによる結膜炎はウイルス性結膜炎のなかで最も頻度が高く，臨床病型として咽頭結膜熱

❺ アデノウイルス感染症の臨床病型

臨床病型	好発患者群	主な原因血清型
咽頭炎	乳幼児，小児	1〜7
咽頭結膜熱	小児	3，7
百日咳様症候群	小児	5
肺炎	乳幼児，小児	1〜3，21，56
肺炎	軍隊の新兵	4，7，14
急性呼吸器疾患	軍隊の新兵	3，4，7，14，21，55
結膜炎	小児	1〜4，7
流行性角結膜炎	成人，小児	8，11，19，37，53，54
胃腸炎	乳幼児	31，40，41
胃腸炎	小児	2，3，5
腸重積	小児	1，2，4，5
出血性膀胱炎	小児	7，11，21
出血性膀胱炎	骨髄幹細胞移植患者，腎移植患者	34，35
髄膜脳炎	小児，免疫不全患者	2，6，7，12，32
肝炎	小児肝移植患者	1〜3，5，7
腎炎	腎移植患者	11，34，35
心筋炎	小児	7，21
尿道炎	成人	2，19，37
全身播種性疾患	新生児，免疫不全患者	1，2，5，11，31，34，35，40

（Rhee EG, et al：Adenoviruses. In：Bennett JE, et al, editors. Principles and Practice of Infectious Diseases. 8th ed. Philadelphia：Elsevier Saunders；2015. p.1789.）

と流行性角結膜炎の2つがある．咽頭結膜熱はプールの水を介して感染が拡大することが多いため「プール熱」とも呼ばれ，夏季に流行する．原因としては3，4，7，14型が多い．流行性角結膜炎は感染力が強いため「はやり目」とも呼ばれている．夏季に多く，原因として8，19，37型が多い．アデノウイルスはロタウイルスとともに乳児下痢症の主要な原因ウイルスであり，原因として40，41型が多い．血清型が7型のアデノウイルスは，乳幼児や高齢者，基礎疾患のある患者では重症肺炎を起こし，二次性の細菌性肺炎を併発しやすい．また，4，7，14，55型は健常人においても重症肺炎を起こしたという報告がある．

臨床症状

咽頭結膜熱では高熱に加え，咽頭痛，結膜充血，眼痛，眼脂が出現する．眼症状は通常，片側から始まって他方にも出現する．咽頭結膜熱は，流行性角結膜炎と比較すると結膜炎症状が軽度で，発熱や咽頭炎などの症状が強い．流行性角結膜炎では急性濾胞性結膜炎，耳前リンパ節腫脹，角膜上皮下混濁が三主徴である．出血性膀胱炎では，血尿，頻尿，排尿障害が突然出現する．アデノウイルス感染症の各種病型と臨床症状，

そして高頻度に検出される血清型を❺にまとめた.

検査・診断

アデノウイルスはイムノクロマト法を用いた迅速抗原検出キットが保険適用を有しており，広く使用されている.

治療

治療は対症療法が中心となる．海外では，造血幹細胞移植後のアデノウイルス性肺炎に対しシドフォビルの使用が推奨されているが，わが国では保険適用がなく使用できない.

予防

米軍の新兵は過酷な訓練のため急性気道感染症にかかりやすく，その原因のほとんどがアデノウイルス4型か7型であったという背景から，米国ではアデノウイルス4，7型に対する経口生ワクチンが開発されており，すでに米国食品医薬品局（FDA）により承認されている．わが国ではアデノウイルスに対するワクチンは使用できない.

RS ウイルス感染症 RS virus infection

概念

- RS（respiratory syncytial）ウイルスは乳幼児における肺炎や細気管支炎の原因として最も頻度の高いウイルスである.
- 生まれてから最初の1年間で約6割の乳幼児が感染し2～3歳になるまでにはほとんどの小児が感染するが，その後，生涯にわたって感染を繰り返す.
- 成人では感冒の原因となるが，免疫不全患者や高齢者，基礎疾患を有する患者では重症化しやすく，下気道感染症を起こしうる.
- 感染症法では五類感染症（小児科定点把握疾患）に分類されている.

病因

RSウイルスはニューモウイルス科オルソニューモウイルス属に属するRNAウイルスで，A型とB型の2つに分類される．感染経路は接触または飛沫感染である.

疫学

初感染では約30％の頻度で下気道感染症（細気管支炎，肺炎）を起こし，1～3％が重症化し入院治療を要する．米国で行われた5歳以下の小児を対象とした大規模臨床研究では，急性呼吸器感染症で受診した患児の18％でRSウイルスが検出され，そのうち61％では入院治療を要したと報告されている．また，小児のウイルス性細気管支炎の原因の50～80％はRSウイルスである（❻）．高齢者の長期療養施設では呼

❻ 小児細気管支炎の原因ウイルス

呼吸器ウイルス	検出頻度（%）
RS ウイルス	50～80
ライノウイルス	5～25
パラインフルエンザウイルス	5～25
ヒトメタニューモウイルス	5～10
コロナウイルス	5～10
アデノウイルス	5～10
インフルエンザウイルス	1～5
エンテロウイルス	1～5

（Meissner HC：Viral bronchiolitis in children. *N Engl J Med* 2016：374：62.）

❼ パリビズマブ（シナジス®）の保険適用対象患児

RS ウイルス感染の流行初期において	
1.	在胎期間28週以下の早産で，12か月齢以下の新生児，乳児
2.	在胎期間29週～35週の早産で，6か月齢以下の新生児，乳児
3.	過去6か月以内に気管支肺異形成症の治療を受けた24か月齢以下の新生児，乳幼児
4.	24か月齢以下の血行動態に異常のある先天性心疾患をもつ新生児，乳幼児
5.	24か月齢以下の免疫不全を伴う新生児，乳幼児
6.	24か月齢以下のDown症候群の新生児，乳幼児

吸器感染症の5～27％はRSウイルスが原因で，そのうち10～20％の患者が肺炎を起こし，死亡率は2～5％と報告されている.

臨床症状

感冒症状から細気管支炎，肺炎に至るまで，症状はさまざまである．潜伏期は4～5日であり，発熱，鼻汁，咳嗽などの感冒症状が数日間続き，感染が下気道に及び細気管支炎になると，多呼吸，呼気性喘鳴，陥没呼吸，チアノーゼが出現する．健常成人におけるRSウイルス感染症ではインフルエンザと比較して，鼻閉，鼻汁，耳痛，副鼻腔痛，湿性咳嗽が多く，逆に37.8℃以上の発熱，頭痛は少なかったと報告されている.

検査・診断

臨床現場における診断はイムノクロマト法を用いた迅速抗原検出キットが利用できる．①入院患者，②乳児，③パリビズマブ製剤の適応となる患者のみ保険適用がある．迅速抗原検出キットの感度は小児では約80％であるが，成人では約30％程度である.

治療

対症療法が基本となる．海外ではリバビリンの吸入療法が，入院を要する乳幼児のRSウイルス下気道感染症に対して認められている.

予防

重症化のリスクの高い新生児や乳幼児に対し，重篤

な下気道感染症（細気管支炎，肺炎）の発症抑制を目的として，RSウイルスに対するヒト化モノクローナル抗体であるパリビズマブ（シナジス®）の投与が行われている．保険適用の対象となる患児を❼にまとめた．シナジス®はハイリスク児におけるRSウイルス感染を予防でき，未熟児のRSウイルス感染に関連する入院を半分に減らすことができたという報告もある．

ヒトメタニューモウイルス感染症
human metapneumovirus infection

概念
●ヒトメタニューモウイルスは2001年に分離同定されたウイルスであり，RSウイルスと同じニューモウイルス科に属する．保存血清を用いた検討から，少なくとも50年以上前からヒトのあいだで流行していたことがわかっている．
●わが国では10歳になるまでにほとんどの児童が感染するが，その後，生涯にわたって感染を繰り返す．
●健常成人では感冒の原因となるが，高齢者や免疫不全患者，慢性心疾患や肺疾患などの基礎疾患を有する患者では下気道感染を起こす．

病因
ヒトメタニューモウイルスはニューモウイルス科メタニューモウイルス属に属するRNAウイルスで，ヒトに感染するウイルスのなかではRSウイルスが最も近縁であり，臨床症状もRSウイルス感染症と似ている．感染経路は飛沫感染や手指を介した接触感染であり，気道の線毛上皮に感染後4～6日の潜伏期を経て発症し，ウイルス排泄期間は7～14日である．早産児，乳幼児，高齢者，免疫不全患者，慢性心疾患や肺疾患などの基礎疾患を有する患者では重症化しやすい❽．

疫学
わが国における流行時期は3～6月である．小児でも成人でもウイルス性急性呼吸器感染症の5～10％程度に本ウイルスが関与している．RSウイルスと遺伝子学的に近縁であるものの，小児細気管支炎の原因ウイルスとしては圧倒的にRSウイルスが多く，ヒトメタニューモウイルスは5～10％程度である（❻）．

臨床症状
小児では，38℃以上の発熱，咳嗽，鼻汁が高頻度にみられ，身体所見では約半数の患児で喘鳴が聴取される．成人では上記症状に加え，嗄声が高頻度に出現する．また，入院を要した成人患者では，インフルエンザ患者と比較すると有意に喘鳴が多かったと報告されている．

検査・診断
イムノクロマト法を用いた迅速抗原検出キットが利

❽ ヒトメタニューモウイルス感染症が重症化しやすい患者背景

妊娠37週未満の早産児	慢性肺疾患
2歳未満の乳幼児	神経筋疾患
65歳以上の高齢者	Down症候群
慢性心疾患	免疫抑制状態にある者

用できるが，保険適用があるのは，「ヒトメタニューモウイルス感染症が疑われる6歳未満の患者で，画像診断または胸部聴診所見で肺炎が強く疑われる場合」のみである．

治療
特異的な治療はなく，対症療法が基本となる．重症例に対して抗ウイルス薬であるリバビリン，あるいは免疫グロブリンを投与し有効であったという症例報告があるが，その有効性を実証する比較対照試験は行われておらず，あくまで承認適応外使用となる．

予防
現在，ヒトへの使用が認可されたヒトメタニューモウイルスに対するワクチンはないが，動物モデルを用いた種々のワクチン開発が行われている．ホルマリンや熱で不活化したウイルスを用いたワクチン，病原性を減弱化させた生ワクチン，ヒトメタニューモウイルスのF蛋白やM蛋白を用いたサブユニットワクチン，ウイルス様粒子を用いたワクチン，パラインフルエンザウイルス3型のワクチンにヒトメタニューモウイルスのF遺伝子を発現させたワクチンなど，数多くのワクチンが開発途上にある．

（金城武士）

●文献
1) 厚生労働省健康局結核感染症課：抗微生物薬適正使用の手引き，第1版．2017.
2) 日本臨床内科医会インフルエンザ研究班（編）：インフルエンザ診療マニュアル2016—2017年シーズン版（第11版）．東京：日本臨床内科医会・インテルナ出版：2016.

ウイルス性髄膜炎・脳炎
viral meningitis/encephalitis

概念
ウイルス性脳炎とは中枢神経の実質へのウイルスの直接侵襲による炎症であり，ウイルス性髄膜炎は脳，脊髄を覆うくも膜，くも膜腔へのウイルスの直接侵襲による炎症である．両方同時に発症すると髄膜脳炎と呼ぶ．

病因
一次性脳炎の起因ウイルスとしては，単純ヘルペス

ウイルス，日本脳炎ウイルス，エンテロウイルス71，サイトメガロウイルス，HHV-6，ダニ媒介脳炎ウイルスなどが知られている．二次性脳炎の起因ウイルスとしては，麻疹ウイルス，ムンプスウイルス，水痘・帯状疱疹ウイルスなどが知られている．

ウイルス性髄膜炎の起因ウイルスとしては，エコーウイルス，コクサッキーウイルスなどのエンテロウイルス属が多く，全体の約70～80％程度を占めている．エンテロウイルス属の多くのウイルス種がこの疾患を起こすが，わが国ではエコーウイルスとコクサッキーウイルスが多い．過去にエコー30型, 6型, 7型, 9型，あるいはコクサッキーB5型, B3型, B4型, A6型, A9型などの流行が報告されている．

その他のウイルスとしては，ムンプスウイルスなどがあげられる．

病態生理

ウイルス性脳炎は，ウイルスの直接侵襲による一次性脳炎とウイルス感染後の免疫反応に伴う二次性脳炎に分類される．二次性脳炎では，急性散在性脳脊髄炎がよく知られている．脳症は，インフルエンザ，HHV-6，ロタウイルスなどの感染に伴い発生する高サイトカイン血症による血管内皮の機能障害に伴う中枢神経系に起こる非炎症性の浮腫などによる障害である．このように脳症では脳実質への直接のウイルス浸潤がないため，ウイルスは脳実質から検出されない．

通常ウイルス性髄膜炎の予後は良好であるが，エンテロウイルス71による髄膜炎では，脳幹脳炎などを合併して予後不良になるケースも報告されている．

臨床症状

発熱，頭痛，悪心・嘔吐，けいれん，意識障害を伴う．頭痛は前頭部痛，後眼窩痛であることが多く，また羞明をみることもある．乳幼児の場合には発熱と不機嫌，易刺激性，嗜眠がよくみられ，だっこされるのを嫌うことも経験される．意識障害が強いほど重症である．髄膜炎は，意識障害を通常伴わない．

検査・診断

髄膜炎の理学所見では，項部硬直，Kernig徴候などの髄膜刺激徴候がほとんどの症例で認められる．髄液所見では細胞数増多がみられる．範囲は通常数十～数千/μLと広いが，おおむね100～500/μL程度が多い．病初期には好中球が優位なことが多いが，その後リンパ球優位に逆転する．蛋白は軽度に上昇することが多く，糖は通常では正常範囲内である．

脳炎では，髄液細胞増多は通常認めない．髄液細胞増多を認める脳炎は，髄膜脳炎と診断する．

病因診断には，髄液，血液，便，咽頭拭い液からウイルス学的検索を試みる．ウイルスを分離することと，その分離されたウイルスに対する中和抗体が，患者の急性期，回復期血清で上昇していることを確認することが確定診断につながる．近年は，ウイルスをはじめとする多様な病原体に対するPCR法により診断することが可能な場合が増えている．

治療

アシクロビルが，単純ヘルペス脳炎の第一選択薬であり，1回10 mg/kg，1日3回点滴静注，14～21日間投与．サイトメガロウイルス脳炎には，ガンシクロビル1回5 mg/kg，1日2回点滴静注，14～21日間投与とCMV高力価γグロブリン1回2.5～5 g，1日1回点滴静注，最初の3日間投与．それ以外は，対症療法と脳浮腫対策を行う．

予防

日本脳炎には有効なワクチンがあり，わが国では小児期に定期接種されている．媒介するコガタアカイエカ（*Culex tritaeniorhynchus*）の広がりを考慮して2016年4月1日から北海道でも小児期に定期接種されるようになった．ダニ媒介脳炎は，北海道で1993年と2016年に死亡例の報告がある．欧米ではダニ媒介脳炎ワクチンが承認されているがわが国では未承認である．エンテロウイルス71のワクチンは，中国で開発され使用されているが，わが国では未承認である．その他のウイルスに有効なワクチンはない．

(尾内一信)

流行性耳下腺炎（ムンプス）
epidemic parotitis（mumps）

概念

- 流行性耳下腺炎（ムンプス，おたふくかぜ）は，パラミクソウイルス科に属するムンプスウイルス（mumps virus）の全身感染症である．
- 耳下腺腫脹を特徴とするが，ウイルス親和性の高い種々の臓器に感染し，さまざまな合併症を引き起こす．
- 感染症法では，五類感染症の定点把握疾患に指定されている．

疫学

主として，春から夏にかけて流行する．日本ではムンプスワクチンは任意接種であり，接種率が低いため，4～5年ごとに大きな流行を認める．好発年齢は4～6歳である．感染経路としては，唾液中に排泄されるウイルスの飛沫感染が主体で，潜伏期間は2～3週間，感染期間は症状出現7日前から唾液腺の腫脹出現後5日とされる．

臨床症状

発熱と急速な耳下腺腫脹で発症する．2日間以上続く耳下腺腫脹を特徴とし，1つまたは複数の唾液腺が

腫脹する．多くの場合，片側の耳下腺が腫脹した後，反対側の耳下腺が腫脹するが，片側のみの腫脹で終わる場合もある．一般に耳下腺の腫脹期間は7〜10日である．

診断

臨床診断が主体であるが，ウイルス学的には，血中のムンプスIgM抗体（EIA法）の検出，ペア血清による血中ムンプスIgG抗体の有意上昇，あるいは，唾液，尿，髄液からのウイルス分離による．血中，尿中のアミラーゼも上昇するが，ムンプスに特異的なものではない．

鑑別疾患としては，ムンプス以外のウイルスによる耳下腺炎，化膿性耳下腺炎，唾石，耳下腺腫瘍などがある．

合併症

無菌性髄膜炎（aseptic meningitis）

ムンプスの3〜10％の症例に認められる．頭痛，嘔吐，項部強直などの症状を伴う．予後は比較的良好である．

難聴

内耳障害は予後の悪い合併症で，高度感音難聴が遺残する．ムンプス罹患時の年齢が高いほど，難聴を合併するリスクが高いとされる．

精巣炎

思春期以降の成人男性の25％に合併する．精巣炎に罹患すると精巣が萎縮し，精子形成に影響を及ぼすが，不妊になるのはきわめてまれである．

治療

ムンプスに対する特異的な治療法はない．耳下腺の疼痛が強い場合には，鎮痛薬を投与する．

予防

ムンプスワクチンは弱毒生ワクチンで，有効率は80〜90％とされる．学校保健安全法により定められている登校停止期間は，2012年4月に改正され，耳下腺，顎下腺，または舌下腺の腫脹が発現した後5日を経過し，かつ全身状態が良好であること，となった．

麻疹（はしか）measles

概念

● パラミクソウイルス科に属するRNAウイルスである麻疹ウイルス（measles virus）の全身感染症である．

● ヒトからヒトへ空気感染，飛沫感染，接触感染により伝播し，感染力は非常に強い．

● 感染症法では，五類感染症の全数把握疾患に指定されている．

疫学

日本では1978年の麻疹ワクチン定期接種開始以来，患者数，死亡者数は大幅に減少したが，接種率が80％前後で推移したため，2001年頃まで春から夏にかけて小規模の流行が続いていた．その後，麻しん・風しん混合（MR）ワクチン2回接種の徹底により麻疹は激減し，2015年世界保健機関（WHO）から「麻疹排除国」に認定された．しかし，最近，海外で流行しているウイルス株による麻疹の小流行が問題になっている．

臨床症状（9）

10〜12日の潜伏期間を経て発症する．発熱と同時に咳嗽，鼻汁，眼脂などのカタル症状を認める（カタル期）．発症3日目頃，頬粘膜に紅暈を伴う白色小斑点（Koplik斑，10）が出現する．Koplik斑は，麻疹の診断上大切な所見である．発症4〜5日目頃，一時的に解熱傾向を認めた後，再び高熱とともに，紅斑性小丘疹が耳後部より出現し，顔面，体幹部，四肢末端の順に全身に広がる（発疹期，11）．発疹出現後3〜4日間高熱が続いた後，解熱する．発疹は，融合傾向を示した後，色素沈着を残して消退する（回復期）．色素沈着は，皮疹部においてウイルスが感染した巨細胞に対する細胞性免疫が働き，排除しようとするために炎症が起こることにより認めるとされる．

最近，問題となっている麻疹ワクチン接種歴のある人が麻疹ウイルスに感染した場合にみられる修飾麻疹では，潜伏期間は14〜20日と延長し，カタル症状は軽く，Koplik斑も出現しないことがある．症状は非典型的であるが，患者の咽頭からは麻疹ウイルスが排泄されるため感染源となる．

診断

臨床診断が主体となるが，修飾麻疹は，診断困難な場合が多い．確定診断のためには，血液，尿，咽頭ぬぐい液からの麻疹ウイルス分離やRT-PCR法による麻疹ウイルスゲノムの検出を行う．血清診断は補助診断として有用であり，急性期のIgM抗体の検出，あるいは急性期と回復期のペア血清でIgG抗体の有意な上昇が認められた場合，診断できる．

合併症

肺炎

麻疹ウイルス自体による間質性肺炎と，二次的な細菌性肺炎の両者がある．二次感染の原因菌としては，インフルエンザ菌，肺炎球菌，黄色ブドウ球菌などが多い．

脳炎（encephalitis）

1,000例に1人程度の割合で合併するとされる．発疹出現後2〜6日頃に意識障害，嘔吐，けいれんなどの症状で発症する．20〜40％に神経学的後遺症を残

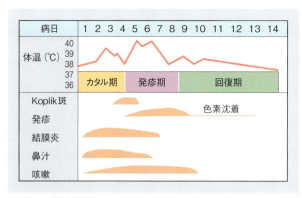

❾ 麻疹の臨床経過

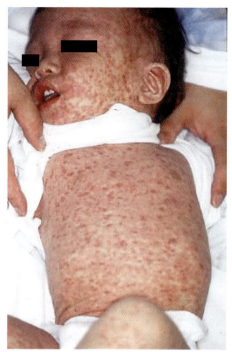

⓫ 麻疹（発疹期）
（石和田稔彦：感染症 Spot Diagnosis 皮疹・発疹を中心に．感染症誌 2007；81：127．）

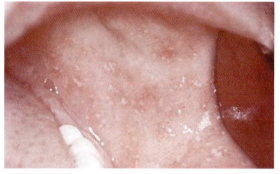

❿ 麻疹（Koplik 斑）
（石和田稔彦：感染症 Spot Diagnosis 皮疹・発疹を中心に．感染症誌 2007；81：127．）

し，死亡する例もある．

亜急性硬化性全脳炎（subacute sclerosing panencephalitis：SSPE）

　麻疹ウイルスの中枢神経系における持続感染により起こる遅発性脳炎で，自然麻疹罹患者の10万人に1人の頻度で認められる．麻疹罹患後平均7年程度たってから，落ち着きがない，成績が下がるなどの症状で始まり，その後，けいれんが出現し，発症から6〜9か月で死亡する進行性の予後不良な疾患である．

その他

　気管支炎，中耳炎，クループ症候群なども合併しやすい．

〔治療〕

　麻疹に対する特異的治療法はない．肺炎，中耳炎などの合併症に対しては，抗菌薬の投与が必要となる．

〔予防〕

　弱毒生ワクチン接種による予防は大切であり，世界的にもその有効性は証明されている．現在，日本では定期接種として，MRワクチンを1歳時と，小学校入学前1年間の2回接種することが勧奨されている．また，2008年から麻疹流行阻止のため，診断後，直ちに全数報告することが義務化された．

学校保健安全法では第二種の伝染病に属し，発疹に伴う発熱が解熱した後3日を経過するまで出席停止とするよう定められている．

風疹 rubella

〔概念〕

- トガウイルス科，ルビウイルス属に分類される血清学的に亜型のない単一のRNAウイルスである風疹ウイルス（rubella virus）による感染症である．
- 春から初夏にかけて多く発生し，主に飛沫感染によって伝播する．
- 感染症法では，五類感染症の全数届出疾患に分類されている．

〔臨床症状〕

　2〜3週間の潜伏期間の後，発熱，発疹，リンパ節腫脹（耳介後部，後頭部，頸部）が出現する．発疹は紅斑性小丘疹であり，主に顔面から出現し，数時間で体幹から四肢へと広がる．色素沈着を残さず，3日程度で消退する．発熱は，年長児や成人では発疹とともに微熱から高熱になるが，年少児では認めないことも多い．

〔合併症〕

　予後良好な疾患であるが，まれに血小板減少性紫斑

⓬ エンテロウイルス感染症の主要病型とウイルス型

臨床像	コクサッキーA 群 (1〜22，24 型)	コクサッキーB 群 (1〜6 型)	エコーウイルス (1〜7，9，11〜21， 24〜27，29〜33 型)	エンテロウイル ス (68〜71 型)	ポリオウイル ス (1〜3 型)
ポリオ，ポリオ様麻痺	+ (7)				+
無菌性髄膜炎	+ (7, 9, 11)	+ (2，3，5)	+ (4, 6, 7, 9, 11, 30)	+ (71)	+
夏かぜ症候群	+	+ (3，5)	+		+
急性下気道炎	+	+	+		
ヘルパンギーナ	+ (2, 4, 5, 6, 8, 10, 16)	+ (3)			
手足口病	+ (10, 16)			+ (71)	
下痢症	+ (4, 9)	+ (5)	+ (5, 7, 11, 14, 18)		
流行性筋痛症		+ (1〜5)			
発疹症	+ (9, 16)	+ (1，3，5)	+ (4, 9, 16, 18)		
心筋炎，心膜炎		+ (1〜5)			
新生児感染症		+ (1〜5)			
急性出血性結膜炎	+ (24)			+ (70)	

（　　）内は主要ウイルス型.

（浦野　隆：小児の臨床ウイルス学　エンテロウイルス感染症. 小児科診療 1991；54：803.）

病（thrombocytopenic purpura），急性脳炎などの合併症を認めることがある．妊娠前半期の妊婦の初感染により，児が先天性風疹症候群（congenital rubella syndrome：CRS）を発症することがある．先天異常として発生するものとしては，先天性心疾患，難聴，白内障，精神発達遅滞などがある．

診断

臨床診断が主体であるが，確定診断のためには血液，尿，咽頭ぬぐい液からの風疹ウイルス分離や RT–PCR 法による風疹ウイルスゲノムの検出を行う．血清診断は補助診断として有用であり，急性期の IgM 抗体検出あるいは赤血球凝集抑制反応法（HI 法）で急性期と回復期の抗体価が 4 倍以上上昇した場合に診断する．

治療・予防

特異的治療法はなく，対症療法が主体となる．麻疹と同様，現在，日本では MR ワクチンの 2 回接種が勧奨されている．また，麻疹と同様，診断後直ちに全数報告することが義務化された．

学校保健安全法で第二種の伝染病に定められており，紅斑性の発疹が消失するまで出席停止するよう定められている．

エンテロウイルス感染症
enterovirus infection

概念

● エンテロウイルス属（Enterovirus）は腸管で増殖する RNA 型ピコルナウイルス科に属し（"エンテロ"とは"腸"の意味），コクサッキーウイルス（coxsackie virus），ポリオウイルス（poliovirus），エコーウイルス（echovirus），エンテロウイルス

（enterovirus）から成る.
● エンテロウイルスは多彩な臨床像を有する．
● 主な病型と原因となるウイルス型を⓬に示す．
● エンテロウイルスは日本では夏季を中心に流行し，乳幼児では夏かぜ症候群，無菌性髄膜炎，発疹症，ヘルパンギーナ，手足口病を，年長児や成人では流行性筋痛症，心筋炎などを発症しやすい．
● 感染経路は，主として糞口感染または飛沫感染である．
● エンテロウイルスは臨床症状が消退した後も，便に長期にわたりウイルスが排泄されるため，感染予防には，便の取扱いと手洗いが重要である．
● エンテロウイルス感染症に対しては，特異的な治療法はなく，対症療法が主体となる．

夏かぜ症候群 common cold

概念

● 毎年夏季に流行する 2〜4 日間程度の発熱を主訴とする疾患である．夏季に認められる非特異的急性熱性疾患の 60 ％の症例からエンテロウイルスが証明されたとする報告もある．

臨床症状

咽頭炎を伴うことが多く，下痢や発疹も時に認められる．乳幼児に多いが成人も感染する．出産前後に母親が感染すると新生児に重篤な症状（脳炎，心筋炎）を引き起こすことがある．

無菌性髄膜炎 aseptic meningitis

概念

● 無菌性髄膜炎は，髄膜刺激症状があり，髄液中に細胞増加を認めるが，細菌感染が証明されない病態で

ある.
- 感染症法では，五類感染症の定点把握疾患に指定されている．

病因
ウイルス感染症が主体であり，そのなかでもエンテロウイルス属によるものが最も多い．エンテロウイルス属のなかでは，エコーウイルス4型，6型，7型，9型，11型，30型，コクサッキーウイルスB2型，B3型，B5型などによるものが多い．

エンテロウイルス発疹症 enteroviral exanthema

概念
- エンテロウイルス感染症は夏かぜ症候群の症状の一部として，発疹症をしばしば伴う．

診断
確定診断のためには，咽頭ぬぐい液や便からのウイルス分離が必要である．エコーウイルスが分離され診断が確定した症例の写真を示す（⓭）．原因不明の発疹性疾患のなかに，エンテロウイルス発疹症は少なからず含まれていると考えられる．

ヘルパンギーナ herpangina

概念
- 突然39〜40℃台の高熱が出現し，咽頭の口蓋弓部に水疱や潰瘍を形成する．咽頭痛で，食欲減退，流涎を認め脱水症状を呈することがある．一般的には軽症で数日の経過で軽快するが，熱性けいれんを併発することがある．
- コクサッキーウイルスが主たる原因となる．潜伏期間は2〜7日で，最も感染力の強い期間は，発熱と口の中に症状がある時期で2〜3日程度である．しかし，ウイルス自体は便の中に数週間にわたり排泄される．
- 感染症法では，五類感染症の定点把握疾患に指定されている．

手足口病 hand, foot, and mouth disease

概念
- コクサッキーウイルスA10型，A16型とエンテロウイルス71型などによって引き起こされる急性発疹性疾患である．
- 5歳以下の小児を中心に夏から秋にかけて流行する．家族内感染や保育所，幼稚園などでの集団感染も多い．
- 潜伏期間は，4〜6日とされている．
- 感染症法では，五類感染症の定点把握疾患に指定されている．

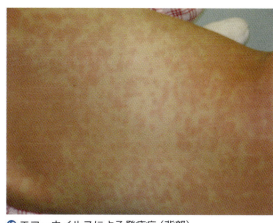

⓭ エコーウイルスによる発疹症（背部）
（石和田稔彦：感染症 Spot Diagnosis 皮疹・発疹を中心に．感染症誌 2007；81：127．）

臨床症状
約30％の症例で38℃前後の発熱を1〜3日間認める．手（手掌，指の側面），足（足底，足背，足趾の側面）に水疱と小丘疹，口腔粘膜にアフタを形成する．発疹は殿部，膝部にも認められ，疼痛を伴う場合もある．均一な水疱であること，回復期に水疱が変色することはあるが，痂皮形成をほとんど認めないことが，水痘の発疹との鑑別として重要である．爪変形や爪甲脱落症を合併することがある．最も感染力の強い期間は，口の中に水疱のある時期で1週間程度だが，ウイルス自体の便への排泄は，発症から数週間と長期にわたり，また感染していても症状を示さない不顕性感染が多いのも特徴である．

診断
通常は臨床診断が主体であるが，病原診断には，水疱内容物，咽頭ぬぐい液，糞便などからのウイルス分離・型同定が必須である．学校保健安全法による登校停止規定はない．

ポリオ（急性灰白髄炎） poliomyelitis

概念
- ポリオウイルスは，3つの血清型（1, 2, 3型）に分類される．血清型による症状の差はなく，発熱が初発症状であることが多い．
- 感染源は，患者や無症候性ウイルス排泄者であり，主に咽頭と糞便中から分離される．
- 現在，日本ではポリオワクチンの普及により，ポリオの発生はない．
- 感染症法では，二類感染症に指定されている．

臨床症状
発熱が数日間持続した後や解熱する頃に急に筋力が低下する（弛緩性麻痺）．ポリオウイルスは腰髄を侵

す頻度が高いため，下肢の麻痺が多い．非対称性で，急速に進行し数日で完了する麻痺が特徴である．

脳幹が侵された場合には，球麻痺となる．深部腱反射は低下ないし消失する．早期から著明な筋萎縮を認めることもポリオの特徴である．

症状の程度は病変の及ぶ神経細胞の数によりさまざまで，急速に進行して死に至るケースがある一方で，注意して診察しないと筋力低下に気づかない軽症例も存在する．また，不顕性感染も多く感受性のある個体が野生株ウイルスの感染を受けたとしても，90％以上は無症状に経過する．

予防

ポリオワクチンは，2012年経口生ワクチンから注射による不活化ワクチンに変更となり，現在4種混合ワクチン（DPT-IPV）と不活化ポリオワクチン（IPV）が用いられている．

急性出血性結膜炎
acute hemorrhagic conjunctivitis（AHC）

概念
- エンテロウイルス70型およびコクサッキーウイルスA24型変異株による急性眼感染症である．
- 1969年に西アフリカのガーナで，エンテロウイルス70型による急性出血性結膜炎の大流行があり，その出現がアポロ11号の月面着陸とほぼ同時期であったため，アポロ病というニックネームで呼ばれた．
- 潜伏期間は短く，感染して1日程度で発症する．
- 感染症法では，五類感染症の定点把握疾患に指定されている．

臨床症状

主な症状は，眼瞼浮腫，結膜下出血，羞明，異物感，疼痛，水様分泌物である．結膜下出血は全結膜面に広がるものから点状出血までさまざまである．角膜炎も伴うが，いずれも7～10日で治癒する．

診断

鑑別診断には流行性角結膜炎があげられ，アデノウイルス迅速診断が鑑別に役立つ．確定診断はウイルス分離および血清診断が必要である．感染は眼分泌物で汚染された手指によるが，眼科での病院感染も多いのでその対策が重要である．

エンテロウイルス D68 感染症
enterovirus D68 infection

概念
- 最近日本も含め世界各地で流行し，問題となっている感染症である．
- ウイルス学的性状はライノウイルスに類似している．
- 上気道炎，喘息発作を伴う下気道炎，肺炎などさま

ざまな呼吸器疾患を呈する．
- 流行に一致して弛緩性麻痺の発症増加が報告されており，関連が推定されている．

伝染性紅斑（パルボウイルス B19 感染症）
erythema infectiosum（parvovirus B19 infection）

概念
- 伝染性紅斑は，小児を中心に認められるヒトパルボウイルスB19（human parvovirus B19）による流行性発疹疾患である．
- 両頬がリンゴのように赤くなることから"リンゴ病"とも呼ばれる．
- 感染症法では，五類感染症の定点把握疾患に指定されている．

疫学

伝染性紅斑の流行はほぼ5年ごとに認められ，春から初夏にかけて多いとされていたが，最近は1年を通して認められるようになってきている．感染経路は，接触感染あるいは飛沫感染とされる．罹患年齢は5～9歳が最も多く，次いで0～4歳となっている．

臨床症状

約1週間の潜伏期間の後，発熱，頭痛，筋痛などの初期症状が出現し，10日間ほど経過した後，両側頬部に境界明瞭なびまん性の紅斑が現れ，その1～2日後，四肢にレース状，網目状の紅斑が出現する．発疹は4～7日で消退するが，長びくことや一度消退したものが再び出現することもある．

診断

臨床診断が主体であるが，特異的な診断としては，酵素抗体法（ELISA法）による血清中のヒトパルボウイルスB19の抗体測定やPCR法によるウイルスゲノムDNAの検出がある．

合併症

伝染性紅斑は予後良好な疾患である．しかし，ヒトパルボウイルスB19感染症の病像は多彩であり，不顕性感染も少なくない反面，関節炎，血小板減少症，血球貪食症候群，急性脳症，心筋炎などを引き起こす．ヒトパルボウイルスB19は，骨髄においては赤芽球系前駆細胞にほぼ選択的に感染し，その造血を障害する．健常者が感染しても赤血球寿命が長いため貧血になることはないが，赤血球寿命の短縮した遺伝性球状赤血球症やサラセミアなどの先天性溶血性疾患を基礎疾患にもつ人が罹患すると急激に貧血をきたし，重篤になることがある（無形成発作〈aplastic crisis〉）．このほか，妊婦が妊娠前半期に感染すると，胎児水腫や流産，死産の原因になる．

治療

特異的な治療法はない．発熱に対する解熱薬投与や，皮膚のかゆみに対する抗ヒスタミン薬投与などの対症療法が主体となる．

突発性発疹 exanthema subitum

概念

- 突発性発疹は，ヒトヘルペスウイルス 6B（human herpesvirus 6B：HHV-6B）の初感染による熱性発疹症である．
- 感染症法では，五類感染症の定点把握疾患に指定されている．

疫学

突発性発疹の罹患年齢は，生後 4 か月から 1 歳に集中している．しかしながら，最近，発症の高年齢化が指摘されている．季節性はない．日本での血清疫学調査では，HHV-6B 抗体保有率は出生後急速に低下し，生後 5～6 か月で最低となり，1 歳までにほとんどの乳児が初感染を受け，抗体陽性となる．なお，HHV-6B 初感染の 20 ％程度は不顕性感染と考えられており，すべての小児が突発性発疹を発症するわけではない．

臨床症状

乳幼児に多く認められる．突然 3 日間程度 39～40 ℃台の高熱が持続し，解熱とともに体幹から始まる斑丘疹性発疹が全身に出現し，2～3 日で色素沈着を残さず消退する．一般的に感冒様症状を伴わず，患児の機嫌はよい．発熱中に咽頭をよく観察すると，口蓋垂の両側に粟粒大の隆起（永山斑）が観察される．

診断

有熱期に臨床症状や検査所見から診断することは難しく，ほとんどの場合，解熱後に発疹が出現して，はじめて診断に至る．ヒトヘルペスウイルス 7（human herpesvirus 7：HHV-7）の初感染像は突発性発疹に類似しており，好発年齢は HHV-6B 初感染よりも少し遅い幼児期にピークを認める．したがって，臨床的には 2 度目の突発性発疹として表現されることが多い．また，乳児期の発熱の原因として，尿路感染症や化膿性髄膜炎も多いことから，鑑別診断には注意が必要である．

確定診断は，血液からのウイルス分離，PCR による．血清学的には，急性期と回復期のペア血清で特異的 IgG 抗体が有意に上昇すれば診断できる．

合併症

ほとんどの突発性発疹は無治療で治癒する．合併症としては，熱性けいれん，肝炎，脳炎や脳症などがあ

る．脳炎，脳症は，頻度は低いものの重篤で後遺症を残すことが多い．

治療

対症療法が主体となるが，in vitro ではガンシクロビル，ホスカルネットによるウイルス増殖抑制効果が認められている．また，移植後の HHV-6B 脳炎例に対する有効性を示唆する成績がある．

（石和田稔彦）

●文献

1) Feigin RD, et al（eds）：Textbook of Pediatric Infectious Diseases, 6th edition. Philadelphia：WB Saunders；2009.
2) Committee on Infectious Diseases：Red Book：2015 Report of the Committee on Infectious Diseases, 30th edition. American Academy of Pediatrics；2015.
3) 日本小児感染症学会（編）：日常診療に役立つ小児感染症マニュアル 2017．東京：東京医学社；2017．

ヒトヘルペスウイルス 8 型感染症
human herpesvirus 8 infection

概念

- ヒトに悪性腫瘍を引き起こす DNA ウイルスとしてヒトヘルペスウイルス 8 型（HHV-8），Epstein-Barr ウイルス（HHV-4），パピローマウイルス，B 型肝炎ウイルス V，Merkel 細胞ポリオーマウイルスと，RNA ウイルスの C 型肝炎ウイルス，レトロウイルスの HTLV-1 がある．
- HHV-8 の持続感染により Kaposi 肉腫と，まれな原発性体腔液性リンパ腫や HHV-8 関連多中心性 Castleman 病を発症する．

病因

Kaposi 肉腫は，地中海沿岸や東ヨーロッパの中高年男性に発症するまれな悪性の肉腫として報告された．その後，アフリカでの地域的な発症，免疫抑制患者での発症，米国の AIDS の男性同性愛者に発症することが知られ，古典型，アフリカ型，医原性，AIDS 関連型の 4 病型に分類される．

AIDS 患者の Kaposi 肉腫病変より単離された HHV-8 は，Epstein-Barr ウイルスと同様に γ-ヘルペスウイルス亜科に属し，血管内皮細胞，単球，B 細胞に感染し，免疫能の低下により再活性化して増殖を開始する．HHV-8 に感染した血管内皮細胞は，リンパ管内皮へ形質転換し Kaposi 肉腫を発症すると考えられる．

他のヘルペスウイルスが世界中に広く流布しているのとは異なり，HHV-8 の感染率は地域によって大きく異なる．アフリカや地中海地域では成人の 20～80 ％が既感染であるのに対し，米国や西ヨーロッパ

では10％未満と感染率が低い．中国ウイグル自治区に住むウイグル族と漢民族の感染率は約26％とほぼ同等であるが，Kaposi肉腫はウイグル族にのみ好発する．日本人のHHV-8感染率は1.4％と非常に低率であるが，男性同性愛者の感染率は11.7％と高率である．感染者のうちKaposi肉腫を発症するのはごく一部であり，宿主側の免疫状態，遺伝的要因，環境因子などが関与すると考えられる．

臨床症状

AIDS関連型Kaposi肉腫は，全身の皮膚以外にも口腔内，肺，消化管に暗紅色の紅斑や小腫瘍を生じ，出血により致死的になりうる．高齢の男性が発症する古典型は，足趾，足底，足背，下腿など四肢に紅斑や結節として発症し次第に集簇する（⓮）．足底に生じたKaposi肉腫は疼痛を伴い出血し潰瘍化しやすく，QOLを阻害するが，古典型Kaposi肉腫は，皮膚外病変を生じることは少なく，致死的にはならない．現在，日本のKaposi肉腫の大部分がAIDS関連型であるが，例外的に沖縄県と北海道，特に宮古島出身者には古典型および医原性Kaposi肉腫の発症率が高い．HHV-8の潜伏感染の段階では，何ら臨床症状は呈しない．

検査・診断

臨床型にかかわらず共通した病理組織像を示す．不整な形の細血管が目立ち，その周囲に紡錘形の腫瘍細胞が増殖し，病期の進行とともに異常血管と紡錘形腫瘍細胞の増生がさらに著明となる．腫瘍細胞内には赤血球を充満した血管性裂隙を多数認める．診断にはHHV-8の潜伏感染蛋白の有無が重要であり，腫瘍細胞の核内にlatency-associated nuclear antigen（LANA）-1の発現の確認ができれば確定診断に至る．腫瘍組織からPCR増幅することでもHHV-8のDNA断片が検出される．

治療

Kaposi肉腫では溶解感染の状態にあるHHV-8はごくわずかであり，ウイルスの複製を阻害する抗ウイルス薬では，HHV-8ウイルスを体内から完全に排除することはできない．実際，HHV-8の複製はガンシクロビルやシドフォビル，ホスカルネットなどの抗ウイルス薬により抑制され，Kaposi肉腫の新規発症を予防する効果は認められたが，発症した腫瘍病変への効果は限定的である．

免疫抑制状態にあるKaposi肉腫症例に対しては，その解除が重要である．AIDS関連型Kaposi肉腫症例には抗HIV療法（ART）の強化や，医原性Kaposi肉腫症例では可能であれば免疫抑制薬の減量や中止により腫瘍が軽快する．AIDS関連型Kaposi肉腫の化学療法として，ドキソルビシン塩酸塩（ドキシル®）がわが国でも承認されている．同薬の無効例にはパク

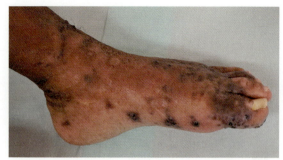

⓮ 高齢男性の下肢に生じた医原性Kaposi肉腫

リタキセル（タキソール®）が使用されている．一部の症例では，抗HIV療法による免疫再構築症候群（immune reconstitution inflammatory syndrome：IRIS）により，Kaposi肉腫を悪化させることも知られている．

古典型Kaposi肉腫は進行が非常に緩徐であるため，すべての患者が治療の対象となるわけではない．出血や疼痛，浮腫といった臨床症状や，整容面や皮膚外病変の有無を勘案し治療法を選択する．限局性の古典型Kaposi肉腫では単純切除，冷凍凝固法，放射線治療などの局所療法が主体になる．5％イミキモド・クリームのODT（occlusive dressing technique）療法は，奏効率は50％程と高くはないが，副作用は軽度であり，非常に簡便な方法である．古典型Kaposi肉腫においても，進行が速く多発する症例や，皮膚外病変を生じた症例では全身療法を考慮する．

〔高橋健造〕

単純ヘルペスウイルス感染症
herpes simplex virus infection

概念

- ヘルペスウイルス科のDNAウイルスである単純ヘルペスウイルス（herpes simplex virus：HSV）の感染症である．
- HSVには1型（HSV-1）と2型（HSV-2）がある．

感染経路

HSVは感染者の体液中（唾液，精液，腟分泌液など）に存在し，HSVを含む体液との直接的あるいは間接的な接触で感染する．HSV-1は小児期に唾液などで感染する例が多く，HSV-2は性行為で感染する例が多い．

疫学

HSV感染症は全世界に分布する．HSV感染症のわが国における最近の発生状況は不明であるが，日本人のHSV-1とHSV-2の血清抗体保有率について調査した研究結果が2009年に報告されている．それによ

れば，HSV-1 と HSV-2 の血清抗体陽性率は男性で 55.4 % と 7.4 %，女性で 63.3 % と 9.3 % であった．

臨床症状

HSV は粘膜や皮膚に単純疱疹と称する痛みを伴う複数の小水疱を生じる．口唇や口腔の病変は口唇ヘルペスや口内ヘルペス，角膜の病変は角膜ヘルペス，性器の病変は性器ヘルペスと呼ばれている．しかし，ヘルペスという用語は帯状疱疹を意味する用語として用いられる場合もあるので注意が必要である．

HSV の初感染時には無症状のことが多いが，発症すれば口唇や口腔および性器の皮膚・粘膜部に有痛性小水疱病巣を形成し，時間の経過とともにびらんとなる．これらの症状は自然に治癒するが，HSV は病変部の知覚神経節（三叉神経節や仙髄神経節）に潜伏感染する．潜伏感染中に HSV は増殖しないが，潜伏感染していた HSV が何らかの誘因により再活性化することで，口唇，口腔，角膜，性器や会陰部などに有痛性の小水疱が集まった病変が出現する．また，顔面神経麻痺を発症することもある．このように神経節に潜伏感染していた HSV が再活性化した結果発症することを回帰発症という．

HSV は単純ヘルペス脳炎，髄膜炎や脊髄炎も引き起こすが，成人の場合はこれらは再活性化により発症するものと考えられる．成人のヘルペス脳炎は，一般的には三叉神経節やその他の神経節から再活性化した HSV が脳に侵入して発症するもので，臨床現場ではきわめて重要な感染症である．単純ヘルペス脳炎では発熱，意識障害，不穏，人格変化，意味不明言動などがみられる．

HSV-1，HSV-2 ともに上記の諸症状の原因となるが，HSV-1 は口唇，口内，角膜の病変を起こす場合が多く，単純ヘルペス脳炎も HSV-1 によるものが多い．性器や会陰部の病巣形成は HSV-2 によるものが多い．髄膜炎は HSV-1，HSV-2 によるものがいずれも報告されているが，再発性の髄膜炎（Mollaret 髄膜炎と呼ばれている）としては HSV-2 によるものの報告が多い．

診断

皮膚・粘膜病変を呈した例では臨床的に診断されることが多い．より詳細には，皮膚や粘膜の病変部位から HSV の分離，HSV の抗原検出や HSV の DNA 検出，組織の病理検査が行われる．ベッドサイドで Tzanck 試験も行われる（水疱底細胞のギムザ染色でウイルス感染による巨細胞を検出する）が，この試験では HSV 感染と水痘・帯状疱疹ウイルス（VZV）感染を区別することはできない．HSV の初感染では HSV に対する IgM 抗体の上昇が認められる．

単純ヘルペス脳炎を疑う画像所見として，頭部

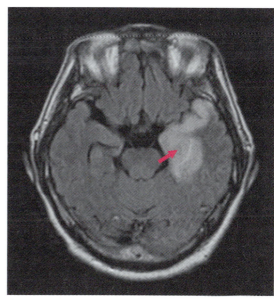

⓯ 単純ヘルペス脳炎の頭部 MRI（FLAIR）写真
69歳，男性．19病日目．左側頭葉内側に高信号域を認める（矢印）．

MRI 検査で一側の側頭葉，前頭葉に FLAIR 画像で高信号を示す病変がみられる ⓯．CT よりも MRI のほうが早期に病変を確認できる．単純ヘルペス脳炎では髄液から PCR 検査で HSV-DNA を検出することがあり，臨床症状および上記の画像検査所見，髄液の HSV-DNA 検査結果を総合して診断されることが多い．

治療

HSV に対しアシクロビルが有効である．経口薬剤ではアシクロビルのプロドラッグであるバラシクロビルや，ペンシクロビルのプロドラッグであるファムシクロビルも有効である．口唇の病巣などにはアシクロビルやビダラビンの外用薬が使用されることも多い．

ヘルペス脳炎ではアシクロビルを早期に点滴投与する必要があり，実際の臨床現場ではヘルペス脳炎と確定診断される前から，脳炎が推測された段階でアシクロビルの点滴投与が行われている．ビダラビンの点滴投与が行われることもある．

経過・予後

HSV による皮膚病変は軽症で，自然に治癒する症例が多く，経過は良好である．性器・会陰部に病変を生じた例では再発を繰り返すことが多く，HIV 感染者では性器・会陰部の病変は難治化することがある．

単純ヘルペス脳炎はアシクロビルを早期に点滴投与することで，以前よりも生命予後が改善した．しかし，後遺症を残す症例も多く，さらに治療開始が遅れると死亡する疾患である．

水痘・帯状疱疹ウイルス感染症
varicella-zoster virus infection

概念

● ヘルペスウイルス科の DNA ウイルスである水痘・帯状疱疹ウイルス（varicella-zoster virus：VZV）の感染症である.

● VZV の初感染で水痘を発症し，水痘治癒後に VZV は知覚神経節に潜伏感染する.

● 潜伏感染していた VZV の再活性化で帯状疱疹を発症する.

● 感染症法で水痘は入院例が全数把握の五類感染症に，非入院例が小児科定点把握の五類感染症に指定されている.

感染経路

VZV の主感染経路は空気感染（飛沫核感染）であり，水痘の場合は感染力が強い. 水痘や帯状疱疹の水疱中には VZV が含まれており，水疱内の VZV による接触感染もある.

疫学

VZV 感染症は世界中に広く分布する. 日本では水痘，帯状疱疹ともに全数把握の届出疾患ではないため，わが国の両疾患の正確な発生状況は不明である. 水痘は冬・春に発生が多く，秋の発生が少ないとする報告がある. 水痘は 1 歳から 4 歳の発症が多いが，青壮年の患者も発生している. 帯状疱疹は中高年に多いが，免疫能が障害されれば若年者にも発生する.

臨床症状

水痘

VZV の初感染は不顕性感染が少なく，水痘発症率が高い. 発熱，倦怠感で発症し，皮膚に小紅斑が出現する. 小紅斑中に小丘疹が出現し，それが内部に透明な液体を保有する新鮮な小水疱へと変化する. 小水疱は 1 日前後で大きさを増し，数日の経過で膿疱化し痂皮化する. 個々の水疱は 1 週間以内に痂皮化することが多い. 痘瘡と異なり，水痘では小水疱や膿疱などさまざまな段階の皮疹が混在する. 水痘の潜伏期は 2～3 週間前後と考えられている. 水痘の皮疹は頭部から体幹，さらに四肢近位部から遠位部の順に出現する場合が多い. 2～3 週間の経過で痂皮が脱落し，瘢痕を残さずに治癒する. 合併症として，肺炎や脳炎を伴うことがある.

妊婦が出産の 5 日前から 2 日後までのあいだに水痘を発症すると，新生児が重症の水痘を発症することがある. これは，VZV に感染した妊婦が産生した抗 VZV 抗体が胎児へ移行するのに時間が足りないためと考えられている.

帯状疱疹

水痘に罹患した際に VZV はウイルス血症を起こし，全身の知覚神経節に潜伏感染する. 何らかの原因で免疫力が低下すると，神経節に潜伏感染していた VZV が再活性化し帯状疱疹を発症する. 皮膚の神経支配に沿った範囲で，まず違和感や疼痛が出現し，数日続いた後に紅斑さらに複数の水疱が出現する. 疼痛はかなり強く，そのため日常行動が制限されることもある. 水疱は数週間の経過で痂皮化し治癒するが，病巣部位の色調変化をきたすことがある. なお，局所病変改善後も疼痛は長期間続く場合があり，帯状疱疹後神経痛と呼ばれている.

帯状疱疹の一形態として，顔面神経膝神経節，前庭神経節，頸髄神経節に潜伏感染していた VZV が再活性化した場合，

①顔面神経麻痺
②外耳道，耳介や口腔内の発疹
③難聴，眩暈や耳鳴などの内耳神経症状

がみられることがあり，Ramsay Hunt 症候群と呼ばれている. また，高度に免疫が障害された状態にある人で，播種性帯状疱疹を発症することがある. 播種性帯状疱疹では全身に水痘様の水疱が出現し，呼気中に VZV が排泄される.

診断

臨床的に診断されることが多く，特徴的な皮疹から水痘，帯状疱疹ともに臨床診断は難しくない. 水痘では血清の抗 VZV IgM 抗体を検出することで確定診断されている. 血清抗体検査は水疱がわずかしか出現しない例などで有用である.

治療

VZV 感染症に対しアシクロビルが有効で，入院を要する成人水痘では点滴で投与されることが多い. 経口薬剤ではアシクロビルのプロドラッグであるバラシクロビルや，ペンシクロビルのプロドラッグであるファムシクロビル，あるいはアメナメビルが有効である. 帯状疱疹による疼痛は鎮痛薬などで管理されるが，神経ブロックを必要とする場合がある.

経過・予後

一般的に予後良好な疾患であるが，帯状疱疹は再発することがある. 播種性帯状疱疹は免疫が高度に障害された状態の人に発症するため，予後不良なことがある. なお，50 歳以上の人に帯状疱疹の予防を目的として，水痘ワクチンが使用されることがある. 帯状疱疹が契機となって HIV 感染が判明することがあるので，帯状疱疹患者を診療した場合は，HIV 検査を受けるように勧めるとよい. 特に青年や中年の患者でその確率が高くなる.

伝染性単核症
infectious mononucleosis (IM)

概念
- DNAウイルスであるEBウイルス（Epstein-Barr virus：EBV）の初感染で発症する．EBVはヒトヘルペスウイルス4型（HHV-4）とも呼ばれている．
- 原因ウイルスがEBVによるものを伝染性単核症（IM，伝染性単核球症）と呼び，それ以外の原因に起因し，同様の症状や経過を示すものを伝染性単核症様症候群（伝染性単核球症様症候群）とする考えと，EBV以外の病原体によるものも含めて伝染性単核症（伝染性単核球症）と呼ぶ考えがある．本項ではEBVの初感染によるものについて記述する．
- 発熱，咽頭痛，リンパ節腫脹が主症状である．

感染経路
EBVは感染者の唾液中に分泌され，感染経路は唾液を介する感染である．無症候性の成人から乳幼児へ感染することが多い．若年成人間ではキスでEBVに感染し本症を発症することが多いことから，キス病ともいわれている．EBVは輸血や骨髄移植で感染することもありうる．

疫学
IMは世界的にみられるがわが国では届出疾患ではなく，IMの日本国内における発生状況は不明である．多くの人でEBVは幼児期に感染し，その大部分は不顕性感染であるか発症しても感冒様で，EBV感染症と診断されることは少ない．成人期までに90％以上が感染し抗体を保有すると考えられ，多くの成人でEBVに対する抗体が陽性である．

臨床症状
乳幼児と異なり，若年成人や青壮年のEBV初感染はIMを発症する比率が高い．EBVに初感染後2〜8週間経過してから，前駆症状として全身倦怠感，悪心などが出現する．その後，発熱，咽頭痛，リンパ節腫脹がみられる．リンパ節は全身のリンパ節が腫脹するが，圧痛を伴う頸部のリンパ節腫脹が観察されやすい．咽頭は発赤し，扁桃腺の腫脹および白苔付着が観察される．IMの合併症として髄膜炎や脳炎があり，Guillain-Barré症候群や脊髄炎，血球貪食症候群がみられることもある．腫大した脾臓に外力が加わった結果，脾破裂を起こした例も報告されている．発症から治癒まで2〜4週間が一般的である．

EBVは唾液を介して咽頭上皮細胞に感染し増殖した後，主にB細胞に感染する（一部はT細胞やNK細胞にも感染する）．EBVが感染したB細胞に対し，活性化したCD8陽性細胞（cytotoxic T lymphocyte）が増加し，異型リンパ球の増加として観察される．

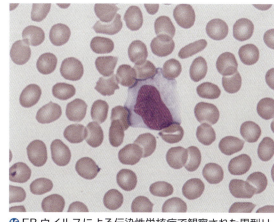

⓰ EBウイルスによる伝染性単核症で観察された異型リンパ球

IMの症状はEBVに対する宿主の細胞性免疫の過剰反応と考えられている．

検査
血液検査：白血球増多を示す例が多いが，正常あるいは減少する症例もある．白血球分画でリンパ球や単球，異型リンパ球（⓰）の増加，血清のAST，ALT，ALP，LDHの増加がみられる．血小板減少を認める症例もある．

画像検査：腹部超音波検査や腹部CT検査で脾腫を認める症例が多い．

診断
一般的には，発熱，頸部リンパ節腫脹，扁桃腺所見から臨床的に診断されることもあるが，症状とEBVに対する血清中の抗体を測定した結果を合わせて診断されることが多い．サイトメガロウイルス感染症，HHV-6などによるIM様症候群との鑑別は臨床的には困難であり，ウイルスの遺伝子検査やウイルス分離，あるいは抗体検査が必要である．組織球性壊死性リンパ節炎（菊池病），サイトメガロウイルス感染症や初期HIV感染症，トキソプラズマ感染症との鑑別も重要である．

抗EBV抗体には抗VCA（virus capsid antigen）抗体，抗EA（early antigen）抗体，抗EBNA（EBV nuclear antigen）抗体があるが，抗VCA IgM抗体，抗VCA IgG抗体，抗EBNA抗体がIMの診断で重要な役割をはたしている（⓱）．抗VCA IgM抗体は初感染の早期に検出され，その後陰性化する．抗VCA IgG抗体は回復期に増加し，その後持続するが，急性期から陽性となることが多い．抗EBNA抗体は回復期以後に検出され，その後持続する．血清抗体を用いた診断方法として，抗VCA IgM抗体陽性かつ抗EBNA抗体陰性の場合，抗VCA IgG抗体が初期から陽性かつ抗EBNA抗体陰性で後に抗EBNA抗体が陽

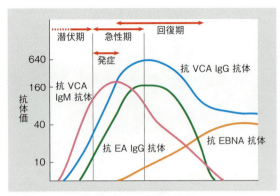

⓱ EBウイルス関連抗体価の推移と病期

性となった場合，急性期と比較して回復期で抗VCA IgG抗体価が明らかに上昇した場合，抗EBNA抗体陰性で抗EA IgG抗体の一過性の上昇があった場合がある．このような抗体価を示した場合に臨床症状を考慮してEBVに起因するIMを診断する．

治療

EBVの初感染症であるIMに有効な抗ウイルス薬は実用化されていない．安静を主とした対症療法を行い，疼痛や発熱に鎮痛解熱薬を使用することもある．IMの患者にペニシリン系のアンピシリン（ABPC）やアモキシシリン（AMPC）を投与すると紅斑を生じることが知られており，本症が推定されるあるいは確定した症例には，ABPCやAMPC，あるいはそのプロドラッグを投与しないようにする．

経過・予後

IMは自然治癒し，一般的に予後良好な疾患である．しかし，まれに劇症型のIMや合併症としての血球貪食症候群などで死亡する例が報告されている．

サイトメガロウイルス感染症
cytomegalovirus infection

概念

- ヘルペスウイルス科のDNAウイルスであるサイトメガロウイルス（cytomegalovirus：CMV）の感染症で，ヒトに感染するCMVはヒトヘルペスウイルス5型（HHV-5）とも呼ばれる．
- 多くの成人日本人は既にCMVに感染している．CMVは初感染後に排除されることなく，無症候性に潜伏し，感染が持続する．
- 免疫不全者（HIV感染者，骨髄や臓器移植患者，先天性免疫不全症患者，抗癌剤被投与者など）では潜伏感染していたCMVが再活性化し，さまざまな症状が出現する．
- 血清のCMV抗体陰性の妊婦が妊娠中にCMVの初感染を受ければ，CMVが胎児に移行し先天性CMV感染児が出生することがある．

感染経路

CMVは感染者の唾液，尿，母乳，血液，涙，腟分泌液，精液中に分泌される．これらの体液を介する直接あるいは間接的な接触感染もあるが，主な感染経路は唾液の飛沫を吸い込んで感染する飛沫感染であると考えられている．多くは乳幼児期に家族など身近にいる人から感染すると推測され，その場合ほとんどが無症状か発症しても軽症で自然治癒する．初感染後，CMVは無症候性に持続感染する．

疫学

CMV感染症は世界的にみられる．かつて80％以上であったわが国の妊婦のCMV抗体陽性率は70％まで減少しているとの報告があり，このことは乳幼児期に感染を受けずに成長する人が増加していることを反映しているのであろう．

臨床症状

成人のCMV感染症では，初感染の場合と免疫不全などでCMVが再活性化した場合がある．
先天性CMV感染症は，TORCH症候群*の一つとして小児科，新生児科，産婦人科の分野で重要な感染症である．

初感染の場合

新生児や乳児で母親からの移行抗体があれば，感染してもほとんどが無症状か発症しても軽症で自然治癒する．年長児や青年期以後の成人でも，免疫障害者でなければ多くは無症状であるが，発熱，咽頭痛，リンパ節腫脹を主症状とする伝染性単核症（IM）様症状や肝炎を発症することがある．CMVによるIM様症状はEBVによるIMに比べてリンパ節腫脹の程度が軽いといわれているが，臨床症状からEBVによるIMとの鑑別は困難である．

再活性化の場合

免疫能力の低下につれ，体内に潜伏感染していたCMVの再活性化が起こり，さまざまな症状を発症する．CD4陽性細胞数が減少したHIV感染者では網膜炎，消化管感染症（食道炎，胃炎，大腸炎）を発症することはよく知られており，そのほかに脳炎の原因ともなる．移植患者では肺炎，肝炎，消化管感染症（食

＊TORCH症候群：toxoplasmosis（トキソプラズマ症），other（HBV，EBV，水痘・帯状疱疹ウイルス，コクサッキーウイルス，ジカウイルスなど），rubella（風疹），CMV（サイトメガロウイルス），HSV（単純ヘルペスウイルス）の頭文字をとって名づけられた．妊娠中の感染により，胎児に奇形，あるいは重篤な母子感染症を引き起こすおそれのある疾患の総称．

道炎，胃炎，大腸炎）などを発症する．網膜炎では視力障害，食道炎では嚥下痛や胸骨後痛，大腸炎では下痢や発熱，下血など，肺炎では乾性咳嗽，発熱，呼吸困難などがみられる．なお，進行した免疫不全状態にある場合，播種性CMV症がみられることがある．

先天性CMV感染症

妊婦が妊娠初期にCMVの初感染を受けた場合や再感染あるいは体内既存のCMVが再活性した場合に，CMVが胎盤を経由して胎児に到達し先天性CMV感染症を引き起こすことがある．先天性CMV感染症の症状は視力障害，難聴，小頭症，精神発達遅滞，発育障害，脳内石灰化形成，肺炎，黄疸，低体重など種々であるが，その程度は無症状や軽症から重篤なものまでさまざまである．出生当初は無症状であるが，後にこれらの症状が出現する場合もある．

鑑別診断

IM様症状がみられた場合はEBVによるIM，組織球性壊死性リンパ節炎（菊池病），初期HIV感染症，トキソプラズマ症との鑑別が必要である．

検査・診断

CMVによるIM様患者では白血球数減少，血清のAST，ALT，ALP，LDHの増加がみられ，血小板減少を認める症例もある．さらに，IM様患者では腹部超音波検査や腹部CT検査で軽度の脾腫を認める症例が多い．IM様症状があるにもかかわらずEBV関連抗体検査結果でEBV感染が否定的な症例や，肝炎患者で血清のHBs抗原や抗HA IgM抗体，抗HEV抗体，抗HCV抗体が陰性の場合には，CMV感染も考える必要がある．初感染CMVによるものであれば，血清抗CMV IgM抗体陽性を認めるか，急性期に比べて回復期で血清抗CMV IgG抗体価の明らかな上昇を認め，臨床症状と総合して診断する．CMVの再活性化による場合も，急性期に比べ回復期で抗IgG抗体価の明らかな上昇を認めることで診断できる場合があるが，免疫不全者が多いためこの方法の有用性は限られている．全血を用いPCR法でCMVの遺伝子を検出して診断することもある．

血液を用いる白血球中CMV pp65抗原検出法（アンチゲネミア法）はCMVの活動性と相関すると考えられており，保険適用検査でもあるので，診断や治療効果判定に利用されている．ただし，この方法は，網膜炎や消化管病変の患者では陽性率が低くなる欠点がある．

CMVの消化管病変（食道炎や大腸炎）が考えられる症例では，内視鏡検査で潰瘍などの病変を確認し生検を行い，病理検査で核内封入体をもつ巨細胞を検出して診断する．生検した組織からPCR法でCMVの遺伝子を検出する方法もあるが，検査可能機関が限ら

れており，保険適用検査でもない．

CMV網膜炎の診断には眼科医の診察が必須である．

治療

IM様症状を示す免疫能正常者の初感染例は自然治癒する．

免疫不全者に発生したCMV感染症には，抗CMV作用を有するガンシクロビル（点滴投与）やそのプロドラッグで経口薬のバルガンシクロビルを投与する．バルガンシクロビルは腸管から吸収されてガンシクロビルとなり，抗CMV作用を発揮する．ガンシクロビルに耐性が考えられる場合や副作用でガンシクロビルが使用できない場合は，ホスカルネット（点滴投与）を使用する．CMV網膜炎が疑われた場合には，後遺症としての視力障害を防止するために直ちに治療を開始する必要がある．なお，副作用としてガンシクロビルの骨髄抑制，ホスカルネットの腎障害はよく知られている．

経過・予後

免疫能が正常な年長児や成人に発症したIM様症状は自然治癒し，一般的に予後が良好である．しかし，免疫不全者に発症したCMV感染症は基礎疾患に左右され，予後不良のことがある．

ウイルス性下痢症 viral diarrhea

概念

●腸管にウイルスが感染した結果生じた下痢で，ウイルス性の感染性腸炎と同義と考えられる．

原因ウイルス

原因ウイルスとして，ノロウイルス属（Norovirus），ロタウイルス属（Rotavirus），ヒトアストロウイルス（human astrovirus），サポウイルス属（Sapovirus），アデノウイルス（adenovirus），ヒトパレコウイルス（human parechovirus），ヒトボカウイルス（human bocavirus），アイチウイルス（Aichi virus）などがある．

ノロウイルス属は遺伝子群分類でGI〜GVに分けられ，各遺伝子群はさらに複数の遺伝子型に分類される．ヒトにはGI，GII，GIVが感染するが，わが国ではGII，次いでGIの順で感染者が多い．ロタウイルス属はウイルス蛋白6の抗原性によりA群からH群に分けられ，ヒトへはA，B，C，H群が感染するが，わが国ではA群によるものが大多数である．アデノウイルスは血清型40と41が主要原因ウイルスである．

感染経路

これらの原因ウイルスは飲食物とともに経口的に摂取され，腸管へ至り病原性を発揮する（経口感染）．感染者の糞便や吐物中のウイルスがヒトの手指を介し

て他へ経口感染することもある．さらに，ノロウイルスでは感染者の糞便や吐物中のウイルスが空中に舞い上がり，それを吸入し食道を経由して感染する経路もある．

疫学

いくつかの報告によれば，現在のわが国において，ウイルス性下痢症の原因ウイルスとして最も患者数が多いのはノロウイルスで，次いでロタウイルスであると考えられる．さらに，厚労省の食中毒統計では発生件数，患者数ともに，圧倒的にノロウイルスによるものが多い．

ウイルス性下痢症は年間を通して患者が発生しているが，例年11月下旬から12月にかけて患者数が増加し12月，1月に患者数が最大となり，その後3月，4月頃に再度患者数が増加し6月頃から患者数は減少する傾向がある．現在のところ12月，1月の患者数増加はノロウイルスが主病原体，3月，4月の患者数増加はロタウイルスが主病原体となっている．しかし，わが国においてロタウイルスワクチンが使用されるようになったことから，今後はロタウイルスの患者数減少が予想される．

臨床症状

ウイルス性下痢症の主症状は下痢，悪心，嘔吐，腹痛，発熱で潜伏期は0.5〜3日が多い．下痢は水様で血便はまれである．細菌性下痢症（細菌性腸炎）に比較して，悪心，嘔吐を訴える患者が多い．通常，ウイルス性下痢症は自然治癒し，無治療の細菌性下痢症に比べて有症期間が短い傾向がある．主要原因ウイルスであるノロウイルスとロタウイルスの感染症を比較すれば，ロタウイルス感染症のほうが重症化する傾向があると考えられているが，ロタウイルスワクチンの経口接種開始後は重症ロタウイルス胃腸炎の患者数減少が報告されるようになった．なお，ノロウイルスは十二指腸や空腸上部の粘膜細胞に感染し，絨毛の萎縮と扁平化，剥離，脱落を引き起こすが，このことがどのようにして症状に結びつくか不明である．

鑑別診断

細菌性あるいは寄生虫性の感染性腸炎との区別が必要であるが，特に細菌性腸炎との鑑別が重要である．細菌性腸炎は抗菌薬投与前の便を用いて細菌培養検査を行い，病原細菌を検出することで診断する．

検査・診断

ウイルス性下痢症では症状から原因ウイルスを特定することは困難である．便あるいは吐物から原因ウイルスや遺伝子，抗原を検出して診断する．便を用いたノロウイルスやロタウイルス，アデノウイルスのELISA法による抗原検査，ノロウイルス，ロタウイルス，アデノウイルスの免疫クロマトグラフィ法によ

る抗原検査は保険適用検査となっている（ノロウイルスでは条件あり）．PCR法による便のノロウイルスやサポウイルスの遺伝子検査も民間の検査機関で検査可能であるが，保険適用外である．

前記のウイルスに対するその他の検査や，前記以外のウイルスに関する検査も各地の衛生研究所で可能なことが多い．具体的な検査依頼方法（検体採取容器や依頼方法）は各検査依頼機関に問い合わせるとよい．しかし，ウイルス性下痢症と診断しても有効な抗ウイルス薬は実用化されていないことから，ウイルス性下痢症が疑われる場合であっても，実際の臨床現場では上述したようなウイルス検査を行うことなく経過を観察することが一般的である。

治療

ウイルス性下痢症に有効な抗ウイルス薬は実用化されておらず対症療法を行う．通常，ウイルス性下痢症は自然治癒するが，脱水に注意する．特に高齢者では脱水から腎前性腎不全となりやすいので要注意である．脱水に対する補液が重要で，通常は患者に経口的な水分摂取を勧める．経口摂取が不十分，あるいは患者の状態が中等症以上の脱水状態と考えられれば，経静脈的補液を行う．高齢者では吐物による窒息や肺炎に注意する．

予防

便や吐物にはウイルスが含まれており感染性を有するものとして扱う必要がある．感染者の便や吐物を処理する際には，手袋，マスク，ガウンを着用する．ほかへの感染を防止するため，医療従事者は手洗いを励行し，患者本人および家族にも手洗いの励行を勧める．

予後

一般的に予後良好である．

ウイルス性出血熱 viral hemorrhagic fever

ウイルス性出血熱は発熱と出血を主症状とするウイルス感染症で，重症例では多臓器不全，ショック状態となる．いくつかの原因ウイルスが知られており，⑱にウイルス性出血熱とその原因ウイルス，自然宿主，ヒトへの感染経路，主分布域を示した．以下に代表的なウイルス性出血熱について記述する．

ラッサ熱 Lassa fever

概念

- アレナウイルス科のラッサウイルス（Lassa virus）感染症である．
- 感染症法では一類感染症に指定されている．

⓲ ウイルス性出血熱の原因ウイルス，自然宿主，感染経路，主分布域

疾患名	原因ウイルス	自然宿主	感染経路	主分布域
ラッサ熱	ラッサウイルス	マストミス（ネズミ）	感染動物の尿との接触や吸引，患者との接触	ナイジェリア，ベナン，トーゴ，ガーナ，リベリア，コートジボアール，シエラレオネ，ギニア
エボラ出血熱	エボラウイルス	不明	感染動物や患者との接触	スーダン，ウガンダ，コンゴ共和国，コンゴ民主共和国，ガボン，コートジボアール
マールブルグ病	マールブルグウイルス	不明	感染動物や患者との接触	アンゴラ，ウガンダ，コンゴ民主共和国，ケニア，南アフリカ，ジンバブエ
クリミア・コンゴ出血熱	クリミア・コンゴ出血熱ウイルス	哺乳動物，ダニ	感染動物や患者との接触，ウイルス保有ダニの刺咬	アフリカ，東ヨーロッパ，中近東，中央アジア，南アジア
黄熱	黄熱ウイルス	ヒト，サル	ウイルス保有蚊の刺咬	アフリカ（北緯 15°〜南緯 15°の地域），パナマから南緯 15°のあいだにある南米地域
デング熱	デングウイルス	ヒト	ウイルス保有蚊の刺咬	アジア，アフリカ，中南米，オセアニア
腎症候性出血熱	ハンタウイルス	ネズミ	感染動物の排泄物との接触や吸引，宿主の刺咬	アジア，ヨーロッパ
南米出血熱	フニンウイルス，マチュポウイルス，ガナリトウイルス，サビアウイルス，チャパレウイルス	げっ歯類	感染動物から排出されるウイルスの吸入，患者との接触	中南米
リフトバレー熱	リフトバレー熱ウイルス	哺乳類	ウイルス保有蚊の刺咬，感染動物との接触	サハラ砂漠以南のアフリカ

（西條政幸：ウイルス性出血熱．感染症予防必携，第 2 版．山崎修道ほか〈編〉．東京：日本公衆衛生協会；2005. p.42 をもとに作成．）

感染経路

マストミスというげっ歯類がウイルスを保有しており，その動物の尿や唾液に接することで，あるいはその動物に咬まれて感染する．感染者の血液，体液との接触でも感染する．

分布

西アフリカ地域（ナイジェリアからベナン，トーゴ，ガーナ，コートジボアール，リベリア，シエラレオネおよびギニアに至る西アフリカ一帯，および中央アフリカ共和国の一部）に分布する．

臨床症状

潜伏期は 5〜21 日で，発熱，頭痛，筋肉痛，悪心，嘔吐，下痢，結膜充血，紫斑など多彩な症状がみられる．重症化すると顔面浮腫，腎不全，消化管出血，心嚢炎，胸膜炎などを発症し，ショック状態となり死亡する．

診断

感染者の血液，咽頭拭い液あるいは尿から，分離・同定によりラッサウイルスを検出する．ELISA 法によりラッサウイルス抗原を検出する，PCR 法でラッサウイルスの遺伝子を検出することで，あるいは血清を用いて蛍光抗体法によりラッサウイルスに対する

IgM 抗体もしくは IgG 抗体を検出することで診断する．

治療

抗ウイルス薬としてリバビリンが有効である．重症例では集中治療が必要になる．

エボラ出血熱 Ebola hemorrhagic fever

概念

● フィロウイルス科のエボラウイルス属（Ebola virus）の感染症である．エボラウイルス属には 5 種のウイルスがあり，そのうち 4 種がヒトへ感染する．

● 感染症法では一類感染症に指定されている．最近はエボラウイルス病（Ebola virus disease）と呼ぶ傾向にある．

感染経路

自然界におけるヒトへの感染経路は不明である．感染者の血液，体液，尿，排泄物などとの接触で感染する．

分布

サハラ砂漠以南のアフリカ中央部（スーダン，ウガンダ，コンゴ民主共和国，コンゴ共和国，ガボン，ナ

イジェリア）および西アフリカ（コートジボアール，ギニア，リベリア，シエラレオネ）に分布する．2014年，2015年にギニア，リベリア，シエラレオネで大きな流行があった．

臨床症状

潜伏期間は2〜21日とされている．発熱が主症状で頭痛，筋肉痛，胸痛，腹痛などを伴う．2〜3日で悪化し，口腔，歯肉，鼻腔，皮膚，消化管などから出血する．重症例では約1週間程度で死に至る．

診断

感染者の血液，咽頭拭い液あるいは尿から，分離・同定によりエボラウイルスを検出する，ELISA法によりエボラウイルス抗原を検出する，PCR法でエボラウイルスの遺伝子を検出することで，あるいは血清を用いてELISA法または蛍光抗体法によりエボラウイルスに対するIgM抗体もしくはIgG抗体を検出することで診断する．

治療

特異的な抗ウイルス薬は実用化されておらず，対症療法を行う．重症例では集中治療が必要になる．

マールブルグ病 Marburg disease

概念

● フィロウイルス科マールブルグウイルス属のマールブルグウイルス（Marburg marburgvirus）の感染症である．
● 感染症法では一類感染症に指定されている．

感染経路

自然界におけるヒトへの感染経路は不明である．感染者の血液，体液，分泌物，排泄物などとの接触で感染する．自然界では病原体保有動物としてコウモリが推定されている．

分布

アフリカのケニアとジンバブエで散発的な患者発生が，コンゴ民主共和国とアンゴラで大流行が発生したことがある．

臨床症状

潜伏期間は3〜10日とされている．発熱を主症状とし，頭痛，筋肉痛，皮膚粘膜疹，咽頭結膜炎を伴う．1〜2日後に激しい嘔吐，水様性下痢，吐・下血がみられる．発症後5〜7日で殿部，上肢外側等に境界明瞭な暗赤色丘疹が現れる．重症化すると，ショック状態となり死亡する．

診断

感染者の血液，咽頭拭い液あるいは尿から，分離・同定によりマールブルグウイルスを検出する，ELISA法によりマールブルグウイルス抗原を検出する，PCR法でマールブルグウイルスの遺伝子を検出すること

で，あるいは血清を用いてELISA法または蛍光抗体法によりマールブルグウイルスに対するIgM抗体もしくはIgG抗体を検出することで診断する．

治療

特異的な抗ウイルス薬は実用化されておらず，対症療法を行う．重症例では集中治療が必要になる．

クリミア・コンゴ出血熱
Crimean-Congo hemorrhagic fever

概念

● ブニヤウイルス科ナイロウイルス属のクリミア・コンゴ出血熱ウイルス（Crimean-Congo hemorrhagic fever virus）の感染症である．
● 感染症法では一類感染症に指定されている．

感染経路

ヒツジ，ヤギ，ウシや野生動物などとダニのあいだで感染環が成立している．また，ウイルスを保有するダニは経卵巣感染でも感染を維持している．ヒトは感染動物や感染者の血液，体液，尿，組織などに接触して感染する．また，ウイルスを保有するダニの刺咬でも感染する．

分布

アフリカ大陸，東ヨーロッパ，中近東，中央アジア諸国，南アジアにかけて患者が発生している．

臨床症状

潜伏期間は2〜9日であり，発熱を主症状とし頭痛，悪寒，筋肉痛，関節痛，腹痛，嘔吐がみられる．その後，結膜炎，黄疸，出血症状（皮膚や粘膜の点状出血，鼻出血，血便，血尿）が現れる．重症化するとさらに全身出血をきたし，肝不全や腎不全となり死亡する．ダニの刺咬では潜伏期が短いとされている．

診断

感染者の血液，咽頭拭い液あるいは尿から，分離・同定によりクリミア・コンゴ出血熱ウイルスを検出する，ELISA法によりクリミア・コンゴ出血熱ウイルス抗原を検出する，PCR法でクリミア・コンゴ出血熱ウイルスの遺伝子を検出することで，あるいは血清を用いて蛍光抗体法によりクリミア・コンゴ出血熱ウイルスに対するIgM抗体もしくはIgG抗体，または補体結合反応による抗体を検出することで診断する．

治療

リバビリンが有効とする報告がある．対症療法を行い，重症例では集中治療が必要になる．

黄熱 yellow fever

概念

● フラビウイルス科フラビウイルス属のRNAウイルスである黄熱ウイルス（yellow fever virus）の感染

症で，ヒトとサルに感染する．
- 感染症法では四類感染症に指定されている．

[感染経路]
ウイルスを保有している蚊の刺咬で感染する．ネッタイシマカが代表的な媒介蚊であるが，ヒトスジシマカなど，その他のヤブカ属蚊も媒介する．

[分布]
アフリカの北緯15°から南緯15°の範囲にある地域，中米のパナマから南緯15°のあいだにある南アメリカ地域に分布する．

[臨床症状]
3〜6日の潜伏期を経て，発熱，頭痛，筋肉痛，悪心，嘔吐などが出現する．重症例では黄疸や出血傾向がみられ，多臓器不全やショック状態となり死亡することもある．WHOはアフリカにおける年間死亡者数を29,000〜60,000人と推定している．

[診断]
患者の血液を用いて病原体を検出する，またはPCRで遺伝子を検出する．血清でIgM抗体を検出す
る，あるいはペア血清による中和抗体陽転または中和抗体価の有意な上昇を確認することで診断する．

[治療]
有効性を示す抗ウイルス薬は実用化されていない．対症療法を行う．重症例では，死亡することもあり，集中治療が必要となる．予防には黄熱ワクチンが有効で，その有効性は生涯持続する．黄熱に罹患する危険性のある国のなかには，入国に際し予防接種済の証明書を必要とする国がある．

デングウイルス感染症（デング熱）
dengue virus infection（dengue fever）

[概念]
- フラビウイルス科フラビウイルス属に含まれるデングウイルス（dengue virus）の感染症で，最近はデングウイルス感染症と呼ぶ傾向にある．
- 感染症法では四類感染症に指定されている．

[感染経路]
ウイルスを保有する蚊の刺咬で感染する．ネッタイシマカとヒトスジシマカが代表的な媒介蚊である．

[疫学]
熱帯・亜熱帯地域に広く分布する．世界の正確なデングウイルス感染者数は不明であるが，年間推測発生数が3億9,000万人（2億8,400万〜5億2,800万人），そのうち推測有症者数が9,600万人（6,700万〜1億3,600万人）で，感染者数は多い順にアジア地域，次いでアフリカ地域，中南米地域，オセアニア地域の順とする報告がある．わが国では2014年に東京を中心に国内感染事例があり，報告された国内感染者数は

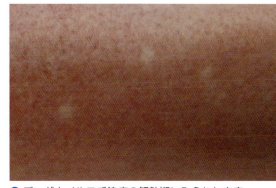

⓳ デングウイルス感染症の解熱期にみられた皮疹
22歳，女性．white islands in the sea of red といわれる．

162人であった．その後は年間250人から350人ぐらいの患者が報告されているが，国内で感染した症例はなくすべてが海外感染例である．

[臨床症状]
3〜15日（3〜8日が多い）の潜伏期を経て発熱で発症する．頭痛，眼球後部痛，腰部痛，関節痛，結膜充血などを伴うことが多い．WHOは本症を警告徴候のないデング（dengue without warning sign），警告徴候のあるデング（dengue with warning sign），重症デング（severe dengue）に大別している．警告徴候（warning sign）として，腹痛または腹部圧痛，持続する嘔吐，胸水や腹水などの体液貯留，粘膜出血，無気力・不穏，急激な血小板減少を伴うヘマトクリット値の上昇などがあげられている．解熱が始まる頃にwhite islands in the sea of red と呼ばれる特有の皮疹がみられることがある（⓳）．血液検査で血小板減少が認められる症例が多い．重症デングでは出血傾向がみられ（デング出血熱），血管透過性の亢進により血漿が血管から組織へ漏出してヘマトクリット値の上昇がみられる．さらに悪化すれば，血圧低下や頻脈などのショック症状が出現する（デングショック症候群）．解熱前後の時期に重症デングへ進展する傾向がある．デングウイルスはRNAウイルスで，1型，2型，3型，4型の4つの血清型があるが，一般的に，デングウイルスの血清型による症状の程度に差はないとされている．また，2回目の感染に際し初回感染時の血清型とは異なる血清型のデングウイルスに感染すれば，重症化する傾向があると考えられている．重症化の機序についていくつかの説が提唱されているが，正確な機序は不明である．デングウイルス感染症の合併症として，血球貪食症候群，Guillain-Barré症候群，髄膜炎，脳炎などが知られている．

[診断]
血液からデングウイルスの分離・同定やPCR法による遺伝子の検出，デングウイルス NS-1 抗原の検出，

あるいはペア血清によるデングウイルスに対する IgM 抗体や中和抗体の有意な上昇を確認することで診断される．デングウイルスの NS-1 抗原やデングウイルスに対する IgM/IgG 抗体を検出するキットがあり，外来やベッドサイドで有用である．

治療

デングウイルス感染症に有効性を示す抗ウイルス薬は実用化されておらず，対症療法を行う．重症例には経静脈的な補液を行う．重症ではないデングウイルス感染症の予後は，一般的に良好である．重症デングでは集中治療が必要となることがあり，死亡する症例もある．一部の国（タイ，インドネシア，フィリピンなど）では，感染予防目的でワクチンが使用可となっている．

腎症候性出血熱

hemorrhagic fever with renal syndrome

概念

● ブニヤウイルス科ハンタウイルス属のハンタウイルス（Hantavirus）による感染症で腎障害を主症状とする．
● 感染症法では四類感染症に指定されている．

原因ウイルス

ハンタウイルスはハンタウイルス属ウイルスの総称で，ハンターンウイルス，ソウルウイルス，プーマラウイルス，ドブラバーベルグレイドウイルスなど多くの種類がある．

感染経路

ウイルスを保有するネズミが感染源で，感染しているネズミの排泄物中にウイルスが存在する．ヒトはこのネズミに咬まれたり，ネズミの排泄物と接触あるいはそれを吸入することで感染する．

分布

アジア大陸からヨーロッパにかけて広く分布する．

臨床症状

軽症から重症までさまざまで，潜伏期は 10〜20 日と考えられている．軽症例では微熱，軽度の蛋白尿や血尿がみられる程度であるが，重症例では高熱，血圧低下，尿量減少，高度の蛋白尿や血尿がみられ，ショック状態に陥る．重症例では死亡することがある．

診断

患者の血液や尿から病原体を検出する，PCR で遺伝子を検出する，血清で原因ウイルスに対する IgM 抗体の検出あるいは IgG 抗体の発症初期に比べて回復期における有意な上昇を認めることで診断される．

治療

有効性を示す抗ウイルス薬は実用化されておらず，対症療法を行う．リバビリンが有効との考えがあるが，

それについては議論があり，結論が出ていない．重症例では急性腎不全のために血液透析が必要となることもある．

チクングニア熱 chikungunya fever

概念

● トガウイルス科アルファウイルス属のチクングニアウイルス（chikungunya virus）の感染症である．
● 感染症法では四類感染症に指定されている．

感染経路

ウイルスを保有する蚊の刺咬で感染する．ネッタイシマカとヒトスジシマカが代表的な媒介蚊である．

疫学

アジア，アフリカ，中南米の温帯地域の一部を含む熱帯地域に分布する．わが国でも海外で感染した症例が報告されている．

臨床症状

潜伏期は 2〜12 日で，発熱，発疹，関節痛や関節炎などの症状がみられる．特に発熱と関節痛は必発と考えてよい．大多数の患者は比較的軽症で経過し回復する．症状はデングウイルス感染症に類似するが，チクングニア熱のほうが関節痛が強い傾向にある．

診断

血液から病原体の分離・同定や PCR による遺伝子の検出，血清から IgM 抗体や中和抗体を検出して診断する．

治療

チクングニア熱に有効性を示す抗ウイルス薬は実用化されておらず，対症療法を行う．ワクチンも実用化されていない．

ジカウイルス感染症（ジカ熱）

Zika virus infection（Zika fever）

概念

● フラビウイルス科フラビウイルス属に含まれるジカウイルス（Zika virus）の感染症である．
● ジカウイルス病と先天性ジカウイルス感染症に分けられる．
● 感染症法では四類感染症に指定されている．

感染経路

ウイルスを保有する蚊の刺咬で感染する．ネッタイシマカをはじめ多くのヤブカ属の蚊が媒介する．わが国に分布するヒトスジシマカも媒介蚊である．蚊媒介感染以外では母子感染（垂直感染）や性行為感染もある．

疫学

アジア，アフリカ，アメリカの各大陸の熱帯や温帯地域，太平洋の島々に分布する．2015 年後半と 2016

年に南米で大流行があった．わが国では2013年以後に少数の患者が報告されているが，すべて海外感染例である．

臨床症状

ジカウイルス病

潜伏期は2〜12日で，発疹，発熱，頭痛などの症状がみられるが，発熱は38.5℃以下が多く，大多数の患者は軽症で経過し数日で回復する．さらに，感染しても発症しない不顕性感染が80％前後も存在すると推測されている．本症に関連してGuillain-Barré症候群がみられることがある．

先天性ジカウイルス感染症

ジカウイルスに感染した妊婦から胎児へ垂直感染することで発生する．小頭症が有名で，そのほかに脳内の石灰化なども報告されている．

診断

ジカウイルス病

血液や尿から病原体の分離・同定やPCRによる遺伝子の検出，血清からIgM抗体や中和抗体を検出して診断する．ただし，ジカウイルス流行地では他のフラビウイルス属ウイルスの感染症も発生しており，IgM抗体は交差反応を示すこともありうることに注意する（その他のフラビウイルス属ウイルスによる先行感染または共感染を認める場合は，ペア血清によるIgM抗体以外の方法による確認試験が必要とされている）．

先天性ジカウイルス感染症

胎盤，臍帯，臍帯血や出生児の血液，尿あるいは髄液から病原体の分離・同定やPCRによる遺伝子の検出，もしくは臍帯血，出生児の血清あるいは髄液からIgM抗体や中和抗体を検出して診断する．

治療

ジカウイルス感染症に有効性を示す抗ウイルス薬は実用化されておらず，対症療法を行う．ワクチンも実用化されていない．

狂犬病 rabies

概念

● ラブドウイルス科リッサウイルス属の狂犬病ウイルス（rabies virus）の感染による神経疾患である．
● 感染症法では四類感染症に指定されている．

原因ウイルス

リッサウイルスはRNAウイルスで遺伝子型（genotype）によりgenotype 1（狂犬病ウイルス；rabies virus），genotype 2（ラゴスコウモリウイルス；Lagos bat virus），genotype 3（モコラウイルス；Mokola virus），genotype 4（ドゥベンヘイジウイルス；Duvenhage virus），genotype 5（ヨーロッパコウモリリッサウイルス1；European bat lyssavirus type 1），genotype 6（ヨーロッパコウモリリッサウイルス2；European bat lyssavirus type 2），genotype 7（オーストラリアコウモリリッサウイルス；Australian bat lyssavirus）の7つの遺伝子型（genotype）に分けられているが，新しい遺伝子型のリッサウイルスの報告もある．上記遺伝子型2から7のウイルスのうち，ラゴスコウモリウイルス以外のリッサウイルスはヒトに狂犬病様症状を起こしうるが，その報告例は非常に少ない．

わが国の感染症法では，狂犬病とは遺伝子型1の狂犬病ウイルス感染症のことである．

感染経路

狂犬病ウイルスはすべての哺乳類に感染する．ヒトはウイルスを保有する哺乳類に咬まれて，あるいは粘膜や傷を哺乳類になめられて感染する．イヌ咬傷が有名であるが，イヌ以外の哺乳類からも感染する．

疫学

アイスランド，アイルランド，イギリス，オーストラリア，グアム，スウェーデン，日本，ニュージーランド，ハワイおよびフィジー諸島などを除き，狂犬病は全世界的に分布する．WHOによれば年間60,000人が死亡し，アジア地域やアフリカ地域で死亡者が多いとされている．日本では1957年以後の国内感染例はないが，海外で感染し国内で発症した日本人の症例として，1970年にネパールで感染し帰国後に発病した1例，2006年にフィリピンで感染し帰国後に発病した2例の計3例が知られている．

臨床症状

狂犬病ウイルスはヒトへ侵入後，神経系（軸索）を上行し脳へ至り，増殖して脳炎を引き起こす．一般的に潜伏期間は30〜90日といわれているが，脳に近い部分を咬まれると2週間くらい，脳から遠い部位であれば数か月以上経過してから症状が出現する．前駆症状として発熱，食欲低下，咬傷部位の瘙痒感があり，その後，恐水症状（水分摂取時に嚥下をつかさどる筋が痙攣し痛みを感じるので，飲水を避けるようになる），易興奮，四肢麻痺，幻覚，錯乱がみられる（急性神経症状期）．その後は昏睡に陥り，呼吸障害で死亡する．また，上記と比較すれば，少し長い経過をたどり，筋肉は徐々に麻痺し昏睡に陥り死亡する病型も存在する．

検査・診断

唾液から原因ウイルスの分離・同定，角膜塗抹標本，頸部の皮膚，気管吸引材料，唾液腺の生検材料，脳組織および脳乳剤から蛍光抗体法による病原体抗原の検

出，唾液，髄液，脳組織および脳乳剤から PCR 法による病原体遺伝子の検出，髄液から迅速蛍光焦点抑制試験法（fluorescent focus inhibition test）または ELISA 法による抗体の検出で診断する．

治療

狂犬病に有効な薬剤はなく，発症後には対症療法を行う．動物咬傷後は，後述する曝露後ワクチン接種が重要である．

予防

狂犬病流行地を訪れる人は，あらかじめ予防接種を完了しておくことが望ましい．狂犬病が存在する国や地域で，哺乳類に咬まれた場合は，傷を石鹸と水で洗浄し，消毒液やアルコールで消毒するとともに，直ちにワクチン接種を開始する（曝露後接種）．この場合は原因動物が狂犬病に罹患しているか否かが不明であっても，直ちにワクチン接種を開始するほうがよい．具体的な予防接種の方法は専門書を参照されたい．

経過・予後

咬傷前の狂犬病ワクチン未接種者で曝露後ワクチンも未接種であれば，予後不良でほぼ全例が死亡する．

痘瘡（天然痘）variola, smallpox

概念

● ポックスウイルス科オルソポックスウイルス属の DNA ウイルスである天然痘ウイルス（variola virus, smallpox virus）の感染症であるが，痘瘡はもはや存在しない疾患とされている．
● 感染症法では一類感染症に指定されている．

感染経路

天然痘ウイルスは飛沫感染あるいは接触感染する．

疫学

痘瘡はかつて世界中で流行し，わが国でも多くの感染者が存在した．しかし，有効なワクチンの開発とその接種（種痘），天然痘ウイルスの宿主が人類のみであることから痘瘡は根絶され，WHO による根絶宣言が 1980 年に出された．それに伴いワクチン接種（種痘）は廃止された．現在は痘瘡という疾患は存在しない．しかし，天然痘ウイルスがバイオテロリズムに使用される危険性が指摘されている．

臨床症状

ワクチン未接種者の場合，7〜16 日の潜伏期ののち，2〜4 日間の前駆期（発熱，倦怠感）を経て皮膚や粘膜に小紅斑，丘疹，水疱，膿疱，痂皮の順に経過する皮疹を発症する．個々の皮疹は水痘に類似するが，水痘と異なり各皮疹は同一段階にある（水痘では各段階の皮疹が混在して観察される）．また，水疱の中央部

にくぼみ（臍窩，痘臍）がみられる．11〜12 病日頃から痂皮形成期となり，次第に解熱する．2〜3 週間の経過で治癒し瘢痕を残す．合併症として，肺炎，敗血症，蜂窩織炎，骨髄炎，播種性血管内凝固症候群（DIC）などがある．致死率の高い大痘瘡と致死率の低い小痘瘡に分けられる．

診断

重症の水痘との鑑別が重要である．血液，咽頭スワブ，水疱や膿疱の内容物，痂皮から痘瘡ウイルス分離や抗原検出，PCR による遺伝子検出を行う．これらの検査は国立感染症研究所に依頼する．

治療

対症療法が行われる．ワクチン未接種者では早期にワクチンを接種することで軽症化が期待できるとされている．

予後

ワクチン未接種者における大痘瘡の致死率は 20〜50％，小痘瘡で 1％以下といわれている．ウイルス血症が死因と考えられ，DIC を発症すると予後不良である．

（大西健児）

● 文献

1) Doi Y, et al：Seroprevalence of herpes simplex virus 1 and 2 in a population-based cohort in Japan. *J Epidemiol* 2009；19（2）：56.

2) 東　寛ほか：1996 年から 2009 年の間における妊婦のサイトメガロウイルス抗体保有率の推移について．日本周産期・新生児医学会雑誌 2010；46（4）：1273.

3) 高田礼人：3．フィロウイルス．ウイルス 2012；62（2）：197.

4) 森田公一：デング熱・デング出血熱．臨と微生物 2017；44：249.

5) Bhatt S, et al：The global distribution and burden of dengue. *Nature* 2013；496：504.

6) WHO：Dengue. Guidelines for diagnosis, treatment, prevention and control. Geneva：WHO；2009.

7) Szabó R：Anitiviral therapy and prevention against hantavirus infections. *Acta Virol* 2017；61（1）：3.

8) 西條政幸：ウイルス性出血熱．感染症予防必携，第 2 版．山崎修道ほか（編）．東京：日本公衆衛生協会；2005．p.42.

9) Kutsuna S, et al：Two cases of Zika fever imported from French Polynesia to Japan, December 2013 to January 2014. *Euro Surveill* 2014；19（4）：pii ＝ 20683.

10) WHO：Rabies.
www.who.int/rabies/en/

ウイルス性肝炎 viral hepatitis

概念
● ウイルス性肝炎は，肝細胞へ侵入したウイルスが引き起こす肝細胞障害である.

病因
肝炎ウイルスとしては，A～E 型の 5 種類が確認されているが（⑳），肝炎を引き起こすウイルスとしては，サイトメガロウイルス，Epstein-Barr（EB）ウイルス，麻疹ウイルス，風疹ウイルスなど多種にわたる.

臨床症状
偶然の血液検査で判明する軽症例から，全身倦怠感，食欲不振，悪心，右上腹部痛，黄疸などが出現し死亡する症例までさまざまである.

検査・診断
侵入ウイルスを認識した宿主免疫が感染肝細胞を破壊するため，細胞内の酵素（AST，ALT）が血中へ放出される. このことから血液検査上，肝細胞障害と診断できる. 軽度の肝障害では，肝細胞のもつ旺盛な再生能により完全に修復されるが，急激に大量の肝細胞が破壊されると通常の肝機能が保てなくなり，肝不全，劇症肝炎に至る. その予知としては，肝で合成され，かつ半減期の短い血液凝固第 VII 因子の測定が有用で，実臨床ではプロトロンビン時間が代用される. 原因ウイルスの同定は，詳細な病歴聴取および身体所見から推定し，各ウイルスの抗体検索などにより行う.

治療
急性肝炎の治療は主に対症療法であるが，抗ウイルス療法が必要な場合もある.

経口感染する肝炎ウイルス

A 型肝炎ウイルス（HAV）
A 型肝炎は HAV に汚染された食物（特に貝類）などを経口摂取することにより引き起こされる一過性の急性肝障害である. IgM-HAV 抗体が陽性であれば診断可能である.

E 型肝炎ウイルス（HEV）
E 型肝炎は人獣共通感染症の一つであり，HEV に汚染されたブタ，イノシシ，シカなどの動物の肉や内臓を生ないし加熱が不完全な状態で経口摂取することにより引き起こされる一過性の急性肝障害である. IgA-HEV 抗体陽性で診断される.

血液感染する肝炎ウイルス

B 型肝炎ウイルス（HBV）
HBV は感染者の血液や体液を介して感染する DNA ウイルスで，感染経路として母子間での垂直感染と，それ以外の水平感染が推定されている. HBV の急性感染後に，1 歳未満の場合 95 ％，1～5 歳の場合 20～30 ％，それ以上の年齢では 5 ％以下の確率で持続感染状態（キャリア）に移行する. キャリア化した 10～15 ％が慢性肝炎に移行し，さらにそれらの 10～15 ％が肝硬変・肝癌に進展するとされている[1].

わが国では，1986 年より母子感染予防のためにワクチン接種が国の政策として開始され，その後，母子感染例は激減している. しかし，水平感染によるキャリア化の問題から，2016 年より，すべての児に対してワクチン接種（ユニバーサルワクチン）が開始された.

慢性肝炎に対する治療は，現時点では HBV のウイルス複製を抑制する核酸アナログ製剤（nucleoside analogue, nucleotide analogue）と免疫賦活効果のあるインターフェロン（IFN）が中心となる. HBV 既往感染例（HBs 抗原陰性，HBc 抗体陽性）や HBV 非活動性キャリア例でも，免疫抑制薬や抗癌薬の使用時に HBV の "再活性化" が起こり肝炎を発症する場合があるので（de novo 肝炎），上記治療の際はガイドラインに沿った対応が望まれる[2].

D 型肝炎ウイルス（HDV）
HBV 持続感染患者のみに重複感染する RNA ウイルスである. HBV が治療により制御されているにもかかわらず，肝炎が持続する場合は HDV の存在を疑う.

C 型肝炎ウイルス（HCV）
HCV は 1988 年に発見された RNA ウイルスで，感

⑳ 代表的な肝炎ウイルス

	HAV	HBV	HCV	HDV	HEV
ウイルス	RNA	DNA	RNA	RNA	RNA
主な感染経路	経口	血液，体液	血液，体液	血液，体液	経口
診断	IgM-HAV 抗体	HBs 抗原 HBV DNA など	HCV RNA など	HDV RNA	IgA-HEV 抗体 HEV RNA
慢性化	なし	あり	あり	あり	非常にまれ
劇症化	あり	あり	まれ	あり	あり
肝癌	なし	あり	あり	不明	なし

染者の血液や体液を介して感染する. HBV と異なり成人感染でも約 70 ％で慢性化し, 肝硬変・肝癌の原因となる. HCV 抗体陽性の場合は HCV RNA を測定し, ウイルスの存在を証明する. 慢性肝炎に対する治療は, 当初 IFN 単独療法が行われたが, そのウイルス排除率は 10 ％に満たず, かつ副作用が多かった. しかし, 近年, HCV に直接効果を示す薬剤（direct acting anti-virals：DAA）の登場により, ほぼ全例でウイルス排除が可能となり, しかも, その副作用の発生頻度は非常に少ない[3].

法制度

現在, 治療が必要な B 型および C 型肝炎に対しては医療費助成制度がある. HAV, HEV は 4 類感染症に, HBV, HCV は 5 類感染症に分類されており, 感染症法により診断とともに直ちに最寄りの保健所に届出することが義務づけされている. 一方, これらのウイルスによる慢性肝疾患や無症候性キャリア, 急性増悪についての届出義務はない.

（村田一素）

●文献

1) Trépo C, et al：Hepatitis B virus infection. *Lancet* 2014；384：2053.
2) B 型肝炎治療ガイドライン（第 3 版）
   https://www.jsh.or.jp/files/uploads/HBV_GL_ver3__ Sep13.pdf
3) C 型肝炎治療ガイドライン（第 6.1 版）
   https://www.jsh.or.jp/files/uploads/HBV_GL_ver3__ Sep13.pdf

成人 T 細胞白血病/リンパ腫
adult T-cell leukemia/lymphoma（ATLL）

病原体と感染経路

ATLL は human（primate）T-lymphotropic virus 1（HTLV-1）感染 T 細胞の腫瘍性増殖による造血器悪性腫瘍である. 疾患の詳細については「血液・造血器疾患」部門「成人 T 細胞白血病/リンパ腫」（☞ Vol.6 p.179）に記載されており, 本項では病原体としての HTLV-1 について記載する.

HTLV-1 は deltaretrovirus に属するレトロウイルスであり, 霊長類（ヒトと旧世界ザル）を自然宿主とする. 感染経路は輸血や臓器移植などの特殊な経路を除けば, ほぼ性交渉による水平感染と母乳による垂直感染の 2 つに限られている. HTLV-1 がヒトの細胞に感染すると, ウイルス RNA ゲノムは DNA に逆転写され, 形成された二重鎖 DNA がプロウイルスとして細胞の染色体にランダムに組み込まれる. さまざまな種類の細胞に感染しうるが, ウイルスの増殖を支持するのは CD4 陽性 T 細胞が主体であり, ヒト-ヒト感染が成立するためには感染リンパ球の移行が必要である. したがって, 細胞成分が含まれる輸血によって水平感染をきたしうるが, 血漿成分の輸血では感染しない. また, わが国では 1986 年から献血者のスクリーニングが行われているため, 献血製剤を介した感染は阻止されている. 性交渉による感染は, 精液中に含まれる少量のリンパ球を介して男性から女性への感染が主体であり, 特に長期間にわたって同一人との性交渉が持続する夫婦間感染が多い. HTLV-1 キャリア夫から妻への感染は 10 年間で 60 ％, 同様に妻から夫への感染も 0.4 ％とまれながら存在する. 母児感染については, 母乳中のリンパ球を介した感染が大部分であり, キャリア母から 6 か月以上の長期母乳授乳による児への感染率は 15～20 ％である. したがって初乳から断乳する人工乳保育, 生後 3 か月までの母乳保育の後に人工乳に切り替える短期母乳, 母乳をいったん凍結してリンパ球の感染力を消失させた後に解凍して授乳する凍結母乳などの方法により, 感染率は 1/10 程度まで減少させられる. しかし, まれに経胎盤感染や産道感染もあると考えられており, 母児感染を 100 ％確実に防止する方法は確立していない.

臨床症状

HTLV-1 感染の急性期は通常不顕性であり, ほぼ全例が無症候性キャリアに移行し, 多くのキャリアは発病することなく生涯を過ごす. ATLL の発症は, ほぼ 40 歳以上に限られていることから, 感染から発病まで 40 年以上の長い年月を必要とする. したがって ATLL 発症例のほとんどは母児感染例であり, 成人後の水平感染例の発症はきわめてまれである. ウイルスキャリアの ATLL 生涯発症率は男性 5 ％, 女性 2 ％と推察されている. そのほか, HTLV-1 感染による疾患を HTLV-1 関連疾患と呼び, 脊髄症, ぶどう膜炎が知られているが, これらは免疫学的な機序による疾患であるため, 感染後比較的短期間で発症することもある. 肺病変, 関節病変, 筋炎, Sjögren 症候群, 慢性腎不全, 皮膚炎などとの関連も指摘されているが, 原因ウイルスとしての意義は確立していない.

（森 慎一郎）

AIDS
acquired immunodeficiency syndrome

概念

● AIDS（後天性免疫不全症候群）はヒト免疫不全ウイルス（human immunodeficiency virus：HIV）感染の結果, 免疫不全に基づく合併症を発症している

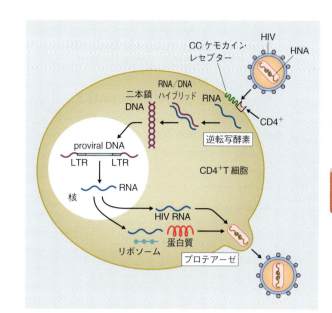

㉑ HIV-1の基本構造
RT：逆転写酵素，p17, p24: コア蛋白，gp41, gp120：エンベロープ蛋白．

㉒ HIVのライフサイクル
LTR : long terminal repeat.

症候群である．
- CD4⁺T細胞が減少して細胞性免疫不全に陥った状態で，ニューモシスチス肺炎，トキソプラズマ症，サイトメガロウイルス網膜炎，クリプトコックス症などの日和見感染や，Kaposi肉腫，中枢神経原発リンパ腫などの悪性腫瘍が合併し，あるいはHIV関連神経認知障害（HIV- associated neurocognitive disorder：HAND）になるなど多彩な病状を呈する．

疫学

HIVの感染経路は血液や体液を介した接触感染であり，①性的接触，②HIV汚染血液や血液製剤を介するもの（麻薬・覚醒剤の"回しうち"や職業上曝露も含まれる），③母児感染の3つである．

WHOの集計によれば，2016年での全世界のHIV感染者は約3,450万人で，HIV関連疾患での死亡者は約100万人とされる．

わが国におけるHIV感染者は当初，凝固因子製剤による感染例の報告に端を発したが，これらを除いた厚生労働省の集計によると，2016年までにHIV感染者18,920人，AIDS患者8,523人であり，それぞれ年間約1,000人/400人の増加はみられている．

HIVには，全世界に広がっているHIV-1と，アフリカ西海岸で流行しているHIV-2の2種類のウイルスがある．HIV-2の塩基配列はHIV-1よりもサル免疫不全ウイルス（simian immunodeficiency virus：SIV）により近く，病状もHIV-1感染より軽い．HIV-1はM（major），O（outlier），N（new）の3グループに大別され，主要なMグループはさらに遺伝学的隔たりに基づいて9種類のサブタイプ（A～D，F～H，J，K）に分けられる．このサブタイプのウイルス間で遺伝子組換えが起きて，新型ウイルスが生成されている．主な流行株はサブタイプBと組換え型流行株であるサブタイプEで，サブタイプBは欧米の主要流行株で，麻薬の"回しうち"や血液製剤が主な伝播経路であり，サブタイプEはアフリカ，東南アジアの主な流行株で，性交渉が主な伝播経路である．

病因

HIVの基本構造

HIV-1はレトロウイルスの一種で，遺伝情報はRNAにコードされている．HIV-1の遺伝子は約9 kbである．レトロウイルスに共通の構造遺伝子は*gag*（コア蛋白），*pol*（逆転写酵素），*env*（外殻）の3つであるが，HIV-1はこのほかに数種類の調節遺伝子をもっている．ウイルス粒子表面には突起状の外殻蛋白（gp120）があり，transmembrane蛋白（gp41）を介してカプシドに付着している．コアを形成している分子量24,000のgag蛋白はp24とも呼ばれる．ウイルス外膜のすぐ内側に別なgag蛋白p17があるが，p17抗体をもつ血清はHIV-1に対し中和作用がある．コア蛋白の中には遺伝情報をもつRNAと逆転写酵素がある（㉑）．

HIV-2の基本構造はHIV-1に類似しているが，調節遺伝子が若干異なっている．

標的細胞

HIVの主な標的細胞はCD4⁺T細胞とマクロファージ（Mφ）である．CD4⁺T細胞やMφの膜面のCD4蛋白がHIVのレセプターであって，これにウイルスのエンベロープ（外殻）の糖蛋白gp120が結合する．しかしHIVがCD4⁺T細胞やMφの細胞内に侵入し

て感染が成立するには，CD4蛋白のほかに第二のレセプターが必要で，$CD4^+T$細胞やMφ膜面のCCケモカインレセプターのCCR5とCXCR4がHIVのコレセプターとなることが判明した．

HIVは主にMφに感染するMφ tropic strainと，主にCD4$^+$T細胞に感染するT tropic strain，両方に感染するdual tropic strainがあるが，CCR5はMφ tropic strainの，CXCR4（fusin）はT tropic strainのコレセプターである．

HIV-1がCD4蛋白とコレセプターに結合すると，HIV-1のRNA遺伝子はリンパ球の中に入り，ここでHIV-1のもつ逆転写酵素でDNAに逆転写される．このようにしてできたproviral DNAはインテグラーゼの作用でリンパ球の遺伝子に組み込まれる．CD4$^+$T細胞が免疫学的刺激を受けると遺伝子が活性化されてmRNA，次いでウイルス蛋白がつくられ，ウイルス粒子に組み立てられてリンパ球から放出されるが，その過程でプロテアーゼによるプロセシングを受ける（㉒）．抗HIV薬には逆転写酵素阻害薬，インテグラーゼ阻害薬，プロテアーゼ阻害薬，CCR5阻害薬がある．RNAがDNAに逆転写される際にエラーが起きやすく，HIVの変異は免疫機構と接触するエンベロープに特に起こりやすく，変異株は免疫，特にCD8$^+$細胞傷害性Tリンパ球（CTLs）による攻撃を回避するようになる．またHIV RNAがDNAに逆転写されるときにエラーが起きやすく，年間で全塩基配列の0.5～1％に変異が生じる．

HIVの感染は細胞外のフリーのウイルスがCD4$^+$T細胞に直接感染する経路と，感染細胞がまだ感染していないCD4$^+$T細胞と接触して細胞間感染を起こす経路とがある．

HIV-1はCD4$^+$T細胞のほかにMφや中枢神経系のある種の細胞（たぶんミクログリア），大腸の上皮細胞に感染する．中枢神経系の伝播はHIV-1に感染したMφで運ばれるか，血液脳関門を通過したフリーのHIV-1がミクログリアや非神経細胞に感染することが考えられる．

キネティクス

HIV-1の複製と体内での主なプールの場は，リンパ組織の濾胞樹状細胞（follicular dendritic cell）である．無症候性キャリアの時期でも感染者の体内での複製は活発で，1日に複製されるHIV-1は5,000万～100億，HIV-1の血中半減期は6時間である．感染したCD4$^+$T細胞の半減期は1.5～2日と短縮し，1日で体内のCD4$^+$T細胞の5～7％（20億）が入れ替わるなど，CD4$^+$T細胞の破壊と産生も活発に行われている．

病態生理

HIV-1感染によってHIV-1の構造蛋白や調節蛋白

に対する抗体が産生され，なかにはHIV-1に中和作用を示す抗体もつくられる．感染者の中和抗体価は個人差が大きく，抗体価の高い人でも臨床的な感染防御効果は認められない．

CD8$^+$T細胞から放出されるRANTES，MIP-1α，MIP-1βなどのCCケモカインは*in vitro*でのHIV-1の増殖抑制物質であり，CD4$^+$T細胞やMφの膜面にあるケモカインレセプターがHIV-1のコレセプターである．3番染色体にあるCC5のケモカインレセプター遺伝子に32塩基の欠失がホモ接合でみられる例では，HIV-1に曝露されても感染が成立しないし，欠失がヘテロに存在している例ではHIV-1の病状進行が遅い（longterm non-progressor）．CCR5 deltaと呼ばれるこの遺伝子多型の頻度は白人では10％前後で，ホモ接合体をもつ人は1％程度であるが，黄色人種では発見されていない．

HIV-1の感染するCD4$^+$T細胞は免疫担当細胞なので，細胞性免疫以外の免疫システムにも多彩な変調が生じてくる．HIV-1感染が進行すると高ガンマグロブリン血症がみられ，自己抗体や免疫複合体が出現してくる．その結果，白血球減少や血小板減少が顕著になる．

検査

抗体検査はスクリーニング検査と確認検査がある．スクリーニング検査にはPA（particle agglutination）法，PHA法，ELISA法などがある．まれに偽陽性反応がみられるので，スクリーニング試験が陽性のときには，ウェスタンブロット（WB）法か間接蛍光抗体法（IFA）で確認検査を行う．PCR法によるHIV遺伝子の検出も行われている．

症候・経過

HIV感染のステージを判断するにはCD4$^+$T細胞数が良い指標となり，200/μL以下になるとAIDS発症の危険が大きい．CD4$^+$T細胞は平均して50～75/μL/年の割で減少し，無治療の場合は平均10年前後でAIDSを発症するが（typical progressor），速い例では感染後2～3年で発症するし（rapid progressor），少数ではあるがほとんど進行しない例もある（longterm non-progressor）．

臨床経過の進行速度を予知する指標は血中HIV RNAコピー数で，1万/mL以下なら進行が遅く，1万～10万/mLなら中等度，10万/mL以上なら進行が速い．

感染直後

感染後まもなくウイルス血症が起きてHIV抗原（p24抗原）が陽性となるが，3～12週前後で血中から抗HIV抗体が検出されるようになると，血中HIV抗原は陰性化する（㉓）．抗体が出現する時期に急性

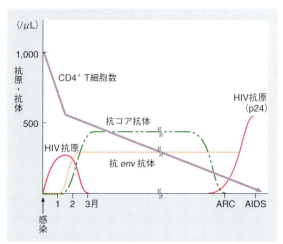

❷❸ HIV-1感染の経過と抗原抗体系

❷❹ AIDS発症のマーカーとなる疾患

二次感染症	ニューモシスチス肺炎, カンジダ症 (口腔, 食道, 気管支, 肺), クリプトコックス症, ヒストプラスマ症, 糞線虫症 (腸管外), トキソプラズマ症, クリプトスポリジウム症, イソスポラ症, 非定型抗酸菌症 (全身性), サイトメガロウイルス感染症, 単純ヘルペスウイルス感染症 (慢性粘膜・全身型), 進行性多巣性白質脳症, 反復する肺炎*, 結核 (肺結核)*
二次性悪性腫瘍	Kaposi肉腫, 非Hodgkinリンパ腫, 原発性脳リンパ腫, 浸潤性子宮頸癌*
その他	HAND, 消耗症候群, 慢性リンパ性間質性肺炎 (主に小児)

*1993年より追加されたもの.

AIDS発症のマーカーとなる病変

日和見感染症

AIDSに特徴的な日和見感染症の原因菌の基本的病原性は低いが, 細胞性免疫不全があるので重い病状を呈し, 長期間の治療が必要で, 一時的に軽快しても再発しやすい. 最も多いのはニューモシスチス肺炎で, $CD4^+T$細胞数が150〜200/μL程度で発症することがあるが, なかには$CD4^+T$細胞数が50/μL前後に低下して, はじめて発症する感染症もある (❷❺).

ニューモシスチス肺炎: AIDSの日和見感染症のなかで最も頻度が高く, AIDS患者の3/4はニューモシスチス肺炎でAIDSを発症している. 診断は痰, 気管支鏡生検, 肺胞洗浄液などから*Pneumocystis jirovecii*を染色, 鏡検で検出することになるが, 痰からの検出は容易ではない. 最近は遺伝子診断も実用化されている. HIV-1抗体陽性患者で,

①運動時の呼吸困難や乾性の咳
②血液中の (1→3)-β-D グルカン陽性
③胸部X線写真で両側のびまん性間質性陰影の増加
④ $PaO_2 < 70$ Torr, $A-aDO_2$ の開大
⑤抗菌薬が無効で細菌性肺炎が否定できる

以上の条件がそろえば臨床的にニューモシスチス肺炎と診断してよい. 治療薬はST合剤かペンタミジンで, 治療に対する反応はAIDS患者だからといって悪いことはない.

カンジダ症: AIDSのカンジダ症は口腔カンジダ症, 食道カンジダ症などの粘膜カンジダ症であり, 深在性カンジダ症は少ない. 口腔カンジダ症では口腔粘膜に径5〜10 mmの有痛性白斑がみられる. 白斑を擦過して染色, 鏡検, 培養してカンジダを証明する. 食道カンジダ症の診断は内視鏡で白斑を確認し, 擦過物か生検でカンジダを証明することになるが, 口腔カンジダ症があって嚥下の際に胸骨裏面に痛みがあれば食道カンジダ症と診断してよい. 口腔カンジダ症だけでは

症状 (acute HIV infection) を呈する例がある. 急性症状は発熱, リンパ節腫脹, 咽頭痛, 発疹, 筋肉痛, 関節痛など, 伝染性単核球増加症様あるいはインフルエンザ様の症状がみられる. 異型リンパ球も出現する. 少数ではあるが無菌性髄膜炎が発症し, 髄液からHIVが分離される. 急性症状は2〜4週で自然に消失する.

抗体が出現するころ$CD4^+T$細胞数は正常値の約50%の500〜600/μLに低下している.

$CD4^+T$細胞数 > 500/μL

$CD4^+T$細胞数が500/μLより多い時期は無症状キャリアの時期である.

$CD4^+T$細胞数 200〜500/μL

この時期も大多数は無症候に経過するが, $CD4^+T$細胞数が200/μL台になると直径1 cm以上のリンパ節が軟らかく腫脹する持続性全身性リンパ節腫脹 (persistent general lymphadenopathy: PGL) や皮膚病変がみられる例が増えてくる. 皮膚病変には前額部や鼻唇溝の脂漏性皮膚炎, 瘙痒感の強い好酸球性毛囊炎, 反復する帯状疱疹などがある. この時期の感染症の原因菌は普通の細菌やウイルスで, AIDSに特有な日和見病原体の感染はまれである.

またAIDS発症が近づくと舌の毛様白斑症や口腔カンジダ症など特徴的な口腔内病変が出現し, 発熱, 体重減少, 下痢, 白血球減少, リンパ球減少などがみられる. これらをAIDS関連症候群 (AIDS-related complex: ARC) と呼ぶこともある.

$CD4^+T$細胞数 < 200/μL

細胞性免疫不全が進行し, AIDSに関連する二次感染症やKaposi肉腫などの悪性腫瘍, HIV関連神経認知障害 (HIV-associated neurocognitive disorder: HAND), 消耗症候群などが出現してくるとAIDS発症と診断する (❷❹).

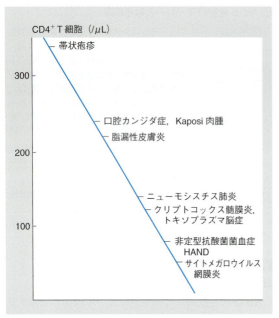

㉕ CD4⁺T 細胞の減少と日和見感染症の発症

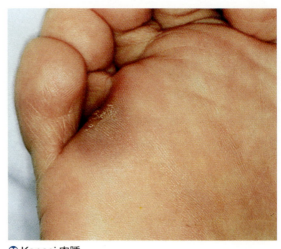

㉖ Kaposi 肉腫

AIDS 発症のクライテリアから外れるが，食道カンジダ症があれば AIDS 発症と診断できる．アゾール系抗真菌薬で治療する．

クリプトコックス症：クリプトコックス髄膜炎が多く，まれにクリプトコックス蜂巣炎など播種性クリプトコックス症をみる．

トキソプラズマ脳症：AIDS 患者の 5〜10% にみられる．脳に病巣をつくり，圧迫による局所の神経症状や脳炎の症状である意識障害がみられる．進行は急速で，数日間で症状がどんどん悪化する．脳の CT スキャンで ring enhancement を伴う複数の病巣がみられ，同時にサルファ剤とピリメタミン併用の治療によく反応すれば，トキソプラズマ脳症と診断してよい．

サイトメガロウイルス感染症：最も多いのはサイトメガロウイルス網膜炎で AIDS の末期に好発し，ついには失明に至る．診断は眼底検査で "ketchup and cottage cheese（ケチャップとカッテジチーズ）" と形容される特徴的な病変がみられる．網膜炎のほかには肺炎を含む全身感染を起こし，腸炎では下血を，副腎炎では副腎の 90% 以上が破壊されれば Addison 病の症状を呈する．確定診断は病理組織学的に "owl eye（ふくろうの眼）" と呼ばれる巨細胞性封入体を証明する．

単純ヘルペスウイルス感染症：粘膜，皮膚に 1 か月以上続く小水疱と潰瘍を形成する．同性愛者の肛門周囲にみられることが多い．まれに気管支炎，肺炎，食道炎を起こすが，組織からのウイルスの証明で診断する．

結核：肺結核は AIDS に好発する感染症の一つであるが，胸部 X 線像は従来の肺結核にみられるものとは異なって多彩であり，中下肺野に出現しやすく，空洞形成は少ない．またリンパ節結核や骨髄結核などの肺外結核が多く，全身性播種性結核では血液培養で結核菌が証明されることがある．AIDS では多剤耐性結核がアメリカで問題にされており，予後はきわめて悪い．

非定型抗酸菌症：非定型抗酸菌による菌血症や全身播種を起こす．血液塗抹標本や血液培養，生検材料からの非定型抗酸菌の証明で診断する．

クリプトスポリジウム症，イソスポラ症：AIDS に合併する比較的まれな原虫感染症で，水様性下痢が主症状である．ともに便の顕微鏡検査で診断する．

ヒストプラスマ症，コクシジオイデス症：AIDS に好発する真菌症であるが，ともにアメリカの風土病であり，アメリカ以外では意義は小さい．

悪性腫瘍

Kaposi 肉腫（㉖）：同性愛者の AIDS 患者に好発する．顔面，口腔を含む全身の皮膚，粘膜，さらには内臓にも発生する．進行すると局所の痛みや発生している四肢のリンパ浮腫がみられる．皮膚，粘膜の病変は赤紫色，円形または楕円形の斑，丘疹で圧迫しても退色しない．Kaposi 肉腫は免疫能があまり低下していない早期から発生する．ヒトヘルペスウイルス 8（human herpesvirus 8：HHV-8）が病原因子である．

非 Hodgkin リンパ腫：B 細胞のリンパ腫で，AIDS のマーカー疾患のなかで最も重要な一つであり，EB ウイルスが腫瘍化の要因とされている．AIDS の場合，脳，肝，消化管，骨髄などリンパ節以外の臓器に好発する．組織学的には undifferentiated large cell type，または immunoblastic sarcoma が多い．

脳の原発性リンパ腫は AIDS 患者の約 5% に発生する．脳の CT スキャンではトキソプラズマ脳症と同様に ring enhancement を伴う病巣がみられるが，トキソプラズマ脳症に比べてびまん性で境界も不鮮明であ

㉗ 抗 HIV 薬

逆転写酵素阻害薬	
核酸系（NRTI）	
ジドブジン	AZT（ZDV）
ジダノシン	ddI
ラミブジン	3TC
サニルブジン	d4T
ジドブジン・ラミブジン配合剤	AZT/3TC
アバカビル	ABC
アバカビル・ラミブジン配合剤	ABC/3TC
テノホビル	TDF
エムトリシタビン	FTC
テノホビル・エムトリシタビン配合剤	TDF/FTC
非核酸系（NNRTI）	
ネビラピン	NVP
エファビレンツ	EFV
エトラビリン	ETV
リルピビリン	RPV
プロテアーゼ阻害薬（PI）	
インジナビル	IDV
サキナビル	SQV
リトナビル	RTV
ネルフィナビル	NFV
ロピナビル・リトナビル配合剤	LPV/RTV
アタザナビル	ATV
ホスアンプレナビル	FPV
ダルナビル	DRV
インテグラーゼ阻害薬	
ラルテグラビル	RAL
侵入阻害薬（CCR5 阻害薬）	
マラビロク	MVC

（HIV 感染症治療研究会：HIV 感染症「治療の手引き」，第 16 版.
2013. http://www.hivjp.org/）

㉘ 初回治療として選択すべき抗 HIV 薬の組み合わせ

a 大部分の HIV 感染者に 推奨される組み合わせ	b 状況によって 推奨される組み合わせ
EFV/cobi/TAF/FTC	EVG/cobi/TDF/FTC
DTG/ABC/3TC	RAL+TDF/FTC
DTG+TAF/FTC	DTG+TDF/FTC
RAL+TAF/FTC	DRV+rtv+TDF/FTC
DRV+rtv+TAF/FTC	DRV/c+TDF/FTC
DRV/c+TAF/FTC	RPV/TDF/FTC
	RPV+TAF/FTC

る．精神・神経症状の進行もトキソプラズマ脳症ほど
急速ではない．治療に一時的に反応するものの予後不
良である．

神経病変
HIV 関連神経認知障害（HIV-associated neurocogni-
tive disorder：HAND）：HIV の中枢神経感染が持続
していると，末期に認識障害，記憶障害，意欲や自発
性の低下とともに認知症症状が進行し，歩行障害や失禁
も加わって寝たきりの状態となる．脳萎縮が高度である．
進行性多巣性白質脳症（progressive multifocal leu-
koencephalopathy：PML）：ヒトポリオーマウイルス
である JC ウイルスの日和見感染症である．大脳白質
の選択的な破壊が CT や MRI で認められ，病巣の部
位によっては対応する神経症状がみられる．
消耗症候群：持続性，あるいは間欠性の発熱や下痢が
続き，ほかに原因が見あたらずに 30 日以内に体重が
10％以上減少するものをいう．疲労感や筋力低下が
著明である．

治療
　治療は抗 HIV 薬の併用療法が原則で，①逆転写酵

素薬 2 剤とインテグラーゼ阻害薬 1 剤，②逆転写酵素
阻害薬 2 剤とリトナビルを併用したプロテアーゼ阻
害薬 1 剤，③核酸系逆転写酵素阻害薬 2 剤と非核酸系
逆転写酵素阻害薬 1 剤のいずれかによる ART（antiret-
roviral therapy）が標準である （㉗）．ART はきわめ
て強力で血中 HIV RNA は測定限界以下に低下し，
CD4$^+$T 細胞数は大幅に増加する．
　ART の開始時期を検討した結果，2015 年 WHO ガイ
ドライン，2017 年の DHHS ガイドライン，EACS ガ
イドラインはすべて CD4$^+$T 細胞数にかかわらず，す
べての HIV 感染症で ART を開始することが推奨され
ている．
　ART は強力な治療法であるが，治療を中断すると
測定限界以下に低下していた HIV が数か月以内に出
現してくるので，きちんと服薬させることが大切であ
る．体内の HIV を根絶させるに必要な治療期間につ
いてはまだわかっておらず，現在では無期限に治療を
継続するとされている．ART の成功には，服薬の維
持を目的とした 1 日 1 回投与可能な薬剤の組み合わ
せが重要である．合剤や血中あるいは細胞内半減期が
長いという薬物動態学的特徴を有する薬剤による
ART の組み合わせを示す （㉘）．
　ART ではさまざまな副作用に注意が必要である．
逆転写酵素阻害薬では脂肪肝，乳酸アシドーシス，発
熱・発疹などの過敏反応，ミトコンドリア障害など，
非核酸系逆転写酵素阻害薬では過敏反応，不眠，うつ
状態など，プロテアーゼ阻害薬では高血糖，脂質代謝異
常・脂肪付着異常（リポジストロフィ）などがある．プロ
テアーゼ阻害薬については十分にはわかっていない．
　CD4$^+$T 細胞数が 200/μL の時期はニューモシスチ
ス肺炎を発症する危険が高いので，ST 合剤内服かペ
ンタミジン吸入で発症予防を行う．ニューモシスチス
肺炎やクリプトコックス髄膜炎，トキソプラズマ脳症，
非定型抗酸菌症，サイトメガロウイルス感染症などが
発症し治療で一応治まった状態になっても，CD4$^+$T
細胞数が少ないあいだは再発予防の維持療法を続ける
必要がある．ART で CD4$^+$T 細胞数があるレベル以上

㉙ AIDS の日和見感染症の治療

感染症	治療薬
ニューモシスチス	ペンタミジン, ST 合剤
カンジダ	フルコナゾール
クリプトコックス	フルコナゾール, アムホテリシン B
トキソプラズマ	サルファ剤とピリメタミン併用
サイトメガロウイルス	ガンシクロビル
単純ヘルペスウイルス	アシクロビル
結核菌	INH, RFP, EB, SM
非定型抗酸菌	INH, RFP, EB, AMK, CS, CAM
クリプトスポリジウム	有効な薬剤なし
イソスポラ	ST 合剤

INH：イソニアジド, RFP：リファンピシン, EB：エタンブトール, SM：ストレプトマイシン, AMK：アミカシン, CS：サイクロセリン, CAM：クラリスロマイシン.

に回復すれば, 日和見感染症の発症予防や再発予防は中止する. 日和見感染の治療について㉙に示した.

予後

　AIDS が出現した当初は, 発症すると 1 年以内に 50 %, 2 年以内に 90 %が死亡していたが, AIDS を発症しても ART で CD4$^+$T 細胞数が 200/μL 以上にまで増加し, 免疫能が回復する例が増えている. また ART が奏効しているあいだは, 無症候性キャリアから AIDS への進展も阻止されるので, 予後は大幅に改善された.

ヒトパピローマウイルス感染症
human papillomavirus (HPV) infection

　ヒトパピローマ（乳頭腫）ウイルスは直径 50〜55 nm, 遺伝子として二本鎖 DNA をもち, 現在まで 60 以上の型のヒトパピローマウイルスが分離されている.

　HPV はヒトの上皮に感染していぼ（疣贅）をつくる. いぼにはさまざまな種類があるが, あるいぼから抽出した HPV は, これを感染させても決して別の種類のいぼをつくることはない.

　主ないぼの種類と, 原因となる HPV の型は, 尋常性いぼ（2 型, 7 型）, 扁平いぼ（3 型, 10 型）, 足底および手掌のいぼ（1 型, 4 型）, いぼ状上皮化生（5 型, 8 型, 12 型, 15 型, 17 型, 20 型など）, 尖圭コンジローム（6 型, 11 型, 54 型など）, 子宮頸部上皮内新生物（16 型, 18 型, 33 型, 58 型など）である.

　HPV のなかには発癌とかかわっているものもある. 有名なのは子宮頸癌で, ほとんどの子宮頸癌組織から 16 型, 18 型, 33 型などの *HPV* 遺伝子が検出される. いぼ状上皮化生も 30〜50 %が皮膚癌に移行するが, 癌組織内部には 5 型, 8 型, 17 型, 20 型などの遺伝子が見出される. HPV による癌化機構は, HPV の癌遺伝子が *p53* や *RB* などの癌抑制遺伝子と結合して機能を抑えるためとされている.

ウエストナイル熱 West Nile fever

　ウエストナイルウイルスは, アフリカ, 中近東, 西アジアで野鳥とカのあいだを循環しているフラビウイルスの一種で, コガタアカイエカやヤブカが媒介してヒトに感染すると, デング熱類似の症状を呈する. 潜伏期間は 1〜6 日で, 39 ℃を超える二峰性の発熱, 頭痛, 意識障害, 嘔吐, 腹痛, 筋肉痛, 筋力低下, 咳, 全身のリンパ節腫脹, 発疹などが主症状で, 高齢者では髄膜炎, 髄膜脳炎を引き起こすことがあり, この場合は予後不良の例がある.

　治療は対症療法が主体となるが, 抗ウイルス薬のリバビリンも有効である. ウエストナイル熱はアフリカから西アジアの流行地に限られていたが, 1999 年以来, ニューヨークでヒトやウマのあいだにウエストナイルウイルスの脳炎の流行がみられるようになった.

ヘンドラウイルス感染症 Hendra virus infection,
ニパウイルス感染症 Nipah virus infection

　ヘンドラウイルスはパラミクソウイルス科の一種で, オーストラリアのコウモリを自然宿主とし, ウマとヒトの感染例が報告されている. ヒトでは脳炎, 髄膜脳炎を発症する.

　ニパウイルスはヘンドラウイルスに類似のウイルスで, 1998〜1999 年にかけマレーシアの農園で流行した脳炎の原因ウイルスである. コウモリが自然宿主であるが, マレーシアではブタのあいだに大きな流行があり, ブタの血液や尿を介して多数の養豚業者が感染し, 致死率が 40 %と高く, 100 人以上が死亡した. 脳炎のほかに肺炎も起こしている. 流行地のブタ 100 万頭近くを屠殺して発生が止まった.

　ヘンドラウイルス, ニパウイルスともヒトからヒトへの感染は証明されていない.

（小林　治, 島田　馨）

●文献

1) Gold JWM, et al (eds)：Management of HIV-infected patient, Part I, HIV infection. *Med Clin North Am* 1996；80(6).

2) Gold JWM, et al (eds)：Management of HIV-infected patient, Part II, Infections and malignancies associated with HIV infection. *Med Clin North Am* 1997；81(2).

B ウイルス病 B virus disease

概念

- マカク属のサルに常在する B ウイルスによる熱性・神経性疾患で，人獣共通感染症である．
- サルによる咬傷や飛沫またはサル材料からの曝露により感染，感染部位周囲の水疱・潰瘍形成，局所リンパ節腫脹，上行性脊髄炎や脳炎症状をきたす．
- 治療には抗ヘルペスウイルス薬が有効である．治療しない場合，致死率は 70％ と高率である．
- 感染症法では，四類感染症に指定され，届出義務がある．

病因

B ウイルス（B virus）の正式な名称は Cercopithecine herpesvirus 1（CHV-1）であるが，一般に最初に感染した患者のイニシャルから B ウイルスと呼称される．B ウイルスはヘルペスウイルス科，アルファヘルペスウイルス亜科，シンプレックスウイルス属に分類され，直鎖状二本鎖 DNA ウイルスである．球状形態（直径 120 ～ 200 nm）を示し，エンベロープを有する．ヒトの単純ヘルペスウイルス 1 型（herpes simplex virus-1：HSV-1）と高い共通抗原性を示す．サル腎，ウサギ腎，HeLa 細胞などの培養細胞では細胞変性を伴いよく増殖し，融合巨細胞，好酸性核内封入体が出現する．実験動物ウサギは感受性が高く致死的である．ウイルスは 4℃ では安定であるが，40℃ を超す条件では失活しやすく，また有機溶剤で容易に感染性を喪失する．

疫学

アジア原産のマカク属サル（カニクイザル，アカゲザル，ニホンザルなど）は自然宿主である．未成熟サル類の感染例は少ないが，成熟に伴い感染率が上昇し，群飼育では性成熟までに 80 ～ 90％ が陽性となる．サルでは単純疱疹類似の疾患を引き起こし，致死的感染は例外的である．しかし，ヒトに感染すると，致命的な疾患（B ウイルス病）を引き起こす．

B ウイルスは，サルの三叉神経節や腰椎神経節に潜伏感染し，免疫抑制やストレスなどにより再活性化して，唾液や生殖器分泌液中に排泄され，ヒトへの感染源となる．ヒトへの感染経路は主に実験室，動物園あるいはペットのマカク属サルとの接触（咬傷，擦過傷）およびそれらのサルの唾液と粘液はヒト粘膜との接触（とびはね）により感染する．また，実験室ではサルに使用した注射針の針刺し，培養ガラス器具による外傷によっても感染する．

ヒトへの感染事例では，1932 年米国で研究者がアカゲザルに咬まれ，急性進行性髄膜脳炎で死亡した事例が最初の報告である．日本でのヒトでの感染例の報告はないが，世界での感染事例はこれまで 50 例程度とされている．通常ヒトからヒトへの感染はない．

臨床症状

サルによる咬傷などの接触後，症状発現までの潜伏期間は，早い場合 2 日，通常 2 ～ 5 週間である．早期症状としては，サルとの接触部位（外傷部）周囲の水疱性あるいは潰瘍性皮膚粘膜病変，接触部位の疼痛，掻痒感，所属リンパ節腫脹がみられる．中期症状としては，発熱，倦怠感，頭痛，眩暈，接触部位の感覚異常，接触部位側の筋力低下あるいは麻痺，嚥下困難などの神経症状を呈する．眼にサルの分泌物などがはねんだ際には結膜炎が観察される．晩期には副鼻腔炎，項部強直，持続する頭痛，悪心・嘔吐，下半身から上行性に麻痺が進行し，脳幹部症状として複視，構語障害，失語症，交差性麻痺および知覚障害，意識障害，脳炎症状をきたし，肺虚脱で死亡する．無治療での致死率は 70 ～ 80％．生存例でも重篤な神経障害が後遺症としてみられる．病理所見は，脳と脊髄の広範な変性や壊死，核内封入体が観察される．

診断

サルによる咬傷などの接触履歴や臨床症状を考慮したうえでの診断が重要である．検査室での診断は，創傷部，皮膚病変部，脊髄液，血清を用いて，ウイルスゲノムや特異抗体の検出，ウイルスの分離・同定により診断する．ウイルスゲノムの検出は PCR 法が用いられ，また，得られた増幅断片について塩基配列や制限酵素での切断パターンを解析し，他の近縁ヘルペスウイルスと鑑別する．特異抗体の検出は，血清サンプルは HSV-1 抗原で吸収後，ELISA 法やウェスタンブロット法を用いる．B ウイルスはヒトの HSV-1 と高い共通抗原性を示すため，交差反応に十分な注意が必要である．ウイルス分離・同定は BSL 3 以上の実験室で行われる．

治療・予後

治療および発症予防には，早期にアシクロビル，ガンシクロビル，バラシクロビルなどの抗ヘルペスウイルス薬の経口あるいは静脈内投与が有効である．米国の CDC/NIH から B ウイルス曝露後の発病予防・治療法に関するガイドラインが出ている．治療が遅れると重篤な神経後遺症が残る．

予防

感染予防には，サルをとり扱う者は飼育管理，防御衣類，消毒処置などに関するガイドラインを遵守する．動物実験には B ウイルスフリーの SPF（specific pathogen free）動物の使用および狭体板つきケージを使用し，麻酔下で防護衣，マスク，ゴーグル，手袋を着用したうえで慎重にとり扱う必要がある．ワクチ

ンは実用化されていない.

（胡　東良）

●文献

1) 長　文明（訳）：Bウイルスに接触し感染するかもしれない人のための予防法と治療法のガイドライン. オベリスク　1997；増：4.
2) 棚林　清：Bウイルス感染症とその対策. モダンメディア 2009；55：277.
3) 吉川泰弘：Bウイルス感染症（ヘルペスウイルスB感染症）. 木村　哲ほか（編）. 人獣共通感染症, 改訂版. 大阪：医薬ジャーナル社；2011. p.68.

重症急性呼吸器症候群

severe acute respiratory syndrome（SARS）

概念

- 2002年に中国広東省で出現し, 2003年, 世界で流行した新興感染症である. 現在は, 世界でヒト感染例の報告はない.
- 新型コロナウイルスであるSARSコロナウイルス（severe acute respiratory syndrome-coronavirus：SARS-CoV）による全身感染症で, 重症肺炎を併発する.
- 高齢者や基礎疾患のある患者は予後が悪い.
- 院内感染を起こしやすい.
- 感染症法では, 二類感染症に指定されている.

病因

病原体はSARSコロナウイルス（SARS-CoV）であり, 何らかの野生動物（コウモリなど）に由来すると推定されている.

病態生理

SARS-CoVは, ヒトの気管支や肺胞, 消化管などに発現しているアンジオテンシン変換酵素2（angiotensin converting enzyme 2：ACE2）とCD209L（L-SIGN）をレセプターとして感染する. ウイルスによる直接的な組織障害のほか, 多量のサイトカイン産生など過剰な免疫反応が病態に関与する.

病理

肺が最も強く障害され, 病理学的には, びまん性肺胞障害（diffuse alveolar damage：DAD）を呈する. 腸管上皮細胞にも感染が確認されている.

疫学

SARSは2002年11月に中国広東省で出現し, 翌2003年2月に香港のホテルの集団感染をきっかけに世界に拡散した. WHO主導の対策の結果, 同年7月終息した. この間, 世界で約8,000人が感染した（その約90％は中国からの報告）. 日本では患者は発生し

なかった. 本症は院内感染で広がりやすい. 2018年12月時点で, 世界で患者の報告はない.

臨床症状

2〜10日（中央値4〜5日）の潜伏期間の後, 38℃以上の発熱と, 悪寒, 筋肉痛, 頭痛, 倦怠感などのインフルエンザ様症状で発症する. 発症後3〜7日後に乾性咳嗽, 呼吸困難などの症状が出現し, 肺炎から急性呼吸促迫症候群（acute respiratory distress syndrome：ARDS）に至ることが多い. 下痢もみられる. 不顕性感染も報告されている. 小児は比較的軽症である.

検査

血液所見

末梢血リンパ球数および血小板数の減少, APTT延長, LDH, CPK, トランスアミナーゼの上昇, Na, Kの低下がみられる.

画像所見

胸部単純X線写真やCTでは, 肺にすりガラス状陰影や限局性浸潤影をみることが多く, 進行するとARDSの像を呈する.

診断

臨床診断

感染症法では, SARSが疑われる患者について, 鼻咽頭拭い液, 喀痰, 尿, 便のいずれかを検体として, 分離・同定による病原体の検出かPCR法により病原体の遺伝子が検出された場合, あるいは血清を用いてELISA法または蛍光抗体法によりIgM抗体もしくはIgG抗体もしくは中和試験により抗体が検出された場合に, 確定診断することとしている.

鑑別疾患

その他のウイルス性肺炎, 異型肺炎との鑑別が必要である.

治療

根本的な治療はないため, 対症療法が中心となる.

経過・予後

発病後1週間ほどで肺炎を呈する例が多い. その後, 約20％は病状が悪化しARDSに進行する. WHOに報告された致死率は9.6％である. 主な死因は重症呼吸不全, 多臓器不全, 二次性細菌感染症などである. 高齢者, 糖尿病, B型慢性肝炎, 慢性閉塞性肺疾患などが予後不良因子である.

予防

SARS-CoVは, 患者の気道分泌物, 便や尿から検出される. 感染は主に気道由来の飛沫を介して起こるが, 接触感染, 空気感染も起こりうるため, これらの経路を遮断する感染対策が必要である. ワクチンは実用化していない.

中東呼吸器症候群
Middle East respiratory syndrome（MERS）

概念
- 2012年にアラビア半島で最初に報告された新興感染症である.
- MERSコロナウイルス（Middle East respiratory syndrome-coronavirus：MERS-CoV）による全身感染症で，重症肺炎や腎不全を併発する.
- 高齢者や基礎疾患のある患者は予後が悪い.
- 院内感染を起こしやすい.
- 感染症法では二類感染症に分類されている.

病因
病原体はMERS-CoVであり，コウモリのコロナウイルスと近縁である. ヒトコブラクダが宿主と考えられ，ラクダからヒトに感染する. ヒト-ヒト感染もみられる.

病態生理
MERS-CoVは，ヒトの下気道上皮，肺胞上皮などに発現しているDPP4（dipeptidyl peptidase 4）をレセプターとして感染する. コレセプターとしてCEACAM5（carcinoembryonic antigen-related cell adhesion molecule 5）が指摘されている.

病理
重症例では肺炎，腎機能障害を合併する. ヒトの病理学的検討は少ないが，呼吸不全で死亡したヒトの肺の病理像はびまん性肺胞障害（diffuse alveolar damage：DAD）に一致し，肺胞上皮や気道上皮にウイルス抗原が検出された. 炎症性サイトカインの過剰産生や組織の低酸素が腎障害や多臓器不全の原因になる.

疫学
WHOによると，2012年の最初の報告以来，2018年12月までに2,266人の感染者と804人の死亡が確認されている. 感染者のうち1,888人（83％）がサウジアラビアからの報告である. 現在も中東において患者発生が続いている.

2015年5月～7月には，韓国で中東からの帰国者に端を発した医療関連感染が発生し，186人の感染者と38人の死亡が報告された.

ウイルスを保有するラクダとの直接的・間接的接触が感染の原因となるが，医療施設内でのヒト-ヒト感染の報告も多数ある. ヒト-ヒト感染の効率はよくないが，スーパースプレディング事例（1人の患者から多数の二次感染を生じる）もみられている.

臨床症状
潜伏期間は2～14日（中央値は5日程度）. 無症状例から急性呼吸促迫症候群（acute respiratory distress syndrome：ARDS）をきたす重症例まである.

典型的な病像は，発熱，咳嗽などから始まり，急速に肺炎を発症し，しばしば呼吸管理が必要となる. 下痢などの消化器症状のほか，多臓器不全（特に腎不全）や敗血症性ショックを伴う場合もある. 高齢者および糖尿病，腎不全などの基礎疾患をもつ人での重症化傾向がより高い.（感染症法による届出基準より引用）

検査
血液所見
白血球減少，リンパ球減少，血小板減少，AST，ALT，LDHの上昇，腎機能障害に伴うクレアチニンの上昇，DIC（disseminated intravascular coagulation：播種性血管内凝固）を示す所見などが見られる.

画像所見
肺炎を合併した例では，胸部画像上コンソリデーションや間質性陰影など多彩な所見を呈する.

診断
臨床診断
感染症法では，MERSが疑われる患者について，鼻腔吸引液，鼻腔拭い液，咽頭拭い液，喀痰，気道吸引液，肺胞洗浄液，剖検材料のいずれかを検体として，分離・同定による病原体の検出か，検体から直接のPCR法により病原体の少なくとも2つの遺伝子領域が確認された場合に，確定診断することとしている.

鑑別疾患
その他のウイルス性肺炎，異型肺炎との鑑別が必要である.

治療
根本的な治療はないため，対症療法が中心となる.

経過・予後
WHOに報告された症例の致死率は36％となる. 糖尿病，慢性心肺疾患，腎機能障害，肝機能障害，免疫抑制などの基礎疾患を有する人の予後が悪い.

予防
流行地域でのラクダとの接触を避け，食品衛生に注意する. 医療現場では，標準予防策に加え飛沫予防策を導入する. 患者のケアに当たる場合は目の防護と接触予防策も実施する. エアロゾルが発生する手技を行う場合は空気予防策を行う. ワクチンは実用化していない.

（川名明彦）

● 文献
1) Peiris M, et al（eds）：Severe Acute Respiratory Syndrome. Malden, Mass：Blackwell；2005.
2) McLean AR, et al（eds）：SARS：A Case Study in Emerging Infections. Oxford：Oxford University Press；2005.
3) World Health Organization：Severe acute respiratory

syndrome. http://www.who.int/topics/sars/en/

4) Assiri A, et al：Epidemiological, demographic, and clinical characteristics of 47 cases of Middle East respiratory syndrome coronavirus disease from Saudi Arabia：a descriptive study. *Lancet Infect Dis* 2013；13；752.

5) Zumula A, et al：Middle East respiratory syndrome. *Lancet* 2015；386；995.

6) Arabi YM, et al：Middle East respiratory syndrome.

New Engl J Med 2017；376：584.

7) 厚生労働省：感染症法に基づく医師及び獣医師の届出について．中東呼吸器症候（MERS）．
http://www.mhlw.go.jp/bunya/kenkou/kekkaku-kansenshou11/01-12-02.html

8) World Health Organization：Middle East respiratory syndrome（MERS-CoV）．
http://www.who.int/emergencies/mers-cov/en/

12 スピロヘータ感染症

梅毒 Syphilis

概念・病因
- スピロヘータ（*Treponema pallidum*：TP）が引き起こすさまざまな病態を総じて梅毒と呼ぶ．
- TPは細いらせん状の形態で太さ0.15 μm，長さ6〜15 μmであり，暗視野顕微鏡下で見ることができる．

病態生理
TPは陰部病変に多量に存在しており，それらが粘膜（陰部，口腔，皮膚の傷）から直接侵入するため，多くの感染経路は性交渉である．

上皮からリンパまたは血流を介してTPは全身性に播種する．第1期梅毒では閉塞性動脈内膜炎を引き起こし，血管性病変を引き起こす．第2期以降になると肉芽腫などさまざまな病変を引き起こす．

疫学
治療は安価に行えるが，世界的に罹患者は広がっている．WHOの2014年の報告では世界55か国のデータで成人罹患率は平均25.1（人口10万対）だが，その値や男女比は地域により大きく異なる．

わが国では感染症法の五類感染症として全数届出をされている．近年，増加傾向にあり，同性間だけでなく，異性間での感染拡大が懸念されている．

臨床症状・合併症
"the great imitator"と呼ばれ，多種多様な症状を引き起こす．さまざまな皮疹を起こすが，手掌・足底にも認めるのは特徴的である（❶）．

梅毒の病期は感染してからの時期により区別される．

第1期梅毒
感染の約3週間後（10〜90日），陰部や口腔に疼痛を伴わない潰瘍病変（下疳）を形成する．

第2期梅毒
感染の約3か月後（15〜90日），発熱，全身性発疹やリンパ節腫脹を起こす．その他，脱毛，肝炎，骨膜炎，腎炎，髄膜炎，脳神経障害など多彩な症状を示す．

潜伏梅毒
感染後，第3期梅毒の症状が出るまでの無症候期間をさす．感染後1年までを早期潜伏梅毒，感染後1年以上経過していれば後期潜伏梅毒と呼ぶ．

第3期梅毒
感染後，通常は数年〜30年を経て生じる臓器障害である．神経梅毒（慢性髄膜炎，脊髄癆），心血管梅毒（動脈瘤），ゴム腫を呈する．神経梅毒では片麻痺や失語，けいれんを生じる．また，脳実質や脊髄への直接障害が起こると，進行麻痺，人格変化や情緒，感覚の異常，異常反射を起こす．

無治療でも第1期，第2期は無症候の状態（潜伏梅毒）に落ち着くが，TPが体内に残っている限り症状が再発したり，第3期へと進行したりする．

眼梅毒では，ぶどう膜炎（前眼部）も視神経炎（後眼部）のどちらも引き起こす．

先天梅毒は，梅毒に罹患している母親が適切に治療を受けていない場合に，子宮内で胎児がTPに感染して起こる．骨軟骨炎，皮膚病変，溶血性貧血，黄疸，肝脾腫などがよく知られる所見である．母児の垂直感染は経胎盤的に起こり，第1〜2期，そして晩期潜伏梅毒（感染後4年まで）でも生じる．

検査・診断
TPの人工培養法は確立していない．陰部病変から得た検体により直接鏡検（暗視野法）でスピロヘータを確認するかDNAでの同定が可能だが，一般的には血清学検査で診断する．

感染の有無を確認するには非トレポネーマ検査とトレポネーマ検査を組み合わせる．

非トレポネーマ検査（RPR，VDRLなど）
病勢や治療により値が変化し，感染から陽性まで3〜6週間を要する．半年〜1年で変動し，4倍以上の上昇は新規感染や再感染，4倍以上の低下は治療成功（改善）と判断する．第2期梅毒ではほとんどが陽性

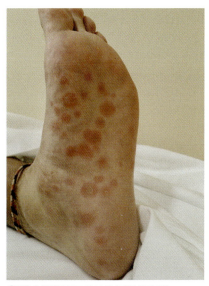

❶ 第2期梅毒における足底の皮疹

となるが，第3期梅毒では感度が低下する．また「生物学的偽陽性」と呼ばれる現象があり，非トレポネーマ検査は陽性だが，トレポネーマ検査は陰性となる．妊娠，膠原病，ウイルス感染症（HIV感染症など），Hansen病，高齢者，ワクチン接種などで生じる．

トレポネーマ検査（TPHA, FTA-ABS, TPLA など）

トレポネーマに感染すれば終生陽性となり，病勢や治療により値は変化しない．

他の性行為感染症があれば同じ感染リスクをもつ梅毒について精査を行う．逆に梅毒と診断した場合，HIV感染症など他の性行為感染症についても精査する．

治療

治療の基本はペニシリン系薬剤であるが，病期により投与方法が異なる．わが国では国際的に広く使用される筋注ペニシリン（ベンザチンペニシリンG）が使用できない．

第1期，第2期，および潜伏梅毒では経口ペニシリンをやむなく使用するが，半減期が短い．そこで，尿排出が遅延されて効果が持続することを期待してプロベネシドを併用する．

第3期梅毒ではベンジルペニシリンカリウムの静注，またはセフトリアキソンの静注を使用する．

経過・予後

梅毒治療の効果があれば非トレポネーマ検査の値が低下する．治療開始時の1/4以下まで値が低下すれば奏効したと考える．一般的にトレポネーマ検査は治療をしても変化せず陰性化もしないが，早期梅毒で治療した場合には陰性化することもある．神経梅毒については治療が奏効すれば髄液細胞数の低下が認められる．

治療後も感染防御の免疫ができないので，再感染は何度でも起こる．

予防

性交渉などで梅毒がヒト-ヒト感染を起こすのは第1〜2期および早期潜伏梅毒（感染後1年まで）とされる．パートナーの検査や治療を同時に行わなければ再感染を起こしうる．再感染を防ぐため，性交渉ではコンドームなどを適切に使用し，陰部病変を見つけた場合は早期に受診するように勧める．

レプトスピラ症（Weil病）
leptospirosis（Weil's disease）

概念・病因

● レプトスピラ症はスピロヘータの病原性レプトスピラ（主に *Leptospira interrogans*）が体内に侵入して引き起こす人獣共通感染症である．

● レプトスピラは病原性のないものまで含めれば20種以上を認め，さらにそれぞれに血清型があり250種以上を数える．

● 細いらせん状で直径 $0.1\,\mu m$，長さ $6\sim20\,\mu m$．両端または一端がフック状に曲がっており，暗視野顕微鏡下で活発に運動するところが観察できる．

病態生理

レプトスピラが皮膚の傷や粘膜から体内に侵入し，血流を介して全身に播種する．そこで血管内皮障害および血管炎，出血を引き起こすため，さまざまな症状を引き起こす．さらに病期が進行すると，免疫学的機序が症状を増強するとされる．

疫学

世界に広く分布しており，野生のげっ歯類（ネズミ，マングースなど）が主な自然宿主となるが，イヌ，ウシなど幅広い動物に感染する．保菌動物からは持続的に尿から細菌が排出され，直接ヒトに感染を起こしたり，汚染された土壌や水を介して感染を起こす．

動物ごとに感染する血清型に傾向があるが，その関係は絶対的なものではない．

わが国では感染症法で四類感染症として全例報告されており，その約半数は沖縄県からの報告である．

臨床症状

約90％は自然軽快する軽症例であるが，約10％は腎不全，肝障害を引き起こすWeil病や髄膜炎を合併する重症例となり，その重症度は幅広い．

汚染された淡水などとの接触後，平均10日間（5〜14日）の潜伏期間ののちに発症する．発熱，頭痛，筋肉痛，眼脂を伴わない眼球結膜充血を起こすのが特徴的である．腹痛や嘔吐，下痢，咳嗽などを起こす例もあるが，発疹は珍しい．

軽症型

発症早期には発熱とともに菌血症期（leptospiremic phase）として血液（および髄液）で菌を検出できる．これが4〜9日間持続してから数日解熱する．

引き続き免疫期（immune phase）の発熱が数日続く．このときには尿中から菌体を認めるようになり，IgM抗体も検出される．

髄膜炎型

頭痛は頻繁に起こる症状だが，特に強い髄膜刺激症状や意識障害を認め，腰椎穿刺にて無菌性髄膜炎の所見を認めることがある．免疫期での症状に特徴的であるが，髄液からの培養は菌血症期のほうが検出されやすい．

重症型

免疫期に重篤な臓器障害を伴う．特に肝障害と腎機能を起こしたものをWeil病と呼ぶ．

菌血症期を過ぎて4〜5日後より黄疸，腎機能障害

による乏尿，意識障害，呼吸不全（ARDS や出血性肺臓炎）を起こし，さらに出血傾向を伴う．この場合，致死率は 5〜40 ％にまでのぼる．

検査・診断

培養検査

菌体は血液や髄液，尿から検出できるが，Korthof 培地や EMJH 培地などの選択培地を使用する．検出までには数週間を要する．抗菌薬投与後には著しく感度が低下するので，治療開始前に検体採取することが重要である．

塗抹検査

血液または尿検体を暗視野法で直接鏡検することでらせん菌を確認することができるが，感度は低い．

血清検査

一般的に使用される診断法である．急性期と回復期のペア血清を用いて顕微鏡的凝集試験（MAT）を調べる．血清型または血清群特異的な抗体価の上昇を比較できるため，特に流行地域では患者が既感染であるかどうかも含めて確認できる．早期診断のため IgM 抗体を検出する方法も用いられるが，MAT での確認を要する．

遺伝子検査

IgM 抗体ができる前に PCR 法を用いて血液または髄液から病原体を検出することもできる．尿からは感染 1 週間後が望ましいと考えられる．

治療

軽症である場合にはドキシサイクリンによる経口抗菌薬での治療も可能である（7〜10 日間）．しかし入院を要する状態であれば，点滴静注によるペニシリン系薬剤（アンピシリンなど）での治療が適切と考えられる．

抗菌薬投与開始直後に発熱，血圧低下を起こすことがある（Jarisch-Herxheimer 反応）が，通常は補液などで対処できる．

予防

曝露を防ぐ方法として，汚染された淡水や動物との直接接触を避ける．

罹患しても終生免疫は獲得されないため何度でも罹患する．特定の血清型に対する不活化ワクチンもあるが，血清型が合致しない場合の効果は不十分とされる．

曝露が避けられない場合には，ドキシサイクリンの予防内服も有効とされる．

（椎木創一）

● 文献

1) WHO：Report on global sexually transmitted infection surveillance 2015.

2) Hook EW 3 Rd：Syphilis. *Lancet* 2017；389：1550.

3) Tsuha S, et al：Clinical characteristics of laboratory-confirmed leptospirosis in Okinawa, Japan., 1974-2015：high incidence of Jarisch-Herxheimer reaction. *Trans R Soc Trop Med Hyg* 2016；110：558.

4) Cleri DJ, et al：Fever of unknown origin due to zoonoses. *Infect Dis Clin N Am* 2007；21：963.

ライム病 Lyme disease

概念

● ライム病とは，ライム病ボレリアによる人獣共通感染症で，野生の哺乳類を自然宿主とし，マダニによって媒介される．

● 臨床像は，刺咬部位に限局した遊走性紅斑で始まる第 1 期，全身播種し，発熱，皮疹，関節炎，顔面神経麻痺などを呈する第 2 期，限局した臓器で慢性症状を繰り返す第 3 期に分かれる．

● 国内に未診断のライム病患者が潜在している可能性がある．

病因・疫学

ライム病ボレリア（*Borrelia burgdorferi* sensu lato）には，少なくとも 13 の種があるが，うち *B. burgdorferi* sensu stricto，*B. garinii*，*B. afzelii* に病原性がある（❷）．

ライム病は，人獣共通感染症である．野生のシカやその他の小哺乳類がライム病ボレリアを保有しており，これらを吸血するマダニ（*Ixodes* 属：硬ダニ）によって媒介される．マダニの経卵伝播はない．北半球の北米，欧州，アジアに広く分布している．国内では，北海道や中部山岳地帯に多いとされてきたが，東北，関東，関西，中国，九州からも報告がある．欧米からの輸入症例も含め，年間 10〜15 人ほどの新規感染者が報告されている．国内の主要な媒介ベクターであるシュルツェ・マダニ（*I. persulcatus*）のライム病ボレリア保有率（7〜22 ％）が欧米並みであることから，未診断のライム病患者が潜在している可能性が高い．

感染初期に皮膚刺咬部位に強い炎症反応が惹起される．その後，血行性に全身臓器へ広がるが，回帰熱ボレリアに比べ，菌血症の程度は低い．限局した臓器に持続感染し，炎症が遷延する．病理像としては，リンパ細胞・形質細胞の浸潤，血管炎，血管閉塞を認める．急性期の免疫反応にもかかわらず，ライム病ボレリアは，表面蛋白を変容，もしくは発現を最小限に抑えることで全身播種し，慢性持続感染が成立すると考えられている．

臨床症状

梅毒スピロヘータと同様に無治療で慢性持続感染を

❷ ボレリア感染症に関連するボレリア種，媒介節足動物，宿主および地理的分布

			ボレリア種	媒介節足動物	宿主	分布地域
回帰熱ボレリア	ヒトで集団発生	シラミ媒介性回帰熱（LBRF）古典型回帰熱をきたすもの	*Borrelia recurrentis*	*Pediculus humanus*	ヒトのみ	アフリカ東部（かつては全世界）
	人獣共通感染症	ヒメダニ媒介性回帰熱（TBRF）古典型回帰熱をきたすもの	*Borrelia hermsii*	*Ornithodoros hermsi*	げっ歯類	カナダ，米国西部
			Borrelia turicatae	*Ornithodoros turicata*		米国南西部
			Borrelia parkeri	*Ornithodoros parkeri*		米国西部
			Borrelia mazzottii	*Ornithodoros talaje*		米国南西部，メキシコ，中南米
			Borrelia venezuelensis	*Ornithodoros rudis*		中南米
			Borrelia duttonii	*Ornithodoros moubata*		アフリカ中部，東部，南部
			Borrelia hispanica	*Ornithodoros marocanus*		アフリカ北部，欧州南西部
			Borrelia crocidurae	*Ornithodoros erraticus*		アフリカ東部，北部，地中海沿岸部
			Borrelia persica	*Ornithodoros tholozani*		中東，中央アジア
			Borrelia caucasica	*Ornithodoros verrucosus*		中央アジア
		ボレリア・ミヤモトイ病（BMD）新興回帰熱をきたすもの	*Borrelia miyamotoi*	*Ixodes ricinus, I. persulcatus, I. scapularis, I. pacificus, I. pavlovskyi*	シカ	欧州，米国，ロシア，アジア，日本
				Ixodes ovatus		ほぼ全国的（沖縄，南西諸島除く）
		病原性が不明なもの	*Borrelia lonestari* など	*Amblyomma americanum*		米国南部，北海道（知床）
ライム病ボレリア	人獣共通感染症	ライム病をきたすもの	*Borrelia burgdorferi sensu stricto*	*Ixodes scapularis, I. pacificus, I. dentatus,*	げっ歯類	欧州，北米
			Borrelia garinii Borrelia afzelii	*Ixodes ricinius, I. hexagonus, I. persulcatus, I. uriae*		欧州，アジア，日本
				Ixodes persulcatus, I. ricinus, I. nipponensis		欧州，アジア，日本
		病原性が不明なもの	*Borrelia japonica* など	*Ixodes ovatus*		全国

（福長将仁ほか：ボレリアと宿主，媒介動物のインターフェイスにおける発現調節．日本細菌学雑誌 2010；65：344 をもとに筆者加筆．）

きたすことから，病期に分けて臨床像を整理すると理解しやすい（❸）．第2期以降の症状は多彩で，診断に難渋する．

第1期（早期限局性感染）

マダニの刺咬部位を中心に丘疹で始まり，遠心性に急速に拡大（通常5～10 cm）する遊走性紅斑（erythema migrans：EM）は特徴的な症状であり，診断的価値が高い．環状型の紅斑が多いが（❹），内側が均一の場合もある．小水疱，膿疱，熱感，痛みを伴い蜂窩織炎様の症状を呈することもある．また，局所のリンパ節腫脹を伴う．

第2期（早期播種性感染）

数日から数週間で，血行性に全身播種し，責任臓器が不明の発熱，筋痛，倦怠感を呈す．患者は，しばし

ば，このタイミングで医療機関を受診する．この時期の皮疹は，第1期のEMと類似するが，複数個所に認める．また，浸潤した臓器によって，顔面神経麻痺，関節炎，筋肉炎，結膜炎，肝炎，咳嗽，血尿・蛋白尿などの多彩な臨床像を呈する．

第3期（晩期持続感染）

数か月から数年の潜伏期を経て，皮膚，関節，神経系などの比較的限られた臓器へ持続感染し，慢性症状を繰り返す．EMの既往はなく，脳神経麻痺などの神経症状を主訴に受診する場合もある．関節では，膝などの大きな関節に間欠的腫脹と疼痛を呈する．

ライム病後症候（post-Lyme disease syndrome）

抗菌薬治療後に数か月間，客観的所見に乏しい，倦怠感，軽度の関節症状などの症状を呈するもので，活

❸ ライム病の臨床病期

	早期症状		晩期症状	ライム病後症候 (post-Lyme disease syndrome)
	限局性感染（第1期）	播種性感染（第2期）	持続感染（第3期）	活動性の感染はない
	数日後	数日〜数週間後	数か月〜数年後の潜伏期を経て慢性症状が出現	抗菌薬治療後に出現
皮膚	刺咬部位に局在する遊走性紅斑	複数個所に遊走性紅斑	慢性萎縮性肢端皮膚炎	
筋・骨格		関節炎，筋肉炎	大関節の慢性関節炎	軽度の関節症状
神経		顔面神経麻痺，脳炎，髄膜炎，神経根炎	末梢神経障害，慢性脳脊髄炎	
眼		結膜炎，眼内炎	視神経萎縮	
循環器		房室ブロック，心膜炎	房室ブロック	
その他	局所リンパ節腫脹	発熱，倦怠感，肝炎，咳嗽，血尿・蛋白尿など		倦怠感
鑑別	刺虫症，蜂窩織炎	多形滲出性紅斑，Bell麻痺，Ramsay Hunt症候群，ウイルス性髄膜炎，インフルエンザ，不明熱など	関節リウマチ，不明熱	慢性疲労症候群，線維筋痛症

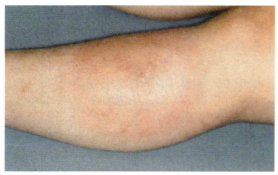

❹ 北海道でマダニ刺咬の後に生じた慢性遊走性紅斑

（馬場俊一：ライム病の臨床と保険診療の課題．医学のあゆみ 2010；232：141.）

動性の感染とは異なる病態が関与している．

検査・診断

ライム病の診断は，流行地への渡航歴，マダニ刺咬歴や臨床像から，ライム病が疑われる患者において，紅斑部の皮膚，もしくは髄液（脳炎，髄膜炎の場合）より分離・同定（BSK-II特殊培地が必要），もしくはPCR法による病原体遺伝子の検出がされた場合，あるいは血清を用いたウェスタンブロット法によって抗ライム病ボレリア抗体が証明された場合に確定診断とする．ただし，急性期における血清検査の感度は低く，2〜4週間後の回復期血清が必要となる．また，感染晩期の患者から培養・同定されることはほとんどない．これらの検査は，各都道府県の衛生研究所，もしくは国立感染症研究所で検査可能である．

治療

基本はドキシサイクリン，アモキシシリン（特に小児と妊婦）などの抗菌薬の経口投与である．ただし，神経症状のある患者や，初期の経口抗菌薬治療で関節所見が遷延する患者，房室ブロックのある患者については，第三世代セフェム系やペニシリンGなどの静注投与（4週間）を行う．

早期の神経症状は，抗菌薬治療開始後数週間で症状の改善を認めるが，晩期の神経症状は，症状改善に数か月の時間がかかる．早期の播種性感染が疑われる患者へ抗菌薬治療を開始する際には，Jarisch-Herxheimer反応の出現に注意する．抗菌薬治療後も関節炎が遷延する抗菌薬難治例やライム病後症候については，不要な抗菌薬の追加投与は避ける．

予防

DEETを含む虫よけを使用するなどをして，ダニへの曝露を回避することが基本である．また，曝露後には，シャワーを浴びるなどをして清潔を保ち，特に下肢，陰部，腋窩にダニが付着していないか確認する．ライム病ボレリアの伝播には時間がかかるので，24時間以内にダニを除去すれば，感染は回避できる．もし，すでに吸血したダニを認めた場合は，ドキシサイクリンの予防投与を考慮する．感染症法では四類感染症に指定され，診断した医師は直ちに最寄りの保健所に届ける義務がある．

（有吉紅也）

鼠咬症 rat bite fever

概念・病因

●げっ歯類が口腔内に有する *Streptobacillus*

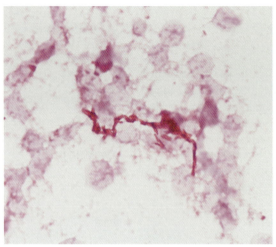

❺ *Streptobacillus moniliformis*（血液培養 グラム染色，×1,000）

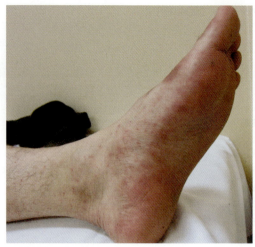

❻ 鼠咬症による皮疹

moniliformis や *Spirillum minus* が感染することによって起こる人獣共通感染症である．

- *S. moniliformis* は運動性のないグラム陰性桿菌で太さ 0.3〜0.7 μm，長さが 1〜5 μm であり，グラム染色で鏡検すると多形性の菌が長くつながったように見える（❺）．
- *S. minus* は長さが 3〜5 μm のらせん状のグラム陰性菌で，暗視野顕微鏡で運動するところを鏡検できるが，人工的に培養する方法が現時点では確立していない．

病態生理

鼠に咬まれたり引っ掻かれた傷から菌体が侵入して，体内で播種することで症状を引き起こす．

疫学

S. moniliformis は米国や欧州で報告されアジアでは少ないが，近年の輸送網の発達などによりわが国でも検出報告がある．*S. minus* はアジアに多く米国では認められず，わが国ではその感染症は「鼠毒（sodoku）」と呼ばれていた．

臨床症状

鼠に噛まれてから潜伏期間を経て，急な発熱，悪寒，頭痛，嘔吐などとともに全身性に発疹を認める．皮疹は四肢を中心に認め，手掌・足底にまで及ぶところが特徴的である（❻）．

S. moniliformis の潜伏期間は 10 日に満たないことが多いが，*S. minus* では 1〜3 週間とやや長い．また，*S. moniliformis* では関節炎を認めるが *S. minus* では少ないとされ，所属リンパ節腫脹は *S. minus* で認めやすい．

咬まれた部位は自然治癒するが，*S. minus* では潰瘍形成を伴うことがある．

検査・診断

S. minus は培養検査で検出できないので，鼠に曝露した病歴と発熱，発疹をもとにして本疾患を疑う．

鑑別診断としてはレプトスピラ症やリケッチア症，第 2 期梅毒などがあげられる．

血液や関節液から直接菌体をグラム染色で認めることもあるが，通常は *S. moniliformis* であれば培養検査による分離・同定で行う．

血液培養ボトル内の SPS（sodium polyanethol sulfonate）は菌体の発育を阻害するとされるので，採血量を十分に確保し，培養期間を最低 1 週間は確保する．

合併症

どちらの起因菌でも血管内感染症，特に心内膜炎の合併報告がある．また，心筋炎，胸水貯留，肝炎，髄膜炎などの報告もある．

治療

特に治療がなくても 3〜5 日で自然解熱し，そのほかの症状も数週間で改善するが，再発を起こすことがある．一方，無治療では死亡率約 10％ との報告もある．

どちらの菌であってもペニシリン系薬剤で治療できるが，アレルギーがある場合にはテトラサイクリン系薬剤を用いる．

S. minus の場合は最初の薬剤投与後に Jarisch-Herxheimer 反応（発熱，血圧低下など）を引き起こすことがある．

予防

げっ歯類を扱う場合には手袋などの防護具を使用する．咬まれた場合，十分に傷口を流水で洗浄する．効果については明確ではないが，予防的にペニシリン系薬剤の内服を行うことも考慮される．汚染されたミルクでの発生報告もあるので，無殺菌の乳製品の摂取は

避ける．

（椎木創一）

●文献
1) Elliott SP：Rat bite fever and *Streptobacillus moniliformis*. Clin Microbiol Review 2007；20：13.
2) Cleri DJ, et al：Fever of unknown origin due to zoonoses. Infect Dis Clin N Am 2007；21：963.

回帰熱　relapsing fever

概念
- 回帰熱とは，ボレリア（*Borrelia*）属細菌による感染症で，その名のとおり，繰り返す発熱を特徴とする．
- 古典的回帰熱のシラミ媒介性回帰熱（LBRF）とヒメダニ媒介性回帰熱（TBRF）に加え，近年，マダニ媒介性の新興回帰熱，ボレリア・ミヤモトイ病（BMD）の存在が明らかになってきた．
- LBRFはヒトが宿主であるのに対し，TBRFとBMDは人獣共通感染症である．LBRFとTBRFは輸入感染症であるが，BMDは国内に存在している．

病因・疫学
LBRFは，ヒトを宿主とする *Borrelia recurrentis* による感染症で，シラミ（*Pediculus humanus*）によって媒介される．戦争，難民キャンプ，路上生活など，シラミが発生する劣悪な環境で流行する．

TBRFは，人獣共通感染症である．自然界のげっ歯類動物が，北米大陸の *B. hermsii*，アフリカ大陸の *B. duttonii* など，世界中で少なくとも20種の回帰熱ボレリアを保有しており，これらを吸血するヒメダニ（*Ornithodoros* 属：軟ダニ）によって媒介される．オーストラリアと南極大陸を除くすべての大陸に蔓延地域がある（❷〈p.160〉）．

BMDは，シカを宿主とする *B. miyamotoi* による人獣共通感染症で，マダニ（*Ixodes* 属：硬ダニ）で媒介される．近年，ロシア，欧州，米国，日本で症例が報告されるようになってきた新興の回帰熱であり，古典的回帰熱（LBRF，TBRF）と区別される．

回帰熱の特徴的病態は，高度な菌血症（LBRFでは $1×10^5$ 菌体/μL という報告もある）と，それに伴う発熱が繰り返されることである．菌血症を繰り返すメカニズムは，プラスミド上の *vmp* 遺伝子の組換えにより，膜蛋白抗原が突発的に変容し，宿主免疫からエスケープされることが考えられている．

抗菌薬により破壊された血中の菌体成分によってサイトカインストームが誘導され，発熱，戦慄，白血球減少やショック状態に陥ることがある（Jarisch-

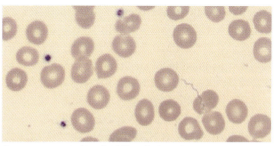

❼ モロッコから帰国後発熱と腹痛で受診した発熱期の末梢血塗抹検鏡写真（13歳，女児）

スピロヘータが認められ，16S rRNA遺伝子シークエンス検査で *B. hispanica*（スペイン回帰熱ボレリア）と判明．
(Leen I, et al：A 13-year old girl with pancytopenia at the presentation of a *Borrelia hispanica* infection：a case report and review of the literature. J Med Case Rep 2017；11：51.)

Herxheimer〈JH〉反応）．

臨床症状
7日（2〜18日）の潜伏期間を経て，約3日（2〜7日）の発熱を繰り返す．解熱期間は約7日程度で，無治療で経過すると，LBRFの場合は1回程度，TBRFの場合は30回まで発熱を繰り返す．LBRFの致死率は10〜40％であり，TBRF（5％以下）よりも高く，重症化する傾向が高い．責任臓器が明らかでない全身感染症の臨床像をとる．ほかに筋痛，関節痛，頭痛，めまい，嘔吐を呈することがある．身体所見としては，リンパ節腫脹，肝脾腫がある．皮疹もみられることがある．まれに，意識障害，リンパ球性髄膜炎，脳神経麻痺，けいれんなどの中枢神経症状や，虹彩炎，眼内炎，急性呼吸促迫症候群（ARDS），心筋炎・不整脈などの報告がある．妊婦における回帰熱は，重症化することがある．BMDの臨床像は，まだ，報告症例が少なく明らかでないが，発熱の再発は，古典型回帰熱に比べて起こり難い．未診断で不用意に抗菌薬を投与されるとJH反応をきたし，敗血症と誤診されることがある．

検査・診断・鑑別診断
LBRF，TBRFは輸入感染症である．責任臓器が明らかでない熱性疾患で，流行地への渡航歴，ダニやシラミへの曝露歴があれば疑う．鑑別診断としては，リケッチア症，マラリア，デング熱，肝炎前駆期，腸チフス，レプトスピラ症などを考える．その他，膠原病や悪性腫瘍などの不明熱の原因疾患も鑑別に入る．神経所見は，ライム病と類似することがある．

確定診断は，発熱期の末梢血のギムザ染色もしくはWright blood染色の塗抹検鏡でのスピロヘータの同定であるが，解熱期の感度は下がる（❼）．また，16SrRNA遺伝子をターゲットとするPCRも確定診断に用いられる．血清診断として，glycerophosphodiester phosphodiesterase（GlpQ）を用いた抗体検査（抗体上昇が4倍以上）が簡易的に用いられるが，古典型回帰熱ボレリアとBMDを区別できない．培養は，特殊培地（modified kelly mediumなど）を必要とし臨床現場での実施は困難である．中枢神経系の症状がある場合は，髄液中の細胞や蛋白が上昇する．また，髄液中にスピロヘータを同定することもある．

これらの検査は，各都道府県の衛生研究所，もしくは国立感染症研究所で検査可能である．

治療

基本は，ドキシサイクリンなどのテトラサイクリン系の経口抗菌薬で治療する．第二選択としては，エリスロマイシンなどのマクロライド系があるが，キノロン系やアミノグリコシド系は感受性が低い．不十分な抗菌薬投与や，中枢神経系感染が再発の原因となり得る．髄膜炎など中枢神経系の感染がある場合には，ペニシリンGや第三世代セフェム系（セフトリアキソンなど）の点滴静注を14日間行う．

約半数の患者で，初回投与の2時間以内にJH反応が出現する．ショック，死亡に至る場合があり，特に注意を要する．抗菌薬の種類やステロイドの併用は，JH反応のリスクを軽減しない．

予防

DEETを含むスプレーを使用するなどして，媒介動物の曝露を回避することが基本である．シラミ対策駆除には，低用量のマラチオン（有機リン・有機硫黄系殺虫剤）が使われる．また，ダニ咬傷の患者に対して，ドキシサイクリンの予防投与を考慮してもよい．感染症法では四類感染症に指定され，診断した医師は直ちに最寄りの保健所に届出る義務がある．

（有吉紅也）

13 原虫性疾患

赤痢アメーバ症 amebiasis

概念
- 赤痢アメーバ症は原虫に属する *Entamoeba histolytica* の経口感染によって引き起こされる大腸炎と肝膿瘍に代表される腸管外感染症に大別される.
- 流行地域にて *E. histolytica* に汚染された飲食物の摂取により発症するケースと並んで, 主に男性同性愛者を中心とした性的接触による性感染症としての側面も知られている.

病因
E. histolytica は赤痢アメーバ症の病因となる原虫であり, 囊子 (cyst) と栄養体 (trophozoite) の2つの形態からなる生活史をもつ.

汚染された水や食べ物の摂取, あるいは性行為時の糞口接触によってとり込まれた囊子は, 小腸へ到達すると栄養型へ変化し, 分裂・増殖を繰り返す. 栄養型アメーバは, 大腸にて潰瘍病変を形成するとともに, 大腸粘膜からの分泌物を亢進させる.

E. histolytica 以外に腸管に定着するものとして *Entamoeba dispar* が知られているが, 病的意義は一般的にはないと考えられている.

臨床症状
赤痢アメーバ大腸炎
一般的に1～3週間の亜急性の経過をとる. 典型的な臨床症状として, 粘血便(❶)を伴う下痢, テネスムス, 排便時の下腹部痛があげられる. 症状の程度は軽度から重度に至るものまでさまざまである. 腸管外合併症のない赤痢アメーバ大腸炎症例において発熱の頻度は少ないといわれている. 重症症例では腸管穿孔から腹膜炎に至るリスクがある.

赤痢アメーバ肝膿瘍
1～2週間の経過で右季肋部痛や発熱, 盗汗が出現する. 心窩部や右胸部, 右肩甲骨部の疼痛を訴える場合や咳嗽, 体重減少を伴うこともある. 下痢症状は必ずしも伴わない. また, 発症初期には発熱以外の症状を欠くことから診断に難渋することがある.

検査
便検査
粘血便を伴う赤痢アメーバ大腸炎症例の多くでは, 栄養型が光学顕微鏡で直接塗抹法により観察される. 活発に偽足を出して赤血球を貪食する栄養型を観察するためには, 排便1～2時間以内の便検体を鏡検する必要がある. 観察までの間, 便検体は37℃程度に保温されていることも重要である. 直接鏡検は簡便だが, 形態学的に *E. histolytica* と *E. dispar* の鑑別は不可能である.

下部消化管内視鏡検査
病変の主座は大腸で, 直腸やS状結腸, 盲腸および上行結腸に潰瘍所見が認められる. 潰瘍病変の分布は巣状である. 内視鏡所見の特徴として潰瘍周囲の浮腫状隆起, 潰瘍底のクリーム状白苔があげられる(❷). 診断確定のため生検を行い組織学的評価が必要である. 腸管穿孔のリスクがあるため, 内視鏡検査実施に際して慎重を要する.

腹部超音波, CT
赤痢アメーバ肝膿瘍症例では境界明瞭な hypoechotic mass が腹部超音波検査で確認できる. 造影CTでは膿瘍壁の造影効果を伴った低吸収域の楕円形領域を

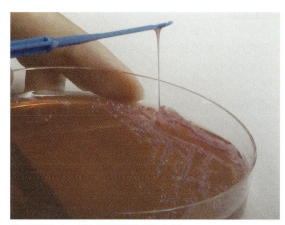

❶ 赤痢アメーバ大腸炎患者の粘血便

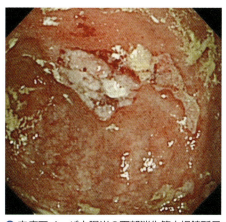

❷ 赤痢アメーバ大腸炎の下部消化管内視鏡所見

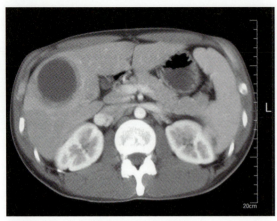
❸ 赤痢アメーバ肝膿瘍の造影 CT 所見

認める（❸）．治療後，症状が改善した後も所見が長期間残存することがある．

血清学的検査
血清赤痢アメーバ抗体は，*E. histolytica* による感染のときのみ陽転化することから，*E. dispar* との鑑別に有用である．赤痢アメーバ肝膿瘍症例における感度は高い．

抗原検査，遺伝子検査
わが国では研究機関など限られた施設でしか実施できないが，腸液や糞便を用いた *E. histolytica* の抗原検出検査や遺伝子増幅（polymerase chain reaction：PCR）法が開発されており，その感度も非常に良好である．

治療
メトロニダゾール
腸炎および肝膿瘍を含めた腸管外病変に対する第一選択薬である．消化管からの吸収性と髄液を含めた体内各部への組織移行性に優れている．経口摂取ができない症例では注射薬が考慮される．500～750 mg/回，1日3回，7～10日間の治療が推奨されている．メトロニダゾールを用いた治療後も腸管に *E. histolytica* の囊子は残存することが知られており，囊子駆虫を行う必要がある．

パロモマイシン
E. histolytica の囊子に有効である．500 mg/回，1日3回，10日間の治療が推奨されている．

マラリア　malaria

概念
- ハマダラカ（*Anopheles* 属）の媒介によってマラリア原虫（*Plasmodium* 属）はヒトに感染する．発熱や悪寒，倦怠感といった全身症状とともに肝脾腫や溶血性貧血を認める．
- 90か国を超える熱帯地域の国と地域で流行している．2017年のWHOの報告によれば過去1年間の罹患者数は約 2.16 億人，死亡者数は約 44 万人であった．わが国では輸入症例として年間 40～60 例が報告されている．
- ヒトに感染するマラリア原虫として，熱帯熱マラリア原虫（*Plasmodium falciparum*），三日熱マラリア原虫（*P. vivax*），卵形マラリア原虫（*P. ovale*），四日熱マラリア原虫（*P. malariae*），サルマラリア原虫（*P. knowlesi*）が知られている．
- アフリカでは熱帯熱マラリア症例が全体の9割を占めるのに対して，それ以外の地域では三日熱マラリア症例が3～6割を占める．
- 感染症法では，四類感染症に指定されている．

病因
マラリア原虫に感染した雌のハマダラカが吸血する際にスポロゾイト（sporozoite）がヒトの体内へ侵入する．血流に乗ったスポロゾイトは肝臓に到達すると肝細胞に感染し，シゾント（schizont）へ変化する．

シゾントが破裂すると血中にメロゾイト（merozoite）が放出され，赤血球へ感染する．赤血球に感染したメロゾイトは環状体（ring form），トロホゾイト（trophozoite）へと変化する．トロホゾイトはさらにシゾントへと成熟し，赤血球を破壊させるとともに新たなシゾントを放出する．

一部のメロゾイトは生殖母体（gametocyte）へと変化する．ハマダラカが吸血する際，生殖母体をとり込むことでハマダラカの体内で新たなスポロゾイトが形成される有性生殖サイクルが開始される．

三日熱マラリア原虫および卵形マラリア原虫は肝細胞内でヒプノゾイト（hypnozoite）として潜伏し持続感染する．無症候の数か月～数年の潜伏期を経て，原虫が血中に放出される際に全身症状が出現する．

臨床症状
ハマダラカに刺されてから症状が出現するまでの潜伏期間は 7～30 日間である．熱帯熱マラリアの潜伏期間は他のマラリアと比較して短い傾向にある．三日熱マラリアや四日熱マラリアはヒプノゾイトが肝臓で長期間無症候で持続感染するため症状がハマダラカに刺されてから数年後に出現することがある．

悪寒戦慄を伴う発熱，発汗，頭痛，悪心・嘔吐，全身倦怠感を主要症候として認める．典型的にはマラリア原虫の種類に応じて2～3日おきに発熱発作が生じるとされる．身体所見として肝脾腫や黄疸を認める．

一般血液検査では血小板減少やLDH上昇，溶血性貧血（病初期には認められないこともある）などを認

める.

重症マラリアは意識障害（脳マラリア），腎不全や肝不全，播種性血管内凝固（DIC），急性呼吸促迫症候群（ARDS），重症溶血性貧血，低血糖，アシドーシス，循環不全などを呈し多臓器不全に至る重篤な病態である．一般的に熱帯熱マラリア罹患時に合併するとされる．マラリア原虫が感染した赤血球表面に呈示される原虫抗原が微小血管障害の原因となることが，重症マラリア進展に関与していると考えられている．重症マラリアの危険因子として，治療開始の遅れ，高度原虫血症，初回マラリア感染，妊娠，HIV 感染などの併存疾患の存在などがあげられる．

診断

マラリアを鑑別疾患として考慮すべき渡航歴があるか病歴を詳細に聴取することがまず重要である．光学顕微鏡を用いた血液の薄層または厚層塗抹標本の観察でマラリア原虫を確認するのが最も一般的な診断法である．マラリア原虫の種の同定や原虫血症の程度を評価することも可能である．厚層法は薄層法と比較してマラリア検出の感度が高いが，判別には熟練を要する．

マラリア原虫抗原（HRP-2）や酵素活性（pLDH）の検出を利用したイムノクロマト法による迅速診断法も有用である．顕微鏡検査の補助診断として有用だが，原虫血症の評価や治療効果判定の指標には用いることはできない．

治療

合併症のない熱帯熱マラリア

①アトバコン・プログアニル：1 日 1 回 4 錠，3 日間．
②メフロキン：初回 750 mg 塩基，6～24 時間後に 500 mg 塩基．メフロキン耐性の熱帯熱マラリアが報告されている地域での感染が疑われる場合は使用を避ける．
③アルテメテル・ルメファントリン：1 回 4 錠を 1 日 2 回，3 日間．熱帯病治療薬研究班から入手可能．原虫消失時間や解熱までに要する時間が他薬と比較して短いため，重症化が予想される症例に有用である．

重症マラリア

①キニーネ注射薬：8 mg/kg，8 時間ごと（初回のみ 16 mg/kg）．熱帯病治療薬研究班から入手可能．原虫血症が改善し経口摂取が可能になった時点で内服薬（『合併症のない熱帯熱マラリア』参照）に変更する．代表的副作用として視力・聴力障害や QT 延長，低血糖があげられる．

非熱帯熱マラリア

①アトバコン・プログアニル：1 日 1 回 4 錠，3 日間．
②メフロキン：初回 750 mg 塩基，6～24 時間後に 500 mg 塩基．

③アルテメテル・ルメファントリン：1 回 4 錠を 1 日 2 回，3 日間．

三日熱マラリア，卵形マラリアでは急性期の発熱消失後にヒプノゾイトに効果がある薬剤を投与して再発を防ぐ根治療法が必要である．プリマキン 1 回 2 錠を 1 日 1 回，14 日間．G6PD 欠損症では溶血発作が出現するため，プリマキン投与前に，G6PD 活性を測定するのが望ましい．

予防

マラリア流行地域での滞在中には肌の露出をできるだけ避けるような服装が望ましい．虫除けスプレーや蚊帳の利用も有用である．また，予防内服による発症予防も検討すべきである．

①メフロキン：渡航 1～2 週間前より 1 日 1 錠内服，帰国後 4 週目まで．
②アトバコン・プログアニル：渡航 1～2 日前より 1 日 1 錠内服，帰国後 1 週目まで．
③ドキシサイクリン：渡航 1～2 日前より 1 日 1 錠内服，帰国後 4 週目まで．

トキソプラズマ症 toxoplasmosis

概念

- *Toxoplasma gondii* はネコを終宿主とする原虫である．ネコの糞便に排泄されたオーシスト（oocyst）を中間宿主となる哺乳類や鳥類が経口摂取することで感染し，タキゾイト（tachyzoite）へ変化したトキソプラズマ原虫は神経や筋組織でシストを形成する．
- ヒトへの感染は汚染されたネコ糞便からの経口感染やシストを含む加熱調理の不十分なブタやヒツジ肉の摂取や輸血，臓器移植，出産時の母児感染が知られている．

急性トキソプラズマ症 acute toxoplasmosis

概念

- 免疫能が正常に保たれている状況において *T. gondii* 初感染は通常無症候であるものの，一部の患者では *T. gondii* の曝露から 2～3 週間以内に急性感染症状を呈することがある．
- 日本人成人の約 30 ％は不顕性感染にて抗体を有している．

臨床症状

発熱や悪寒，頭痛，筋肉痛，咽頭痛，頸部リンパ節腫脹，肝腫瘤が出現する．一部の患者では皮疹を認めることもある．時に全身リンパ節炎を伴うことがある．症状は数週間程度持続するが，基本的に自然軽快する．まれな臨床病態として，肺炎や心筋炎を併発すること

がある.

検査

血液検査

異型リンパ球を伴う白血球数上昇や肝機能異常を認めるが，いずれも非特異的である.

血清学的検査

血清トキソプラズマ IgM 抗体価上昇，および IgG 抗体陰性の証明，ならびに数週間後の IgG 抗体の陽転化の確認が，急性トキソプラズマ症の診断に有用である.

治療

基本的には対症療法のみで自然軽快するが，重篤な症状や合併症を呈する場合や症状が遷延する場合において治療適応となる．ピリメタミン（pyrimethamine），スルファジアジン（sulfadiazine），ホリナート（ロイコボリン®）の併用療法や ST 合剤などが用いられる.

トキソプラズマ脳炎 toxoplasmic encephalitis

概念

● 免疫不全宿主に生じる日和見感染症である.
● 特に，CD4$^+$ 細胞数が 100 cells/μL 以下の未治療 HIV 陽性者に併発しうる中枢神経合併症として知られる.

臨床症状

発熱や頭痛，けいれんや局所神経症状，意識障害などを呈する.

検査

確定診断のためには脳生検による *T. gondii* の証明が必要であるが，侵襲度が高いためルーチンに実施することは推奨されない．患者背景や臨床症状および以下に示す検査成績から本症が疑われる場合には，速やかに治療を導入すべきである．治療反応に乏しい場合や検査成績が非典型的である場合には，他疾患の可能性を考慮する.

血清学的検査

ほとんどの患者において血清トキソプラズマ IgG 抗体陽性である.

頭部 CT/MRI

典型的にはリング状造影効果を示し，周囲に浮腫を伴う多発性腫瘤を認める．CT と比較して MRI のほうが感度良好である.

核医学検査

中枢神経リンパ腫との鑑別において有用な場合がある.

治療

第一推奨レジメン
ピリメタミン 初日 200 mg，1 日 1 回．2 日目以降 50～75 mg，1 日 1 回,

ロイコボリン® 10～25 mg，1 日 1 回.
スルファジアジン 1,000～1,500 mg，1 日 4 回.

リーシュマニア症 leishmaniasis

概念

● 熱帯および亜熱帯に属するアジア，アフリカ，中南米，南欧などの国で流行している原虫感染症である.
● サシチョウバエ（sand fly）を媒介して，原因病原体であるリーシュマニアが白血球，皮膚粘膜や細網内皮系細胞に感染し増殖する.
● 感染するリーシュマニア属原虫の種類によって異なる病態を示す.

内臓リーシュマニア症 visceral leishmaniasis

カラアザール（kala-azar）とも呼ばれる．主として *Leishmania donovani*，*L. infantum* の感染が原因となる．中国，東南アジア，インド，アフリカ，中南米に分布している.

ほとんどの症例は無症候である．数週間～数か月，時には数年の潜伏期間を経て発熱や悪寒，体重減少を呈する．原虫は肝臓や脾臓，骨髄などの網内系で増殖するため，肝脾腫や血球減少を示す．病後期には肝不全が進展する.

治療後にカラアザール後皮膚リーシュマニア症（post kala-azar dermal leishmaniasis：PKDL）と呼ばれる皮膚結節が出現することがある．結節内にリーシュマニア原虫が潜伏していることから，新たな感染拡大の温床になりうる.

診断法として，感染臓器（脾臓や骨髄など）から得られた生検検体からリーシュマニアを検出する鏡検や血清学的検査，PCR 法が存在する.

基本的に第一選択薬としてリポソーマルアムホテリシン B が用いられる．地域によっては薬剤耐性のため，ミルテフォシン（miltefosine）やスチボグルコン酸ナトリウム（sodium stibogluconate）が優先的に選択される場合がある.

皮膚リーシュマニア症 cutaneous leishmaniasis

旧世界型（old world，南欧，アジア，アフリカに分布）と新世界型（new world，中南米に分布）に大別される．前者に属するリーシュマニアとして *L. L. major*，*L. L. tropica* など，後者には *L. L. mexicana*，*L. V. braziliensis* などがあげられる.

数週間から数か月の潜伏期を経て，サシチョウバエの刺咬部位に丘疹が出現し，中心に無痛性の潰瘍を有する皮膚腫瘤へと進展する．数か月の経過で皮膚病変

は治療せずとも自然治癒するが，皮膚は萎縮し瘢痕化する．生命予後には関係しないが，審美的に大きな変化を患者にもたらしうる．まれに全身の皮膚に播種する場合がある．

病変部の生検検体からの直接リーシュマニア原虫の証明や培養，PCR法で診断できる．

病変のサイズや播種性病変，粘膜病変のリスクを考慮したうえで局所療法か全身治療を選択する．sodium stibogluconate は局所および全身投与のどちらにおいても用いられる．

粘膜リーシュマニア症 mucosal leishmaniasis

エスプンディア（espundia）とも呼ばれる．*L. V. braziliensis* など特定のリーシュマニア原虫属が原因となって発症した，治療が不十分もしくは未治療の皮膚リーシュマニア症において，感染マクロファージが鼻や咽頭へ移動することによって生じる．一般的には，皮膚病変の出現から数か月〜数年の経過で起きるとされる．鼻閉や鼻出血が初期症候であるが，進行すると鼻咽頭領域に広範な粘膜破壊病変を呈し，著しく外観を損ねる．

治療は，sodium stibogluconate やリポソーマルアムホテリシン B，miltefosine の全身投与が用いられる．

トリパノソーマ症 trypanosomiasis

アフリカトリパノソーマ症
African trypanosomiasis

概念
● サハラ以南のアフリカに広く分布する原虫感染症であり，sleeping sickness として知られている．
● *Trypanosoma brucei gambiense* を原因とし慢性の経過をとるガンビアトリパノソーマ症と，*T. b. rhodesiense* による急性経過をたどるローデシアトリパノソーマ症の2種類が存在する．
● 両者ともツェツェバエ（tse-tse fly）の吸血によって感染する．

臨床症状
Stage I

ツェツェバエに刺されてから1〜2週間して疼痛を伴う暗赤色硬結性の小結節（trypanosomal chancre）が刺咬部位に出現する．引き続いて無痛頸部リンパ節炎を生じる（Winter bottom sign）．発熱や頭痛，関節炎といった症状も伴う．ガンビアトリパノソーマ症ではこの期間が数か月〜数年続くのに対してローデシアトリパノソーマ症は数週間の経過で進行する．

Stage II

持続性の頭痛や集中困難，無関心などの人格変化，失調などの多彩な症状が出現する．病状進行に伴い傾眠傾向から昏睡に至る．ローデシアトリパノソーマ症では数週間の経過で昏睡に至る．

検査
血液塗抹やリンパ節吸引液，下疳から採取された体液を直接塗抹標本あるいは Giemsa 染色固定標本として原虫を光学顕微鏡で観察することができる．後述するように病期によって治療薬が異なるため，中枢神経症状の有無にかかわらず髄液検査は実施すべきである．Stage II で髄液中から直接原虫を確認できる機会は他の検体と比べて低いが，髄液中の蛋白や細胞数の増加が認められる．

治療
原因病原体の違いや病期によって有効な薬剤が異なるため，病原体と病期の同定が重要である．*T. b. gambiense* の Stage I に対してはペンタミジンが用いられるのに対して，*T. b. rhodesiense* ではスラミン（suramin）が第一選択薬として使用される．Stage II ではエフロールニチン（eflornithine）やメラルソプロール（melarsoprol）が使用される．

Chargas病

概念
● *Trypanosoma cruzi* による原虫感染症である．
● 流行地域である中南米において *T. cruzi* の媒介昆虫であるサシガメが吸血部位周囲に病原体を含む糞尿を排泄し，ヒトがこれを無意識のうちに触れることで皮膚粘膜や創部を介して感染が成立する．
● *T. cruzi* に汚染された飲食物からの感染や，感染宿主からの周産期の母児感染や輸血，臓器移植なども知られている．

臨床症状
急性期

病原体への曝露から1〜2週間で発熱や倦怠感，食欲低下などの非特異的な症状が出現する．*T. crusi* 侵入部位を中心として硬結を伴う紅斑（chagoma）が出現することがある．無痛性の片眼性眼瞼浮腫は Romana 徴候と呼ばれている．いずれも8〜12週間で終息する．急性期は無症候に経過することもあるが，まれに重症化し，心筋炎や髄膜炎を呈することがある．

慢性期

急性期終息後，*T. crusi* 抗体は陽転化するが原虫は血液中からほとんど検出されなくなり，臓器障害もまったく認められない期間（indeterminate form）が10〜30年持続する．約30%の感染者は，その後に心不全や不整脈などの心疾患や巨大結腸症などの消化器

合併症を併発する（determinate form）．

治療
治療薬としてベンズニダゾール（benznidazole），ニフルチモックス（nifurtimox）が用いられる．

急性期の治療は，原虫血症を改善させ，慢性期における臓器合併症のリスクを下げる意義があり，全例治療適応となる．これに対して，進行し臓器合併症を併発した症例では，抗原虫薬の効果に乏しいことから，合併症に即した対症療法が優先される．

（仲村秀太）

トリコモナス症 trichomoniasis

概念
- トリコモナス症は，腟トリコモナス（*Trichomonas vaginalis*）原虫による感染症である．
- 患者の多くは，女性で腟トリコモナス症として発症する．男性はまれに尿道炎症状を起こすがほとんどが無症状である．

病因
腟トリコモナス原虫が，主に男女間の性行為で感染することで発症する．しかし，女性では入浴や共有したタオルから感染することも知られている．男女とも尿路感染症の原因となる．

病態生理
女性と男性では病態が異なる．

女性
腟内に感染したトリコモナスが乳酸桿菌に拮抗してグリコーゲンを消費し，その結果，乳酸桿菌の減少，乳酸の減少，pHの上昇を招き，他の細菌の発育増加により腟炎症状を起こすと考えられている．

男性
男性では，無症状がほとんどだが，前立腺や精嚢に感染して，尿道炎を引き起こす．

臨床症状
女性のトリコモナス感染症はおおむね20～50％は無症候であるが，その1/3は6か月以内に症候性になるといわれ，泡状の悪臭の強い帯下増加と，外陰，腟の刺激感，強い瘙痒感を訴える．男性と同様に尿道炎も合併する可能性がある．

男性では，尿道炎，副睾丸炎，または前立腺炎の症状を起こすが，一般に無症状なことが多い．

検査・診断
顕微鏡検査
最も簡便な方法として，男性は尿道標本，尿沈渣，および精液から，女性は腟分泌物から，顕微鏡を用いて活動性のトリコモナスを同定することである（❹）．

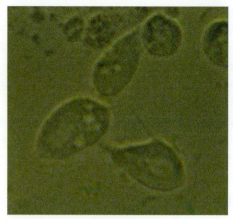

❹ トリコモナスの顕微鏡所見
（写真提供：愛知医科大学 野口靖之先生）

しかし，感度は，60～70％程度とされている．

培養検査
検鏡で検出されず，臨床的にトリコモナスが疑わしい場合は，トリコモナス培地を用いた検査を行う．感度は90％である．

治療
メトロニダゾールとチニダゾールなどの，ニトロイミダゾール系の薬剤が中心となる．また，女性も尿道炎を併発している可能性があるため，内服が必須となる．性交パートナーも同時期に治療を行う．治療期間中は，パートナーとの性交を禁止する．メトロニダゾールの経口投与で90～95％の消失がみられる．しかし，近年，トリコモナスのメトロニダゾール耐性は4～10％，チニダゾール耐性は1％であると報告されている．

第一選択
メトロニダゾール内服錠250 mg，1回1錠を1日2回，10日間内服．

女性の場合は，難治例や再発例では，内服と同時にメトロニダゾール腟錠250 mgを1日1錠腟内挿入，10日間併用．

チニダゾールではチニダゾール錠2,000 mg単回投与が保険適用である．

注意点
ニトロイミダゾール系の薬剤は，その構造内にニトロ基をもっており，発癌性が否定できないとされている．そこで，1クールの投与は10日間程度にとどめ，追加治療が必要なら1週間はあけることとする．

投与中の飲酒により，腹部の疝痛，嘔吐，潮紅などのアンタビュース様作用が現れることがあるので，投与中および投与後3日間の飲酒は避けるよう指導する．

初回治療が無効で再感染が否定される例
メトロニダゾール500 mg，1日2回，7日間内服（わ

が国では保険適用外，海外での初回治療）を考慮．

さらに無効例には，メトロニダゾール 2 g 単回経口を 24 時間おきに 3〜5 日間（わが国では保険適用外）を考慮．高用量を使用する場合は感染症の専門医の指示を求める．

治療効果

自覚症状の消失と，トリコモナスの陰性化を確認することである．一般的には，患者およびパートナーの同時治療ができたケースでは，フォローは必要ない．

（宮﨑博章）

● 文献

1) 日本性感染症学会：淋菌感染症．性感染症 診断・治療ガイドライン 2016．日本性感染症学会誌 2016；27：53．
2) Workowski KA, et al：Sexually transmitted diseases treatment guidelines, 2015. *MMWR Recomm Rep* 2015；64：1．
3) Dunne RL, et al：Drug resistance in the sexually transmitted protozoan Trichomonas vaginalis. *Cell Res* 2003；13：239．

ランブリア症（ランブル鞭毛虫症）
lambliasis

概念・病因

- ランブリア症はランブル鞭毛虫（*Giardia intestinalis*：異名 *G. lamblia*）による小腸上部および胆道系の感染症である．
- ランブル鞭毛虫は囊子を経口的に摂取することで感染する．感染経路としては，食品媒介感染（生野菜など），水系感染，性行為感染（男性同性愛）がある．
- 本虫は途上国から先進国まで世界中に分布するが，熱帯・亜熱帯の衛生状況の悪い地域に高頻度に認められる．
- わが国では旅行者下痢症の原因として重要であるが，国内感染もしばしば認められる．
- 五類感染症の全数把握届出疾患であり，年間 100 例程度が報告されている．

臨床症状

感染者の多くは無症候性で囊子保有者であるが，感染源としてはむしろ重要である．

発症する場合には，通常潜伏期間は 1〜3 週間で，泥状・水様の下痢，腹痛，腹部膨満感などの症状を呈する．時に胆道系に侵入し胆管炎，胆囊炎を引き起こす．

症状は通常 1〜2 週間で自然治癒するが，分泌型 IgA 低下症や低ガンマグロブリン血症患者では重篤となり難治性かつ再発性となる．

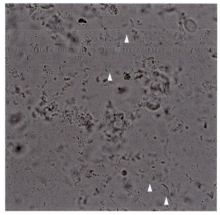

❺ 便中のランブル鞭毛虫の栄養体（直接法）

検査・診断

便，十二指腸液，胆汁の直接顕微鏡検査で，活発に活動する栄養体（❺）を検出するか，集囊子法で囊子を検出して診断する．

治療

メトロニダゾール（750 mg/日，分 3，5〜7 日間）が有効であり，わが国では唯一保険適用を有する薬剤である．

クリプトスポリジウム症 cryptosporidiosis

概念・病因

- クリプトスポリジウム症はクリプトスポリジウム属（*Cryptosporidium hominis*，*C. parvum* が 95 ％以上を占める）による小腸の感染症である．
- クリプトスポリジウムはオーシストの経口摂取により感染する．オーシストは感染力が非常に強く 1 個でも感染可能で，水系感染などによるアウトブレークが全世界でしばしば報告されている．
- 本虫は途上国から先進国まで世界中に分布する．わが国では五類感染症の全数把握届出疾患であり，年間 100 例程度が報告されている．
- 本症は免疫不全例では重症化・慢性化し，しばしば死の転帰をとる．
- AIDS 診断の指標疾患に指定されている．

臨床症状

健常者では無症状の場合が多い．発症する場合には潜伏期間は通常 5〜10 日ほどで，水様性下痢，腹痛，悪心・嘔吐，倦怠感を呈する．健常者では 10 日から 2 週間程度で自然に治癒する．

AIDS などの免疫不全例では激しい水様性下痢を繰り返し，脱水，著しい体重減少をみる．時に胆道系，呼吸器系に広がり，胆囊炎，肺炎などの症状を呈する

 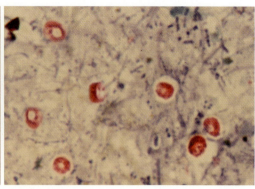

a. ショ糖浮遊法　　　　　　　　b. 抗酸染色法
❻ 便中のクリプトスポリジウムのオーシスト

ことがある．本症の慢性・重症例では免疫不全を考える必要がある．

検査・診断

糞便からオーシストを検出することにより診断する．オーシストは5μmと小型であり，ショ糖浮遊法（❻a），抗酸染色法（❻b）による顕微鏡的検査が望ましい．

治療

ニタゾキサニド（nitazoxanide）が有効とされているが，わが国では市販されておらず保険適用もない．また，免疫不全における治療効果はエビデンスがない．治療は対症療法が基本となる．免疫不全例では原疾患の治療により本症も改善する．

サイクロスポーラ症 cyclosporiasis

概念・病因

- サイクロスポーラ症はサイクロスポーラ（*Cyclospora cayetanensis*）による小腸の感染症である．
- サイクロスポーラはオーシストの経口摂取により感染する．サイクロスポーラは同じコクシジウム類に属するクリプトスポリジウムと異なり糞便中に排出された直後のオーシストは感染力をもたないため，ヒト-ヒト間の直接感染は起こらない．
- 本虫は途上国から先進国まで世界中に分布するが，熱帯・亜熱帯の衛生状況の悪い地域に高頻度に認められる．米国では輸入野菜によるアウトブレークなどが報告されている．
- わが国では輸入感染症として，これまで20例程度の報告があるのみでまれな疾患である．

臨床症状

潜伏期間は通常5〜7日ほどで，水様性下痢，腹痛，

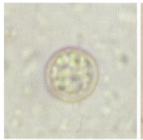 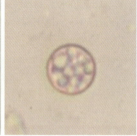

a. 直接法　　　　　　　　b. ショ糖浮遊法
❼ 便中のサイクロスポーラのオーシスト

悪心・嘔吐，倦怠感を呈する．健常者では1〜3週間程度で自然に治癒する．

AIDSなどの免疫不全例では慢性化し，胆道系に感染する場合もある．

検査・診断

糞便からオーシストを検出することにより診断する．オーシストは10μm程度の大きさがあり，直接顕微鏡検査（❼a）で検出可能であるが，ショ糖浮遊法（❼b）を行えば検出しやすい．

治療

ST合剤が有効である．

健常者では自然治癒するが，症状消失後もオーシストを1か月程度排出するため治療が望ましい．

（平田哲生）

●文献

1) 丸山治彦ほか（編）：寄生虫症薬物治療の手引き　改訂第9.0版．日本医療研究開発機構　新興・再興感染症に対する革新的医薬品等開発推進研究事業「我が国における熱帯病・寄生虫症の最適な診断治療体制の構築」．2016．

14 寄生虫疾患

線虫症 nematode infections（❶）

回虫症 ascariasis

概念・病因

回虫症は回虫（*Ascaris lumbricoides*）の腸管寄生により消化器症状を起こす疾患である．虫卵に汚染された野菜などを経口的に摂取することで感染する．嚥下された虫卵は小腸で孵化し幼虫となる．幼虫は肝臓，肺などを移行し，感染後2〜3か月で小腸で成虫となる．

近年，わが国では感染率は0.01％以下に低下しているが，無農薬野菜や輸入食品を介する感染例が散発している．海外では熱帯地域を中心に約14億人程度の感染者がいると推定されている．

臨床症状

多数の虫卵が感染した場合には，幼虫移行による好酸球性肺炎，成虫寄生による下痢，腹痛などの消化器症状を呈する．時に胆管に迷入し，胆管炎症状を呈する場合もある．近年では少数寄生のために無症状の場合が多く，健診などで偶然に発見される場合が多い．

検査・診断

便検査（直接塗抹法）で虫卵を検出することによる

が，排出された成虫により診断される場合も多い．

治療

ピランテルパモ酸塩（10 mg/kg，単回服用）が有効である．胆管に迷入した場合には内視鏡的摘出術を併用する．

鉤虫症 hookworm infections

概念・病因

鉤虫症はズビニ鉤虫（*Ancylostoma duodenale*）もしくはアメリカ鉤虫（*Necator americanus*）の腸管寄生により，鉄欠乏性貧血，消化器症状などを起こす疾患である．感染経路は幼虫の経皮感染もしくは経口感染である．体内に侵入後幼虫は肺を経由し，感染後2か月程度で，小腸で成虫となる．

近年，わが国では感染者はきわめて少なくなったが，海外では熱帯地域を中心に約5億人程度の感染者がいると推定されている．

臨床症状

少数寄生では無症状である．多数の虫卵が感染した場合には，幼虫移行による好酸球性肺炎，成虫が小腸粘膜に咬着し吸血することによる鉄欠乏性貧血を呈する．

検査・診断

便検査で虫卵を検出することによるが，産卵数が少

❶ わが国でみられる主な線虫症

	原因寄生虫	疫学	主な症状・所見
回虫症	回虫	熱帯を中心に蔓延．日本ではまれ．	好酸球性肺炎，消化器症状
鉤虫症	アメリカ鉤虫，ズビニ鉤虫	熱帯を中心に蔓延．日本ではまれ．	好酸球性肺炎，鉄欠乏性貧血，消化器症状
鞭虫症	鞭虫	熱帯を中心に蔓延．日本ではまれ．	消化器症状
蟯虫症	蟯虫	全世界に広く分布．日本では2万8,000人程度の感染者が存在．	肛門周囲瘙痒感，消化器症状
糞線虫症	糞線虫	熱帯を中心に広く蔓延．日本では2万人程度の感染者が存在．	呼吸器症状，消化器症状，敗血症，髄膜炎
旋毛虫症	旋毛虫	全世界に広く分布．日本ではまれ．	発熱，皮疹，筋肉痛，心筋炎，脳炎
広東住血線虫症	広東住血線虫	東南アジア，太平洋諸島に分布．日本ではまれ．	好酸球性髄膜炎
リンパ系糸状虫症	バンクロフト糸状虫，マレー糸状虫	熱帯を中心に蔓延．近年，日本では新規感染はない．	熱発作，リンパ浮腫，象皮病
アニサキス症	*Anisakis simplex*, *Pseudoterranova decipiens*	全世界の95％の患者は日本．年間2,000〜3,000例程度の発生．	心窩部痛，急性腹症
顎口虫症	有棘顎口虫，剛棘顎口虫，日本顎口虫，ドロレス顎口虫，二核顎口虫	日本，中国，東南アジアに多い．	皮膚爬行症
トキソカラ症	イヌ回虫，ネコ回虫	世界に広く分布．	好酸球性肺炎，眼症状，皮膚症状
イヌ糸状虫症	イヌ糸状虫	温暖な地域を中心に，世界に広く分布．	肺結節影

ないため厚層塗抹法，集卵法が望ましい．

治療

ピランテルパモ酸塩（10 mg/kg，単回服用）が有効である．鉄欠乏性貧血を認める場合には鉄剤を投与する．

鞭虫症 trichuriasis

概念・病因

鞭虫症は鞭虫（*Trichuris trichiura*）の腸管寄生により消化器症状などを起こす疾患である．虫卵に汚染された野菜などを経口的に摂取することで感染する．嚥下された虫卵は小腸で孵化し幼虫となる．幼虫は盲腸，結腸粘膜に頭部を刺入して寄生し，3か月程度で成虫となる（**❷**）．

近年，わが国では感染者はきわめて少なくなったが，海外では熱帯地域を中心に6億〜10億人程度の感染者がいると推定されている．

臨床症状

少数寄生では無症状である．多数寄生すると異食症，腹痛，下痢，下血，貧血を呈する．

検査・診断

便検査で虫卵を検出することによるが，産卵数が比較的少ないため集卵法が望ましい．

治療

メベンダゾール（200 mg，分2，3日間）が有効である．

蟯虫症 enterobiasis

概念・病因・臨床症状

蟯虫症は蟯虫（*Enterobius vermicularis*）の腸管寄生により，肛門周囲瘙痒感などを起こす疾患である．手指などを介して虫卵経口摂取することで感染する．虫卵は小腸で孵化し幼虫となる．その後，盲腸に達し感染後1〜2か月で成虫となる．蟯虫の雌成虫は夜間に腸管を下行して肛門外へ出て，肛門周囲の皮膚上に虫卵を産みつける．このとき肛門周囲に強いかゆみを生じ，掻くことで手指や爪の間，下着や寝具に虫卵が付着し，生活環境に散布される．手指に付着した虫卵，あるいは居住環境中に落下した虫卵を塵埃とともに経口摂取することで感染することから，家族内感染や再感染が起こりやすい．

近年，わが国では感染率は減少しているが，今なお2万8,000人程度の感染者がいると推定されている．

検査・診断

本虫は腸管内で産卵しないため，糞便検査で虫卵は検出されない．早朝起床時に肛門周囲の虫卵をセロハンテープに付着させて検出する肛囲検査が有効である．

治療

家族内感染が多いことを考慮して，家族全員の検査・治療を同時に行うことが望ましい．ピランテルパモ酸塩（10 mg/kg，単回服用，2週間後に再度服用）が有効である．

糞線虫症 strongyloidiasis

概念・病因

糞線虫症は，糞線虫（*Strongyloides stercoralis*）による消化管寄生虫感染症である．本虫は熱帯・亜熱帯に広く分布し，約1億人の感染者がいると推定されている．わが国の浸淫地は沖縄・奄美地方で，沖縄県には今なお約2万人の糞線虫感染者が存在すると推定されている．また，ヒトT細胞白血病ウイルス1型（HTLV-1）との重複感染がしばしば認められ重症化，難治化しやすい．

感染経路は幼虫の経皮感染である．体内に侵入後幼虫は肺を経由し，感染後3週間程度で十二指腸で成虫となる．そこで産卵し，孵化した幼虫は便とともに体外に排出される．以上が通常の糞線虫の生活史であるが，本虫には自家感染という特殊な経路がある．これは，幼虫が体外に排泄される前に一部が，腸管もしくは肛門周囲の皮膚より再感染するという経路である．この自家感染のため，感染者は長期にわたり糞線虫に感染した状態となる．

臨床症状

少数寄生では無症状である．自家感染の増強により感染虫体が多くなると，過剰感染状態となり，腹鳴，腹痛，腹部膨満感，下痢，吸収不良などの消化器症状を呈してくる．さらに，HTLV-1との重複感染者やステロイド使用者では高度の過剰感染状態となり，大量の腸管内の細菌が虫体とともに血中に移行し，敗血症，化膿性髄膜炎，細菌性肺炎などの重篤な合併症がみられる場合がある（播種性糞線虫症）．

検査・診断

臨床検査値に関しては，通常，好酸球，IgE値の上昇を認めるが，重症例，HTLV-1重複感染者においては上昇しない場合が多いため，注意が必要である．播種性糞線虫症においては白血球，CRPが高値を示し，血液，喀痰，髄液培養よりグラム陰性桿菌などが検出される場合がある．

画像所見に関しては，重症例では腹部CT（**❸**）でイレウス像，十二指腸から上部小腸の浮腫などを認める．十二指腸内視鏡（**❹**）では粘膜の浮腫，発赤，白色絨毛，管腔の狭窄などの所見を呈し，生検にて糞線虫の成虫を認める．播種性糞線虫症においては，胸部X線にて肺炎像，ARDS（acute respiratory distress syndrome：急性呼吸促迫症候群）の所見を呈する場

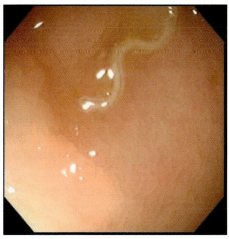
❷ 盲腸に刺入する鞭虫の成虫（下部消化管内視鏡像）

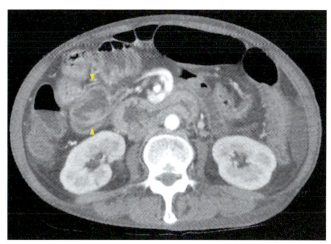
❸ 糞線虫症の腹部造影CT像
十二指腸下行脚から水平脚の著明な浮腫を認める．

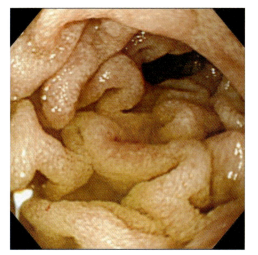
❹ 糞線虫症の十二指腸内視鏡像
浮腫，白色絨毛，管腔の狭小化を認める．

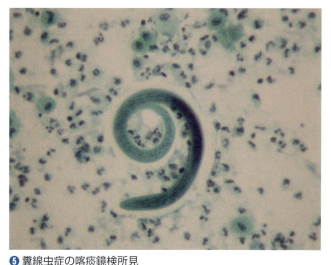
❺ 糞線虫症の喀痰鏡検所見
炎症性背景にライトグリーンに染まる糞線虫幼虫を認める．Papanicolaou染色，400倍．

合もある．

　診断は基本的には便検査で幼虫を検出することによるが，産卵数が少ないため普通寒天平板培地法が望ましい．重症例では喀痰（❺），胃十二指腸液，腹水などからも検出されるようになる．その他，内視鏡下の生検で診断される場合もある．

治療

　イベルメクチン（0.2 mg/kg，単回服用，2週間後に再度服用）が有効である．

　通常は糞線虫の自家感染を考慮して，治療は2回投与を原則とする．しかし，免疫不全状態，過剰感染状態，および再発時には，糞線虫が陰性化するまで1～2週間隔で4回以上投与する．また，肺病変を呈する場合には糞便，喀痰から糞線虫が消失するまで（通常7～14日間程度）連続投与を行う．

　播種性糞線虫症においては，駆虫のみでは敗血症，肺炎，髄膜炎は治癒しないため，腸内細菌をターゲットにした抗菌薬を必ず併用する．

旋毛虫症 trichinellosis

概念・病因・臨床症状

　旋毛虫症はブタやウマなどの筋肉に寄生する旋毛虫（*Trichinella spiralis*）のほか，12種の感染による疾患である．

　感染した幼虫は小腸粘膜で成虫となり幼虫を産出する．その際，一過性の下痢などの消化器症状を呈する．感染後2～6週間で幼虫は全身の横紋筋に播種され，発熱，筋肉痛，皮疹などの症状を呈する．また，心筋に侵入し心筋炎をきたし死亡する場合もある．その後，幼虫は筋肉内で被嚢し症状は軽減するが，重症の場合

には貧血，衰弱のため死亡する場合もある．

全世界で認められ，わが国ではこれまで国内外で感染した100例程度が報告されている．

検査・診断

確定診断は筋生検による幼虫の検出であるが感度が低く，問診，補助診断が重要である．食事歴と発熱，筋肉痛，CPK上昇，好酸球上昇などが診断の参考となる．ゲル内沈降反応などの血清診断が補助診断として有用である．

治療

アルベンダゾール（400 mg，分2，5日間）が有効である．虫体の死滅に伴うアレルギー反応が強く出る場合があるため，必要に応じてステロイドを併用する．

広東住血線虫症 angiostrongyliasis

概念・病因

広東住血線虫症は広東住血線虫（*Angiostrongylus cantonensis*）の寄生により好酸球性髄膜脳炎を起こす疾患である．

本虫はドブネズミを終宿主とし，ヒトには中間宿主であるアフリカマイマイなどを介して感染する．経口摂取された幼虫は終宿主ではないヒトの体内で成虫にはなることはできず，体内を移動し（幼虫移行症），中枢神経系に侵入する．

わが国ではこれまで沖縄を中心に70例程度の感染者が報告されている．海外では東南アジア，太平洋諸島が主であるが，全世界に分布する．

臨床症状

感染初期には嘔吐，下痢，腹痛などの消化器症状を呈する．その後，頭痛，発熱，嘔吐などの中枢神経症状を呈する．その他，けいれん，四肢筋力低下，感覚障害，知覚異常などを呈する場合もある．また，虫体が前眼房や網膜内に侵入した場合には視力低下，視野異常などを呈する．通常2～4週間症状が持続した後に自然寛解するが，感染虫体が多い場合には昏睡状態となり死亡する例もある．

検査・診断

検査所見では髄液中の好酸球増多が認められる．確定診断は髄液中，眼球内に虫体を確認することによるが，困難な場合が多い．現状ではゲル内沈降反応などの血清診断が有用である．

治療

虫体に有効な治療はなく，対症療法となる．好酸球性髄膜炎に対してプレドニゾロン40～60 mg/日を投与し，症状改善後に漸減する．脳圧亢進に対してはマンニトールなどを使用する．

リンパ系糸状虫症

概念・病因

リンパ系糸状虫症は糸状虫（フィラリア）成虫の寄生によって起こる疾患の総称であり，一般的には象皮病や陰嚢水腫として知られている．バンクロフト糸状虫（*Wuchereria bancrofti*），マレー糸状虫（*Brugia malayi*）のミクロフィラリアが蚊の媒介によって感染し，リンパ系に達して成虫となり，リンパ系が障害される．

わが国では現在は新たな感染は認められていないが，海外では熱帯・亜熱帯を中心に1億2,000万人程度の感染者がいると推定されている．

臨床症状

虫体の死滅に伴い放出される虫体成分に対するアレルギーによる熱発作，リンパ管のうっ滞による象皮病，陰嚢水腫，乳び尿が認められる．

検査・診断

ミクロフィラリアは夜間に末梢血中に出現するため午後10時過ぎに採血し，塗抹標本のギムザ染色によりミクロフィラリアを検出することで診断が確定する．

治療

ジエチルカルバマジン（6 mg/kg/日，分3，12日間）が有効である．マレー糸状虫の場合には虫体の死滅に伴うアレルギー反応が強く出る場合があるため，半量が望ましい．また，必要に応じて解熱薬やステロイドを併用する．

アニサキス症 anisakiasis

概念・病因

アニサキス症は *Anisakis simplex, Pseudoterranova decipiens* などの幼虫感染による幼虫移行症である．本虫はクジラなど海生哺乳類を終宿主とし，ヒトには魚，イカなどを介して感染する．経口摂取後，胃壁もしくは腸壁に侵入し腹痛を呈する．

本症は食品衛生法により届出義務があり年間120件以上が報告されているが，実際には年間2,000～3,000例程度の発生があると推測されている．世界的にみると本症患者の95％はわが国である．

臨床症状

胃アニサキス症は海産鮮魚類の生食数時間後に強い心窩部痛をもって発症するが，無症状で胃内視鏡検査で偶然発見される場合もある．腸アニサキス症は海産鮮魚類の生食後数時間から数日後に腸閉塞類似の急性腹症を呈して発症する場合が多い．

検査・診断・治療

胃アニサキス症では胃内視鏡検査で虫体を確認し，摘出することで診断・治療となる．

腸アニサキス症では腹部造影CTでの小腸の限局性粘膜下浮腫，同部位を閉塞機転とする腸閉塞像，腹水貯留を呈する．このような所見をみた場合には，海産鮮魚類の摂取歴があれば本症を強く疑う．血清診断も有力な補助診断となる．治療は腸管穿孔や壊死の所見がなければ禁食および補液などの保存的治療で治癒するが，外科的対応を要する場合もある．

顎口虫症 gnathostomiasis

概念・病因

顎口虫症は有棘顎口虫（*Gnathostoma spinigerum*），剛棘顎口虫（*G. hispidum*），日本顎口虫（*G. nipponicum*），ドロレス顎口虫（*G. doloresi*），二核顎口虫（*G. binuleatum*）による幼虫移行症である．日本国内での感染は，ドロレス顎口虫または日本顎口虫による．本虫は野生の雑食動物を終宿主とし，ヒトには淡水魚やカエル，ヘビなどを介して感染するため，これらを生で食べる習慣のある日本，中国，東南アジアでの発生が多い．

臨床症状

幼虫が皮下を移動することにより移動性皮下腫瘤や線状爬行疹を認める．まれに中枢神経系や眼球に侵入し重篤な症状を呈することがある．

検査・診断・治療

ほとんどの症例で末梢血好酸球増多を認める．

確定診断は治療を兼ねて病変から虫体を検出することである．虫体が証明できない場合には，食歴，皮膚症状，好酸球増多などを参考にして免疫血清学的検査を行う．

トキソカラ症 toxocariasis

概念・病因

トキソカラ症はイヌ回虫（*Toxocara canis*）およびネコ回虫（*T. cati*）による幼虫移行症である．成人では待機宿主であるウシやニワトリの生食で幼虫を摂取することで感染する場合が多い．小児ではイヌ，ネコとの接触，糞に汚染された砂場での遊戯などで感染する場合が多い．

臨床症状

肺や肝臓に移行する内臓型，眼に移行する眼型，中枢神経に移行する神経型に大別される．内臓型では発熱，倦怠感，咳嗽などを認める．眼型では飛蚊症，眼痛，充血などを認める．神経型では好酸球性髄膜炎，脳炎，脊髄炎などがみられ，けいれんなどの神経症状を起こす．実際には無症状であるか，軽度の倦怠感，腹痛，頭痛，咳などを一時的に認め自然治癒することが多い．

検査・診断

末梢血好酸球増多を認める場合が多い．確定診断は病変の生検組織から虫体を検出することであるが困難な場合が多く，免疫血清学的検査が有効である．

治療

アルベンダゾール（10〜15 mg/kg，分2〜3，4週間）が有効である．眼型では視力障害を回避するためにステロイドの併用が必要である．

イヌ糸状虫症 dirofilariasis

概念・病因

イヌ糸状虫症はイヌ糸状虫（*Dirofilaria immitis*）による幼虫移行症である．ヒトには蚊を介して感染する．わが国ではこれまで300例程度が報告されており，蚊の生息しやすい温暖な地方に症例が多い．

臨床症状

幼虫が肺動脈に侵入し栓塞するため，肺の肉芽腫を形成する場合が多い．ほとんどは無症状であるが，咳嗽，血痰，胸痛，発熱，胸水貯留などがみられることがある．

検査・診断・治療

健診などの胸部X線写真で腫瘤影を指摘され発見される場合が多い．悪性腫瘍疑いで肺を切除され，虫体を検出し診断される場合が多い．免疫血清学的検査は有用ではあるが確定診断は困難である．

CTガイド下肺生検などで診断がつけば，虫体は死滅するため治療の必要はない．しかし，確定診断がつかない場合には，悪性腫瘍鑑別のため胸腔鏡下肺切除を行うことが望まれる．

吸虫症 trematode infections ❻

日本住血吸虫症 schistosomiasis japonica

概念・病因

日本住血吸虫症は日本住血吸虫（*Schistosoma japonicum*）の門脈内寄生により肝硬変などを起こす疾患である．感染経路は淡水産貝であるミヤイリガイから水中に遊出するセルカリアの経皮感染である．感染後血行性に門脈内に達し5週間程度で成虫に発育し，産卵を開始する．虫卵は毛細血管を塞栓し肉芽腫性炎症を起こす．

海外では中国，フィリピンで流行しているが，わが国では1977年以降新規感染例は発生しておらず，報告されているのは陳旧性症例もしくは輸入症例である．

臨床症状

セルカリアが経皮的に侵入する際に湿疹様皮膚症状

感染性疾患

14

寄生虫疾患

❻ わが国でみられる主な吸虫症

	原因寄生虫	疫学	主な症状・所見
日本住血吸虫症	日本住血吸虫	中国，フィリピンで流行．日本では 1977 年以降発生なし．	湿疹様皮膚症状，肝硬変
肝吸虫症	肝吸虫，タイ肝吸虫	アジアに広く分布．日本での発生はまれ．	胆汁うっ滞，肝硬変，肝細胞癌合併
肝蛭症	肝蛭	世界に広く分布．日本ではまれ．	季肋部痛，胆管炎症状
横川吸虫症	横川吸虫	日本を含むアジアに広く分布．	消化器症状
肺吸虫症	ウェステルマン肺吸虫，宮崎肺吸虫	アフリカ，アジア，南米に分布．日本では年間 50 例程度の発生．	呼吸器症状，胸水貯留，肺結節影

（セルカリア皮膚炎）がみられる．その後，門脈系の毛細血管塞栓により下痢，腹痛，血便，黄疸などを呈する．また，脳内血管の虫卵塞栓により，脳腫瘍類似の巣症状など多彩な神経症状を示すことがある．慢性期には門脈圧亢進，肝線維症，肝硬変，脾腫などを呈する．

▊検査・診断

便検査（集卵法）で虫卵を検出することによるが，感度が低い．補助診断として血清診断が有用である．慢性期では腸管の生検により虫卵を検出し診断される場合もある．

肝線維症に進展すると，超音波検査で網目状パターンと呼ばれる特異な高エコー帯を示すことがあり（❼），ウイルス性肝障害との鑑別や，肝臓病変進行度の判断材料になる．

▊治療

駆虫の適応は成虫が生存していることが前提である．生虫卵が検出された場合，抗体価が高値であるなど，成虫の存在が示唆される場合には，プラジカンテル（40 mg/kg，分 2，2 日間）を投与する．陳旧例では肝硬変などに対し対症療法を行う．

肝吸虫症 clonorchiasis

▊概念・病因

肝吸虫症は肝吸虫（*Clonorchis sinensis*），タイ肝吸虫（*Opisthorchis viverrini*）の胆管内寄生により，胆汁うっ滞を呈する疾患である．第二中間宿主であるコイ科の淡水魚の生食により，感染幼虫であるメタセルカリアを経口摂取することで感染する．感染後胆管系に移行し 1 か月程度で成虫となる．

近年，わが国では感染者はきわめて少なくなったが，アジアでは広く蔓延し 2,000 万人程度の感染者がいると推定されている．

▊臨床症状

少数寄生では無症状である．多数寄生では胆汁うっ滞による肝障害による肝硬変をきたす場合がある．また，胆管細胞癌の発生リスクとなることが知られている．

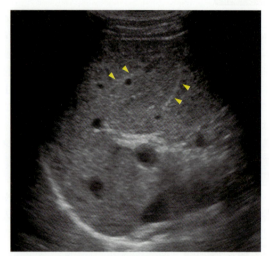

❼ 日本住血吸虫症の腹部超音波像
線状（網目状）の高エコー領域を肝実質内に認める．

▊検査・診断

便検査で虫卵を検出することによるが，産卵数が少ないため集卵法が望ましい．検出困難な場合には，十二指腸ゾンデ法などによる十二指腸液の検査を行う．

▊治療

プラジカンテル（20〜40 mg/kg，分 2，3 日間）が有効である．

肝蛭症 fascioliasis

▊概念・病因

肝蛭症はウシやヒツジの胆管に寄生する肝蛭（*Fasciola* spp.）の感染により，消化器症状などを起こす人獣共通寄生虫疾患である．食用となる水生植物や牧草に付着するメタセルカリアを経口摂取することで感染する．感染後十二指腸に達し，腸管壁を穿通し腹腔内を経由して，肝表面より肝臓，胆管に達し感染後 2 か月程度で成虫に発育する．

本症は世界中に広くみられる．わが国では年間数例程度の発生であり，ウシ飼育農家の家族や周辺住民などが感染している．

臨床症状

上腹部から季肋部痛，発熱を呈する場合が多いが，無症状で経過する場合もある．また，胆管寄生による胆道閉塞を示唆する黄疸，胆管炎症状を呈する場合もある．

検査・診断

腹部 CT で肝膿瘍の所見を呈し，末梢血好酸球増多を伴うことが多い．診断は，便もしくは十二指腸ゾンデ法などによる十二指腸液に虫卵を証明し診断できる場合もあるが，感度は低い．免疫診断が有用である．

治療

トリクラベンダゾール（10 mg/kg，単回服用）が有効である．

横川吸虫症 metagonimiasis

概念・病因

横川吸虫症は横川吸虫（*Metagonimus yokogawai*）の腸管寄生により，消化器症状などを起こす疾患である．第二中間宿主であるアユ，ウグイ，シラウオなどの淡水魚の生食により，感染幼虫であるメタセルカリアを経口摂取することで感染する．感染後小腸に到達し 1 週間程度で成虫となる．日本を含むアジアに広く分布する．

臨床症状

少数寄生では無症状である．多数寄生すると慢性的な下痢，腹痛を起こし，蛋白漏出性胃腸症を呈する場合もある．

検査・診断

便検査で虫卵を検出することによるが，産卵数が比較的少ないため集卵法が望ましい．

治療

プラジカンテル（40〜50 mg/kg，単回服用）が有効である．

肺吸虫症 paragonimiasis

概念・病因

肺吸虫症はウェステルマン肺吸虫（*Paragonimus westermani*）または宮崎肺吸虫（*P. skrjyabini miyazakii*）の感染による呼吸器症状などを呈する疾患である．中間宿主の淡水産カニ，あるいは待機宿主のイノシシの生肉の生食により，感染幼虫であるメタセルカリアを経口摂取することで感染する．感染後，メタセルカリアは小腸から腹腔内，腹筋，腹腔内，胸腔内，肺へと移行し 1〜2 か月で成虫となる．

わが国では年間 50 人程度の患者がいるものと推定される．近年では外国人症例が増加傾向を示している．海外ではアフリカ，アジア，南米に分布している．

臨床症状

胸腔に移行する際に気胸，胸水貯留，胸膜炎などをきたし胸痛，呼吸困難などの症状を呈する．肺実質に達すると咳，痰などの症状を呈する．

検査・診断

胸部 X 線（❽），CT 検査（❾）では胸水貯留，気胸，浸潤影，結節影，空洞影などを呈する．陰影は移動する場合もある．

診断は喀痰，便，気管支肺胞洗浄液の検査で虫卵を検出することによるが，感度は低い．免疫診断が有用である．肺吸虫症の特徴として，家族内発症や友人グループ内の発症がしばしばみられる．患者と同様の食歴をもつ家族や友人には，自覚症状の有無にかかわら

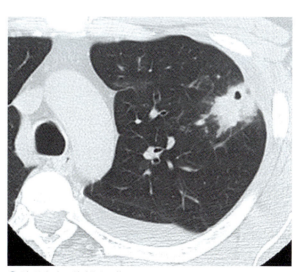

❽ 肺吸虫症の胸部 X 線像
左胸水貯留と中肺野に浸潤影を認める．

❾ 肺吸虫症の胸部 CT 像
空洞を伴う浸潤影を認める．

ず，受診を勧める．

治療
プラジカンテル（75 mg/kg，分3，3日間）が有効である．

条虫症 cestodiasis ⑩

日本海裂頭条虫症
diphyllobothriasis nihonkaiense

概念・病因
日本海裂頭条虫症は日本海裂頭条虫（*Diphyllobothrium nihonkaiense*）の腸管寄生により消化器症状を呈する疾患である．感染経路はマスやサケなどの生食による幼虫の経口感染である．感染後30日程度で小腸で成虫となる．本虫は日常診療で遭遇することが多く，わが国の主要な寄生虫の一つであり，年40例程度が報告されているが，実際の発生はその数倍と推定される．日本，シベリア，アラスカ，カナダなどに分布する．

臨床症状
片節が肛門から排出されることによる不快感が主症状である．下痢，腹痛などの消化管症状を認める場合もあるが軽微である．

検査・診断
患者持参の片節を確認し診断する．片節の持参がない場合には便検査で虫卵を確認する．

治療
プラジカンテル（10 mg/kg，単回服用）が有用である．塩類下剤を併用する．
その他，X線透視下に十二指腸ゾンデを挿入しガストログラフィンを注入し，虫体を排出させるガストログラフィン法（⑪）も有効であるが，放射線被曝の観点，患者の苦痛が大きいことより第一選択の治療とはならない．

有鉤条虫症 taeniasis solium，
有鉤囊虫症 cysticercosis cellulosae

概念・病因
有鉤条虫症は有鉤条虫（*Taenia solium*）の腸管寄生により消化管症状を呈する疾患である．有鉤囊虫は有鉤条虫の幼虫で中間宿主であるブタに寄生する．有鉤囊虫を保有するブタ肉を生食することで感染する．感染後3か月程度で小腸で成虫となる．
しかし，ヒトはブタと同様に中間宿主となり有鉤囊虫に感染することもある．経口摂取された虫卵もしくは小腸の成虫より遊離した虫卵が孵化し幼虫となり，血流にのって脳，筋肉，皮下などに達し有鉤囊虫症を呈する．
本虫は全世界に分布するが，近年国内での感染はみられていない．

臨床症状
有鉤条虫症では片節が肛門から排出されることによる不快感が主症状である．下痢，腹痛などの消化管症状を認める場合もある．

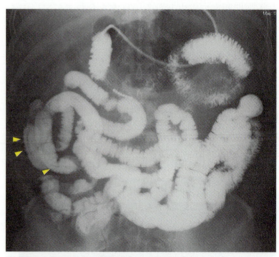

⑪ 駆虫中の日本海裂頭条虫の小腸造影像
ガストログラフィン法による．小腸内に紐状の透亮像を認める．

⑩ わが国でみられる主な条虫症

	原因寄生虫	疫学	主な症状・所見
日本海裂頭条虫症	日本海裂頭条虫	日本，シベリア，アラスカ，カナダに分布．	片節の排泄に伴う不快感
有鉤条虫症	有鉤条虫	全世界に分布．近年日本では感染はない．	片節の排泄に伴う不快感
有鉤囊虫症			中枢神経症状，皮下腫瘤
無鉤条虫症	無鉤条虫	世界に広く分布．	片節の排泄に伴う不快感
アジア条虫症	アジア条虫	日本を含むアジアに広く分布．	片節の排泄に伴う不快感
マンソン孤虫症	マンソン裂頭条虫	世界に広く分布．中国，日本などアジアに多い．	皮下腫瘤，中枢神経症状
エキノコックス症（包虫症）	単包条虫	南アフリカ，南米，中央アジアに分布．日本ではまれ．	肝囊胞
	多包条虫	北半球に広く分布．日本では年間30例程度の発生．	肝腫大，黄疸，肺病変

有鉤嚢虫症では寄生部位によりさまざまな症状がみられる．脳に寄生した場合にはけいれん，意識障害，四肢麻痺などがみられ，筋肉や皮下に寄生した場合には腫瘤を形成する．

検査・診断

有鉤条虫症では患者持参の片節を確認し診断する．虫卵検査では無鉤条虫と鑑別できない．

有鉤嚢虫症では頭部 CT，MRI で多発する境界明瞭な腫瘤様の所見を呈する．陳旧性病変では石灰化を認める．確定診断には免疫診断が有用である．脳腫瘍を疑われ摘出された病理標本より診断される場合もある．

治療

有鉤条虫症ではプラジカンテル（10 mg/kg，単回服用）が有用である．塩類下剤を併用する．治療時に片節が破壊されると虫卵が腸管腔内に遊離し有鉤嚢虫症を引き起こす可能性があるため，注意が必要である．ガストログラフィン法は虫体破壊の可能性が低いため本症には有用である．

有鉤嚢虫症の治療は一定のものはない．陳旧性病変の場合には治療適応はない．活動性病変で治療を行う場合にはアルベンダゾール（15 mg/kg，最大800 mg/ 日，分 2，8〜30 日間）が使用される．治療に伴い嚢虫周囲の変性により頭蓋内圧亢進症状などが出現することがあるため，ステロイドを併用する．また，水頭症の治療前，多数の嚢虫を認める場合には治療の副作用が強く出るため駆虫薬による治療は控える．

無鉤条虫症 taeniasis saginata

概念・病因

無鉤条虫症は無鉤条虫（*Taenia saginata*）の腸管寄生により消化管症状を呈する疾患である．中間宿主はウシで，幼虫である無鉤嚢虫を保有する牛肉を生食することで感染する．感染後 3 か月程度で小腸で成虫となる．本虫は全世界に広く分布する．

臨床症状

片節が肛門から排出されることによる不快感が主症状である．下痢，腹痛などの消化管症状を認める場合もあるが軽微である．

検査・診断

患者持参の片節を確認し診断する．虫卵検査では有鉤条虫と鑑別できない．

治療

「日本海裂頭条虫症」の項（☞ p.180）を参照．

アジア条虫症 taeniasis asiatica

概念・病因

アジア条虫症はアジア条虫（*Taenia asiatica*）の腸管寄生により消化器症状を呈する疾患である．中間宿

主はブタで，幼虫である嚢虫を保有するブタ肉を生食することで感染する．感染後 2〜3 か月で，小腸で成虫となる．

本虫はブタの内臓を生で食べる習慣のあるアジアに分布している．

臨床症状

片節が肛門から排出されることによる不快感が主症状である．下痢，腹痛などの消化管症状を認める場合もあるが軽微である．

検査・診断

片節は肉眼では無鉤条虫との鑑別は不可能であり，確定診断には遺伝子診断が必要である．

治療

「日本海裂頭条虫症」の項を参照．

マンソン孤虫症 sparganosis mansoni

概念・病因

マンソン孤虫症はマンソン裂頭条虫（*Spirometra erinaceieuropaei*）による幼虫移行症である．本虫はイヌ，ネコを終宿主とし，ヒトには中間宿主であるカエル，ヘビ，鳥類，イノシシなどの生食により感染する．本虫は全世界に分布するが，中国，日本などのアジアからの報告が多い．

臨床症状

皮下組織を移動し皮下腫瘤を呈することが多い．腹部，胸部，大腿部に多い．まれに中枢神経系に迷入し，脳障害を呈する場合もある．

検査・診断・治療

確定診断は治療を兼ねて病変から虫体を検出することである．虫体が証明できない場合には，食歴，皮膚症状，好酸球増多などを参考にして免疫血清学的検査を行う．

摘出後は残存虫体の可能性を考慮しプラジカンテル（75 mg/kg，分 3，3 日間）を投与する．摘出困難な場合もプラジカンテルを投与するが，効果は 50 ％程度と考えられている．

エキノコックス症（包虫症）

echinococcosis（hydatid disease）

概念・病因

エキノコックス症は単包条虫（*Echinococcus granulosus*）もしくは多包条虫（*E. multilocularis*）の幼虫である単包虫もしくは多包虫の寄生による疾患である．

本虫はイヌ，キツネなどを終宿主とし，ヒトには糞便内に排出された虫卵を経口摂取することで感染する．

単包虫は南アフリカ，南米，中央アジアに多く，わが国での感染は認められず輸入感染症である．多包虫は北半球に分布し，わが国ではほとんどが北海道から

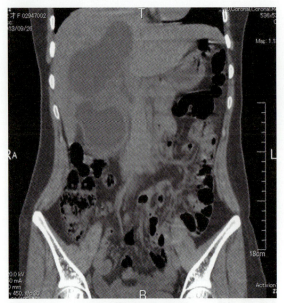

⑫ エキノコックス症の腹部単純 CT 像
肝右葉に巨大な囊胞を 2 個認める．頭側の囊胞は内部が不均一である．

の報告である．本症は感染症法上の四類感染症であり，年間単包虫症は 0～3 例，多包虫症は 20～30 例の報告がある．

臨床症状

単包虫症は肝囊胞による圧迫症状が主体である．

多包虫症は約 5～15 年間の無症状期を経て，肝腫大，腹痛，閉塞性黄疸が出現し，肝肺瘻孔や病巣感染，胆管炎を併発する．肺に約 10 %，脳・脾に約 1 % の頻度で病変を認める．

検査・診断

CT などの画像診断では単包虫症は孤立性の囊胞として描出され（⑫），70 % が肝臓に，残りは肺に病巣を形成する．囊胞内部は層状や不均一にみえる場合がある．多包虫症は充実性部分や囊胞成分，また石灰化を伴うなど，多彩な像を呈する．確定診断には免疫血清学的検査が有用である．

治療

多包虫症では外科的切除が第一選択である．外科的切除後アルベンダゾール（600 mg，分 3，28 日間連続投与，14 日間休薬）を 2 年間投与することが推奨されている．

単包虫症では，囊胞内感染がなく，胆管・腹膜・胸膜に穿破していない場合には病変を穿刺し内容物を吸引した後，病巣にエタノールを注入し内部に残存する単包虫を死滅させ再吸引する治療法（puncture, aspiration, injection, re-aspiration：PAIR）が推奨されている．PAIR の適応外の場合には外科的手術を行う．

（平田哲生）

●文献

1) 丸山治彦ほか（編）：寄生虫症薬物治療の手引き，改訂第 9.0 版．日本医療研究開発機構 新興・再興感染症に対する革新的医薬品等開発推進研究事業「我が国における熱帯病・寄生虫症の最適な診断治療体制の構築」．2016．
2) 當眞 弘：広東住血線虫症．臨床と微生物 2014；41：379．
3) 吉田彩子ほか：わが国における肺吸虫症の感染源の再検討．*Clinical Parasitology* 2016；27：49．
4) 中村（内山）ふくみ，ほか：当院で経験した 4 例のアジア条虫症について．*Clinical Parasitology* 2011；22：72．
5) 田中照久ほか：ネパール人留学生の単包虫症の 1 例．*Clinical Parasitology* 2014；25：95．

15 プリオン病

概念

プリオン病は，正常プリオン蛋白が構造変換し，伝達性のある異常プリオン蛋白となり凝集し蓄積することが原因で神経細胞が変性・脱落することにより発症する疾患である．病理学的には伝達性海綿状脳症と呼ばれてきた．プリオン（prion）の語源は，「タンパク質性の」を意味する proteinaceous と「感染性の」を意味する infectious の頭文字に加えて，粒子を意味する「-on〈オン〉」をつけて，蛋白性感染粒子という意味をもたせた造語である．こうした特殊な伝播性性質をもった蛋白質として初めて発見されたのが，プリオン蛋白である．

病因

ヒトプリオン病は病因的に3つに分類される．

孤発性プリオン病（sporadic prion diseases）

原因不明で特発性のプリオン病．ほぼ100％は孤発性クロイツフェルト・ヤコブ病（sporadic Creutzfeldt-Jakob disease：sCJD）である．孤発性 CJD の典型例は，認知機能障害，運動失調，視覚異常などで発症，さらに錐体路・錐体外路症候，ミオクローヌスなどの多彩な神経精神症候が月単位で急速に進行し，約6か月程度で無動性無言（akinetic mutism）に至る．

遺伝性プリオン病（genetic prion diseases）

プリオン蛋白遺伝子の変異に起因し，遺伝形式は常染色体優性遺伝であるが，浸透率が低く変異を有していても発症せず，臨床的には家系内に発症者がいない孤発例として認識される変異もある．多数の変異が知られており，変異の種類により病態に多様性がみられる．比較的進行が緩徐で脳にプリオン蛋白アミロイド斑を有するもの（ゲルストマン・ストロイスラー・シャインカー症候群〈Gerstmann-Sträussler-Scheinker syndrome：GSS〉），CJD 様の臨床や病理を示すもの（遺伝性 CJD），視床が主な病変である致死性家族性不眠（fatal familial insomnia：FFI）などが知られている．

獲得性プリオン病（acquired prion diseases）

獲得性プリオン病は，プリオンに曝露され，感染することによって発症する．パプアニューギニアでは人喰い習慣により流行したクールー（kuru）が発生し，プリオン病が伝播性疾患であることが認識されることのきっかけになった．わが国ではプリオンに汚染されたヒト屍体由来保存硬膜の移植による硬膜移植後 CJD（duraCJD）が多く報告されている．欧米では脳下垂体由来成長ホルモン製剤による医原性プリオンが多く報告されている．英国を中心に発生した変異型 CJD は，ウシ海綿状脳症（bovine spongiform encephalopathy：BSE）のプリオンに汚染された食品からの伝播と考えられている．その他，脳外科手術器具の汚染によるもの，角膜移植によると思われる例が報告されている．

病態生理

獲得性プリオン病では，外部より異常型プリオン蛋白が細胞内に侵入すると，細胞内で恒常的に発現する正常型プリオン蛋白に作用し，正常型プリオン蛋白から異常型プリオン蛋白への構造変化が誘導される．異常型プリオン蛋白と正常型プリオン蛋白ではアミノ酸配列に違いはなく，その立体構造のみが異なっている．正常型プリオン蛋白は α-ヘリックス構造を多く含み，可溶性で柔軟な構造をしているが，異常型プリオン蛋白は β-シート含量が非常に高く，そのため凝集しやすく不溶性，蛋白分解酵素処理に抵抗性，などの性質をもつ．正常型プリオン蛋白から異常型プリオン蛋白への構造変換プロセスがプリオン感染と増殖の本質であると考えられているが，神経変性への分子病態は不明な点が残る．

疫学

孤発性 CJD はヒトのプリオン病の約8割を占め，年間100万人に1～2人程度が発症し，発症率は全世界的にほぼ一定している．多くは50歳以上で発症し，ピークは70～78歳だが若年者，あるいは80歳以上での発症もみられる．遺伝性プリオン病の発症年齢はわが国に多い sCJD V180I 型では75歳以上のことが多い．GSS P102L 型は50歳代発症が多い．プリオン病全体では男女比は13：17であり，女性のほうが若干多い．

病理

病理学的組織所見には散発性の空胞変性，海綿状変性，神経細胞の著明な脱失，異常グリアの増生（グリオーシス）である．特に大脳皮質や線条体では広範な海綿状変化と神経細胞脱落，グリオーシス，異常プリオン蛋白の沈着がみられる．抗プリオン抗体による免疫染色の陽性所見が診断指標となっているが，その染まりかたには薄く広く染まる synaptic type と老人斑様に染まる plaque type の異常プリオン沈着パターンがみられ，混合した初見も認められる．

臨床症状

孤発性 CJD の臨床経過は3期に分けられ，第1期には倦怠感，ふらつき，めまい，活動性の低下，視覚

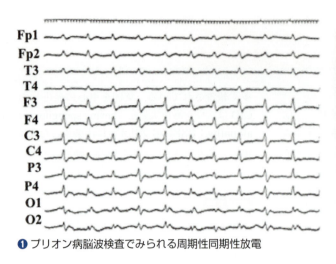

❶ プリオン病脳波検査でみられる周期性同期性放電

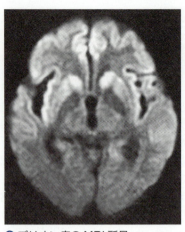

❷ プリオン病の MRI 所見
大脳皮質のリボン状の高信号と基底核領域の高信号を認める．

異常，抑うつ傾向などの非特異的症状がみられ，第2期には認知機能障害が急速に進行し，錐体路／錐体外路症状，ミオクローヌスが出現する．神経学的所見では腱反射の亢進，病的反射の出現，小脳失調，筋強剛，ジストニア，抵抗症，驚愕反応などが認められる．第3期には無動性無言となり，除皮質硬直や屈曲拘縮肢位を呈する．わが国では約半数が1年以上生存するが，欧米の例では無治療での予後はほぼ1年とされている．

非典型例では症状が軽く緩徐進行の経過をとり，Alzheimer病など他の認知症と鑑別が困難なこともある．死後の脳内異常プリオン蛋白解析および遺伝子解析にて診断されることも多い．

検査
髄液検査
髄液検査では多くの細胞数・蛋白などは正常であるが，急速に神経細胞が脱落するために神経細胞死のマーカーである 14-3-3 蛋白や総タウ蛋白が陽性になる．髄液中の 14-3-3 蛋白は診断基準の補助項目の1つになっている．初期から微量の異常プリオン蛋白が検出される例もある．

脳波検査
脳波検査では脳波上周期性同期性放電（periodic synchronous discharge：PSD）を示す（❶）．発症早期には陽性率は45％，全経過中では90％が陽性を示す．

MRI 検査
拡散強調画像において大脳皮質のリボン状の高信号と基底核領域の高信号を認める（❷）．進行すると，脳室の著明な拡大など脳萎縮を示す例が多い．

診断
わが国のプリオン病サーベイランスではWHO診

❸ プリオン病の WHO 診断基準

I. 従来から用いられている診断基準
A. 確実例（definite）
特徴的な病理所見，またはウェスタンブロットや免疫染色法で脳に異常プリオン蛋白を検出．
B. ほぼ確実例（probable）
病理所見はないが，以下の1～3を満たす． 1. 急速進行性認知症 2. 次の4項目中2項目以上を満たす． 　　a. ミオクローヌス 　　b. 視覚または小脳症状 　　c. 錐体路または錐体外路症状 　　d. 無動性無言 3. 脳波上で周期性同期性放電（PSD）を認める．
C. 疑い例（possible）
上記のBの1および2を満たすが，脳波上 PSD を欠く場合．
II. 拡大診断基準（現行 WHO 診断基準）
上記の診断基準のCの疑い例（possible）に入る例で，脳波上 PSD がなくても，脳脊髄液中に 14-3-3 蛋白が検出され臨床経過が2年未満の場合，ほぼ確実例（probable）とする．

断基準を採用している（❸）．病理解剖あるいは脳生検にてのみ確定診断されるため，臨床診断のみでは，ほぼ確実例，あるいは疑い例とされる．

治療
治療については現在までない．治療法はそれぞれ異なるが，対症療法のみ行われている．

ゲルストマン・ストロイスラー・シャインカー症候群

Gerstmann Sträussler-Scheinker syndrome (GSS)

概念

Gerstmann-Sträussler-Scheinker disease（GSS）は 1928 年に Gerstmann がまれな舞踏病として初めての症例報告を行い，さらに 1936 年 Gerstmann，Sträussler，Scheinker が小脳失調と認知機能障害を主体とする進行性の家族性小脳失調症の症例のまとめを報告した．さらにこの報告では，病理学的に脳組織内に kuru 斑と名づけられた特徴的な所見があることを示した．1989 年 GSS 症例の家系遺伝子解析にて P102L 変異が報告され，これにより GSS が遺伝性プリオン病の一つとして認められ，GSS の疾患概念が確立した．

病因

プリオン蛋白遺伝子は 20 番染色体短腕にあり，1 つのオープンリーディングフレームにコードされ，253 個アミノ酸に翻訳される．GSS ではこれまでに P102L，P105L，G114V，A117V，G131V，A133V，Y145stop，H187R，F198S，D202N，Q212P，Q217R の遺伝子変異が報告されている．

病理

病理学的には異常プリオン蛋白から構成される kuru 斑というアミロイド斑の沈着がある．kuru 斑は大脳皮質および白質，小脳，基底核，視床にも沈着する．一部，海綿状変化もきたす．さらに脊髄において脊髄小脳路，後索，脊髄後角，側索に異常をきたす．

臨床症状

受診時における神経学的な異常は体幹失調，構音障害，下肢腱反射の低下または消失，下肢の異常感覚である．しかしながら，多くのケースでは認知機能障害を呈しない．発症後 2〜3 年後には認知機能が徐々に進行し，さらに無動無言に至る．

検査

検査は遺伝子検査である．

治療

治療については，現在までない．対症療法のみ行われている．

致死性家族性不眠症

fatal familial insomnia (FFI)

概念

致死性家族性不眠症は視床病変を主座とし，難治性不眠，自律神経症状，錐体路症状など多彩な神経症状を呈する常染色体優性遺伝のプリオン病である．

病因

プリオン遺伝子（PRNP）コドン 178 番のアスパラギン酸（D）からアスパラギン（N）への置換（D178N）が原因とされている．加えてコドン 129 の遺伝子多型が表現型に影響を与え，D178N 変異アレルと同一アレル上にコドン 129 番多型のメチオニン（M）が存在する場合に FFI を発症し，バリン（V）の場合に Creutzfeldt-Jakob 病（CJD）を発症する．

疫学

現在まで，わが国では数例の報告がある．

病理

病理学的所見としては，視床前内側核，背側腹側核に高度な神経細胞脱落，反応性のグリア細胞増殖を認める．他の視床核群の障害は軽度である．また下オリーブ核では 50 ％以上の神経細胞が脱落，反応性グリア細胞の増殖がみられる．大脳基底核，Meynert（マイネルト）基底核，脊髄の障害は免れる．大脳皮質の表層，深層，白質表層に軽度反応性グリア増殖を認める．

臨床症状

臨床症状は多くの症例で難治性不眠を呈し，徐波睡眠や REM 期の減少や消失が特徴である．進行期には昏迷，昏睡に至る．ほとんどの患者は初期から持続的注意能力の低下を訴え，睡眠時間を維持することができなくなるが，ストレスや疲労などとして見過ごされていることも多い．アパシーのようにみえるが社会的行動能力は保たれている．血圧や体温上昇，発汗や唾液分泌過多，陰萎，頻脈などの自律神経障害を認める．日中は傾眠となるため，医療者が夜間の不眠に気がつかなければ，過眠と判断されている場合がある．不眠の増悪に伴って夢幻状態を示すことがある．注意しなければいけないことは発症年齢で，罹病期間はコドン 129 多型により異なり，129MM タイプでは発症年齢が若く，罹病期間が短く，病初期から自律神経障害，眼振が強く認められる．

進行すると歩行困難，歩行失調，協調運動障害，ミオクローヌス，病的反射は腱反射亢進などの錐体路症状を呈するようになる．構音障害，嚥下障害，膀胱直腸障害がみられ，立位困難となる．認知機能に関しては，注意障害，記憶障害，遂行機能障害がみられる．

検査

検査は遺伝子検査である．

治療

治療については，現在までない．対症療法のみ行われている．

（西田教行，佐藤克也）

膠原病・リウマチ性疾患

編集●三森　経世

| **1** 総論 | ▶ 188 |
| **2** 各論 | ▶ 215 |

1 総論

膠原病・リウマチ性疾患の概念

膠原病の概念

膠原病（collagen disease）は，病理学者 Paul Klemperer（1887〜1964 年）が 1942 年に提唱した疾患概念であり，多臓器を同時に障害する非感染性・非腫瘍性の全身性炎症性疾患の総称である．

Klemperer はそれまで支配的であった臓器病理学的立場（あらゆる疾患は個々の臓器の病理学的変化に由来するとの考え）からは説明できない，全身の結合組織にフィブリノイド変性が共通してみられる多臓器障害性疾患を，膠原線維の変性を原因とする疾患群と考え，「膠原病（collagen disease）」と命名した．その後，LE 細胞現象が発見され（1948 年，Hargraves），その原因となる LE 因子が抗核抗体であることが明らかにされて（1950 年代，Friou），膠原病は自己免疫疾患であると考えられるようになった．Klemperer の考えはさまざまな批判にさらされながらも，新しい知識や修正が加わりつつ，その基本概念は現在に至っている．結合組織疾患（connective tissue disease）は膠原病の同義語であり，現在の欧米ではむしろこちらの名称が用いられる．

Klemperer が膠原病に含めた疾患は，全身性エリテマトーデス（systemic lupus erythematosus：SLE），リウマチ熱（rheumatic fever：RF），強皮症（scleroderma または systemic sclerosis：SSc），多発性筋炎および皮膚筋炎（polymyositis/dermatomyositis：PM/DM），結節性多発動脈炎（polyarteritis nodosa：PN），関節リウマチ（rheumatoid arthritis：RA）の 6 疾患であり，これらは古典的膠原病と呼ばれる．さら

にその後，Sjögren 症候群，混合性結合組織病（mixed connective tissue disease：MCTD），多発血管炎性肉芽腫症（Wegener 肉芽腫症），高安動脈炎，側頭動脈炎，好酸球性筋膜炎，成人 Still 病，強直性脊椎炎，Behçet 病，再発性多発軟骨炎，サルコイドーシスなどの疾患も膠原病の特徴にあてはまることから，膠原病類縁疾患あるいは関連疾患として分類されている．本章では，古典的膠原病に加えて膠原病類縁疾患も膠原病として扱う．

膠原病の特徴

膠原病には多種多様な疾患が含まれ，それぞれの疾患の病像・病態も多彩であるが，膠原病には共通する臨床的・病理学的・病態学的特徴が認められる（**❶**）．特に膠原病には共通の病態の基盤として免疫応答の異常が存在する．膠原病のうち，溶連菌感染に基づくリウマチ熱を除くすべての疾患の原因（病因）はいまだに不明であるが，遺伝的要因と環境要因の両方が発症に関係すると考えられる．一定の遺伝的要因（HLA や種々の疾患感受性遺伝子）をもつ患者に，トリガーとして何らかの環境因子（ウイルス感染など）が加わって免疫応答が起きると，通常ならば収束に向かうべき免疫反応が標的を自己に変えて永続化するようになる．このような免疫異常は自己抗原に対する免疫トレランスが破綻するためであり，アポトーシスの異常，T 細胞，B 細胞，抗原呈示細胞，サイトカイン，細胞接着分子などのさまざまなレベルでの異常が見出されている．

膠原病患者の血液中には，自己の細胞や組織成分と反応するさまざまな自己抗体が見出され，それぞれ特定の疾患や臨床病態と密接に関連する．自己抗体の産生は膠原病の発症機序とも深く関与していると考えられ，少なくとも一部の自己抗体は膠原病の病態形成にも重要な役割を果たしている．

リウマチ性疾患とは

リウマチ性疾患（rheumatic diseases）は，関節，筋肉，骨，靭帯などの運動器の痛みを伴う疾患の総称である．「リウマチ（rheumatism）」という言葉は，ギリシャ語の「流れ」を意味し，痛みの原因となる物質が体内を流れて関節に貯留するという古代ギリシャ医学の考えに由来している．

膠原病全般に共通する症状の一つとして，全身の関節痛や関節炎が高頻度にみられることから，膠原病の

❶ 膠原病の特徴

1. 全身性炎症疾患	発熱，体重減少などの全身症状を伴う
2. 多臓器障害疾患	複数の臓器が同時に障害される
3. 慢性疾患	再燃と寛解を繰り返しながら，病像が完成する
4. フィブリノイド変性	障害臓器の結合組織にフィブリノイド変性を認める
5. 自己免疫疾患	種々の自己抗体が血中に見出される
6. リウマチ性疾患	関節，筋肉などの疼痛（リウマチ症状）を伴う

❷ リウマチ性疾患の分類（米国リウマチ学会分類原案の 1983 年改訂版）

1. びまん性結合組織病

A 関節リウマチ
  1）IgM リウマトイド因子陽性
  2）IgM リウマトイド因子陰性
B 若年性関節炎
  1）全身性発症
  2）多関節発症
  3）少関節発症
C ループスエリテマトーデス
  1）円板状エリテマトーデス
  2）全身性エリテマトーデス
  3）薬物誘発性エリテマトーデス
D 強皮症
  1）限局性
  2）全身性
  3）化学物質（あるいは薬物）誘発性
E 好酸球増加を伴う，あるいは伴わないびまん性筋膜炎
F 多発性筋炎
  1）多発性筋炎
  2）皮膚筋炎
  3）悪性腫瘍を伴う多発性筋炎/皮膚筋炎
  4）血管炎を伴う小児多発性筋炎/皮膚筋炎
G 壊死性血管炎および他の血管症
  1）結節性多発動脈炎
  2）アレルギー性肉芽腫症（好酸球性多発血管炎性肉芽腫症〈Churg–Strauss 症候群〉）
  3）過敏性血管炎（血清病，Henoch–Schönlein 紫斑病，混合型クリオグロブリン血症などを含む）
  4）肉芽腫性動脈炎（多発血管炎性肉芽腫症〈Wegener 肉芽腫症〉，リウマチ性多発筋痛症を伴う，あるいは伴わない巨細胞〈側頭〉動脈炎，高安動脈炎）
  5）川崎病（皮膚粘膜リンパ節症候群）
  6）Behçet 病
H Sjögren 症候群
  1）原発性
  2）続発性，他の結合組織病を伴う
I 重複症候群（オーバーラップ症候群）
  1）混合性結合組織病
  2）その他
J その他
  1）リウマチ性多発筋痛症（G の 4）参照）
  2）再発性脂肪織炎（Weber–Christian 病）
  3）再発性多発性軟骨炎
  4）リンパ腫様肉芽腫症
  5）結節性紅斑

2. 脊椎炎を伴う関節炎（脊椎関節炎）

A 強直性脊椎炎
B Reiter 症候群
C 乾癬性関節炎
  1）遠位指節間関節優位型
  2）少関節型
  3）多関節型
  4）破壊性関節炎型
  5）脊椎型
D 炎症性腸疾患を伴う関節炎
  1）末梢関節型
  2）脊椎型

3. 骨関節症（変形性関節症，関節変性疾患）

A 原発性
  1）末梢関節型
  2）脊椎関節型
B 続発性
  1）先天性あるいは後天性欠損
  2）代謝疾患
  3）外傷
  4）他の関節疾患

4. 感染病原体に伴うリウマチ症候群

A 直接的
  1）細菌性
  2）ウイルス性
  3）真菌性
  4）寄生虫性
  5）感染性の疑い
B 反応性
  1）細菌性
  2）ウイルス性
  3）免疫後
  4）他の感染病原体によるもの

5. リウマチ症状を伴う代謝性および内分泌疾患

A 結晶誘発性病態
  1）尿酸 1 ナトリウム 1 水和物（痛風）
  2）ピロリン酸カルシウム 2 水和物（偽痛風，軟骨石灰化症）
  3）塩基性リン酸カルシウム（水酸化アパタイトなど）
B 他の生化学的異常
  1）アミロイドーシス
  2）血友病
  3）他の先天性代謝障害
  4）内分泌疾患
  5）免疫不全症
C 遺伝性疾患
  1）家族性地中海熱
  2）先天性多発関節拘縮症
  3）過可動性（hypermobility）症候群，他の特別に分類されるものではないもの
  4）進行性骨化筋炎

6. 腫瘍

A 原発性
  1）良性（ガングリオン，骨軟骨腫症など）
  2）悪性（滑膜肉腫，血管肉腫など）
B 続発性
  1）白血病
  2）多発性骨髄腫
  3）転移性悪性腫瘍

7. 神経血管系疾患

A Charcot 関節
B 圧迫症候群
  1）末梢性絞扼症（手根管症候群など）
  2）神経根障害
  3）脊椎管狭窄症
C 反射性交感神経性ジストロフィ
D 肢端紅痛症
E Raynaud 現象，あるいは Raynaud 病

（次頁につづく↗）

❷ リウマチ性疾患の分類 (つづき)

8. 骨，軟骨疾患

- A 骨粗鬆症
- B 骨軟化症
- C 肥大性骨関節症
- D びまん性特発性骨格骨化過剰症（Forestier 病）
- E 骨 Paget 病（変形性骨炎）
- F 骨融解症あるいは軟骨融解症
- G 虚血性壊死（骨壊死）
  - 1）解離性骨軟骨炎
  - 2）他の病態に合併（アルコール中毒，副腎皮質機能亢進症など）
  - 3）潜函病
  - 4）骨端炎（Osgood–Schlatter 病など）
  - 5）特発性
- H 肋軟骨炎（Tietze 症候群）
- I 腸骨硬化性骨炎，恥骨炎，あるいは限局性骨炎
- J 先天性股関節形成異常
- K 膝蓋骨軟骨軟化症
- L 生物機械的（biomechanical）あるいは解剖学的異常
  - 1）脊椎側彎/脊柱後彎
  - 2）足の回内
  - 3）脚長不一致
  - 4）内反膝あるいは外反膝
  - 5）凹足あるいは扁平足

9. 関節外疾患

- A 関節周囲の疾患
  - 1）滑液包炎（三角筋下など）
  - 2）腱疾患（de Quervain 病など）
  - 3）腱付着部症（上顆炎など）
  - 4）嚢胞（膝窩 [Baker 嚢腫] など）
- B 椎間板疾患
- C 腰痛，特発性
- D 種々の疼痛性症候群
  - 1）全身性（結合組織炎，線維筋痛症）
  - 2）心因性リウマチ
  - 3）限局性疼痛症候群

10. 関節症状を伴う種々の疾患

- A 回帰性リウマチ
- B 間欠性関節水腫症
- C 薬物誘発性リウマチ症候群（薬物誘発性エリテマトーデスを除く）
- D 多中心性網内系組織球症
- E 絨毛結節性滑膜炎
- F サルコイドーシス
- G ビタミンC欠乏症
- H 膵疾患
- I 慢性活動性肝炎
- J 筋骨格系外傷
  - 1）関節内障
  - 2）遊離体

〔Decker JL and the Glossary Subcommittee of the ARA Committee on Rheumatologic Practice：*Arthritis Rheum* 1983：26：1029. 一部省略.〕

多くはリウマチ性疾患に分類される．また，逆にリウマチ性疾患のなかには膠原病の概念にあてはまる病気が多い．

リウマチ性疾患の分類

きわめて多数の疾患がリウマチ性疾患に分類される．米国リウマチ学会の命名分類分科会による分類によれば，100種類以上がリウマチ性疾患に分類されている（❷）．

リウマチ症状を呈する新しい疾患の発見や，その病態の解明により，リウマチ性疾患の分類は今後もさらに追加や修正が行われる可能性がある．

（三森経世）

●文献

1) Klemperer P, et al：Diffuse collagen disease. Acute disseminated lupus erythematosus and diffuse scleroderma. *JAMA* 1942；119：331.
2) Klemperer P：The concept of collagen diseases. *Am J Pathol* 1950；26：505.

関節と結合組織の構造と機能

関節の構造と機能

関節の定義

2個以上の骨と骨を連結する部位を関節と呼ぶ．

関節の種類

関節は可動性の有無により，可動関節と不動関節に分類される．

可動関節

可動性のある関節を可動関節と呼び，四肢の大部分の関節が可動関節である．滑膜，関節液を有することから滑膜関節とも呼ばれる．関節頭，関節窩の形状により，球関節，楕円関節，鞍関節，蝶番関節，車軸関節，平面関節に分類される．

不動関節

可動性がないか，またはわずかにしか可動しない関節を不動関節と呼ぶ．連結する種類により線維性連結，軟骨性連結，骨連結に分類される．

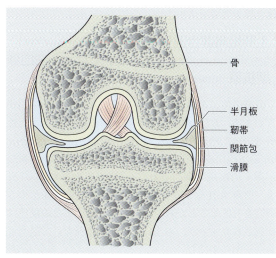

❸ 滑膜関節の構造

関節の構造

　代表的な可動関節である膝関節の構造を❸に示す．可動関節は，骨端部が硝子軟骨に覆われている．関節包は線維性結合組織であり関節部位を包み込んでいる．関節包の内側は滑膜面となる．関節包の外側には靱帯があり，関節包とともに関節を固定する．また，筋肉からつながる腱が関節包の外側に付着し，筋肉の収縮により関節の運動を起こす．

関節軟骨

　関節軟骨は骨端部を覆い，低摩擦の表面を有することで関節の可動を容易にし，関節を保護している．関節軟骨は硝子軟骨であり，軟骨細胞と細胞外基質から成る．血管，神経などはなく，関節液から栄養されている．

関節包，靱帯

　関節包と靱帯は，関節を固定し安定化させている．関節包と靱帯は，一体化しているものと分離しているものとがある．

滑膜

　滑膜は関節包の内側を覆うように存在するが，軟骨や半月板の表面には存在しない．滑膜の表層には，1～3層程度に滑膜細胞が並ぶ．形態により，線維芽細胞様滑膜細胞，マクロファージ様滑膜細胞に分類される．関節リウマチでは，この滑膜に慢性炎症が生じ，病変の主座となる．

関節液（滑液）

　関節腔に貯留する液体成分を関節液（滑液）と呼ぶ．ヒアルロン酸や糖蛋白を含む．軟骨の摩耗減少，軟骨の栄養に関与する．関節液中には正常関節で 200 個/μL 以下の単核球，多核球が存在する．関節炎により関節液が増加し，関節液貯留を起こす．また細胞数は増加する．

結合組織の構造

　結合組織は，組織，器官の結合に関与するものであり，固有細胞と細胞外マトリックスから構成される．生体の構造維持，細胞間接着，情報伝達，創傷治癒などを担う．細胞外マトリックスには，コラーゲン，エラスチン，プロテオグリカンなどが含まれる．膠原病では結合組織に病変がみられることが，一つの特徴である．

コラーゲン

　コラーゲンは生体の全蛋白の 20～30％を占める．コラーゲン分子は約 30 種類存在する．3 本のポリペプチド鎖（α鎖）がらせん（トリプルヘリックス）構造をとり，さらにらせんを巻いている．
　軟骨では，II 型コラーゲンが大部分を占め，IV 型コラーゲンなどその他のコラーゲンも存在する．コラーゲンの間隙にプロテオグリカン，水分を含有する．

エラスチン

　エラスチンはフィブリリンと結合し，またデスモシンと架橋を形成し，弾性線維として組織の弾力性，伸展性を導く．動脈壁，靱帯，肺，皮膚などに多く含まれる．

プロテオグリカン

　プロテオグリカンはコア蛋白を有し，これに多数の多糖鎖（グリコサミノグリカン）が結合している．
　軟骨ではアグリカンが主要分子であり，コンドロイチン硫酸が多数結合し，ヒアルロン酸，リンク蛋白と巨大凝集体を形成する．軟骨においてプロテオグリカンは II 型コラーゲンとともに重要な基質となる．

グリコサミノグリカン

　ムコ多糖であり，ヒアルロン酸，コンドロイチン硫酸，ケラタン硫酸，デルマタン硫酸が含まれる．陰性荷電をもち，プロテオグリカンの親水性に関与する．

ヒアルロン酸

　グリコサミノグリカンの一種であり，N-アセチルグルコサミンとグルクロン酸の二糖単位が繰り返し連結した構造をとる．軟骨の機能維持，関節液の粘弾性を高め，潤滑，衝撃吸収作用をもつ．

フィブロネクチン

　生体に広く分布する糖蛋白であり，細胞接着分子と

して細胞膜上のインテグリンと結合する。細胞同士の接着，細胞と細胞外マトリックスとの接着に関与する。

関節，結合組織の病理学

関節炎を起こす代表的な膠原病として関節リウマチの病理学的所見を記載する。

関節リウマチ

慢性の関節炎を起こす関節リウマチでは，病理学的には滑膜に炎症がみられる。滑膜において，線維芽細胞様滑膜細胞の増殖，T細胞，B細胞，マクロファージ様滑膜細胞などの炎症細胞の浸潤，血管新生が認められる。これらの細胞が炎症にかかわる，サイトカイン（TNF-α，IL-6），ケモカインなどを産生し，炎症の持続，軟骨破壊，破骨細胞の活性化による骨破壊を引き起こす。

（南木敏宏）

●文献

1) Firestein GS, et al（eds）：Kelly's Textbook of Rheumatology, 9th edition. Philadelphia：Elsevier Saunders；2013.

膠原病・リウマチ性疾患の遺伝要因

膠原病・リウマチ性疾患と遺伝要因

膠原病・リウマチ性疾患の発症，病態形成には，遺伝的な要因が関与している。すなわち，疾患の多発家系が存在し，一卵性双生児における発症の一致率が二卵性双生児のそれと比べて高く，さらにこれらは一般人口の有病率より高い。たとえば，関節リウマチ（rheumatoid arthritis：RA）の一卵性双生児の疾患一致率は報告により異なるが，概略12〜15％とされており，50％の遺伝子を共有する二卵性双生児や兄弟での一致率は2〜4％である。一方，RAの有病率は民族により多少の差はあるが，0.5〜1％と報告されている。当然ながら，家族集積性に関与する因子には，感染の要素，貧富，環境要因などが影響する可能性はあるが，これらを考慮に入れても遺伝的要因の関与は確実であると考えられている。

2007年より，ゲノムワイド関連解析（genome-wide association study：GWAS）を用いて代表的な疾患の疾患感受性遺伝子の解析が進められてきた。その結果，多くの疾患感受性多型は，遺伝子の発現量に関与することが判明しつつある。ゲノム情報は疾患の成立以前から存在しており，疾患（＝結果）に対する明確な因果関係をもつ。

主要組織適合遺伝子複合体 major histocompatibility complex（MHC），ヒトではヒト白血球型抗原 human leukocyte antigen（HLA）

免疫応答における HLA の重要性はすでに多くの報告がある。HLA の遺伝子多型と膠原病・リウマチ性疾患との関連は，RA だけでなく SLE（systemic lupus erythematosus），強直性脊椎炎，Behçet病など多くの疾患で報告されている。HLA のクラスI分子，クラスII分子がT細胞に対して抗原を提示する機能を有することから，これらの免疫応答との関連は推測されやすいが，本当に抗原提示機能だけで説明可能かは明らかでない。

ゲノムワイド関連解析などによるHLA以外の遺伝要因

ヒト全ゲノムの解読に伴い，自己免疫疾患をはじめ頻度の高い疾患（common disease）の疾患感受性遺伝子多型（疾患関連多型）の解析が可能となってきた。多型のなかでも一塩基多型（single nucleotide polymorphism：SNP）が解析の中心として注目されてきた。現在の形でのGWASの方法論が固まり，2007年以降この方法による多因子疾患のGWASが世界的に行われ，自己免疫疾患に関しても多くの報告がされている。

これらにより報告された遺伝子多型のいくつかは，アミノ酸変異を伴う質的に異なる蛋白分子の生成に関与するが，その他の多くの疾患関連遺伝子多型は，遺伝子の発現量に関与するeQTLs（expression quantitative trait loci）であることが判明しつつあり，このような遺伝子多型による遺伝子機能・発現量の違いの積み重ねが疾患の発症に関連していると考えられている。最近では，トランスに働くものを含めると，疾患リスクがより高頻度でeQTLであるとする報告も多い。

複数の自己免疫疾患に共通の遺伝因子

複数の自己免疫疾患に共通の疾患感受性遺伝子が存在することが判明しつつある。実際に，複数の自己免疫疾患が同一家系に多くみられたり，一人が複数の自己免疫疾患に罹患することも観察されている。すなわち，自己免疫疾患になりやすい基本的なメカニズムが複数の疾患で共通している可能性がある。ただし，複数の疾患に共通の遺伝因子であっても，すべての自己免疫疾患に共通というものでないことが多い。たとえば，転写因子のSTAT4はRAやSLEで共通であるが，STAT3はCrohn病や多発性硬化症での関連が報告されている。一方，RAの疾患感受性遺伝子が関係する

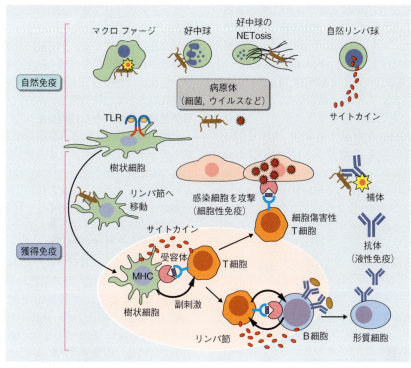

❹ 自然免疫と獲得免疫

経路をみると，CD40，TRAF1，TNFAIP3，PRKCQ，TNFRSF14 など NF-κB シグナルに関与する遺伝子が多く見つかっており，このパスウェイが RA の病態形成に深くかかわっていることが示されている．

GWAS からゲノム機能，エピゲノムとの関係

前述のように，自己免疫疾患におけるリスク SNP の多くが eQTL であることから，これらの情報をもとに，ゲノム機能を研究する方向性が考えられている．上述のとおり，膠原病に罹患している患者の一卵性双生児のもう一人が発症する確率は疾患によって異なるが，100％でないことから，遺伝要因以外の因子が働いていると考えられる．この点では，環境の影響により遺伝子発現を制御するエピゲノムが，免疫疾患でも重要な働きをしていることが示唆されている．

細胞のエピジェネティックな変化とは，DNA のメチル化やヒストン蛋白質修飾（メチル化やアセチル化など）が主に考えられているが，そのほか，マイクロ RNA（miRNA）や long non-coding RNA（lncRNA）もこの範疇として考えられることが多い．それぞれについて，膠原病での変化，特に細胞特異的変化が報告されつつある．

〔山本一彦〕

膠原病・リウマチ性疾患の病態生理

ヒトの免疫系と炎症・アレルギー反応 ❹

外界との接触面である気道粘膜や腸粘膜，傷害部位や感染巣では好中球，マクロファージ，樹状細胞などの食細胞が微生物を食べてその成分を認識し「自然免疫」が防御を発動する．その後，樹状細胞はリンパ節に移動し MHC 上に抗原提示し特異的な受容体をもつ T 細胞を活性化して，B 細胞に抗体産生を促したり細胞傷害性 T 細胞として標的細胞を傷害するなど特異的な「獲得免疫」を動員する．また，抗原受容体をもたない自然リンパ球は，粘膜などで刺激に応じてサイトカインを産生し初期応答に関与する．免疫システムを理解してどのような異常が膠原病・リウマチ性疾患の病態を形成しているかを考えることは，病態の理解とともに診断と治療の決定に重要である．

炎症反応

自然免疫の活性化

細菌感染時に最初に集まる好中球は細菌を貪食するとともに，核内クロマチンを細胞外へ放出し網状になって細菌を局所にとらえる NETs（neutrophil extracellular traps）を形成する．こうした NETs 形成によ

る好中球の細胞死を NETosis と呼び，ANCA 関連血管炎との関係が示唆されている．貪食細胞は微生物のもつ関連分子パターンを認識する受容体を介して病原体成分から刺激を受ける．TLR（Toll-like receptor：ヒトでは 10 種類ある．たとえば LPS は TLR 4 によって認識される．TLR 3, 7, 8, 9 は食細胞の食胞にある）や，微生物の糖鎖を認識する C 型レクチン，細胞質内でウイルスの RNA を認識する RLR（RIG-1 like receptor），細菌成分を認識する NLR（NOD-like receptor）などがある．こうした受容体は微生物成分以外にも組織損傷時に放出される細胞質内や核内蛋白質，細胞外基質などの内在性リガンドによっても活性化され，炎症による組織傷害がさらに炎症を悪化させる一因と考えられている．また，生体内で形成された尿酸結晶（痛風の原因）やピロリン酸カルシウム結晶（偽痛風の原因）は NLR ファミリーの NALP3 を活性化し，IL-1β の産生を誘導し局所に炎症を起こす．これら受容体は免疫細胞だけでなく，ほぼ全身の細胞に存在している．

自然免疫の活性化信号によってマクロファージや樹状細胞は TNF-α，IL-1β や IL-6 などの炎症性サイトカインを産生する．IL-6 は TNF-α や IL-1β によっても誘導される．炎症局所で産生された炎症性サイトカインは血流に乗ってメッセンジャーとして全身に炎症病態を誘導する．たとえば IL-6 が肝臓に作用すると CRP や血清アミロイド蛋白 A などの急性期蛋白質が産生され，これらは炎症マーカーとして日常診療で測定される．高濃度の血清アミロイド蛋白 A が長期持続すると各臓器に沈着し AA アミロイドーシスを生じる．IL-6 による肝臓からのヘプシジンの産生は，腸管から鉄の吸収を抑制し炎症性貧血の原因となる．トロンボポエチンの産生は炎症時に血小板を増加させ，フィブリノゲンの産生増加とともに心血管イベントのリスクとなる．肝臓での炎症性物質の産生誘導の一方，アルブミンの合成は低下する．また，免疫系では B 細胞に抗体産生細胞への分化を促す．こうしたグロブリンやフィブリノゲン増加，貧血やアルブミンの低下は，日常診療で炎症の総合的指標として測定される赤血球沈降速度（血沈）を亢進させる．炎症時に産生される VEGF（vascular endothelial growth factor：血管内皮増殖因子）は血管内皮細胞の血管透過性を亢進させ，炎症性腫脹や関節液貯留や血管新生に寄与する．また，関節リウマチでは炎症性サイトカインは滑膜線維芽細胞に RANKL を誘導し，破骨細胞の分化成熟を促し骨粗鬆症のリスクを上げ，滑膜細胞からのコラゲナーゼやマトリックスメタロプロテアーゼの誘導は関節破壊に関与する．これら慢性炎症に伴うさまざまな全身の炎症病態は IL-6 をはじめとした炎症性サイト

カインを阻害する生物学的製剤の投与で著明に改善する．

感染症において，レクチン経路や第二経路によって活性化された補体は微生物や宿主の死細胞を覆いオプソニン化して食細胞による貪食を促進するが，これも自然免疫としての防御機構である．

自然免疫の活性化から獲得免疫へ

自然免疫の活性化により樹状細胞では MHC 分子，副刺激分子，サイトカインの発現が誘導され獲得免疫へとつながる．獲得免疫の発動には自然免疫の活性化が必要であることは，特定の抗原に対するワクチンの効果には抗原とともに自然免疫を刺激するアジュバントの添加が必要であることからもうかがえる．

MHC クラス II 上に提示されたペプチドは CD4$^+$T 細胞に認識され，活性化された CD4$^+$T 細胞は抗原特異的 B 細胞を活性化，形質細胞に分化させて特異的抗体の産生を促す．形質細胞が産生する抗体には IgM（五量体），IgD，IgG（IgG1 〜IgG4 のサブクラスがある），IgE，IgA（二量体．IgA1，IgA2 のサブクラスがある）の各クラスがあり，抗体は抗原と結合する可変領域を含む Fab と，Fc 受容体（FcR）に結合する Fc 部分から成る．感染防御の主体は IgG クラスで，毒素に結合して中和したり，Fc 部分が好中球やマクロファージの FcγR に結合してとり込まれ貪食される（抗体によるオプソニン作用）．IgE は I 型アレルギーに関与し，IgA は鼻腔，気道，腸粘膜の形質細胞から粘液中に分泌され粘膜免疫に関与する．こうした抗体のクラススイッチには T 細胞からの B 細胞の活性化刺激とともにサイトカイン刺激が必要で，IFN-γ や TGF-β は IgG へ，TGF-β や IL-4 は IgE へ，IL-5 は IgA へクラススイッチさせる．抗原や微生物に結合した IgM，IgG1，IgG2，IgG3 は古典的経路によって補体を活性化し膜侵襲複合体（membrane attack complex：MAC）を形成し標的を殺菌する．抗体を介する病態として，赤血球に対する抗体と補体による傷害は自己免疫性溶血性貧血を生じ，ループス腎炎では抗原抗体複合体が糸球体へ沈着し，補体を活性化することにより糸球体腎炎を起こし，補体は消費されて低下する．

一方，ウイルスに感染した細胞や癌細胞によって MHC クラス I 上に提示されたペプチドは CD8$^+$T 細胞によって認識され細胞傷害性 T 細胞（キラーT 細胞）として活性化し，その細胞内顆粒に含まれる細胞傷害性蛋白質（グランザイムとパーフォリン）を放出して標的細胞を破壊する．

T 細胞と自然リンパ球のサブセット

T 細胞は樹状細胞によって活性化されるとともに，特定のサイトカイン刺激を受けて分化し，産生するサ

イトカインによってサブセットに分けられ特徴的な免疫を活性化する．IL-12，IFN γ で誘導される Th1 細胞は IL-2，IFN-γ，TNF-α，GM-CSF などを産生し，マクロファージや細胞傷害性 T 細胞を刺激する．IL-4で誘導される Th2 細胞は IL-4，IL-5，IL 6，IL-13 などを産生し，好酸球やマスト細胞を活性化し寄生虫防御に関与する．TGF-β，IL-6で誘導される Th17 細胞は IL-17，IL-21，IL-22，TNF-α を産生し，好中球を集積して細菌や真菌感染防御に関与する．IL-21で誘導される Tfh 細胞は IL-4，IL-21，IL-17，IFN-γ を産生し B 細胞を活性化して抗体産生を促す．TGF-β で誘導される Treg は IL-10 を産生し免疫抑制に働く．こうした T 細胞の分化の片寄りによって免疫疾患の病態は形成され，たとえば Th1 優位の炎症は細胞性免疫を活性化し腫瘍免疫に関与し，Th2 への片寄りはアレルギー疾患に関与し，Tfh は自己抗体産生に関与する．また，炎症促進的な Th17 と抑制的な Treg の分化のバランス異常が関節リウマチなどで炎症状態を促進させる T 細胞側の要因と考えられている．

　一方，抗原受容体をもたないリンパ球が存在し，自然リンパ球（innate lymphoid cell：ILC）と呼ばれる．これらのリンパ球は抗原による感作を必要とせず，グループごとに特徴的なサイトカインを産生し，初期の免疫反応として機能する．ILC は T 細胞サブセットに対応して分類され，Th1 に対して Group 1 ILC（ILC1：IFNγ を産生しウイルスや細胞内細菌に応答する），Th2 に対して Group 2 ILC（ILC2：IL-4，5，9，13 を産生し，杯細胞からのムチン産生促進や好酸球を動員して寄生虫排除，気管支喘息や好酸球性疾患に関与する），Th17 に対して Group 3 ILC（ILC3：IL-17A，22，GM-CSF を産生し細胞外細菌や真菌に免疫応答し，上皮バリア維持に重要），細胞傷害性 T 細胞に対してはナチュラルキラー細胞（NK 細胞）が対応している．

アレルギー反応

　アレルギーはギリシャ語の allos（other，変じた）と ergon（action，作用）の組み合わせで創られた言葉で，免疫反応が生体に傷害を与える状態を指し，免疫異常の病態によって Gell と Coombs は，以下の4つに分類した．
I 型：花粉症，蕁麻疹，食物アレルギーなどの IgE を介する即時型の反応．
II 型：自己免疫性溶血性貧血や橋本病などで自己抗体が細胞上の抗原に結合して傷害する．
III 型：全身性エリテマトーデスなどで抗原抗体からなる免疫複合体の沈着により傷害を生じる．

IV 型：接触性皮膚炎やツベルクリン反応など細胞傷害性 T 細胞による遅延型の反応．

　通常はアレルギーといえば，I 型を想定することが多い．I 型アレルギーでは抗原が IgE に結合するとマスト細胞の FcεR に信号が入り，細胞内に蓄えられているヒスタミンを放出する．ヒスタミンには血管透過性亢進や粘液分泌を促進させる作用があり，原因抗原を流して体外に排泄するように働く．こうした速い反応を即時型反応という．鼻，気管支，皮膚などの局所症状のみの局所アレルギーから，ペニシリン系薬剤，ハチ毒，ソバやピーナッツなどの食物アレルゲンで全身性に急激に生じるアナフィラキシーまである．血圧低下や気道狭窄による呼吸困難，意識障害をきたすアナフィラキシーショックでは致命的となる．気管支喘息では，即時型反応の数時間後にマスト細胞が放出するサイトカインなどにより好酸球や Th2 細胞が集まり，それによって炎症を起こす遅延型反応で気道炎症を生じる．好酸球は細胞質に組織傷害性のある好酸性顆粒をもち，好酸球増多症候群などでは組織傷害を起こす．

標的特異的治療の普及

　免疫学の理解により病態に関与する分子が次々と明らかとなってきた．そうした病気の鍵となる分子に対する阻害抗体（生物学的製剤）を投与して病態の理にかなった治療が普及してきた．TNF-α や IL-6 受容体に対する阻害抗体や，サイトカインの細胞内信号伝達を担う JAK に対する阻害薬は関節リウマチに効果を示し，IL-1β に対する抗体は自己炎症症候群に有効であり，IgE や IL-5 に対する阻害抗体は難治性気管支喘息に有効である．補体成分に対する抗体なども登場し，今後は免疫システムのどの分子に介入すればどの疾患のどの病態に有効であるか，対応表を広げる作業が必要である．

（楢崎雅司）

●文献

1) Joosten LA, et al：Toll-like receptors and chronic inflammation in rheumatic diseases：new developments. *Nat Rev Rheumatol* 2016；12：344.

2) McInnes IB, et al：Cytokines in rheumatoid arthritis - shaping the immunological landscape. *Nat Rev Rheumatol* 2016；12：63.

3) Shikhagaie MM, et al：Innate lymphoid cells in autoimmunity：emerging regulators in rheumatic diseases. *Nat Rev Rheumatol* 2017；13：164.

免疫異常

免疫異常の病態生理

膠原病・リウマチ性疾患の病因はなお不明であるが，その発症には遺伝的素因，環境要因，免疫学的要因が複雑に関与していることが推測される．これらの要因をトリガーとしてトレランスの破綻が起きると種々の免疫調節異常をきたし，自己反応性T細胞の活性化や自己抗体の産生により，組織障害へと発展すると考えられる（❺）．

免疫トレランスの異常

免疫担当細胞であるT細胞とB細胞は，その分化の過程で，10^9種類以上の抗原に対応しうる抗原レセプターのレパートリーを形成する．この過程で自己抗原と結合するレセプターをもつT細胞やB細胞も出現するが，未成熟な自己反応性リンパ球の大多数は胸腺（T細胞の場合）または骨髄中（B細胞の場合）でアポトーシスを起こして死滅し除去される（中枢性トレランス）．また，中枢性トレランスを逃れて末梢組織に移行した少数の自己反応性リンパ球も，通常の状態ではクローン麻痺（アナジー），クローン無視（非寛容無応答），クローン排除（アポトーシス），制御性細胞などの働きによって活性化が抑えられている（末梢性トレランス）．このようなトレランス機構が破綻して自己免疫疾患を発症する機序としては，遺伝的素因および環境因子（ウイルス感染，薬剤，紫外線，性ホルモン，喫煙など）によるポリクローナルB細胞活性化，隔絶抗原の免疫系への提示，外来微生物と自己抗原の交差反応，ウイルスや化学物質などによる自己抗原の修飾，潜在エピトープの発現，制御性細胞の機能低下など，さまざまな原因が想定されているが，なお不明な点が多い．

全身性エリテマトーデス（SLE）モデル動物であるMRL/*lpr*マウスには内在性レトロウイルス由来トランスポゾンの挿入による*Fas*抗原遺伝子の変異があり，アポトーシスを誘導する細胞表面抗原のFas分子が発現されない．かかるFas抗原の異常はリンパ球のアポトーシスを誘導することができず，自己反応性T細胞の増殖に関与するものと考えられる．しかし，ヒトSLE患者では*Fas*抗原遺伝子に異常は認められない．SLE患者では膜貫通ドメインを欠く可溶性Fas分子が血中に増加しており，Fasリガンドへ可溶性Fasが結合することによって，細胞表面のFas分子へのFasリガンドの結合を競合阻害し，リンパ球のアポトーシスを障害する可能性が示されている．

免疫細胞とサイトカインの異常

膠原病にはさまざまな免疫細胞の異常が認められ，自己反応性T細胞やB細胞が存在する．一般に，代表的膠原病であるSLE患者ではT細胞が減少し，特に免疫応答を抑制する制御性T（regulatory T：Treg）細胞の機能低下が著明で，B細胞が活性化されている．また種々のサイトカインや細胞接着分子の異常，T細胞のシグナル伝達異常などが膠原病・リウマチ性疾患で指摘されている．しかし，いずれの異常が第一義的な原因であるかについては明確な成績はない．

CD4陽性ヘルパーT（helper T：Th）細胞は，インターフェロン（interferon：IFN）-γを産生して主に細胞性免疫にかかわるTh1細胞と，インターロイキン（interleukin：IL）-4，IL-5，IL-10を産生して抗体産生に関与するTh2細胞，またIL-17を産生して炎症惹起に関与するTh17細胞に機能的に分類される．これらのTh細胞バランスの偏りによって自己免疫疾患が起こることが報告され，SLEはTh2細胞優位にあり，RAはTh1細胞優位にあると考えられている．マウス関節炎モデルではTh17細胞の関与が強く示唆されるが，ヒト疾患でも乾癬や乾癬性関節炎でのTh17細胞とIL-17の関与が示されている．さらに二次リンパ組織の胚中心に存在しB細胞の抗体産生に重要な

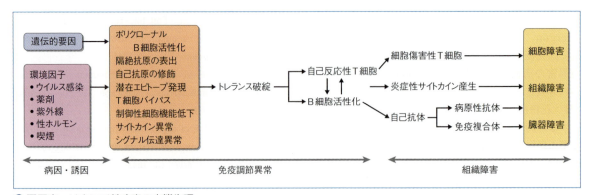

❺ 膠原病・リウマチ性疾患の病態生理

役割を果たす濾胞性ヘルパーT（follicular helper T：Tfh）細胞，過剰な免疫反応を抑制する制御性T細胞の異常があり，実際の疾患ではさまざまな免疫ネットワーク異常によって病態を形成していると考えられる．

関節リウマチ（rheumatoid arthritis：RA）ではTNF-αとIL-6が病態形成の最も重要なサイトカインである．このことは，TNF-αあるいはIL-6受容体を阻害する分子標的薬がRAで奏効することからも証明されている．その一方で，マウス関節炎モデルでは重要な役割を果たすIL-1やIL-17の阻害薬はヒトRA患者では期待されたほどの効果を示さないことから，ヒト疾患とモデル動物での病態の違いが示唆される．

SLEではI型IFNとそのネットワークにあるIFN signatureと呼ばれる種々の関連遺伝子の活性化が注目される．SLEでは形質細胞様樹状細胞（pDC）から産生されるI型IFNが単球からミエロイド系DCへの分化を促進し，自己抗原の呈示に関与する一方で，I型IFNは細胞傷害性T細胞や形質細胞の増加にも関与すると考えられる．このことからSLEでI型IFNを標的とする治療法が開発中である．

自己抗体

自己に対する免疫トレランスが破綻した結果として，膠原病・リウマチ性疾患患者血清中にさまざまな自己細胞成分に対する多種類の抗体（自己抗体）が検出される．100種類以上の自己抗体が見出され，その対応抗原が同定されている．自己抗体の産生は自己免疫疾患の発症機序と深く関与していると考えられ，少なくとも一部の自己抗体は病態形成に重要な役割を果たす．多くの自己抗体は特定の疾患または臨床病態と密接な関係をもつことが示され，自己免疫疾患の診断，病型の分類，予後の推定，治療方針の決定など，臨床的に有用であることが確認されている．

自己抗体の分類

自己抗体は，対応抗原の分布により臓器特異的自己抗体と臓器非特異的自己抗体に大別される．

臓器特異的自己抗体：臓器特異的自己免疫疾患では，各臓器に特異的に発現される自己抗原を認識する自己抗体（臓器特異的自己抗体）が検出される（**❻**）．これらの多くはターゲットの抗原に結合して直接生理活性の不活化や組織障害をきたし，疾患の発症に関与する病原性自己抗体である．全身性自己免疫疾患に臓器特異的自己免疫疾患が合併する場合があり，それぞれの臓器特異的自己抗体が検出されることがある．

臓器非特異的自己抗体：全身性自己免疫疾患である膠原病・リウマチ性疾患に広く出現する自己抗体は，臓器・組織を問わず，ほとんどすべての細胞に普遍的に分布する細胞内または核内構成成分を対応抗原とする

❻ 臓器特異的自己抗体と関連疾患

自己抗体	疾患
抗血球抗体	
抗赤血球抗体	自己免疫性溶血性貧血
抗血小板抗体	特発性血小板減少性紫斑病
抗顆粒球抗体	特発性顆粒球減少症
抗受容体抗体	
抗TSH受容体抗体	Basedow病
抗アセチルコリン受容体抗体	重症筋無力症
抗インスリン受容体抗体	1型糖尿病
抗甲状腺抗体	
抗サイログロブリン抗体	慢性甲状腺炎
抗甲状腺ペルオキシダーゼ抗体	慢性甲状腺炎
抗胃抗体	
抗胃壁細胞抗体	悪性貧血， 慢性萎縮性胃炎
抗内因子抗体	悪性貧血
抗膵島抗体	
抗膵島細胞抗体	1型糖尿病
抗膵島細胞膜抗体	1型糖尿病
抗インスリン抗体	1型糖尿病
	インスリン自己免疫病
抗デスモゾーム抗体	
抗デスモグレイン1抗体	落葉状天疱瘡
抗デスモグレイン3抗体	尋常性天疱瘡
抗基底膜抗体	Goodpasture症候群
抗副腎皮質抗体	Addison病
抗LKM抗体	自己免疫性肝炎

アンダーラインは病原性自己抗体．

臓器非特異的自己抗体である．これらの多くは特定の臨床像と密接に関連することから，疾患標識自己抗体と呼ばれ，補助診断，病型分類，治療方針の決定，予後の推定など臨床的に有用なものが多い（**❼**）．かかる自己抗体が認識する対応抗原（自己抗原）の多くは，DNAまたはRNAと蛋白の複合体であり，遺伝子の複製や転写，修復・組換え，RNAプロセッシング，蛋白の翻訳といった細胞の生命活動に不可欠な酵素または調節因子である．これら多くの自己抗体は*in vitro*で抗原の生物活性を阻害するが，患者体内で自己抗体が生きた細胞内に侵入して抗原活性を阻害し，直接細胞を障害するという証拠はない．大多数の抗体では組織障害における役割が証明されてはおらず，自己抗体は疾患のマーカーあるいはレポーターとする意見が強い．しかし，後述のようにある種の抗体は特殊な条件下では病原性を発揮しうる．また，自己抗体の産生機序と自己免疫疾患の発症機序は互いに深く関連しあっていると考えられる．

自己抗体による病態形成のメカニズム

自己抗体の直接組織障害作用：自己免疫疾患に見出される自己抗体の病原性は，対応抗原に自己抗体がアク

❼ 臓器非特異的自己抗体（疾患標識自己抗体）と関連疾患・病態

自己抗体	頻度	関連症状
全身性エリテマトーデス		
LE 因子（抗ヌクレオゾーム抗体）	50〜60 %	活動期 SLE
抗 dsDNA 抗体	50〜70 %	ループス腎炎，活動期 SLE
抗 Sm 抗体	15〜25 %	中枢神経症状，遅発腎症
抗リボゾーム P 抗体	10 %	中枢神経症状
抗 Ki 抗体	10 %	乾燥症状，筋症状
抗 PCNA 抗体	＜5 %	血小板減少症，腎炎
全身性硬化症（強皮症）		
抗 Scl-70 抗体	30 %	びまん型強皮症
抗セントロメア抗体	20〜30 %	限局型強皮症
抗核小体抗体		
抗 U3RNP 抗体	＜10 %	びまん型強皮症
抗 7-2RNP 抗体	＜10 %	限局型強皮症
抗 RNA ポリメラーゼ III 抗体	＜5 %	びまん型強皮症，強皮症腎
多発性筋炎・皮膚筋炎		
抗アミノアシル tRNA 合成酵素抗体		間質性肺炎合併筋炎
抗 Jo-1 抗体	15〜20 %	（anti-synthetase syndrome）
抗 PL-7 抗体	5 %	
抗 PL-12 抗体	＜5 %	
抗 OJ 抗体	＜5 %	
抗 EJ 抗体	5 %	
抗 KS 抗体	＜5 %	
抗 SRP 抗体	5〜10 %	重症筋炎
抗 Mi-2 抗体	10〜20 %	皮膚筋炎
抗 MDA5 抗体	ADM の 50 %	筋症状のない皮膚筋炎（ADM）
抗 p155/140（TIF-1γ/α）抗体	皮膚筋炎の 10〜20 %	悪性腫瘍合併皮膚筋炎
膠原病重複症候群		
抗 U1RNP 抗体	100 %（MCTD）	Raynaud 現象，非腎症 SLE
抗 Ku 抗体	10〜30 %	SSc-PM 重複例（日本人）
抗 PM-Scl 抗体	10 %	SSc-PM 重複例（白人）
Sjögren 症候群		
抗 SS-B/La 抗体	20〜30 %	再発性環状紅斑
抗 SS-A/Ro 抗体	50〜70 %	新生児ループス，SCLE
血管炎症候群		
PR3-ANCA	50〜90 %	多発血管炎性肉芽腫症（Wegener 肉芽腫症）
MPO-ANCA	30〜50 %	特発性半月体形成性腎炎
		顕微鏡的多発血管炎
		好酸球性多発血管炎性肉芽腫症（Churg-Strauss 症候群）
抗リン脂質抗体症候群		
抗 β_2-GPI/カルジオリピン抗体	SLE の 10〜20 %など	反復性血栓症，習慣性流産
		（抗リン脂質抗体症候群）
抗プロトロンビン/ホスファチジルセリン抗体		ループス抗凝固因子，血栓症
関節リウマチ		
抗 CCP 抗体	60〜80 %	関節破壊の進行

SCLE：subacute cutaneus lupus erythematosus（皮膚限局型エリテマトーデス）
アンダーラインは病原性が推定される自己抗体.

セスしうるかどうか，対応抗原の生理活性部位近傍にエピトープが存在するかどうかによって決まると考えられる．臓器特異的自己抗体は各臓器に特異的に発現される自己抗原をターゲットとし，しかも細胞表面抗原など抗体がアクセスしうるものが多いため，自己抗体自身に病原性を認めるものが多い．そのような自己抗体が抗原に結合すると，抗原分子の生理活性の不活

化（時に活性化）や，補体，抗体依存性細胞傷害（antibody-dependent cellular cytotoxicity：ADCC），網内系細胞による貪食を通じての組織障害により，臓器特異的自己免疫疾患の発症に直接関与する．

一方，多くの臓器非特異的自己抗体は病態形成における役割が不明である．しかし，いくつかの自己抗体については組織障害への直接的関与が示唆される．血

栓形成における抗リン脂質抗体，血管炎における抗好中球細胞質抗体（ANCA）は病原的意義が強く示唆される自己抗体である．

　抗 SS-A/Ro 抗体は母親の胎盤を通過して新生児に SLE 様症状や先天性心ブロックを引き起こすことが知られており，特殊な条件下での自己抗体直接の病原性が示唆される．また，抗アミノアシル tRNA 合成酵素抗体は 8 種類のアミノアシル tRNA 合成酵素が対応抗原として同定されているが，いずれの抗体陽性患者も筋炎と間質性肺炎など共通の臨床病態を呈する．この事実は自己抗原の生理機能と臨床病態とのあいだに何らかの関連がある可能性を示唆している．

免疫複合体による組織障害の機序：他方，臓器非特異的自己抗体の組織障害機序として，免疫複合体の組織沈着が想定されている．これは，①血清中における免疫複合体の検出，②疾患活動性に相関する補体価の低下，③病変部位での免疫グロブリンや補体の沈着の証明，④病変部位からの自己抗体の検出，などの知見より広く支持されてきた．特に抗 DNA 抗体は，DNA との免疫複合体形成によってループス腎炎の発症にかかわる代表的な病原性臓器非特異的自己抗体と考えられている．抗体の親和性，クラスおよびサブクラス，補体結合性，等電点，また抗原の大きさ，電荷，エピトープ数などによって免疫複合体の性状が変化し，沈着部位と病原性が変化するものと考えられる．

（三森経世）

膠原病・リウマチ性疾患の身体診察

　膠原病・リウマチ性疾患の診療において，身体診察はきわめて重要である．身体診察は診断および重症度の評価，活動性の評価に欠かすことができず，また診察すること自体が患者からの信頼を得るためにも重要な要素となる．発熱や関節痛をきたす疾患の鑑別や関節炎の活動性評価をするために重要な身体所見を中心に概説する．

頭頸部

　脱毛や頬部紅斑は全身性エリテマトーデス（SLE）を疑い，上眼瞼の紅斑は皮膚筋炎を疑う．眼球結膜の充血をみたら強膜炎，上強膜炎を疑い眼科を受診させる．これらは血管炎を疑う所見である．結膜炎と異なり，かゆみよりも痛みが強い．口腔内はびらんやアフタ（SLE や Behçet 病）や乾燥（Sjögren 症候群）がないか，甲状腺が腫れていないか（橋本病，Basedow病）．鼻や耳朶の変形は多発血管炎性肉芽腫症（granulomatosis with polyangiitis：GPA）や再発性多発軟骨炎（relapsing polychondritis：RP）を思い浮かべる．耳下腺や顎下腺の腫脹は Sjögren 症候群や IgG4 関連疾患を疑う．頸部や顎下のリンパ節は触診する癖をつけておく．リンパ腫や EBV などのウイルス感染だけでなく，さまざまな感染症，膠原病，リンパ増殖性疾患など，良性疾患，悪性疾患を問わず腫脹することがある．頸動脈の雑音（bruit）は高安動脈炎や高度の動脈硬化で聴取される．

胸腹部

　心音，心雑音，肺雑音の聴取が重要である．II 音（正確には IIp）の亢進は肺高血圧症を示唆する所見であるが，心尖部で I 音より II 音が大きく聞こえれば亢進と判断する．若年者で心雑音を聴取すれば，何らかの心血管系の異常を伴う病態を考える（感染性心内膜炎，高安動脈炎の大動脈弁閉鎖不全症，SLE の心内膜炎など）．肺雑音，特に fine crackle を聴取する場合は間質性肺炎を疑う．胸膜炎に伴い胸膜摩擦音や胸水による呼吸音の減弱にも注意．胸鎖関節や胸肋関節に腫脹・圧痛がみられたら掌蹠膿疱症性関節炎を疑う．腹部の注意深い聴診で大血管の狭窄雑音が聴取できることもある．腋窩や鼠径リンパ節も触診する癖をつける．熱性疾患では四肢とともに皮疹の有無に注意が必要である．風疹，パルボ B19 などのウイルス感染，成人 Still 病などで点状・斑状・網状の紅斑を呈する．注意して見ないと気がつかない程度のこともあるので，皮疹を疑いながら診ることが重要である．

四肢

　膠原病・リウマチ性疾患では，関節，手指，皮膚，爪などを注意深く診察することが鑑別診断や活動性の評価において重要である．血圧の左右差や動脈触知による脈圧低下から高安病の診断に至ることもある．

関節の診察

　関節の診察は診断および疾患活動性の評価において重要である．関節痛をきたす疾患の場合，まず関節のどの部位に痛みや腫れがあるかを注意深く診察する．視診，触診により関節腫脹の有無を評価するが，腫脹のない関節痛は炎症性疾患ではなく，変形性関節症（骨性の硬い腫脹を呈する）や疼痛過敏による（うつ状態，更年期，線維筋痛症，薬剤性など）ものと考え，炎症性疾患である関節炎と明確に区別する．治療法が大きく異なるからである．また，痛みの場所が関節裂隙部位なのか（関節痛），腱付着部なのか（付着部炎），腱鞘なのか（腱鞘炎），筋肉なのか（筋痛症，筋炎），皮膚なのか（蜂巣炎など）を触診と視診で部位診断し，痛みや腫れの原因を探る．付着部炎はテニス肘，ゴル

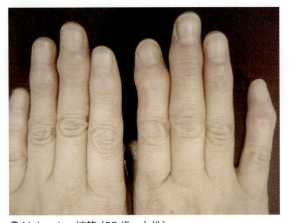

❽ Heberden 結節(55歳,女性)
DIP 関節が腫脹してみえるが,触ると骨のように硬い骨性増殖による変形とわかる.変形性関節症の所見である.

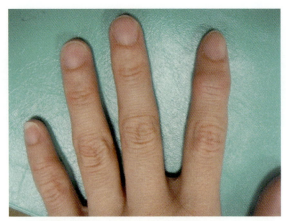

❾ 脊椎関節炎における DIP 関節の関節炎(26歳,女性)
示指の DIP 関節が発赤・腫脹していることがわかる.よくみると小指の爪甲剥離も確認できる.乾癬性の関節炎である.

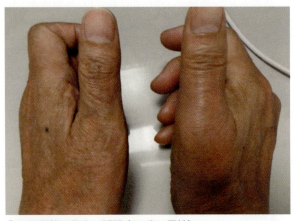

❿ MP 関節の発赤・腫脹(60歳,男性)
結晶性関節炎を疑ったが,多発血管炎性肉芽腫症(granulomatosis with polyangiitis:GPA)の再燃であった.

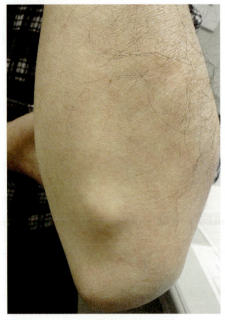

⓫ 肘のリウマチ結節(65歳,男性)
関節リウマチの活動期にみられた硬い皮下腫瘤.可動性はない.生物学的製剤による治療後にはきれいに消失した.

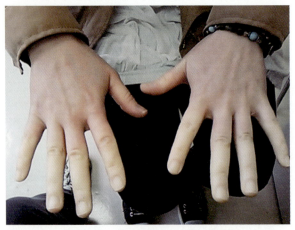

⓬ 強皮症における Raynaud 現象(70歳,女性)
指8本が寒冷で白くなり,紫色になる.手指,手背の皮膚の光沢と張りから一目で強皮症であると診断できる.

フ肘に代表されるように外傷によるものや，脊椎関節炎（spondyloarthritis：SpA）をきたす疾患（乾癬性関節炎や強直性脊椎炎など）を念頭に鑑別疾患を考える．腱鞘炎も外傷やSpAが有名だが，関節リウマチ（RA）でもしばしばみられる．大関節中心（成人Still病，反応性関節炎など），小関節中心（関節リウマチなど）といった腫脹関節の分布も参考になる．遠位指節間（distal interphalangeal joint：DIP）関節を含む腫脹の場合は，骨のように硬ければ変形性関節症によるHeberden結節であるが（❽），弾力があればSpAを第一に考える（❾）．発赤・熱感を伴う関節腫脹は急性の関節炎であり，結晶性関節炎（痛風，偽痛風）や感染性関節炎（化膿性関節炎など）をまずは疑う．RAなどの慢性関節炎では発赤・熱感を伴うことはまれである（❿）．肘の伸側などに硬い結節を触れることがある．リウマチ結節（⓫）であり，関節炎の活動性が治まると自然に消失する．

関節炎を伴う疾患では全身の関節の腫脹と圧痛の有無を定期的に把握することが，疾患活動性の評価に欠かせない．血液検査のCRP，赤沈といった炎症マーカーは参考程度に過ぎず，関節炎の疾患活動性の評価には関節の身体所見が最も重要である．

手指と爪の診察

関節の診察をするときに同時に指の皮膚硬化や腫脹を確認したい．指全体が腫れる指炎（dactylitis）はSpAやRAでよくみられるが，関節炎，腱鞘炎が周囲の皮下組織全体に広がった状態である．強皮症でもみられる．すべての指が対称性にソーセージ様に腫れる場合は混合性結合組織病（MCTD）や強皮症初期の浮腫期を考える．このような所見をみたらRaynaud現象（⓬）の有無を問診する．寒冷で指が白くなる現象であるが，指1本だけのこともすべての指のこともある．診察室では白い指をみることは少ないが，限られた指にチアノーゼを認めることがある．Raynaud現象はRAやSpAではまずみられず，MCTD，SLE，強皮症，筋炎といった疾患を示唆する．手指の皮膚硬化は皮膚をつまんで診察する．軽度の皮膚硬化は大きくつまむことができるが小さくつまむことができない．それに対して進行した皮膚硬化は大きくもつまめなくなる．手指の凍瘡様皮疹や爪周囲紅斑もSLEや皮膚筋炎でよくみられる．

爪の所見も診断の手掛かりになることがある．爪郭部の毛細血管異常（拡張，蛇行，出血）は強皮症を強く疑う所見であり，爪甲剥離や点状陥没などは乾癬でよくみられる．

皮膚の診察

膠原病，リウマチ性疾患では実に多彩な皮膚病変がみられ，またウイルス性疾患や薬剤アレルギー，悪性腫瘍など多くの疾患との鑑別が必要になるが，特徴的な皮膚病変は押さえておきたい．圧して消える皮疹は紅斑，消えない皮疹は紫斑であるが，紫斑は血小板減少，凝固異常，血管炎を疑う．盛り上がった触れる紫斑（palpable purpura）は血管炎を強く疑う．SLEや皮膚筋炎ではさまざまな紅斑が出現する．凍瘡様皮疹や爪周囲紅斑はSLEでよくみられる．皮膚筋炎では上眼瞼の紫紅色紅斑（ヘリオトロープ疹）や手指，肘，膝の伸側の角化性紅斑（Gottron徴候）のほかにも露光部位，間擦部位の紅斑，機械工の手と呼ばれる手指のカサカサなどがみられる．

結節性紅斑は皮下に硬結を触れる境界明瞭な紅斑で，しばしば高熱を伴うが，Behçet病，サルコイドーシス，結核，溶連菌感染などに伴って出てくる．環状紅斑はSjögren症候群で時にみられる．

皮膚潰瘍も膠原病でよくみられる．強皮症でみられる指尖部潰瘍のほか，血管炎でみられる下腿潰瘍は深掘れ潰瘍，うっ滞性の静脈炎による場合は浅く広い潰瘍となる．壊疽性膿皮症でも深い皮膚潰瘍をきたすが，炎症性腸疾患をはじめとする全身疾患によく合併する．

神経の診察

意識状態，中枢神経，末梢神経（運動，感覚）の診察を注意深く行いたい．SLE，Behçet病では，しばしば，さまざまな意識障害，中枢神経症状を呈する．抗リン脂質抗体症候群や高安病では脳梗塞を合併しやすく，SLE，MCTD，Sjögren症候群では無菌性髄膜炎や自律神経障害も時折みられる．glove and stocking型の多発神経症（polyneuropathy）は多くの疾患や薬剤などでみられる症状だが，複数の独立した神経領域に麻痺症状（感覚／運動）が出る多発単神経炎（mononeuritis multiplex）はほとんどが血管炎に伴う症状である．筋力の評価は各主要な筋肉を5段階で評価し（manual muscle test：MMT），筋力低下がある場合は近位筋中心，遠位筋中心，左右差などを確認する．

（大村浩一郎）

膠原病・リウマチ性疾患の検査

診断のための検査

膠原病（類縁疾患を含む）の症状としては関節痛や発熱，皮疹，Raynaud 現象などがあげられるが，個々の症状は疾患特異性に乏しい．そこで，臨床的に膠原病を疑う場合には，個々の膠原病の分類基準を参考にして症状と検査（血液検査，尿検査，生理検査，画像検査，病理検査など）を組み合わせて診断する．ただし，分類基準は診断基準ではないことに留意する必要がある．

関節リウマチの診断のための検査

関節リウマチ（rheumatoid arthritis：RA）の分類基準には米国リウマチ学会（American College of Rheumatology：ACR）による 1987 年分類基準（旧基準），ACR と欧州リウマチ学会（European League Against Rheumatism：EULAR）による 2010 年分類基準（新基準）の 2 種が使用される．現在の RA 診療の原則は，早期に RA と診断し寛解を目指すことであるが，旧基準は発症後 1 年以内の RA に対する感度が 50〜60 ％程度であり，それを改善するために新基準が策定された．新基準を満たし発症 6 か月未満なら早期 RA，発症 6 か月以上経過しているかまたは旧基準を満たせば確立した RA（established RA）と分類される．新基準では血清学的因子としてリウマトイド因子（rheumatoid factor：RF）定量と抗 CCP 抗体，急性期反応物質として CRP と赤沈の測定が必要である．また，分類基準項目には含まれていないが，エコーや MRI は関節滑膜炎の評価に有用である．

膠原病の診断のための検査

膠原病は自己免疫機序による全身性炎症性疾患であるため，基本的検査（血算，生化学，尿検査など）と免疫学的検査が必要である．たとえば，代表的な膠原病である全身性エリテマトーデス（systemic lupus erythematosus：SLE）では，ACR 基準（1997 年改訂），The systemic lupus international collaborating clinics classification criteria for systemic lupus erythematosus（2012 年）のいずれにおいても基本的検査（血球減少や溶血性貧血，蛋白尿の有無など）と免疫学的検査（抗核抗体，抗 dsDNA 抗体，抗 Sm 抗体など）が必要である．膠原病では，それぞれの疾患に応じて特徴的な自己抗体（疾患標識自己抗体）を評価する．関節リウマチも含めて膠原病の診断に有用な疾患標識自己抗体を❼に示す．疾患標識自己抗体には，たとえば

CREST 症候群における抗セントロメア抗体のように，診断のみならず病型分類に有用なものも存在する．一方，ループス腎炎や血管炎，IgG4 関連疾患などでは，可能な限り障害臓器の病理組織的検索を行うことが診断に有用である．

抗核抗体：さまざまな核内蛋白に反応する自己抗体の総称であり，対応抗原が不明なものも含まれるため，間接蛍光抗体法でスクリーニングする．一般に抗核抗体が陰性であれば疾患標識自己抗体が陽性になることはないが，抗 Jo-1 抗体をはじめとする抗アミノアシル tRNA 合成酵素（aminoacyl-tRNA synthetases：ARS）抗体や抗 SS-A 抗体は抗原が細胞質にあるため，抗核抗体は陰性であっても必要に応じて測定する．間接蛍光抗体法による抗核抗体はさまざまな染色型を呈し，必ずしも疾患特異的抗体と 1 対 1 対応しているわけではないが，離散斑紋（discrete speckled）型は抗セントロメア抗体の存在を示し，辺縁型は抗 DNA 抗体の存在を示唆する．

自己抗体検査の注意点

自己抗体の陽性はかならずしも自己免疫疾患を意味しないこと，逆に血清陰性 RA など自己免疫が陰性であっても膠原病を否定することはできないことに注意が必要である．たとえば高齢者では RF はしばしば弱陽性を示すことや，健常女性の 2 割程度で抗核抗体が 40〜80 倍程度の陽性を示すことはよく知られている．一般に，検査前確率が低ければ，たとえ陽性となっても偽陽性の可能性が高くなるという臨床検査の特性も考慮し，問診，理学所見に基づいて鑑別診断をたてたうえで必要十分な検査を選択することが，医学的にも医療経済学的にも重要となる．

疾患活動性と治療効果の評価に必要な検査

膠原病の治療は疾患活動性を低下させ障害臓器の治癒を目指すことである．日常的には血液，尿など簡便な検査によって得られる指標を利用する．RA やリウマチ性多発筋痛症のように炎症反応が高値となる疾患では CRP や赤沈がマーカーとなる．関節炎の評価には血中 MMP-3 の増減も参考となる．SLE や悪性関節リウマチでは血清補体価や免疫複合体が病勢を反映し，抗 dsDNA 抗体や抗好中球細胞質抗体（anti-neutrophil cytoplasmic antibodies：ANCA）は治療が奏効すれば力価が低下・陰性化し，悪化により陽性となる．一方，抗核抗体や RF は疾患活動性を鋭敏には反映せず，治療効果の評価には通常用いない．

合併症と副作用の評価に必要な検査

膠原病は疾患自体の合併症，あるいは治療薬の副作

用として間質性肺炎を併発することがあり，治療前に
KL-6やSP-Dなどの間質性肺炎のマーカーを一度測
定しておくとよい．

副腎皮質ステロイドは膠原病の治療に使用されるこ
とが多いが，たとえ少量であっても高血圧，脂質代謝
異常，糖代謝異常（初期には食後高血糖），骨粗鬆症
などの発生・増悪に注意し，血中脂質・HbA1cの測定，
骨密度検査などを適宜行う．非ステロイド性抗炎症薬
（nonsteroidal anti-inflammatory drugs：NSAIDs）に
よる胃腸障害も自覚症状に乏しい例があり，貧血の有
無を適宜チェックし，貧血がみられたら内視鏡検査を
施行する．免疫抑制薬使用時には肝障害，腎障害，骨
髄抑制に注意が必要であるため，血算，生化学検査（ト
ランスアミナーゼ，LD，血清クレアチニン）により
定期的にチェックする．また，これらの薬剤は日和見
感染症を起こしやすいため，リンパ球数，IgG，β-D-
グルカンなどをモニターする．

生物学的製剤は使用前に血算（好中球数，リンパ球
数），結核の有無（ツベルクリン反応，T-SPOT，イ
ンターフェロン-γ遊離試験，胸部X線ないしCT），
B型肝炎の有無（HBs抗原，HBs抗体，HBc抗体），
β-D-グルカンをチェックする．結核既感染者には
INH予防投与を行う．B型肝炎既感染パターン（HBs
抗原陰性，HBs抗体ないしHBc抗体陽性）の場合に
はHBV-DNAを定期的にモニターし，陽性化した場
合には肝臓専門医にコンサルトする．

（小柴賢洋）

●文献

1) 日本臨床検査医学会ガイドライン作成委員会（編）：臨床
   検査のガイドライン JSLM2018. 日本臨床検査医学会；
   2018.
2) 河合 忠ほか（編）：異常値の出るメカニズム．東京：医
   学書院：2013.
3) 『日本リウマチ学会ガイドライン』
   http://www.ryumachi-jp.com/guideline.html

膠原病・リウマチ性疾患の薬物治療

非ステロイド性抗炎症薬
nonsteroidal anti-inflammatory drugs（NSAIDs）

非ステロイド性抗炎症薬（NSAIDs）とはステロイ
ドの作用をもたない抗炎症薬の総称であり，アスピリ
ンに代表されるように歴史的な薬物である．臨床現場
ではいまだに鎮痛・解熱を期待する対症療法薬として
使われてはいるが，いずれの膠原病・リウマチ性疾患

でも中心的治療薬ではない．

作用機序と効果

主な作用機序は，細胞内のシクロオキシゲナーゼ
（cyclooxygenase：COX）の阻害を介したプロスタグ
ランジン（prostaglandin：PG）類の産生抑制である．
⑬に示したように，生体膜のリン脂質からホスホリ
パーゼA_2の働きで遊離したアラキドン酸はCOXに
よってPGG_2，さらにPGH_2に代謝される．その後は
異なった細胞に分布している種々の合成酵素の働きで
PGなどの活性体に代謝される．近年，COXのアイソ
ザイムであるCOX-2を選択的に阻害する作用をもつ
コキシブ系NSAIDsが登場した．COX-1は多くの細
胞に恒常的に発現しており，たとえば，血小板ではト
ロンボキサンA_2を産生し，止血に働く．胃の粘膜で
産生されたPGは粘液を産生し，血流を維持して生体
防御に働いている．一方，COX-2は炎症性サイトカ
インなどの刺激により炎症関連細胞に多量に発現す
る．そのため，選択的COX-2阻害薬は，出血傾向や
消化管障害などの副作用が従来薬よりも少ない．

NSAIDsは，膠原病・リウマチ性疾患による関節炎
や発熱などの炎症症状を改善する効果があるが，副腎
皮質ステロイド（以下，ステロイド）に比べて作用は
弱く，また免疫異常を改善させる効果はない．速効性
であるが，もっぱら対症療法に用いられる．なお，コ
キシブ系NSAIDsであっても効果は従来薬とほぼ同
等である．

副作用とその対策

NSAIDsのほとんどの副作用は，主作用と同じ
COX阻害作用によって引き起こされる．⑭に，
NSAIDsの副作用をまとめた．これらのなかで，頻度
および重症度が最も高いのが消化管障害である．
NSAIDs潰瘍には，消化性潰瘍の既往，高齢者，抗凝
固薬の併用，ステロイドの併用，高用量または複数の
NSAIDsの併用といった，いくつかの危険因子が知ら
れている．したがって，これらの危険因子を避けるこ
とが最も有効な副作用対策である．また，選択的
COX-2阻害薬は，消化性潰瘍の合併を減少させ，出
血・穿孔・狭窄などの重症消化管障害をある程度減ら
すが，完全に抑えることはできない．NSAIDs潰瘍の
予防にはPG製剤，プロトンポンプ阻害薬などの併用
が有用である．

腎でのPG産生抑制に伴う浮腫，高血圧，腎障害と，
心筋梗塞・狭心症・心不全などの心血管系障害も注目
されている．一部のコキシブ系NSAIDsは心血管系
障害が明らかに増加することで市場から撤退したが，
血栓予防効果が確立しているアスピリンを除けばすべ

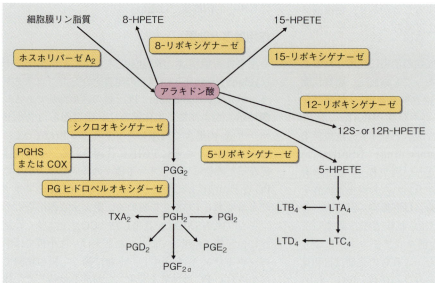

⓭ アラキドン酸代謝経路
COX：シクロオキシゲナーゼ
HPETE：ヒドロペルオキシエイコサテトラエン酸
LT：ロイコトリエン
PG：プロスタグランジン
PGHS：プロスタグランジンH合成酵素
TX：トロンボキサン

⓮ NSAIDs の主な有害反応

- 過敏症，発疹，ショック，虚脱，過度の体温下降，四肢冷却
- 消化性潰瘍・穿孔，胃腸出血，直腸・肛門出血（坐剤），悪心，嘔吐，下痢，口内炎
- 浮腫，尿量減少，高血圧，腎障害，心不全
- 肝障害，膵炎
- 出血傾向，骨髄障害（再生不良性貧血，血小板減少症，白血球減少症），溶血性貧血
- 眠気，めまい，耳鳴り，中毒症状（大量），無菌性髄膜炎，インフルエンザ脳症増悪
- 動脈管閉鎖による胎児死亡（妊娠後期）
- アスピリン喘息（アスピリンに限らず）
- 心血管系障害（アスピリンを除く）

（川合眞一：今日の治療薬 解説と便覧 2018. 浦部晶夫ほか（編）．南江堂；2018, p.294.）

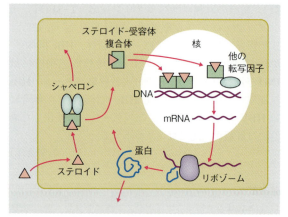

⓯ ステロイドの代表的作用機序

てのNSAIDsに共通する副作用である．大規模臨床試験でもセレコキシブと従来薬の心血管系障害合併率が同等であることが示されている．対策としては，腎・心などにリスクのある例には投与しない，または投与するとしても可能な限り少量・短期間の投与とすべきである．

副腎皮質ステロイド corticosteroid

ステロイドの有効性は高く，多くの膠原病疾患やその他の疾患では現在でも主要な治療薬であるが，一方では副作用が問題である．

作用機序と効果

⓯に代表的な作用機序を示した．ステロイドは細胞内に拡散で入ると，細胞質内の特異的受容体に結合する．ステロイド受容体は熱ショック蛋白90などのシャペロン分子と弱く結合して存在しているが，ステロイドの結合により解離して受容体が活性化される．次に，その複合体は核内に移行し，二量体としてDNAの応答エレメントに結合することにより，その遺伝子の転写を正または負に調節する．すなわち，ステロイド受容体はステロイド依存性転写調節因子である．これ以外の作用機序としては，ステロイドの結合した受容体が炎症などに関連した他の転写因子と直接結合することにより，他の転写因子の作用を促進または抑制すると報告されている．

ステロイドはきわめて多様な作用を有しているが，実際に臨床で使う場合には，抗炎症作用および免疫抑制作用を利用している．それらの作用は，炎症性サイトカインなど広範な炎症および免疫関連分子の制御を介して働いている．なお，一般に免疫抑制作用を得るためには，抗炎症作用よりは高用量のステロイドを要

⓰ 副腎皮質ステロイドの有害反応

1. 重症の有害反応

副腎不全, 退薬症候群 (withdrawal syndrome)
感染症の誘発・増悪
動脈硬化病変
骨粗鬆症とそれに伴う骨折, 低身長
消化性潰瘍
糖尿病の誘発・増悪
精神障害

2. 軽症の有害反応

異常脂肪沈着 (中心性肥満, 満月様顔貌, 野牛肩)
多毛, 皮下出血, acne, 皮膚線条, 皮膚萎縮, 発汗異常
後嚢白内障, 緑内障, 眼球突出
浮腫, 高血圧, うっ血性心不全, 不整脈
ステロイド筋症
月経異常
白血球増多

する.

副作用とその対策

前述した抗炎症作用および免疫抑制作用以外の作用, たとえば糖代謝, 蛋白代謝, 脂質代謝に及ぼす作用は, それぞれ糖尿病, 筋症, 高脂血症などの副作用となる. しかも, 主作用の免疫抑制作用も副作用としての感染症を惹起する. ⓰に, 生命予後にかかわる重症副作用とその他の副作用に分けてまとめた. 最も効果的な副作用対策は, ステロイドの適応をよく考えてむやみな使用を避けることである.

長期大量ステロイド療法によって完全な副腎萎縮が生じた場合, ステロイドを急に中止すると副腎不全となる. 完全な副腎萎縮から回復するには, 一般に9か月以上を要する. その間は健常者の平常時における副腎からの1日ステロイド分泌量に相当するコルチゾール10 mg/日以上の投与が必要である. 一方, 1か月以内の短期投与については, いたずらに漸減期間を延ばす必要はない.

ステロイド治療により感染症罹患率は用量依存性に増加する. 対策は, 早期診断と適切な治療, および可能な範囲でのステロイドの減量である. 一般抗菌薬の予防投与は, 多剤耐性菌の問題や真菌感染増加などのために通常行わないが, 日和見感染症に対しては予防投与を行うことがある.

ステロイドは, 動脈硬化の危険因子である高血圧, 高脂血症, 糖代謝異常を誘発して動脈硬化を促進する. 一方で, 動脈硬化には炎症病態自体の影響のほうが大きいとする報告もあるが, 個別の危険因子には対応すべきである. 骨粗鬆症には, ビスホスホネート製剤が第一選択薬であるが, 副甲状腺ホルモン製剤なども使

われている.

(川合眞一)

●文献

1) 浦部晶夫ほか (編). 今日の治療薬 解説と便覧 2018. 東京：南江堂；2018.
2) 川合眞一 (編)：ステロイドのエビデンス. 東京：羊土社；2015.

免疫抑制薬 immunosuppressant

概念

● 膠原病・リウマチ性疾患の病態形成には, 自己反応性T細胞やB細胞の活性化, および産生された自己抗体などによる組織障害が介在する.
● 治療には, これらの免疫担当細胞を抑制し, 組織・臓器障害を制御することを目的として免疫抑制薬が使用される.
● 現在, 自己免疫疾患に対し複数の免疫抑制薬が使用される.

カルシニューリン阻害薬

タクロリムス

タクロリムス (tacrolimus) はわが国で開発された免疫抑制薬で, カルシニューリン活性化阻害を介してサイトカイン転写制御を主作用とする. 本剤は, 内服薬として関節リウマチ (RA), 全身性エリテマトーデス (SLE) に伴うループス腎炎, 全身型重症筋無力症, 移植片拒絶反応に対して, 外用ではアトピー性皮膚炎に対して適応が認められている. ループス腎炎を対象とした臨床試験では, タクロリムスは24週投与後の血清抗DNA抗体値, 1日尿蛋白量を有意に減少させた.

重篤な副作用としては, 腎障害, 膵機能障害, 心機能障害, 易感染性などがあげられる.

シクロスポリン

シクロスポリン (ciclosporin A) は, タクロリムスと同様にカルシニューリン阻害作用を有する免疫抑制薬である. 眼症状を伴うBehçet病, ネフローゼ症候群, 尋常性乾癬, 関節症性乾癬, 膿疱性乾癬, 乾癬性紅皮症, 重症の再生不良性貧血, 赤芽球癆などの自己免疫疾患や移植片拒絶反応に対して適応が認められている.

重篤な副作用としては, 血栓性微小血管障害, 腎障害, 易感染性などがある.

核酸代謝拮抗薬

ミゾリビン

ミゾリビン (mizoribine) は, わが国で開発された免疫抑制薬で, プリン合成を阻害して活性化リンパ球

の細胞周期を抑制する．腎移植時の拒絶反応抑制，ステロイド無効のループス腎炎やネフローゼ症候群，RAなどに適応承認されている．

アザチオプリン

アザチオプリン（azathioprine）は，6-MPを経て代謝されプリンヌクレオチド生合成を阻害してリンパ球の増殖を抑制する．全身性血管炎（顕微鏡的多発血管炎，多発性血管炎肉芽腫症，結節性多発動脈炎，好酸球性多発血管炎性肉芽腫症，高安動脈炎など），SLE，多発性筋炎・皮膚筋炎，強皮症，混合性結合組織病，および難治性リウマチ性疾患に適応が認められている．Nudix hydrolase 1（5 NUDT15）Arg139Cys遺伝子多型を有する患者では，本剤投与後に白血球減少等の発現の可能性が高くなるとの報告があるので，投与前に必ず調べること（保険収載）．また，遺伝子多型を有する際には，他の薬剤の使用を考慮する等，投与には十分に注意すること．

ミコフェノール酸モフェチル

ミコフェノール酸モフェチル（mycophenolate mofetil）は，生体内で速やかに活性代謝物ミコフェノール酸に分解され，リンパ球のDNA合成を抑制する．ループス腎炎に適応承認されており，寛解導入療法，および維持療法に有効である．

アルキル化薬

シクロホスファミド

シクロホスファミド（cyclophosphamide）は核酸と蛋白質を結合して核酸代謝を阻害し，リンパ球の細胞周期を制御する．SLE，全身性血管炎（顕微鏡的多発血管炎，多発血管炎性肉芽腫症，結節性多発動脈炎，好酸球性多発血管炎性肉芽腫症，高安動脈炎など），多発性筋炎・皮膚筋炎，強皮症，混合性結合組織病，および血管炎を伴う難治性リウマチ性疾患に適応承認されている．少量内服，または間欠的静注で用いる．しかし，易感染性や生殖器障害などの副作用はまれではない．

ヒドロキシクロロキン

ヒドロキシクロロキン（hydroxychloroquine）は元来抗マラリア薬であるが，リソソーム内のpHや機能を低下させて免疫調節作用を発揮する．欧米では主要臓器障害がないSLEに対して第一選択薬として使用され，標準基本薬（mainstay）である．SLE，皮膚エリテマトーデスに適応があるが，網膜症には最大限の注意を払い，本剤投与開始時ならびに本剤投与中は定期的に眼科検査を実施すること．

抗リウマチ薬 disease-modifying anti-rheumatic drugs（DMARDs）

概念

- RAの治療には，免疫異常を抑制して疾患制御することを目的として抗リウマチ薬が使用される．抗リウマチ薬は，メトトレキサート（MTX）などの合成抗リウマチ薬と生物学的製剤によるバイオ抗リウマチ薬に二分される．
- 抗リウマチ薬の適切な使用により，すべての患者において寛解を目指すことが治療目標となった．寛解を維持すれば，関節の構造的損傷が抑止でき，身体機能障害が進行しないことが示された．
- RAと診断して禁忌がなければMTXを速やかに導入する．しかし，十分量のMTXで治療しても6か月以内に寛解に到達しない際には，バイオ抗リウマチ薬またはヤヌスキナーゼ（JAK）阻害薬を選択する．

核酸代謝拮抗薬

メトトレキサート

メトトレキサート（methotrexate：MTX）は，葉酸拮抗作用を介した分裂期のリンパ球や滑膜細胞の増殖障害を主作用として抗リウマチ作用を発揮する．MTXは，他の抗リウマチ薬と比べて有効性と副作用に対する認容性が高いことからも，第一選択薬として使用すべきRAの標準的治療薬である．TNF阻害薬などの生物学的製剤を使用する際にも，基本薬剤として併用される．

副作用として，肝機能異常や消化器障害があり，高齢者では骨髄抑制，間質性肺炎，日和見感染症などに留意する．葉酸との併用は，副作用軽減に有用である．

レフルノミド

レフルノミド（leflunomide）は，体内で活性体A771726に変換され，ピリミジン生合成を抑制し，それに依存する活性化T細胞などの増殖を抑制する．

副作用としては肝障害，間質性肺炎などがあげられる．

JAK阻害薬

トファシチニブ

トファシチニブ（tofacitinib）は，サイトカインの情報伝達を担うチロシンキナーゼJanus kinase（JAK）を標的とした抗リウマチ薬である．治験では，MTX未使用，MTX治療抵抗性，および，TNF阻害薬に治療抵抗性の症例に対して，単独療法またはMTXとの併用療法により，TNF阻害薬に匹敵する迅速な効果発現が確認された．また，関節破壊抑制効果も示され

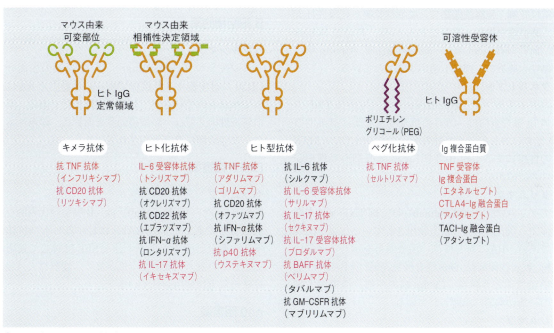

⓱ 膠原病・リウマチ性疾患の治療に使用される生物学的製剤
赤字はわが国で膠原病・リウマチ性疾患に対して保険収載済み.

た. 副作用は, 高脂血症, 肝障害, 白血球減少, 易感染性などが報告された. 既存治療で効果不十分な RA に承認されている.

バリシチニブ

バリシチニブ (baricitinib) は JAK1/2 の標的薬である. 治験では内服薬でありながら TNF 標的薬よりも有意に高い臨床効果が示された. 既存治療で効果不十分な RA に適応承認されている. 重大な副作用として, 感染症, 消化管穿孔, リンパ球減少, 肝機能障害, 間質性肺炎などがあげられる. 約 7 割が腎排泄であり, 腎障害に留意する.

ペフィシチニブ

ペフィシチニブ (peficitinib) は, 本邦で開発された JAK 阻害薬で, 既存治療で効果不十分な RA に承認されている. 他の JAK 阻害薬と同様な有効性と副作用が報告されており, 重篤な感染症や結核を伴う症例などは使用禁忌である.

その他

サラゾスルファピリジン

サラゾスルファピリジン (salazosulfapyridine: SASP) は免疫担当細胞の活性化やサイトカイン産生を制御して, 抗リウマチ作用を発揮する. 軽症の RA, 血清反応陰性脊椎関節炎の治療に用いる.

イグラチモド

イグラチモド (iguratimod) は, 日本発の抗リウマチ薬である. クロモン骨格を有し, サイトカイン産生抑制作用を有する. 副作用は, 肝酵素異常などが認められる.

生物学的製剤

概念

- 生物学的製剤とは, 抗体などの生体内に存在する蛋白で作製したバイオ医薬品であり, 標的が明確であるために, 高い安全性と有効性が期待される (⓱).
- RA に対する TNF, IL-6, T 細胞を標的とした生物学的製剤はバイオ抗リウマチ薬と呼ばれ, MTX との併用により高率の寛解導入, および関節の構造的損傷や身体機能障害の制御が可能となった.
- RA のみならず多様な膠原病・リウマチ性疾患にも臨床応用され, 現在も多くの薬剤が治験段階にある. また, 特許が満了した薬剤では, バイオシミラー (後続品) も承認されている.

TNF 阻害薬

インフリキシマブ

わが国では, 2003 年に最初の抗 TNF 抗体インフリキシマブ (infliximab) が市販された. 現在では TNF 阻害薬と MTX の併用は, 疾患活動性の高い RA の標準的治療として位置づけられ, 寛解導入, 関節破壊進行抑止へと治療目標が変わった. さらに, 一定期間, 低疾患活動性を維持すれば, その後, 本薬剤を休薬できる可能性が示唆された. インフリキシマブは, RA 以外にも, Behçet 病による難治性網膜ぶどう膜炎,

尋常性乾癬，乾癬性関節炎，膿疱性乾癬，乾癬性紅皮症，強直性脊椎炎，腸管型 Behçet 病，神経型 Behçet 病，血管型 Behçet 病，川崎病の急性期，Crohn 病，潰瘍性大腸炎の一部にも適応承認されている．

エタネルセプト

エタネルセプト（etanercept）は，可溶性 TNF 受容体 Ig 融合蛋白で，既存の抗リウマチ薬に抵抗性の RA 患者に対し高い治療効果を示す．海外では，MTX との併用によって約 10 年間にわたる長期有効性や安全性の持続が示された．

アダリムマブ

アダリムマブ（adalimumab）は，抗 TNF-α ヒト型抗体で，現在，世界で最も使用されている生物学的製剤である．RA に対して高い治療効果を示し，尋常性乾癬，乾癬性関節炎，強直性脊椎炎，腸管型 Behçet 病，非感染性ぶどう膜炎，Crohn 病の一部，潰瘍性大腸炎の一部にも適応承認されている．

ゴリムマブ

ゴリムマブ（golimumab）は，抗 TNF ヒト型抗体である．RA 以外にも，中〜重症の潰瘍性大腸炎に適応される．

セルトリズマブ

セルトリズマブ（certolizumab pegol）は，ポリエチレングリコールで化学修飾して半減期延長を可能とした抗 TNF ペグ化抗体である．RA に対して承認され，高い治療効果を示す．

IL-6 阻害薬

トシリズマブ

2008 年に抗 IL-6 受容体ヒト化抗体トシリズマブ（tocilizumab）は，わが国で開発された．IL-6 は B 細胞の抗体産生や破骨細胞活性化などの作用を介して，RA の病態形成に重要な役割を担う．トシリズマブは，RA に対して高い臨床効果を呈し，また，関節破壊抑制効果も有する．さらに，全身型および多関節型若年性特発性関節炎に対して適応が認められている．

サリルマブ

サリルマブ（sarilumab）は 2017 年に承認された抗 IL-6 受容体ヒト型抗体である．既存治療で効果不十分な RA に適応がある．

T 細胞調節剤

アバタセプト

T 細胞に発現する CD28 は代表的な共刺激分子である．CD28 を介するシグナルを阻害する CTLA4-Ig 融合蛋白アバタセプト（abatacept）は，T 細胞選択的共刺激調節剤として RA に承認されている．高い有効性と安全性が評価されている．

B 細胞標的薬

リツキシマブ

リツキシマブ（rituximab）は，B 細胞の表面分子 CD20 に対するキメラ抗体である．世界中で RA に対して承認されているが，わが国ではまだである．多発血管炎性肉芽腫症，顕微鏡的多発血管炎，難治性ネフローゼ症候群に適応承認されている．

BAFF 阻害薬

ベリムマブ

ベリムマブ（belimumab）は，B 細胞の代表的な共刺激分子である可溶性 BAFF に対するヒト型抗体である．既存治療で効果不十分な SLE に対して適応承認されている．比較的安全性が高く，寛解導入，維持療法の双方に使用されている．

p40 阻害薬

ウステキヌマブ

ウステキヌマブ（ustekinumab）は，抗 p40（IL-12/IL-23）に対するヒト型抗体である．尋常性乾癬，乾癬性関節炎，中〜重症の Crohn 病に適応承認されている．

IL-17 阻害薬

セクキヌマブ

セクキヌマブ（secukinumab）は，抗 IL-17 ヒト型抗体である．尋常性乾癬，乾癬性関節炎，膿疱性乾癬に適応が認められ，高い効果を呈する．

イキセキズマブ

イキセキズマブ（ixekizumab）は，抗 IL-17 ヒト化抗体である．尋常性乾癬，乾癬性関節炎，膿疱性乾癬，乾癬性紅皮症に適応が認められる．

ブロダルマブ

ブロダルマブ（brodalumab）は，抗 IL-17 受容体 A ヒト型抗体である．尋常性乾癬，乾癬性関節炎，膿疱性乾癬，乾癬性紅皮症に適応が認められる．

（田中良哉）

●文献

1) Smolen JS, et al：Rheumatoid arthritis. *Lancet* 2016；388：2023.

2) Smolen JS, et al：Treating rheumatoid arthritis to target：2014 update of the recommendations of an international task force. *Ann Rheum Dis* 2016；75：3.

3) Smolen JS, et al：EULAR recommendations for the management of rheumatoid arthritis with synthetic and biological disease-modifying antirheumatic drugs. 2016

update. *Ann Rheum Dis* 2017；76：960.

そのほかの治療法

アフェレシス療法

概念

アフェレシス（apheresis）療法とは，ある疾患や病態に関連していると考えられる物質を体外循環回路内で分離して除去する治療法のことである．アフェレシス療法は，血漿成分および血球成分の分離除去に分けられる（⓲）．膠原病・リウマチ性疾患では，いくつかの難治性病態においてアフェレシス療法が行われている．

種類と特徴

血漿交換療法（plasmapheresis）

血漿成分においては，自己抗体やその免疫複合体，炎症などに関連する分子である炎症性サイトカインやケモカイン，その他の可溶性蛋白などが除去の対象物質となる．単純血漿交換法，二重膜濾過法，および免疫吸着法のいずれかが疾患や標的分子によって選択される．

単純血漿交換法（single filtration plasmapheresis：SFPP, plasma exchange：PE）：PE は，ポリエチレン素材の血漿分離膜により血漿成分と血球や血小板などの細胞成分を完全に分離し，血漿成分は廃棄して細胞成分は返血する治療法で，非特異的にさまざまな液性因子が除去される（⓳a）．膠質浸透圧の維持の目的で置換液が補充されるが，肝炎や血栓性血小板減少性紫斑病（thrombotic thrombocytopenic purpura：TTP）などでは，病因物質の除去目的に加えて凝固因子や血漿因子の補充のために新鮮凍結血漿（fresh frozen plasma：FFP）が，その他の疾患では主にアルブミン製剤が用いられる．

二重膜濾過法（double filtration plasmapheresis：DFPP）：DFPP は，より選択的に病因物質を除去するために用いられる．血漿分離膜（一次膜）により分離された血漿成分を，同一回路内でさらに小さい孔径の血漿成分分離器（二次膜）を用いて標的物質を含む分画とアルブミン分画に分離し，前者を廃棄して後者を血球成分とともに体内に戻す方法である（⓳b）．標的とする物質により孔径の大きさを選択する．膠原病においてグロブリン分画の免疫複合体などを分離する際には，一部アルブミンを失うため補充が必要となる．

免疫吸着法（immunoadsorption plasmapheresis：

⓲ **膠原病および関連病態で用いられるアフェレシス療法の種類**

血漿交換療法	単純血漿交換療法
	二重膜濾過血漿交換療法
	免疫吸着血漿交換療法
血球成分除去療法	白血球除去療法

IAPP）：IAPP は，ある物質と結合する特性を有する物質（リガンド）を充填したカラム（吸着器）を用いて，特定の病原物質を吸着除去する方法である．脱血した全血液を直接吸着器に通して返血する方法を血液吸着法（hemoadsorption）といい，活性炭をリガンドとした薬物，アミノ酸，ビリルビンなどの吸着や，ポリミキシン B をリガンドとしたエンドトキシンの吸着などがある．免疫吸着法は血漿吸着法（plasma adsorption）であり，血漿成分を分離して吸着器を通す方法で，デキストラン硫酸，トリプトファン，フェニルアラニンなどがリガンドとして用いられ，抗二本鎖 DNA 抗体，抗カルジオリピン抗体，免疫複合体などを吸着する．免疫吸着法はアルブミン喪失が少なく，補充が不要であるという利点がある．

白血球除去療法（leukocytapheresis：LCAP）

血球成分除去療法（cytapheresis）として，炎症や免疫応答に関与する白血球をカラム内で吸着し分離除去する治療法が行われている．繊維吸着材を用いるフィルタ法が用いられ，顆粒球・単球のほぼ 100 %，リンパ球の 60 %が除去される．

適応疾患と臨床的意義

アフェレシス療法が用いられる膠原病領域の疾患および病態を⓴に示す．全身性エリテマトーデスおよび悪性関節リウマチでは，それぞれ抗二本鎖 DNA 抗体，リウマトイド因子などの自己抗体を含む免疫複合体が血管壁や臓器組織に沈着し，補体活性化による炎症を惹起して組織障害をきたす（III 型アレルギー反応）．ループス腎炎や神経精神ループスなどの難治性病態，悪性関節リウマチに伴う血管炎症状などに対して血漿交換療法が用いられるが，これらの疾患においては自己抗体および免疫複合体除去がアフェレシス療法の主たる目的となる．さらに，血漿交換による自己抗体，免疫複合体の除去により，網内系の機能が回復して生理的な免疫グロブリンのクリアランスが上昇することも知られている．しかし，自己抗体産生が持続している状態で一時的に抗体レベルを低下させることは意味がなく，リバウンドにもつながる可能性があるため，これらの疾患の治療においてはグルココルチコイドや免疫抑制薬による免疫抑制療法を十分に行い，血漿交

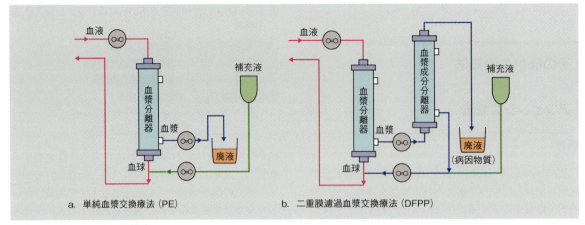

❶⓽ アフェレシス療法の模式図

❷⓪ アフェレシス療法が行われる 膠原病と関連病態

	PE	DFPP	IAPP	LCAP
関節リウマチ				○
悪性関節リウマチ	○	○	○	
全身性エリテマトーデス	○	○	○	
マクログロブリン血症	○	○		
血栓性血小板減少性紫斑病	○			
血球貪食症候群	×			
抗リン脂質抗体症候群		×	×	
ANCA関連血管炎	×			

○は保険適用あり，×は有効の可能性があるが保険適用なし．
PE：plasma exchange
DFPP：double filtration plasmapheresis
IAPP：immunoadsorption plasmapheresis
LCAP：leukocytapheresis

換療法はあくまでも補助的な位置づけとなる．ANCA関連血管炎においては自己抗体に加えて，炎症性サイトカインなどの除去目的で難治性の急性期病変に対して単純血漿交換療法が行われることがある．SLEや全身性強皮症では，血栓性微小血管障害（thrombotic microangiopathy：TMA）を併発し，血栓性血小板減少性紫斑病（thrombotic thrombocytopenic purpura：TTP）様の病態を呈することがある．この場合はTTPと同様にADAMTS13酵素補充ならびに一部の症例で関与するADAMTS13インヒビター除去目的でPEを施行する．

関節リウマチでは，白血球除去療法が主に抗リウマチ薬の治療抵抗例あるいは副作用で使用できない症例などの場合に用いられる．作用機序は明らかでないが，炎症部位への活性化白血球の遊走抑制，骨髄からの未分化細胞動員による免疫異常の是正，活性化血小板除去などが考えられている．

（田村直人）

関節などの穿刺法，関節などへの注入療法

目的

穿刺の目的は関節や囊腫・ガングリオンなどに貯留した関節液・内容物を採取・吸引し，その性状から病態を推測し診断に資することである（❷①）．また，注入療法とは関節や囊腫，滑液包や腱鞘を穿刺して内容物を吸引・排出した後，あるいは単に穿刺後にヒアルロン酸ナトリウムや局所麻酔薬，副腎皮質ステロイドなどを注入する治療法である．

関節などの穿刺法の実際

穿刺や注入療法を行う場合に最も注意しなければならないのは細菌感染である．まず，穿刺や注入療法の実施にあたっては標準予防策（スタンダードプレコーション）の手指衛生に従い，アルコールベースの擦式手指消毒薬で手指消毒を行う．その後，穿刺部位の皮膚を消毒用アルコールあるいは10％ポビドンヨード液で消毒するが，10％ポビドンヨード液は有機物があると殺菌力が大きく低下するので，まず，穿刺部位の皮脂や皮膚に付着した汚れ（蛋白質など）を消毒を兼ねて消毒用アルコール綿でぬぐっておくことが重要である．また，消毒用アルコールの殺菌作用は乾燥により，10％ポビドンヨード液の殺菌作用は含まれるヨウ素の酸化作用により，それぞれ発揮されるので，皮膚に塗布した後に十分に時間をおいてから（一般には，消毒用アルコールでは30秒間作用させ乾燥させてから，また，塗布した10％ポビドンヨード液が乾燥するまで待ってから）穿刺する[1]．

関節穿刺は注射針が届く範囲であれば実施可能であるが，肩関節や股関節，椎間関節など深部にある関節の穿刺はX線透視下，あるいは超音波エコー下に行

㉑ 関節液の病態別特徴

	変形性関節症	結晶性関節炎 （痛風，偽痛風）	関節リウマチ	化膿性 関節炎	その他
外観	黄色，透明	黄白色，混濁	黄白色，混濁	白色，混濁（膿状）	血性：靱帯損傷，血管腫，血友病，色素性絨毛結節性滑膜炎（PVS） 血性（含む脂肪滴）：関節内骨折
細胞成分	ほとんどなし	好中球	好中球，リンパ球	好中球	赤血球
粘稠度	高い	低い	低い	低い	低い〜高い（炎症の程度による）
内容物	フィブリン塊：少量	フィブリン塊：中等量	フィブリン塊：多量		
結晶	なし	痛風：尿酸血症 偽痛風：ピロリン酸カルシウム結晶	なし	なし	なし

㉒ 関節などへの注入療法

	ヒアルロン酸ナトリウム			副腎皮質ステロイド （水溶性，水濁性）
	50〜120万 kDa	150〜390万 kDa	600万 kDa 以上	
適応	変形性膝関節症 肩関節周囲炎 関節リウマチによる膝関節痛	変形性膝関節症 肩関節周囲炎 関節リウマチによる膝関節痛	変形性膝関節症	（各種関節炎，軟部組織の炎症） 変形性関節症 肩関節周囲炎 外傷後関節炎，非感染性慢性関節炎 腱炎，腱鞘炎，滑液包炎，アキレス腱周囲炎 弾発指（ばね指） 関節リウマチ，若年性特発性関節炎 強直性脊椎炎　など
用法用量	1週間ごとに連続5回投与 変形性膝関節症，肩関節周囲炎の投与回数は適宜増減	1週間ごとに連続5回投与 変形性膝関節症の維持投与では2〜4週間隔	1週間ごとに連続3回投与	投与量は薬品ごとに異なる． （例）プレドニゾロンとして1回4〜30 mg 　　　トリアムシノロンアセトニドとして1回2〜40 mg 　　　など 原則として，投与間隔を2週間以上とし，年齢・症状により適宜増減する．

うほうが安全かつ確実に刺入できる．一方，膝関節や肘関節，手関節など皮膚表面から関節裂隙や関節面を触知できる部位では触診下に穿刺が可能である．

　腫脹した膝関節や皮下のガングリオンなどを穿刺する場合は，内容物にフィブリン塊が含まれたり，内容物が粘稠な場合があるので，その場合でも吸引できるように18 G（ピンク針）の注射針を使用することが多い．一方，股関節など深部の関節を穿刺する場合は22 G（黒針）のカテラン針を用いる．

関節などへの注入療法の実際

　関節などへの注入療法の適応と使用薬剤は，変形性膝関節症や肩関節周囲炎，肩峰下滑液包炎，肩峰下インピンジメント症候群などに対するヒアルロン酸ナトリウム，関節リウマチや結晶誘発性関節炎（痛風や偽痛風），滑液包炎，腱鞘炎に対する副腎皮質ステロイドである（㉒）．

　また，特殊なケースとして Dupuytren 拘縮に対し

てコラーゲン分解酵素（コラゲナーゼ）を拘縮索に直接注入する治療法もある．

　副腎皮質ステロイド注射薬には水溶性注射薬と水濁性注射薬があり，一般に滑液包や腱鞘，関節などへの注入療法では水溶性注射薬を用いることが多い．一方，水濁性注射薬は水溶性注射薬と比較して消炎・鎮痛効果が持続するが，注射薬に含まれるステロイド結晶による結晶誘発性関節炎が生じることもあるので，その使用にあたっては注意が必要である．

　投与間隔は原則2週間以上あけることが望ましく，また，連続投与は可及的に避けるべきである．もし，連続投与を行わなければならない場合には副腎皮質ステロイドの一般的な副作用である耐糖能異常や糖尿病の誘発，満月様顔貌，血圧上昇，皮膚萎縮，骨粗鬆症，易感染性などの発症にも十分注意する．

リハビリテーション治療[2]

概念

　関節リウマチをはじめとするリウマチ性疾患に対してリハビリテーション治療が行われる．リハビリテーション治療には運動（運動療法）と物理エネルギー（物理療法）を利用する理学療法，日常生活動作（ADL）・日常生活関連動作（手段的日常生活動作，IADL）に含まれる作業活動を利用する作業療法，構音・発声，言語・記憶，注意など高次脳機能，摂食・嚥下の各障害を対象とする言語聴覚療法・摂食機能療法，スプリントや補具・装具を用いる義肢・装具療法などがある．

理学療法

　理学療法の目的は運動による関節可動域，筋力と筋持久力・平衡機能などバランス能力（協調性），体力（心肺機能）など身体機能と基本動作能力の維持・改善，および温熱や冷却，電気・磁気・超音波，紫外線・赤外線などの光線，牽引・圧迫といった直接的な外力などの物理エネルギーによる消炎・鎮痛・組織軟化，局所循環改善，組織修復促進などである．

　具体的には，拘縮や変形が生じた関節には温熱療法や水治療法と自動および他動可動域訓練，装具療法などを組み合わせて関節可動域の維持・拡大，変形矯正位の保持・変形の軽減を図る．また，疼痛や治療に伴う安静などによる不動性・廃用性筋萎縮（筋力低下）と体力低下，原疾患の心臓・肺障害による心肺機能低下などに対しては残存能力や体力に応じて関節や心肺への運動負荷を考慮しながら運動訓練などを行う．

　運動訓練の指導や実施にあたっては日本リウマチ財団が監修した『リウマチ体操』DVD（㉓）をはじめ，製薬会社のウェブサイトなどに，さまざまな運動療法に関するパンフレットや補助資料などがあるので利用されたい．

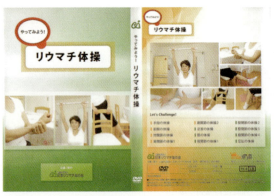

㉓ 日本リウマチ財団の監修による『リウマチ体操』DVD

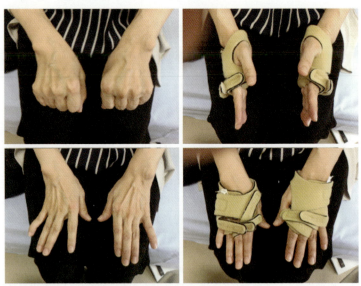

㉔ 手指装具（尺側偏位矯正）
54歳，女性．1999（平成11）年発症の関節リウマチ患者．
左上図：両手指屈曲時にMP（中手指節）関節背側での総指伸筋腱の尺側への偏位および亜脱臼を認める．
左下図：両手指伸展時にMP（中手指節）関節部を中心に手指の尺側偏位を認める．
右上図：手指装具（尺側偏位矯正）装着時の手指側面像．MP（中手指節）関節での手指の完全伸展が可能である．
右下図：手指装具（尺側偏位矯正）装着時の手指正面像．MP（中手指節）関節部を中心とした手指の矯正位（尺側偏位の改善）が保持されている．

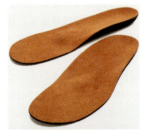
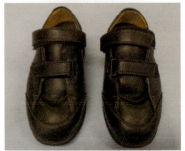

㉕ 足底板と靴型装具（リウマチ靴）

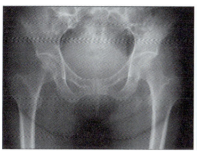

㉖ 関節破壊が進行した症例
（54歳，女性）
臨床的寛解に至り，疼痛や腫脹が軽減したが（a），その後，日常生活での活動量が増加し，関節破壊が進行した（b）.

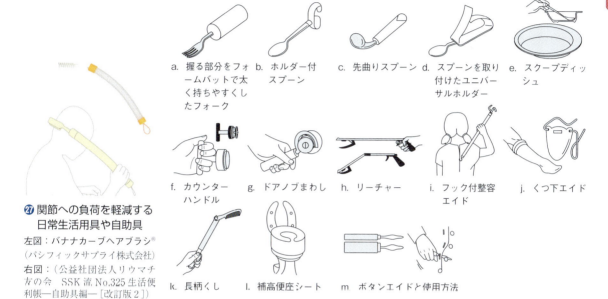

㉗ 関節への負荷を軽減する日常生活用具や自助具
左図：バナナカーブヘアブラシ®
（パシフィックサプライ株式会社）
右図：（公益社団法人リウマチ友の会　SSK流 No.325 生活便利帳―自助具編―［改訂版2］）

作業療法

　作業療法は更衣や整容などの日常生活動作や炊事，清掃などの日常生活関連動作，作画や書，工作などの余暇活動に含まれるさまざまな作業活動を用いて，日常での応用動作能力（ADLやIADL）の維持・向上を図り，社会的適応能力の回復による自立した生活の再獲得を目的に行われる.

　具体的には，関節保護動作を含む日常生活動作指導や疼痛を惹起しないような更衣・整容などセルフケアの遂行訓練，自助具や日常生活用具の有用性の評価と導入，その他の援助である.

装具療法

　装具療法の目的は支持・免荷・保護・補助・矯正である．関節リウマチの尺側偏位や手指変形，外反母趾や足趾背側脱臼に伴う足底胼胝や潰瘍などに対して手指装具（㉔）や足底板（㉕）が処方されるが，装具での無理な変形矯正は軟部組織の圧迫などによる皮膚損傷（潰瘍や褥瘡）の原因となる．装具療法の目的は「徒手的に疼痛自制内で矯正可能な関節や手指・足趾の変形を正常アライメントに保持すること」なので，生活指導と同じく「変形の発生前」，あるいは「変形が徒手的に矯正可能な発症早期」から開始することが非常に重要である.

患者教育と生活指導

目的

　関節リウマチでは生物学的製剤の導入以降，寛解導入を目指す治療が行われている．疼痛や腫脹などがコントロールされた臨床的寛解に至っても，関節破壊が進行していたり，拘縮や変形などの関節機能障害が固定化していたりすると構造的寛解や機能的寛解を達成することができない．また，関節破壊が軽度でも，臨床的寛解に至り疼痛や腫脹が軽減した途端に日常生活での活動量が増加（過用）したり，関節に無理な負担がかかる動作（誤用）を行ったりして，関節破壊や機

能障害がかえって進行することも少なくない（㉖）.

そこで，臨床的寛解達成以前，あるいは達成後の不可逆的な関節破壊と機能障害の発症・増悪予防を目的に，診断直後・薬物治療開始前から治療中，そして臨床的寛解導入後まで，すなわち関節リウマチの治療期間中を通じて関節保護動作や疲労を減らすエネルギー節約動作などの患者教育と生活指導，関節への負荷を軽減する日常生活用具や自助具（㉗）などの紹介と導入を行う．

『関節リウマチ診療ガイドライン 2014』[3] でも「患者教育は RA 治療において有用か？」との CQ（Clinical Question）78 を立て，推奨 33「エビデンスは限られるが，身体障害，疼痛関節数，患者全般評価，心理状況については短期的には一貫して効果がみられた．患者教育そのものの効果のみならず，現在の薬物療法，および手術療法を進めるためには，患者との治療についての合意形成が必須であり，そのためには患者教育は不可欠である」と RA 患者に対する患者教育は強く推奨されている（推奨の強さ：強い，同意度：4.95）.

関節保護の実際

関節保護の原則は以下の通りである．

1. 自身の痛みを理解して自己評価する．
2. 安静と運動のバランスをとる．
3. 適切な運動により筋力と関節可動域を維持する．
4. 日常での作業内容を見直して関節への負荷を軽減する．
5. 変形を生じる危険性の高い肢位や運動・動作を避ける．
6. 強力な大関節を使用する．
7. 安定した解剖学的な位置や肢位で関節を使用する．
8. 同一姿勢での長時間の作業を避ける．
9. 即座に中断できない作業や動作を避ける．

（佐浦隆一）

●文献

1) 金光敬二：重要 5 部位に対する患者皮膚の洗浄・消毒法―血管内カテーテル留置部，手術部位，注射部位，創傷部位，粘膜．感染対策 ICT ジャーナル 2015；10：89.

2) 佐浦隆一ほか（編）：リハ実践テクニック 関節リウマチ．東京：メジカルビュー社；2014.

3) 小島俊久：2 個々の治療法と注意点 リハビリ 2 CQ78. 日本リウマチ学会（編）．関節リウマチ診療ガイドライン 2014. 大阪：メディカルレビュー社；2014. p.91.

2 各論

関節リウマチ
rheumatoid arthritis（RA）

概念
- 関節リウマチは，Klemperer博士が提唱した膠原病6疾患の一つで，非感染性の多発関節炎を特徴とし，自己免疫異常が関与する原因不明の難治性疾患である．
- 関節炎による関節破壊が高度となれば，関節機能が障害され日常生活動作は大きく損なわれる．
- rheumatoid arthritis（RA）の和語として，旧来「慢性関節リウマチ」という用語が使用されてきたが，その経過は必ずしも慢性ではないなどの理由で，2002年に「関節リウマチ」という名称に変更された．

疫学
RAの有病率は0.3〜1.5％とされ，世界的に広く分布して地域差，人種差はない．わが国では約70万人の患者がいると推定されている．30〜60歳が好発年齢で，男女比は1：3〜4と女性に多い．家族内発症は珍しくなく，RA患者の一親等者のRA発症リスクは一般人口の約16倍とされる．

病理
関節は，骨，軟骨，滑膜，関節包から構成され，これに筋肉，腱が付着して運動機能を発揮する．滑膜は関節の裏打ち組織で，1〜2層の滑膜表層細胞と，その直下の滑膜間質細胞から成る．機能的には関節液を産生して，骨・軟骨の摩擦抵抗を減らすとともに，軟骨細胞に栄養を供給している．RAの病態は，この滑膜の持続性炎症によって特徴づけられ，肉芽組織様の「パンヌス」と呼ばれる独特の組織がみられるようになる．病理組織学的には，血管新生，T細胞を中心とするリンパ球浸潤と濾胞形成，滑膜増殖の3つの細胞成分の異常が観察される（❶）（詳細は「病因・病態」の項を参照）．

滑膜の変化
滑膜表層細胞は1〜2層の薄い膜様組織が多層化するとともに，間質に存在するT細胞を中心とするリンパ球や滑膜細胞は増加し，全体として絨毛状に増殖しパンヌスを形成する．滑膜間質細胞は，形態学的に，マクロファージ様のA型細胞，線維芽細胞様の

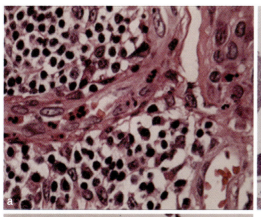
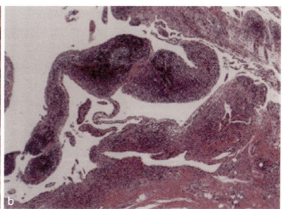
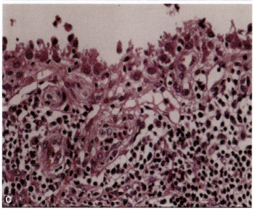

❶ 関節リウマチの特徴的病理組織所見（HE染色）
a. 血管新生．
b. リンパ球浸潤と濾胞形成．
c. 滑膜増殖．

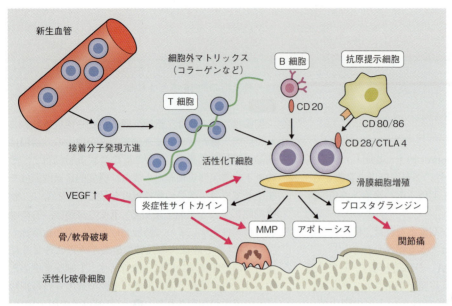

❷ 関節リウマチの病態

B型細胞，樹状細胞様のD型細胞から成っており，活発に増殖しながら複数の炎症性メディエーターを産生する．

関節破壊

炎症が持続するとパンヌスが形成され，過剰産生されたTNF-α（tumor necrosis factor-α）やIL-6は破骨細胞を活性化して骨吸収が亢進，また，セリンプロテアーゼやマトリックスメタロプロテアーゼ（MMP）は骨基質・軟骨障害を引き起こす．X線検査では，骨破壊は骨びらん，軟骨障害は関節裂隙狭小化としてとらえることができる．骨びらんは，関節包が付着する滑膜翻転部に好発する．従来，この過程は，晩期に起こると考えられていたが，病初期からすでに始まり，かつ1～2年で急速に進行することが，関節X線による臨床的観察によって明らかとなっている．関節破壊が進展すると，軟骨は消失して関節面は融合し強直に至る．

関節液の変化

急性期には，関節液が貯留して水腫となることがある．炎症による血漿成分の滲出やムチンの減少によって，本来の粘稠性は低下する．関節液は，滑膜組織と異なり浸潤細胞の多くが好中球である．関節液中には，リウマトイド因子，免疫複合体が存在し，補体活性化とともに，好中球活性化に伴うリソソーム酵素，プロスタグランジン，活性酸素遊離が滑膜炎や関節破壊を促進させる．関節液，ならびに血中の補体価は，炎症とともに増加するが，悪性関節リウマチでは血清補体価は低下する．

皮下結節

皮下結節として，肘，後頭部，関節周囲の物理的負荷，擦過刺激が加わる部位に好発する．無痛性で硬く，活動性と一致して出現，消退する．肺，胸膜，心外膜などに出現することもある．病理組織学的には，中心部のフィブリノイド壊死，周辺部のマクロファージ柵状配列，外層部のリンパ球浸潤と巨細胞を伴う肉芽腫の3層構造をとる．

二次性アミロイドーシス

RAでは過剰に産生されたIL-1，IL-6，TNF-αなどの炎症性サイトカインによって，肝細胞からはCRPなどのさまざまな急性期反応物質（acute phase reactant）が産生されるが，その一つに分子量12 kDの血清アミロイドA蛋白（serum amyloid A：SAA）がある．この蛋白は可溶性であるが，エラスターゼなどの作用によって切断されると不溶性の9 kDアミロイドA蛋白（amyloid A：AA）となり，腎臓，消化管，心臓，手根管，軟部組織などに沈着する．

病因・病態

病因には，遺伝的要因と環境的要因が関与している．一卵性双生児の発症一致率は15～30％と高く，遺伝的素因の部分的関与は確実と考えられる．詳細な遺伝子解析から*HLA-DRB1*遺伝子の67～74番目のアミノ酸配列に*0401，*0404などのshared epitopeを有する場合に，発症リスクが高くかつ重症となりやすいことが示され，日本人においては*0405との相関が示されている．一方，環境的要因としては，加齢，喫煙，感染などがあげられているが，最近，shared epitope陽性者の喫煙が発症リスクを数十倍に高めるとされ注目されている．

関節炎の病態として，❷のような一連の過程が想定されている．滑膜組織に新たにつくられた新生血管を

通して，血管内から活性化されたリンパ球が関節に供給される．炎症性サイトカインのTNF-α，IL-1，IL-6は，血管内皮細胞上にICAM-1，VCAM 1などの接着分子の発現を誘導し，そのリガンドであるリンパ球表面上のインテグリン接着分子，LFA-1，VLA-4との接着を介し関節へのリンパ球浸潤を促進させる．その結果，滑膜には，CD4$^+$T細胞を主体としたリンパ球浸潤がみられ，炎症が遷延するとB細胞が出現してリンパ濾胞を形成する．また滑膜表層下の間質には，血管新生と滑膜間質細胞の増殖がみられるが，滑膜細胞からの抗原提示を受けて，T細胞は持続的な活性化を受ける．この過程では，コラーゲンなどの自己抗原による自己免疫学的機序が重要な役割を果たしている．B細胞は，自己抗原であるII型コラーゲンや免疫グロブリン，あるいは環状シトルリン化ペプチド（cyclic citrullinated peptide：CCP）に対する自己抗体を産生し，同時に，その抗原提示能によってT細胞活性化に関与する．プロフェッショナルな抗原提示細胞であるマクロファージや樹状細胞は，CD80/86分子とT細胞上のCD28分子の相互作用を介して，強力な抗原提示をT細胞に対して行う．RAの滑膜線維芽細胞は腫瘍様の形質を有し，マクロファージや新生血管を伴ってパンヌスと呼ばれる肉芽組織を形成し，関節破壊に関与する．TNF-α，IL-1，IL-6などの炎症性サイトカインは，VEGF産生を介する血管新生の促進，滑膜増殖，T細胞活性化，破骨細胞の分化・活性化，セリンプロテアーゼ，メタロプロテアーゼ産生を誘導する．

これら病態形成に深くかかわると仮定されたTNF-αやIL-6さらにはT細胞活性化，B細胞を標的として開発された生物学的製剤が，RA治療薬として画期的な効果を示すことが明らかとなり，そのコンセプトが正しかったことが臨床面からも証明された．

臨床症状

朝のこわばり

こわばりは，スムーズに関節を曲げ伸ばしができない症状を指し，"はばったい"，"ぎこちない"と表現されることが多い．安静後に起こる関節症状で，起床時に最も強い症状が現れることから，朝のこわばりと呼ばれる．起床時は，夜間の不動などによって関節可動性が低く，こわばり症状が出現しやすいと理解されている．RA以外の疾患でも認められるが，1時間以上続く朝のこわばりはRAを強く疑わせるもので，その時間はRAの疾患活動性と相関する．

関節症状（❸）

関節症状は，すべての患者に認められ，本疾患を特徴づける臨床症状である．手指，手，足趾を中心に全身の末梢関節に，対称性，多発性に出現する．典型的

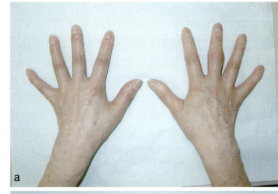
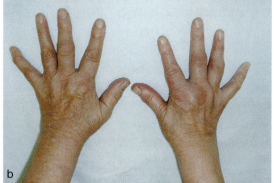
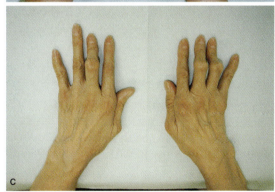

❸ 関節リウマチの関節所見
a．早期，b．進行期，c．晩期．

なものは，中手指節関節（MCP），近位指節間関節（PIP），手関節にみられる．遠位指節間関節（DIP）が障害されることは少なく，それが障害されている場合は，変形性関節症が疑われるが，RAでも障害されることもあり，また変形性関節症との合併もしばしば経験する．関節炎は対称性で，3個以上の関節を多発性に障害する．触知するとわかる軟らかい紡錘状の関節腫脹はRAを示唆する重要な所見で，骨が隆起して硬い腫脹となる変形性関節症との鑑別にも役立つ．関節炎が進行すると，骨・軟骨破壊，関節包や靭帯の弛緩・偏位によって，変形，可動域制限，強直をきたし，尺側変形（MCP関節部位で手指が尺側に偏位），スワンネック変形（MCP関節炎によってPIP過伸展，

DIP屈曲)，ボタンホール変形（PIP関節炎によってPIP屈曲，DIP過伸展）などが認められる．これら小関節のみならず，肘，肩，股関節，膝などの大関節に可動域制限が及べば日常生活動作は著しく障害され，寝たきりの原因ともなる．原則として体軸関節を障害しないが，例外は第1，第2頸椎に認められる環軸椎亜脱臼で，頭頸部痛，手のしびれ，四肢麻痺，突然死などの重篤な転帰をきたすことがある．

関節外症状

全身症状：発熱，体重減少，倦怠感，易疲労感を訴えることがある．慢性炎症に伴った貧血を高頻度に認める．

リウマトイド結節：物理的負荷，擦過刺激を受けやすい，肘関節，指関節の伸側面や後頭部などに好発する．無痛性の数mmから数cm大の皮下結節で，RAの疾患活動性とともに出現・消退する．皮下以外にも，肺，胸膜，腱，強膜，血管壁などに出現することがある．RAの疾患コントロールが改善するとともにその出現頻度は低下するが，メトトレキサート治療によって活動性が低下しているのにもかかわらずリウマトイド結節が出現する例も知られている．

二次性アミロイドーシス：腎臓，消化管に高頻度に沈着するが，心臓，手根管，軟部組織にも沈着することがある．アミロイドーシスの合併の頻度は，10～25％とされてきたが，治療進歩に伴う活動性コントロールの改善とともに低下している．病期が長くなればなるほど，また，活動性が高いほど，アミロイドーシス合併の頻度は高まる．一般的にアミロイドーシスは，RA発症から15年で臨床的に診断されるが，診断からの平均生存期間は，1～3年ときわめて短い．

眼症状：上強膜炎，強膜炎では，結膜の充血が認められ，疾患活動性の高い血管炎合併症例に出現する．虹彩毛様体炎は，若年性特発性関節炎のオリゴ関節炎タイプに好発する．Sjögren症候群を合併すると，乾燥性角結膜炎による眼乾燥症状がみられる．

呼吸器症状：

①間質性肺炎/肺線維症：空咳，労作時呼吸困難などの症状が認められる．間質性肺病変は軽微なものを含めれば少なくとも1/3の患者に認められ，組織学的には非特異性間質性肺炎（NSIP），通常型間質性肺炎（UIP）が多く，より低頻度で器質化肺炎とびまん性肺胞障害がみられる．入院を要する重症例は，5％以下とそれほど多くないものの予後は悪い．急性増悪は，関節炎のコントロールが不良の際に出やすいと考えられているが，必ずしも時相が一致しないこともある．間質性肺炎の重症度は関節炎の程度，罹病期間，他の関節外症状の有無，炎症マーカーと関連しないことが明らかにされている．

②胸膜炎：片側性，両側性で，胸水は滲出性パターン

を示し，また，多形核白血球あるいはリンパ球優位の細胞増加を示し，糖低値となる．

③器質化肺炎：細気管支，肺胞隔壁の炎症によって浸潤影を呈する．細菌は検出されずステロイドが有効である．

④肺リウマトイド結節：胸膜直下や肺実質に直径0.5～3cm大の結節が，単発性，多発性に出現する．

⑤Caplan症候群：塵肺症にRA合併した例をCaplan症候群と呼び，胸部X線上塵肺を背景として，境界が比較的鮮明な類円形の陰影が多発する．この結節影は，病理組織学的にリウマチ結節に共通する炎症像と小動脈内膜炎の所見を示す．肺に沈着した珪酸が，マクロファージからのサイトカイン過剰放出を促進し，免疫系を惹起すると考えられている．

検査

血液検査

血算・生化学検査：炎症の程度に応じて，赤沈値亢進，CRP高値，白血球増多，小球性低色素性貧血，血小板増多，γグロブリン上昇がみられる．血清MMP-3（matrix metalloprotease-3）は関節局所で産生されるメタロプロテアーゼで，活動性の高い症例で高値となる．

自己抗体：リウマトイド因子（RF）は，IgG Fc部位に対するIgM型の自己抗体で，RAの80％で陽性となるが，発症早期では陽性率が50％と低下する．また，Sjögren症候群をはじめとする膠原病，肝疾患，肺疾患，慢性感染症でも陽性となることがあり，RAに対する特異性は高くない．IgG型のRFは，活動性の高いRA，悪性RAで陽性になる．抗CCP抗体はRAに90％以上の高い特異性を示し，診断的価値が高い．peptidyl arginine deiminase（PAD）によってアルギニン残基がシトルリン化されたペプチドを認識する抗体で，早期症例の診断にも有用である．

補体：血清補体価（CH$_{50}$）は，炎症の程度に伴って上昇する．悪性RAでは，免疫複合体の増加に伴って低下する．

関節画像検査

関節X線検査は，診断，経過観察に必須の検査で，骨びらんは本症に特異性の高い所見である．手足を2方向で撮影するが，早期には手の変化に乏しく，足関節の所見が参考になる．診断時のみならず，薬物治療が有効かどうか判断するため，6か月～1年に1回手足のX線検査を施行する．病期が進行すれば，環軸関節亜脱臼，股関節・膝関節の変形・脱臼をきたすため，これら関節のX線検査を行い経過観察する（❹）．各関節では，傍関節骨粗鬆化，骨びらん，亜脱臼，強直へと進行するため，これをⅠからⅣに分類し，全身の関節で最も進んだ関節のステージで示したものがSteinbrockerの病期分類である（❺）．このステージ

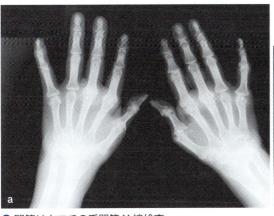
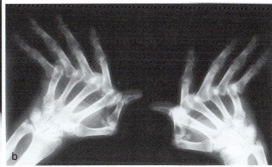

❹ 関節リウマチの手関節 X 線検査
a. 進行期, b. 晩期.

❺ 関節リウマチの病期（stage）

病期	X 線写真		筋萎縮	皮下結節腱鞘炎	関節変形亜脱臼過伸展など	関節強直（骨性あるいは線維性）
	骨萎縮	軟骨，骨破壊				
I	+または−	−*	−	−	−	−
II	+*	+または−	+	+または−	−*	−
III	+*	+*	++	+または−	+*	−
IV	+	+	++	+または−	+	+*

*は必須項目.
（Steinbrocker O, et al：Therapeutic criteria in rheumatoid arthritis. *JAMA* 1949；140：659.）

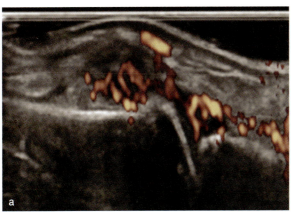
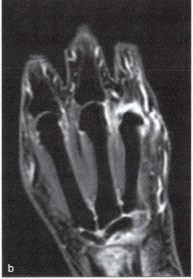

❻ 関節リウマチの超音波および MRI 所見
a. 超音波検査における滑膜肥厚および炎症所見.
b. 造影 MRI による滑膜炎.

分類が早期の関節破壊進行度を反映しないことから，治療薬の評価などには，手足関節の骨びらんと関節裂隙狭小化の程度，関節数を加算した Sharp score あるいは，van der Heijde-Sharp score が用いられる．

最近では高感度の画像検査として超音波や MRI が有用である．超音波検査では滑膜肥厚と炎症性シグナルの程度をグレードで判定することができ，X 線では不明瞭な微細なびらんを検出することができる．時間はかかるが 1 回で全身の関節を評価できる利点もある．MRI では同様に滑膜炎と，ごく早期のびらんを検出することができ，将来的な関節破壊に関連するとされる骨髄浮腫を検出することが可能である（❻）．X 線検査，超音波検査，MRI 検査の特徴を❼に示す．

関節穿刺検査

現在は，他の診断法の進歩などによって従来ほど行われなくなった．感染性関節炎，結晶性関節炎との鑑別が困難な症例では，培養検査，結晶検査などを行う．

診断

2010年に改定された米国リウマチ学会/欧州リウマチ学会（ACR/EULAR）の分類基準に準じて行う（**❽**）．しかし，この基準はあくまでも分類基準であって診断基準でないため，この基準を満足しなくとも特徴的な所見があればRAと診断されることがある．一方，この分類基準では他の疾患を鑑別する必要があり，その代表的疾患がリストアップされている（**❾**）．

❼ 関節X線，超音波検査，MRIの比較

特徴	X線	超音波	MRI
滑膜炎	×	○	○
血流評価	×	○	×
関節液貯留	×	○	○
軟部組織	×	△	○
早期びらん	△	○	○
骨粗鬆症	○	×	○
変形	×	○	○
時間	○	×	△
1回の観察関節数	○	○	×
コスト	○	○	×

❽ 関節リウマチの新分類基準（ACR/EULAR, 2010）

腫脹または圧痛関節数***（0～5点）	
1個の中～大関節**	0
2～10個の中～大関節**	1
1～3個の小関節*	2
4～10個の小関節*	3
11関節以上（少なくとも1つは小関節*）	5
血清学的検査（0～3点）	
RFも抗CCP抗体も陰性	0
RFか抗CCP抗体のいずれかが低値の陽性	2
RFか抗CCP抗体のいずれかが高値の陽性	3
滑膜炎の期間（0～1点）	
6週間未満	0
6週間以上	1
急性期反応（0～1点）	
CRPもESRも正常値	0
CRPかESRが異常値	1

スコア6点以上ならばRAと分類される．
*：MCP，PIP，MTP2-5，1st IP，手首を含む．
**：肩，肘，膝，股関節，足首を含む．
***：DIP，1st CMC，1st MTPは除外．
低値の陽性：基準値上限より大きく上限の3倍以内の値．
高値の陽性：基準値上限の3倍より大きい値．
（Aletaha D, et al：2010 rheumatoid arthritis classification criteria：An American College of Rheumatology/European League Against Rheumatism collaborative initiative. *Arthritis Rheum* 2010；62：2569./ *Ann Rheum Dis* 2010；69：1580.）

❾ ACR/EULAR新分類基準使用時の関節リウマチ鑑別疾患難易度別リスト

関節症状を主訴に受診する患者集団における頻度，RAとの症状・徴候の類似性，新分類基準スコア偽陽性の頻度などを総合して，新分類基準を用いる際にRAと鑑別すべき代表的疾患を鑑別難易度高・中・低の3群に分類した．疾患名は日本リウマチ学会専門医研修カリキュラムに準拠した．
鑑別難易度高：頻度もスコア偽陽性になる可能性も比較的高い
鑑別難易度中：頻度は中等または高いが，スコア偽陽性の可能性は比較的低い
鑑別難易度低：頻度もスコア偽陽性になる可能性も低い

鑑別難易度	
高	1. ウイルス感染に伴う関節炎（パルボウイルス，風疹ウイルスなど） 2. 全身性結合組織病（Sjögren症候群，全身性エリテマトーデス，混合性結合組織病，皮膚筋炎・多発性筋炎，強皮症） 3. リウマチ性多発筋痛症 4. 乾癬性関節炎
中	1. 変形性関節症 2. 関節周囲の疾患（腱鞘炎，腱付着部炎，肩関節周囲炎，滑液包炎など） 3. 結晶誘発性関節炎（痛風，偽痛風など） 4. 脊椎関節炎（強直性脊椎炎，反応性関節炎，炎症性腸疾患関連関節炎） 5. 掌蹠膿疱症性骨関節炎 6. 全身性結合組織病（Behçet病，血管炎症候群，成人Still病，結節性紅斑） 7. その他のリウマチ性疾患（回帰リウマチ，サルコイドーシス，RS3PEなど） 8. その他の疾患（更年期障害，線維筋痛症）
低	1. 感染に伴う関節炎（細菌性関節炎，結核性関節炎など） 2. 全身性結合組織病（リウマチ熱，再発性多発軟骨炎など） 3. 悪性腫瘍（腫瘍随伴症候群） 4. その他の疾患（アミロイドーシス，感染性心内膜炎，複合性局所疼痛症候群など）

RS3PE：remitting seronegative symmetrical synovitis with pitting edema.
（日本リウマチ学会HPより．2016年11月修正版）

❿ 総合的疾患活動性指標と ACR/EULAR 新寛解基準

総合的疾患活動性指標

評価指標	計算式	寛解	LDA	MDA
DAS28	$0.56 \times \sqrt{(TJC28)} + 0.28 \times \sqrt{(SJC28)} + 0.70 \times lognat(ESR) + 0.014 \times GH$	<2.6	≦3.2	≦5.1
SDAI	SJC28+TJC28+PGA+EGA+CRP	≦3.3	≦11	≦26
CDAI	SJC28+TJC28+PGA+EGA	≦2.8	≦10	≦22

GH in mm VAS, CRP in mg/dL, PGA, EGA in cm VAS.
SJC：腫脹関節数，TJC：圧痛関節痛，PGA：患者による全般的評価，EGA：医師の全般的評価.

ACR/EULAR 新寛解基準

臨床研究用	日常診療用
・Boolean 基準 　SJC, TJS, PtGA, CRP all ≦ 1 ・Index-based 　SDAI ≦ 3.3	・Boolean 基準 　SJC, TJC, PtGA all ≦ 1 ・Index-based 　CDAI ≦ 2.8

PtGA：患者による全般 VAS 評価.

（Felson DT, et al：American College of Rheumatology/European League against Rheumatism provisional definition of remission in rheumatoid arthritis for clinical trials. *Arthritis Rheum* 2011；63：573./*Ann Rheum Dis* 2011；70（3）：404.）

鑑別診断

膠原病

SLE，混合性結合組織病（MCTD），Sjögren 症候群などの膠原病，およびその類縁疾患は鑑別すべき重要な疾患である．初診時の抗核抗体検査は，RA 以外の膠原病を鑑別する際に参考となる．SLE の頬部紅斑など各膠原病に特徴的な臨床症状を見逃さない．

変形性関節症

手指，足趾，股関節，膝関節，脊椎が障害される．DIP 関節にみられる Heberden 結節は，DIP 関節背側，あるいは内外側に骨棘を形成するもので，しばしば末節骨の屈側，外側への変形をきたす．PIP 関節にできるものを Bouchard 結節と呼ぶ．

リウマチ性多発筋痛症

症状は，肩，腰の周囲の筋肉痛が主体であるが，末梢関節痛を伴うことがあり，RA との鑑別が必要となる．発熱，体重減少，全身倦怠感などの全身症状を伴い，数週間で症状が完成する本症の特徴を念頭において鑑別にあたる．少量のステロイドが劇的に奏効することから，診断的治療が行われることがある．

結晶誘発性関節炎

結晶誘発性関節炎として，痛風，ピロリン酸カルシウム沈着症が知られている．痛風性関節炎は，中年男性あるいは閉経後の女性に出現する急性関節炎で，足親指の MTP 関節を高率に侵す．一方，ピロリン酸カルシウムが沈着することによって起こる急性，発作性の関節炎は偽痛風と呼ばれ，膝，足趾の関節を侵す．本症では，X 線で特徴的な軟骨の点状，線状の石灰化を証明する．

血清反応陰性関節炎

主として，体軸関節を障害するが，末梢関節炎を伴うことがある．リウマトイド因子が陰性であることから，血清反応陰性関節炎と呼ばれる．高率に HLA-B27 が陽性となることから，HLA-B27 関連関節炎とも呼ばれる．強直性脊椎炎，Reiter 症候群，乾癬性関節炎，腸疾患（潰瘍性大腸炎，Crohn 病）に伴う関節炎などがあり，体軸関節炎があれば本症を疑う．

活動性評価

臨床的活動性の評価は，関節所見を含む総合的疾患活動性指標を用いて行う．対象となる関節は，足関節以下を除く 28 関節で，これに炎症反応や患者・医師の全般評価を加えた DAS28（disease activity score），SDAI（simplified disease activity index），CDAI（clinical disease activity index）などがある（❿）．治療目的とされる寛解は，DAS28<2.6，SDAI≦3.3，CDAI≦2.8 で定義されるが，最も厳格な基準として，ACR/EULAR 基準（Boolean 基準）が 2010 年に提示された．

治療

内科的治療

従来，リウマチ治療の基本は，患者教育，安静，体操などの基礎療法をピラミッドの底辺とし，そのうえに疼痛・炎症をコントロールする非ステロイド性抗炎症薬（NSAIDs）の投与，そのうえで疾患修飾性抗リウマチ薬（DMARDs）や機能再建目的の外科手術，ピラミッドの頂点に新しい治療の試みが位置するというピラミッド式の治療体系が長く受け入れられてきた．しかし，NSAIDs は疼痛を軽減し QOL を高めるために有用であるが，自然経過を変えることができない，NSAIDs の副作用は少なくない，などの課題が指

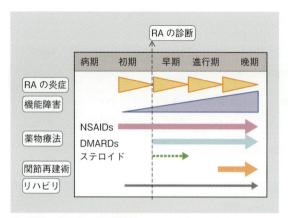

⓫ 関節リウマチの治療指針

摘されていた．一方，RAは機能予後，生命予後ともに不良で，進行性の経過を示し，予後に直結する関節破壊は発症早期から急速に進行することが明らかとなり，自然経過を変えうる DMARDs を早期から積極的に使う治療が主体となった（⓫）．

非ステロイド性抗炎症薬（NSAIDs）：関節痛の軽減によって QOL を高める薬剤である．抗リウマチ薬の効果が出現するまでの「橋渡し」として使われることが多く，抗リウマチ薬の効果が認められれば中止する．消化管潰瘍，腎障害，浮腫などの副作用が知られており，特に NSAIDs 潰瘍をはじめとする消化管障害が問題となっていた．NSAIDs は，プロスタグランジン産生に関与するシクロオキシゲナーゼ（cyclooxygenase：COX）を抑制して作用するが，COX には，生体機能の保持に欠かせない COX-1 と，炎症などの刺激によって誘導される COX-2 の 2 種類あることが明らかにされた．より消化管障害が少ないとされる COX-2 選択的 NSAIDs が使用され，消化管障害の軽減が期待されている．

ステロイド：強力な抗炎症作用，免疫抑制作用を有することから，活動性の高い症例，仕事が休めないなどの社会的必要性のある症例，副作用などで抗リウマチ薬が使用できない症例などに用いられる．しかし，骨粗鬆症，糖尿病，肺炎などの感染症をはじめとして多くの副作用が知られており，NSAIDs 同様，抗リウマチ薬の効果が出現するまでの「橋渡し薬」として使用するのが原則である．関節外症状，全身性血管炎を合併する悪性関節リウマチでは，ステロイドが絶対的な適応となる．

抗リウマチ薬（DMARDs）：リウマチの自然経過を変えうる DMARDs をもっと積極的に，早期から投与しようとする考え方が近年では主流である．診断後，可及的速やかに投与を開始する．最近では，寛解導入を目指して早期から強力な薬剤を用いることが多い．そのため，ブシラミン，サラゾスルファピリジン，メトトレキサートなどが使用される．特に，臨床的有効性の高いメトトレキサートは世界的には第一選択薬として早期から高用量で使用される．消化管障害，肝機能障害，間質性肺炎，骨髄抑制，感染症などの副作用が知られているが，葉酸代謝拮抗薬という特性から，葉酸が副作用予防のため併用される．メトトレキサート以外にも，レフルノミド，タクロリムスなどの有効性の高い薬剤がある．

生物学的製剤：RA の病態に深くかかわっている分子を標的とした生物学的製剤が開発されてきた（⓬）．標的分子の活性を強力に抑制するが，それ以外への影響は少ないことからその有用性が期待されていた．抗リウマチ薬の一つに分類されるが，実際の臨床現場できわめて高い臨床効果，関節破壊阻止効果が明らかとなり，RA の治療に大変革をもたらした．特に，炎症性サイトカインである TNF-α に対する生物学的製剤は，TNF-α に対する抗体製剤インフリキシマブ，アダリムマブ，ゴリムマブ，ポリエチレングリコール付加 Fab′ 抗体フラグメントであるセルトリズマブ ペゴルなどで，世界的に 100 万人以上に使用されている．肺炎，結核などの副作用が報告されており，その危険因子が明らかとなっている．IL-6 受容体に対する抗体製剤トシリズマブはわが国で開発された製剤で，広く世界的に使用され，高い有効性が確認されている．2 剤目 IL-6 阻害薬として IL-6 受容体 α サブユニットに対する抗体製剤サリルマブも使用可能となった．T細胞活性化を阻害する CTLA-4-IgG Fc 融合蛋白アバタセプト，B 細胞表面抗原 CD20 に対する抗体製剤リツキシマブ，IL-1ra（日本未承認）など TNF 以外の標的分子に対する製剤も世界的に使用されている．破骨細胞の成熟に関与する RANKL に対する抗体製剤デノスマブは，炎症抑制効果はないが，進行性のびらんに対して使用可能である．

メトトレキサートとこれら生物学的製剤によって，RA の治療目標は臨床的寛解となり，関節破壊の阻止を目指した治療が現実的なものとなっている．

外科的治療，リハビリテーション

薬物療法の進歩に伴って滑膜切除はほとんど行われなくなった．機能障害が著しい関節では，人工関節置換術，関節形成術などが行われる．環軸関節亜脱臼では関節固定術などが行われる．

予後・死因

有効な薬剤がなかった 1990 年以前には，平均余命は 10 年短く，半数は 10 年後に寝たきりになるとされていた．その原因は，関節破壊による日常生活動作の低下や，感染症，腎不全，消化管障害とされる．最近では，炎症に伴って動脈硬化が進行することが明らか

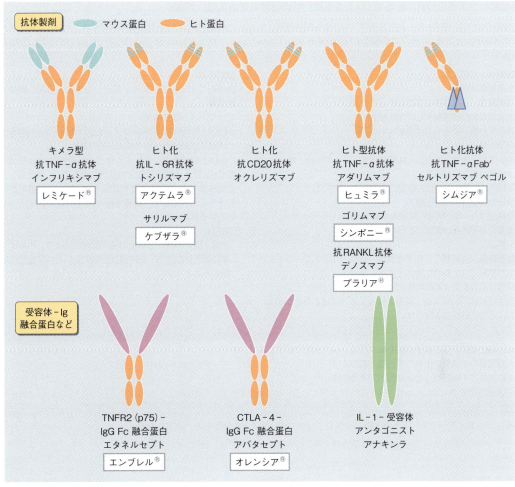

⑫ 生物学的製剤の構造

となり，心筋梗塞，脳梗塞などの血管障害が重要な予後因子とされる．

付 悪性関節リウマチ
malignant rheumatoid arthritis（MRA）

欧米では，全身性血管炎を伴い予後不良の一群をRA with vasculitisとして，RAから独立した亜型に分類してきた．日本においても同様に，血管炎を合併したRAは，悪性関節リウマチ（MRA）という疾患名で，特定疾患として取り扱われてきた．1988年厚生省研究班によってMRAの診断基準が改訂され，血管炎のみならず，肺線維症・間質性肺炎のような難治性病態も含んだより幅広い疾患概念となった（⑬）．現在MRAといえば，従来からの血管炎合併と，先に記載した肺線維症・間質性肺炎合併の両方を含むことになる．しかし，その頻度はそれほど多いものではなく，特定疾患として登録されている患者は数千人にすぎない．
新しい診断基準では，8項目の臨床症状，2項目の検査所見のうち，3項目以上満足すれば臨床的にMRAと診断できる．臨床症状が1項目でも，病理組織学的に血管炎が証明されれば，それでも診断可能である．
最も頻度の高い臨床症状はリウマトイド結節で，無痛性であり，肘関節伸側，MCP関節伸側，後頭部などが好発部位である．血管炎による関節外症状として，上強膜炎，胸膜炎，心筋炎，多発性神経炎，皮膚潰瘍などがみられ，発熱，体重減少などの全身症状を伴うことがある．肺線維症・間質性肺炎は，血管炎によらない難治性病態である．検査所見として，リウマトイド因子高値，血清低補体価または免疫複合体陽性が加えられた．
治療の対象は，生命予後を決定づける内臓病変である．放置すると生命予後不良な病態へと進展するため，診断確定後ステロイド大量投与を行う．プレドニゾロン50〜60 mg/日によっても，なお反応がみられない場合には，ステロイドパルス療法や免疫抑制薬を考慮

⓭ 悪性関節リウマチの改訂診断基準（厚生省系統的脈管障害調査研究班，1988）

既存の関節リウマチ（RA）に，血管炎をはじめとする関節外症状を認め，難治性もしくは重篤な臨床病態を伴う場合，これを悪性関節リウマチ（MRA）と定義し，以下の基準により診断する

基準項目

A．臨床症状，検査所見
　1．多発性単神経炎
　　　知覚障害，運動障害いずれを伴ってもよい
　2．皮膚潰瘍または梗塞または指趾壊疽
　　　感染や外傷によるものは含まない
　3．皮下結節
　　　骨突起部，伸側表面もしくは関節近傍にみられる皮下結節
　4．上強膜炎または虹彩炎
　　　眼科的に確認され，他の原因によるものは含まない
　5．滲出性胸膜炎または心嚢炎
　　　感染症など，他の原因によるものは含まない
　　　癒着のみの所見は陽性にとらない
　6．心筋炎
　　　臨床所見，炎症反応，筋原性酵素，心電図，心エコーなどにより診断されたものを陽性とする
　7．間質性肺炎または肺線維症
　　　理学的所見，胸部X線，肺機能検査により確認されたものとし，病変の広がりは問わない

　8．臓器梗塞
　　　血管炎による虚血，壊死に起因した腸管，心筋，肺などの臓器梗塞
　9．リウマトイド因子高値
　　　2回以上の検査で，RAHAテスト2,560倍以上の高値を示すこと
　10．血清低補体価または血中免疫複合体陽性
　　　2回以上の検査で，C3，C4などの血清補体成分の低下またはCH_{50}による補体活性化の低下をみること．または，2回以上の検査で血中免疫複合体陽性（C1q結合能を基準とする）をみること（ただし，医療保険が適用されていないので検査のできる施設に限る）
B．組織所見
　　　皮膚，筋，神経，その他の臓器の生検により，小ないし中動脈に壊死性血管炎，肉芽腫性血管炎ないしは閉塞性内膜炎を認めること

判定

definite以上の関節リウマチの診断基準を満たし，上記に掲げる項目の中で，
1）Aの項目の3項目以上満たすもの，または，
2）Aの項目の1項目以上とBの項目があるもの，
をMRAと診断する

鑑別疾患

感染症，アミロイドーシス，Felty症候群，全身性エリテマトーデス，多発性筋炎，MCTDなど

（橋本博史ら：厚生省特定疾患系統的脈管障害調査研究班，1987年度研究報告書．1988．p.189.）

する．多くの病変はステロイドに反応することが多いが，最も治療に難渋するのは肺線維症・間質性肺炎である．病初期からステロイド大量＋免疫抑制薬が投与されることもある．免疫抑制薬としては，アザチオプリン，シクロホスファミド，シクロスポリンA，タクロリムス（いずれも保険適用外）などが使われることが多い．

付 Felty 症候群

概念

●Felty症候群は，RA，脾腫，白血球減少の三主徴を有するものを指す．1924年にFeltyが初めて記載し，RAの一亜型として広く受け入れられている．脾腫に関連する脾機能亢進に加え，顆粒球の産生障害，抗顆粒球抗体や免疫複合体の顆粒球への沈着による末梢血中の寿命短縮などが顆粒球減少をもたらすと考えられている．

臨床症状

欧米では，全RA患者の1％ほどに認められると報告されているが，日本ではその頻度ははるかに低い．比較的高齢で，10年以上の罹病期間の長いRAに合併するとされ，脾腫，白血球減少のほかにもさまざまな関節外症状を有する例が多い（⓭）．リウマトイド結節をはじめ，リンパ節腫脹，下腿潰瘍，皮膚色素沈着，末梢神経障害などがみられる．脾腫の程度は，触診で簡単に見つかるものから腹部エコー検査で初めて指摘されるものまでさまざまである．白血球減少は，脾腫の程度とは無関係であることが多く，好中球優位の減少をきたす．このため，しばしば感染症を合併し，皮膚，呼吸器感染症がみられることが多い．

検査所見

$4,000/\mu L$以下になる白血球減少を示し，特に好中球数は$2,000/\mu L$以下になることが多い．白血球減少の機序として，①脾機能亢進，②骨髄での好中球産生低下，③好中球寿命の短縮などが想定されている．本症候群ではリウマトイド因子の力価が高く，しばしば抗核抗体も陽性になる．免疫複合体陽性，補体低値となることも多く，多彩な免疫異常を呈する．

診断

RAに白血球減少，脾腫を認めればFelty症候群と診断される．しばしば血小板減少を伴い，SLE，Sjögren症候群の合併，肝硬変の合併がみられ，MRA

との鑑別が必要になる.

治療

　ステロイドと免疫抑制薬による治療を行うが，白血球減少に伴う感染症を合併することが多い．重症の感染症合併例では脾摘が行われることがある．

（金子祐子，竹内　勤）

● 文献

1) 竹内　勤：関節リウマチの治療の進歩. 日本内科学会雑誌 2012；101：647.
2) Aletaha D, et al：2010 rheumatoid arthritis classification criteria：An American College of Rheumatology/European League Against Rheumatism collaborative initiative. *Arthritis Rheum* 2010；62：2569. / *Ann Rheum Dis* 2010；69：1580.
3) Felson DT, et al：American College of Rheumatology/European League against Rheumatism provisional definition of remission in rheumatoid arthritis for clinical trials. *Arthritis Rheum* 2011；63：573. / *Ann Rheum Dis* 2011；70（3）：404.
4) Kaneko Y, et al：Targeted antibody therapy and relevant novel biomarkers for precision medicine for rheumatoid arthritis. *Int Immunol* 2017；29：511.

AA アミロイドーシス（二次性アミロイドーシス）

AA amyloidosis（secondary amyloidosis）

概念

　アミロイドーシスは，正常では可溶性のアミロイド蛋白が，難溶性のアミロイドフィブリル（微小線維）となって組織に沈着し，臓器障害を引き起こす疾患群である．『アミロイドーシス診療ガイドライン2010』（厚生労働科学研究費補助金難治性疾患克服研究事業アミロイドーシスに関する調査研究班）によると，アミロイドーシスは，全身の臓器にアミロイドが沈着する全身性アミロイドーシスと，特定臓器に限局する限局性アミロイドーシスに大きく分類される．AAアミロイドーシスは全身性アミロイドーシスの一つであり，急性期蛋白である血清アミロイドA蛋白（serum amyloid A protein：SAA）の代謝産物アミロイドA（amyloid A：AA）が組織に沈着して生じることから，AAアミロイドーシスと呼ばれる．AAアミロイドーシスは，リウマチ性疾患，慢性感染症，自己炎症性症候群，炎症性腸疾患，血液疾患や悪性腫瘍などの基礎疾患に続発することから二次性アミロイドーシスまたは反応性アミロイドーシスとも呼ばれる．内臓，血管壁，結合組織など脳を除くあらゆる臓器を障害し，生命予後を左右する予後不良の疾患である．

⓮ 基礎疾患と二次性アミロイドーシス合併患者 374 人の治療

基礎疾患	患者数（%）	治療例
慢性炎症性関節炎	224 (60)	免疫抑制薬：クロラムブシルまたはシクロホスファミド，メトトレキサート，生物学的製剤
関節リウマチ	123 (33)	
若年性特発性関節炎	64 (17)	
他の慢性炎症性関節炎	37 (10)	
慢性敗血症	56 (15)	
気管支拡張症	20 (5)	外科的手術, 理学療法, 抗菌薬
薬物乱用	13 (4)	薬物リハビリテーションプログラム, 抗菌薬
対麻痺合併症（感染褥瘡, 尿路感染症）	8 (2)	理学療法, 褥瘡治療, 尿ドレナージ, 抗菌薬
その他	7 (2)	外科的手術, 抗菌薬
骨髄炎	5 (1)	外科的手術, 抗菌薬
結核	3 (1)	抗結核療法
周期性発熱症候群	32 (9)	
家族性地中海熱	20 (5)	コルヒチン
TNF 受容体関連周期性症候群	6 (2)	抗 TNF 療法
Muckle-Wells 症候群	4 (1)	抗 IL-1 療法
高 IgD 症候群	2 (<1)	抗 TNF 療法, 抗 IL-1 療法
Crohn 病	17 (5)	抗 TNF 療法, 外科的切除, 免疫抑制薬
その他の疾患	22 (6)	
Castleman 病	7 (2)	外科的切除
腫瘍（リンパ腫, 中皮腫）	4 (1)	化学療法
血管炎	4 (1)	免疫抑制薬
その他	7 (<2)	
不明	23 (6)	

(Lachmann HJ, et al：Natural history and outcome in systemic AA amyloidosis. *N Engl J Med* 2007；356：2361.)

病因

AA アミロイドーシスに先行する炎症性疾患

　AAアミロイドーシスは，関節リウマチ（RA），若年性特発性関節炎（JIA），血清反応陰性脊椎関節炎，血管炎症候群などのリウマチ性疾患，結核や気管支拡張症などの慢性感染症，家族性地中海熱や腫瘍壊死因子（TNF）受容体関連周期性症候群（TRAPS），クリオピリン関連周期熱症候群（CAPS）などの自己炎症性症候群，Crohn病などの炎症性腸疾患，そしてCastleman病や悪性リンパ腫などの血液疾患や悪性腫瘍に続発すると報告されている（⓮）．しかし，AA

アミロイドーシスの診断時に，6％の患者では，先行する炎症性疾患の診断がついていない．Lachmann らの 374 例の検討では，先行する慢性炎症性疾患の発症から AA アミロイドーシスの診断に至るまでの期間の中間値は 17 年であり，原因疾患の間で差はなかった．1950 年代では結核などの感染症に続発するものが多かったが，抗菌薬の登場により感染症の割合は減り，近年では RA をはじめとする慢性の関節炎に続発するものが多くなっている．これらの炎症性疾患では，慢性炎症により，インターロイキン（IL）-1 や IL-6，TNF-α などの炎症性サイトカインの持続的な高産生が生じており，これらのサイトカインの刺激によりアミロイド前駆体である SAA が主に肝臓で産生され血中で増加する．この SAA の N 末端側の約 2/3 が難溶性の AA を形成する．しかし，急性期蛋白である SAA が高いからといって全員が AA アミロイドーシスを発症するわけではない．また，AA アミロイドーシスは日本人や北欧で報告が多く，人種間で発症頻度に差があると思われる．

ヒト SAA と遺伝子多型

ヒト SAA は 11 番染色体にある 4 つの遺伝子座によりコードされており，その産物は SAA1，SAA2，SAA3，SAA4 に分類される．そのうち，SAA1 とSAA2 が前述の炎症性サイトカインによって誘導される急性期蛋白であり，AA アミロイドーシスの発症にかかわる．特に SAA1 に由来する AA 線維がヒトアミロイド沈着における 9 割を示す．さらに，SAA1 の対立遺伝子多型で，52，57 位がバリン（val）かアラニン（ala）かでゲノタイプが 3 種（*SAA1.1*：52Val，57Ala，*SAA1.3*：52Ala，57Ala，*SAA1.5*：52Ala，57Val）ある．わが国では，このうち，AA アミロイドーシス合併 RA 患者で *SAA1.3* の頻度が 58.1％と健常人の 37.4％より高く，アミロイドーシス発症を促進するアリルと考えられている．一方，欧米では *SAA1.1* が AA アミロイドーシス発症のリスク因子と報告されており，人種間で異なると考えられる．AA アミロイドーシスが日本や北欧で多発するのは，遺伝的な背景が関与していると考えられる．

SAA 産生にかかわる炎症性サイトカイン

アミロイド前駆体である SAA（特に SSA1 とSAA2）は，IL-1 や IL-6，TNF-α など炎症性サイトカインの刺激により，主に肝細胞で産生される．ヒトAA アミロイドーシスにおける沈着物質の 9 割を占める SAA1 の産生において，IL-6 と IL-1 ならびに IL-6と TNF-α の間に SAA1 産生増強に対する相乗効果があることが報告されており，IL-6 はその両者にかかわる鍵となるサイトカインである．IL-6 シグナルによって活性化された転写因子の STAT3 が，IL-1 あるいは TNF-α によって活性化された転写因子 NF-κBp65 と複合体を形成することで *SAA* 遺伝子のプロモーターの NF-κB 反応領域の 3′ 側に結合する．さらに補助因子である P300 が STAT3-NF-κBp65 複合体に結合することで *SAA1* のプロモーター活性が増強される．したがって SAA の産生には IL-6 による STAT3の活性化が必須である．

難溶性のアミロイド蛋白の形成

蛋白は，アミノ酸がペプチド結合で重合した高分子鎖であり，フォールディング（folding）反応によって折りたたまれて立体構造を形成する．AA アミロイドーシスの原因物質は AA であり，可溶性のアミロイド前駆体 SAA から切断（cleavage）され，誤った折りたたみ（ミスフォールディング，misfolding）と凝集（aggregation）により β シート構造と呼ばれる構造を有する難溶性の AA 線維（AA fibril）が産生される．この AA 線維が組織に沈着し機能障害を引き起こす．AA 線維の形成は結晶反応に似ており，核形成が必要であると考えられている．ひとたび核が形成されると，重合反応により AA 線維が急速に伸長する．また，AA 線維の沈着の安定化，難溶性の獲得には血清アミロイド P（SAP），アポリポ蛋白 AII，アポリポ蛋白 Eの関与が報告されている．したがって急性期蛋白である SAA が高いからといって全員が AA アミロイドーシスを発症するわけではない．SAA からミスフォールディングによる難溶性 AA 線維の形成過程を経て，AA 線維が組織（細胞外）に沈着し，臓器での蓄積の結果として AA アミロイドーシスが発症する．すなわち，慢性炎症による SAA の持続的な過剰産生がこの疾患の発症の必要条件ではあるが，十分条件ではない．現時点で，どのようにして前駆体である SAA から βシート構造をもつ AA 線維が形成され組織に沈着するのか，そのメカニズムはいまだ完全には解明されてはいない．また，AA 線維自体に細胞毒性があることが示唆されているが，細胞外に沈着した AA 線維がどのようにして組織を傷害するのかも不明である．

老化の関与

奥田らの RA 患者 388 例の疫学調査から，高齢発症の RA 患者におけるアミロイドーシス発症までの期間が，若年発症の RA 患者に比べて短いことが報告されており，SAA の持続的な高産生，*SAA1* 遺伝子多型に加えて，加齢がリスク因子として同定されている．

臨床症状と病態生理

腎アミロイドーシス

腎アミロイドーシスでは，尿蛋白の出現や血清クレアチニンの増加，GFR の低下など検査値異常で見つかることが多く，進行した例では全身倦怠感や浮腫，高血圧などの症状が出る．Lachmann らの 374 例の報

告では，AA アミロイドーシスの診断時に，97 ％の症例に 0.5 g/日以上の蛋白尿あるいは血清クレアチニンの 1.5 mg/dL 以上の増加がみられた．さらに 11 ％は診断時点で腎不全を呈していた．透析を要しなかった 333 例の尿蛋白の中間値は 3.9 g/日で，そのうち 12 ％の症例は尿蛋白が 10 g/日を超えるネフローゼ症候群を生じていた．糸球体基底膜とメサンギウム領域がアミロイド沈着の好発部位であるが，腎間質においては尿細管基底膜，血管壁などにアミロイドの沈着がみられる．糸球体へのアミロイド沈着では尿蛋白の増加が著しい．一方，腎間質にアミロイド沈着を生じると，尿蛋白量が少なくても腎機能低下が進行する．間質へのアミロイド沈着が生じると，尿中 β-D-N アセチルグルコサミニダーゼ（N-acetyl-β-D-glucosaminidase：NAG）が増加する．また，慢性炎症による肝でのアルブミン産生の低下とネフローゼ症候群により血清アルブミンは低下する．

消化管アミロイドーシス

消化管アミロイドーシスは腎アミロイドーシスと並んでアミロイドーシス診断のきっかけになることが多い．消化管へのアミロイドの沈着により消化管の機能低下，吸収不全あるいは蛋白漏出性胃腸症を生じる．初期には悪心，嘔吐，便秘などの症状が多く，進行すると難治性の下痢や腹痛，そして，体重減少，全身倦怠感を呈する．さらにアミロイドの沈着により，血管壁の肥厚・脆弱化あるいは血管内腔の狭小化・閉塞が，消化管出血や腸管の虚血を引き起こす．したがって最重症例では消化管潰瘍，イレウス，穿孔が生じる．慢性炎症性疾患の患者が，穿孔を起こしても，非ステロイド性抗炎症薬やステロイドの使用により腹痛や発熱などの症状がマスクされることがあるので，理学的所見に加えて X 線や CT による診断が不可欠である．慢性炎症性疾患の経過中に上記の症状がみられた場合には，積極的にアミロイド沈着の有無を検討する必要がある．アミロイドーシスの診断には上部消化管内視鏡検査による十二指腸生検が有用である．また，栄養障害と全身状態の評価が必要である．

肝アミロイドーシス

Lachmann らの 374 例の報告では，^{123}I でラベルした SAP コンポーネントを用いた全身シンチグラフィ（SAP シンチ）で各臓器へのアミロイドの沈着を評価している．SAP シンチでのアミロイド沈着は 23 ％であったが，アミロイドーシスによる肝腫大は全患者の 9 ％であった．また，肝アミロイドーシスのマーカーと考えられている血清アルカリホスファターゼが増加するが，トランスアミラーゼやビリルビンの上昇はみられなかった．

心アミロイドーシス

心組織にアミロイドが沈着した結果，心室の壁が厚くなり拡張障害とともに収縮力が低下する．また，刺激伝導系の異常による不整脈に加えて，アミロイドが洞結節へ沈着することで，洞不全症候群や房室ブロックを生じる．重症化すると心不全を呈する．Lachmann らの報告では AA アミロイドーシスによる心不全は 1 例のみ（0.3 ％）でまれであるが，きわめて難治性である．アミロイドーシスによる心不全を呈するような症例では，多くの場合すでに腎透析を受けているが，透析中に血圧を維持することができなくなった症例が見受けられる．心臓エコーでは，左心室壁が厚くなり，心アミロイドーシスに特徴的な所見として心室壁の輝度が増加する（granular sparkling sign）．

その他の臓器への沈着

アミロイドの甲状腺への沈着により，甲状腺機能低下症を呈する場合がある．AA アミロイドーシスの初発症状としてはまれであるが，診断時には甲状腺機能をみておく必要がある．また，前述の SAP シンチを用いた検討では 41 ％の患者で副腎への沈着が報告されている．副腎不全を生じると，悪心，嘔吐，腹痛，体重減少，筋肉痛，関節痛，全身倦怠感，発熱，血圧低下，意識障害などさまざまな症状を呈するが，ほとんどが先行する炎症性疾患の症状と重なり鑑別は困難である．血中 ACTH 高値とコルチゾールの低下があれば，ステロイド補充療法を要するが，多くの慢性炎症性疾患の患者ではすでにステロイドが長期投与されており，AA アミロイドーシスによる副腎不全か長期ステロイド使用による副腎不全か鑑別は困難である．また，AA アミロイドーシスによる神経障害はまれである．

検査・診断

AA アミロイドーシスの診断で最も重要なことは，慢性炎症性疾患の患者の診察の際にアミロイドーシスの合併を疑うことである．AA アミロイドーシスの確定診断には，生検組織におけるアミロイド沈着を病理組織学的に証明する必要がある．アミロイド沈着病変はコンゴーレッド色素で桃赤色に染まり，また偏光顕微鏡下で観察すると黄緑色の偏光を呈する．症状に応じて，胃・十二指腸や直腸粘膜生検，腎生検の組織などで，コンゴーレッド染色によるアミロイド沈着を証明する．染色はコンゴーレッド染色で判定可能であるが抗 AA 抗体を用いた免疫染色で確定的となる．組織を採取しやすい生検部位として皮膚，口唇，胃十二指腸粘膜，直腸粘膜などがあるが，奥田らの報告では生検部位によってアミロイド沈着の検出感度に差がある（⑮）．したがって，生検困難な場合は検出感度が高い十二指腸第 2 部・球部が推奨される．AA 線維は粘膜

⓯ 生検部位とアミロイド沈着の検出感度

部位・臓器	陽性率（%）
十二指腸第2部・球部	90～95
胃前庭部	80
直腸	65
腎	90
腹壁皮下脂肪	52

（奥田恭章ほか：アミロイドーシス合併 RA の早期診断と予後．リウマチ科 1999；21：460.）

固有層や粘膜下層に斑状あるいは血管周囲主体に沈着する．早期例では，血管壁優位にアミロイド沈着が生じるので，消化管粘膜においては粘膜下層が含まれる厚さで生検する．

疾患活動性の高い RA 患者では，無症状であってもアミロイド沈着を生じている可能性があるため，消化管内視鏡検査の機会があれば組織検査を行うのが望ましい．また，甲状腺機能，心機能の評価も行う．

治療

発症メカニズムから①前駆物質である SAA の産生を抑制する，②アミロイド沈着を抑制し溶出させる，③障害された臓器の働きを補助する，という治療戦略が考えられるが，基本は原疾患の炎症を抑え SAA の供給を断つことである．Gillmore らの報告では，SAA の産生を強力に抑制し，血中 SAA の濃度を 10 mg/L 未満に抑制することで進行が抑えられたばかりでなく，アミロイド沈着も減少したとのことである[1]．また，生命予後は血中 SAA 濃度に依存するので，SAA を 4 mg/L 未満に抑制することで予後が改善されると報告されている．しかし，AA 線維の産生が重合反応であることを考えると，進行例では，低濃度でもアミロイドの重合が進む可能性は否定できない．いずれにせよ，現時点での治療法は，基質である SAA の産生を抑制することである．

SAA の産生を抑制

結核などの感染症は化学療法でコントロールがほぼ可能となり，原因疾患として現在問題となっているのは自己免疫疾患や自己炎症性疾患，血液疾患である．2000 年以降，これらの慢性炎症性疾患に対するさまざまな分子標的治療薬が開発され，炎症をコントロールし SAA の血中濃度を正常範囲に保つことで予後の改善が期待されるようになった．

ステロイドや免疫抑制薬は先行する慢性炎症性疾患の治療に有効であり，炎症性サイトカインの産生を抑制するが，通常の用法・用量では SAA 濃度を 4 mg/L 未満に抑制するには不十分であることも多い．近年登場した TNF-α，IL-1 ならびに IL-6 を標的とする生物学的製剤は，RA や若年性特発性関節炎，血清反応陰性脊椎関節炎といった慢性関節炎や，CAPS や地中海熱などの自己炎症性疾患，Castleman 病などの稀少な血液疾患に有効性が示され，保険適用のある薬剤もある．これらの分子標的治療薬は SAA の産生を強力に抑制することから効果が期待される．なかでも，近年 SAA の産生にかかわる IL-6 の働きを阻害する分子標的治療薬トシリズマブの有効性が，さまざまな炎症性疾患に伴う AA アミロイドーシスで報告されており，今後，IL-6 阻害療法が AA アミロイドーシスの治療の主流になると考えられる（⓰）．

まずは，SAA の産生を抑制し，進行を止めることが重要である．治療開始後 1 か月以内に蛋白尿や消化器症状が改善する例もまれにあるが，それは抗炎症効果による臓器の浮腫や血流の改善によると考えられる．通常，組織に沈着した AA 線維が溶け出すには，数か月から年単位を要すると考えられる．また，治療の中断や感染症の合併により，SAA の濃度が再度増加した場合には，AA アミロイドーシスは急速に再燃・悪化する可能性が高い．したがって，症状が治まっていても治療の継続の重要性を指導するとともに，感染予防対策を励行する必要がある．

障害された臓器の働きを補助する治療

腎アミロイドーシスでは，重症度に応じて塩分・蛋白摂取制限を行い，腎機能を保護するために，アンジオテンシン受容体阻害薬を併用する．進行例では透析を導入する．消化管アミロイドーシスでは，消化酵素，止痢薬，消化管運動賦活薬を用いる．下痢が悪化した際には輸液，中心静脈栄養を行う．そのほか，甲状腺機能低下，心不全，不整脈に対し対症療法を行う．

経過・予後

AA アミロイドーシスの予後は診断時期に依存するが概して不良である．RA に合併した AA アミロイドーシスにおいては診断されてからの生存期間は 4～8 年と報告されている．死因の 40～50 % は腎不全である．Lachmann らの 374 例の検討では，15 年間（経過観察期間の中間値は 86 か月）に登録された患者の 44 % が亡くなった．AA アミロイドーシスの診断から亡くなるまでの期間の中間値は 133 か月（95 % 信頼区間 100～153 か月）であった．死亡のリスクは，血中 SAA 濃度に比例して上昇し，血中濃度が 4 mg/L 以下の患者では relative risk は 1.0 である．しかし，一般に正常値とされる 4～9 mg/L の血清 SAA では relative risk は 4.0 であることから，生命予後を改善するには，原因となっている炎症性疾患の疾患活動性を抑え血清 SAA を極力下げることが発症予防と治療に重要である．予後にかかわる他の因子としては，高年齢，腎不全である．一方，周期性発熱症候群の患者の検討で，SAP シンチによる評価で AA の臓器への沈着が減

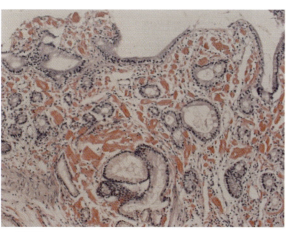
a. 治療前

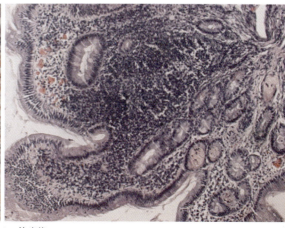
b. 治療後

⓰ 抗 IL-6 受容体抗体による AA アミロイドーシスの治療の 1 例
(Okuda Y, et al：Successful Use of a Humanized Anti-Interleukin-6 Receptor Antibody, Tocilizumab, to Treat Amyloid A Amyloidosis Complicating Juvenile Idiopathic Arthritis. *Arthritis Rheum* 2006；54：2997.)
(写真提供：道後温泉病院 奥田恭章先生)

少した症例では，死亡リスクが減少している．
　近年の炎症性サイトカインに対する分子標的治療薬の登場により，現疾患の活動性を抑制し SAA を極力下げることで，進行の抑制，場合によっては改善が期待される．さらに，今後 AA アミロイドーシスの新たな発症は減少すると期待される．

予防

　先行する慢性炎症性疾患の治療が最も重要である．治療の中断や感染症の合併は，炎症性サイトカインの増加による SAA 濃度の増加を生じ，AA アミロイドーシスは急速に再燃・悪化するために，治療の継続と感染予防対策が重要である．

（西本憲弘，村上美帆）

● 文献

1) Gillmore JD, et al：Amyliod load and clinical outcome in AA amyloidosis in relation to circulating concentration of serum amyloid A protein. *Lancet* 2001；358：24.
2) 難治性疾患克服研究事業 アミロイドーシスに関する調査研究班：アミロイドーシス診療ガイドライン．2010.
3) 安東由喜雄（監），植田光晴（編）：最新アミロイドーシスのすべて—診療ガイドライン 2017 と Q&A．東京：医歯薬出版；2017.
4) Lachmann HJ, et al：Natural history and outcome in systemic AA amyloidosis. *N Engl J Med* 2007；356：2361.

全身性エリテマトーデス
systemic lupus erythematosus（SLE）

概念

- 全身性エリテマトーデス（systemic lupus erythematosus：SLE）は，ループス疹と呼ばれる多彩な皮膚症状を代表とする全身性自己免疫疾患のプロトタイプである
- SLE の基本的な病態は，自己免疫現象による炎症や組織障害である．
- SLE によって侵される臓器は全身に及び，とりわけループス腎炎と神経ループスが最も重要な臓器病変である

病因

　SLE は複合的要因によって発症する．すなわち，遺伝因子と環境因子の双方が関与する．一卵性双生児での SLE の一致率は 25～50％であることから，何らかの遺伝的素因の背景があることは以前から知られていた．近年の研究の結果，複数の疾患感受性遺伝子が同定されている．これらの遺伝因子に加えて，喫煙，感染，性ホルモン，紫外線，薬物などの環境因子が加わって発症すると推測されている．

病態生理

　SLE の病態の基本は，かつては「ポリクローナル B 細胞活性化」を伴う自己免疫現象であるとされていた．近年，DNA やヒストンに対するモノクローナル自己抗体の研究から，SLE ではそれらが比較的抗原に対して高親和性（high affinity）で成熟（maturation）した抗体が多いことが明らかになった．健常人でも DNA に対する抗体は存在するが，それらはいずれも

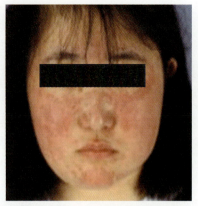
❶❼ 蝶型紅斑と呼ばれる皮疹

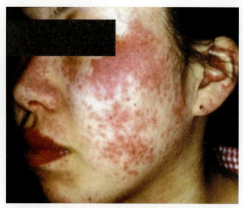
❶❽ 顔面にみられる円板状ループス疹

低親和性（low affinity）であることを考えると，SLEの「B細胞異常」は一次元的な「ポリクローナルB細胞活性化」というより，多元的に「B細胞過活性化」とでも呼ぶべき状態と考えられるようになってきた.

自己抗原を認識するT細胞やB細胞が寛容を獲得し，あるいは制御性T細胞の機能不全によって死滅せず活性化され，炎症や組織障害を起こす. 抗DNA抗体を代表とする自己抗体が過剰に産生され，自己抗原と結合して免疫複合体を形成される結果，組織に沈着して補体系の活性化などを介して炎症が惹起され持続する.

これらの病態を形成するのが，免疫調整異常である. SLEの患者では，T細胞受容体からのシグナル伝達異常があるという報告は多い. 単球系やT細胞に発現し産生されるB cell activating factor（BAFFあるいはBLyS）は，B細胞の恒常性維持に重要な分子である. SLE患者やループスマウスではBAFFの過剰な産生が報告されている.

近年，重要視されるのが，I型インターフェロン（IFN）である. 活動期のSLE患者で血中のI型IFNのうちのIFN-αの濃度が上昇していることは1970年代から報告があった. I型IFN刺激と関連する転写因子であるIRF-5の遺伝子多型は，人種を越えたSLEの比較的強い疾患感受性遺伝子である. 最近の遺伝子発現の網羅的解析手法によりSLE患者末梢血ではIFN誘導遺伝子群が高発現していることがわかり，いわゆるIFNシグネーチャーと病勢との関連が注目された. IFN-αの主な産生細胞は形質細胞様樹状細胞と考えられ，ヒトにおいては産生されたINF-αはウイルス感染時にCD40で活性化されたB細胞をIL-6とともに形質細胞へと分化させる. 最近，SLEにおいては，NETosisに陥った多核白血球から放出されたneutrophil extracellular traps（NETs）による樹状細胞のToll-like受容体が活性化されることでIFN-α放出が亢進していること，IFN-αによって活性化される単球／マクロファージから分泌されたBLyS/BAFFが他のモノカインとともにエフェクターT細胞を活性化すること，など，自然免疫系と獲得免疫系の相互関係が多く報告されている. そのほか，IFN-αの生理活性による多くの免疫活性化作用の結果は，SLEでみられる基本的な病態に合致している.

臨床症状

全身症状

発熱，特に持続する高熱はSLEの全身症状の特徴である. SLEの発症時や増悪時には微熱や高熱がみられることが多い. 40℃を超える稽留熱となることもしばしばである. そのほか，全身倦怠感，リンパ節腫脹，易疲労感，体重減少などの非特異的な炎症・消耗症状がみられる.

皮膚・粘膜症状

両側頬部に存在し，鼻梁を越えて連続した左右対象の浮腫状の紅斑が蝶形紅斑（malar rash）と呼ばれるSLEを代表する皮疹である（❶❼）. また，円板状紅斑（discoid lupus：DLE）は顔面，体幹，四肢，手掌，足底などに出現する特異疹である（❶❽）.

そのほか，皮膚症状として，爪周囲と手掌の紅斑，日光過敏，脱毛，凍瘡用皮疹などが特徴的である. 粘膜症状として頻度の高いものに口腔潰瘍があるが，その本態は口腔粘膜にできるDLEであり（❶❾），したがって無痛性の口腔潰瘍が特徴的である. 末梢循環障害の症状として，Raynaud現象，皮膚潰瘍，爪の変形などがみられることがある.

腎症状

SLEできわめて頻度が高く，また予後を左右するのが腎炎（ループス腎炎）である. 慢性糸球体腎炎が基本であり，蛋白尿，ネフローゼ，そして腎不全へと進行する.

ループス腎炎は組織像が6つに分類され（❷⓿），予

⑲ ループス口内炎による口唇の皮疹

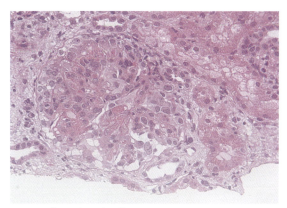

㉑ ループス腎炎の病理像
管内外細胞増殖・メサンギウム増殖および半月体形成を認めるループス腎炎 IV-G（A）型．

⑳ ループス腎炎の病理分類（ISN/RPS，2003）

分類	病理所見
I型	微小メサンギウム型腎炎
II型	メサンギウム増殖性腎炎
III型	巣状腎炎
III（A）型	活動性病変：巣状増殖性腎炎
III（A/C）型	活動性および慢性病変：巣状増殖性および硬化性腎炎
III（C）型	慢性非活動性病変：巣状硬化性腎炎
IV型	びまん性ループス腎炎
IV-S（A）型	活動性病変：びまん性分節性増殖性腎炎
IV-G（A）型	活動性病変：びまん性全節性増殖性腎炎
IV-S（A/C）型	活動性および持続性病変：びまん性分節性増殖性および硬化性腎炎
IV-G（A/C）型	活動性および持続性病変：びまん性全節性増殖性および硬化性腎炎
IV-S（C）型	持続性非活動性病変：びまん性分節性硬化性腎炎
IV-G（C）型	持続性非活動性病変：びまん性全節性硬化性腎炎
V型	膜性腎症
VI型	進行した硬化性腎炎

A：活動性病変，C：非活動性病変，G：全節性，S：分節性．
（Weening JJ, et al：The classification of glomerulonephritis in systemic lupus erythematosus. Kidney Int 2004；65：521 より改変.）

後を反映する．すなわち，I型（正常糸球体），II型（メサンギウム増殖性糸球体腎炎）は通常では臨床症状を欠き，予後がよい．一方，III型（巣状分節状糸球体腎炎）やIV型（びまん性増殖性糸球体腎炎，㉑）は重度のネフローゼ症候群や腎不全に至ることが多く，十分な治療が必要である．V型（膜性腎症）は腎不全への進展こそ少ないが，多量の尿蛋白が出現する場合があり，コントロールが難しい．VI型（硬化性糸球体腎炎）は慢性期に至ったときの所見である．

神経精神症状（neuropsychiatric lupus：NPSLE）

SLEでは非常に多彩な神経精神症状がみられる．

頭痛は一般人口でも頻度が高く，疫学的には頭痛とNPSLEとは関連はない．しかし，SLEの活動期にのみ症状が増悪し，疾患活動性の改善に伴い頭痛が改善する例がしばしば経験され，ループス頭痛と呼ばれる．片頭痛と類似した臨床症状を呈することが多い．頭痛は時に無菌性髄膜炎，感染や薬剤による可能性もあることから，それらの鑑別が必要である．

急性錯乱状態は意識障害であり，急性発症の失見当識，幻視，動揺性の意識変容などが特徴的とされる．ループス精神病の症状は幻覚・妄想であり，統合失調症などの精神疾患と類似する．気分障害や不安障害は頻度が高く，さまざまな原因や病態が関与するとされるため，NPSLEとして特異的な所見に乏しいことが多い．

さまざまなタイプのけいれんがみられるが，てんかん波は25～50％程度でしか認められないとされる．脳梗塞や出血などの器質的異常に伴うものの可能性があるので，脳MRIやCTスキャン検査による鑑別が必要である．大部分はSLE発症時などの疾患活動性の高い時期にのみ出現するが，慢性の病態もある．

SLE患者では脳血管障害のリスクが高く，とりわけ脳梗塞は一般人口よりも若年発症が多い．横断性脊髄症や舞踏病はまれであるがNPSLEに特徴的な疾患であり，脳血管障害とともに抗リン脂質抗体が関与する病態と考えられている．

末梢神経障害は，血管炎症候群と同様に多発性単神経炎の症状をきたすことがある．また，多発性硬化症に類似した脱髄性疾患がしばしば報告される．自律神経障害，神経叢炎，重症筋無力症などの報告があるが，これらの頻度は高くない．

軽度から中等度の認知機能障害はSLE患者の慢性

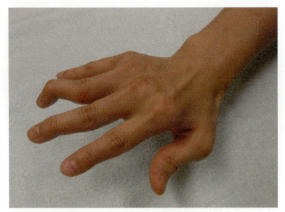
❷ Jacoud 関節炎による手指の変形

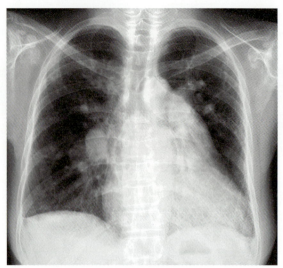
❷ 進行した肺高血圧症の胸部 X 線写真
心拡大と左第 2 弓の突出，ならびに肺血管の著明な拡張を認める

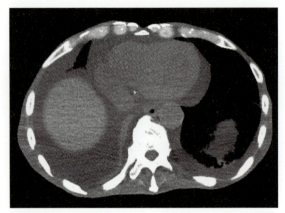
❷ 胸膜炎および心嚢炎をきたした症例の CT スキャン像

期で比較的よくみられるが，病態はよくわかっていない．軽症のものは見逃されている可能性があり，近年は認知機能の積極的なスクリーニング検査が勧められている．脳 MRI による脳萎縮や白質病変は NPSLE による認知機能低下の重症度と相関があるとされる．

骨関節症状

急性または慢性の関節炎を呈し，初発症状の場合は関節リウマチと鑑別を要することがある．他覚所見に比べて自覚症状が強い傾向があるが，著しい関節腫脹や関節水腫をきたすこともまれでない．骨の破壊を伴わないが軟部組織の障害によって変形をきたすことがあり，Jacoud 関節炎（❷）と呼ばれる．

グルココルチコイド（GC）やシクロホスファミド投与を受けた SLE 患者，特に若年者に高率に大腿骨頭無腐性壊死がみられる．他の部位の骨壊死も起こるので，大腿骨頭に特異的とはいえないが，骨壊死の頻度は圧倒的に大腿骨頭に多い．同部位の生理的血流がその要因であると考えられている．GC を使用してから発生し，しかも発生頻度は投与量と関連する傾向があるので，かつては「ステロイド性大腿骨頭壊死」と

も呼ばれたが，SLE に圧倒的に多く，大量 GC を使用する他の疾患では発生が非常に少ないことから，SLE の血管障害の一つとする考え方がある．すなわち，疾患の分類は「特発性大腿骨頭壊死」であって，GC と SLE がリスクである，という認識である．

女性に大量 GC を投与する必要がある SLE の性質上，骨粗鬆症は長期 ADL にかかわる最も重要な合併症の一つである．SLE 患者は閉経前から骨折の頻度は高いが，閉経後 SLE 患者の骨折リスクは閉経後健常女性に比べてはるかに大きい．

循環器・呼吸器症状

SLE の発症時には胸水や心嚢液貯留をきたす胸膜炎，心外膜炎はよくみられる所見である（❷）．SLE にみられる無菌性心内膜炎は Libman-Sacks 心内膜炎としてよく知られていたが，近年はほとんどみられない．Raynaud 現象は頻度が高く，初発症状としてもよくみられる．動脈や静脈に血栓をきたすことがあり，抗リン脂質抗体と関連することがある（抗リン脂質抗体症候群の合併）．時に肺梗塞がみられることがある．

間質性肺炎はまれにみられる．肺高血圧症は SLE 患者の 4〜14％の頻度で認めると報告されている（❷）．SLE に関連した肺高血圧症は，ステロイドなど免疫抑制療法が奏効することがある．

肺胞出血は SLE の病変のなかで最も重篤な病態の一つである．発症頻度は 1.0〜5.4％と報告されており，比較的まれである（❷）．

血液症状

SLE の活動期には通常，白血球減少，とりわけリンパ球減少がみられる．貧血は大多数の患者でみられるが，頻度としては SLE に特徴的な自己免疫性溶血

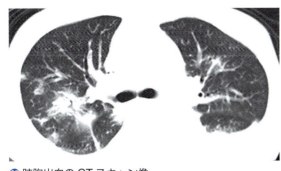

㉕ 肺胞出血の CT スキャン像

性貧血よりも消耗性貧血や腎障害に伴うものが多い．軽度または重症の血小板減少症は頻度の高い症状であり，出血の危険のある急性の血小板減少症に対しては速やかな治療が必要である．

血小板減少や溶血がみられる場合，血栓性血小板減少性紫斑病（TTP）を含む血栓性微小血管障害（TMA）の可能性がある．von Willebrand 因子切断酵素である ADAMTS13 のインヒビターによる TTP は速やかな血漿交換療法と免疫抑制療法により予後が改善しているが，TTP 以外の TMA は予後不良である．これらの鑑別を早急に行う必要がある．

検査

一般検査

尿所見は重要で，腎炎の型と活動性によって蛋白，潜血，沈査異常がみられる．著明に亢進した赤沈に対して，たとえ高熱があっても CRP が陰性であるのが最も特徴的である．一般検血では，前述したように白血球減少，リンパ球減少，貧血，血小板減少がみられる．生化学検査では，高ガンマグロブリン血症は大多数の例でみられる．肝由来酵素は SLE の活動期では約 25％に上昇しているが，治療により SLE が鎮静化すると正常化する．

免疫学的検査

1940 年代にはすでに LE 細胞現象（免疫複合体を含む LE 体を貪食した細胞）が知られていて，SLE の診断のための臨床検査として用いられていた．現在では，各種自己抗体の検出が決め手となる．自己抗体のスクリーニング検査である蛍光抗体間接法による抗核抗体は特殊な例を除いて全例陽性となる．その染色パターンは均一型，斑紋型が多い．

抗二本鎖 DNA 抗体は RIA または ELISA で検査され，活動期では約 80％の例で陽性である．SLE に特異性が高く，またその力価は疾患活動性の指標として用いられている．抗 RNP 抗体は陽性率は高いが，他の膠原病でもみられる．Raynaud 現象のみられる例で陽性率が高い．抗 Sm 抗体の出現率は 20％程度だが，SLE に特異性が高く，特に典型的な SLE でよくみられる．

病態と関連した自己抗体が検出されることも多い．直接 Coombs 試験は溶血性貧血の大部分の例で陽性である．抗リン脂質抗体（抗カルジオリピン抗体，抗 β_2 グリコプロテイン I 抗体，ループスアンチコアグラント）は二次性抗リン脂質抗体症候群（血栓症，流死産）でみられる．そのほかにも，リウマトイド因子，抗 SS-A/Ro 抗体など，さまざまな自己抗体が検出される．

血清補体価（C3，C4，CH_{50}）は低下していることが多い．これは他の炎症性疾患では補体価が上昇しているのに比べて対照的で，診断の根拠となり，SLE の活動性の指標として最も頻用される．免疫複合体レベル（抗 C1q 抗体法，抗 C3d 抗体法，mRF 法）も SLE 活動性の指標となるが，補体価ほど鋭敏ではない．

その他の検査

必要に応じて，骨髄検査，腎機能検査などが行われる．中枢神経の症状がある場合，髄液検査が行われ，髄圧，蛋白，細胞などの一般検査での炎症所見のほかに，IgG インデックスが上昇していることがある．また，胸水や腹水の貯留があれば穿刺検査が行われ，漿膜炎であれば蛋白高値の滲出液のパターンとなる．漿液中に LE 細胞が存在することもある．

各種画像検査（X 線検査，CT スキャン，エコー，MRI など）は前述した臨床像に対応する所見がみられるが，SLE に特異的な画像所見というものはないので，診断というより病態把握のために行われている．中枢神経ループスの場合は脳波検査で異常がみられる．

SLE の診断は通常，臨床経過と血清検査が決め手となるので，病理学的検査は補助的なものである．ただし，腎生検は治療方針決定，予後判定のため前述したように重要である．ループス腎炎の病理像は，原発性糸球体腎炎の組織に比べて，異なった病変が混在する複雑な所見で，免疫複合体，免疫グロブリン，補体成分の沈着が目立つ場合が多い．また，無疹部での皮膚生検によるループスバンドテスト（表皮-真皮接合部の免疫グロブリン，補体の沈着）は SLE に比較的特異的である．

診断

上記の臨床所見を総合して，SLE の診断を行う．

SLE は症候群であり，特徴的な臨床症状と血清検査異常があれば確定診断は難しくない．1982 年の米国リウマチ協会（1998 年改訂）の SLE 分類基準を㉖に示す．本分類基準は高い感度・特異度を示し，難病対策事業でも診断基準として用いられている．2018 年現在，この分類基準の改訂作業が行われている．

SLE は発症時やフレアのときは明確な臨床症状を

㉖ 米国リウマチ協会の SLE 分類基準による診断（認定）基準（1998 年改訂）

1. 頬部紅斑
2. 円板状紅斑
3. 光線過敏症
4. 口腔内潰瘍
5. 関節炎
6. 漿膜炎
a. 胸膜炎
b. 心膜炎
7. 腎障害
a. 0.5g/日以上あるいは 3＋以上の持続性蛋白尿
b. 細胞性円柱
8. 神経障害
a. けいれん発作
b. 精神症状
9. 血液学的異常
a. 溶血性貧血
b. 白血球減少（2 回以上にわたり 4,000/mm³ 以下）
c. リンパ球減少（2 回以上にわたり 1,500/mm³ 以下）
d. 血小板減少（10 万 /mm³ 以下）
10. 免疫学的異常
a. 抗 DNA 抗体
b. 抗 Sm 抗体
c. 抗リン脂質抗体（IgG/M 抗カルジオリピン抗体，ループスアンチコアグラント，血清梅毒反応の生物学的偽陽性）
11. 抗核抗体

以上 11 項目中，4 項目かそれ以上が存在すると SLE と認定する．

呈することが多いが，基本的には慢性疾患である．SLE の臨床所見は多彩であり，非定型例，境界例が多く存在する．上記検査を十分施行しても確定診断に至らないときは，対症療法を行いながら注意深く経過を観察することが第一である．

SLE は上記のように非常に多様性があり，鑑別しなければならない疾患は数多い．それぞれの症例で，症候ごとに頻度の高い病態を鑑別する必要がある．全身疾患としての SLE の鑑別として重要なのは，感染症，他の膠原病およびリンパ腫を中心とする悪性疾患である．感染症は発熱の鑑別として最も重要である．さらに，SLE 患者も感染症を合併するので，発熱の場合は SLE のフレアと感染症合併の鑑別はきわめて重要である．したがって，発熱がある場合は，通常のX 線検査や各種培養検査は必ず行う．一般検査において，細菌感染症では白血球数増加，CRP 高値がみられる．ウイルス感染の場合は，培養検査や一般検査で鑑別が困難な場合が多いので，臨床症状をよく観察する．日和見感染が多いので，真菌感染のマーカー（β-D-グルカンなど）やサイトメガロウイルスなどのウイルス検査もあわせて行う．

悪性腫瘍による傍腫瘍症候が SLE の症候と類似することがある．悪性腫瘍のなかでは，特に悪性リンパ腫の頻度が高い．通常の画像検査や腫瘍マーカー検査が行われる．なお，SLE ではリンパ節腫脹が高頻度であり，病理学的には反応性過形成であるが，リンパ節の生検で悪性リンパ腫との鑑別を要することがある．

治療

活動期の治療

ヒドロキシクロロキン

SLE と診断したら，初めに投与すべき薬剤はヒドロキシクロロキン（HCQ）である．わが国では長く販売されていなかったが，2015 年に皮膚エリテマトーデスとともに SLE に適応となった．寛解導入ならびに寛解維持の両者において，グルココルチコイド（GC）や免疫抑制薬のベースとなる薬剤であり，特に皮膚症状には有効性が高い．脂肪組織に分布しないため，投与量は実際の体重でなく理想体重（すなわち身長）に応じて決める．

網膜症の有害事象が懸念されているが，実際の頻度は高くない．むしろわが国では薬疹の副作用の頻度が高い．また，腎障害のある例では投与量を調整する．

本剤の投与に関しては，エリテマトーデスの治療経験をもつ医師が，網膜障害に対して十分に対応できる眼科医と連携のもとに使用するべきである．

グルココルチコイド

活動期の SLE の治療の基本は，依然としてグルココルチコイド（GC），すなわちステロイドである．ループス腎炎の場合はできる限り腎生検を行い，腎炎の型と組織学的活動性を評価したうえで投与量を決める．それぞれの臓器病変の重症度を考え，免疫学的活動性（血清補体価，抗 DNA 抗体価など）も評価し，最も重症の臓器病変の必要量を投与する．

軽症の皮疹，関節炎などに対しては，抗炎症薬として少量のプレドニゾロン（5〜10 mg/日）が使用される．軽症のループス腎炎（GFR は正常で，ネフローゼに至らない尿蛋白），炎症の程度の強い皮膚粘膜症状，漿膜炎などに対しては，中等量の GC（プレドニゾロン 0.5 mg/kg/日）が必要量である．重症の腎症（ネフローゼ症候群，GFR 低下），溶血性貧血，重度の血小板減少，血管炎による臓器病変などには，強力な抗炎症効果と抗免疫効果を期待して大量投与（プレドニゾロン 1.0 mg/kg/日）を行う．

いずれの場合も初期量を 2〜4 週継続し，以後減量する．

従来は SLE の寛解導入はもっぱら長期大量の GC に依存していたが，近年は後述の免疫抑制薬の効果的

な導入により，投与される GC が少なくなる傾向がみられる．

重症の中枢神経ループス，ループス腎炎で急速に腎機能が悪化する場合，あるいはその他の病態でも通常の上記 GC で寛解が得られない場合は，GC パルス療法を行う．

免疫抑制薬

ループス腎炎の寛解導入に普及しているのがミコフェノール酸モフェチル（MMF）である．ループス腎炎のガイドラインでは第一選択の治療薬として記載された[4,5]．わが国でもループス腎炎の III, IV および V 型に対して広く使用される．MMF には下痢，催奇形性（投与中は厳格な避妊が必要）などの問題はあるが，活動期のループス腎炎に対して，MMF を 1.0 g/日（500 mg, 1 日 2 回）から投与を開始し，2.0〜3.0 g/日を目標に漸増され，寛解導入に有用である．

III 型あるいは IV 型のループス腎炎，あるいは重症中枢ループスに対しては，寛解導入に GC と並行してシクロホスファミド静注パルス療法（IVCY）が行われる．シクロホスファミドは毒性の強い薬剤で，かつては SLE に対しても連日投与（100 mg/日）が行われたが，IVCY は骨髄抑制や出血性膀胱炎など代表的なシクロホスファミドの副作用が圧倒的に少なく，シクロホスファミド投与の安全性が格段に高まった．一方，女性に IVCY を行うと年齢が高いほど性腺機能不全の頻度が高まり，また長期経過における安全性の問題は未解決である．

腎炎もしくは他の臨床症状の寛解が十分得られないときは，カルシニューリン阻害薬であるタクロリムスがよく併用される．

生物学的製剤

抗 BAFF 抗体であるベリムマブがわが国でも承認され，点滴静注または皮下注による投与が可能である．非重篤な SLE のフレアに対して，GC や免疫抑制薬に併用することで効果を発揮し，GC の減量効果が示されている．

また，重篤な臓器病変の寛解導入（特に NPSLE や難治性腎炎）に対して，抗 CD20 抗体であるリツキシマブが使用されることがある（保険適用外）．

慢性期の治療（寛解維持療法）

ヒドロキシクロロキン（HCQ）は長期にわたって維持療法のベースとして用いられる．

急性期に使用した GC は減量維持する．プレドニゾロンで 10 mg/日未満での維持が望ましい．

免疫抑制薬も維持療法として用いられる．MMF は腎炎が寛解に至った場合，1.0 g/日として維持療法を行う．前述のタクロリムスのほか，ミゾリビンがルー

プス腎炎として，アザチオプリンが SLE として保険収載されており，通常の用量で維持療法に使用される．副作用の少ないベリムマブは寛解維持に優れると考えられる．

維持療法は，2〜3 年ごとにその必要性を見直す必要がある．

（渥美達也）

●文献

1) Hahn BH, et al : American College of Rheumatology guidelines for screening, treatment, and management of lupus nephritis. American College of Rheumatology. *Arthritis Care Res* (Hoboken) 2012 ; 64 : 797.

2) 渥美達也：全身性エリテマトーデス．日本リウマチ財団教育研修委員会および日本リウマチ学会生涯教育委員会（編）．リウマチ病学テキスト．東京：診断と治療社；2016. p. 176.

3) 谷村 俊ほか：SLE：新規治療薬：belimumab, HCQ, MMF を含めて．*Mebio* 2016 ; 33 : 11.

4) Bertsias GK, et al : Joint European League Against Rheumatism and European Renal Association-European Dialysis and Transplant Association（EULAR/ERA-EDTA）recommendations for the management of adult and paediatric lupus nephritis. *Ann Rheum Dis* 2012 ; 71 : 1771.

5) Hahn BH, et al : American College of Rheumatology guidelines for screening, treatment, and management of lupus nephritis. American College of Rheumatology. *Arthritis Care Res* (Hoboken) 2012 ; 64 : 797.

混合性結合組織病

mixed connective tissue disease（MCTD）

概念

● 混合性結合組織病（MCTD）は 1972 年にアメリカの Gordon C. Sharp らによって提唱された疾患である[1]．臨床的に全身性エリテマトーデス（SLE）様，強皮症（SSc）様，多発性筋炎（PM）様の症状が混在し，血清学的に抗 U1-RNP（ribonucleoprotein）抗体の高力価陽性を特徴とする．

● 厚生労働省 MCTD 調査研究班により，肺動脈性肺高血圧症（pulmonary arterial hypertension：PAH），三叉神経障害，無菌性髄膜炎の合併頻度が高いことなど，他の膠原病に比して MCTD に比較的特有の病像が存在することが示されてきた．

● 治療はステロイド療法を基本とするが，一般には中等量で十分である．しかし PAH については生命予後不良因子であるため，進行期や重症例ではステロ

イド大量療法に免疫抑制薬か肺血管拡張薬を併用することが多い．

疫学

1：13〜16と女性が圧倒的に多い．好発年齢は30〜40歳代であるが，小児から高齢者まであらゆる年齢層に発症する．2013（平成25）年の個人調査票による調査では，わが国で10,500人以上が登録されている．

病因・病態

MCTDでは抗U1-RNP抗体高力価陽性であり，その臨床病態は抗U1-RNP抗体陽性と関連するものが多い．ただし，その直接的な病原性や詳細な病態発症機序については不明である．

臨床症状

初発症状は，Raynaud現象と関節炎が大半を占める．身体所見上では指ないし手背の腫脹（㉗），顔面紅斑，多発関節炎，手指に限局した皮膚硬化が，検査所見としては白血球減少，CK値の上昇，肺拡散能の低下などが高頻度である．また頻度は低いものの比較的特異的に認められる臨床症状として，PAH，無菌性髄膜炎，三叉神経障害がある．MCTDと診断されたにもかかわらず，経過中にループス腎炎など他の膠原病でみられる重篤な内臓病変を認めた場合，診断をMCTDのままとするかは議論が多い．なお，以下に注意すべき症候をあげた．

Raynaud現象

「寒冷刺激や精神的なストレスにより，手指や足趾が色調変化を起こす現象」である．青白くなり，紫色となって，最後に赤くなるという三相性変化が典型的であるが，一般には二相性以上の変化がある場合に陽性と考えられている．なお，SScやSLEでもRaynaud現象を有することは多く，MCTDに特異的な症状ではない．

肺動脈性肺高血圧症（PAH）

肺高血圧症（pulmonary hypertension：PH）は，平均肺動脈圧が安静時の右心カテーテル検査で25 mmHg以上の場合と定義されるが，MCTDでは，肺動脈楔入圧15 mmHg以下であるPAHが特徴的である．（PAHの圧基準は今後変更になる可能性がある．）間質性肺疾患や慢性肺動脈血栓塞栓症，左心不全が関与することもある（㉘）．PAHの発症機序はいまだ不明な点が多いが，さまざまなストレスによって血管内皮細胞が傷害され肺動脈の血管攣縮と肺動脈周囲に炎症細胞の浸潤が起こることにより，外膜の線維化や内膜の閉塞性線維化やフィブリノイド壊死などが生じ，血管の伸展性が障害される（肺動脈リモデリング）．これらを誘発する経路として，プロスタグランジンI_2経路，一酸化窒素（NO）経路，エンドセリン

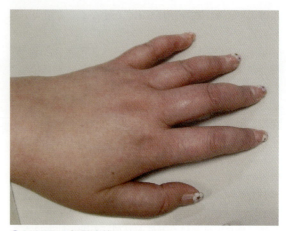

㉗ MCTDの初発症状
指や手背の腫脹を認める．

経路があり，これらを阻害する薬剤が単独あるいは併用で治療に用いられる．

無菌性髄膜炎

頭痛や項部硬直に注意する．原疾患に伴う場合が多いが，非ステロイド性抗炎症薬など薬剤により誘発される場合もある．診断には髄液検査が必要である．膠原病患者で無菌性髄膜炎を発症した患者では血清中抗U1-RNP抗体陽性が高頻度であることが知られているが，無菌性髄膜炎における抗U1-RNP抗体の病原性はいまだ不明である．

三叉神経障害

顔面のしびれやぴりぴり感を訴える場合がある．純粋な感覚障害であるが慢性化することが多い．無菌性髄膜炎とともに，MCTDに比較的高頻度に認められる（〜10％）．強皮症で三叉神経障害が発症した場合，その45％が抗U1-RNP抗体陽性であったとする報告[2]があることから抗U1-RNP抗体との関連が想定されるものの詳細は不明である．

検査

血液検査では，白血球（リンパ球）減少が高頻度である．関節炎や漿膜炎を有する場合には，赤沈値の亢進に加えてCRPの高値が認められる．これらは活動性の指標となる．一方，抗U1-RNP抗体陽性が診断に必須であるため抗核抗体は全例で陽性となるが，その抗体価は疾患活動性とは必ずしも相関しない．抗dsDNA抗体や抗Scl-70（トポイソメラーゼI）抗体，抗Jo-1（ヒスチジルtRNA合成酵素）抗体のような疾患標識抗核抗体は通常陰性である．リウマトイド因子や高ガンマグロブリン血症を有する例も多い．抗U1-RNP抗体陽性あるいはMCTDの診断はPHのリスク因子となるため，症状がなくても胸部X線検査，心電図，心臓超音波検査を初診時に行う必要がある．

PHが疑われる場合には確定診断のため心臓カテーテル検査を行うべきで，BNP（またはNT-proBNP）などの心不全マーカーも参考になる．肺病変を有する場合には，胸部CTや肺機能検査が必要である．

診断基準・鑑別診断

MCTDの診断を確定する際，わが国では厚生労働省基準[3]が使用されることが多い（❷⓼，現在，改訂作業中である）．抗U1-RNP抗体はMCTDに特異的な抗核抗体ではなく，SLEやSSc，多発性筋炎／皮膚筋炎，関節リウマチなど他の膠原病・リウマチ性疾患でも認められること，逆に混合所見があっても抗U1-RNP抗体が陰性のこともある点（☞「重複症候群」p.238）に注意する．

合併症

MCTDの診断が確定した場合，あるいは抗U1-RNP抗体が陽性でMCTDが疑われた場合には，PAH合併の確認（❷⓽）が必須である．PAHは初診時に認められるとは限らないため，定期的に心臓超音波検査，肺機能検査（特にDL_{CO}），BNPをチェックすることが望ましい．また，Sjögren症候群や慢性甲状腺炎（橋本病）が高頻度に合併する．関節炎を有する場合には抗CCP抗体も確認し，破壊性関節炎にも注意する．

治療

日常生活指導

他の膠原病と同様，急性期は過労を避け，休養をとることは重要である．副腎皮質ステロイドをはじめ，対症療法薬を正しく使えば疾患のコントロールは可能であることをよく説明する．皮膚の保温と指先の外傷予防に注意する．MCTDのみで妊娠を禁止する必要はないが，PHを合併した場合には禁忌となる．

薬物療法

SLE様症状とPM様症状にはステロイドが多用され，中等量（プレドニゾロン換算で40 mg/日）以下で大多数の症例が反応する．しかし，中枢神経障害，血液障害，腎障害などを併発した場合にはステロイド大量療法および免疫抑制薬の併用が行われる．進行性のPAHに対しては，副腎皮質ステロイド（プレドニゾロン0.6～0.8 mg/日）に加えてシクロホスファミド間欠静注療法の有効性が示唆されているが，治療反応性が乏しい場合には，肺血管拡張薬であるプロスタノイド（ベラプロストナトリウム徐放薬など），エンドセリン受容体拮抗薬（マシテンタン，アンブリセンタンなど），ホスホジエステラーゼ-5阻害薬（cGMP刺激薬：シルデナフィル，タダラフィル），選択的プ

---

❷⓼ MCTD診断基準
（厚生労働省MCTD調査研究班 2004年 再改訂版）

I．共通所見
1. Raynaud現象
2. 指ないし手背の腫脹
3. 肺高血圧症

II．免疫学的所見
抗U1-RNP抗体陽性

III．混合所見
A. 全身性エリテマトーデス様所見
　1. 多発関節炎
　2. リンパ節腫脹
　3. 顔面紅斑
　4. 心膜炎または胸膜炎
　5. 白血球減少（4,000/μL以下）
　　または血小板減少（100,000/μL以下）
B. 強皮症様所見
　1. 手指に限局した皮膚硬化
　2. 肺線維症，肺拘束性換気障害（%VC=80％以下）または拡散能低下（%DL_{CO}=70％以下）
　3. 食道蠕動運動低下または拡張
C. 多発性筋炎様所見
　1. 筋力低下
　2. 筋原性酵素（CK）上昇
　3. 筋電図における筋原性異常所見

診断
Iの1所見以上が陽性
IIの所見が陽性
IIIのA，B，C項のうち2項目以上につき，それぞれ1所見以上が陽性
以上の3項目を満たす場合を混合性結合組織病と診断する

付記
抗U1-RNP抗体の検出は，二重免疫拡散法あるいは酵素免疫測定法（ELISA）のいずれでもよい．ただし，二重免疫拡散法が陽性でELISAの結果と一致しない場合には，二重免疫拡散法を優先する．

2018年12月現在，改訂作業中である．

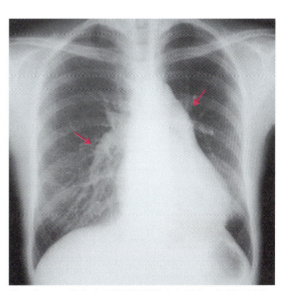

❷⓽ MCTDで注意する肺動脈性肺高血圧症の胸部X線像
肺線維症を認めず，左第2弓の突出，肺動脈の拡張が著明である（矢印）．

ロスタグランジン I_2 受容体作動薬（セレキシパグ），可溶性グアニル酸シクラーゼ（sGC）刺激薬（リオシグアト）の追加，およびこれら肺血管拡張薬の併用がしばしば行われる．

予後

5年生存率は約94％で，SLEと同等である．その予後を規定する病態は感染症とPHであるため，これらの管理はきわめて重要である．

付 重複症候群

概念

- 膠原病，特に全身性エリテマトーデス（SLE），強皮症，多発性筋炎/皮膚筋炎患者ではその特徴的な臨床症状のみでなく，ほかの疾患の臨床症状も有する「重複現象」がしばしば認められる．
- 混合性結合組織病（MCTD）は，膠原病重複症候群（オーバーラップ〈overlap：OL〉症候群）の一病型として分類される．
- OL症候群には，①上記3つの疾患のうち診断基準を満たす2つ以上の疾患が1人の患者に同時に重複して認められる場合（定型的OL症候群），②異なる時期に上記の2疾患以上が移行ないし交差して認められる場合，③主たる疾患に他疾患の特徴ある病像が認められる場合，などがある．

臨床症状・診断

定型的OL症候群の臨床症状は，疾患特異性の高い症状の重複が特徴である．大量ステロイド療法を要するようなループス腎炎や精神神経ループス（neuropsychiatric SLE：NPSLE），肘を越えて広範囲に及ぶ皮膚硬化，あるいは多発性筋炎/皮膚筋炎の診断基準を明らかに満たす臨床所見を重複して有しており，かつ抗U1-RNP抗体が陰性か，ほかの疾患標識自己抗体（抗DNA抗体，抗Sm抗体，抗Scl-70抗体，抗Jo-1抗体など）とともに陽性である場合には，MCTDではなくOL症候群と分類したほうがよい．一方，上述の疾患標識自己抗体が陰性で抗U1-RNP抗体が単独陽性である場合には，各疾患の診断基準を満たした場合もMCTDと診断されているケースがある．

治療

MCTD，OL症候群の診断の違いによってその治療法は変わるわけでなく，その障害臓器と重症度によって決められる．ただし，抗U1-RNP抗体が単独陽性である症例では，一般的に中等量までのステロイドが有効である症例が多いと考えられている．

（藤井隆夫）

● 文献

1) Sharp GC, et al：Mixed connective tissue disease. An apparently distinct rheumatic disease syndrome associated with a specific antibody to extractable nuclear antigen (ENA). Am J Med 1972；52：148.
2) Farrell DA, et al：Trigeminal neuropathy in progressive systemic sclerosis. Am J Med 1982；73：57.
3) 厚生労働科学研究費補助金難治性疾患克服研究事業 混合性結合組織病の病態解明と治療法の確立に関する研究班（代表：三森経世）：混合性結合組織病の診療ガイドライン（改訂第3版）．2011. p.4.

強皮症
scleroderma

概念

- 強皮症は皮膚に硬化性局面を呈する疾患の総称で，㉚に示す多様な疾患を包括する疾患概念である．
- 皮膚や内臓諸臓器の線維化と末梢循環障害を特徴とする全身性硬化症または全身性強皮症（systemic sclerosis：SSc）と，一定の領域に限定して斑状や線状の皮膚硬化をきたす限局性強皮症（localized scleroderma）に大別される．
- SScを単に強皮症（狭義）と呼ぶことが多く，広義で使用した場合と区別を要する．
- SScは皮膚硬化範囲からびまん皮膚硬化型（diffuse

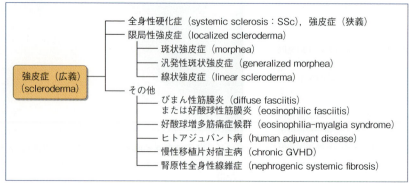

㉚ 強皮症の分類

㉛ 皮膚硬化範囲による SSc の病型分類

	dcSSc	lcSSc
皮膚硬化の範囲	肘，膝を越える	肘，膝の遠位にとどまる（顔は硬くてもよい）
皮膚硬化の進行	急速	ゆっくり
Raynaud現象と皮膚硬化の関連	出現がほぼ同時	Raynaud現象が数年にわたり先行
参考となる身体所見	関節屈曲拘縮 腱摩擦音	毛細血管拡張 皮下石灰化
頻度の高い障害臓器	間質性肺疾患 腎クリーゼ 食道病変	肺動脈性肺高血圧症 食道病変
主な抗核抗体	抗Scl-70抗体 抗RNAポリメラーゼIII抗体	抗セントロメア抗体 抗U1-RNP抗体
10年生存率	約70%	約90%
主な死因	間質性肺疾患 心筋障害，腎クリーゼ	肺動脈性肺高血圧症

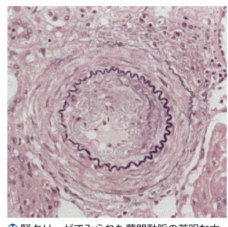

㉜ 腎クリーゼでみられた葉間動脈の著明な中心性内膜線維化による内腔狭窄
（ビクトリアブルー・HE染色）

cutaneous SSc：dcSSc）と限局皮膚硬化型（limited cutaneous SSc：lcSSc）の2つの病型に分類される．lcSSc の和訳が限局性強皮症（localized scleroderma）と紛らわしいため，注意を要する．これら病型間で臨床症状，予後や死因が大きく異なる（㉛）．

病因

SSc の病因は不明であるが，遺伝素因と後天的な環境要因の両者が発症に必要である．ゲノムワイド関連解析により多くの遺伝子多型との関連が報告されているが，一卵性と二卵性双生児の発症一致率に差がないことから，環境要因の影響が大きい．職業性曝露の関与が知られており，シリカ粉塵曝露の相対的リスクは25 にものぼる．そのほかに，有機溶媒，塩化ビニル，パラフィンなどの関与が示されている．

病態生理

線維芽細胞，血管内皮細胞，リンパ球や単球の細胞間ネットワークとして病態が理解される．血管内皮傷害が誘因となり，これら細胞が密接に相互作用し，結果として線維芽細胞の活性化による細胞外マトリックス蛋白の過剰分泌をきたす．線維芽細胞を活性化する液性因子として TGF-β や CTGF の役割が注目されている．一方，末梢循環障害の原因として血管内皮の傷害に加えて，前駆細胞の異常による修復不全が考えられている．

病理

広範な血管障害と過剰な線維化を特徴とする．小～細小動脈レベルでの血管壁の細胞外マトリックス増加による内腔狭窄を特徴とする（㉜）．病初期の皮膚では真皮深層を中心とした浮腫性変化と軽度の単核球の浸潤がみられるが，進行すると真皮全層の細胞外マトリックス増生と付属器の消失をきたす．

疫学

有病率は 5～75 人/10 万人，発症率は 1～5 人/10 万人/年とされるが，民族間で大きく異なる．わが国の推定患者数は 3 万人程度である．好発年齢は 30～60 歳であるが，小児を含めてあらゆる年齢で発症する．男女比は 1：10 と女性に圧倒的に多い．

臨床症状

皮膚

皮膚硬化は手足の指先から中枢側に向かって進展する．典型的には浮腫期→硬化期→萎縮期の3段階の経過を示す．浮腫期には皮膚は緊満し，硬化期に移行すると皮膚は光沢を帯び，つまみにくくなる（㉝）．萎縮期に入ると皮膚は見かけ上軟らかくなり，色素沈着と脱失が混在する特徴的な外観を呈する．長期罹病例では皺がなく，下顎が後退して無表情な強皮症顔貌を呈する．舌小帯の短縮がみられ，舌の突出が困難となる場合もある．時に手指や肘，膝など関節周囲に皮下石灰化を伴う．石灰化の原因は不明であるが末梢循環障害との関与が想定されている．

末梢循環障害

Raynaud 現象は血管攣縮によるもので，寒冷刺激や精神的な緊張により誘発される白→紫→赤の三相性の色調変化である．95％以上の患者で認める．元来，内腔が狭窄している細小動脈に，発作的に誘発された血管の攣縮が加わって生じる可逆的変化である．Raynaud 現象は過半数の患者で初発症状となる．ソーセージ様手指，爪上皮の出血点，手指陥凹性瘢痕（指の先端に出現する無痛性，虫食い状の上皮の凹み）を伴う．末梢循環障害が強くなると，潰瘍あるいは壊疽（㉞）を呈する．一方，手指，口唇，前胸部，顔面などに小斑点状の毛細血管拡張がみられ，罹病期間が長

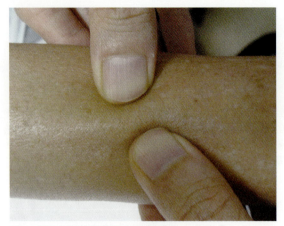

㉝ dcSSc 前腕の皮膚硬化（硬化期）
大きくつまむことはできるが，小さくつまめない．

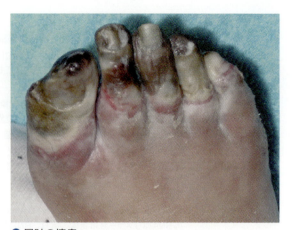

㉞ 足趾の壊疽
本例では足関節より遠位の切断を余儀なくされた．

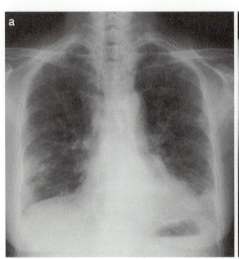
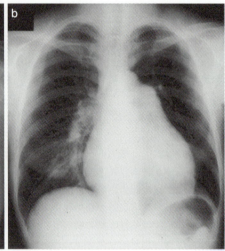

㉟ 間質性肺疾患（a）と肺動脈性肺高血圧症（b）の胸部 X 線像
間質性肺疾患では両側下肺野優位のすりガラス影，網状影を認める．一方，肺動脈性肺高血圧症では右第2弓，左第2弓の突出，右肺動脈本幹の拡張を認め，肺野末梢の血管陰影が消失する．

くなると増加する．

間質性肺疾患（㉟ a）

約 60％でみられ，死因として最も多い．乾性咳嗽が主な症状で，進行すると労作時呼吸困難が出現する．肺活量減少，1 秒率正常の拘束性換気障害を呈する．画像上，すりガラス影，牽引性気管支拡張を早期より認め，経過とともに構造改変が進行する（肺線維症）．ただし，呼吸不全に至る例は半数以下である．

肺動脈性肺高血圧症（㉟ b）

早期には自覚症状を欠くが，進行すると労作時呼吸困難，息切れを認める．高度の間質性肺疾患や左心疾患による肺高血圧症を伴う場合もある．右心不全や突然死の原因となる．

心病変

心筋の線維化により伝導ブロックあるいは期外収縮などの不整脈を認める．dcSSc では，時に拡張型心筋症に類似した心筋収縮障害をきたす．まれに大量の心嚢液貯留によるタンポナーデを呈することがある．最近，lcSSc，dcSSc にかかわらず多くの例で病初期から拡張障害がゆっくり進行することが注目されている．

腎病変

突然出現する高血圧（多くは悪性高血圧），腎機能の急速な低下を腎クリーゼと呼ぶ．頻度は 5％未満であるが，ほぼ全例が発症早期の dcSSc である．血栓性微小血管障害（TMA）による破砕赤血球，溶血や血小板減少を伴うことがある．鑑別が必要な病態として，溶血性尿毒症症候群（HUS）と抗好中球細胞質抗体（ANCA）陽性の急速進行性糸球体腎炎がある．

食道病変

食道の蠕動低下，拡張による胃食道逆流症状を高率に伴う．繰り返す逆流性食道炎のため，狭窄や Barrett 食道をきたす場合がある．

下部消化管病変

腸管の線維化により蠕動低下と吸収不良をきたし，

便通異常（下痢と便秘を繰り返す）を伴う．進行例では偽性腸閉塞，気腫性嚢胞症，気腹症，体重減少を認める．

関節・腱病変

dcSSc では腱の肥厚を高率に伴い，手指や肘，膝など関節の屈曲拘縮を認める．腱摩擦音は皮膚硬化の進行を予測する指標となる．関節炎を伴っても骨破壊をきたすことは少ない．循環障害に伴って手指末節骨の吸収がみられる．

検査

一般血液検査

軽度の赤沈亢進や CRP 上昇を認めることがある．γグロブリンはポリクローナルに増加することが多い

が，補体低下は通常きたさない．

抗核抗体

95 ％以上で抗核抗体が陽性となり，斑紋型，核小体型，散在斑紋型など多彩な染色パターンを示す．強皮症に特異性の高い抗核抗体は，診断の補助と病型分類に有用である（㊱）．

臓器病変の評価

各臓器病変の診断，病態評価に用いる主な臨床検査を㊲に示す．

診断

厚生労働省研究班により作成された診断基準が用いられている（㊳）．皮膚硬化の顕著な症例での診断は容易であるが，lcSSc や dcSSc 早期例では手指腫脹，

㊱ SSc に特異的な抗核抗体の臨床関連

	陽性頻度	関連する病型	関連する臓器障害
抗 Scl-70 抗体（抗トポイソメラーゼ I 抗体）	30 ％	dcSSc	間質性肺疾患 手指潰瘍
抗 RNA ポリメラーゼ III 抗体	5 ％	dcSSc	腎クリーゼ，悪性腫瘍の併存
抗セントロメア抗体	30 ％	lcSSc	臓器病変は軽度で少ない 時に肺動脈性肺高血圧症，原発性胆汁性肝硬変，Sjögren 症候群の合併
抗 U1-RNP 抗体	10 ％	lcSSc	肺動脈性肺高血圧症 他の膠原病の重複症状

㊲ 臓器病変の評価法とそれらに対する対症療法薬

障害臓器	頻度	評価のために行われる検査法	対症療法薬（処方例）
末梢循環障害	＞95 ％	サーモグラフィ ドプラ血流計	カルシウム拮抗薬 プロスタグランジン，プロスタサイクリン製剤
間質性肺疾患	60 ％	胸部 X 線 血清 KL-6 高解像度 CT 肺機能検査	鎮咳薬 呼吸不全に対して在宅酸素療法
肺動脈性肺高血圧症	5 ％	胸部 X 線 肺機能検査 心電図 BNP（NT-proBNP） 尿酸 心臓超音波検査 心臓カテーテル検査	プロスタサイクリン製剤（エポプロステノール，ベラプロスト，イロプロスト，トレプロスチニル） エンドセリン受容体拮抗薬（ボセンタン，アンブリセンタン，マシテンタン） ホスホジエステラーゼ-5 阻害薬（シルデナフィル，タダラフィル） 可溶性グアニル酸シクラーゼ刺激薬（リオシグアト） IP 受容体作動薬（セレキシパグ）
心病変（不整脈または心筋障害）	10 ％	心電図 BNP（NT-proBNP） 心臓 MRI 心臓超音波検査 心筋血流シンチグラム	不整脈に対して，症状に応じた不整脈治療薬 心筋障害に対して，アンジオテンシン変換酵素阻害薬
腎病変	＜5 ％	眼底検査 血漿レニン活性	アンジオテンシン変換酵素阻害薬
食道病変	70 ％	食道造影（鎮痙薬不使用） 上部消化管内視鏡 食道内圧検査	プロトンポンプ阻害薬 腸管機能改善薬
下部消化管病変	20 ％	腹部 X 線 便細菌培養検査 消化吸収試験	腸管機能改善薬 慢性下痢に対して，抗菌薬のローテーション 偽性腸閉塞に対して，禁食と補液，酸素療法

爪郭毛細血管異常（減少，巨大化，異常新生血管）（㊴）を見逃さないよう注意深い診察が必要である．なお，診断を目的とした皮膚生検は通常不要である．

Sjögren 症候群，慢性甲状腺炎，原発性胆汁性肝硬変を合併することがあり，特に lcSSc でその頻度が高い．

治療

治療目標は生命予後の改善，機能障害の軽減，QOL の向上である．SSc における線維化および血管病変は可逆性に乏しいため，有効な治療とは臓器障害の進行を食い止めるか，遅らせることである．このように自然経過を修飾する治療を疾患修飾療法と呼ぶ．さらに，必要に応じて個々の臓器障害に対して対症療法を行う．

支持療法

末梢循環障害に対し，寒冷を避け，指先を保護し，喫煙をやめる．皮膚の乾燥を防ぐため，保湿成分を含む外用薬を用いる．dcSSc では関節拘縮進行を防ぐため関節可動域訓練を行う．

疾患修飾療法

線維化病変が進行して高度の機能障害をきたす dcSSc の発症早期例が適応となる．現時点でエビデンスが確立された治療法はないが，免疫抑制薬（シクロホスファミド，メトトレキサート，ミコフェノール酸モフェチルなど）が用いられる．特に，高解像度 CT で線維化所見の明瞭な間質性肺疾患に対するシクロホスファミドの有効性が示されている．経口の場合は 1〜2 mg/kg を 12 か月間，間欠静注療法の場合は 1 か月ごとに 0.5〜1 g/m^2 を 6 か月間投与する．現在，抗 IL-6 受容体抗体（トシリズマブ），ニンテダニブなどの臨床試験が実施中である．

対症療法

㊲に障害臓器別の対症療法薬をまとめた．このうち，

㊳ SSc の診断基準

大基準
両側性の手指を越える皮膚硬化

小基準
①手指に限局する皮膚硬化[*1]
②爪郭部毛細血管異常[*2]
③手指尖端の陥凹性瘢痕，あるいは指尖潰瘍[*3]
④両側下肺野の間質性陰影
⑤抗 Scl-70（トポイソメラーゼI）抗体，抗セントロメア抗体，抗 RNA ポリメラーゼⅢ抗体のいずれかが陽性

除外基準
以下の疾患を除外すること
腎性全身性線維症，汎発型限局性強皮症，好酸球性筋膜炎，糖尿病性浮腫性硬化症，硬化性粘液水腫，ポルフィリン症，硬化性萎縮性苔癬，移植片対宿主病，糖尿病性手関節症，Crow-Fukase 症候群，Werner 症候群

診断の判定
大基準，あるいは小基準①及び②〜⑤のうち 1 項目以上を満たせば全身性強皮症と診断する．

[*1] MCP 関節よりも遠位にとどまり，かつ PIP 関節よりも近位に及ぶものに限る．
[*2] 肉眼的に爪上皮出血点が 2 本以上の指に認められる[†]または capillaroscopy あるいは dermoscopy で全身性強皮症に特徴的な所見が認められる[‡]．
[*3] 手指の循環障害によるもので，外傷などによるものを除く．
[†] 爪上皮出血点は出現・消退を繰り返すため，経過中に 2 本以上の指に認められた場合に陽性と判断する．
[‡] 毛細血管の拡張，消失，出血など．

（全身性強皮症 診断基準・重症度分類・診療ガイドライン委員会：全身性強皮症 診断基準・重症度分類・診療ガイドライン．日本皮膚科学会雑誌 2016；126：1831. をもとに作成）

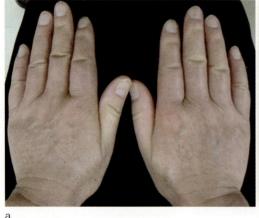

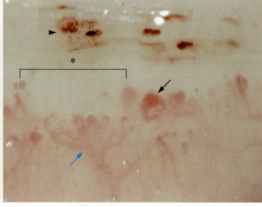

㊴ SSc 早期診断に有用な身体徴候

a. 手指腫脹．
b. 毛細血管ループ拡張（黒矢印），血管消失による無血管領域（＊），異常新生血管（青矢印）を認める．爪上皮には出血点が多発している（黒三角）．100 倍に拡大．

肺動脈性肺高血圧症に対するプロスタサイクリン持続静注などの選択的肺血管拡張薬，食道病変（再発性逆流性食道炎）に対するプロトンポンプ阻害薬，腎病変（腎クリーゼ）に対する ACE 阻害薬の有効性が確立されており，予後，QOL の改善に大きく寄与している．

経過・予後

SSc の経過，予後は病型により大きく異なる（❹⓪）．dcSSc では発症後 1〜5 年間に皮膚硬化が急速に進行するが，ピークに達するとその後は徐々に改善する．一方，lcSSc の皮膚硬化は長期にわたって軽度で変化が少ない．10 年生存率は dcSSc で 70 %，lcSSc で 90 % である．死因として最も多いのは間質性肺疾患の進行に伴うもので，次いで肺動脈性肺高血圧症が多い．これら肺病変が死因の約半数を占める．

（桑名正隆）

●文献

1) 全身性強皮症 診断基準・重症度分類・診療ガイドライン委員会：全身性強皮症 診断基準・重症度分類・診療ガイドライン．日本皮膚科学会雑誌 2016；126：1831.
2) Kowal-Bielecka O, et al：EUSTAR Coauthors：Update of EULAR recommendations for the treatment of systemic sclerosis. Ann Rheum Dis 2017；76：1327.
3) Varga J, et al：Scleroderma—From Pathogenesis to Comprehensive Management. 2nd edition. New York：Springer；2017.

多発性筋炎・皮膚筋炎

polymyositis/dermatomyositis（PM/DM）

概念

自己・非自己の識別不良により発症する自己免疫疾患のなかで，複数の骨格筋が標的となり，炎症と破壊をきたすものが多発性筋炎（polymyositis：PM），加えて皮膚も標的となり，ヘリオトロープ疹，Gottron 丘疹，Gottron 徴候などの特徴的な皮膚症状を呈するものが皮膚筋炎（dermatomysitis：DM）である．両疾患，特に DM では肺も標的臓器となることが多い．

主な筋症状は，体幹や四肢近位筋，頚筋，咽頭筋などの筋力低下である．一方，特徴的皮疹があっても，まったく筋力低下がない症例もあり，無筋症性皮膚筋炎（amyopathic DM：ADM）と呼ばれる．筋力低下はないものの筋炎を示す検査異常を伴うものは，hypomyopathic DM（HDM）と呼ばれる場合もある．HDM を定義する場合，ADM は検査値異常もないものに限られ，HDM と合わせて臨床的無筋症性皮膚筋炎（clinically amyopathic DM：CADM）と総称される（❹①）．

厚生労働省難病として認定されたわが国の患者数は 2 万人強であり，PM と DM はほぼ同数である．男女比は 1：3，発症ピークは DM を中心とする 5〜9 歳と PM も含む 50 歳代の 2 つある[1]．

原因

遺伝因子

疾患感受性遺伝子を網羅的に解析する研究であるゲノムワイド関連研究では，発症に対するヒト白血球抗原（human leukocyte antigen：HLA）遺伝子の影響が際立っていた．HLA は，抗原提示細胞上の主要組織適合性抗原として抗原ペプチドと結合し，抗原提示細胞が T 細胞に抗原を提示する際のプラットフォームとなるものであり，抗原提示細胞と T 細胞の相互作用の遺伝的異常が原因として深くかかわることを示す．

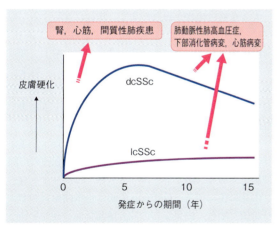

❹⓪ SSc 病型別の自然経過

❹① 多発性筋炎・皮膚筋炎のスペクトラムと定義

皮疹	筋症状		診断		
	筋力低下	検査異常			
あり	なし	なし	無筋症性皮膚筋炎	臨床的無筋症性皮膚筋炎	皮膚筋炎*
		あり	hypomyopathic DM		
	あり	あり			
なし	あり	あり	多発性筋炎		

*皮膚筋炎は分類基準により，ADM や CADM を含む場合と含まない場合とがある．

環境因子

ウイルス感染や過剰な運動，薬剤による筋傷害が発病に先立つ症例が認められるため，筋傷害は環境因子と考えられている．

本疾患で特に注意すべき合併症に悪性腫瘍がある．一般人口と比べて DM 患者は約5倍，PM 患者は約2倍，悪性腫瘍を合併しやすい．しかも，筋炎発症前後2年ずつに合併が見つかることが多い．腫瘍細胞発生から臨床的に診断可能となるまでの時間を考慮すれば，合併例では悪性腫瘍が先行し，その存在が環境因子を形成すると考えられる．実際，悪性腫瘍合併例では，悪性腫瘍の治療だけで筋炎が軽快する場合があり，また悪性腫瘍治療が奏効しない症例では筋炎も軽快しにくい．したがって，悪性腫瘍自体が産生する因子，ないし悪性腫瘍を排除しようとする生体防御反応が，環境因子となると考えられる．

病態生理

病態形成性リンパ球サブセット

生検筋の組織学的検討が病因研究の唯一の方法であった時代，DM で筋傷害の主座に CD4$^+$T 細胞が多く，PM で CD8$^+$T 細胞が多いという事実からそれぞれのリンパ球サブセットが PM と DM の病態形成性細胞であるという説が提唱された．この仮説において，PM では筋組織に浸潤する CD8 キラーT 細胞が筋傷害を起こすとされ，DM では CD4$^+$T 細胞が B 細胞を助けて自己抗体を産生させ，その抗体が血管内皮に沈着して補体の活性化による血管障害を起こし，これによって筋壊死が起きるとされた．この仮説では，DM に多く認められる筋束周囲萎縮像（perifascicular atrophy：PFA）は，中心部から遠い筋束周辺の虚血であたかも分水嶺壊死のように筋線維萎縮が起きたものと解釈された．

しかし，免疫学の進歩により炎症局所における CD4/CD8T 細胞数比で病因 T 細胞を推定することはできないことが明らかとなった．近年，筋炎特異的自己抗体が次々と発見されたが，血管内皮特異的自己抗体は見出されなかった．そもそも，皮膚所見のない PM 例の筋組織生検で，典型的な PFA を認めることもある．これらの事実は，病態形成性リンパ球サブセットによって PM と DM とを分けることに無理があることを示した．

病態形成性サイトカイン

生検筋の遺伝子発現解析ができるようになると，DM で特に PFA を伴う筋組織には，I 型インターフェロン（IFN）によって発現が誘導される遺伝子群の発現が高いことが示された．そのため，病態を形成するサイトカインとして I 型 IFN の関与が疑われた．

しかしながら，I 型 IFN で誘導される遺伝子群は，全身性エリテマトーデスや関節リウマチでも高発現であることが明らかとなり，その現象の疾患特異性に疑問がもたれている．

種と土壌仮説

PM と DM は高率に間質性肺炎を合併し予後を左右する．この点で，本疾患は皮膚と筋と肺とを標的臓器とすると，とらえ直すこともできる．皮膚症状が日光露光部位に多いことは知られているが，最も特徴的なのは上眼瞼や関節伸側の皮疹であり，動きの盛んな部位である．筋も動くことが特性であり，肺も常に動いている．

そのため，自己免疫性傷害を起こしやすいリンパ球が全身のリンパ組織や血流に循環しており，動くことによって局所に形成される前炎症状態に誘われて，その場所でリンパ球が炎症を起こすという機序も考えうる．全身に漂う自己反応性リンパ球が，動きによって活性化された標的臓器に炎症を起こすさまは，あたかも空中を舞う種が活性化された土壌に落ちて初めて芽を出す事象に例えることもできる．この観点からは，本疾患は，動く臓器を標的とする皮膚・筋・肺炎である．

臨床症状

全身症状

複数が標的臓器となるため，強い炎症があれば，発熱，全身倦怠感，易疲労感，食欲不振，体重減少などをきたす．

筋症状

大きな筋に症状が現れやすく，緩徐に進行する．部位は，体幹，四肢近位筋群，頸筋，咽頭筋などであり，階段昇降，しゃがみ立ち，高い棚への物の挙上，仰臥位での頭部挙上などの日常動作が困難となる．嚥下筋筋力低下は構音障害，誤嚥，窒息死の原因となる．筋痛を認めることもあり，進行例では筋萎縮をきたす．

皮膚症状

ヘリオトロープ疹，Gottron 徴候，Gottron 丘疹が特徴的皮疹である．ヘリオトロープ疹は上眼瞼の浮腫性紅斑であり（**42**），コーカサス人種ではヘリオトロープの花に色に似る．Gottron 徴候は手指関節背側および肘頭，膝蓋，内果などの四肢関節背面の落屑を伴う角化性紅斑であり，特に手指の指節間関節や中手指節関節背側で丘疹となったものを Gottron 丘疹と呼ぶ（**43**）．物をつかむ際に物と接触する手指部位（母指の尺側，他の4指の橈側）の皮膚の角化も起きやすく，その手は機械工の手と称される．日本人には，鼻唇溝などの脂漏性皮膚炎の好発部位にも紅斑が現れやすい．ほかに，Ⅴ徴候やショール徴候と呼ばれる紅斑が頸部から上胸部，項部から肩の後面にかけて現れることがある．1か所の皮膚病変に，色素沈着，色素脱失，血管拡張，表皮萎縮などの多彩な皮膚病変が混在する

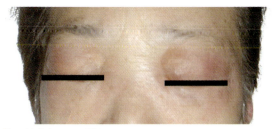

㊷ ヘリオトロープ疹

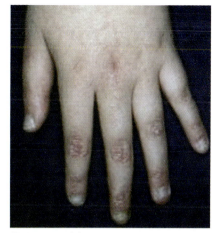

㊸ Gottron 丘疹

ものを多形皮膚萎縮と呼ぶ．また，皮膚は潰瘍に進むこともあり，小児例ではしばしば石灰化も伴う．手指足趾に Raynaud 現象を認めることもある．

肺病変

肺が標的臓器となると間質性肺炎をきたし，乾性咳嗽や呼吸困難を生ずる．

心病変

不整脈，心不全などがみられることがある．まれに心膜炎も認められる．

その他

筋と同様に動く臓器である関節には，しばしば関節炎が認められる．重症例では血球貪食症候群を合併する．悪性腫瘍合併は必ず検索すべきである．

検査

血液検査

全身性自己免疫疾患として，CRP 高値，赤血球沈降速度亢進，高ガンマグロブリン血症などを認める．筋破壊があれば，血液中に筋逸脱酵素（クレアチンキナーゼ，アルドラーゼ，乳酸脱水素酵素，AST，ALT）やミオグロビンが放出されて高値となる．心筋病変のある症例では，CK-MB や心筋トロポニンが高値となる．

間質性肺炎合併例では，KL-6 高値となり，急速進行例ではフェリチン高値となる．なお，フェリチン高値は血球貪食症候群合併例にも認められる．

抗核抗体は約 8 割に陽性であり，抗 Jo-1 抗体が筋炎特異的自己抗体として約 2 割の症例に陽性となる．Jo-1 分子はヒスチジンを tRNA に結合させるヒスチジル tRNA 合成酵素であるが，他のアミノ酸を結合させるアミノアシル tRNA 合成酵素（ARS）に対する抗体も，より低い頻度ながら認められる（抗 PL-7 抗体，抗 PL-12 抗体，抗 EJ 抗体，抗 OJ 抗体，抗 KS 抗体，抗 Zo 抗体，抗 Ha 抗体）．これらを含めた抗 ARS 抗体陽性症例は，多関節炎や発熱，Raynaud 現象，機械工の手や間質性肺炎を伴いやすく，特に抗 ARS 抗体症候群と呼ばれる．抗 MDA-5（melanoma differentiation-associated gene-5）抗体は陽性例の約半数が急速進行性間質性肺炎を伴い，逆に陰性例にはほとんど合併しない．抗 TIF1（transcriptional intermedi-

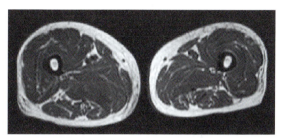

a．T1 強調画像

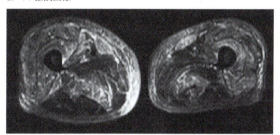

b．STIR 画像

㊹ 罹患筋の大腿 MRI 像

ary factor 1）抗体陽性例は小児を除いて悪性腫瘍を伴いやすく，抗 Mi-2 抗体陽性例では典型的 DM 皮疹が認められやすい．これらの抗体は同一患者にオーバーラップすることが少なく，ほとんどの DM 患者は何れかの抗体が陽性になる[2]．また，抗シグナル認識粒子（SRP）抗体や抗ヒドロキシメチルグルタリル CoA 還元酵素（HMGCR）抗体の陽性例は難治性 PM 症例に多い．

画像検査

筋炎による浮腫をとらえ，部位診断を容易にするのが磁気共鳴画像である．罹患領域は脂肪を描出するT1 強調画像で描出されず，浮腫を描出する STIR（short tau inversion-recovery）画像で高信号となる（㊹）．もし T1 強調画像でも高信号ならば脂肪変性を

示す．簡便に非侵襲的に診断的価値の高い結果が得られるが，運動後の浮腫でも同様の結果となるので注意が必要である．なお，ガドリニウム造影を行っても筋炎に関して得られる追加情報は乏しい．

間質性肺炎を伴う例では，胸部 X 線写真，胸部 CT 検査で両側下肺野を中心に粒状・線状・網状影を認める．

針筋電図

侵襲的であるが，神経原性筋疾患や他の筋疾患との鑑別に役立つ．炎症による変化は，安静時の線維自発電位（fibrillation potential）や陽性鋭波（positive sharp wave）である．規則的に出現するもので，筋線維の分節性壊死によって機能的に脱神経された筋線維分節や神経未支配の再生筋線維に由来する．安静時に健常人で活動はなく，あたかも「雨だれの音」と称される活動である（▶正常安静，皮膚筋炎安静）．筋萎縮が進めば，短時間持続で低振幅の運動電位（short duration, low amplitude）が認められ，収縮開始から早期に最大振幅に至るようになる（early recruitment）（▶正常強収縮，皮膚筋炎強収縮）．しかし，これらの所見は筋ジストロフィーなどの他の筋疾患でも認められる筋原性変化である．

筋生検

罹患筋への単核球浸潤，筋線維の変性と再生像を認めるが，採取部位によってはこれらの所見がそろわない場合も多い．筋病理学的に，非壊死筋線維内への単核球浸潤は PM に，筋束周辺部に筋線維萎縮と単核球浸潤をきたす筋束周囲萎縮は DM に多い所見とされるが，必ずしも特異的ではない．

診断

わが国では厚生労働省難病認定のための診断基準が用いられてきた（㊺）．国際的には，2017 年に封入体筋炎を含めた特発性炎症性筋疾患分類基準が発表され，今後，広まるものと予想される[3]．

治療

抗炎症効果と免疫抑制効果をあわせもつ副腎皮質ステロイドおよび免疫抑制薬投与が第一選択となる．嚥下障害，急速進行性間質性肺炎のある症例では，強力かつ速やかに治療を開始する．

皮膚炎に対して

皮膚炎のみの症例では遮光推奨とステロイド外用薬治療が優先される．難治性であることが多く，免疫抑制薬軟膏なども併用される．

筋炎に対して

プレドニゾロン（PSL）換算 1 mg/kg 体重の高用量副腎皮質ステロイド投与ないし，PSL 換算 0.5 mg/kg の中等量とアザチオプリン，タクロリムスやシクロスポリン A などのカルシニューリン阻害薬，メトトレキサートなどの免疫抑制薬の併用が行われる．治

㊺ 皮膚筋炎／多発性筋炎の診断基準
（厚生労働省自己免疫疾患に関する調査研究班）

1. 診断基準項目

(1) 皮膚症状
  (a) ヘリオトロープ疹：両側または片側の眼瞼部の紫紅色浮腫性紅斑
  (b) ゴットロン丘疹：手指関節背面の丘疹
  (c) ゴットロン徴候：手指関節背面および四肢関節背面の紅斑
(2) 上肢または下肢の近位筋の筋力低下
(3) 筋肉の自発痛または把握痛
(4) 血清中筋原性酵素（クレアチンキナーゼまたはアルドラーゼ）の上昇
(5) 筋炎を示す筋電図変化（随意収縮時の低振幅電位，安静時自発電位など）
(6) 骨破壊を伴わない関節炎または関節痛
(7) 全身性炎症所見（発熱，CRP 上昇，または赤沈亢進）
(8) 抗アミノアシル tRNA 合成酵素抗体（抗 Jo-1 抗体を含む）陽性
(9) 筋生検で筋炎の病理所見：筋線維の変性および細胞浸潤

2. 診断

皮膚筋炎	(1) の皮膚症状の (a)〜(c) の 1 項目以上を満たし，かつ経過中に (2)〜(9) の項目中 4 項目以上を満たすもの なお，皮膚症状のみで皮膚病理学的所見が皮膚筋炎に合致するものは無筋症性皮膚筋炎とする
多発性筋炎	(2)〜(9) の項目中 4 項目以上を満たすもの

3. 鑑別診断を要する疾患

感染による筋炎，薬剤誘発性ミオパチー，内分泌異常にもとづくミオパチー，筋ジストロフィーその他の先天性筋疾患，湿疹・皮膚炎群を含むその他の皮膚疾患

（難病情報センター：皮膚筋炎／多発性筋炎〈指定難病 50〉）

療開始時にステロイドパルス療法を行ってもよい．

治療効果の指標は，筋力回復や筋原性酵素値の低下である．この治療を 2〜4 週間継続し，改善傾向が明らかになったところで，ステロイドを漸減する．漸減で再燃する症例では，免疫抑制薬の変更や追加が必要となり，またステロイド再増量を要することもある．

免疫グロブリン大量静注療法は即効性のある治療法である．ただし，持続性に乏しく，ほかの治療法が奏効しなければ反復投与が必要となる．

一方，治療中に筋力回復を妨げる原因としてステロイド筋症がある．ステロイドの長期投与で発症し，検査値異常改善にもかかわらず，筋萎縮と筋力低下が進行する．そのため，ステロイド投与は必要最低限に努める．

治療が奏効すれば早期からのリハビリテーションが推奨される．近年，運動は筋炎治療の妨げにはならないことが明らかとなってきたためである．

間質性肺炎に対して

急速進行性の間質性肺炎を合併する症例では，当初

から高用量副腎皮質ステロイドと免疫抑制薬を併用する. 免疫抑制薬では, カルシニューリン阻害薬, シクロホスファミド, ないし両者の併用が行われる. 副作用として間質性肺炎を起こすメトトレキサートは避けられることが多い.

悪性腫瘍に対して

悪性腫瘍のある限り良好な治療効果は得られにくいため, 可能な限り先に治療する.

（上阪　等）

◉文献

1) Ohta A, et al：Prevalence and incidence of polymyositis and dermatomyositis in Japan. *Mod Rheumatol* 2014；24：477.

2) Fujimoto M, et al：Recent advances in dermatomyositis-specific autoantibodies. *Curr Opin Rheumatol* 2016；28：636.

3) Lundberg IE, at al：2017 European League Against Rheumatism/American College of Rheumatology classification criteria for adult and juvenile idiopathic inflammatory myopathies and their major subgroups. *Ann Rheum Dis* 2017；76：1955.

血管炎症候群

総論

概念

血管炎症候群（vasculitis syndrome）とは, 血管自体に炎症をきたす疾患の総称名である. ほとんどの場合, 血管炎は多臓器に及ぶため, 全身性血管炎・系統的血管炎（systemic vasculitis）とも呼ばれる.

分類

以下のように, いくつかの分類法がある. ①血管炎を起こす疾患や病因の有無により, 一次性（特発性）血管炎, 二次性血管炎に分類する方法. 一次性血管炎とは原因疾患が不明な血管炎で, 二次性血管炎とは梅毒や肝炎ウイルスなどの感染症, 全身性エリテマトーデスや Behçet 病などの自己免疫疾患, 悪性腫瘍, 薬剤など原因疾患や病因が明らかな場合である. ②主として障害される血管の径（罹患血管径）により, 大型血管炎, 中型血管炎, 小型血管炎に分類する. ③全身性血管炎か単一臓器に血管炎が限局しているかにより分類する.

❹⑥に代表的な血管炎の分類（Chapel Hill 2012 分類）[1] を示す. なお, 英語病名に相当する日本語正式名称も記載した. 本分類では, 上記の 3 分類法が組み合わされて構成されている. ❹⑦に一次性血管炎の罹患血管径別分類を示す. 大型血管炎には, 高安動脈炎（Takayasu arteritis）, 巨細胞性動脈炎（giant cell arteritis, 旧称：側頭動脈炎 temporal arteritis）, 中型血管炎には, 結節性多発動脈炎（polyarteritis nodosa）, 川崎病（Kawasaki disease）がある. 小型血管炎は, 抗好中球細胞質抗体（anti-neutrophil cytoplasmic antibody：ANCA）関連血管炎と免疫複合体性血管炎に大別され, ANCA 関連血管炎には, 顕微鏡的多発血管炎（microscopic polyangiitis：MPA）, 多発血管炎性肉芽腫症（granulomatosis with polyangiitis：GPA）, 好酸球性多発血管炎性肉芽腫症（eosinophilic granulomatosis with polyangiitis：EGPA）の 3 疾患がある. 免疫複合体性血管炎には, IgA 血管炎（旧称：Henoch-Schönlein 紫斑病）, 抗糸球体基底膜（glomerular basement membrane：GBM）抗体病などがある. なお, 本分類には記載されていないが, 中型血管炎に属する疾患として, Buerger 病がある. 本疾患は, 閉塞性血栓性血管炎（thromboangiitis obliterans：TAO）とも呼ばれる.

病態

血管壁の炎症により, 壁構造が破壊され, 出血や血管内腔の狭窄・閉塞が引き起こされる. その結果, 罹患血管が分布する諸臓器の虚血, 壊死により臓器不全がもたらされる. 血管に炎症が起こる機序として, 自己抗体, 免疫複合体, 補体, 炎症性細胞（樹状細胞, 好中球, 好酸球, マクロファージ）の活性化, 好中球細胞外トラップ, T 細胞, B 細胞, サイトカインなどの関与が推測されている. 血管炎の病態は, 血管炎症候群のなかの各疾患によって違いがある. たとえば, ANCA 関連血管炎では, ANCA が好中球を過剰活性化し, 好中球から蛋白分解酵素など組織障害性物質を含むクロマチン線維の放出が病態に関連していると推測されている. 抗 GBM 病では, 抗 GBM 抗体が肺胞基底膜や GBM に結合して組織を障害することが推測されている.

結節性多発動脈炎

概念

1866 年, ドイツの Kussmaul（内科医）と Maier（病理医）によって提唱された概念である[2]. 当初, 結節性動脈周囲炎として報告されたが, 炎症は血管自体にあることより結節性多発動脈炎と呼称されるようになった. その後, 本疾患から多発血管炎性肉芽腫症（旧称：Wegener 肉芽腫症）, 好酸球性多発血管炎性肉芽腫症（旧称：Churg-Strauss 症候群）, 川崎病が分離・独立した. さらに, 1994 年に開催された Chapel Hill コンセンサス会議 1994 分類[3] において, 結節性多発

❻ 血管炎の分類（CHCC2012）と正式日本語名（厚生労働省難治性血管炎に関する調査研究班）

	CHCC2012 原文	日本語訳
一次性血管炎	Large vessel vasculitis（LVV）	大型血管炎
	Takayasu arteritis（TAK）	高安動脈炎
	Giant cell arteritis（GCA）	巨細胞性動脈炎
	Medium vessel vasculitis（MVV）	中型血管炎
	Polyarteritis nodosa（PAN）	結節性多発動脈炎
	Kawasaki disease（KD）	川崎病
	Small vessel vasculitis（SVV）	小型血管炎
	Antineutrophil cytoplasmic antibody（ANCA）-associated vasculitis（AAV）	抗好中球細胞質抗体（ANCA）関連血管炎
	Microscopic polyangiitis（MPA）	顕微鏡的多発血管炎
	Granulomatosis with polyangiitis（Wegener's）（GPA）	多発血管炎性肉芽腫症（Wegener 肉芽腫症）
	Eosinophilic granulomatosis with polyangiitis（Churg-Strauss）（EGPA）	好酸球性多発血管炎性肉芽腫症（Churg-Strauss 症候群）
	Immune complex SVV	免疫複合体性小型血管炎
	Anti-glomerular basement membrane（anti-GBM）disease	抗糸球体基底膜抗体病（抗 GBM 病）
	Cryoglobulinemic vasculitis（CV）	クリオグロブリン血症性血管炎
	IgA vasculitis（Henoch-Schönlein）（IgAV）	IgA 血管炎（Henoch-Schönlein 紫斑病）
	Hypocomplementemic urticarial vasculitis HUV（anti-C1q vasculitis）	低補体血症性蕁麻疹様血管炎(抗 C1q 血管炎)
二次性血管炎	Variable vessel vasculitis（VVV）	多様な血管を侵す血管炎
	Behçet's disease（BD）	Behçet 病
	Cogan's syndrome（CS）	Cogan 症候群
一次性血管炎	Single-organ vasculitis（SOV）	単一臓器血管炎
	Cutaneous leukocytoclastic angiitis	皮膚白血球破砕性血管炎
	Cutaneous arteritis	皮膚動脈炎
	Primary central nervous system vasculitis	原発性中枢神経系血管炎
	Isolated aortitis	限局性大動脈炎
二次性血管炎	Vasculitis associated with systemic disease	全身性疾患関連血管炎
	Lupus vasculitis	ループス血管炎
	Rheumatoid vasculitis	リウマトイド血管炎
	Sarcoid vasculitis	サルコイド血管炎
	Vasculitis associated with probable etiology	推定病因を有する血管炎
	Hepatitis C virus-associated cryoglobulinemic vasculitis	C 型肝炎ウイルス関連クリオグロブリン血症性血管炎
	Hepatitis B virus-associated vasculitis	B 型肝炎ウイルス関連血管炎
	Syphilis-associated aortitis	梅毒関連大動脈炎
	Drug-associated immune complex vasculitis	薬剤関連免疫複合体性血管炎
	Drug-associated ANCA-associated vasculitis	薬剤関連 ANCA 関連血管炎
	Cancer-associated vasculitis	がん関連血管炎

（Jennette JC, et al：2012 revised International Chapel Hill Consensus Conference Nomenclature of Vasculitides. *Arthritis Rheum* 2013；65：1.）

動脈炎から顕微鏡的多発血管炎が分離・独立した．これにより，結節性多発動脈炎は，細動脈以下の小型血管（細動脈，毛細血管）は侵さない中・小型の血管炎となった．現在，世界で最も使用されている Chapel Hill コンセンサス会議 2012 分類[1] では，結節性多発動脈炎は，「糸球体腎炎あるいは細動脈，毛細血管，細静脈の血管炎を伴わず，抗好中球細胞質抗体（anti-neutrophil cytoplasmic antibody：ANCA）と関連のない中・小型壊死性血管炎」と定義されている[2]．

病因

　不明である．B 型肝炎ウイルスなどウイルス感染の関与が明らかな場合は，本疾患でなく二次性血管炎（ウイルス関連血管炎）に分類される．

疫学

　平均発症年齢は 55 歳で，男女比は 3：1 で，やや男性に多い傾向がある．欧米での有病率は 100 万人あたり 2〜33 人と推定される．5 年生存率は 75〜93 ％である．

臨床症状

　❽に結節性多発動脈炎の診断基準（厚生労働省難治性血管炎に関する調査研究班作成）[4] を示す．血管炎による血管壁の脆弱化の結果，動脈瘤形成や血管の壊

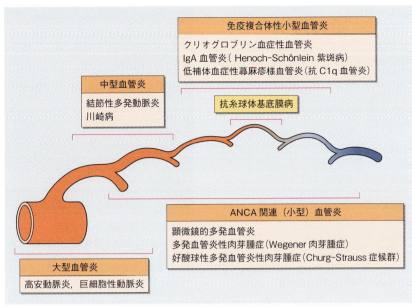

❹ 障害血管の太さによる一次性血管炎の分類

(Jennette JC, et al：2012 revised International Chapel Hill Consensus Conference Nomenclature of Vasculitides. *Arthritis Rheum* 2013；65：1.)

死，出血を起こす．また，血管炎により内腔狭窄，梗塞を起こす．臨床症状の基本像は，炎症による全身症状と血管障害による諸臓器の出血，梗塞などによる臓器障害症状（腎機能低下，呼吸不全，消化管出血など）である．血管は全身諸臓器に分布しており，血管炎はすべての臓器に起こりうる．このため，結節性多発動脈炎の臨床症状は非常に多彩である．

全身症状

発熱（38℃以上），全身倦怠感，体重減少を認める．体重減少は数か月以内に 6 kg 以上が多い．

臓器症状

高血圧（腎虚血による高レニン血症性腎血管性高血圧），腎症状（腎梗塞や腎出血による腎機能障害），頭部症状（脳出血，脳梗塞），心臓症状（虚血性心疾患，心膜炎，心不全），肺症状（肺出血，肺梗塞，胸膜炎），消化器症状（消化管出血，腸閉塞），筋肉・関節症状（筋痛，関節痛，筋力低下），皮膚症状（皮膚潰瘍，壊疽，紫斑），肝障害，副睾丸炎など多彩な臓器障害が認められる．

結節性多発動脈炎では，このように多臓器を障害しうるが，症例により障害部位・数・程度は異なる．

診断

確定診断は，❹にあるように主要症候 2 項目以上に加え，❹❺に示すように病理組織学的検査で中・小型のフィブリノイド型壊死性血管炎を証明することである．病理組織所見は，血管炎の時期により，Ⅰ期（変性期），Ⅱ期（急性炎症期），Ⅲ期（肉芽期），Ⅳ期（瘢痕期）の 4 期に分類される．血管造影所見で，中型動脈の多発性小動脈瘤，狭窄・閉塞所見は診断に有用である．

検査所見では，炎症を反映する所見（赤沈亢進，CRP 上昇，末梢血白血球増加・血小板増加）を認める．出血所見としては，貧血（赤血球数低下，ヘモグロビン低下など），臓器障害所見としては，腎障害ではBUN，血清クレアチニン値の上昇，心筋障害では心電図の ST 上昇，血清クレアチンキナーゼ，AST，LDH 上昇などである．

鑑別診断として，一次性血管炎に属する顕微鏡的多発血管炎，多発血管炎性肉芽腫症，好酸球性多発血管炎性肉芽腫症，川崎病のほか，二次性血管炎である全身性エリテマトーデスや関節リウマチなどの膠原病に伴う血管炎，癌関連血管炎，B 型肝炎ウイルス血管炎などがあげられる．

治療

免疫抑制療法（副腎皮質ステロイドと免疫抑制薬の併用）が基本で，まず寛解導入療法として強力な免疫抑制療法を行い，その後に徐々に治療強度を減らし維持療法とする．

寛解導入療法として，ステロイドパルス治療（メチルプレドニゾロン 500～1,000 mg を 3 日間点滴静注），免疫抑制薬（シクロホスファミドの経口投与または点滴静注療法）．また，血漿交換が試みられる（現在，保険適用ではない）．ステロイドパルス治療施行後は，後療法として経口副腎皮質ステロイド（プレドニゾロ

㊽ 結節性多発動脈炎の診断基準
（厚生労働省難治性血管炎に関する調査研究班）

診断基準
（Definite, Probable を対象とする．）

主要項目

1. 主要症候
   (1) 発熱（38℃以上，2週以上）と体重減少
       （6か月以内に6kg以上）
   (2) 高血圧
   (3) 急速に進行する腎不全，腎梗塞
   (4) 脳出血，脳梗塞
   (5) 心筋梗塞，虚血性心疾患，心膜炎，心不全
   (6) 胸膜炎
   (7) 消化管出血，腸閉塞
   (8) 多発性単神経炎
   (9) 皮下結節，皮膚潰瘍，壊疽，紫斑
   (10) 多関節痛（炎），筋痛（炎），筋力低下
2. 組織所見
   中・小動脈のフィブリノイド壊死性血管炎の存在
3. 血管造影所見
   腹部大動脈分枝（特に腎内小動脈）の多発性小動脈瘤と狭窄・閉塞
4. 診断のカテゴリー
   (1) Definite
   主要症候2項目以上と組織所見のある例
   (2) Probable
   (a) 主要症候2項目以上と血管造影所見の存在する例
   (b) 主要症候のうち(1)を含む6項目以上存在する例
5. 参考となる検査所見
   (1) 白血球増加（10,000/μL以上）
   (2) 血小板増加（400,000/μL以上）
   (3) 赤沈亢進
   (4) CRP 強陽性
6. 鑑別診断
   (1) 顕微鏡的多発血管炎
   (2) 多発血管炎性肉芽腫症（旧称：Wegener肉芽腫症）
   (3) 好酸球性多発血管炎性肉芽腫症
       （旧称：アレルギー性肉芽腫性血管炎）
   (4) 川崎病動脈炎
   (5) 膠原病（全身性エリテマトーデス〈SLE〉，
       関節リウマチ〈RA〉など）
   (6) IgA血管炎（旧称：紫斑病性血管炎）

参考事項

1. 組織学的にⅠ期変性期，Ⅱ期急性炎症期，Ⅲ期肉芽期，Ⅳ期瘢痕期の4つの病期に分類される．
2. 臨床的にⅠ，Ⅱ病期は全身の血管の高度の炎症を反映する症候，Ⅲ，Ⅳ期病変は侵された臓器の虚血を反映する症候を呈する．
3. 除外項目の諸疾患は壊死性血管炎を呈するが，特徴的な症候と検査所見から鑑別できる．

（難病情報センター：結節性多発動脈炎〈指定難病42〉）

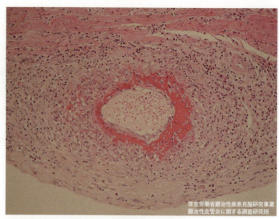

㊾ 結節性多発動脈炎（炎症期）

Arkinにより，病期は変性期，炎症期，肉芽期，瘢痕期に分類されている．変性期には中膜，内膜の浮腫とフィブリノイド変性が認められる．炎症期には中膜，外膜に好中球，ときに好酸球，リンパ球，形質細胞が浸潤し，フィブリノイド壊死は血管全層に及ぶ．その結果，内弾性板は断裂し，消失する．
（『Web版病理アトラス』https://www.vas-mhlw.org/html/pathology/index.html，厚生労働省難治性血管炎に関する調査研究班の許可を得て掲載．）

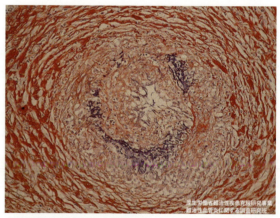

㊿ 結節性多発動脈炎（肉芽期）

炎症期が過ぎると，組織球，線維芽細胞が外膜より侵入し，肉芽期に入る．肉芽期には内膜増殖が起こり，血管内腔が閉塞するほど高度になることがある．（PTAH染色）
（『Web版病理アトラス』https://www.vas-mhlw.org/html/pathology/index.html，厚生労働省難治性血管炎に関する調査研究班の許可を得て掲載．）

ン40〜60 mg/日）を行う．軽症例では経口副腎皮質ステロイド内服のみで治療する場合もある．

　寛解維持療法としては，経口副腎皮質ステロイド（プレドニゾロン5〜10 mg/日）単独または免疫抑制薬（アザチオプリン）の併用療法を行う．

（有村義宏）

●文献

1) Jennette JC, et al：2012 revised International Chapel Hill Consensus Conference Nomenclature of Vasculitides. *Arthritis Rheum* 2013；65：1.
2) Kussmaul A, et al：Über eine bisher nicht beschriebene eigenthümliche Arterienerkrankung (Periarteritis nodo-

sa), die mit Morbus Brightii und rapid fortschreitender allgemeiner Muskellähmung einhergeht. Deutsches Arch f klin Med 1866；1：484.
3) Jennette JC, et al：Nomenclature of systemic vasculitides. Proposal of an international consensus conference. *Arthritis Rheum* 1994；37：187.
4) 厚生労働省難治性疾患克服事業難治性血管炎に関する調査研究班：平成17年度統括・分担研究報告書.

顕微鏡的多発血管炎
microscopic polyangiitis（MPA）

概念
顕微鏡的多発血管炎は抗好中球細胞質抗体の発見とともに結節性多発動脈炎から分離された，主として小血管を障害する壊死性血管炎である．多くの症例が壊死性糸球体腎炎を伴い，罹患臓器には免疫沈着物をわずかに認めるか，またはまったく認めず，肉芽腫性炎症は伴わない．

疫学
国内患者数は約9,100人（平成28年度特定疾患医療受給者証交付件数にもとづく）で，男女比は，1：1.3とやや女性に多く，平均発症年齢は69歳である．

病因・病態
遺伝的因子と環境因子の双方が互いに影響しあい，自己抗体であるANCAが産生され，血管内皮障害を引き起こすという自己免疫機序の関与が提唱されている．MPAの発症におけるシリカ，薬剤，感染症（ウイルス，グラム陰性桿菌）などの関与が推測されている．薬剤で最も多いのはプロピルチオウラシル（抗甲状腺薬）であり，そのほかにミノサイクリン（抗菌薬），ヒドララジン（降圧薬）などが報告されている．好中球の細胞質に含まれる酵素蛋白質であるミエロペルオキシダーゼ（MPO）に対する自己抗体（MPO-ANCA）が高率に検出される．ANCAは好中球の細胞膜上あるいは近傍で対応抗原であるMPOまたはプロテイナーゼ3（PR3）に結合しFcγ受容体を介して好中球を刺激し，サイトカインの異常産生を誘導して，血管

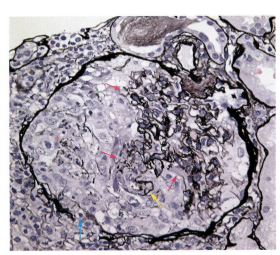

51 顕微鏡的多発血管炎の腎生検組織像
顕微鏡的多発血管炎による壊死性半月体形成性糸球体腎炎（PASM-HE染色）
糸球体基底膜（黄矢印）があちこちで断裂（赤矢印）し，Bowman腔（＊）に細胞成分の増加（細胞性半月体）が認められる．Bowman嚢の破綻もみられる（青矢印）．
（写真提供：吉祥寺あさひ医院／杏林大学第一内科 有村義宏先生）

52 顕微鏡的多発血管炎の診断基準
（厚生労働省難治性血管炎に関する調査研究班）

診断基準
（確実，疑い例を対象とする．）

主要項目
1. 主要症候
    ① 急速進行性糸球体腎炎
    ② 肺出血，もしくは間質性肺炎
    ③ 腎・肺以外の臓器症状：紫斑，皮下出血，消化管出血，多発性単神経炎など
2. 主要組織所見
    細動脈・毛細血管・後毛細血管細静脈の壊死，血管周囲の炎症性細胞浸潤
3. 主要検査所見
    ① MPO-ANCA 陽性
    ② CRP 陽性
    ③ 蛋白尿・血尿，BUN，血清クレアチニン値の上昇
    ④ 胸部X線所見：浸潤陰影（肺胞出血），間質性肺炎
4. 判定
    ① 確実（definite）
    (a) 主要症候の2項目以上を満たし，組織所見が陽性の例
    (b) 主要症候の①および②を含め2項目以上を満たし，MPO-ANCAが陽性の例
    ② 疑い（probable）
    (a) 主要症候の3項目を満たす例
    (b) 主要症候の1項目とMPO-ANCA陽性の例
5. 鑑別診断
    ① 結節性多発動脈炎
    ② 多発血管炎性肉芽腫症（旧称：Wegener肉芽腫症）
    ③ 好酸球性多発血管炎性肉芽腫症
       （旧称：アレルギー性肉芽腫性血管炎/Churg-Strauss症候群）
    ④ 川崎動脈炎
    ⑤ 膠原病（SLE，RAなど）
    ⑥ IgA血管炎（旧称：紫斑病血管炎）

参考事項
1. 主要症候の出現する1〜2週間前に先行感染（多くは上気道感染）を認める例が多い．
2. 主要症候①，②は約半数例で同時に，その他の例ではいずれか一方が先行する．
3. 多くの例でMPO-ANCAの力価は疾患活動性と並行して変動する．
4. 治療を早期に中止すると，再発する例がある．
5. 除外項目の諸疾患は壊死性血管炎を呈するが，特徴的な症候と検査所見から鑑別できる．

（難病情報センター：顕微鏡的多発血管炎〈指定難病43〉）

内皮細胞を障害するというANCA-サイトカインシークエンス説が提唱されてきた．さらに最近では，ANCAが炎症性サイトカインとともに好中球を過剰に活性化し，好中球内のヒストン，DNA，蛋白分解酵素を含む好中球細胞外トラップ（neutrophil extracellular traps：NETs）という細い網状の物質を放出し血管内皮を障害することが明らかにされている．

臨床症状

発熱，体重減少，易疲労感，筋痛，関節痛などの全身症状（約70％）とともに組織の出血や虚血・梗塞による徴候が出現する．壊死性糸球体腎炎が最も高頻度であり，肉眼的または顕微鏡的血尿が出現し，血清クレアチニン値が上昇する．数週間から数か月で急速に腎不全に移行する（急速進行性腎炎症候群〈rapidly progressive glomerulonephritis：RPGN〉と呼ぶ）ことが多いので，早期診断がきわめて重要である．呼吸器症状（間質性肺炎，肺胞出血），皮膚症状（紫斑，皮膚潰瘍，網状皮斑，皮下結節など），神経症状（多発性単神経炎，肥厚性硬膜炎，脳出血，脳梗塞など），消化管症状（腹痛，下血），耳鼻科領域の症状（感音難聴，耳鳴り）なども高頻度に出現する．間質性肺炎や肺胞出血を併発すると咳，労作時息切れ，頻呼吸，血痰，喀血，低酸素血症をきたす．心症状は約10％にみられるが，消化管病変は他のANCA関連血管炎に比べて少ない．

検査

白血球・血小板増加，炎症反応（赤沈，CRP）陽性を認める．疾患標識自己抗体として90％以上の患者

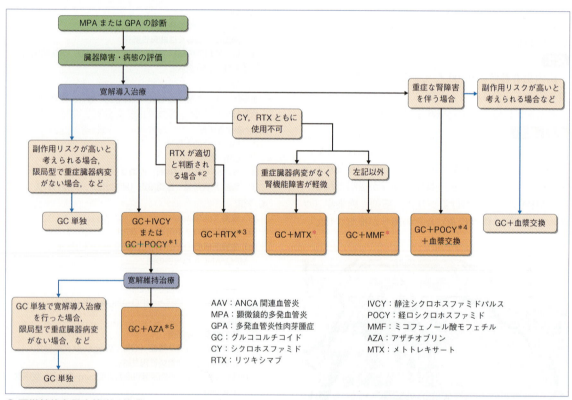

図 顕微鏡的多発血管炎の治療

ANCA関連血管炎診療ガイドライン2017における，顕微鏡的多発血管炎，多発血管炎性肉芽腫症に対する治療レジメンの選択を示した．診断確定後臓器障害・病態を評価し寛解導入治療を選択する．中等から高用量副腎皮質ステロイドと，シクロホスファミドまたはリツキシマブとの併用が推奨されている．寛解達成後は免疫抑制薬をアザチオプリンに切り替える．副腎皮質ステロイドは計画的に減量し，可能な限り総量を低く抑える．

*1：GC＋IVCYがGC＋POCYよりも優先される．
*2：ANCA関連血管炎の治療に対して十分な知識・経験をもつ医師のもとで，RTXの使用が適切と判断される症例においては，GC＋CYの代替として，GC＋RTXを用いてもよい．
*3：GC＋IVCY/POCYがGC＋RTXよりも優先される．
*4：POCYではなくIVCYが用いられる場合がある．
5：AZA以外の薬剤として，RTX，MTX，MMF*が選択肢となりうる．
*：保険適用外．
図には一般的な治療法を示してあり，個々の患者の状況には必ずしもあてはまるとは限らない．
黒矢印と濃いオレンジの枠は，ガイドラインの推奨文で提案した治療またはその代替治療を，青矢印はそれ以外の治療を表す．
（ANCA関連血管炎診療ガイドライン2017．東京：診断と治療社；2017）

でMPO-ANCAが検出される．腎炎合併例では尿異常所見（糸球体性血尿，蛋白尿，赤血球円柱，顆粒円柱など），尿素窒素・クレアチニン上昇，eGFR低下を認める．腎生検では，巣状・分節状壊死性糸球体腎炎，半月体形成性糸球体腎炎が典型的であり，免疫グロブリンや補体の有意な沈着は認めない pauci-immune型の組織所見を示す（**51**）．肺病変合併例では，胸部単純X線写真にて両側下肺野優位に網状影や線状影を，HRCTで胸膜側優位に網状陰影，蜂巣肺，浸潤影などを認め，通常型間質性肺炎（UIP）パターンを示す場合が多い．血痰および，高分解能CTでびまん性すりガラス影や均等影などの肺胞出血を疑う陰影を認める場合には，気管支肺胞洗浄を行い，出血を確認する．末梢神経の感覚・運動障害を呈する場合には，神経伝導速度検査で多発性単神経炎所見を確認する．脳梗塞，脳出血，肥厚性硬膜炎を疑う場合には，頭部CT検査，MRI検査を行う．

診断
診断には厚生労働省難治性血管炎に関する調査研究班による診断基準を用いる（**52**）．判定基準には確実と疑いがあり，早期例を見逃さないように工夫されている．鑑別診断として，他の小型・中型血管炎，膠原病に伴う血管炎，血管炎症候群以外の疾患をあげ，それらの可能性を除外する．血管炎症候群以外の疾患には，塞栓症，感染症，悪性腫瘍，外傷・薬剤・放射線などの外的因子，先天性血管壁脆弱化などの疾患が含まれる．

治療
MPAの治療は寛解導入療法と寛解維持療法に分けて組み立てる（**53**）．重要臓器病変を伴うMPAの寛解導入療法の基本的治療方針は，中等から高用量の副腎皮質ステロイドとシクロホスファミド（CY），または副腎皮質ステロイドとリツキシマブ（キメラ型抗CD20抗体）による免疫抑制治療である．重症な腎障害を伴う場合には血漿交換療法を加えることもある．CY投与法には大量点滴静注法と経口投与法のいずれも使用されるが，有効性と安全性のバランスから前者がより推奨されている．CY，リツキシマブが使用できない場合にはメトトレキサート，ミコフェノール酸モフェチルを用いる場合もある（保険適用外）．副腎皮質ステロイドは計画的に減量し，副腎皮質ステロイドによる長期の副作用を可能な限り軽減するように努める．副作用リスクが高いと考えられる症例や重症な臓器病変を伴わない症例では，副腎皮質ステロイド単独での治療を選択する場合もある．

寛解達成後には併用する免疫抑制薬をアザチオプリンに切り替えて，副腎皮質ステロイドを維持量まで漸減する．免疫抑制治療の中止が可能な場合もあるが，中止に伴い再燃のリスクも上昇する．

治療期間中を通して，感染症の予防，ステロイドの副作用の評価と対応が特に重要である．強力な免疫抑制治療中は，ST合剤の予防投与を行う．体重管理，糖尿病，高脂血症，骨粗鬆症，白内障，緑内障などのフォローを確実に行い，インフルエンザワクチン，肺炎球菌ワクチンを可能な限り接種する．

多発血管炎性肉芽腫症（Wegener肉芽腫症）
granulomatosis with polyangiitis（GPA）
（Wegener granulomatosis）

概念
多発血管炎性肉芽腫症（旧称：Wegener granulomatosis）は，①上気道（眼，耳，鼻，咽頭，副鼻腔）（E：ear and nose）および肺（L：lung）における壊死性肉芽腫性炎，②腎（K：kidney）における巣状分節性壊死性糸球体腎炎，③全身の中・小型動脈の壊死性血管炎の3つを臨床病理学的な特徴とする難治性血管炎である．

疫学
国内患者数は約2,700人（平成28年度特定疾患医療受給者証交付件数にもとづく）で，男女比は1.4：1とやや男性に多く，平均発症年齢は58歳である．

病因・病態
顕微鏡的多発血管炎と同様に遺伝的因子と環境因子が発症に関与する．顕微鏡的多発血管炎の項で紹介したANCA-サイトカインシークエンス説および好中球細胞外トラップ（neutrophil extra-cellular traps：NETs）による血管内皮障害はGPAの病態形成にも関与すると考えられている．

上気道や肺では，実質の壊死像や肉芽腫性炎症所見が認められる．腎の特徴的な組織所見は，巣状・分節状または半月体形成性糸球体腎炎の所見であり，pau-

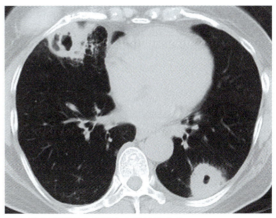

54 多発血管炎性肉芽腫症の肺結節病変
両側肺に空洞形成を伴う結節影を認める．

㊟ 多発血管炎性肉芽腫症の診断基準
（厚生労働省難治性血管炎に関する調査研究班）

診断基準
（Definite，Probable を対象とする.）

1. 主要症状
（1）上気道（E）の症状
　E：鼻（膿性鼻漏，出血，鞍鼻），眼（眼痛，視力低下，眼球突出），耳（中耳炎），口腔・咽頭痛（潰瘍，嗄声，気道閉塞）
（2）肺（L）の症状
　L：血痰，咳嗽，呼吸困難
（3）腎（K）の症状
　血尿，蛋白尿，急速に進行する腎不全，浮腫，高血圧
（4）血管炎による症状
　①全身症状：発熱（38℃以上，2週間以上），体重減少（6か月以内に6kg以上）
　②臓器症状：紫斑，多関節炎（痛），上強膜炎，多発性単神経炎，虚血性心疾患（狭心症・心筋梗塞），消化管出血（吐血・下血），
　　胸膜炎

2. 主要組織所見
①E，L，Kの巨細胞を伴う壊死性肉芽腫性炎
②免疫グロブリン沈着を伴わない壊死性半月体形成腎炎
③小・細動脈の壊死性肉芽腫性血管炎

3. 主要検査所見
Proteinase 3-ANCA（PR3-ANCA）（蛍光抗体法で cytoplasmic pattern，c-ANCA）が高率に陽性を示す.

4. 診断のカテゴリー
（1）Definite
　（a）上気道（E），肺（L），腎（K）のそれぞれ1臓器症状を含め主要症状の3項目以上を示す例
　（b）上気道（E），肺（L），腎（K），血管炎による主要症状の2項目以上および，組織所見①，②，③の1項目以上を示す例
　（c）上気道（E），肺（L），腎（K），血管炎による主要症状の1項目以上と組織所見①，②，③の1項目以上およびc（PR3）
　　ANCA 陽性の例
（2）Probable
　（a）上気道（E），肺（L），腎（K），血管炎による主要症状のうち2項目以上の症状を示す例
　（b）上気道（E），肺（L），腎（K），血管炎による主要症状のいずれか1項目および，組織所見①，②，③の1項目を示す例
　（c）上気道（E），肺（L），腎（K），血管炎による主要症状のいずれか1項目とc（PR3）-ANCA 陽性を示す例

5. 参考となる検査所見
①白血球，CRP の上昇
②BUN，血清クレアチニンの上昇

6. 識別診断
①E，L の他の原因による肉芽腫性疾患（サルコイドーシスなど）
②他の血管炎症候群（顕微鏡的多発血管炎，好酸球性多発血管炎性肉芽腫症〈Churg-Strauss 症候群〉，結節性多発動脈炎など）

7. 参考事項
①上気道（E），肺（L），腎（K）のすべてがそろっている例は全身型，上気道（E），下気道（L）のうち単数または2つの臓器にとど
　まる例を限局型と呼ぶ.
②全身型は E，L，K の順に症状が発現することが多い.
③発症後しばらくすると，E，L の病変に黄色ぶどう球菌を主とする感染症を合併しやすい.
④E，L の肉芽腫による占拠性病変の診断に CT，MRI，シンチ検査が有用である.
⑤PR3-ANCA の力価は疾患活動性と並行しやすい. MPO-ANCA 陽性を認める例もある.

（難病情報センター：多発血管炎性肉芽腫症〈指定難病44〉）

ci-immune 型の腎炎である. フィブリノイド型血管炎が腎および全身の組織で認められ，臓器梗塞，粘膜のびらんや潰瘍を形成する.

臨床症状

発熱，体重減少，易疲労感などの全身症状とともに，上気道（E）（膿性鼻漏，鼻出血，慢性副鼻腔炎，中耳炎，鼓膜穿孔，眼痛，視力低下，強膜炎，結膜炎，眼球突出，咽頭潰瘍，嗄声，気道閉塞），肺（L）（血痰，咳嗽，呼吸困難），腎（K）（下腿浮腫，高血圧，血尿，蛋白尿，急速に進行する腎不全）の各症状が出現する. 全経過を通じて糸球体腎炎は70～80％に認められ，しばしば急速進行性腎炎症候群の病像をとる. その他，筋痛，関節痛，皮膚では紫斑や潰瘍，胸部では狭心症様症状，心不全症状，心筋炎症状，腹部では腹痛，圧痛，下血など，神経では多発単神経炎による痺れや筋力低下，肥厚性硬膜炎による頭痛がみられる. 抗菌薬に対する反応性の乏しい両側性中耳炎では，ANCA 関連血管炎の可能性を考慮する.

通常は E, L, K の順番で症状が出現することが多く，これら3つの症状がそろう場合を全身型，E と L のうち単数もしくは2つの臓器にとどまる例を限局型と呼ぶ．

検査

検査の進め方は顕微鏡的多発血管炎と基本的に同様である．わが国では MPO-ANCA 陽性 GPA と PR3-ANCA 陽性 GPA がほぼ同数存在する．胸部画像所見における肺結節は GPA に特徴的であり，約半数に空洞形成を認める（54）．肺胞出血は，すりガラス影，均等影を認める場合が多い．一方，GPA では間質性肺炎の頻度は低い．罹患臓器の生検は診断確定に有用である．

診断

厚生労働省難治性血管炎に関する調査研究班が作成した診断基準を用いる（55）．主要症状は，"（1）E の症状"，"（2）L の症状"，"（3）K の症状"，"（4）血管炎による症状"があげられている．また，主要組織所見としては，①E，L，K の巨細胞を伴う壊死性肉芽腫性炎，②免疫グロブリン沈着を伴わない壊死性半月体形成腎炎，③小・細動脈の壊死性肉芽腫性血管炎があげられている．判定については確実および疑いの基準が示されており，他の原因による肉芽腫性疾患（サルコイドーシスなど）や他の血管炎症候群との鑑別が必要である．

治療

GPA に対する治療は，MPA と同様に寛解導入療法と寛解維持療法に分けて組み立てる．治療法の選択は両疾患で同じである．

好酸球性多発血管炎性肉芽腫症
eosinophilic granulomatosis with polyangiitis（EGPA）
Churg-Strauss syndrome

概念

好酸球性多発血管炎性肉芽腫症は，気管支喘息，末梢血好酸球増加，血管炎による臓器症状を三主徴とする疾患で，1951年に Churg と Strauss により最初に報告された．

疫学

国内患者数は約2,000人（平成28年度特定疾患医療受給者証交付件数にもとづく）で，発症平均年齢は55歳，男女比は1：2と女性に多い．

病因・病態

特定の遺伝的背景のある患者に何らかの抗原刺激が加わって発症すると考えられる．末梢血中で増加した好酸球が血管炎罹患臓器に浸潤し，組織障害をもたらす．好酸球の増殖や活性化に重要な IL-4，IL-5，IL-13 などのサイトカインが EGPA の病態形成にも関与すると考えられている．

臨床症状

EGPA の病期は3期に分かれる．すなわち，最初のアレルギー症状（鼻ポリープ・鼻炎，気管支喘息）を呈する時期（predromic phase）に引き続き，末梢血好酸球増加および組織への好酸球浸潤が起こり（eosinophilic phase），最終的に発熱，体重減少などの全身症状と血管炎症状を呈する（vasculitic phase）．血管炎症状のなかでは多発単神経炎が最も高頻度であり，9割以上の患者に認められる．そのほかに，皮膚症状（紫斑，潰瘍），呼吸器症状（咳，血痰，呼吸困難，気管支喘息，好酸球性肺炎），消化器症状（腹痛，下痢，下血），心症状（胸痛，呼吸困難，心不全，虚血性心疾患，心外膜炎，心筋炎），脳血管障害（脳出血，脳梗塞），腎障害（血尿，蛋白尿）などさまざまな症状が出現する．

検査

末梢血白血球分画で好酸球が10％以上，または1,500/μL 以上と著増する．ANCA は約半数で陽性であり，ANCA 陰性であっても EGPA の可能性は十分にある．IgE およびリウマトイド因子は70％で陽性となる．胸部 CT 画像では移動性あるいは一過性の肺浸潤影が出現する．耳鼻咽喉科的検査では好酸球性中耳炎または好酸球性副鼻腔炎の所見を認める．病理学的には中・小血管（主に細動脈）の血管周囲への好酸球を主体とした細胞浸潤とフィブリノイド壊死，血管外肉芽腫が認められ，肉芽腫周囲には巨細胞を伴う単核球浸潤がみられる．

診断

厚生労働省難治性血管炎に関する調査研究班が作成した診断基準を用いる（56）．主要臨床所見は①気管支喘息あるいはアレルギー性鼻炎，②好酸球増加，③血管炎による症状の3項目であり，臨床経過の特徴として主要臨床所見の①，②が先行し③が発症すると記載されている．主要臨床所見，臨床経過の特徴，主要組織所見の組み合わせにより確実または疑いと診断する．この診断基準ではアレルギー性肉芽腫性血管炎と Churg-Strauss 症候群を分けて診断しているが，治療の観点からはこれらを分ける必要はない．

治療

寛解導入療法は中等から高用量の副腎皮質ステロイドを主体とし，重症例ではステロイドパルス療法を併用する．予後不良因子（five factor score）が0の場合にはステロイド単独治療で90％以上の寛解導入率が期待できる．免疫抑制薬を要する場合にはシクロホスファミドの経口あるいは点滴静注療法，アザチオプリンが用いられる．リツキシマブの有効性も報告されている（保険適用外）．副腎皮質ステロイドは計画的に

㊏ 好酸球性多発血管炎性肉芽腫症の診断基準
（厚生労働省難治性血管炎に関する調査研究班）

診断基準
（Definite，Probable を対象とする．）

1. 主要臨床所見
   (1) 気管支喘息あるいはアレルギー性鼻炎
   (2) 好酸球増加
   (3) 血管炎による症状：発熱（38℃以上，2週間以上），体重減少（6か月以内に6kg以上），多発性単神経炎，消化管出血，多関節痛（炎），筋肉痛（筋力低下），紫斑のいずれか1つ以上

2. 臨床経過の特徴
   主要臨床所見 (1)，(2) が先行し，(3) が発症する．

3. 主要組織所見
   (1) 周囲組織に著明な好酸球浸潤を伴う細小血管の肉芽腫性またはフィブリノイド壊死性血管炎の存在
   (2) 血管外肉芽腫の存在

4. 診断のカテゴリー
   (1) Definite
      (a) 1. 主要臨床所見3項目を満たし，3. 主要組織所見の1項目を満たす場合
      (b) 1. 主要臨床所見3項目を満たし，2. 臨床経過の特徴を示した場合
   (2) Probable
      (a) 1. 主要臨床所見1項目および3. 主要組織所見の1項目を満たす場合
      (b) 1. 主要臨床所見を3項目満たすが，2. 臨床経過の特徴を示さない場合

5. 参考となる所見
   (1) 白血球増加（≧ 10,000/μL）
   (2) 血小板増加（≧ 400,000/μL）
   (3) 血清 IgE 増加（≧ 600U/mL）
   (4) MPO-ANCA 陽性
   (5) リウマトイド因子陽性
   (6) 肺浸潤陰影

（難病情報センター：好酸球性多発血管炎性肉芽種症〈指定難病45〉）

減量する．寛解達成後はシクロホスファミドをアザチオプリンに変更する．副腎皮質ステロイドを維持量まで漸減する．免疫抑制治療の中止が可能な場合もあるが，中止に伴い再燃のリスクも上昇する．寛解維持期に残存した末梢神経障害による筋力低下に対して，ガンマグロブリン大量静注療法が用いられる．一部の症例では感覚障害に対する有効性も認められる．2018年5月から抗 IL-5 抗体であるメポリズマブが EGPA に対して使用可能となった．臨床試験において EGPA 患者に対する寛解維持期間の延長，寛解状態の割合増加，経口ステロイド減量効果が示されている．

（針谷正祥）

● 文献
1) 有村義宏ほか（編）：ANCA 関連血管炎診療ガイドライン 2017．東京：診断と治療社；2017．

クリオグロブリン血症性血管炎
cryoglobulinemic vasculitis（CV）

概念

クリオグロブリン（cryoglobulin：CG）は，血清または血漿中において，低温で沈降し37℃に加温すると溶解する蛋白質で，多発性骨髄腫の患者血清でみられた現象から1947年に初めて CG と名付けられた[1]．主な構成蛋白は免疫グロブリンと補体成分で[2]，その構成成分により I 型から III 型の3型に分類される（㊗）．この CG 血症を有し，臨床的に免疫複合体性血管炎をきたしたものをクリオグロブリン血症性血管炎（CV）という[3]．

病因・病態

CV には，基礎疾患がない本態性 CV と，血液疾患（特に悪性リンパ腫），膠原病（特に Sjögren 症候群），感染症（特にウイルス性肝炎）などの基礎疾患に続発する続発性 CV がある．続発性 CV では，C 型肝炎ウイルス感染症の40〜65％に CV がみられる．

病態として I 型では血清中の過剰な単クローン性免疫グロブリンにより，血液粘度が亢進して微小血栓ができるのが主たる病態とされている．一方，II および III 型は免疫複合体により補体経路活性化，好中球やリンパ球の活性化を介して，血管外への細胞浸潤，血管壁の障害をきたし血管炎を引き起こす．

臨床症状

寒冷曝露をきっかけに種々の症状が出現する，というエピソードが重要である．I 型では血栓形成による末梢循環障害で，Raynaud 現象，四肢チアノーゼ，四肢末端の潰瘍や壊疽，さらには脳梗塞，心筋梗塞，網膜中心動静脈閉塞による視力障害などの症状が起こりうる．II および III 型は血管炎による発熱や倦怠感などの全身症状，種々の皮膚症状（紫斑，紅斑，網状皮斑，潰瘍など），筋痛や関節痛，糸球体腎炎による蛋白尿，血尿，腎機能低下，末梢神経障害による知覚や運動障害が起こりうる．また，肺胞出血をきたせば血痰や喀血がみられることもある．

検査

血清中の CG の証明は，37℃以下で血清を分離後，4℃に冷却し数日放置したあと沈殿物を確認し，それを定量，分析する．I 型では血清中の単クローン性蛋白血症を証明する．II，III 型の CV では血清補体価の低下，リウマトイド因子や種々の自己抗体が検出され，C 型肝炎関連の CG 血症では，C 型肝炎の抗体や RNA を血清中に確認できる．

診断

欧州の専門家を中心に暫定分類基準が作成されており[4]，現時点ではこれに準じて個々の症例の診断が行

❺ クリオグロブリンの分類

分類	I 型	II 型	III 型
	単一性	混合性	混合性
構成	単クローン性免疫グロブリン または Bence Jones 蛋白	単クローン性免疫グロブリンと 多クローン性免疫グロブリンの混成	多クローン性免疫グロブリンどうしの 混成
病態	微小血栓	免疫複合体性血管炎	免疫複合体性血管炎
関連疾患	Waldenström マクログロブリン血症 多発性骨髄腫 L 鎖病 リンパ増殖性疾患に関連した 単クローン性免疫グロブリン異常症	本態性クリオグロブリン血症 C 型肝炎 関節リウマチ Sjögren 症候群 慢性リンパ性白血病	本態性クリオグロブリン血症 ウイルス感染症（B 型・C 型肝炎ウイ ルス，EB ウイルス，サイトメガロウ イルス，HIV） 細菌感染症 Sjögren 症候群 全身性エリテマトーデス 原発性胆汁性肝硬変

❺ クリオグロブリン血症性血管炎の暫定分類基準

12 週間以上の間隔をあけて 2 回以上 CG が陽性である患者で，
以下の問診，臨床，検査の 3 項目中 2 項目以上が陽性の場合
CV と分類する

1. 問診項目：以下の a～c の 3 つのうち 2 つ以上を満たす
a）皮膚（特に下肢）に小さい赤い斑点を 1 回以上認めたことがある
b）下肢の赤い斑点が自然に消失し，茶色くなったことがある
c）ウイルス肝炎だといわれたことがある

2. 臨床項目：以下の a～d の 4 つのうち 3 つ以上を満たす
a）全身症状：倦怠感，微熱（原因不明，37 ℃台，10 日以上
　持続），発熱（＞ 38 ℃，原因不明）
b）関節症状：関節痛，関節炎
c）皮膚症状：紫斑，皮膚潰瘍，壊死性血管炎，過粘度症候群，
　Raynaud 現象
d）神経症状：末梢性ニューロパチー，脳神経症状，
　血管炎性中枢神経症状

3. 検査項目：以下の a～c の 3 つのうち 2 つ以上を満たす
a）血清 C4 低下
b）血清リウマトイド因子陽性
c）血清 M 成分陽性

（De Vita S, et al：Preliminary classification criteria for the
cryoglobulinaemic vasculitis. *Ann Rheum Dis* 2011；70：1183.）

われている（❺）．

治療

治療の基本は寒冷を避けて保温し続けることである．薬物療法としてはステロイドと抗 CD20 抗体のリツキシマブ（375 mg/m²/ 週× 4 週）が推奨されている[5]が，保険適用外である．シクロホスファミドは，2 mg/ 日の経口投与またはループス腎炎で使用される間欠的点滴静注療法（500 mg/2 週× 3～6 回または1,000 mg/4 週× 3～6 回）も有効とされている．

C 型肝炎に続発する CV では，原疾患であるウイルス肝炎の治療も併用する．

血漿交換療法は，血清中の免疫グロブリン濃度が著しく高く過粘度症候群の症状を呈した場合，生命予後にかかわる肺胞出血や虚血性腸炎などを呈した場合，

透析に至るような急速進行性糸球体腎炎をきたした場合に考慮されるが，保険適用外である．

予後

混合性 CG 血症の 5 年生存率は 79 ％，10 年生存率は 65 ％で，年齢（65 歳以上），男性，呼吸器および消化器病変の合併および腎不全が独立した予後決定因子といわれている[6]．

低補体血症性蕁麻疹様血管炎
hypocomplementemic urticarial vasculitis（HUV）

概念

低補体血症性蕁麻疹様血管炎は，血清中の低補体血症と，長時間持続する蕁麻疹様紅斑を呈し，病理組織学的に真皮浅層に白血球破砕性血管炎の像を認める疾患である．2012 年の Chapel Hill コンセンサス会議（CHCC2012）で，免疫複合体関連の小型血管炎（immune complex small vessel vasculitis）の一つに加えられ，抗 C1q 血管炎と呼ばれることになった．

病因

肝炎ウイルスなどのウイルス感染症，SLE などの膠原病[7,8]，薬剤使用などに続発して起こることが知られている[9]が，病因は不明である．

病態

罹患血管壁において免疫グロブリンや補体の沈着を認め，血清中に免疫複合体が存在し，古典経路の活性化による補体の消費（低補体血症）が認められることから，III 型アレルギーによる免疫複合体病と考えられている．抗原として C1q 分子の collagen-like region などが指摘されている[9]．

皮膚生検では，真皮浅層の細動静脈の周囲に好中球優位の細胞浸潤と，白血球の核片がみられ，いわゆる白血球破砕性血管炎を認める．免疫蛍光法では，皮膚基底膜や真皮の血管壁に免疫グロブリンや補体の沈着を認める．

臨床症状・検査所見

通常の蕁麻疹よりは長時間持続する膨疹が一般的であるが、しばしば口唇や眼瞼では全体に腫脹する血管浮腫をきたす。まれに喉頭浮腫をきたすことがあり、注意が必要である。また紫斑や紅斑、水疱など多彩な皮膚症状を伴うことも多いとされる。

検査所見では、低補体血症と、血清中抗C1q抗体の存在は本症では100%陽性となる。しかし、これらはSLEやリウマトイド血管炎など他の疾患でも陽性になるので、特異的ではない。

診断

国際的に認められた診断基準はないが、Schwartzらは、蕁麻疹様皮疹と低補体血症があり、皮膚血管炎・関節炎・糸球体腎炎・上強膜炎あるいはぶどう膜炎・反復する腹痛・血漿中のC1q precipitin（＝抗C1q抗体）の存在のうち、いずれか2項目を満たすことをHUVの診断基準として提唱した[10]。しかし、これにはSLEやCVなど他の疾患の除外が条件となる。

治療

特にエビデンスのある標準的な治療はない。軽症では抗ヒスタミン薬、抗アレルギー薬で治療されることもあるが、効果はないとされている[11,12]。海外ではコルヒチン、ヒドロキシクロロキン、レクチゾール®なども試みられ有効とされている[12]が、わが国では保険適用はない。通常は副腎皮質ステロイドが選択される。用量は重症度により異なり、SLEで腎炎など重要臓器病変合併の場合や、喉頭浮腫をきたす場合などはパルス療法など大量のステロイド療法が必要となることもある。ステロイド抵抗性の症例では、シクロスポリン、アザチオプリン、シクロホスファミド、ミコフェノール酸モフェチルなどの免疫抑制薬が併用されるが、その追加併用効果は明らかではない[12]。

予後

基礎疾患や随伴病態によって大きく異なるが、基本的には生命予後は良好とされている[12]。

IgA血管炎 IgA vasculitis

概念

従来、Henoch-Schönlein紫斑病（Henoch-Schönlein purpura）、アレルギー性紫斑病やアナフィラクトイド紫斑病などといわれてきたが、CHCC2012において「IgA vasculitis（IgA血管炎）」と名称変更された。

疫学的には、全年齢層にみられるが3〜10歳の小児に多く、年間10万人あたりの罹患率は小児で3〜26.7、成人では0.8〜1.8程度といわれている[13]。小児も成人も、男：女が1.5〜2.0：1とやや男性に多い。

病因・病態

冬季に発症することが多い傾向にあり、溶連菌やマ

イコプラズマ、ウイルスなどの病原体が発症にかかわっている可能性が示唆されるが、病因は不明である。遺伝的背景＋過剰なIL-6産生などによりガラクトース欠損IgA1がつくられ、これが抗原となって抗体との免疫複合体が形成されて起こる免疫複合体病であると考えられている[13]。病理組織学的には、糖鎖異常を有するIgA1が皮膚、消化管、腎糸球体などの小血管の血管壁への沈着と、小血管の周囲に多核白血球を中心とした細胞浸潤、核片の散在がみられ、白血球破砕性血管炎の像を呈する。

臨床症状

小児では約半数の症例で上気道炎などの先行感染がみられる。紫斑は、触知可能な小丘疹状で、経過中全例（100%）にみられる。時に血管浮腫（angioedema）を伴う。関節炎は約80%の症例でみられ、罹患部位は膝、足関節が多いが、手、肘関節なども侵される。関節リウマチで多い手指のMCP、PIPなどの小関節の罹患は少ない。消化器症状として腹痛、嘔吐、下痢、血便などが約60%にみられ、時に腸管穿孔をきたすことがある。腎炎は約50%にみられ、通常は顕微鏡的血尿と蛋白尿があり、放置すれば徐々に腎機能低下をきたす。一部、急性腎炎やネフローゼ症候群を呈し、頭痛、高血圧、浮腫などの症状がみられることがある。

検査

紫斑はあるが、血小板数や一般的な凝固系の検査は正常である。血清IgAの上昇は全例にみられる。病態としては免疫複合体病ではあるが、血清補体価は正常である。抗好中球細胞質抗体（ANCA）をはじめとした自己抗体は陰性である。

診断

米国リウマチ学会の分類基準[14]では、①触知可能な紫斑、②急性の腹部疝痛、③生検組織での小動静脈壁の顆粒球の存在、④20歳以下、の4項目中2項目を満たす場合、IgA血管炎と分類される。

治療

小児のIgA血管炎の腎病変に対する治療では、KDIGO（Kidney Disease Improving Global Outcome）によるガイドラインが作成されており[15]、蛋白尿が1g/日以下の軽症例では、アンジオテンシン変換酵素阻害薬やアンジオテンシン受容体阻害薬を試み、1g/日を超える蛋白尿がある場合には6か月の副腎皮質ステロイドを試み、50%以上の糸球体に半月体形成を伴い急速に進行する腎炎の場合はシクロホスファミドをステロイドと併用する、と記載されている。成人のIgA血管炎も同様に治療されうると記載されている[15]。その他一般には、紫斑などの皮疹や関節炎などには、対症療法として抗血小板薬、抗ヒスタミン薬、非ステロイド性抗炎症薬などによる治療を

行う．消化管穿孔のリスクのある場合やISKDC（International Study in Kidney Disease in Children）分類のIII度以上の腎炎を合併した重症例では，大量（プレドニゾロン1.0 mg/kg/日程度）のステロイドを使用する．さらに効果不十分例では，アザチオプリン，シクロホスファミド，シクロスポリン，ミコフェノール酸モフェチルなどの免疫抑制薬を併用する．

予後

IgA血管炎の予後は一般には良好で，大多数（約80％）は単相性の経過をたどり，数週間で自然軽快するといわれている．死亡例は1％未満とまれで，死因は消化管穿孔や出血などによる．腎炎も末期腎不全に至るものはまれであるが，半月体形成をきたすような一部の重症例では腎不全に至ることがある．

（天野宏一）

● 文献

1) Lerner AB, et al：Studies of cryoglobulins；unusual purpura associated with the presence of a high concentration of cryoglobulin (cold precipitable serum globulin). *Am J Med Sci* 1947；214：410.
2) Ramos-Casals M, et al：The cryoglobulinaemias. *Lancet* 2012；379：348.
3) Lamprecht P, et al：Cryoglobulinemic vasculitis. *Arthritis Rheum* 1999；42：2507.
4) De Vita S, et al：Preliminary classification criteria for the cryoglobulinaemic vasculitis. *Ann Rheum Dis* 2011；70：1183.
5) Terrier B, et al：Management of noninfectious mixed cryoglobulinemia vasculitis：data from 242 cases included in the CryoVas survey. *Blood* 2012；119：5996.
6) Terrier B, et al：Prognostic factors of survival in patients with non-infectious mixed cryoglobulinaemia vasculitis：data from 242 cases included in the CryoVas survey. *Ann Rheum Dis* 2013；72：374.
7) Amano K, et al：A case of systemic lupus erythematosus with urticarial vasculitis. *Ryumachi* 1989；29：192 (in Japanese).
8) Aydogan K, et al：Hypocomplementemic urticarial vasculitis：a rare presentation of systemic lupus erythematosus. *Int J Dermatol* 2006；45：1057.
9) Davis MD, et al：Clinicopathologic correlation of hypocomplementemic and normocomplementemic urticarial vasculitis. *J Am Acad Dermatol* 1998；38：899.
10) Schwartz HR, et al：Hypocomplementemic urticarial vasculitis：association with chronic obstructive pulmonary disease. *Mayo Clin Proc* 1982；57：231.
11) Black AK, et al：Antihistamines in urticaria and angioedema. *Clin Allergy Immunol* 2002；17：249.
12) Jachiet M, et al：The clinical spectrum and therapeutic management of hypocomplementemic urticarial vasculitis：data from a French nationwide study of fifty-seven patients. *Arthritis Rheumatol* 2015；67：527.
13) Heineke MH, et al：New insights in the pathogenesis of immunoglobulin A vasculitis (Henoch-Schönlein purpura). *Autoimmun* 2017；16：1246.
14) Mills JA, et al：The American College of Rheumatology 1990 criteria for the classification of Henoch-Schönlein purpura. *Arthritis Rheum* 1990；33：1114.
15) KDIGO guidelines on glomerulonephritis (2012). Chapter 11：Henoch Schönlein purpura nephritis. *Kidney Int Suppl* 2012；2：218.

高安動脈炎 Takayasu arteritis

概念

- 高安動脈炎は，大動脈とその一次分枝および肺動脈に，壁肥厚や内腔の狭窄または拡張をきたす若年者に多い特発性炎症性疾患であり，血管炎に属する．
- 大動脈炎症候群（aortitis syndrome），脈なし病（pulseless disease）とも呼ばれる．
- 1908年に高安右人が初めて報告した．

病因

発症と関連する遺伝因子として，HLA-B*52や，IL-12/23 p40[1]やIL-6の遺伝子領域にあるSNPが報告されている．大型動脈の弾性線維を標的とする自己免疫現象の関与が示唆される．

病理

大型動脈は，中膜の弾性線維が発達しており，血管の血管（vasa vasorum：VV）を有する．高安動脈炎の病理像（59）では，VVの増生とVV周囲からの単核球浸潤を認め，動脈中膜が外側から虫食い状に喪失

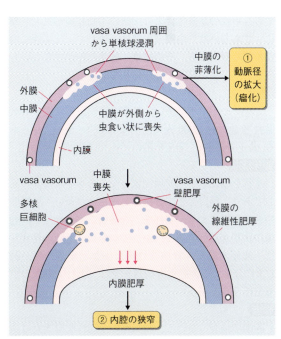

❺❾ 高安動脈炎の病態

⓺⓪ 高安動脈炎の症状

全身症状	
発熱，倦怠感，易疲労感，関節痛，体重減少，貧血	
責任動脈ごとの症状・合併症	
大動脈	大動脈弁閉鎖不全，背部痛，大動脈瘤
冠動脈	虚血性心疾患
総頸動脈，内頸動脈	頸部痛，頭痛，失神，脳梗塞
内頸動脈，眼動脈	低還流網膜症
鎖骨下動脈	上肢跛行，冷感，脈拍減弱，血圧左右差
腎動脈	腎血管性高血圧
総腸骨動脈，大腿動脈	下肢跛行，冷感
肺動脈	血痰，肺高血圧症
その他の症状・合併症	
結節性紅斑，内耳症状，炎症性腸疾患	

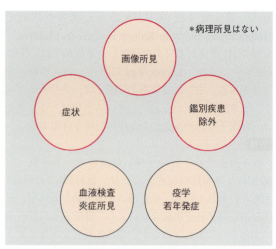

⓺⓶ 高安動脈炎の診断における5つの要素

日本循環器学会ガイドラインの診断基準（2017年）に掲げる症状の1項目以上と，画像所見のいずれかを認め，鑑別疾患を除外できる場合に，高安動脈炎と診断する．その他のカテゴリは参考所見とする．

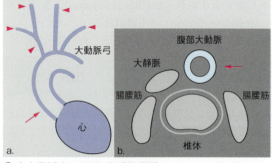

⓺⓵ 高安動脈炎のPET像（模式図）

^{18}F-FDG-PET（a）および^{18}F-FDG-PET-CT（b）の典型像．大動脈壁への全周性のFDG取り込みにより，正面像（a）では轍（わだち）状に，水平断（b）ではリング状に大動脈壁が描出される（矢印）．腕頭動脈と，左右の総頸動脈・鎖骨下動脈も描出されている（赤三角）．

する．中膜の非薄化により，時に①動脈径が拡大し瘤化，②あるいは，中膜喪失部に一致して，反応性に内膜の肥厚が生じる．その結果，動脈内腔が狭窄ないし閉塞し，下流の臓器の虚血症状をきたす．

疫学

アジアや中南米に多い．日本の特定医療費受給者証保持者数は約6,000人で，男女比は1：5～1：9である．若年者に多く，発症年齢のピークは20歳代である．

臨床症状

症状を⓺⓪に示す．初期症状となる全身症状は非特異的であり，感冒として診療されることが多い．各動脈の炎症病態により，頸部痛，背部痛などをきたす．動脈の狭窄が進行すると，頭部虚血症状，上肢の易疲労性，血圧左右差，腎血管性高血圧などをきたす．約1/3に合併する大動脈弁閉鎖不全は，上行大動脈の拡張を伴うことが多い．

検査

各画像検査において，動脈壁の全周性肥厚または造影効果が，高安動脈炎の特徴である．血管エコーにおける頸動脈壁の全周性肥厚はマカロニサインと呼ばれる．^{18}F-FDG-PET（⓺⓵）は，診断および活動性の評価に有用である．動脈内腔の狭窄や拡張は，MR angiography，CT angiographyなどで評価する．赤沈やCRPは活動性の指標となる．

診断

米国リウマチ学会の分類基準（1990年）[2]は簡便であり頻用されるが，鎖骨下動脈病変を重視しているため，鎖骨下動脈病変がない症例では注意を要する．日本循環器学会・厚労省研究班などによる血管炎症候群の診療ガイドフイン（2017年改訂）[3]の診断基準は，紙面の都合により転載できないため，骨子のみを⓺⓶に示す．詳細は文献を参考にされたい．巨細胞性動脈炎（GCA）との鑑別においては，発症年齢の違いと，GCAに特徴的な頭蓋領域の症状の有無を吟味する．

治療

日本循環器学会診療ガイドライン（2017年）の薬物治療フローチャートを⓺⓷に示す．ステロイドが標準治療薬であるが，再燃が多いため，ステロイドの慎重な漸減を要する．難治例にはトシリズマブや免疫抑制薬を用いる．動脈に有意狭窄（通常75％以上）を認める場合，少量アスピリンの予防投与は妥当である．

心・血管の手術および血管内治療は，原則として，薬物治療で疾患活動性を制御したうえで行う．狭窄性病変に対する血管内治療は，バイパス術に比べて再狭窄率が高いため，慎重に適応を判断する．

予後

進行すると失明，脳梗塞，大動脈瘤などの合併症をきたしうる．わが国の1994年のデータでは，15年生

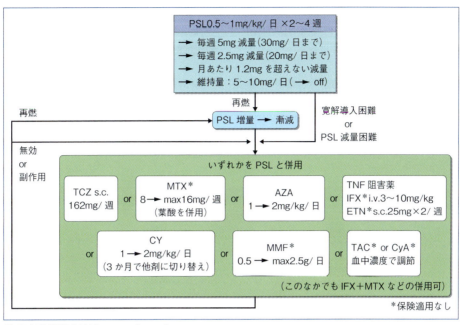

⑥ 高安動脈炎の治療フローチャート

PSL：プレドニゾロン，TCZ：トシリズマブ，MTX：メトトレキサート，AZA：アザチオプリン，TNF：腫瘍壊死因子，CY：シクロホスファミド，MMF：ミコフェノール酸モフェチル，TAC：タクロリムス，CyA：シクロスポリン．

（日本循環器学会：血管炎症候群の診療ガイドライン〈2017年改訂版〉．http://www.j-circ.or.jp/guideline/pdf/JCS2017_isobe_h.pdf〈2019年5月閲覧〉）

存率は83％であった．

巨細胞性動脈炎 giant cell arteritis（GCA）

概念

- 巨細胞性動脈炎は，頭蓋領域の動脈に好発し，時に大型動脈も侵す，高齢者に多い特発性炎症性疾患であり，血管炎に属する．
- 側頭動脈炎（temporal arteritis）と呼ばれていたが，側頭動脈以外の血管も侵すことから，国際分類や国内の各学会においてGCAに変更された．
- 2015年より指定難病となった．

病因

HLA-DRB1*04との関連や，IL-6などのサイトカインの発現亢進が報告されている．中型および大型動脈の弾性線維を標的とする自己免疫現象の関与が示唆される．

病理

筋型動脈は，⑥に示す5層から成る．GCAの病理像では，このうち内弾性板を中心に，中膜の内膜に近い部分から単核球浸潤が始まり，病変の進行とともに全層に広がる．内弾性板は断裂・喪失し，その近傍に多核巨細胞が出現する．時に巨細胞による弾性線維の貪食像を認める．内弾性板の喪失により，反応性に内膜の肥厚が生じる．その結果，動脈内腔が狭窄ないし閉塞し，下流の臓器の虚血症状をきたす．

疫学

欧米に多く，特に北欧と五大湖周辺に高集積地がある．アジアには少ない．わが国の1997年のデータでは，患者数は690人，男女比は1：1.7であった．高齢者に多く，平均発症年齢は70歳である．

臨床症状

⑥の下半分にGCAの臨床病態を示す．炎症病態により，発熱，易疲労感，貧血などの全身症状をきたす．GCAの最も特徴的な症状は，経験したことがない局所的頭痛であり，浅側頭動脈に沿った疼痛，圧痛，時に発赤を認める．頭痛は拍動性に自覚される一方で，触診において浅側頭動脈の拍動は減弱する．動脈の狭窄が進行すると，虚血性視神経症，顎跛行（＝咀嚼により痛みが生じるため間欠的に咀嚼すること），脳梗塞などをきたす．

GCAは，頭蓋領域の動脈に加えて，しばしば大型血管（大動脈およびその一次分枝）を侵し，拡張性病変（大動脈瘤など）または狭窄性病変（上下肢の跛行など）をきたす．

検査

緊急避難的に治療を優先する場合を除き，免疫抑制治療の適応を決定するため，原則的に側頭動脈生検を行う．脳外科医と連携し局所麻酔下で浅側頭動脈を2cm以上採取する．

血管エコーにおける動脈周囲のdark halo[4]は特徴

的とされ，動脈壁の肥厚および周囲組織の浮腫を反映する．大型血管病変の評価には ^{18}F-FDG-PET が有用である．赤沈や CRP は活動性の指標となる．

診断

米国リウマチ学会の分類基準（1990年，⑥⑤）[5] が頻用されており，わが国の難病認定にも使われている．高安動脈炎との鑑別においては，発症年齢の違いと，GCA では外頸動脈分枝の病変が特徴的であり，リウマチ性多発筋痛症（polymyalgia rheumatica：PMR）の合併が多いことを考慮する．

合併症

欧米のデータでは，GCA の約半数に PMR を，PMR の約 1/5 に GCA を合併するとされる[6]．わが国でも同様に PMR 合併例がみられるが，合併率は欧米に比べると低い．GCA，PMR とも HLA-DRB1*04 と関連する．

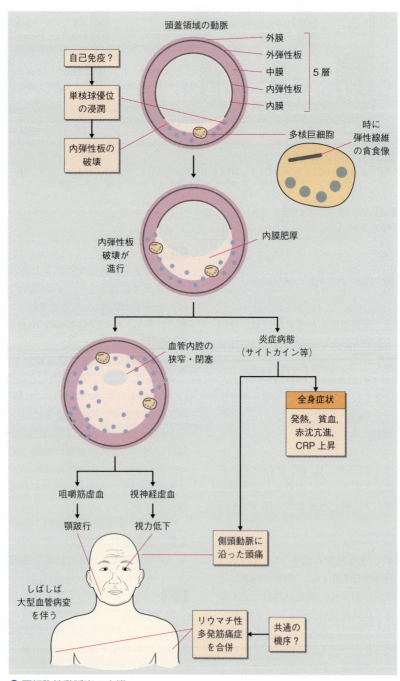

⑥④ 巨細胞性動脈炎の病態

⓬ 巨細胞性動脈炎の分類基準（米国リウマチ学会，1990年）

1	発症 50 歳以上
2	新規の，または，新たな様相の局所的頭痛
3	側頭動脈の圧痛または拍動低下（動脈硬化によるものを除く）
4	赤沈 50 mm/ 時以上
5	動脈生検で単核球優位浸潤または肉芽腫性炎症を特徴とする血管炎 通常，多核巨細胞を伴う

5 項目中 3 項目以上を満たせば巨細胞性動脈炎と分類できる．
(Hunder GG, et al : The American College of Rheumatology 1990 criteria for the classification of giant cell arteritis. *Arthritis Rheum* 1990 ; 33 : 1122.)

◉治療

日本循環器学会・厚労省研究班などによる血管炎症候群の診療ガイドライン（2017 年改訂）[3]の治療フローチャートを⓬に示す．ステロイドが標準治療薬であるが，その減量過程で約半数が再燃する．GCA では最終的にステロイドを中止できるとされる一方，好発地域スウェーデンで，治療開始の 5 年後に 43 % で，9 年後に 25 % でステロイドが継続されていたとする報告もあり，中止を試みる際は十分な注意を要する．

難治例には生物学的製剤や免疫抑制薬を用いる．IL-6 を阻害するトシリズマブは，2 つのランダム化比較試験（RCT）で統計学的有意な寛解維持効果を示した．メトトレキサート（MTX）の有効性を検証した 3 つの RCT が存在し，それらのメタアナリシスによると，MTX 併用群ではステロイド単独群に比べ，有意に再燃率が抑制された．

動脈狭窄病変の進行を抑えるため，禁忌がなければ少量アスピリンの予防投与が推奨される．

◉予後

進行すると失明，脳梗塞，大動脈瘤などの合併症をきたしうる．わが国の 1998 年の短期予後調査では，失明 6.5 %，脳梗塞 12.1 %，死亡 4.5 % であった．

（吉藤 元）

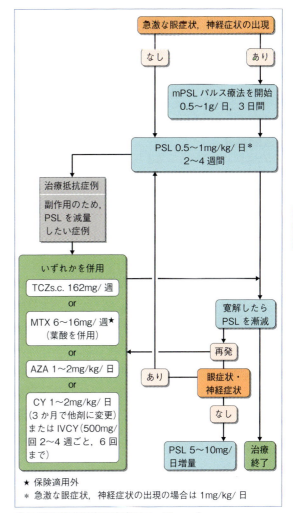

⓭ 巨細胞性動脈炎の治療フローチャート

PSL：プレドニゾロン，TCZ：トシリズマブ，MTX：メトトレキサート，AZA：アザチオプリン，CY：シクロホスファミド．
（日本循環器学会：血管炎症候群の診療ガイドライン〈2017 年改訂版〉．http://www.j-circ.or.jp/guideline/pdf/JCS2017_isobe_h.pdf〈2019 年 5 月閲覧〉）

●文献

1) Terao C, et al : Two susceptibility loci to Takayasu arteritis reveal a synergistic role of the IL12B and HLA-B regions in a Japanese population. *Am J Hum Genet* 2013 ; 93 : 289.
2) Arend WP, et al : The American College of Rheumatology 1990 criteria for the classification of Takayasu arteritis. *Arthritis Rheum* 1990 ; 33 : 1129.
3) 磯部光章ほか：循環器病の診断と治療に関するガイドライン．血管炎症候群の診療ガイドライン（2017 年改訂版）．電子版．http://www.j-circ.or.jp/guideline/pdf/JCS2017_isobe_h.pdf
4) Schmidt WA, et al : Color duplex ultrasonography in the diagnosis of temporal arteritis. *N Engl J Med* 1997 ; 337 : 1336.
5) Hunder GG, et al : The American College of Rheumatology 1990 criteria for the classification of giant cell arteritis. *Arthritis Rheum* 1990 ; 33 : 1122.
6) Salvarani C, et al : Polymyalgia rheumatica and giant-cell arteritis. *Lancet* 2008 ; 372 : 234.

リウマチ性多発筋痛症
polymyalgia rheumatica（PMR）

概念

リウマチ性多発筋痛症は，高齢者に発症する肩甲帯や骨盤帯を中心としたこわばり・筋痛を主症状とする炎症性疾患である．

疫学・頻度

50歳以上の高齢者に発症し，男女比は1：2～3で女性に多い．わが国での有病率は欧米と比較して低いとされ，50歳以上の人口10万人あたり約1.5人との報告がある．

病因・病態

病因は不明である．筋組織では病理学的にも，臨床検査および電気生理学的にも明らかな異常は認められない．しかし，関節滑膜および周囲の組織にはマクロファージやCD4$^+$T細胞が浸潤している．巨細胞性動脈炎（側頭動脈炎）と同様に側頭動脈にIL-6やIL-1の発現を認めるという報告があり，病態への関与が推測されている．

臨床症状

頸部，肩，上腕，腰部，股関節部，大腿のこわばりと疼痛ならびに朝のこわばりを主症状とする．急性発症であることが一つの特徴で，発症日が特定できることがある．こわばりは就寝後など長期安静後に強く，「就寝中に寝返りが打てない」，「朝に起き上がることができない」という訴えがある．激しい筋痛や筋把握痛の症状があるが，筋力低下や筋萎縮は認めない．手足関節の腫脹や疼痛をきたすことがあるが，その頻度は低い．全身症状として，微熱，全身倦怠感，食欲低下，体重減少を訴えることがある．さらに抑うつ状態をきたすこともある．

巨細胞性動脈炎（側頭動脈炎）を併発することがあり，この場合，治療法が異なるため注意を要する．ただし，わが国での併発率は欧米と比較して低頻度である．

検査所見

PMRに特異的であるバイオマーカーの存在は知られていないが，急性炎症反応物質であるC反応性蛋白（CRP），フィブリノゲンの上昇，赤沈の亢進を認める．CRPや赤沈は疾患の活動性の指標となる．

炎症に伴う貧血や血小板の増加を認めることもあり，多くの症例でアルカリホスファターゼやMMP-3が上昇する．筋原性酵素であるクレアチンキナーゼ，アスパラギン酸アミノトランスフェラーゼ，アルドラーゼなどは正常範囲であり，抗核抗体，リウマトイド因子（RF），抗環状シトルリン化ペプチド（CCP）抗体などの自己抗体も一般的に陰性である．筋電図や筋生検でも筋原性変化や筋線維の壊死・再生像を認めないことが炎症性筋疾患と区別する一つのポイントである．

関節炎がある場合は，関節エコーで滑膜炎や滑液包炎の所見を認めるが，関節X線上，関節リウマチにみられる典型的なびらん性変化は通常認めない．エコー上，肩関節では三角筋下滑液包炎，上腕二頭筋腱鞘滑膜炎，肩甲上腕関節滑膜炎，股関節では股関節滑膜炎・転子部滑液包炎などの所見が検出されることが特徴的である．

診断

臨床症状，臨床経過，血液検査所見，副腎皮質ステロイド（PSL）による治療に対する反応性などから総合的に判断して診断を行う．これまで，いくつかの診断分類基準が提唱されているが（67～70），いずれも肩甲帯～上腕あるいは股関節～骨盤帯の疼痛，朝のこわばり，赤沈亢進ならびに高齢者であることなどが共通項目としてあげられており，それらの感度・特異度に明らかな優劣はない．

2012年に提唱されたEULAR/ACRの暫定分類基準（71）では，50歳以上，両肩の疼痛，CRPかつ/またはESR高値を認めた患者に対して，エコー検査所見の「あり」「なし」の二通りの基準が提唱されており，エコー検査所見を加えた場合では，他の類似疾患を鑑別するうえでより優れていることが示されている．ただし，これら診断分類基準の多くの項目は疾患非特異的であるため，診断の際にはPMRと類似の症状を呈する疾患の除外診断をしっかり行うことが重要である．

鑑別疾患

関節症状をきたす疾患（関節リウマチ〈RA〉，多発性筋炎，血管炎症候群などの全身性結合組織疾患，リウマチ因子陰性脊椎関節症，結晶誘発性関節炎，RS3PE症候群など），感染症，悪性腫瘍，うつ病や線維筋痛症などが鑑別疾患となる．特に高齢発症や大関節優位に障害されるRAならびにRFや抗CCP抗体など自己抗体陰性のseronegativeなRAとの鑑別は困難な場合も多く，両疾患を念頭におきながら加療・経過観察を余儀なくされる場合も経験される．頭痛，側頭部痛に加え，浅側頭動脈の発赤，怒張，蛇行を認めた場合は巨細胞性動脈炎（側頭動脈炎）の併発を疑う．顎跛行や視力低下・視野異常の有無や超音波エコー，CT，MRI，PETならびに側頭動脈生検で精査を行う．

治療

少量のPSL（10～20 mg/日）を内服することで，数日で著明に改善することが多い．PSLの有効性に乏しい場合には，診断の再考が必要とされ，類似の疾患や悪性腫瘍の有無ならびに側頭動脈炎の併発などについて再度，検討を行う．有効であった場合，PSLを減

❻ Bird らの基準

①両肩の疼痛 and/or こわばり

②2週間以内の急性発症

③発症時赤沈値＞40 mm/時間

④朝のこわばり＞1時間

⑤年齢＞65歳

⑥抑うつ状態 and/or 体重減少

⑦両側上腕の圧痛

上記7項目中3項目以上をみたすもの.

1項目以上を満たし臨床的あるいは病理的に側頭動脈に異常を伴うものを probable PMR とする.

ステロイドの有効性は診断確定に有用.

(Bird HA, et al：An evaluation of criteria for polymyalgia rheumatica. *Ann Rheum Dis* 1979；38：434.)

❻ Jones らの基準

①肩甲帯・骨盤帯の疼痛

②朝のこわばり

③症状の持続＞2か月

④赤沈 30 mm/時間 あるいは CRP＞0.6mg/L

⑤その他の炎症性関節炎なし, 悪性腫瘍なし

⑥筋疾患の他覚検査所見なし

⑦ステロイドに速やかに反応

上記7項目中5項目以上で PMR と診断

(Jones JG, et al：Prognosis and management of polymyalgia rheumatica. *Ann Rheum Dis* 1981；40：1.)

❻ Chuang らの基準

①年齢＞50歳

②下記の2領域以上に，1か月以上続く両側の疼痛圧痛がある.
　1：頸部体幹,
　2：肩あるいは 上腕,
　3：股関節 あるいは大腿

③赤沈＞40 mm/時間

④他の疾患が除外される

上記4項目すべてを満たす.

(Chuang TY, et al：Polymyalgia rheumatica：a 10-year epidemiologic and clinical study. *Ann Intern Med* 1982；97：672.)

❼ Healey の基準

①下記の2領域以上に，1か月以上続く両側の痛みとこわばりがある.
　1：肩　　2：骨盤帯　　3：頸椎

②朝のこわばり＞1時間

③年齢＞50歳

④赤沈＞40 mm/時間

⑤その他のリウマチ疾患が除外できる

⑥プレドニゾロン（≦20 mg/日）で改善

上記6項目すべてを満たす.

(Healey LA：Long-term follow-up of polymyalgia rheumatica：evidence for synovitis. *Semin Arthritis Rheum* 1984；13：322.)

❼ リウマチ性多発筋痛症の暫定分類基準（EULAR/ACR 2012）

必須条件：50歳以上，両肩の疼痛，CRP and/or ESR の高値	
臨床基準	
①45分以上持続する朝のこわばり	2点
②股関節痛ならびに可動域制限	1点
③リウマチ因子および抗 CCP 抗体陰性	2点
④他の関節症状なし	1点
エコー基準	
⑤a：少なくとも一つの肩関節に三角筋下滑液包炎 or 上腕二頭筋腱鞘滑膜炎 or 肩甲上腕関節滑膜炎かつ少なくとも一つの股関節の滑膜炎あるいは転子部滑液包炎	1点
⑤h：両肩関節に三角筋下滑液包炎 or 上腕二頭筋腱鞘滑膜炎 or 肩甲上腕関節滑膜炎	1点
超音波を用いる場合：8点中5点以上	
超音波を用いない場合：6点中4点以上で診断する.	

量していくことになるが，炎症反応（赤沈や CRP）の経過を確認しながら，症例ごとに最適と考えられる方法で減量していく．一般的には，2〜4週間ごとに10％の減量を行うことが勧められている．しかし，症例ごとに症状を確認しながら減量速度を調節することが重要で，急速に減量したり，画一的に減量した場合には再発する危険性が高くなる．実際，減量時の再発は比較的高頻度との報告もあり注意を要する．再発時には，再発時の倍量あるいは初期量まで増量して炎症の鎮静化を図る．PSL による効果が不十分な難治例・再発例では，メトトレキサートの間欠投与の併用は検討してもよいと考えられている．メトトレキサートについては，併用によって再発が予防され，寛解を維持するための PSL 量の低下を認めたという報告がある．生物学的製剤も難治性の PMR の治療に試みられてい

るが，その有効性は確立されていない．TNF-α阻害薬の明らかな有効性は RCT で示されていないため，その使用は推奨されていない．抗 IL-6受容体抗体のトシリズマブについてはその有効性が報告されているが，さらなる症例の集積が必要である．なお，トシリズマブは巨細胞性動脈炎（側頭動脈炎）に対する適応がすでに承認されている．

予後

　一般的に，巨細胞性動脈炎（側頭動脈炎）や悪性腫瘍などを併発しない場合，多くの症例で生命予後は良好である．

まとめ

　PMR に特異的な臨床症状やバイオマーカーはなく，診断は臨床医の総合判断となるため，類似疾患の鑑別を綿密に行い正確な診断を下すことが重要である．ス

テロイド治療で十分な改善が達成できなかったり，再発を繰り返す場合には，合併症を含めて診断の再検討を要する．ステロイド減量の過程で再発する症例もあるので，ステロイドによる治療が長期に及ぶことがあり，その副作用の管理に十分注意を払うことも実臨床では大切である．

（佐藤慎二）

線維筋痛症と慢性疲労症候群

定義・概念

線維筋痛症（fibromyalgia：FM）

骨格筋，腱，靭帯など身体の広範な部分に耐え難い慢性疼痛と全身性のこわばりを主徴とする疾患である．リウマチ性疾患との鑑別が問題となるが，器質的原因が見出されず炎症反応を伴わないことが特徴である．しばしば随伴症状として多彩な身体・神経・精神症状を伴うが，局所および全身性の一般臨床検査，画像検査で異常を見出せないことから，機能性身体症候群（functional somatic syndrome：FFS）と呼ばれる．

慢性疲労症候群（chronic fatigue syndrome：CFS）

生理的範囲を超える原因不明の耐え難い疲労感を主徴とする疾患であり，代表的な機能性身体症候群（functional somatic syndrome：FFS）の一つである．線維筋痛症との異同ないし合併がしばしば議論され，両者を類縁疾患とする意見もある．いずれも時に強い不安，緊張，抑うつ気分を伴い，大うつ病や不安障害を合併することから，中枢神経系，特に感覚中枢系の異常が病態の主座と考えられ，中枢性感作症候群ないし中枢性過敏症候群（central sensitivity syndrome）と呼ばれる．

疫学

男女比は1：8〜9と女性に多く，特に40歳から50歳前後の中年期から更年期にかけて多く発症する．欧米では著名人が本症に罹患していることを発表するなどで社会的認知が拡大しており，有病率は人口の1.7〜2.1％と報告されている．わが国でも200万人程度の潜在患者がいると推定されているが，医療機関を受診するのはごく一部であり，社会的認知が進めばさらに増加する可能性が高い．

病因・病態生理

線維筋痛症の発症に身体的・精神的ストレスの関与や，肝炎ウイルスなどの慢性ウイルス感染症との関連性が指摘されているが，特に誘因なく発症する例も少なくなく，確定的ではない．線維筋痛症では，炎症反応を伴わず，通常の非ステロイド性抗炎症薬が無効で，中枢神経作動薬が有効である例が存在すること，およ

び，しばしばうつ状態ないし大うつ病を伴うことから，痛覚をつかさどる感覚中枢における痛み閾値の低下が推定されている．疼痛惹起作用を有するサブスタンスPが髄液中で増加していることや，脳内でのセロトニン・ノルアドレナリン再吸収異常などが報告されているほか，近年は脳内ミクログリア活性化症候群の一つとして脳内神経炎症（neuro-inflammation）による病態との報告もあるが，原因の特定には至っていない．

慢性疲労症候群の原因もまた不明であり，線維筋痛症と同様に感覚中枢の異常が推定されている．

検査・診断

分類基準

線維筋痛症の診断には，米国リウマチ学会（American College of Rheumatology：ACR）から発表された基準が広く用いられている．1990年に発表された分類基準では，3か月以上持続する全身の疼痛，かつ，特徴的な対称性の圧痛点18か所（僧帽筋，胸鎖乳突筋，大胸筋，大殿筋，大転子部，膝内側など）のうち11か所以上で圧痛陽性を線維筋痛症の分類基準としている（**72**）[1]．2010年には予備診断基準として改訂され，全身19か所の痛みを評価するWPI（widespread pain index）と症状の重症度（倦怠，睡眠，認知機能，全身の身体症状など）を評価するSS（symptom severity）スケールを組み合わせ，一定以上のスコア基準を満たす状態が3か月以上持続することを分類基準としている（**73**）[2]．さらに2016年には2010年基準の妥当性検証の結果をもとに改訂された分類基準が発表され，①5領域中4領域以上に及ぶ広範な全身痛，②少なくとも3か月以上持続する疼痛，③WPI≧7かつSS≧5，または，WPI 4〜6かつSS≧9，④他疾患の診断があってもよい，のすべてを満たすものを分類基準としている[3]．

慢性疲労症候群など他のFFSを合併することがしばしばある．鑑別診断には日本疲労学会が2007年に提唱した慢性疲労症候群の診断指針が有用である（**74**）[4]．

臨床検査・画像所見

臨床検査では，CRP，赤血球沈降速度，SAAなどの急性炎症反応はいずれも正常で上昇を認めない．CK，アルドラーゼといった筋原性酵素も正常である．また，リウマトイド因子，抗CCP抗体，抗核抗体など関節リウマチならびに全身性自己免疫疾患（膠原病）でみられる疾患標識抗体は通常陰性である．その他，血液学的検査，生化学的検査，免疫学的検査，尿検査で特異的な異常がないことが特徴である．

画像検査においても，X線，CT，MRI，超音波などいずれも疼痛局所に骨・関節の炎症や破壊像などの明確な所見は得られない．疼痛部の筋や関節の生検で

⑫ 線維筋痛症の診断のための圧痛点（米国リウマチ学会，1990）

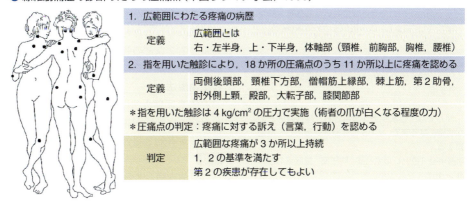

(Wolfe F, et al：The American College of Rheumatology 1990 Criteria for the Classification of Fibromyalgia. Report of the Multicenter Criteria Committee. *Arthritis Rheum* 1990；33：160.)

⑬ 米国リウマチ学会の線維筋痛症予備診断基準（2010）

(Wolfe F, et al：The American College of Rheumatology preliminary diagnostic criteria for fibromyalgia and measurement of symptom severity. *Arthritis Care Res*〈Hoboken〉2010；62：600./日本線維筋痛症学会：線維筋痛症診療ガイドライン 2017. 東京：日本医事新報社；2017.)

も異常所見がみられず，原因不明とされることが多い．

【治療】

日本線維筋痛症学会が発表している診療ガイドライン[5]，および欧州リウマチ学会（European League Against Rheumatism：EULAR）が発表している治療リコメンデーション[6] が参考にされることが多い．

薬物療法

通常の非ステロイド性抗炎症薬やステロイド薬は無効である場合が多い

抗てんかん薬の有効性が以前から指摘されていたが，わが国では 2012 年プレガバリンが「線維筋痛症に伴う疼痛」の適応症で保険承認を取得し，第一選択薬として使用されている．その他，GABA 誘導体の抗てんかん薬であるガバペンチンが選択される場合もある．本剤は FFS との関連性も指摘されるレストレスレッグス症候群（むずむず脚症候群）に対しても有効である．

抗うつ薬も有効性が指摘されており，以前はアミト

⑭ 日本疲労学会による慢性疲労症候群診断指針

6か月以上持続する原因不明の全身倦怠感を訴える患者を診たとき, 以下の前提I〜IIIに従って, 臨床症候を十分吟味検討し, CFSについて判断する.

前提I.

1. 病歴, 身体所見, 臨床検査を精確に行い, 慢性疲労を来たす疾患を除外する.
2.
A) 下記疾患に関しては, 当該疾患が改善され, 慢性疲労との因果関係が明確になるまで, CFSの診断を保留にして経過を十分観察する.
1) 治療薬長期服用者 (抗アレルギー薬, 降圧薬, 睡眠薬など)
2) 肥満 (BMI > 40)
B) 下記の疾患については併存疾患として取り扱う
1) 気分障害 (双極性障害, 精神病性うつ病を除く), 身体表現性障害, 不安障害
2) 線維筋痛症

前提II.

以上の検索によっても慢性疲労の原因が不明で, しかも下記の4項目を満たす.
1) この全身倦怠感は新しく発症したものであり, 急激に始まった.
2) 十分な休養をとっても回復しない.
3) 現在行っている仕事や生活習慣のせいではない.
4) 日常の生活活動が, 発症前に比べて50%以下となっている. あるいは疲労感のため, 月に数日は社会生活や仕事ができず休んでいる.

前提III.

以下の自覚症状と他覚的所見10項目のうち5項目以上を認めるとき.
1) 労作後疲労感 (労作後休んでも24時間以上続く)
2) 筋肉痛
3) 多発性関節痛 腫脹はない
4) 頭痛
5) 咽頭痛
6) 睡眠障害 (不眠, 過眠, 睡眠相遅延)
7) 思考力・集中力低下
以下の他覚的所見は, 医師が少なくとも1か月以上の間隔をおいて2回認めること.
8) 微熱
9) 頸部リンパ節腫脹 (明らかに病的腫脹と考えられる場合)
10) 筋力低下

◎前提I, II, IIIすべてを満たしたときに, 臨床症候からCFSと判断する.
◎前提I, II, IIIすべてを満たす訳ではないが, 原因不明の疲労病態がある場合, 特発性慢性疲労 (idiopathic chronic fatigue:ICF) と診断し, 経過観察する.

(橋本信也ほか:慢性疲労症候群診断基準の改定に向けて臨床徴候からみた検討. 日本疲労学会誌 2008;3:4.)

リプチリンなどの三環系抗うつ薬が頻用されたが, 近年はSSRI (選択的セロトニン再取り込み阻害薬) やミルナシプランなどのSNRI (選択的セロトニン・ノルアドレナリン再取り込み阻害薬) が好んで用いられている. 特に新規SNRIのデュロキセチンは2015年に「線維筋痛症に伴う疼痛」に対し適応承認され, 抑うつ傾向を有する症例を中心に使用されている.

トラマドールなどの弱オピオイドが有効な症例もあり, 試みられることがある. 一方, モルヒネやブプレノルフィンなどの強オピオイドは依存性などの問題もあり推奨されていない.

非薬物療法

有酸素運動療法 (ヨガ療法, 太極拳療法), 認知行動療法の有効性が報告されている. 疼痛の軽減には温熱療法が有効と報告されている.

予後

器質的内臓合併症を伴わないため生命予後は良好である. しかし, うつ病を合併することがあり, 自殺が最大の死因である. 一方, 疼痛と疲労・倦怠感のため社会生活上の制約が生じ, 離職や職業制限を余儀なくされる場合が多く, 日常生活動作 (activities of daily life:ADL) や生活の質 (quality of life:QOL) を加味した機能的予後は不良である.

(平田信太郎, 杉山英二)

●文献

1) Wolfe F, et al:The American College of Rheumatology 1990 Criteria for the Classification of Fibromyalgia. Report of the Multicenter Criteria Committee. *Arthritis Rheum* 1990;33:160.
2) Wolfe F, et al:The American College of Rheumatology preliminary diagnostic criteria for fibromyalgia and measurement of symptom severity. *Arthritis Care Res (Hoboken)* 2010;62:600.
3) Wolfe F, ct al:2016 Revisions to the 2010/2011 fibromyalgia diagnostic criteria. *Semin Arthritis Rheum* 2016;46:319.
4) 橋本信也ほか:慢性疲労症候群診断基準の改定に向けて臨床徴候からみた検討. 日本疲労学会誌 2008;3:4.
5) 日本線維筋痛症学会:線維筋痛症診療ガイドライン 2017. 東京:日本医事新報社;2017.
6) Macfarlane GJ, et al:EULAR revised recommendations for the management of fibromyalgia. *Ann Rheum Dis* 2017;76:318.

リウマチ熱 rheumatic fever (RF)

概念

A群レンサ球菌 (group A streptococci:GAS) による急性咽頭炎の2〜4週後に関節, 心, 神経系などに障害をきたす非化膿性炎症性疾患である. 5〜15歳に好発し, 自己抗体は証明されていない. 先進国では衛生環境や抗菌薬の普及などにより近年減少し, わが

国でもまれな疾患となった．

病因
　先行感染としては GAS による咽頭炎であり，皮膚感染症によるリウマチ熱の発症は証明されていない．発症には自己免疫的機序の関与が考えられており，GAS の細胞壁成分である M 蛋白や細胞壁 C 多糖体などが，心筋，関節滑膜，神経細胞，皮膚などと共通抗原性をもつことで，種々の症状を誘発すると考えられている（分子相同性または分子擬態）[1]．

臨床症状
　典型例は GAS 感染の 2～4 週後に，移動性多関節炎，弁膜症を中心とした心炎，舞踏病などの神経障害，輪状紅斑や皮下結節などの皮膚症状などが現れる．

関節炎
　約 70％にみられる．RF の主症状では最も早期に出現し，急性発症で，膝，肘，足関節など比較的大きな関節炎で，指などの小関節炎は少ない．関節炎は熱感，腫脹，発赤を伴い，数日で別の関節に移行し，2～4 週間で軽快し，関節障害は残さない．

心炎
　全心炎で心外膜，弁膜，心内膜，心筋に炎症がみられる．弁膜炎では僧帽弁膜炎は約 65％，大動脈弁膜炎は約 5％にみられる．心雑音，心陰影拡大，心電図異常，超音波などで診断する．心炎は慢性進行性の経過をとり，心不全を呈する場合がある．

舞踏病
　神経細胞と交叉反応する抗体が神経細胞を刺激し，過剰なドパミンを遊離し，これが尾状核，被殻に作用して異常運動を起こすと考えられている．先行感染から舞踏病の発症まで数週ないし数か月で，四肢や体幹の不随意運動であり，筋緊張低下や情緒不安定，協調運動障害を呈する．

輪状紅斑
　約 5％にみられる．淡い紅色の不整な円形で中心部が退色してみえる発疹である（⑦⑤）．無痛性で痒みはなく，移動性で体幹や四肢に出現する．関節炎とともにみられることが多い．

皮下結節
　無痛性で皮膚と癒着せず，皮膚表面に変化はみられない．硬い無痛性の小結節で，肘，膝，手関節，後頭部に触知することが多い．心炎とともにみられることが多い．

非特異的症状
　発熱，関節痛，リンパ節腫脹，腹痛，背部痛，頸部痛などがある．

検査
　急性期反応物質として赤沈値，C 反応性蛋白（CRP）値，末梢白血球数増加がみられる．GAS 感染の確

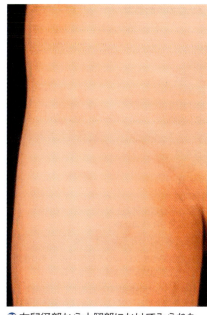

⑦⑤ 右鼠径部から大腿部にかけてみられた輪状紅斑

（写真提供：東京大学 佐藤伸一先生）

認として，細菌培養・迅速テストによる細菌学的検査，抗ストレプトリジン-o（anti-streptolysin-o：ASO），抗ストレプトキナーゼ（anti-streptokinase：ASK）などの血清抗体の上昇により診断する．これらの抗体価は感染 1～2 週間以降上昇し，初診時に低値でも急性期と回復期で 4 倍以上の変動があれば確定できる．しかしながら，舞踏病や不顕性心炎例では感染後数か月以上経ている場合もあるので，GAS は証明されず，抗体価も正常化しており，感染の根拠が証明できない場合がある．関節 X 線検査では骨や軟骨の変化は認めないが，関節超音波で滑膜炎を検出した報告がある[2]．心炎は胸部 X 線，心電図（PR 延長，QT 延長など），心臓超音波（弁膜障害など）で評価する．

診断
　多関節炎を呈する他のリウマチ性疾患，心炎を伴う疾患，舞踏病様症状を呈する神経疾患，感染症，血液疾患などとの鑑別となる．診断には 1992 年改訂のリウマチ熱診断基準が用いられる（⑦⑥）[3]．

治療
急性期におけるレンサ球菌に対する抗菌療法：ペニシリン系抗菌薬を 10～14 日間投与する．

抗炎症療法：発熱や関節炎に対して非ステロイド性抗炎症薬（nonsteroidal anti-inflammatory drugs：NSAIDs，アスピリン，イブプロフェン，ナプロキセンなど）を使用する．炎症所見は数週間で正常化し，ステロイドは不要である．

⑯ リウマチ熱の診断基準
（Jonesの改訂診断基準，1992年）

1. 主症状
1）心炎
2）多関節炎
3）舞踏病
4）輪状紅斑
5）皮下結節
2. 副症状
・臨床所見
1）関節痛
2）発熱
・検査所見
3）急性期反応物質の上昇（赤沈値，CRP）
4）心電図PR時間延長
3. 先行するA群レンサ球菌感染の証拠
1）咽頭培養陽性またはレンサ球菌抗原迅速検査陽性
2）レンサ球菌血清反応高値または上昇
診断：先行するレンサ球菌感染が証明された症例で，主症状2項目または主症状1項目と副症状2項目以上あれば急性リウマチ熱の可能性が高い

(Special Writing Group of the Committee on Rheumatic Fever, Endocarditis, and Kawasaki Disease of the Council on Cardiovascular Disease in the Young of the American Heart Association : Guidelines for the diagnosis of rheumatic fever. Jones Criteria, 1992 update. *JAMA* 1992 ; 268 : 2069.)

心炎を伴う場合：ステロイドが必要で，プレドニゾロン換算2mg/kg/日で開始し，2〜3週間後に臨床症状や炎症所見の改善の確認後に漸減し中止する．

舞踏病の治療：軽症例は経過観察，フェノバルビタールやジアゼパムなどの鎮静薬，難治例ではステロイドを用いる．

再発予防：心炎を合併し弁膜症残存例では発症後10年間または40歳まで，心炎合併はあったが弁膜障害のない例では10年間または21歳まで，心炎合併のない例では5年間または21歳まで，抗菌薬の予防内服を続ける．

合併症・予後

関節炎は関節障害を残さず通常3〜4週間で軽快する．初診時の心臓障害の重症度により予後が決定される．心炎による心不全症状が出現している症例はすでに心臓障害は進行しており，弁膜症を残す可能性が高い．

（川上　純）

● 文献

1) Canningham MW : Streptococcus and rheumatic fever. *Curr Opin Rheumatol* 2012 ; 24 : 408.
2) Muşetescu AE, et al : Streptococcal tonsillitis related reactive arthritis – clinical, ultrasound imaging and immunohistochemical study. *Rom J Morphol Embryol* 2017 ; 58 : 801.
3) Special Writing Group of the Committee on Rheumatic Fever, Endocarditis, and Kawasaki Disease of the Council on Cardiovascular Disease in the Young of the American Heart Association : Guidelines for the diagnosis of rheumatic fever. Jones Criteria, 1992 update. *JAMA* 1992 ; 268 : 2069.

Sjögren症候群

概念

● Sjögren症候群（SS）は，慢性唾液腺炎と乾燥性角結膜炎を主徴とし，多彩な自己抗体の出現や高ガンマグロブリン血症をきたす自己免疫疾患の一つである．

● 病理学的には，唾液腺や涙腺などの導管，腺房周囲の著しいリンパ球浸潤が特徴とされる．腺房の破壊，萎縮をきたし乾燥症（sicca syndrome）が主症状であるが，唾液腺，涙腺だけでなく，全身の外分泌腺が系統的に障害されるため，自己免疫性外分泌腺症（autoimmune exocrinopathy）とも称される．

● SSは他の膠原病の合併がみられない一次性（primary）SSと，関節リウマチ（RA）や全身性エリテマトーデス（systemic lupus erythematosus：SLE）などの膠原病を合併する二次性（secondary）SSとに大別される．さらに，一次性SSは病変が涙腺，唾液腺に限局する腺型（glandular form）と病変が全身諸臓器に及ぶ腺外型（extraglandular form）とに分けられる．

病因

いくつかの自己抗体が検出されることや自己反応性リンパ球の臓器浸潤が認められることから，自己免疫応答がその病因の主軸として考えられている．

発症機構は，抗原特異的免疫応答ならびに抗原非特異的免疫応答の両者が考えられているが，完全に明らかにされたわけではない[1]．

抗原特異的免疫応答

先行因子としては，HTLV-1，EBVなどのウイルス感染症や熱ショック蛋白を産生するさまざまな感染症が考えられ，外来抗原としてのそれらの構成成分の一部が提示される．あるいは，何らかの感染によりアポトーシスに陥った細胞から自己抗原が提示されることが前提となる．自己抗原としては，臓器特異的な抗原としてムスカリン作動性アセチルコリン受容体3（M3R）やαアミラーゼが，臓器非特異的抗原としてRo/SS-A 52kD蛋白，HSP10/60蛋白が報告されてい

る．このように提示された抗原は，唾液腺内の比較的限定された自己反応性T細胞により認識され，そうすることによってT細胞から誘導産生されるIL-2，IL-6などのサイトカインにより自己免疫応答が惹起されるのである．

抗原非特異的免疫応答

一度免疫応答が惹起されると，抗原特異性をもたない種々のサイトカイン（IFN-γ，IL-2，IL-4，IL-6，IL-10）が続々と産生される．また，唾液腺のB細胞，マクロファージなどからは，自己抗体，炎症性サイトカイン（IL-1やTNF-α）が産生され，炎症が慢性的に継続される．免疫応答により誘導された細胞傷害性T細胞がFasリガンド/Fas相互作用あるいはパーフォリン，グランザイムを介して唾液腺上皮細胞や腺房細胞をアポトーシスに陥らせる．このような抗原非特異的免疫応答により，唾液腺の破壊が進むと考えられる．

病理

唾液腺，涙腺では，導管周囲に単核球の著明な浸潤と腺房細胞の萎縮，消失，導管上皮細胞の増殖などによる結果として内腔の狭窄がみられる（⑰）．免疫組織染色による所見では浸潤単核細胞の多くはCD4+αβT細胞であるが，わずかにB細胞浸潤も認められる．

疫学

2010年度の厚生労働省特定疾患自己免疫疾患調査研究班の検討では，Sjögren症候群の有病率は日本において人口10万人あたり約55人，すなわち66,000人である[2]．男女比は1：14で圧倒的に女性に多く，発症年齢のピークは40～60歳代である．

臨床症状

自覚症状

SSの臨床症状は腺性症状と腺外症状とに分けられ，多彩な症状を呈している．腺性症状の代表は，ドライアイとドライマウスである．それぞれの出現頻度と臨床症状を⑱にまとめた．

他覚症状

腺病変の他覚症状としては，結膜の充血，舌の乾燥・萎縮，口角炎，耳下腺・顎下腺の腫脹などがあげられる．腺外症状としては，それぞれの臓器病変に応じた症状が出現する．

検査

特異的検査

① Schirmer試験：涙液量を測定する方法でWhatman濾紙を下眼瞼耳側に5分間かけておき，5mm以下の涙液分泌を陽性としている．

② ローズベンガル試験，蛍光色素試験：乾燥性角結膜炎の存在を検討するための生体染色検査である．

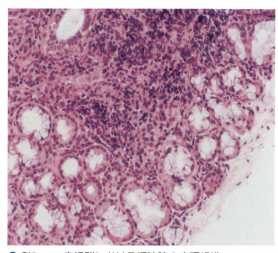

⑰ Sjögren症候群における唾液腺の病理組織
小唾液腺の組織所見．唾液腺内に著明な単核球浸潤がみられ，腺房細胞の萎縮，消失，導管内腔の狭窄などが認められる．(HE染色)

ローズベンガル液あるいは蛍光色素液を点眼し，細隙灯顕微鏡で検査する．眼裂部およびそれより下方球結膜の染色（ローズベンガル試験では，van Bijsterveldスコアが3以上）があれば陽性所見とする．

③ 小唾液腺，涙腺生検：口唇の小唾液腺は大唾液腺の病態をも反映しているため，その生検は診断に有用である．陽性所見は，小唾液腺組織で$4\ mm^2$あたり1 focus（導管周囲に50個以上のリンパ球浸潤）以上認められることである（Greenspanらの基準ではgrade 3と4）．

④ 唾液腺造影（sialography，⑲）：造影剤をStenon管から注入し耳下腺を造影する方法である．Rubin and Holtの分類でstage I（直径1mm未満の小点状陰影）以上を陽性とする．

⑤ 唾液腺シンチグラフィ：$^{99m}TcO_4$を用いた唾液腺のRI検査．軽症例では耳下腺，顎下腺への集積が著明にみられるが，高度の唾液腺障害例では，集積はほとんどみられなくなってしまう．

一般検査

一般検査では，CRP陽性，赤沈値亢進，高ガンマグロブリン血症が60～80％にみられる．特に，IgG，IgAが増加しており，またクリオグロブリン（IgM-IgG）も高率に検出される．貧血，白血球減少症は約30～60％にみられる．10％以下で血小板減少症がみられ，そのなかには特発性血小板減少性紫斑病の合併もある．

免疫学的検査（⑳）

自己抗体としては抗核抗体が70～80％に検出され，染色型は斑紋型（speckled pattern）が多い．抗

⓻⑧ Sjögren 症候群の臨床症状

	（頻度）
1. 一次性 SS	
A. 腺性症状	
乾燥性角結膜炎	60〜70 %
口内乾燥症	70〜80 %
耳下腺腫脹	30〜50 %
上下気道炎	10 %
萎縮性胃炎	50 %
膵炎	5 %
乾燥性外陰炎	5 %
B. 腺外症状	
発熱	10〜30 %
全身リンパ節腫脹（偽性リンパ腫）	30 %
Raynaud 症状	20〜30 %
関節炎	30〜50 %
皮膚血管炎（環状紅斑）	20 %
間質性肺炎	20〜25 %
間質性腎炎	5 %
糸球体腎炎	< 5 %
自己免疫性肝炎	< 10 %
末梢神経炎（三叉神経痛）	10 %
中枢神経障害	5〜20 %
高粘度症候群（高グロブリン血症）	15 %
2. 二次性 SS	
関節リウマチ	20〜50 %
全身性エリテマトーデス	20〜45 %
混合性結合組織病	6〜20 %
強皮症	6〜14 %
多発性筋炎/皮膚筋炎	2〜10 %
3. 合併症	
慢性甲状腺炎	25〜40 %
原発性胆汁性肝硬変症	5 %
悪性リンパ腫	5 %

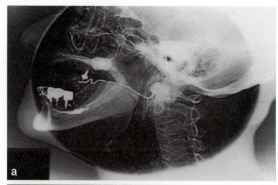

⓻⑨ Sjögren 症候群における唾液腺管造影所見
a. 正常コントロール.
b. SS 患者の唾液腺管造影所見. 唾液腺全体にびまん性に点状, 斑状陰影がみられる.

⑧⓪ Sjögren 症候群における自己抗体の発現頻度

抗核抗体	86 %
リウマトイド因子	69 %
抗 Ro/SS-A 抗体	69 %
抗 La/SS-B 抗体	20 %
抗 M3R 抗体	14 %
抗 RNP 抗体	8〜15 %
抗 DNA 抗体	15 %

Ro/SS-A 抗体は 50〜70 %と，本症において最も高頻度に出現する自己抗体である．同抗体は他の膠原病にも検出されるため，特異性は抗 La/SS-B 抗体より低い．抗 La/SS-B 抗体は，20〜30 %に見出され本症に特異性が高く診断意義が高い．本抗体陽性例は常に抗 Ro/SS-A 抗体も陽性である．リウマトイド因子は，約 70 %の症例で認められる．これは RA の合併のない一次性 SS においても同頻度にみられる．その他の自己抗体として，抗 RNP 抗体，抗セントロメア抗体，抗ミクロソーム抗体，抗ミトコンドリア抗体などが検出されることがある．細胞性免疫の異常もみられ，ツベルクリン反応陰転化，自己リンパ球混合培養反応の低下，NK 細胞の機能低下などの報告がある．

診断

SS はいくつかの特徴的な症状を呈する症候群であるために，診断基準がもうけられている．1999 年に厚生省（当時）の改訂診断基準が作成され，現在に至っている（⑧①)[3]．2002 年に米国欧州改訂診断基準[4]，2012 年に米国リウマチ学会診断基準[5]，2016 年に米国リウマチ学会/欧州リウマチ学会分類基準[6,7]が報告されているが，現在，わが国における厚労省公認の基準は 1999 年に設けられた旧厚生省基準となっている．今後，2016 年の新基準の評価に関しては前向きな検討が必要である．

鑑別すべき疾患として，他の膠原病（特に関節リウマチ，全身性エリテマトーデス）や IgG4 関連 Mikulicz 病があげられる．SS の関節炎は，関節リウマチと同様に朝のこわばりがあり両側性の関節痛を呈する

⑧ Sjögren 症候群の改訂診断基準（厚生労働省研究班，1999 年）

1. 生検病理組織検査で次のいずれかの陽性所見を認めること
   A) 口唇腺組織で 4 mm² あたり 1 focus（導管周囲に 50 個以上のリンパ球浸潤）以上
   B) 涙腺組織で 4 mm² あたり 1 focus（導管周囲に 50 個以上のリンパ球浸潤）以上

2. 口腔検査で次のいずれかの陽性所見を認めること
   A) 唾液腺造影で Stage I（直径 1 mm 未満の小点状陰影）以上の異常所見
   B) 唾液分泌量低下（ガム試験にて 10 分間で 10 mL 以下または Saxon テストにて 2 分間で 2 g 以下）があり，かつ唾液腺シンチグラフィにて機能低下の所見

3. 眼科検査で次のいずれかの陽性所見を認めること
   A) Schirmer 試験で 5 分間に 5 mm 以下で，かつローズベンガル試験（van Bijsterveld スコア）で 3 以上
   B) Schirmer 試験で 5 分間に 5 mm 以下で，かつ蛍光色素試験で陽性

4. 血清検査で次のいずれかの陽性所見を認めること
   A) 抗 Ro/SS-A 抗体陽性
   B) 抗 La/SS-B 抗体陽性

＜診断基準＞
上の 4 項目のうち，いずれか 2 項目以上を満たせば Sjögren 症候群と診断する

（難病情報センター：シェーグレン症候群〈指定難病 53〉）

⑧ Sjögren 症候群の重症度分類（ESSDAI）

領域	重み（係数）	活動性	点数（係数×活動性）
健康状態	3	無0□ 低1□ 中2□	
リンパ節腫脹	4	無0□ 低1□ 中2□ 高3□	
腺症状	2	無0□ 低1□ 中2□	
関節症状	2	無0□ 低1□ 中2□ 高3□	
皮膚症状	3	無0□ 低1□ 中2□ 高3□	
肺病変	5	無0□ 低1□ 中2□ 高3□	
腎病変	5	無0□ 低1□ 中2□ 高3□	
筋症状	6	無0□ 低1□ 中2□ 高3□	
末梢神経障害	5	無0□ 低1□ 中2□ 高3□	
中枢神経障害	5	無0□ 中2□ 高3□	
血液障害	2	無0□ 低1□ 中2□ 高3□	
生物学的所見	1	無0□ 低1□ 中2□	
ESSDAI（合計点数）		0 点～123 点 EULAR の疾患活動性基準 低疾患活動性（＜5 点） 中・高疾患活動性（5 点≦）	

ESSDAI：EULAR Sjögren's Syndrome Disease Activity Index.

ESSDAI はそれぞれの領域の合計点数で評価される．ESSDAI が＜5 点であれば軽症，5 点以上 14 点未満であれば中等症，14 点以上であれば重症と定義される．

SS は 2015 年 1 月より厚労省の指定難病の一つになった．指定難病は，一部の医療費が補助される．その認定には，①診断が確定していること，②重症度分類で重症であること，の 2 点を満たす必要がある．

治療

治療は，腺外症状の有無により異なる．一般に，腺性症状だけの腺型 SS では，ドライアイやドライマウスに対する対症療法が治療の中心となる．口腔乾燥症状に対して M3R を刺激する 2 種類の薬剤（セビメリン塩酸塩水和物，ピロカルピン塩酸塩）が保険適用となっている．

一方，腺外型 SS や二次性 SS は多様な臓器病変がみられるため，ステロイドや免疫抑制薬の適応となる．発熱，反復性唾液腺腫脹，リンパ節腫脹（偽性リンパ腫），関節症状などに対しては，プレドニゾロン換算で 5〜15 mg/日を用いることで十分な効果が認められる．さらに，活動性が高い，①進行性の間質性肺炎，糸球体腎炎，自己免疫性肝炎，中枢神経障害，②高ガンマグロブリン血症やクリオグロブリン血症に伴う高粘度症候群，③二次性 SS における他の膠原病などでは，プレドニゾロン換算で 30〜60 mg/日を投与する．免疫抑制薬（シクロホスファミド）も重症例では有効とされているが，腎毒性，悪性リンパ腫続発の危険性を考慮する必要がある．さらに，慢性甲状腺炎，原発

が，RA と異なり，こわばりの持続時間が短時間であり軟骨破壊・関節の変形をきたすような激しい関節炎は少ない．ドライアイ，ドライマウスの症状・所見や抗 SS-A 抗体，抗 SS B 抗体などの疾患特異的な自己抗体が鑑別に役立つ．両側の唾液腺腫脹や涙腺腫脹をきたし，SS と臨床所見が類似している IgG4 関連 Mikulicz 病は，抗 SS-A 抗体，抗 SS-B 抗体がともに陰性であること，血清中 IgG4 が高値であることや唾液腺組織に IgG4 陽性形質細胞浸潤が認められることなどから鑑別は容易である．

その他，ドライアイをきたす眼疾患やドライマウスを起こす，糖尿病，唾液腺萎縮症，薬剤の副作用，高年齢などが鑑別される．

また，合併症として慢性甲状腺炎（橋本病），原発性胆汁性肝硬変症，悪性リンパ腫などがあげられる．

重症度

欧州リウマチ学会が提唱した ESSDAI（EULAR Sjögren's Syndrome Disease Activity Index）が日本においても SS の重症度分類として使用されている（⑧）[8,9]．ESSDAI は 12 領域（健康状態，リンパ節腫脹，腺症状，関節症状，皮膚症状，肺病変，腎病変，筋症状，末梢神経障害，中枢神経障害，血液障害，生物学的所見）から構成され，それぞれに「重み」の係数がつけられている．活動性は各領域において 0〜3 点に分けられる．各領域の点数は係数×活動性で計算され，

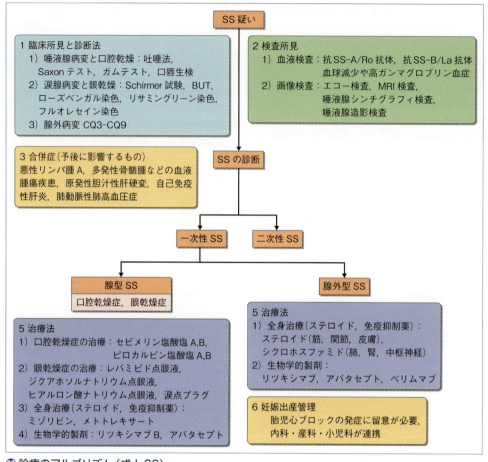

⑧ 診療のアルゴリズム（成人SS）

（シェーグレン症候群診療ガイドライン2017年版．東京：診断と治療社；2017．）

性胆汁性肝硬変症，尿細管性アシドーシス，悪性リンパ腫などを合併する場合，それに対する個々の治療が必要となる．

最近，TNF-α，B細胞（CD20あるいはCD22），BAFF，T細胞に対する生物学的製剤の治療成績が報告された．抗TNF-α抗体であるインフリキシマブによるパイロット研究では，SSに対する有効性が報告されたが，その後の二重盲検試験では，有効性は認められなかった．可溶性TNF受容体であるエタネルセプトも二重盲検試験において有効性が認められなかった．一方で，抗CD20抗体であるリツキシマブや抗BAFF抗体は有効であることが報告され，今後が期待される．T細胞を標的としたCTLA4-Igによる治験も進められている．

経過・予後

予後は比較的良好で10〜20年後に重症化する頻度は低く（5％），診断・治療により約20年前に比べて死亡例が1/8に減少している（0.4％）．また，腺型と腺外型により予後が異なることは注目すべきである．腺型は一般に予後良好であるが，腺外型や二次性を合併した場合は，活動性が高く予後を悪くすることがある．特に，進行性の間質性肺炎，糸球体腎炎，自己免疫性肝炎，中枢神経障害，高粘度症候群などの有無は予後を左右することになる．他の膠原病や悪性リンパ腫（発症率は健常人に比して40〜80倍高い）などの合併があるときは，個々に対する治療が必要である．

診療ガイドライン

厚生労働科学研究費補助金難治性疾患等政策研究事業自己免疫疾患に関する調査研究班（班長：住田孝之〈2014〜2017年〉）において，Minds2014年に準じてエビデンスに基づいた『シェーグレン症候群　診療ガイドライン2017年版』を作成し，厚労省班に報告しウェブサイトで公表されている．そこから，⑧に診療アルゴリズムを抜粋する．さらに，スタンダート医療を啓発するために2017年4月に冊子体としても発刊した[10]．

（住田孝之）

文献

1) Sumida T, et al：The role of M3 muscarinic acetylcholine receptor reactive T cells in Sjögren's syndrome：a critical review. *J Autoimmun* 2014；51：44.
2) 住田孝之：厚生労働科学研究費補助金難治性疾患克服研究事業自己免疫疾患調査研究班，平成23年度研究報告書. 2012. p.3.
3) 藤林孝司ほか：シェーグレン症候群改訂診断基準. 厚生省特定疾患自己免疫疾患調査研究班，平成10年度研究報告書. 1999. p.135.
4) Vitali C, et al：Classification criteria for Sjögren's syndrome：A revised version of the European criteria proposed by the American-European Consensus Group. *Ann Rheum Dis* 2002；61：554.
5) Shiboski SC, et al：American College of Rheumatology classification criteria for Sjögren's syndrome：A data-driven, expert consensus approach in the Sjögren's International Collaborative Clinical Alliance cohort. *Arthritis Care Res* 2012；64：475.
6) Shiboski CH, et al：2016 American College of Rheumatology/European League Against Rheumatism classification criteria for primary Sjögren's syndrome：A consensus and data-driven methodology involving three international patient cohorts. *Ann Rheum Dis* 2017；76：9.
7) Shiboski CH, et al：2016 American College of Rheumatology/European League Against Rheumatism Classification Criteria for Primary Sjögren's Syndrome：A Consensus and Data-Driven Methodology Involving Three International Patient Cohorts. *Arthritis Rheumatol* 2017；69：35.
8) Seror R, et al：EULAR Sjogren's syndrome disease activity index：development of a consensus systemic disease activity index for primary Sjogren's syndrome. *Ann Rheum Dis* 2010；69：1103.
9) Seror R, et al：Defining disease activity states and clinically meaningful improvement in primary Sjogren's syndrome with EULAR primary Sjogren's syndrome disease activity (ESSDAI) and patient-reported indexes (ESSPRI). *Ann Rheum Dis* 2016；75：382.
10) 住田孝之（編）：シェーグレン症候群 診療ガイドライン 2017年版. 東京：診断と治療社；2017.

好酸球性筋膜炎 eosinophilic fasciitis（EF）

概念

● 好酸球性筋膜炎は，筋膜を病変の主座とする急性または亜急性の炎症性線維性疾患である.

● 1974年，Shulman が，四肢の強皮症様皮膚硬化，末梢血好酸球増加，高ガンマグロブリン血症を伴い，病理組織学的に筋膜の著明な肥厚を特徴とする2症例を報告した.

● 1975年に，Rodnan らも同様の皮膚症状と検査所見を示し組織学的に筋膜に高度の好酸球浸潤を認めた6例を報告し，好酸球性筋膜炎（EF）と命名した.

● 好酸球の増加浸潤が必須ではないことから，Shulman 症候群とも呼ばれる.

● 強皮症様の皮膚（皮下）硬化を呈するため，強皮症との鑑別疾患として重要である.

● 強皮症が慢性に経過し機能障害を残すのに対し，EF は適切な治療を行えば機能障害を残さずにほぼ完治するために，早期の診断と治療が重要である.

病因

激しい運動の後に関節拘縮をきたす強皮症様の皮膚硬化を発症したとする Shulman の報告にみられるように，約30％の症例に発症前1〜2週間以内に激しい運動や労作あるいは打撲などの外傷の既往がある. 傷害された筋膜からの抗原露出が自己免疫反応を惹起した可能性が示唆される. 他の自己免疫疾患との合併がしばしば認められること，ステロイドが著効すること，高ガンマグロブリン血症が認められることなども，自己免疫機序の関与を支持している. 一方，ライム病の原因である *Borrelia burgdorferi* に対する血中抗体価の存在や皮膚病変部から特異的 DNA が検出されたとする *Borrelia* 感染との関連の報告もある. 好酸球増加に一致して，血清，髄液中の IL-5 の上昇や，皮膚の線維化に関与する TGF-β（transforming growth factor-β）や CTGF（connective tissue growth factor）の遺伝子発現亢進が報告されており，これらのサイトカインが病態形成に関与していると考えられている.

病理

診断確定のために組織検査が重要視されるが，皮膚生検あるいは筋（膜）生検だけでは不十分で，必ず皮膚から筋まで一つのブロックとして生検（through skin to muscle biopsy）を行う（84）. 筋膜の肥厚が著しく，肉眼的に確かめられることもある. Shulman の原著では認められなかったが，好酸球の筋膜への浸潤は診断に有用である. これは，約半数に認められるが，病初期に限られる. 病変の主座は筋膜であるが，線維性変化は真皮の中下層に及ぶことが多い. 逆に，筋層に炎症が及ぶことは少ない. 筋膜の炎症部位に IgG，IgM，C3 の沈着を認めたとの報告がある.

疫学

本症は比較的まれな疾患で，Shulman の報告に続き欧米で100例程度，わが国で数例が報告されている. 男女とも全年齢層に起こるが30〜60歳代に多く，男女比は1.5：1で，発症は秋から冬にかけてが多い.

臨床症状

典型例は，激しい運動・労作後，数日以内に急激に発症し，四肢のびまん性腫脹と浮腫性硬化，関節痛が

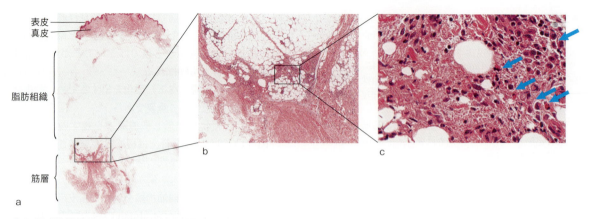

❽ 好酸球性筋膜炎の皮膚筋膜生検病理所見
a．皮膚から筋まで1ブロックとしての生検が重要である．
b．脂肪組織から筋層に至る細胞浸潤が認められる．
c．好酸球の浸潤を認める（矢印）．
（病理標本提供：虎の門病院分院腎センター 乳原善文先生）

出現する．病変部の皮膚は皮下組織の収縮により板状に硬結しオレンジの皮のように小さなくぼみができる（orange peel sign）．表皮は障害されず皮膚の皺襞は保たれている．腕の挙上によって皮下静脈に沿って溝を生じる（groove sign）．皮膚硬化により，手・肘・足・膝・肩関節などの関節可動域制限を生じるが，皮膚硬化が顔面や手指に及ぶことはまれである．Raynaud現象，指尖潰瘍，毛細血管拡張を伴わないことが強皮症との鑑別に有用である．関節痛，関節炎，手根管症候群を合併することがあるが，内臓病変はまれである．

検査

赤沈亢進（60％），好酸球増加（86％），高ガンマグロブリン血症（74％）が主な所見である．末梢血好酸球増加が最も特徴的な所見であるが，1,000/μL以上の著しい増加を示す例は約60％にとどまる．血中の筋原性酵素では，クレアチンキナーゼは一般に正常であるが，アルドラーゼは上昇することが多い．アルドラーゼの上昇は軽微であるが，疾患活動性の指標として有用である．抗核抗体，リウマトイド因子の陽性率は10％と低く，抗二本鎖DNA抗体，抗Sm抗体，抗RNP抗体，抗トポイソメラーゼⅠ抗体，抗セントロメア抗体などは出現しない．

診断

診断は，①激しい運動・労作後の急激な発症，②Raynaud現象，内臓病変を欠く，③末梢血の好酸球増加，④組織所見で筋膜の肥厚と好酸球や炎症性細胞浸潤，⑤副腎皮質ステロイドの有用性などから診断される．

強皮症との鑑別が重要である．強皮症では指趾から連続性に硬化が始まるために手背の硬化は必発であるのに対し，好酸球性筋膜炎では手背や足背の硬化はないか，あっても軽微である．さらに，強皮症でみられるRaynaud現象，爪上皮出血点，毛細血管拡張，石灰沈着はみられない．硬化は筋膜から皮下組織，真皮下層に及ぶものの真皮の浅層部には通常みられないために，表皮の皮膚は自由に動かすことができる．皮膚表面に細かい皺を生じ脂肪組織の線維化に伴い凹凸をきたす．また，毛孔がはっきりと認められてオレンジの皮（peau d'orange）様になり，板状硬化の中に血管のみが柔らかく，溝（groove）様にみえる．

治療

副腎皮質ステロイド内服が第一選択で，劇的な改善を示す例を含め90％以上の例で効果を認める．通常，プレドニゾロン30mg/日程度から始め，漸減する．皮膚硬化，関節拘縮，赤沈亢進，好酸球増加，高ガンマグロブリン血症も速やかに改善する．治療の遅れから皮膚硬化や屈曲拘縮を残すことがあるため，早期診断・治療が重要で，拘縮予防のために早期よりリハビリテーションを行う．

副腎皮質ステロイド抵抗例や重症例では，メトトレキサートの間欠少量投与やシクロスポリンやシクロホスファミドの投与が試みられている．

経過・予後

予後良好な疾患で，早期に診断治療を行えば機能障害も起こさない．しかし，慢性化すれば，四肢の関節の可動域制限が起こり，下肢では正座ができなくなる．手指そのものには硬化は及ばないが，前腕が冒されるので手指は屈曲障害をきたす．正中神経の圧迫による手根管症候群がしばしば認められる．

付 好酸球性筋膜炎と類似の症状を示すその他の疾患

好酸球性筋膜炎と類似の症状をきたす病態として，

好酸球増加・筋痛症候群（eosinophilia-myalgia syndrome：EMS）と毒性オイル症候群（toxic oil syndrome：TOS）が報告されている．EMS は，不眠症やうつ病に使用された L-トリプトファン製剤の不純物が原因で 1989 年に米国で多発した．TOS は 1981 年にアニリンで変性した菜種油の摂取後に流行した．好酸球性筋膜炎と比較して，EMS も TOS も有害物質が原因で，より重篤である．

（梅原久範，佐藤智美，中村拓路）

●文献

1) Shulman LE：Diffuse fasciitis with hypergamma-globulinemia and eosinophilia：A new syndrome? *J Rheumatol* 1974；1（Suppl）：46.

2) Rodnan GP, et al：Eosinophilic fasciitis：Report of seven cases of a newly recognized scleroderma-like syndrome. *Arthritis Rheum* 1975；18：422.

成人 Still 病 adult Still's disease（ASD）

概念

英国の医師 Bywaters は，成人期に発症し，小児慢性炎症性疾患の Still 病に臨床所見が類似する疾患を成人期発症の Still 病（Still's disease in the adult）として 1971 年に報告した[1]．この疾患はその後，成人発症 Still 病（adult-onset Still's disease）という正式名称を得た．一方，小児期発症の本来の Still 病は，その後，若年性特発性関節炎（juvenile idiopathic arthritis：JIA）の全身型（systemic JIA）と名称が統一されたが，慣例として Still 病とも呼ばれ，この患児が成人に達したものと AOSD（adult onset Still's disease）患者をあわせて成人 Still 病（ASD）と総称している．小児期発症の sJIA と AOSD が本当に同一疾患であるのか確証のないままに成人期の患者をあわせて ASD と一くくりにするのが正しいのか疑問も残るが，慣例に従い本項のタイトルは ASD とする．ASD は不明熱の代表的疾患であり，原因不明の慢性炎症性疾患で広義の自己炎症疾患に属すると考えられている．獲得免疫系の異常が主たる病態である膠原病とは異なり，ASD は自然免疫系の異常が主たる病態の疾患で，炎症性サイトカインの異常な産生亢進がみられる．

病因

病因は不明であるが，ASD の病態として主に自然免疫系の異常な活性化が推定されている．その結果，血清インターロイキン（IL）-1，IL-6，IL-18 などの炎症性サイトカインの著明な増加が惹起されると推定される．遺伝子異常に関しては，HLA やその他の遺伝子異常（IL-18, macrophage migration inhibitory factor〈MIF〉，家族性地中海熱原因遺伝子〈MEFV〉などの遺伝子多型）の報告がある．それ以外の原因（インフラマソーム異常，エピゲノム異常など）も推定されている．

病態生理

報告されている免疫学的異常としては，炎症性サイトカイン（IL-1β, IL-6, TNF-α, IL-18, IFN-γ）上昇，末梢血 Th17 増加（1.10 % inactive untreated AOSD vs 0.12 % in normal healthy volunteers, $p<0.001$），NKT 細胞/NK 細胞機能障害，血清フェリチンやヘムオキシゲナーゼ-1 上昇，グリコシル化フェリチンの相対的低下（<20 %）などがある．

ASD 患者の症状や治療反応性から病態を考察すると，この疾患には全身炎症と関節炎の 2 つの異なる病態が混在している可能性があり，それらの優劣によって個々の患者の病状が決定されると考えると理解しやすい．実際に，AOSD 患者血清の IL-6 と IL-18 を測定したところ，IL-18/IL-6>5,000 の患者群（IL-18 優位群）には関節炎を有する患者は 1 人もいなかったが，IL-18/IL-6<5,000 の患者群（IL-6 優位群）には 7/16 の割合で関節炎合併患者が認められたという興味深い報告もある．

疫学

厚生労働科学研究費補助金難治性疾患等克服研究事業「自己免疫疾患に関する調査研究（研究代表者　住田孝之）」によって 2011 年に行われた全国疫学調査では，わが国の推定罹患患者総数は 4,760 人，推定頻度は 39/100 万人であった[2]．海外での報告からも推定頻度は 1～34/100 万人程度である．男女差は，ほとんどの報告でやや女性に多い傾向が示されている．同一疾患の家族内発症はなかったが，家族歴に関節リウマチを有する症例が 3 %程度みられた．

臨床症状

自覚症状として，発熱，関節痛，皮疹が三主徴である．発熱は 94 %の患者にみられ，典型的な発熱は，午前中は平熱または微熱で夕方から夜にかけて上昇し 39 ℃以上まで達する間欠熱または弛張熱のパターンを示す．関節痛は 80 %以上の頻度で出現し，主に手指・手・膝関節の多発関節痛で，60 %程度は関節炎であり，一部には骨びらんや骨性強直を認める．皮疹は，約 60 %以上の患者にみられ，四肢や体幹に淡いピンク色の平坦・やや隆起したもので，瘙痒感はほとんどなく，平熱時には消退する（サーモンピンク疹，⑧⑤）．ほかに，咽頭痛（60 %程度）などがある[2]．

他覚症状としては，リンパ節腫脹，肝脾腫などが認められる．

AOSDは，臨床経過から，①単周期性全身型（30～40％），②多周期性全身型（30～40％），③慢性関節型（20～30％）の3つの病型に分類される．全身型は高熱など全身症状が強いのが特徴で，そのうち単周期型は自然軽快する場合もある．多周期型は，寛解と再燃を繰り返すが，発症時にはこれらを分けることは不可能な場合がほとんどである．副腎皮質ステロイドに対する反応性はよい．一方，慢性関節型は末梢関節炎が持続し，関節リウマチのように関節破壊（主に骨性強直）をきたす場合がある．

診断基準・鑑別診断

血液検査では，80％以上の好中球増多を伴う白血球増多，貧血（慢性炎症に伴う），血小板増多，CRP上昇，血沈亢進を認める．さらに，リウマトイド因子や抗核抗体など自己抗体は陰性である．特徴的な所見として血清フェリチン値は著明高値を呈し，上記全国疫学調査では，診断時に正常上限の5倍を超える血清フェリチン値を示す症例は，80％であった[2]．

ASDの診断においては，血清学的マーカーは明らかではないので診断には苦慮する場合が少なくない．診断基準はYamaguchiらのものとFautrelらのものが知られているが，国際的にも頻用されているYamaguchiらのAOSD分類基準を用いて診断する．この基準は，4つの大項目（①39℃以上の発熱が1週間以上持続，②関節痛が2週間以上持続，③定型的皮疹，④80％以上の好中球増加を伴う10,000/mL以上の白血球増加）と4つの小項目（①咽頭痛，②リンパ節腫脹または脾腫，③肝機能異常，④リウマトイド因子陰性および抗核抗体陰性）のうち，大項目2つ以上を含む5項目でAOSDと診断する．ただし，感染症，悪性腫瘍，他の膠原病を除外する必要がある（86）．鑑別疾患としてあげられるのは，主に不明熱をきたす疾患であり，多岐にわたる．感染症では全身性ウイルス感染，心内膜炎，敗血症など，悪性疾患では悪性リンパ腫，白血病，その他の固形癌，自己免疫/自己炎症疾患では全身性エリテマトーデス（SLE），関節リウマチ，全身性血管炎，地中海熱，高IgD症候群，その他サルコイドーシスなどがあげられる（87）．

合併症

全身性合併症としては，マクロファージ活性化症候群（MAS）/反応性血球貪食症候群（RHS），播種性血管内凝固（DIC）などが知られている．また，長期間の炎症が続くとAAアミロイドーシスの合併もありうる．20％程度に薬剤アレルギーを合併する．

治療

診断確定までは，発熱など全身の強い炎症による消耗を抑えるため非ステロイド性抗炎症薬（NSAIDs）を用いる．診断後には，単球・マクロファージの活性化を抑制するために，初期寛解導入療法の第一選択薬として副腎皮質ステロイドを用いる．全身状態（高熱で弛張熱の持続，CRPおよびフェリチンの著増），臓器障害（漿膜炎，心筋炎，間質性肺炎など）の有無，その他の合併症（マクロファージ活性化症候群/反応性血球貪食症候群，播種性血管内凝固〈DIC〉など）の有無によって用量は異なる．臓器障害を有する場合や全身状態不良などでは，副腎皮質ステロイドは大量（プレドニゾロン換算で1 mg/kg）を用い，さらに重篤な臓器障害ではステロイドパルス療法を併用する．CRPやフェリチンの正常化がみられない場合には減量せずに保険適用外であることを理解したうえで，十分な説明と同意のもと，免疫抑制薬の併用，または生物学的抗リウマチ薬使用を考慮する．最近発刊された『成人発症スチル病診療ガイドライン2017年版』においては，エビデンスレベルの高さから副腎皮質ステロイド抵抗性の難治性AOSDに対して，メトトレキサー

❽ AOSDの分類（診断）基準

大項目2つを含み合計5項目以上を認める場合にAOSDと分類（診断）する． （ただし除外項目を認めない場合）
大項目
1. 39℃以上の発熱が1週間以上持続 2. 関節痛が2週間以上持続 3. 定型的皮疹 4. 80％以上の好中球増加を伴う白血球増加（10,000/mL以上）
小項目
1. 咽頭痛 2. リンパ節腫脹または脾腫 3. 肝機能異常 4. リウマトイド因子陰性および抗核抗体陰性
除外項目
I. 感染（特に敗血症，伝染性単核球症） II. 悪性腫瘍（特に悪性リンパ腫） III. 膠原病（特に結節性多発動脈炎，悪性関節リウマチ）

感度：96.2％，特異度：92.1％．

(Yamaguchi M, et al：Preliminary criteria for classification of adult Still's disease. *J Rheumatol* 1992；19：424.)

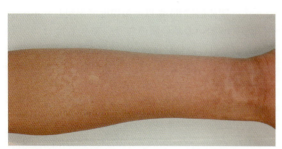

❺ 成人発症Still病患者の皮疹（サーモンピンク疹）

87 AOSD 診断時の鑑別すべき疾患

感染症	悪性疾患	自己免疫 / 自己炎症疾患	その他
全身性ウイルス感染症 HIV, Parvovirus B19, ヘルペスウイルス ウイルス肝炎, 麻疹, 風疹 感染性心内膜炎 / 敗血症 マイコプラズマ肺炎 エルシニア, ブルセラ, ボレリア感染症 梅毒 トキソプラズマ感染	悪性リンパ腫 angioimmunoblastic T-cell lymphoma multicentric Castleman's disease 骨髄増殖性疾患 白血病 固形癌（乳房, 肺, 腎臓, 大腸, メラノーマ）	SLE 関節リウマチ 特発性炎症性筋炎 全身性血管炎 家族性地中海熱 高 IgD 症候群 メバロン酸キナーゼ欠損症 TNF 受容体関連周期性症候群	薬剤反応 /DRESS 反応性関節炎 Schnitzler's syndrome Kikuchi-Fujimoto disease サルコイドーシス Sweet 病 Whipple 病

(Govoni M, et al : How I treat patients with adult onset Still's disease in clinical practice. *Autoimmun Rev* 2017 ; 16 : 1016.)

ト（MTX）の使用が強く推奨されている[4]．生物学的抗リウマチ薬では，類似する病態と推定される sJIA に保険適用のある抗 IL-6 受容体抗体（トシリズマブ）の有効性が期待されているが，現時点では十分な質の高いエビデンスが認められないことから，診療ガイドライン上では TNF 阻害薬とともに AOSD に対する治療薬としての推奨度は弱いと記載した．

経過・予後

通常は，全身型の副腎皮質ステロイドに対する反応性は良いが，再燃・再発をきたすことは少なくない．一方，慢性関節型は末梢関節炎が持続し，関節リウマチのように関節破壊（主に骨性強直）をきたす場合がある．慢性関節型の副腎皮質ステロイドに対する反応性は必ずしも良好ではなく，関節所見が持続することが多く，抗リウマチ薬の併用が必要な場合が多い．MAS/RHS や DIC などの重篤合併症を併発する場合には予後不良の可能性があり，一刻も早い専門医での診療が必要である．

予防

原因不明であり，その発症機序も不明のため，現時点では予防法は知られていない．原則的には，感染症罹患は避けるべきで，それが予防につながる可能性はある．

（三村俊英）

●文献

1) Bywaters EGL : Still's disease in the adult. *Ann Rheum Dis* 1971 ; 30 : 121.

2) Asanuma YF, et al : Nationwide epidemiological survey of 169 patients with adult Still's disease in Japan. *Mod Rheumatol* 2015 ; 25 : 393.

3) Yamaguchi M, et al : Preliminary criteria for classification of adult Still's disease. *J Rheumatol* 1992 ; 19 : 424.

4) 住田孝之ほか（編）：成人スチル病診療ガイドライン 2017 年版．東京：診断と治療社；2017.

Behçet 病

概念

● Behçet 病は，再発性口腔内アフタ性潰瘍，皮膚病変，外陰部潰瘍，眼病変を四大主症状とする原因不明の炎症性疾患である．

● 特殊な場合を除き，一定の部位の炎症が慢性に持続するのではなく，急性の炎症が反復し，増悪と寛解を繰り返しつつ遷延した経過をとるのが特徴である．

● 本症は，上記四主症状を示す完全型とそうでない不全型に分類される．また特殊病型として，腸管 Behçet，血管 Behçet，神経 Behçet の 3 型がある．

病因

本症の病因は不明であるが，HLA-B51 およびその他の遺伝的素因と何らかの外因が発症に関与すると考えられている．最近，Behçet 病の疾患関連遺伝子として新たに *IL-10, IL-23R/IL-12RB2* が同定された．本症患者には扁桃炎・う歯の既往が多く，手術・外傷・抜歯などでの増悪がみられることから，ある種の細菌抗原が外因として作用する可能性が考えられている．

病態生理

患者 T 細胞は健常者 T 細胞に比して，*in vitro* で種々の細菌抗原に対して過敏に反応することが知られている．本症の病態形成にあたっては，こうした T 細胞の異常反応に基づくサイトカイン（IFN-γ, TNF-α, IL-6，IL-17 など）の産生による好中球の機能（活性酸素産生能，遊走能）の亢進が中心的役割を果たすと考えられている．

病理

Behçet 病の一般的な病理学的所見は，非肉芽腫性の非特異性炎症である．好中球の滲出像が一つの特徴であるが，単核球（T 細胞と単球）を中心とする反応がより主体的である．特に，全身の諸臓器において，小血管周囲を中心とした炎症細胞浸潤が目立つ．

疫学

Behçet病はトルコ，中東，中国，日本を結ぶ帯状のシルクロードに沿った地域に多く，欧米では少ない。1991年の実態調査では，わが国における推定患者数は疑い例まで含めて約18,400人（人口10万対14.9）である。男女比は0.98であり，発病年齢は30歳代にピークがある。HLA-B51との相関が認められ，その陽性率は約53.8％（完全型58.2％，不全型51.0％）である。2002年の実態調査では推定患者数は約150,000人と，1972年の初回調査以来初めて減少に転じた。また，近年軽症化していることも注目されている。

臨床症状

Behçet病の臨床症状は，診断の決め手として重要な4つの主症状と，重篤な臓器障害をきたしうる5つの副症状に集約される。発症当初からすべての症状がそろうことはまれであり，慎重な病歴の聴取と，経過の観察が重要となる。

主症状

口腔粘膜の再発性アフタ性潰瘍：口腔粘膜のアフタ性潰瘍はほぼ必発で，初発症状である場合が多い。発赤を伴う境界鮮明で白苔を付着する円形または楕円形の小潰瘍である（❽）。痛みを伴い，口唇・歯肉・頬粘膜・舌・咽頭にみられる。通常は約1週間程度で治癒する。

皮膚症状：結節性紅斑と毛嚢炎様皮疹が最も多くみられる。結節性紅斑は細菌感染・薬剤などで生じるIV型アレルギーによる脂肪組織の炎症と考えられる。Behçet病では種々の細菌抗原に対するT細胞の過敏反応性のために，微量の細菌抗原によっても結節性紅斑を生じやすいと考えられる。皮下の血栓性静脈炎は下肢に好発する素状の皮下硬結で，深部静脈血栓症とは区別される。また，皮膚の被刺激性が亢進しており，虫刺され・外傷などにより容易に化膿する傾向がある。これは針反応と同等の現象である。

眼症状：炎症が前眼部のみに起こる虹彩毛様体炎型と，眼底の病変を伴った網膜ぶどう膜炎型に大別される。前者では，視力低下（水中で目を開いた感じ）・羞明感を自覚し，前房中に炎症細胞を認め，時には前房蓄膿（hypopyon）を生じる（❽）。一方，後者では霧視・飛蚊症をきたし，視力低下の程度が強く，発作を繰り返した場合は失明の危険がある。

外陰部潰瘍：一般に発病初期に多くみられ，陰茎・陰嚢・小陰唇・腟壁などに口腔内アフタに似た境界鮮明の潰瘍を生じる（❾）。時に鼠径部の皮膚にも潰瘍形成が及ぶことがある。

副症状

関節炎：一般に，四肢の大小関節に非対称の腫脹・疼痛（時に発赤）をきたす。約1～2週で消失し，関節の変形・強直や骨破壊をきたすことはまれである。

副睾丸炎（精巣上体炎）：一過性の精巣部の腫脹と疼痛をきたす。頻度はあまり高くない。

消化器病変（腸管Behçet）：食道から直腸までのすべての部位に潰瘍性病変を生じうる。食道潰瘍は比較的発病早期からみられ，嚥下痛・嚥下困難をきたす。腸管では，定型的には回盲部に深い潰瘍を形成し（❾），腹痛・下血・腹部腫瘤を示し，発熱を伴うこともある。腸管潰瘍は穿孔をきたしやすいので注意が必要である。

血管病変（血管Behçet）：動脈系よりも静脈系が侵されやすく，大静脈や主幹分枝の血栓性閉塞が典型的である。特に下肢深部静脈に好発し，下肢の腫脹・疼痛・浮腫をきたす。下肢の静脈血栓から二次的に肺塞栓を生じる場合もある。また，胸腹部大動脈での動脈瘤形成や中型主幹動脈の血栓性閉塞も認められる。肺動脈瘤破裂による喀血は致死的である。心内膜病変・冠動脈病変などもまれにみられる。

神経病変（神経Behçet）：神経病変は約10％の患者に出現する。定型的には，脳幹・基底核周辺部・小脳を好発部位として比較的急性に発症し，発熱・頭痛などの髄膜炎様症状を伴うことも多い（急性型）。髄液検査では細胞数・蛋白濃度の上昇を示す。MRIでは，病変部位がT2強調画像あるいはフレア画像の高信号域として描出される。多彩な神経症状が時間的・空間的に多発することから，時に多発性硬化症との鑑別が問題となる。一方，一部の患者では，慢性進行性の認知症のような精神神経症状がみられ（慢性進行型），治療抵抗性で徐々に進行し，ついには人格の荒廃をきたす。こうした例では持続的に脳脊髄液中のインターロイキン6（IL-6）が高値（20 pg/mL以上）を示し，MRIでは脳幹の萎縮がみられる。厚生労働省の研究班により神経ベーチェット病の診療ガイドラインが策定されている（https://www.ryumachi-jp.com/info/guideline_shinkeibd.pdf）。

検査

皮膚の被刺激性の亢進を反映する針反応（pathergy test）は本症に特異性が高い。無菌の注射針を前腕部の皮膚に刺入し，24～48時間後に同部の発赤・膿疱の形成を認めれば陽性である。活動期には末梢血白血球増多，赤沈の亢進，血清C反応性蛋白（CRP）陽性，血清補体価の上昇などがみられる。リウマトイド因子や抗核抗体などの自己抗体は通常陰性である。

診断

1987年に改訂された厚生省（現厚生労働省）特定疾患調査研究班の診断基準（❾）が一般的に用いられている。Behçet病の鑑別診断は，1987年の厚生省研究班の診断基準の補遺に詳細に記載されている。そのなかでSweet病は，高熱，末梢血好中球増多，顔面および上肢の境界鮮明な浮腫性隆起性紅斑（組織学的

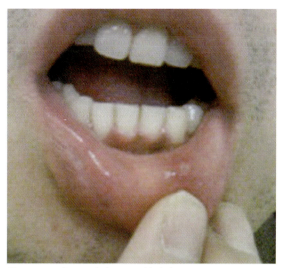
⑧ Behçet病の口腔内アフタ性潰瘍

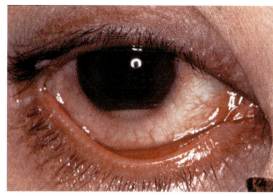
⑨ 前房蓄膿（hypopyon）
毛様充血を伴っている．

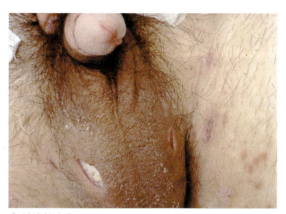
⑩ 外陰部潰瘍
鼠径部の皮膚にもびらんがみられる．

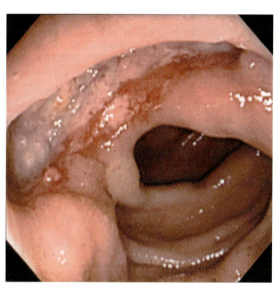
⑪ 腸管Behçetにみられる回盲部潰瘍

には真皮中層の好中球浸潤）を特徴とする疾患で，口腔内アフタや陰部潰瘍などのBehçet病の主症状を生じることから鑑別上問題となる．

治療

治療の基本方針

視力障害を残す眼病変，生命予後に影響を及ぼす特殊病型（神経，血管，腸管）に対しては積極的な薬物療法を行うが，口腔内アフタ，外陰部潰瘍，皮膚病変に対してはステロイドの外用を中心とした局所療法で対応する．コルヒチンは好中球機能を抑制することから，Behçet病の治療薬としては頻用されるが，副作用として下痢，乏精子症，月経異常，催奇形性，筋症状に注意する必要がある．

眼病変

眼病変に対しては，散瞳薬の点眼，ステロイドの点眼や結膜下注射などに加えて，発作予防として薬物の全身投与を行う．この際，コルヒチンで効果が不十分な場合は，シクロスポリンに切り替える．副作用として，腎障害，髄膜脳炎様症状に注意が必要である．近年，眼病変に対する抗TNF-α抗体療法（インフリキシマブ）の有用性が証明され，わが国では世界に先がけてその使用が認可された．

神経・血管・腸管病変への対応

急性型の髄膜脳炎に対しては，ステロイドの全身投与が行われる．症状が軽快し安定したらステロイドを減量するが，急激な減量は眼病変の増悪を誘発するので注意が必要である．慢性進行型の神経Behçetに対してはステロイドは無効であり，メトトレキサートの少量パルス療法やインフリキシマブが有効である．

血管病変に対しては抗凝固療法や抗血小板療法を行うが，最近，ステロイドや免疫抑制薬が発作を減少させるという報告がなされた．腸管病変に対してはステロイドやサラゾスルファピリジンやメサラジンの投与が有効な場合が多いが，これらで効果不十分の場合は

⑨ Behçet 病の診断基準（厚生省特定疾患調査研究班，1987 年）

1	主症状	(1)	口腔粘膜の再発性アフタ性潰瘍
		(2)	皮膚症状
			a）結節性紅斑
			b）皮下の血栓性静脈炎
			c）毛嚢炎様皮疹，痤瘡様皮疹
		(3)	眼症状
			a）虹彩毛様体炎
			b）網膜ぶどう膜炎（網脈絡膜炎）
			c）a，b を経過したと思われる虹彩後癒着，水晶体上色素沈着，網脈絡膜萎縮，視神経萎縮，併発白内障，続発緑内障，眼球癆
		(4)	外陰部潰瘍
2	副症状	(1)	変形や強直を伴わない関節炎
		(2)	副睾丸炎
		(3)	回盲部潰瘍で代表される消化器病変
		(4)	血管病変
		(5)	中等度以上の中枢神経病変
3	病型診断の基準	(1)	完全型　　主症状 4 つ
		(2)	不全型　　a）主症状 3 つ（あるいは主症状 2 つと副症状 2 つ）
			b）眼症状＋主症状 1 つ（あるいは副症状 2 つ）
		(3)	疑い　　　主症状の一部が出没
		(4)	特殊病型　a）腸管（型）Behçet 病
			b）血管（型）Behçet 病
			c）神経（型）Behçet 病
4	参考となる検査所見	(1)	皮膚の針反応
		(2)	炎症反応
			赤血球沈降速度の亢進，血清 CRP の陽性化，末梢血白血球数の増加
		(3)	HLA-B51（B5）の陽性

補遺
(1) 主症状，副症状とも，非典型例は取り上げない
(2) 皮膚症状の a，b，c はいずれでも多発すれば 1 項目でもよく，眼症状も a，b どちらでもよい
(3) 眼症状について
　　虹彩毛様体炎，網膜ぶどう膜炎を経過したことが確実である虹彩後癒着，水晶体上色素沈着，網脈絡膜萎縮，視神経萎縮，併発白内障，続発緑内障，眼球癆は主症状として取り上げてよいが，病変の由来が不確実であれば参考所見とする
(4) 副症状について
　　副症状には鑑別すべき対象疾患が非常に多いことに留意せねばならない（鑑別診断の項参照）．鑑別診断が不十分な場合は参考所見とする
(5) 炎症反応の全くないものは，Behçet 病として疑わしい．またγグロブリンの著しい増量や，自己抗体陽性は，膠原病などをむしろ疑う
(6) 主要鑑別対象疾患
　　a．粘膜，皮膚，眼を侵す疾患
　　　　多形滲出性紅斑，急性薬物中毒，Reiter 病
　　b．Behçet 病の主症状の 1 つをもつ疾患
　　　　口腔粘膜症状：慢性再発性アフタ症，Lipschütz 病（陰部潰瘍もある）
　　　　皮膚症状：化膿性毛嚢炎，尋常性痤瘡，結節性紅斑，遊走性血栓性静脈炎，単発性血栓性静脈炎，Sweet 病
　　　　眼症状：転移性眼内炎，敗血症網膜炎，レプトスピローシス，サルコイドーシス，強直性脊椎炎，中心性網膜炎，青年再発性網膜硝子体出血，網膜静脈血栓症
　　c．Behçet 病の副症状とまぎらわしい疾患
　　　　関節炎症状：RA，SLE，PSS などの膠原病，痛風
　　　　消化器症状：急性虫垂炎，Crohn 病，潰瘍性大腸炎，急性・慢性膵炎
　　　　副睾丸炎：結核
　　　　血管系症状：高安病，Buerger 病，動脈硬化性動脈瘤，深部静脈血栓症
　　　　中枢神経症状：感染性・アレルギー性の髄膜・脳・脊髄炎，SLE，脳・脊髄の腫瘍，血管障害，梅毒，多発性硬化症，精神病，サルコイドーシス

RA：関節リウマチ，SLE：全身性エリテマトーデス，PSS：進行性全身性硬化症．
（難病情報センター：ベーチェット病〈指定難病 56〉に 2010 年小改訂の記載あり）

インフリキシマブやアダリムマブが用いられる．血管病変や腸管病変においては外科的治療の適応となる場合がある．

予防

本症の増悪因子である気象条件，感染，手術，外傷などのストレスをなるべく避けるよう指導する．また，う歯やその他の感染巣がある場合は必ずその治療を行わせる．さらに，毎食後必ず歯磨きと口腔内の洗浄を欠かさないよう指導する．

経過・予後

口腔内アフタで初発することが多い．発症後は，急性の炎症が反復し，増悪と寛解を繰り返しつつ遷延した経過をとるのが特徴である．一般的に，本症は発病初期から数年間が最も症状がひどく，その後は軽症化していく傾向がある．眼病変は視力障害を残し，患者の QOL を著しく阻害する．

生命的予後に影響を及ぼすのは，神経・血管・腸管の特殊病型である．

（廣畑俊成）

●文献

1) Hirohata S, et al：Behçet's disease. *Arthritis Res Ther* 2003；5：139.
2) 黒沢美智子ほか：Behçet 病の最近の疫学像の動向. 医学のあゆみ 2005；215：5.
3) 水木信久：Behçet 病の疾患感受性遺伝子. 医学のあゆみ 2005；215：11.
4) 廣畑俊成：Behçet 病. 特集 膠原病 – 診断と治療の進歩. 日本内科学会雑誌 2007；96：2220.

脊椎関節炎 spondyloarthritis（SpA）

概念

1974 年に Moll と Wright らが血清反応陰性脊椎関節症（seronegative spondyloarthropathy）という疾患群の概念を提唱した．血清反応陰性は関節リウマチ（RA）に対する対比として「リウマトイド因子（rheumatoid factor）」陰性の意である．現在では脊椎関節炎（spondyloarthritis：SpA）と呼称されており，プロトタイプである強直性脊椎炎（ankylosing spondylitis：AS），乾癬性関節炎（psoriatic arthritis：PsA），反応性関節炎（reactive arthritis：ReA），炎症性腸疾患（inflammatory bowel disease：IBD）関連関節炎，若年性 SpA，さらには急性ぶどう膜炎に関連する SpA や未分化型（あるいは分類不能型）SpA などを包括している．免疫遺伝学的に HLA-B27 との関連が認められること，付着部炎（enthesitis）を基本病態とする

ことが SpA の概念の根底にある．

臨床症状・分類基準

SpA の臨床症状は関節（筋骨格系）症状と関節外症状に大別される．前者には脊椎や胸・骨盤など体の中心線（体軸）近くに位置して運動よりも体を支える役割を果たす「体軸関節」の病変と，肩・股・肘・膝・手足など体の中心から離れた左右で運動を主な役割としている「末梢関節」の病変がある．一方，後者の関節外症状には乾癬などの皮膚病変，ぶどう膜炎などの眼病変，IBD，泌尿器・生殖系や消化管の先行感染症などが含まれる．

現在汎用されているのは ASAS（Assessment of Spondyloarthritis International Society）の分類基準である（93）．その基盤となったのは 1990 年の Amor 分類基準および 1991 年の European Spondyloarthropathy Study Group（ESSG）分類基準である．前者では仙腸関節炎を示す X 線所見が 3 点，HLA-B27 陽性または AS・ReA・ぶどう膜炎・乾癬・IBD の家族歴，非対称性少関節炎，両側移動性の殿部痛，指趾炎，踵の付着部炎，ぶどう膜炎，乾癬・亀頭炎または IBD，非ステロイド性抗炎症薬（nonsteroidal anti-inflammatory drugs：NSAIDs）の 48 時間以内での著効または中止後 48 時間以内での再燃が各 2 点，夜間の背部痛または朝のこわばり，両側移動性でない殿部痛，関節炎から 1 か月以内に先行した尿道炎・子宮頸管炎，関節炎から 1 か月以内に先行した下痢が各 1 点として，合計 6 点以上で SpA と分類される．後者は炎症性背部痛（inflammatory back pain：IBP），あるいは非対称または下肢優位の滑膜炎が認められ，さらに踵の付着部炎，家族歴，乾癬，Crohn 病または潰瘍性大腸炎，関節炎から 1 か月以内に先行した尿道炎・子宮頸管炎または急性下痢症，両側移動性の殿部痛，仙腸関節炎を示す X 線所見のいずれかを認めれば SpA と分類される．

IBP にもいくつかの定義があるが，ASAS の定義では 40 歳未満の発症，緩徐な発症，運動で改善，安静で改善なし，夜間痛（起床後に改善）の 5 項目中 4 項目以上を認める背部痛とされている．

病態生理

靭帯や腱の付着部にはインターロイキン（interleukin：IL）-17 産生能を有する $\gamma\delta$T 細胞や自然リンパ球（innate lymphoid cell：ILC）3 が存在している．HLA-B27 に代表される免疫遺伝学的な要因とメカニカルストレスや先行感染症などの環境要因の相互作用により付着部の（自然）リンパ球が活性化して生じる付着部炎が SpA の基本病態と考えられている．体軸関節の付着部炎は近傍の骨に骨炎を惹起し，その治癒過程で発生において重要な Wnt シグナル経路が活性化する

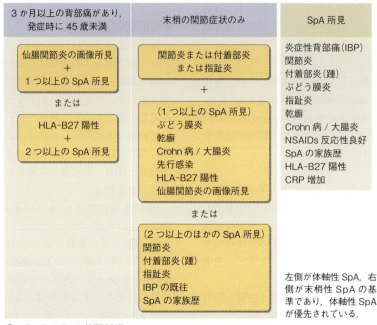

❾❸ ASASのSpA分類基準

ことが，SpAを特徴づける骨増殖性病態に深く関与している．

末梢関節においては滑膜-付着部複合体（synovio-entheseal complex）を介して付着部炎が二次性滑膜炎を生じ，骨びらんの形成と隣接部位の骨増殖性変化が特徴的に認められる．滑膜炎を基本病態とするRAでは骨びらんは特徴的に認められるが，骨増殖性変化はみられない．乾癬性関節炎に多くみられる爪の変化も遠位指節間（distal interphalangeal：DIP）関節における付着部炎の爪への影響と考えられている．また，指趾炎は1つの指趾における多発性付着部炎が腱や周囲の皮下組織に波及した結果と理解されている．

治療の考え方

RAと同様にSpAにおいても目標達成型の治療（treat-to-target：T2T）の考え方が普及している．基本原則として，患者との合意に基づく治療目標の設定，疾患活動性の評価とそれに準拠した治療の見直し，多領域でのチーム医療，長期的な生活の質（quality of life：QOL）と社会参加の最大化を目指すこと，そのために炎症を鎮静化することが述べられている．具体的な推奨文は❾❹の11項目である．

強直性脊椎炎 ankylosing spondylitis（AS）

概念

SpAのプロトタイプと位置づけられる疾患であり，HLA-B27との関連性が最も高い．体軸関節のうち仙腸関節と脊椎関節の若年発症性の慢性炎症を特徴とし，長期の経過でそれらの体軸関節に靱帯骨化や強直による体幹の可動域制限を生じる．

疫学

欧米や他のアジア諸国ではHLA-B27の陽性率が5～10％であるが，わが国では0.3％程度であるためにASの有病率も低く，以前の報告では人口の0.04％あるいは0.0065％と推定された．実際に指定難病の受給者数は2,000人程度であり，過去の調査でも4,500人程度とされたが，診断されていない患者が多いと考えられている．男女比は約3：1と男性に多く，大部分が40歳以下の若年発症である．

病因

SpAのなかでも特にHLA-B27との関連性が強いASにおいては，HLA-B27を中心としたHLAクラスI分子に加えて，小胞体におけるペプチドのHLA結合前処理に重要なERAP（endoplasmic reticulum aminopeptidase）1の関与とが遺伝学的に示されている．環境要因としてはSpAの病態生理で述べた通りである．

臨床症状

仙腸関節炎や脊椎炎によるIBPが初発症状となることが多い．アキレス腱の付着部炎をはじめとした多くのSpA所見（❾❸）を伴う．進行に伴い脊椎や胸郭の可動域が減少し，重症例では運動性の消失や拘束性換気障害を生じる．

検査

わが国でも50～90％はHLA-B27陽性である．血液検査では赤沈やC反応性蛋白（C-reactive protein：CRP）の増加が軽度みられることが多く，特に

膠原病・リウマチ性疾患　2　各論

❾❹ SpA に関する T2T 推奨（2017 年改訂）

1.	筋骨格系症状（関節炎，指趾炎，付着部炎，体軸病変）と関節外症状の臨床的寛解または非活動性を治療目標とすべきである.
2.	現在の臨床症状により治療目標は個別に設定すべきであり，目標達成までの期間を設定する場合には治療手段（による違い）を考慮すべきである.
3.	臨床的寛解または非活動性は臨床的にも検査成績でも有意な疾患活動性が認められない状態と定義される.
4.	低または最小疾患活動性を治療目標とする場合もありうる.
5.	疾患活動性は臨床症状・徴候と急性期反応物質にもとづいて評価すべきである.
6.	目標設定や治療決定の根拠として妥当性が検証された評価指標を筋骨格系の疾患活動性や皮膚病変など関節外病変の臨床評価に用いるべきである.
7.	体軸性 SpA においては ASDAS，PsA においては DAPSA または MDA を治療目標の設定に考慮すべきである.
8.	治療目標や疾患活動性評価の選択に際して合併症，患者要因，薬剤関連リスクを考慮すべきである.
9.	臨床評価と検体検査に加えて画像評価の結果を診療の参考にしてもよい.
10.	目標達成後，理想的にはそれを全経過を通じて維持すべきである.
11.	患者は十分な説明を受け，治療目標や目標到達戦略に内在するリスク・ベネフィットに関する議論に加わるべきである.

ASDAS (ankylosing spondylitis disease activity score)－CRP＝0.121×全背部痛 (0～10) + 0.110×患者全般評価 (0～10) + 0.073×末梢の疼痛・腫脹 (0～10) + 0.058×朝のこわばり時間 (0～10) + 0.579× Ln (CRP mg/L + 1)

ASDAS－CRP ＝ 0.079×全背部痛 (0～10) + 0.113×患者全般評価 (0～10) + 0.086×末梢の疼痛・腫脹 (0～10) + 0.069×朝のこわばり時間 (0～10) + 0.293×√赤沈値

DAPSA (disease activity index for psoriatic arthritis) ＝ 腫脹関節数 (66 関節評価) ＋圧痛関節数 (68 関節評価) ＋患者全般評価 (0～10 cm) + 疼痛全般評価 (0～10 cm) + CRP (mg/dL)

MDA (minimal disease activity)：以下の 7 項目中 5 項目以上を満たす
腫脹関節数 (66 関節評価) ≦ 1
圧痛関節数 (68 関節評価) ≦ 1
PASI (psoriasis area and severity index) ≦ 1 または BSA (body surface area %) ≦ 3
付着部炎部位 (13 部位評価) ≦ 1
患者全般評価 (0～10 cm) ≦ 2
疼痛全般評価 (0～10 cm) ≦ 1.5
HAQ (health assessment questionnaire；0～3) ≦ 1.5

(Smolen JS, et al：Treating axial spondyloarthritis and peripheral spondyloarthritis, especially psoriatic arthritis, to target：2017 update of recommendations by an international task force. *Ann Rheum Dis* 2018：77：3.)

CRP では高感度検査で評価することが重要である．画像検査では仙腸関節の X 線所見を評価する（❾❺）.

脊椎関節においては，骨びらんと骨硬化像に加えて，方形化，靭帯骨棘（syndesmophyte）が生じ，進行すれば bamboo spine（竹様脊椎）となる（❾❻）.

罹病期間の短い若年患者や体軸性 SpA が疑われ X 線で診断できない場合には，MRI の施行が推奨されている．仙腸関節や脊椎に骨炎（骨浮腫）の像を認める．過剰診断を避けるために，仙腸関節では 1 スライスに複数の異常シグナル（❾❼），または複数のスライスに異常シグナルを認めることを仙腸関節炎の要件としている.

診断

改訂ニューヨーク基準では臨床所見として，以下のいずれか 1 項目に該当し，仙腸関節の X 線で両側 2 度以上または片側 3 度以上なら AS と診断する.
①運動で改善し，安静によって改善しない 3 か月以上持続する背部痛・こわばり
②腰椎の可動域制限（前後屈および側屈）
③年齢と性別で補正した腱常値と比較した胸郭拡張制限

ASAS では体軸性 SpA の分類基準を満足し，仙腸関節の X 線で両側 2 度以上または片側 3 度以上なら AS と分類する．体軸性 SpA の分類基準を満足しながら仙腸関節の X 線基準を満たさない患者は「X 線基準を満たさない体軸性 SpA（non-radiographic axial SpA：nr-axSpA）」に分類される．AS と nr-axSpA との間で

❾❺ 仙腸関節の X 線評価

0 度	正常
1 度	疑い（骨縁の不鮮明化）
2 度	軽度異常（小さな限局性の骨びらんまたは骨硬化像，ただし関節裂隙は正常）
3 度	中等度異常（非限局性の骨びらんや骨硬化像，関節裂隙の拡大，狭小化または部分的な強直）
4 度	高度異常：関節裂隙全体の強直

HLA，臨床症状，臨床的治療反応性に明らかな差異はみられないが，nr-axSpA は AS に比較して女性に多く炎症反応も低値という傾向があり，AS の早期や AS の軽症・予後良好の亜型などを含んだ患者集団と考えられる.

活動性の評価・診断に関して，ASDAS は複雑な計算式を必要とすることから臨床試験には有用であっても日常臨床での使用は難しいため，簡便な患者自己評価のみである BASDAI（bath ankylosing spondylitis disease activity：疲労感，頸・背・腰部痛，その他の関節の疼痛・腫脹，圧痛による不快感，朝のこわばりの程度，朝のこわばりの持続時間を 0～10 で評価し，まず朝のこわばりに関する 2 項目を平均し，その後残りの 4 項目を含めた 5 項目の平均値を算出）が汎用され，4 以上が活動性の目安となっている.

治療

まずは NSAIDs を使用する．NSAIDs 反応性良好は SpA 所見の一つでもある（❾❸）．メトトレキサートや

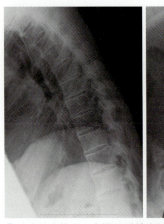
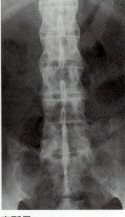

⑯ 強直性脊椎炎の脊椎 X 線検査所見
左図の胸椎側面像では椎体の方形化と bridging を生じた syndesmophyte がみられ，右図の腰椎正面像では bamboo spine の所見と正中部の棘靱帯骨化，さらには仙腸関節の強直も認められる．

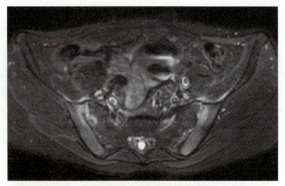

⑰ MRI における活動性の仙腸関節炎所見
脂肪抑制画像（STIR）において両側仙腸関節の仙骨・腸骨の両面に高信号域を認める，典型的な仙腸関節炎の所見である．

サラゾスルファピリジンなどの従来型合成抗リウマチ薬の有効性は示されていない．したがってNSAIDsが効果不十分であれば，TNFなどの病態関連サイトカインを標的とした生物学的製剤を積極的に考慮することが国際的に推奨されている．

反応性関節炎 reactive arthritis（ReA）

概念
1916年にHans Reiterが赤痢罹患後に関節炎，尿道炎，結膜炎の三徴を示した症例を報告し，1969年にはAhvonenがエルシニア腸炎後に発症した反応性関節炎を報告した．1981年に米国リウマチ学会が尿道炎，子宮頸管炎，下痢のいずれかに関連して1か月以上持続する関節炎をReiter症候群と分類したが，1999年の第4回国際反応性関節炎ワークショップでHLA-B27関連脊椎関節症を伴う，微生物が関与した関節炎と定義され，現在はReiter症候群の呼称は用いられなくなった．

疫学
わが国における頻度は不明であるが，SpAの4％程度との報告からも欧米白人の0.03〜0.04％に比べてかなり低いことは確実である．20歳前後が好発年齢で，男女比は5〜6：1と男性に多くみられる．

病因
Chlamydia trachomatis, *Neisseria gonorrhoeae* などによる尿道炎・子宮頸管炎，*Salmonella*, *Shigella flexneri*, *Yersinia enterocolitica*, *Campylobacter jejuni*, *Clostridioides difficile* などによる腸炎が契機となり，1か月（最大6週）以内に無菌性関節炎が生じる．HLA-B27の関与する詳細な機序は不明である．

臨床症状
尿道炎や子宮頸管炎は無菌となっても持続しやすい．筋骨格系症状で最も高頻度にみられるのはアキレス腱や足底腱膜などの付着部炎であり（約70％），仙腸関節炎は約20％で片側性が多いことがASとの違いである．末梢関節炎は下肢優位の少関節炎が典型的である．関節外症状としては結膜炎や虹彩炎，口内炎，連環状亀頭炎，膿漏性角化症，大動脈閉鎖不全症などである．

検査
先行感染症の時期に可能な限り起因菌の同定が行われていることが重要である．病原体により培養，DNA-PCR，血清抗体価の測定などを適宜選択する．HLA-B27の陽性率は40〜80％とされている．通常CRPや赤沈値の増加がみられる．長期罹患後のX線検査所見には踵部の付着部炎による骨膜反応や靱帯骨棘，脊椎や仙腸関節の変化（非対称性が多い）がみられる場合がある．

診断
普及している診断・分類基準はないが，先行感染症の証明，下肢優位の少関節炎で無菌性関節炎であること，ほかの関節疾患の除外が基本となる．

治療
反応性関節炎が診断された時点ではすでに抗菌薬は無効である．通常は一過性の経過であるためにNSAIDsによる対症療法で十分であるが，一部の患者では慢性化してX線変化を生じるために末梢関節病変には従来型合成抗リウマチ薬（サラゾスルファピリジンやメトトレキサート）を投与する．体軸関節病変に対する生物学的製剤の有効性も報告されている．

炎症性腸疾患（IBD）に伴う関節炎

概念
潰瘍性大腸炎（ulcerative colitis：UC）やCrohn病

（Crohn's disease：CD）に合併する体軸あるいは末梢関節炎である.

疫学

IBD が若年発症であり，近年わが国の UC 患者数は約 20 万人，CD 患者数は約 5 万人にまで増加している．他の SpA と同様にぶどう膜炎などの眼症状，結節性紅斑や壊疽性膿皮症などの皮膚症状を腸管外症状としてしばしば認める．IBD の 1〜7 ％に体軸関節炎，5〜30 ％に末梢関節炎を合併し，CD よりも UC のほうがいずれの合併もやや多くみられる.

病因

HLA などの免疫遺伝学的要因，腸内細菌が腸管リンパ球に及ぼす作用，IL-23 などのサイトカインの関与が考えられているが，詳細は不明である.

臨床症状

体軸関節炎より末梢関節炎が多く，通常は IBD の発症から 1 年以内に膝を主体とした下肢優位の少関節型（I 型）であるが，多関節型（II 型）や体軸関節炎もみられる．急性発症の多くは半年以内に自然軽快するため，ReA との病態類似性も示唆される．しかし，一部の患者では慢性化や再燃性の経過が認められ，関節機能障害を呈する場合もある．I 型は消化管病変との活動性に相関がみられるが，それ以外の病型では一致しないことも多い.

検査

感染症に関する検査以外では ReA の検査と同様である.

診断

IBD の診断が確実で体軸関節炎や下肢優位の少関節炎を認め，RF や抗 CCP 抗体などの血清反応が陰性で，ほかの関節疾患が除外できれば IBD 関連関節炎と診断する.

治療

NSAIDs の投与は IBD への影響を考慮して慎重に適応を判断する．末梢関節炎に関しては腸疾患も考慮してサラゾスルファピリジンやアザチオプリンが最初に用いられる．IBD に適応を有する生物学的製剤である TNF 阻害薬や IL-12 / 23 阻害薬などは乾癬性関節炎の治療にも用いられるように，付着部炎や体軸関節炎に対する有効性が期待できる.

（亀田秀人）

●文献

1) Smith JA, et al：The interleukin-23/interleukin-17 axis in spondyloarthritis pathogenesis. Th17 and beyond. *Arthritis Rheumatol* 2014；66：231.
2) Sieper J, et al：The Assessment of SpondyloArthritis international Society（ASAS）handbook：a guide to assess spondyloarthritis. *Ann Rheum Dis* 2009；68：ii1.
3) Smolen JS, et al：Treating axial spondyloarthritis and peripheral spondyloarthritis, especially psoriatic arthritis, to target：2017 update of recommendations by an international task force. *Ann Rheum Dis* 2018；77：3.

乾癬性関節炎
psoriatic arthritis

概念・疫学

乾癬は遺伝的要因を背景に，皮膚樹状細胞や Th17 細胞を介した免疫系の活性化が起こり，表皮が過剰に増殖し角化が亢進する慢性炎症性皮膚疾患である．関節炎を合併した場合を乾癬性関節炎（関節症性感染）という．乾癬患者はわが国では人口の 0.1 ％（約 10 万人）と推定されている．関節炎合併率は 1〜10 ％と報告されている．男女比は 1：1 で，好発年齢は 30〜40 歳代である.

病因・病態

乾癬は代表的な炎症性角化症であり，組織学的には真皮上層の好中球と単核球の浸潤血管増生と同部の表皮肥厚と不全角化が特徴である．基底細胞が角質細胞となり脱落するまでの期間が著しく短縮している.

乾癬は家族性発症がみられ，遺伝的素因の関与が示唆される．HLA 検査では HLA-Cw6 との関連が強い．一方，HLA-B27 は脊椎炎合併例では 60〜70 ％，末梢関節炎患者で 25 ％に陽性である.

乾癬の皮膚病変には樹状細胞が産生する TNF-α，IL-23 と，IL-23 の作用を受けて活性化された Th17 細胞が産生する IL-17 が重要な役割を果たしていることがわかっている．これらのサイトカインの関節炎発症に果たす役割は明らかでないが，IL-17 阻害療法は関節炎には効果が乏しい．また IL-23 阻害療法は体軸関節炎に効果が乏しい．一方，TNF-α 阻害薬はすべての関節症状に有効であり，病態への関与が示唆される.

臨床症状

皮膚症状が発症した数年間後に関節炎が起きる例が多いが，同時に発症する場合もある．①遠位指節間（DIP）関節炎を主病変とする型，②非対称少関節炎型，③対称性多発関節炎型，④破壊性（ムチランス）関節炎型，⑤脊椎病変型の 5 病型に分けられるが，病型が移行することが多い．少関節炎型は頻度が多く，DIP，近位指節間（PIP），中手指節（MCP）関節や足趾関節に好発するが，膝，肩など大関節も障害される．多関節炎型は関節リウマチと類似するが，DIP 関節炎が高頻度にみられる．破壊性関節炎型の頻度は少ないが，中手骨，指節骨の骨融解をきたし，オペラグ

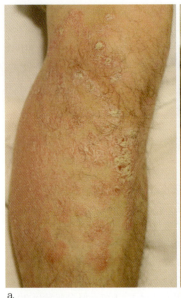
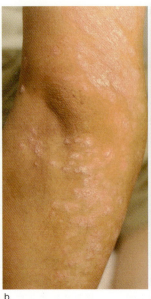
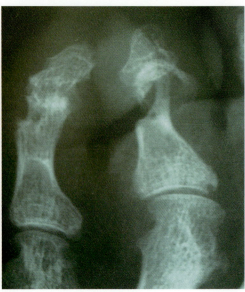

a.
b.
c.

⑱ 乾癬性関節炎の典型的所見
a, b. 四肢の乾癬皮疹.
c. 遠位指節間（DIP）関節の破壊（pencil-in-cup 変形）と近位指節間（PIP）関節の骨びらん.

ラス変形をきたす．脊椎炎は強直性脊椎炎に比べて軽症で，腰背痛や頸部痛を訴える．仙腸関節炎は約 1/3 に認められるが，無症候性で非対称である場合もある．指炎（手指，足趾の腱炎によりソーセージ様指を呈する）は約 30 ％にみられ，靱帯付着部炎は踵骨に多い．眼病変や心血管病変はまれである．

典型的皮膚病変は，白色調の膜様鱗を伴った，境界明瞭な円形・環状の隆起性紅斑である（⑱ a, b）．皮疹の鱗を剥がすと点状出血がみられる Auspitz 現象がある．また，反復的な外力が加わった部位に乾癬の皮疹が誘発される Köbner 現象がある．そのため，四肢伸側，腰・殿部，被髪部，頭髪の生え際などの外的物理的刺激が加わることの多い部位が好発部位である．爪の形状異常は特徴的で，関節炎合併例では多い．爪の点状陥凹，爪甲剥離，爪下角化症がみられる．

検査

赤沈値や血清 CRP 値など炎症反応が高値を示すが，一般的にリウマトイド因子や抗 CCP 抗体は陰性である．X 線検査で罹患関節の骨びらんと骨新生がみられる．DIP 関節にみられる pencil-in-cup 変形（中節骨のびらんによる先端先細りと末節骨基部の骨増殖による拡大）は特徴的である（⑱ c）．

診断

すでに尋常性乾癬と診断されている場合は，診断は容易である．診断基準は CASPAR 分類基準（2006）が特異性が高く用いられる（⑲）．関節炎，脊椎炎，付着部炎など炎症性関節疾患の存在と特徴的な皮疹，

⑲ 乾癬性関節炎の診断基準（classification criteria for psoriatic arthritis：CASPAR）

炎症性関節疾患（関節，脊椎，付着部）があり，下記の項目のうち3点以上を満たす時，関節性関節炎と分類する	
	score
1. 現在，乾癬に罹患している*，あるいは過去に乾癬の既往がある**，あるいは一親等，二親等の親族に乾癬の家族歴がある**	*2 **1
2. 乾癬にみられる典型的な爪の形状異常（爪甲剥離症〈onycholysis〉，点状陥凹〈pitting〉，過角化〈hyperkeratosis〉）を医師が確認	1
3. リウマトイド因子がいずれの検査でも陰性	1
4. 現在あるいは過去に指炎（dactylitis）がみられる	1
5. 手，足のX線検査で特徴的な所見（関節近傍の新骨形成）がある（骨棘〈osteophyte〉は除外）	1

(Tayor W. et al：Classification criteria for psoriatic arthritis. *Arthritis Rheum* 2006；54：2665.)

爪の形状異常，指炎，関節 X 線検査所見を組み合わせて診断する．乾癬の皮疹が前額部生え際，臍周囲，殿部に限局してある場合もあるので，注意深く診察する．

治療

末梢関節炎，体軸関節炎，付着部炎，指炎に対する薬剤の有効性は異なるので，症例ごとに皮膚症状と関節症状を考慮した薬剤を選択する（⑳）

非ステロイド性抗炎症薬

末梢関節炎，体軸関節炎，付着部炎，指炎の疼痛緩

⑩ 乾癬の諸症状に対する主な薬剤の有効性

		推奨	条件付き推奨
非ステロイド性抗炎症薬		体軸関節炎	末梢関節炎,付着部炎
抗リウマチ薬	MTX, SASP, LEF	末梢関節炎,皮疹	指炎, 爪病変
	CsA	皮疹	
生物学的製剤	TNF阻害薬インフリキシマブアダリムマブ	末梢関節炎,体軸関節炎,指炎, 付着部炎, 皮疹,爪病変	
	IL-23阻害薬ウステキヌマブグセルクマブ	末梢関節炎,付着部炎,皮疹, 爪病変	体軸関節炎,指炎
	IL-17阻害薬セクキヌマブイキセキズマブブロダルマブ	皮疹	末梢関節炎,体軸関節炎付着部炎, 指炎, 爪病変
PDE4阻害薬(アプレミラスト)		皮疹, 末梢関節炎	指炎, 爪病変
ステロイド薬(全身, 局所)			末梢関節炎(経口, 局所),付着部炎(局所), 指炎(局所)

MTX:メトトレキサート
SASP:サラゾスルファピリジン
LEF:レフルノミド
CsA:シクロスポリンA
PDE4:ホスホジエステラーゼ4

和に用いられる.

抗リウマチ薬

　メトトレキサート(MTX),サラゾスルファピリジン(SASP),レフルノミド(LEF)が末梢関節炎に有効で,また指炎に有効な場合がある.体軸関節炎や付着部炎には効果が乏しい.シクロスポリン(CsA)は皮膚病変に有効であるが,末梢関節炎に対する効果は低い.

生物学的製剤

　乾癬の皮膚病変や関節病変にかかわるサイトカイン(TNF-α, IL-23とIL-17)を標的とする薬剤が生物学的製剤である.

① TNF阻害薬:TNF-αに対するモノクローナル抗体製剤, インフリキシマブとアダリムマブは皮膚病変に加えて,末梢関節炎,脊椎炎,付着部炎,指炎,爪病変に有効である.

② IL-23阻害薬:IL-12とIL-23の共通サブユニットであるp40に対するモノクローナル抗体製剤ウステキヌマブと, IL-23のp19サブユニットに対するモノクローナル抗体製剤グセルクマブが使用される.皮膚病変に加えて,末梢関節炎,付着部炎,爪病変に有効であるが,体軸関節炎に対するエビ

デンスは乏しい.

③ IL-17阻害薬:IL-17Aに対するモノクローナル抗体製剤であるセクキヌマブ,イキセキズマブとIL-17受容体Aに対するモノクローナル抗体製剤ブロダルマブが使用される.皮疹と爪病変への有効性に比べ, 末梢および体軸関節炎, 付着部炎, 指炎に対する有効性のエビデンスは乏しい.

ホスホジエステラーゼ4(PDE4)阻害薬

　免疫細胞の細胞内cAMP濃度を上昇させることにより, TNF-α, IL-23, IL-17, INF-γなどの炎症性サイトカインの産生を抑制して作用を現す.皮疹, 末梢関節炎に有効であるが, 体軸関節炎, 付着部炎, 指炎に対する有効性は低い.

(鈴木康夫)

◉文献

1) Tayor W, et al:Classification criteria for psoriatic arthritis. *Arthritis Rheum* 2006;54:2665.

2) Coates LC, et al:Group for research and assessment of psoriasis and psoriatic arthritis 2015 treatment recommendations for psoriatic arthritis. *Arthritis Rheum* 2016;68:1060.

SAPHO症候群とその類縁疾患

概念

　1974年, Sonozakiらは掌蹠膿疱症に合併する胸肋鎖骨過形成症53例を報告し, 掌蹠膿疱症性骨関節炎(pustulotic arthro-osteitis:PAO)という名称を提唱した.その後, 膿疱性皮膚病変に骨関節病変を合併する例が多数報告されるようになり, Benhamou, Chamotらは胸肋鎖骨関節をはじめとする骨関節疾患に痤瘡を伴う症例, 掌蹠膿疱症を合併する症例, 骨関節疾患のみの症例, 計85例を報告しsyndrome acne-pustulosis-hyperostosis-osteitis(痤瘡-膿疱症-骨過形成-骨炎症候群:SAPHO)としてまとめ, 症候群として報告した.1988年に提唱された診断基準(⑩)では,SAPHOの"S"は"synovitis"として定義され,①痤瘡に伴う骨関節病変, ②掌蹠膿疱症に伴う骨関節病変, ③前胸壁, 脊椎または四肢の骨肥厚, ④慢性再発性多巣性骨髄炎のうちいずれか1項目を満たすものとされ, ③と④に関しては皮膚病変の合併は問われないとされている.

　SAPHO症候群とPAOは類似点が多く, 区分けについて国内外で統一的な見解は得られていないが,SAPHO症候群はPAOを包括した疾患概念と考えられている.

⑩ SAPHO 症候群の診断基準

診断項目	1　重度の痤瘡に伴う骨関節病変
	2　掌蹠膿疱症に伴う骨関節病変
	3　骨肥厚症（前胸壁，脊椎，四肢など）
	4　慢性再発性多巣性骨髄炎（CRMO）
判定	上記 4 項目中 1 項目を満たし，下記除外項目がない場合に診断される
除外項目	感染症骨関節炎，感染性掌蹠膿疱症，手掌角化症，びまん性特発性骨増殖症（DISH），レイチノイド療法に伴う骨関節病変

(Benhamou CL, et al：Synovitis-acne-pustulosis hyperostosis-osteomyelitis syndrome〈SAPHO〉. A new syndrome among the spondyloarthropathies? *Clin Exp Rheumatol* 1988；6：109.)

疫学

海外の報告によると，男女比は 1：1〜2.7 で女性に多く，診断時平均年齢は 38〜45 歳である．

病因

SAPHO 症候群の原因に関して，確定的なものはないが，さまざまな要因が考えられている．

病巣感染

細菌感染（扁桃腺炎，う歯など）による細菌アレルギー，金属アレルギー，喫煙などが発症に関与していると考えられる．30〜50 歳代に好発する．

病巣感染，特に慢性扁桃炎をはじめ，歯肉炎，副鼻腔炎などの感染症を合併することが知られており，扁桃摘出術を含め感染症に対する治療によって軽快することがある．また，SAPHO 症候群患者の骨病変から *Propionibacterium acnes* が検出されたとする報告が少数あり，*P. acnes* と SAPHO 症候群の病態との関連が推測されている．

環境要因

喫煙が増悪因子として知られており，PPP 患者の血液，皮膚の IL-17 産生細胞は喫煙者で多いとの報告もあり，喫煙と IL-17 産生細胞との関連が示唆されている．

遺伝的要因

遺伝的要因に関しては，同定されておらず，HLA-B27 との関連も明らかではない．

病態生理

皮膚の病理学的所見では，膿疱内への好中球を主体とした炎症細胞の浸潤がみられる．胸鎖関節などの骨病変の病理では，骨髄線維化，骨新生亢進およびリンパ球浸潤などがみられる．感染や腫瘍などの関与はない，非特異的な骨髄の炎症と周囲の骨吸収を認める病態は慢性再発性多巣性骨髄炎（chronic recurrent multifocal osteomyelitis：CRMO）と考えられている．CRMO は関節炎・掌蹠膿疱症・炎症性腸疾患などの炎症性疾患との合併が多く報告されており，SAPHO 症候群も CRMO と炎症病態の一部を共有する類縁疾患と考えられている．

臨床症状

皮膚所見

約 8 割に掌蹠膿疱症，痤瘡，汗腺炎などを呈するが，皮膚病変のない症例も存在する．わが国からの 67 例の SAPHO 症候群の報告において，皮膚病変は 61 人（91.0 %）に認められており，その内訳は掌蹠膿疱症 70.7 %，痤瘡 9.8 %，乾癬 9.8 % となっている．SAPHO 症候群では多発する痤瘡（⑩）や，掌蹠膿疱症では小型の水疱ないし膿疱（⑩）を足底や手掌に認め，消退を繰り返す．

骨関節所見

前胸部痛，前胸部（胸肋鎖関節）の腫脹，脊椎の疼痛などがある．前胸部の腫脹と疼痛は，局所の熱感を伴うことがあり運動や圧迫で悪化する．寛解と増悪を繰り返し，慢性に経過する非化膿性骨化骨膜炎を呈する．骨関節病変は，骨髄炎，骨膜炎，付着部炎，関節炎に分けられ，骨関節病変の発生部位は，前胸部 63 %，仙腸関節 40 %，脊椎 33 %，下顎骨 11 % と報告されている．皮膚症状が先行することが多く，骨病変と皮膚病変は前後 2 年以内に発症する例が多いとされている．

血液検査所見

血液検査では，特異的疾患マーカーは存在せず，リウマチ因子や抗核抗体は基本的に陰性である．赤沈値の亢進や CRP 値の上昇を認めることが多い．

画像検査所見

画像検査は重要であり，単純胸部 X 線や CT 検査では，胸肋鎖関節の硬化像（⑩⑩）を認める．脊椎では，椎体前面，側面の骨増生（⑩），靭帯骨棘形成（syndesmophyte），椎体の骨硬化が特徴的である．骨シンチグラフィでは病変部位に一致して集積を認める（⑩）．

診断基準

確立した診断基準はないが，Benhamou らの SAPHO 症候群の診断基準が参考になる（⑩）．特徴的な骨病変，脊椎・仙腸関節，特徴的な皮疹などの所見を参考にする．

鑑別診断

感染症，悪性腫瘍，骨 Paget 病，びまん性特発性骨増殖症（diffuse idiopathic skeletal hyperostosis：DISH）などがあげられる．骨病変のみの場合は鑑別が難しい．真菌，抗酸菌など感染症が鑑別にあがる場合は骨生検が必要である．

治療

再燃と寛解を繰り返すが，長期的予後は比較的良好とされている．まれな疾患であるため，治療に関して

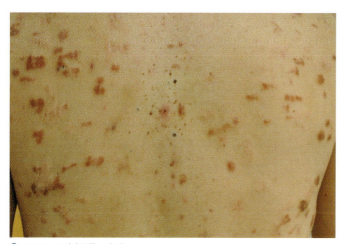
⑩ SAPHO症候群の皮疹
背部に痤瘡の集簇を認める.

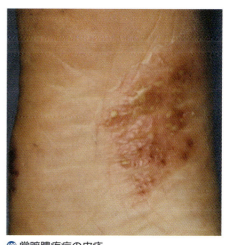
⑩ 掌蹠膿疱症の皮疹
足底部の側縁に境界明瞭な紅色の局面がみられ，膿疱が多数混在している.

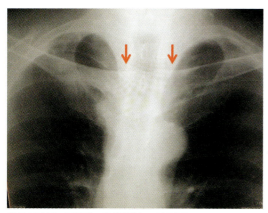
⑩ SAPHO症候群の胸部単純X線所見
胸鎖関節の癒合（矢印）を認める.

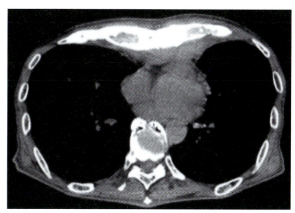
⑩ 掌蹠膿疱症性骨関節炎の胸部単純CT（縦隔条件）
胸肋関節に肥厚を認め，胸骨周囲の軟部組織は腫大している.

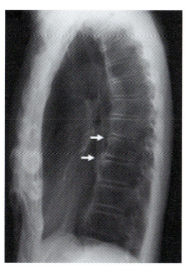
⑩ 掌蹠膿疱症性骨関節炎の脊椎所見
　（胸部単純X線，側面像）
椎体前面に骨硬化像（矢印）がみられる.

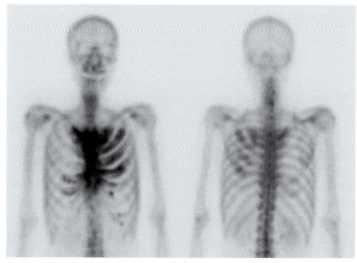
⑩ 掌蹠膿疱症性骨関節炎の骨シンチグラフィ
胸骨と肋骨に広範囲で強度な集積を認める.

は経験的なものが多く，有効性の評価も難しく，治療法に関する臨床エビデンスは乏しい．

非ステロイド性抗炎症薬（NSAIDs）

関節・骨・皮膚病変の症状緩和に，非ステロイド性抗炎症薬（NSAIDs）が用いられることが多いが，対症療法であり根本的な治療ではない．

抗リウマチ薬（DMARDs）

抗リウマチ薬（DMARDs）であるメトトレキサートやサラゾスルファピリジンが脊椎関節炎，末梢関節炎の治療に用いられることがあり，一定の効果が期待できる．

ビスホスホネート製剤

破骨細胞の機能を抑制する作用を有するビスホスホネート製剤がSAPHO症候群にみられる骨炎の治療に用いられる．特に，CRMOなどの骨髄炎の病像を呈する症例に有効と考えられている．

生物学的製剤

生物学的製剤のなかでTNF阻害薬であるインフリキシマブはSAPHO症候群の骨関節病変，皮膚病変に対して治療効果を示したとの報告がある．

その他（感染症に対する治療）

病巣感染との関連も示唆されており，扁桃腺炎があれば摘出によりPPPやSAPHO症候群の胸鎖関節病変が改善したとの報告がある．ミノサイクリン，アジスロマイシンなどの抗菌薬が一部の症例に効果があったとの報告がある．

（浅野智之，古谷牧子，右田清志）

●文献

1) Sonozaki H, et al：Incidence of arthro-osteitis in patients with pustulosis palmaris et plantaris. *Ann Rheum Dis* 1981；40：554.
2) Benhamou CL, et al：Synovitis-acne-pustulosis hyperostosis-osteomyelitis syndrome (SAPHO). A new syndrome among the spondyloarthropathies? *Clin Exp Rheumatol* 1988；6：109.
3) Kahn MF：Psoriatic arthritis and synovitis, acne, pustulosis, hyperostosis, and osteitis syndrome. *Curr Opin Rheumatol* 1993；5：428.
4) Nguyen MT, et al：The SAPHO syndrome. *Semin Arthritis Rheum* 2012；42：254.
5) Okuno H, et al：Clinical features and radiological findings of 67 patients with SAPHO syndrome. *Mod Rheumatol* 2018；28：703.

結晶誘発性関節炎
crystal-induced arthritis

関節内に沈着した結晶により引き起こされる関節炎を結晶誘発性関節炎という．結晶誘発性関節炎を起こす結晶には数種類あるが，臨床上重要なのは尿酸ナトリウム結晶による痛風とピロリン酸カルシウム結晶による偽痛風の2疾患である．

痛風 gout

概念

- 痛風とは尿酸塩結晶が持続的に関節内に沈着し，この結晶によって引き起こされる関節炎を主徴とする疾患である．
- 高尿酸血症を生化学的基盤として発症し，尿路結石，腎機能障害，メタボリックシンドロームの合併が多い．

病因

尿酸は生理的pHの範囲では尿酸一ナトリウム（尿酸塩）として存在する．その血漿中での溶解度は7.0 mg/dLであり，これを超えると主に関節内で尿酸塩結晶が析出しやすくなる．したがって，高尿酸血症を引き起こす要因が痛風の原因として重要である．これには遺伝要因と環境要因がある．遺伝要因としては，腎近位尿細管に発現するトランスポーターの遺伝子多型などがある．環境要因としては，肥満，アルコール摂取，プリン体の過剰摂取，果糖の過剰摂取などがある．基礎疾患（腎疾患，血液疾患，皮膚疾患など）や薬物に伴う二次性痛風が約5％を占める．

痛風を発症する遺伝疾患としてLesch-Nyhan病（ヒポキサンチン－グアニンホスホリボシルトランスフェラーゼ欠損症〈hypoxanthine-guanine phosphoribosyltransferase deficiency：HGPRT deficiency〉），家族性若年性高尿酸血症性腎症，糖原病I型などがある．

病態生理

高尿酸血症が長期持続すると，関節滑膜および軟骨表面で尿酸塩が結晶化し，沈着する．尿酸塩結晶の沈着には局所の組織の変性なども関与している．血清尿酸値の変動，微小外傷，アルコール摂取などが誘因となって尿酸塩結晶が関節腔内に剝脱する．白血球による結晶の貪食によりNALP3 inflammasomeが活性化され，IL-1βが産生される．さらにリソソーム酵素や走化因子の放出，IL-6，TNF-αなどのサイトカイン，ケモカイン，プロスタグランジン，活性酸素の産生が促され，急性炎症が進展する．NETosisは関節炎収束のメカニズムのひとつである．

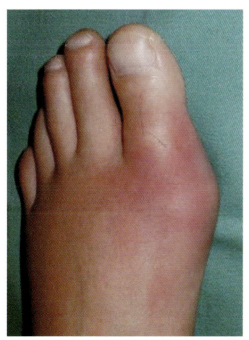

⑩ 急性痛風関節炎（痛風発作）
第1中足趾節関節の著明な発赤，腫脹が認められる．

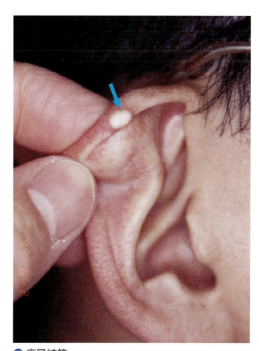

⑩ 痛風結節
耳介に認められた痛風結節（矢印）．

病理

急性痛風関節炎では関節滑膜に白血球の浸潤とうっ血が認められる．浸潤しているのは主として多核白血球であるが，リンパ球やマクロファージも認められる．慢性期に皮下や関節周囲に生じる痛風結節（tophus）は，尿酸塩結晶と巨細胞，線維芽細胞，単核球を中心にCD68やTRAP陽性多核細胞，マクロファージ，形質細胞，好中球，リンパ球が浸潤する肉芽腫である．

疫学

主に男性に発症する疾患で，男女比は5～15：1である．日本では95％以上が男性である．欧米での罹患率は1,000人年あたり1～2，有病率は1～3％であり，増加傾向にある．日本人の有病率は1960年代には成人男性で0.3％であったが，その後は増加しており，現在は成人男性の1％である．痛風の有病率は人種や地域によっても異なり，ポリネシア人，台湾原住民などでは頻度が高い．

臨床症状

急性痛風関節炎

局所の疼痛と熱感，腫脹，発赤を伴う急性単関節炎であり，痛風発作と称される（⑩）．疼痛は24時間以内にピークに達する．第1中足趾節関節が好発部位で，初発の約50％，経過中に約70％が罹患する．足・足根間・膝関節，アキレス腱付着部にも生じるが，上肢の関節はまれである．疼痛は激しく，歩行困難になることもある．しかし，3～14日で軽快し，次の発作までは無症状である（間欠期）．急性痛風関節炎の発症の少し前から予兆と称される局所の違和感を訴えることが多い．

慢性痛風関節炎，痛風結節

無治療のまま放置されると痛風関節炎は次第に頻発・慢性化し，常に関節痛を訴えるようになる．この頃には痛風結節も生じる．痛風結節が生じる部位として耳介がよく知られるが（⑩），頻度としてはむしろ第1中足趾節関節，肘関節，膝関節周囲に多い．痛風結節により関節が破壊され，変形に至ることがある．

検査

血液生化学検査

痛風関節炎が生じているときには非特異的に炎症反応が亢進する．間欠期には炎症反応はみられない．高尿酸血症の存在は診断に重要であるが，痛風関節炎中には血清尿酸値が低下する傾向があるので注意を要する．

関節液検査

特徴的な所見は尿酸塩結晶が認められることである．尿酸塩結晶は偏光顕微鏡下に強い負の複屈折性を呈する針状結晶として認められる．白血球に貪食された結晶がみつかることもある．尿酸塩結晶は通常の光学顕微鏡でも検出可能であるが，確定診断のためには偏光顕微鏡が必要である（⑩）．

画像検査

早期から骨変化がみられることはまれであるが，骨

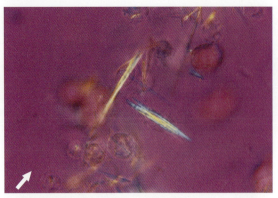

⑩ 尿酸塩結晶
急性痛風関節炎の関節液中に認められた尿酸塩結晶．白血球に貪食されている（補正偏光顕微鏡下で観察，矢印：λ）．

X線は偽痛風などの他疾患との鑑別には有用である．晩期では境界鮮明な骨びらんにoverhanging edgeを伴った典型的な所見が認められる（⑪）．関節超音波検査では，硝子軟骨表面に沈着した尿酸塩結晶の検出が可能である（double contour sign，⑫a）．尿酸塩結晶は，dual energy CTでも検出できる．関節超音波，CT，MRIは痛風結節の検出にも用いられる．

診断

診断には患者背景（性別，年齢，メタボリックシンドロームの有無など），関節炎や高尿酸血症の病歴と臨床所見が大切である．高尿酸血症が指摘されている中年男性で，前述のような特徴的な関節炎を繰り返している場合は，診断はさほど難しくない．診断を確定するためには関節液中に尿酸塩結晶を証明することが重要である．特に診断に難渋する場合は試みるべきである．

急性痛風関節炎は原則的に急性単関節炎である．したがって，急性単関節炎を起こす疾患が鑑別の対象となる（⑬）．また，足趾関節や足関節周辺には爪周囲炎，骨折，滑液包炎，蜂窩織炎などの関節炎以外の疾患が生じることもまれではない．関節炎の有無を身体所見から見分けることも鑑別診断に重要である．慢性痛風関節炎の場合は，関節リウマチ，乾癬性関節炎，反応性関節炎などとの鑑別が必要である．

合併症

尿路結石

約20％に尿路結石が認められる．尿酸結石だけでなく，シュウ酸カルシウム結石も多い．尿酸結石はX線透過性である．

痛風腎

腎実質内にも尿酸塩・尿酸が沈着し，尿細管や間質の障害を起こしうる．これに，痛風に合併する高血圧，糖・脂質代謝異常による腎障害が加わったものを痛風

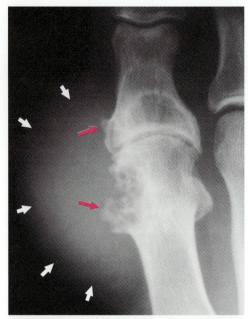

⑪ 痛風の骨X線所見
境界明瞭な骨びらんと周囲の骨増殖像（overhanging edge，赤矢印）が認められる．関節裂隙が保たれており，近傍の骨萎縮を伴っていない点も痛風の特徴である．周囲に痛風結節を認める（白矢印）．

腎（gouty kidney）という．痛風では慢性腎臓病のリスクが上昇する．

生活習慣病

痛風には肥満，脂質異常症，高血圧，耐糖能異常，2型糖尿病，動脈硬化性疾患などの，いわゆる生活習慣病の合併頻度が高い．メタボリックシンドロームも50～60％以上に合併する．痛風では2型糖尿病や致死性冠動脈疾患のリスクが上昇する．

治療

痛風の治療には，痛風関節炎の治療と高尿酸血症の治療がある．前者は尿酸塩結晶による炎症を抑えて患者の疼痛を早く除去するために行う治療である．痛風関節炎は，特に初期においては自己収束性であるが，疼痛の程度は強く日常生活への影響も大きいために原則的に薬物治療の適応である．炎症が消退しても，関節には尿酸塩結晶が沈着し続ける．この結晶を溶かし，除去するために行うのが高尿酸血症の治療であり，尿酸降下薬が用いられる．これとともに生活習慣の是正を行う．

痛風関節炎の治療

急性痛風関節炎の治療に用いるのは非ステロイド性抗炎症薬（nonsteroidal anti-inflammatory drugs：NSAIDs），グルココルチコイド，コルヒチンである．痛風関節炎の程度（疼痛や日常生活への影響程度），患者の合併症や併用薬を考慮していずれかを選択す

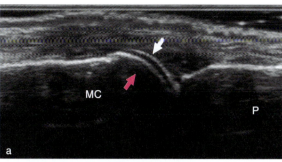 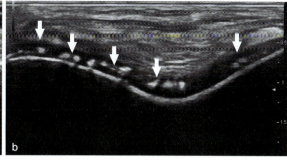

⑫ 結晶誘発性関節炎の関節超音波検査所見

a. 尿酸塩結晶の沈着．中手指節関節縦断像で認められた double contour sign．軟骨下骨の生理的高エコーバンド（赤矢印）に硝子軟骨の無エコー域を挟んで尿酸塩結晶の沈着を示す高エコーバンド（白矢印）が認められる．
b. ピロリン酸カルシウム結晶の沈着．膝蓋大腿軟骨屈曲位背側横断像で，塊状の高エコースポットを硝子軟骨内に認める．
MC：中手骨，P：基節骨．
（写真提供：東京女子医科大学膠原病リウマチ内科 瀬戸洋平先生）

⑬ 急性痛風関節炎の鑑別診断

鑑別点	急性痛風関節炎（痛風発作）	偽痛風	化膿性関節炎	回帰性リウマチ	外傷性関節炎
主な罹患関節	第1中足趾節関節，足根間，足	膝，手，肘，足	膝，股など	手指，手，膝，肩，足	外傷部位
疼痛の程度	中等度〜高度	中等度〜高度	中等度〜高度	軽度〜中等度	中等度〜高度
全身症状	時に悪寒，発熱	時に発熱，精神症状	発熱	なし	なし
自然寛解	あり	あり	なし	あり	なし
関節液	炎症性	炎症性	膿様	炎症性〜非炎症性	血性
骨X線	初期には骨病変はない．晩期に overhanging edge	関節軟骨石灰化	骨・軟骨破壊が急速に進行	骨変化なし	軟部組織腫脹，骨折
その他の所見	中年男性，高尿酸血症，生活習慣病合併	高齢，やや女性に多い	変形性関節症，糖尿病，最近の関節手術，悪性腫瘍などの基礎疾患	一部でリウマトイド因子陽性	受傷後すぐに関節痛が生じる

る．関節炎が重症の場合（多関節が罹患したり，患者疼痛 VAS が7以上の場合など）では NSAIDs とコルヒチン，あるいはグルココルチコイドとコルヒチンの併用を行ってもよい．NSAIDs はできるだけ早く十分量を用いる．経口グルココルチコイドは 20〜30 mg/日で3〜5日間の投与を目安とする．関節内や筋肉内投与も行われることがある．コルヒチンは発症後12時間以内に 1.0 mg，さらにその1時間後に 0.5 mg を投与する．

高尿酸血症の治療

尿酸降下薬には尿酸排泄促進薬（主にプロベネシド，ベンズブロマロン）と尿酸生成抑制薬（アロプリノール，フェブキソスタット，トピロキソスタット）がある．前者は近位尿細管管腔側に発現する尿酸トランスポーター URAT1 を抑制する．後者はキサンチン酸化還元酵素の機能を抑制する．従来は，尿酸排泄低下型高尿酸血症に尿酸排泄促進薬を，尿酸産生過剰型に尿酸生成抑制薬を用いていた．欧米では以前からアロプリノールを第一選択薬としている．わが国でも，アロプリノールやフェブキソスタットが第一選択薬として，投与されることが多くなっている．尿酸排泄促進薬は尿酸産生過剰型高尿酸血症，尿路結石や腎機能障害がある場合の第一選択薬ではない．尿酸産生過剰型高尿酸血症，尿路結石や腎機能障害がある場合には尿酸生成抑制薬を第一選択とする．アロプリノールは活性代謝物が腎臓から排泄されるために腎機能障害の程度に応じて用法・用量を調節する．フェブキソスタットの場合には軽度〜中等度までの腎機能低下では用法・用量の調節は必要ない．

尿酸降下薬を開始しても関節内の尿酸塩結晶がすぐに消失するわけではないので，しばらくは痛風関節炎が起こりうる．特に血清尿酸値が急に低下すると痛風関節炎が誘発されやすい．したがって，尿酸降下薬は少量より開始し，徐々に増量する．血清尿酸値の目標値は 6.0 mg/dL 以下であり，結節性痛風の場合にはより低い値（5.0 mg/dL）を目指す．生活指導では，

肥満の改善・防止，摂取エネルギーの適正化，アルコール制限，果糖（ショ糖含む）入り飲料水の摂取制限を勧める．肉や魚介類に由来するプリン体の過剰摂取はひかえるべきであるが，高プリン体含有野菜の摂取は制限する必要はない．また，大規模疫学調査により，乳製品（特に低脂肪乳製品），コーヒー，ビタミンC，豆類には新規の痛風発症を抑制する効果のあることが報告されている．

経過・予後

高尿酸血症が未治療の場合は，多くで痛風関節炎が再発する．また，10年程度経過すると痛風結節が生じる．高尿酸血症が適切に治療されれば痛風関節炎の予後は良好である．以前は腎障害の合併が多かったが，尿酸降下薬が用いられるようになってからその頻度は減少している．痛風には生活習慣病の合併が多いので，心血管障害や脳血管障害の合併に注意する必要がある．

予防

高尿酸血症の予防・改善が痛風の予防につながる．

偽痛風（急性CPP結晶性関節炎）
pseudogout（acute CPP crystal arthritis）

概念

- ピロリン酸カルシウム（calcium pyrophosphate dihydrate：CPP）結晶は軟骨，腱，靭帯，関節包，滑膜などに沈着する．無症状の場合も多いが，急性・慢性関節炎や，変形性関節症，crowned dens syndrome，リウマチ性多発筋痛症様症状を呈する場合もあり，その臨床症状は多彩である．
- CPP結晶によって引き起こされる臨床症状のなかで急性関節炎を呈するものを偽痛風という．
- 欧州リウマチ会議では偽痛風のかわりにacute CPP crystal arthritis（急性CPP結晶性関節炎）という名称を推奨している．

病因・病態生理

CPP結晶沈着の機序についてはいまだ明確ではない．CPPは細胞外，特に軟骨基質で形成される．CPP結晶の形成には加齢による軟骨の変性，軟骨基質やカルシウム濃度，無機ピロリン酸濃度に加えて，結晶形成を促進する因子，抑制する因子が関与する．

疫学

男女比は同等か，やや女性に多い．平均年齢は70歳であり，高齢者に多い．CPP結晶の沈着によって関節軟骨石灰化が生じるCPP結晶の形成には加齢による組織の変性が関与する．このことは50歳以上で関節軟骨石灰化が約10％に認められることをよく説明している．高年齢になるにつれ，関節軟骨石灰化の頻度は増加するので，偽痛風の有病率も高くなると考えられる．

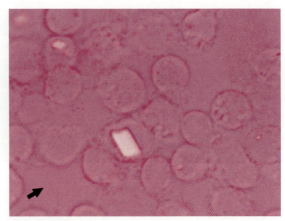

⑭ CPP結晶
関節液中のCPP結晶．菱形〜平行四辺形の結晶が白血球内に認められる（偏光顕微鏡下で観察，矢印：λ）．

臨床症状

急性痛風関節炎に類似する症状を呈する．単関節炎が多いが，2関節以上の場合もある．関節炎の持続期間は急性痛風関節炎よりも長く10〜20日程度であり，さらに持続する場合もある．罹患部位としては膝関節が最も多く，手・足・肘関節などにも生じる．痛風に比べて大関節に起こりやすい．

診断

高齢者の急性単関節炎では偽痛風を考慮する必要がある．診断には関節液中のCPP結晶の証明が重要である．偏光顕微鏡で弱い正の複屈折性を示す菱形状の結晶が認められる（⑭）．一般に，CPP結晶は尿酸塩結晶よりも検出しにくい．骨X線では関節軟骨に沿った線状・塊状の石灰化が認められ，診断の参考になる（⑮）．また，関節超音波所見でも特徴的な所見が認められる（⑫b）．CPP結晶沈着は副甲状腺機能亢進症，ヘモクロマトーシス，低マグネシウム血症，低ホスファターゼ血症などに伴って認められることがある．

治療

関節炎に対する対症療法が中心である．関節局所の冷却と安静に加えてNSAIDs，グルココルチコイド，コルヒチンを用いる．合併症の多い高齢者に生じた場合は，全身的な投薬よりも関節穿刺・排液を選択することもある．感染が除外できればグルココルチコイドの関節内注入を行ってもよい．関節炎が頻回に起こる場合には，予防投与としてコルヒチン0.5 mg/日，あるいは低用量NSAIDsを投与することがある．高齢者が多いため，合併症を十分評価したうえで治療を行う必要がある．

（谷口敦夫，山中　寿）

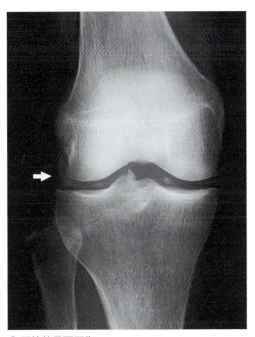

⑮ 関節軟骨石灰化
CPP結晶による関節軟骨石灰化（矢印）．

● 文献

1) Terkeltaub RA, et al：High versus low dosing of oral colchicine for early acute gout flare：Twenty-four-hour outcome of the first multicenter, randomized, double-blind, placebo-controlled, parallel-group, dose-comparison colchicine study. Arthritis Rheum 2010；62：1060.
2) Dalbeth N, et al：Cellular characterization of the gouty tophus：a quantitative analysis. Arthritis Rheum 2010；62：1549.
3) Zhang W, et al：European League Against Rheumatism recommendations for calcium pyrophosphate deposition. Part I：terminology and diagnosis. Ann Rheum Dis 2011；70：563.
4) Khanna D, et al：2012 American College of Rheumatology guidelines for management of gout. Part 1：systematic nonpharmacologic and pharmacologic therapeutic approaches to hyperuricemia. Arthritis Care Res（Hoboken）2012；64：1431.
5) Richette P, et al：2016 updated EULAR evidence-based recommendations for the management of gout. Ann Rheum Dis 2017；76：29.

感染性関節炎

概念

本項では，「感染性関節炎」として感染症に伴う関節炎について述べる．関節に直接感染が起こる「化膿性関節炎（septic arthritis）」と感染に引き続いて免疫反応により関節炎が起こる「反応性関節炎（reactive arthritis）」があるが，ここでは主に化膿性関節炎を扱う．

化膿性関節炎は単関節炎の鑑別疾患としてあがることが多いが，時に多関節炎の様式もとりうることに注意する．化膿性関節炎を考えるときに重要なことは，まず「人工関節の感染か非人工関節の感染か」，「淋菌性か非淋菌性か」という2点である．非淋菌性化膿性関節炎は小児と高齢者に頻度の高い疾患であり，淋菌性関節炎は性的活動性のある若年成人者に頻度の高い疾患である．

非淋菌性化膿性関節炎は内科的・整形外科的緊急症であるという認識は強調してもしすぎることはない．というのも化膿性関節炎の死亡率は11％に上り，多関節の化膿性関節炎の死亡率は50％に上るためである．また，適切な治療が行われなかった場合は不可逆性の軟骨や骨の破壊が，小児では骨成長不全につながる．化膿性関節炎の罹患関節の頻度を⑯に，起因菌となる微生物を⑰に示す．以下に淋菌性，非淋菌性に分けて診断，治療の過程を概観する．

化膿性関節炎

非淋菌性化膿性関節炎

診断

化膿性関節炎で通常用いられるNewmanらの診断基準は，次の4つのうち1つを満たすことである．
①関節内から細菌が検出される．
②単関節炎がある状況で，血液など，ほかの培養が陽性になる．
③すでに抗菌薬が投与されている状況では，典型的な臨床状況と関節液の混濁がみられる．

⑯ 化膿性関節炎の罹患関節

関節	頻度（％）
膝	55
足	10
手	9
肩	7
肘	5
胸鎖	5
仙腸	2
足部	2

（Kaandorp CJ, et al：Incidence and sources of native and prosthetic joint infection：a community based prospective survey. Ann Rheum Dis 1997；56：470.）

⑰ 化膿性関節炎の起因菌

	成人	小児 ≦ 5 歳	小児 ＞ 5 歳	新生児	人工関節
高頻度	*Staphylococcus aureus* *Streptococcus pneumoniae* β溶連菌 Lancefield 分類 A，B，G	*S. aureus* *Haemophilus influenzae* Group A streptococci *S. pneumoniae*	*S. aureus* Group A strep- tococci	*S. aureus* Group B strep- tococci Enterobacteri- aceae	coagulase-negative staphylococci (*Staphylococ- cus epidermidis*；*Staphylo- coccus lugdunensis*) *S. aureus*
	Neisseria gonorrhoeae（淋菌） 性的活動性がある場合				
	Enterobacteriaceae（腸内 細菌） 60 歳以上またはハイリスクの 場合				
	Salmonella				
低頻度	*Pseudomonas* *Mycobacterium tuberculosis* *H. influenzae*	*Salmonella* *H. influenzae* *N. meningitidis*	*N. meningitidis* *N. gonorrhoeae* *K. kingae*	*Pseudomonas* *H. influenzae* *N. gonorrhoeae*	*Corynebacterium* enterococci and streptococci
	Neisseria meningitidis	*N. gonorrhoeae*	*M. tuberculosis*		*Pseudomonas aeruginosa*
	Pasteurella	*Kingella kingae*	*B. burgdorferi*		Enterobacteriaceae
	Anaerobes	*M.tuberculosis*			*Propionibacterium*
	Mycoplasma/Ureaplasma	*B. burgdorferi*			Other anaerobes
	真菌（*Borrelia burgdorferi*）				*Candida* *M. tuberculosis*

(Firestein GS, et al：Kelley and Firestein's Textbook of Rheumatology, 10th edition. Philadelphia：Elsevier；2016. chapter 109-114.)

④病理所見が化膿性関節炎に一致.

症状

　化膿性関節炎の局所症状はいわゆる「炎症の五徴」であり，発赤，疼痛，腫脹，熱感，可動域制限である．全身症状がみられる頻度は発熱 34 ％，発汗 15 ％，悪寒 6 ％と少ない．つまり，発熱は化膿性関節炎の必要条件ではないことに注意する．

リスク因子

　化膿性関節炎のリスク因子には 80 歳以上の高齢者，糖尿病，関節リウマチ，変形性関節症，関節手術の既往，ステロイド関節注入後，人工透析中の患者，皮膚感染を罹患している患者，飲酒，静注ドラッグ（麻薬）使用などがある．また，もともと関節リウマチや変形性関節症などの関節疾患があると化膿性関節炎が起こった際に敗血症を起こしやすい．関節穿刺による化膿性関節炎発症は 10,000 回に 4 例，関節鏡手術による化膿性関節炎発症は 10,000 回に 14 例と比較的少ない．

検査

　化膿性関節炎の診断は，速やかな関節穿刺，続いてグラム染色，関節液培養である．関節液白血球数は 50,000/μL 以上で化膿性関節炎を強く疑う．ただ，白血球数が低値だからといって否定することはできないことに留意する．同様に，しばしば鑑別が重要な結晶性関節炎の診断のため関節液中の結晶分析も提出する

が，関節液中に尿酸/ピロリン酸カルシウム結晶が陽性であったとしても化膿性関節炎は否定できないことに留意する（同時発症あり）．関節液のグラム染色は初期治療の決定に重要であり，50 ％で起因菌の観察が可能である．化膿性関節炎の最も多い起因菌は *Staphylococcus aureus* と *Streptococcus* であり，グラム染色でグラム陽性球菌が見えたらこの二者を考える．グラム陰性球菌が見えたら淋菌を考える．高齢者ではグラム陰性桿菌が見えることもある．抗菌薬投与がされていない患者では，非淋菌性関節炎の 70～90 ％で関節液培養が陽性である．血液培養は 40～50 ％で陽性となり，10 ％では関節液培養陰性で血液培養のみ陽性である．そのため，抗菌薬開始前に必ず血液培養も行う．また，血液培養が持続的に陽性の場合は他の持続的菌血症を起こす感染症，すなわち感染性心内膜炎や膿瘍などの存在を疑うきっかけとなる．

　画像診断では，まず超音波を行い，関節液貯留や関節外病変（滑液包炎，腱付着部炎，蜂巣炎，滑膜肥厚，筋膿瘍など）の有無を判断する．骨髄炎の合併など，関節外への感染の拡大が疑われるときにはその範囲の同定のために CT や MRI も考慮する．

治療

　非淋菌性化膿性関節炎では，手術による関節洗浄が大原則である．ただし，化膿性関節炎が疑われた場合には培養採取後すみやかに抗菌薬も開始する．起因菌

⓲ 非淋菌性化膿性関節炎に対する抗菌薬選択

関節液グラム染色	菌名	抗菌薬（例）	投与量
グラム陽性球菌 （cluster 状）	*Staphylococcus aureus*（MSSA）	セファゾリン	1〜2 g IV q8hr
	S. aureus（MRSA）	バンコマイシン* or ダプトマイシン or リネゾリド	15 mg/kg IV q12hr 6〜8 mg/kg q24hr 600 mg IV q12hr
グラム陽性球菌 （chain 状）	*Streptococcus*	ペニシリン G （必要に応じて別のペニシリン系抗菌 薬でもよい）or セファゾリン	200〜400 万単位 IV q4hr or 1,800〜2,400 万単位 / 日 持続静注 1〜2 g IV q8hr
グラム陰性球菌	淋菌	セフトリアキソン or セフォタキシム or シプロフロキサシン	2 g IV q24hr 1 g IV q8hr 400 mg IV q12hr
グラム陰性桿菌	腸内細菌（*Escherichia coli*, *Proteus*, *Serratia*） ESBL 産生菌の場合	セフトリアキソン or セフォタキシム or メロペネム	2 g IV q24hr 1 g IV q8hr 1〜2 g IV q8hr
	緑膿菌	セフェピム or ピペラシリン・タゾバクタム or メロペネム ＋ゲンタマイシン / トブラマイシン	2 g IV q12hr 3.375 g IV q8hr など 1〜2 g IV q8hr 7 mg/kg IV q24hr

*血中トラフ濃度を 15〜20 µg/mL に維持.

（Firestein GS, et al：Kelley and Firestein's Textbook of Rheumatology, 10th edition. Philadelphia：Elsevier；2016. chapter 109-114.）

ごとに使用される抗菌薬を⓲（わが国の適用用量以外の記載も含む）に示す. 最も多い起因菌の *S. aureus* と *Streptococcus* のカバーが重要であり, セファゾリンが頻用される. CA-MRSA の頻度が 10 ％以上みられる地域では, バンコマイシンを併用する（頻度がわからない場合には培養で MRSA が否定されるまでバンコマイシンを併用しておくことが多い）. 人工関節感染ではこれに加えてバイオフィルムへの浸透がよいリファンピシンを併用する. 高齢者ではグラム陰性菌も考慮する必要があり, 特にグラム染色でグラム陰性菌が確認された場合は第三世代以上のセファロスポリンを選択する. ESBL 産生菌感染のリスクが高い場合にはメロペネムを選択する.

抗菌薬投与期間は原則として 6 週間であり, 少なくとも最初の 2 週間は静注, 以後は経口投与も可とされる. 治療期間は経過によって延長されうる. 症状が軽減し ESR, CRP が正常になるまで抗菌薬を継続するべきである.

淋菌性関節炎

診断

淋菌性関節炎は DGI 患者の 42 〜 85 ％にみられる. 淋菌性関節炎は性的に活動性の若年成人の単関節炎のなかで最も頻度の高い関節炎である. 播種性淋菌感染症（disseminated gonococcal infection：DGI）は *Neisseria gonorrhoeae* 感染者のうち 1〜3 ％にみられる. DGI は女性に 3 倍多くみられる（女性のほうが泌尿器症状が出にくく, 加療される頻度が低いからといわれる）. 補体欠損症（C5-C8）では感染のリスクが上がる.

淋菌性関節炎には 2 つのタイプがある. 一つ目は菌血症型で, DGI に伴い, 発熱, 悪寒戦慄, 皮膚の水疱-膿疱, 多発する腱鞘滑膜炎, そして多関節痛を生じる. 血液培養陽性率が高く, 関節液培養の陽性率は低い. 感染性心内膜炎と髄膜炎の合併に注意する. 二つ目は関節局所への感染を主とする化膿性関節炎型で, 非淋菌性化膿性関節炎と同様の症状となる. 単関節炎が多いが, 多関節もありうる. 主には膝, 手, 足関節が侵される. こちらのタイプでは関節液培養の陽性率が高い.

淋菌性関節炎では全体で関節液培養の陽性率は 50 ％, 血液培養の陽性率は 30 ％以下であるため, それを補完するために "穴という穴から" 採取することが必要である. すなわち, 咽頭, 尿道, 腟, 肛門からも採取する. 培養時の注意点は, 採取したらすぐに細菌検査室にもっていき, 「淋菌疑い」と告げてチョコレート寒天培地などの特殊な培養を行ってもらうことである（通常の培養の方法では検出率が下がるため）.

治療

第三世代セファロスポリンが使用される（セフトリアキソン, セフォタキシムなど）. 治療は全身症状が軽快してから少なくとも 1〜2 日までは点滴を完遂する. 7 日程度の治療期間で通常は十分である.

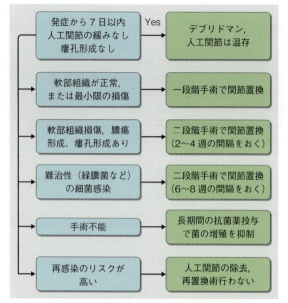

⑲ 人工関節感染の場合の治療アルゴリズム

(Firestein GS, et al：Kelley and Firestein's Textbook of Rheumatology, 10th edition. Philadelphia：Elsevier；2016. chapter 109-114.)

人工関節感染

　人工関節感染は手術から感染までの期間によって早期型（3か月以内），遅延型（3〜24か月），晩期型（24か月以降）の3パターンに分けられる．早期・遅延型感染は通常手術の際のコンタミネーションから生じ，晩期型感染は血流感染から生じる．大部分の感染は24か月以内に起こる．早期・晩期型感染では病原性の高い S. aureus が主な起因菌であり，遅延型感染では病原性の低い coagulase-negative staphylococci（CNS）や P. acnes が主な起因菌となる．

　診断のためには非人工関節感染の場合と同様に関節穿刺が必要となるが，人工関節感染が疑われた場合の関節穿刺は手術室で厳重な無菌操作下に行う．

　人工関節感染の内科的治療は通常困難である．菌が人工関節の表面でバイオフィルムと呼ばれる膜を形成し，抗菌薬への耐性を高めるからである．バイオフィルム内では抗菌薬の細菌の増殖抑制が発揮されにくい．リファンピシンやキノロン系抗菌薬（特にモキシフロキサシン）は非増殖期の細菌にも効果を発揮するため，他の抗菌薬に併用して使用する．

　晩期型感染の治療原則は当該人工関節の除去，複数の抗菌薬投与後の再挿入手術という流れであるが，個別の各論的要素が強い．大まかなアルゴリズムは⑲を参照されたい．

⑳ ウイルス性関節炎の原因となる代表的なウイルス

パルボウイルス B19
チクングニアウイルス
HIV
HCV
HBV
風疹ウイルス
ムンプスウイルス

(Firestein GS, et al：Kelley and Firestein's Textbook of Rheumatology, 10th edition. Philadelphia：Elsevier；2016. chapter 109-114.)

その他の感染性関節炎

ウイルス性関節炎

　関節炎を起こすウイルスを⑳にまとめた．小児における股関節炎はウイルス性で起こることが多い．成人ではパルボウイルス感染症が重要で，全身性エリテマトーデス様の症状を起こし，抗DNA抗体が陽転化したり補体も低下することがある．そのため若年成人に急性に全身性エリテマトーデス様の症状が発症したときには小児との接触を問診し，疑わしければパルボウイルス B19 の IgM 抗体を測定する（妊婦以外は保険未収載）．肝炎ウイルスも関節炎を起こすが，HBV は急性感染に伴い関節炎を起こすのに対し，HCV は慢性感染の経過中に関節炎を起こすという違いがある．いずれのウイルスでもリウマトイド因子や抗シトルリン化ペプチド抗体（抗 CCP 抗体）が陽性となることがあり，関節リウマチが疑われたときに鑑別疾患として重要である．

　また，近年の HIV の罹患率増加に伴い，関節症状を主訴として来院する HIV/AIDS を見逃さないよう，その可能性を頭においておくことが必要である．関節症状は 25 % の HIV 患者に合併する．関節症状の現れ方には，以下の3つのパターンがある．

①有痛性関節症候群（painful articular syndrome）：膝，肘，肩などに強い骨痛や関節痛が生じ，24時間ほどで自然軽快する．

②HIV 関連関節炎：12 % に生じ，少関節炎で，下肢関節をよく侵し，6週間以内に自然軽快する（一部は長期間持続し，関節破壊も伴う）．

③反応性関節炎：下肢優位に生じ，乾癬性関節炎によく似た特徴をもち，HLA-B27 陽性率が高く，関節外症状として指趾炎，アキレス腱や足底腱膜の付着部炎（踵痛），皮膚粘膜症状（特に膿漏性角化症〈keratoderma blennorrhagica〉，環状亀頭炎や乾癬様の皮疹もしばしば合併）を伴う．

結核性関節炎

　結核性関節炎は新規結核患者の 1.5 ％に合併し，通常，慢性単関節炎の形式をとる．そのうち脊椎が約半数を占め，次いで股・膝・仙腸関節などが多い．診断に際して有用なのは，関節 X 線検査における Phemister の三徴（Phemister triad）で，①傍関節骨量減少（juxta-articular osteopenia），②辺縁骨びらん，③関節裂隙の緩徐な狭小化（終末期まで保たれる），である．関節液の抗酸菌染色は 10～20 ％しか陽性とならないが，関節液培養は 80 ％で陽性となる．場合によっては手術などによる滑膜生検と培養が必要になることがある（滑膜培養は 90 ％以上で陽性である）．治療は抗結核薬が主で，リファンピシン，イソニアジド，ピラジナミド，エタンブトールの 4 剤で 2 か月，その後リファンピシン，イソニアジドで 4～10 か月維持する．必要に応じて手術によるデブリドマンを追加する．

　また，結核に伴う反応性関節炎（免疫反応による関節炎で，関節内から結核菌は証明できない）を Poncet 病（Poncet's disease）と呼び，区別する．膝・足・肘関節に症状が出ることが多い．膀胱癌の治療において BCG の膀胱内注入を受けた後に発症することがある．

ライム病

　ライム病はマダニ咬傷によりスピロヘータ（らせん菌）の一種である *Borrelia burgdorferi* 菌が感染することで起こる．ライム病の初期症状はダニ咬傷から 3～30 日後に生じる「遊走性紅斑」と呼ばれる特徴的な皮膚症状であり，80～90 ％の患者にみられる．その後全身の倦怠感や筋骨格系症状，心病変を発症し，最終的には関節炎，神経症状を発症する．筋骨格系の症状は 50 ％以上に生じ，どの病期でも生じうるが，著明な関節炎は後期のライム病の症候である（全患者の 10 ％以下に生じ，急性単関節炎，遊走性少関節炎などで膝が侵されることが多い）．早期診断のためには，ライム病流行地域への渡航歴・野山での活動歴の聴取が必要である．確定診断は血清学的検査で行われ，ELISA 法または immunoblot 法が使用されるが，感染後 1 か月以内は陰性となる可能性がある．治療はドキシサイクリンなどの適切な抗菌薬を 4 週程度使用するとほとんどの場合で症状が改善するが，病期の進行によっては不可逆的な臓器障害が残る．抗菌薬に抵抗性の関節炎は 10 ％以下であるが，この場合は疾患修飾性抗リウマチ薬（disease modifying anti-rheumatic drugs：DMARDs）を使用すると，通常 5 年以内に軽快する．

（須田万勢，岸本暢将）

●文献

1) Firestein GS, et al：Kelley and Firestein's Textbook of Rheumatology, 10th edition. Philadelphia：Elsevier；2016. chapter 109-114.
2) Bardin T, et al：Gonococcal arthritis. *Best Pract Res Clin Rheumatol* 2003；17：201.
3) Osmon DR, et al：Diagnosis and management of prosthetic joint infection：clinical practice guidelines by the Infectious Diseases Society of America. *Clin Infect Dis* 2013；56：e1.
4) Hogan JI, et al：Mycobacterial musculoskeletal infections. *Infect Dis Clin North Am* 2017；31：369.
5) Zimmerli W, et al：Prosthetic-joint infections. *N Engl J Med* 2004；351：1645.

変形性関節症（脊椎を除く）
osteoarthritis（OA）

概念・病因

　関節に進行性の変形をきたし，疼痛のために日常生活に支障をきたす，関節における代表的な慢性進行性変性疾患である．長らく，関節軟骨の避けえない老化によるものと考えられてきたが，遺伝的要素と環境要因が複雑に交錯する多因子疾患であることが徐々に明らかになってきた．これまで一次性（特発性，脊椎を含む）と二次性（続発性）に分類されているが，その区別はさまざまな研究結果から見直されつつある．またX線検査所見に変化をきたした場合にも症状には大きな差がみられることから，症状の出現および増悪には精神的要素を含むさまざまな要因が関与していると考えられ，その概念はまだ整理・発展の途上にあるといえる．

病態生理・病理

　OAの根本的な変化が関節軟骨の変性にあることはほぼコンセンサスとなっている．病理学的には，関節軟骨中の水分量の増加，プロテオグリカンの減少，軟骨細胞の肥厚・増殖が認められ，関節軟骨は表面の粗糙化，fibrillation をきたし，進行すると亀裂を認めて徐々に菲薄化して消失する．特徴的な骨変化として関節縁には骨棘形成がみられ，また軟骨下骨の硬化や軟骨下嚢胞も形成される．近年，このような骨組織の変化が病因・病態に密接に関係していること，また関節滑膜が症状の発症・増悪に主要な役割を担っていることも明らかになってきている．さらに膝関節における半月板の変性・損傷など，それぞれの関節に特徴的で重要な変化をもたらしている構造物もある．

疫学

　これまでの海外および国内のさまざまな疫学調査か

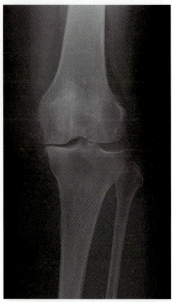

⑫ 変形性膝関節症のX線検査所見
骨棘，軟骨下骨硬化，関節裂隙狭小化などがみられる．

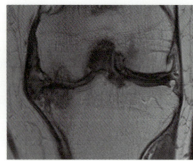
a. 冠状断

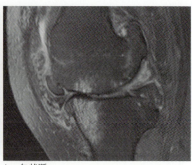
b. 矢状断

⑫ 変形性膝関節症のMRI所見
bone marrow lesionに加えて，関節軟骨の消失，骨棘，半月板の変性・消失がみられる．

ら，X線検査でのOAの有病率は，膝関節では60歳代で40〜70％程度，股関節では60歳代で20〜40％程度とされる．わが国では40歳以上の膝OAの有病者数が2,500万人と推定されている．また，それぞれの関節および脊椎の変化がいくつか併存している場合も多く，遺伝的因子，環境因子の強い関与を示唆する．一方，有症者はこれよりかなり少なく，X線検査所見の変化のみをもって診断，治療にあたるべきではない．発病・発症・増悪因子についても多くの研究があり，年齢，肥満，職業，生活様式，スポーツ，外傷歴，アライメント（関節荷重軸の偏位），家族歴などが代表的な危険因子とされる．最近では特にリスクアレルの解析，また症状悪化に対する精神神経学的側面の重要性も明らかにされており，MRIなどの画像上の危険因子とあわせて深く広く研究されている．

臨床症状

慢性疼痛を主な症状とするが，特に動作開始時の疼痛が特徴的で，動作を継続していると軽減することが多い．腫脹も症状になることがあるが，膝関節以外ではあまりみられず，手指関節では骨性の膨隆がよくみられる．膝の内反変形，DIP関節の屈曲変形などの外観上の変形もよくみられる．関節可動域制限も比較的よくみられる．関節破壊が進行すると，場合によって強直になることもあり，逆に不安定性を生じることもある．

検査

X線検査がゴールドスタンダードであり，骨棘，関節裂隙狭小化，軟骨下骨硬化，軟骨下骨囊腫を特徴とする（⑫）．X線学的グレーディングはこれらを用いて行う．早期診断および鑑別診断としてMRIも用いられることがあり，進行予測因子として滑膜炎，bone marrow lesionと呼ばれる骨髄病変，関節軟骨の菲薄化や消失などがあげられる（⑫）．鑑別診断には関節超音波も用いられることがある．

診断

鑑別診断が最も重要であり，疾患頻度が高いことから，他の疾患がOAとして治療されていることが少なくない．世界的に統一して使われている診断基準はないが，米国リウマチ学会の診断基準は比較的妥当である．しかし，関節ごとに診断基準が異なる．

治療

世界的にさまざまな治療ガイドラインがあるが，わが国においては，Osteoarthritis Research Society International 策定のものをわが国に適合させる形で使用している．いずれのガイドラインにおいても最も重要とされているのは，自己管理と教育，体重管理であり，さらにすべての患者に勧めるべき保存的治療として，運動と筋力トレーニングがあげられている．また，杖などの補助具や生体学的介入も推奨されている．薬物治療においては，合併症の有無で分けられているが，懸念すべき合併症がない場合は，外用NSAIDs，経口の非選択的NSAIDsやCOX-2阻害薬，アセトアミノフェン，デュロキセチンやヒアルロン酸やステロイドの関節注射が推奨されている．一方合併症がある場合は，外用NSAIDs，経口COX-2阻害薬，デュロキセチン関節注射にとどまる．これらの保存的治療が無効の場合は，骨切り術，人工関節置換術（⑫），手部や足部の関節においては関節固定術などの外科的治療も考慮の対象となる．外科的治療は有効性が高く，また手術手法も確立されており，比較的安全性も高い．

（伊藤　宣）

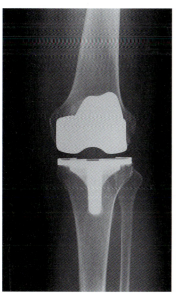

⑫ 人工膝関節全置換術後のX線検査所見

●文献
1) 伊藤　宣ほか：変形性関節症．京都：ミネルヴァ書房；2017.
2) 井上　一（監），尾崎敏文ほか（編）：変形性関節症の診かたと治療　第2版．東京：医学書院；2012.
3) 田中　栄（編）：変形性関節症．診断と治療のＡＢＣ．No122．大阪：最新医学社；2017.

再発性多発軟骨炎
relapsing polychondritis（RP）

概念
- 再発性多発軟骨炎（RP）は，外耳の腫脹，鼻梁の破壊，発熱，関節炎を呈して，全身の軟骨組織特異的に再発性の炎症を繰り返す．
- 眼症状，皮膚症状，めまい・難聴など多彩な症状を示すが，呼吸器，心血管系，神経系の病変をもつ場合は致死的な経過をたどることがまれではない．
- 病因は不明であるが，この病気がいくつかのサブグループに分類することができて，臨床的な特徴に差異があることが知られている．

病因
病因は不明であるが，臨床像や検査成績から自己免疫疾患との関連が示唆されている．関節リウマチや全身性エリテマトーデスをはじめとする膠原病や全身性血管炎，さらには骨髄異形成症候群（MDS）などを合併することがある．

RP患者の33％にType Ⅱコラーゲン抗体を認め，病勢と相関すると報告されている．軟骨基質蛋白質であるMatrilin-1が自己抗原である可能性を示唆する報告もあるが，いずれも結論は得られていない．

病理・病態生理
RPでは頻度は低いものの血液疾患，特にMDSを合併しやすいことが特徴の一つで，病態の複雑さが推定される．病理検査ではCD4$^+$T細胞をはじめとする単核細胞が線維軟骨接合部に浸潤して軟骨の破壊を引き起こす．

疫学
40歳代，50歳代に多く，性差はないとの報告が多い．わが国での疫学調査では発症年齢は3〜97歳まで広範囲におよび，平均発症年齢は53歳，男女比はほぼ1で，患者数はおおよそ400〜500人と推定される．RPは2015（平成27）年より新規に厚生労働省の指定難病として認められ，推定患者数とほぼ同等の患者数が実際に医療を受けているものと思われる．

生存率は1986年の報告では，10年生存率55％とされていた．1998年の報告では，8年生存率94％であった．わが国の疫学調査では全症例のなかの9％が死亡しており，90％以上の生存率と推定している．

臨床症状
RPの特徴として，時間経過とともにまたは治療によって炎症は次第に治まるが，再発を繰り返し徐々にそれぞれの臓器の機能不全症状が強くなることがある．軟骨の炎症が基本であるが，必ずしも軟骨細胞が存在しない部位にも炎症が認められる．

特有の症状としては，軟骨に一致した疼痛，発赤，腫脹であり，特に鼻根部や耳介の病変は特徴的である．

炎症は，耳介，鼻柱，強膜，心臓弁膜部の弾性軟骨，軸骨格関節における線維軟骨，末梢関節および気管の硝子軟骨などのすべての軟骨で起こりうる．軟骨炎は再発を繰り返し，耳介や鼻の変形をもたらす（⑫ ⑫ ⑫）．炎症発作時の症状は，軟骨部の発赤，腫脹，疼痛であるが，重症例では発熱，全身倦怠感，体重減少もみられる．

突然の難聴やめまいを起こすこともある．

多発関節炎もよく認められる．関節炎は通常，移動性で，左右非対称性で，骨びらんや変形を起こさない．わが国では関節軟骨炎と心血管系障害の頻度が欧米に比較して低い．

わが国のRPでは半数の症例が気道病変をもつ．喉頭，気管・気管支の軟骨病変によって嗄声，窒息感，喘鳴，呼吸困難などさまざまな呼吸器症状をもたらす．一方で気管や気管支の壁の肥厚や狭窄があっても無症状のこともあり，逆に二次性の気管支炎や肺炎を伴うこともある．呼吸器症状での初発例では80％以上に気管切開を要するようになる．気管・気管支軟化症により気道閉塞を生じる場合には気管切開および気管チューブによる呼吸管理が必要になる．

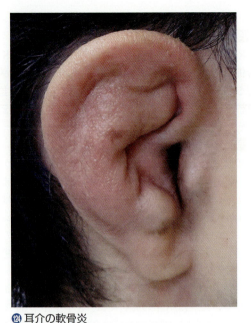

124 耳介の軟骨炎
（写真提供：再発性多発軟骨炎患者会）

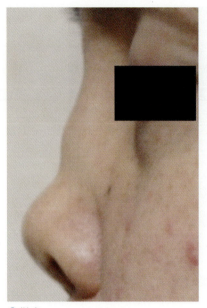

125 鞍鼻
（写真提供：再発性多発軟骨炎患者会）

126 再発性多発軟骨炎患者の臨床像

臨床像	McAdamら (n = 159) 初発時	McAdamら (n = 159) 全経過	わが国での調査 (n = 239) 初発時	わが国での調査 (n = 239) 全経過
耳介軟骨	26%	89%	54%	78%
蝸牛・前庭障害	6.4%	46%		27%
鼻軟骨	13%	72%		39%
気道	14%	56%		50%
喉頭				17%
気管・気管支				34%
眼症状	14%	65%		46%
結膜				15%
強膜				26%
ぶどう膜				11%
関節	23%	85%		39%
皮膚		17%		11%
心血管系		27%		7.1%
神経系				9.6%
腎障害				6.7%
骨髄機能障害				2.1%

　炎症による気道の肥厚，炎症に引き続く気道線維化，軟骨消失に伴う吸・呼気時の気道虚脱，両側声帯麻痺などで気道狭窄がもたらされる．気道狭窄と粘膜機能の低下はしばしば肺炎を引き起こす．炎症時には気道過敏性が亢進していて，気管支喘息との鑑別を要する．吸引，気管支鏡，気管切開，気管支生検などの処置はすべて悪化の誘因となるため，気道を刺激する処置は最小限にとどめる．

　心臓血管病変に関しては男性のほうが女性より罹患率が高く，また重症化しやすい．RP患者の15～46%に心臓血管病変を認めると報告されている．心臓弁膜症，心筋炎，心膜炎，不整脈（房室ブロック，上室性頻脈），虚血性心疾患，大血管の動脈瘤などがあげられる．

　RP患者の10年のフォローアップ期間中において，心血管系合併症による死亡率は全体の39%を占めたとされる．

　わが国でも心血管系合併症RP患者の死亡率は35%にのぼる．心血管病変で最も高頻度で認められるものは大動脈弁閉鎖不全（AR）であり，その有病率はRP患者の4～10%である．一般にARはRPと診断されてから平均で7年程度の経過を経てから認められるようになり，大動脈基部の拡張あるいは弁尖の退行がARの主たる成因である．

　僧帽弁閉鎖不全（MR）に関してはARに比して頻度は低く1.8～3%といわれている．MRの成因に関しては弁輪拡大，弁尖の菲薄化，前尖の逸脱などで生じる．弁膜症の進行に伴い，左房/左室拡大をきたし，収縮不全や左心不全を呈する．

　RP患者は房室伝導障害を合併することがあり，その頻度は4～6%で，1度から3度房室ブロックのいずれもが認められる．

　心臓血管病変に関しては，RPの活動性の高い時期に発症する場合と無症候性時の両方に発症する可能性があり，RP患者の死因の1割以上を心臓血管が担う．

脳梗塞，脳出血，脳炎，髄膜炎などの中枢神経障害もわが国では全経過のなかではおよそ1割の患者に認める．わが国では中枢神経障害合併症例は男性に有意に多く，これらの死亡率は18％と高い．

眼症状としては，強膜炎，上強膜炎，結膜炎，虹彩炎，角膜炎を伴うことが多い．まれには視神経炎をはじめ，より重症な眼症状を伴うこともある．

皮膚症状には，口内アフタ，結節性紅斑，紫斑などが含まれる．まれに腎障害およびMDS，白血病を認め重症化する．

検査

診断と重症度判定に必要な検査

RPの診断に特異的な検査は存在しないので，診断基準を基本として臨床所見，血液検査，画像所見，および軟骨病変の生検の総合的な判断によって診断がなされる．生命予後を考慮すると軽症にみえても気道病変，心血管系症状および中枢神経系の検査は必須である．

血液検査所見

炎症状態を反映して血沈，CRP，WBCが増加する．一部では抗type IIコラーゲン抗体陽性，抗核抗体陽性，リウマチ因子陽性，抗好中球細胞質抗体（ANCA）陽性となる．サイトカインであるTREM-1, MCP-1, MIP-1β, IL-8の上昇が認められる．

気道病変の評価

呼吸機能検査と胸部CT検査を施行する．

呼吸機能検査：スパイロメトリー，フローボリュームカーブでの 呼気気流制限の評価（気道閉塞・虚脱による1秒率低下，ピークフロー低下など）

胸部CT検査（気道狭窄，気道壁の肥厚，軟骨石灰化など）：吸気時のみでなく呼気時にも撮影すると病変のある気管支は狭小化がより明瞭になり，病変のある気管支領域は含気が減少するので肺野のモザイク・パターンが認められる．

胸部MRI検査：特にT2強調画像で気道軟骨病変部の質的評価が可能である．MRI検査はCTに比較し，軟骨局所の炎症と線維化や浮腫との区別をよりよく描出できる場合がある．

気管支鏡検査：RP患者は気道過敏性が亢進しているため，検査中や検査後に症状が急変することも多く，周到な準備が望ましい．

診断・合併症

現在の診断基準にはMcAdamらの診断基準（1976年）やDamianiの診断基準（1976年）が用いられる（⑳）．実際上は，①両側の耳介軟骨炎，②非びらん性多関節炎，③鼻軟骨炎，④結膜炎，強膜炎，ぶどう膜炎などの眼の炎症，⑤喉頭・気道軟骨炎，⑥感音難聴，耳鳴り，めまいの蝸牛・前庭機能障害，の6項目のう

⑳ 再発性多発軟骨炎の診断基準

McAdam らの診断基準

（以下の3つ以上が陽性）
1. 両側性の耳介軟骨炎
2. 非びらん性，血清陰性，炎症性多発性関節炎
3. 鼻軟骨炎
4. 眼症：結膜炎，角膜炎，上強膜炎，ぶどう膜炎
5. 気道軟骨炎：咽頭あるいは気管軟骨炎
6. 蝸牛あるいは前庭機能障害：神経性難聴，耳鳴，めまい

生検（耳，鼻，気管）の病理学的診断は，臨床的に診断が明らかであっても基本的には必要である

Damiani らの診断基準

1. McAdam らの診断基準で3つ以上が陽性の場合は，必ずしも組織学的な確認は必要ない
2. McAdam らの診断基準で1つ以上が陽性で，確定的な組織所見が得られる場合
3. 軟骨炎が解剖学的に離れた2か所以上で認められ，それらがステロイド／ダプソン治療に反応して改善する場合

ち3項目以上を満たす，あるいは1項目以上陽性で，確定的な組織所見が得られる場合に診断される．これらに基づいて厚生労働省の臨床調査個人票も作成されている．

診断を確定する目的で，病変部の生検を行い，組織学的に軟骨組織周囲への炎症細胞浸潤を認めることを確認することが望ましい．生検のタイミングはきわめて重要である．

治療

全身の検索による臓器病変の程度，組み合わせにより重症度を判定して適切な治療方針を決定することが必要である．標準的治療プロトコールはない．

生命予後に影響する臓器症状を認める場合の多くは積極的なステロイド治療を選ぶ．軽症例で，炎症が軽度で耳介，鼻軟骨に限局する場合は，非ステロイド性抗炎症薬を用いる．効果不十分と考えられる場合は，少量の経口ステロイドを追加する．

炎症が強く呼吸器，眼，循環器，腎などの臓器障害や血管炎を伴う場合は，経口ステロイドの中等～大量を用いる．具体的にはプレドニゾロン錠を30～60 mg/日を初期量として2～4週継続し，以降は1～2週ごとに10％程度減量する．これらの効果が不十分の場合にはステロイドパルス療法を考慮する．

ステロイド減量で炎症が再燃する場合や単独使用の効果が不十分な場合，免疫抑制薬の併用を考える．具体的には，リウマトレックス® 4～8 mg/週，ネオーラル® 100～200 mg/日が有用と思われる．欧米およびわが国ともにステロイド単独では呼吸器症状の進行は阻止できないようであり，呼吸器症状をもつものは早期より免疫抑制薬の使用を考慮する．

⑫ 日本語版再発性多発軟骨疾患活動性評価票

医師名　＿＿＿＿＿＿＿＿＿＿
評価日　＿＿＿＿＿＿＿＿＿＿
患者 ID 番号　＿＿＿＿＿＿
この評価票では再発性多発軟骨炎に基づく症状のみを，
過去 28 日以内に認められた症状について評価する．

点数	全身症状	点数	皮膚・腎症状
2	発熱（38 度以上）	3	紫斑
	リウマチ様症状	4	血尿
1	関節炎	6	蛋白尿
	軟骨炎	17	腎不全
3	胸骨柄軟骨炎		心血管症状
4	胸鎖骨炎	9	心膜炎
4	肋軟骨炎	16	大型そして/または中型血管障害
9	耳介軟骨炎（片側または両側）	17	心筋炎
9	鼻軟骨炎	18	急性大動脈弁または僧帽弁不全
	眼症状		神経症状
5	上強膜炎	12	運動または感覚運動神経障害
9	強膜炎	22	脳炎
9	ぶどう膜炎		呼吸器症状
11	角膜潰瘍		呼吸器軟骨炎（喉頭, 気管, 気管支）
14	網膜血管炎	14	急性呼吸不全を伴わない
	生化学	24	急性呼吸不全を伴う
3	CRP（2.0 mg/dl 以上）		その他の症状
	内耳機能障害		症状の詳記
8	感音難聴		
12	前庭機能障害		

□ 総点数（RPDAI スコア）

この患者の疾患活動性を医師としてあなたが判断してください

□ 活動性なし
□ くすぶりあるいは時々
□ 弱い活動性
□ 中等度の活動性
□ 高度の活動性

この患者の活動性を下の線にしるしてください．

活動性全くなし　　　　　　最強の活動性

（厚生労働科学研究費補助金総合研究報告書「再発性多発軟骨炎の診断と治療体系の確立に関する研究」）

⑫ 再発性多発軟骨炎重症度分類　（厚生労働省軟骨炎症性疾患の診断と治療体系の確立研究班 臨床調査個人票から抜砕）

全身症状
　2 点　□　発熱（38 度以上）
リウマチ様症状
　1 点　□　関節炎
軟骨炎
　4 点　□　胸骨柄, 胸鎖, 肋軟骨炎
　9 点　□　耳介軟骨炎（片側または両側）
　9 点　□　鼻軟骨炎
眼症状
　9 点　□　上強膜炎, 強膜炎, ぶどう膜炎
　11 点　□　角膜潰瘍
　14 点　□　網膜血管炎
生化学
　3 点　□　CRP（2.0mg/dl 以上）
内耳機能障害
　8 点　□　感音難聴
　12 点　□　前庭機能障害
皮膚・腎症状
　3 点　□　紫斑
　6 点　□　血尿, 蛋白尿
　17 点　□　腎不全
以上のスコアで採点
　軽症　　　　1 〜 8
　中等症　　　8 〜 13
　重症　　　　13 〜
以下の症状が存在する場合は重症
　心血管症状（心膜炎, 心筋炎, 弁膜症および血管炎を含むなんらかの血管障害）
　神経症状（末梢神経障害, 中枢神経症状）
　呼吸器症状（呼吸不全の有無は問わない）
中等症以上は間接的にでも専門医の管理が望ましい. 重症で未受診者はただちに専門医受診を要する.

（難病情報センター：再発性多発軟骨炎〈指定難病55〉）

生物学的製剤が有効であるとの症例報告が複数みられる．気道を含めて感染症の関与が明瞭に否定できる場合で，ステロイド，免疫抑制薬で病勢をコントロールできない症例は抗 TNF 製剤や抗 IL-6R 製剤の使用を検討する．難治状態の患者の多くには，感染症の関与を否定しきれない状況での悪化例があり，生物学的製剤の使用は慎重に考える．

呼吸困難を伴う症例には気管切開を要する場合がある．気管気管支の狭窄に対して，ステント留置や気管形成術が用いられ，有効な症例が存在する．呼吸器症状の強い症例には非侵襲的陽圧換気療法（bi-phasic positive airway pressure：BIBAP）が用いられる．

経過・予後

RP の疾患活動性は RPDAI スコア（⑫）を用いて評価することができる．

重症度分類（案，⑫）では，致死的になりうる心血管症状，神経症状，呼吸器症状のあるものは，その時点で重症と考える．腎不全，失明の可能性をもつ網膜血管炎も重症と考える．それ以外は症状検査所見の総和で重症度を評価する．

わが国では全患者中5％は症状がすべて解消された状態を維持している．67％の患者は病勢がコントロール下にあり，合計で71％の患者においては治療に対する反応がみられる．一方，13％の患者においては，治療は限定的効果を示したのみであり，4％の患者では病態悪化または再発がみられる．

(鈴木　登)

◉文献

1) McAdam LP, et al：Relapsing polychondritis：prospective study of 23 patients and a review of the literature. *Medicine* (Baltimore) 1976；55：193.

2) Oka H, et al：A large-scale survey of patients with relapsing polychondritis in Japan. *Inflammation and Regeneration* 2014；34：149.

3) 山路　健：再発性多発軟骨炎．リウマチ病学テキスト，改訂第2版．日本リウマチ財団教育研修委員会，日本リウマチ学会生涯教育委員（編）．東京：診断と治療社；2016．p.409.

IgG4 関連疾患

概念

IgG4 関連疾患（IgG4-related disease：IgG4-RD）とは血清 IgG4 高値と，IgG4 陽性形質細胞の浸潤と線維化による罹患臓器の腫瘤・結節・肥厚性病変を呈する慢性の全身性疾患である．ほぼすべての臓器に病変が形成されることが報告されているが，涙腺・唾液腺，膵胆管，腎，後腹膜・大動脈周囲，リンパ節が好発部位である（⑬）．特に，涙腺・唾液腺と膵が二大好発部位であるが，本疾患概念が確立する20世紀末までは，涙腺・唾液腺病変は Mikulicz 病（MD）として Sjögren 症候群（SS）に包含され，また膵病変は自己免疫性膵炎（autoimmune pancreatitis：AIP）と呼称されていた．21世紀初頭にこの AIP の特徴として高 IgG4 血症と，病変内の IgG4 陽性形質細胞浸潤が報告されたが，同様の特徴が MD でも観察されること，AIP や MD に間質性腎炎など複数の臓器病変が合併することが明らかになり，包括する新たな疾患概念として IgG4-RD が提唱された．その後も数多くの知見がわが国から報告された．

現在，IgG4-RD は新たな慢性炎症性疾患として国際的にも広く認知されているが，その特徴としては，①罹患臓器の腫大や腫瘤・結節・肥厚性病変，②血清 IgG4 上昇，③病変における IgG4 陽性形質細胞の浸潤と線維化に加えて，④臓器病変の時間的・空間的多発性，⑤グルココルチコイド（glucocorticoid：GC）

⑬ IgG4 関連疾患の臨床スペクトラム

涙腺・唾液腺	Mikulicz 病，Küttner 腫瘍，涙腺炎，IgG4 関連眼疾患
呼吸器系	IgG4 関連肺疾患，炎症性偽腫瘍，縦隔線維症
消化器系	腸炎
肝・胆道系	硬化性胆管炎，IgG4 関連肝障害
膵	自己免疫性膵炎
腎・泌尿器系	IgG4 関連腎臓病，後腹膜線維症，前立腺炎
内分泌系	IgG4 関連下垂体炎，甲状腺炎
神経系	肥厚性硬膜炎，眼窩下神経腫脹（IONE）
リンパ系	IgG4 関連リンパ節症
筋骨格系	関節炎
心血管系	炎症性腹部大動脈瘤・動脈周囲炎
皮膚	IgG4 関連皮膚疾患

IgG4 関連疾患は涙腺・唾液腺と膵を二大病変として複数の臓器病変を包括する疾患概念である．

への良好な反応性，があげられる．当初，GC が奏効し，臓器腫脹や機能障害が急速に回復をみることから，予後は良好であるとされていたが，長期観察例の増加に伴い，涙腺・唾液腺機能の低下，腎機能障害の残存や AIP の慢性膵炎への移行などが問題となりつつある．生命予後に関しても最近，悪性腫瘍の合併率の高さを指摘する報告もあり，さらなる検討が必要である．

病因・病態生理

IgG4-RD の病因は不明であるが，高ガンマグロブリン血症・高 IgG4 血症や低補体血症，時に抗核抗体・リウマトイド因子が陽性であり，基盤に免疫異常の存在が想定されている．ただし，IgG4 はもともと，ほかの IgG サブクラスと異なり，補体活性化能・Fc 受容体結合能が低いなど，免疫グロブリンとしてのエフェクター機能に乏しく，病変形成への直接的な関与を疑問視する意見が多かった．

しかし，最近，IgG4-RD 患者血中で増加している形質芽細胞（plasmablast：PB）がオリゴクローナルであり，特定の抗原により PB が誘導されている可能性が指摘された．また，AIP 患者から分離精製した免疫グロブリンをサブクラス別に新生仔マウスに投与したところ，IgG1 と IgG4 により，膵では小葉間の浮腫性解離，壊死・出血，多形核白血球の浸潤，唾液腺では浮腫性変化を誘発することが報告されている．少なくとも AIP の一部では IgG1/G4 クラスの自己抗体が病因として作用している可能性があり，IgG4-RD は現在，抗体を介した自己免疫疾患の側面が再考されつつある．

T 細胞に関しては，IgG4-RD の病変局所において，これまで Th2 優位の免疫応答と制御性 T 細胞（regulatory T cell：Treg）の存在が確認されていた．これら T 細胞サブセットの偏位と，サイトカインの過剰発現

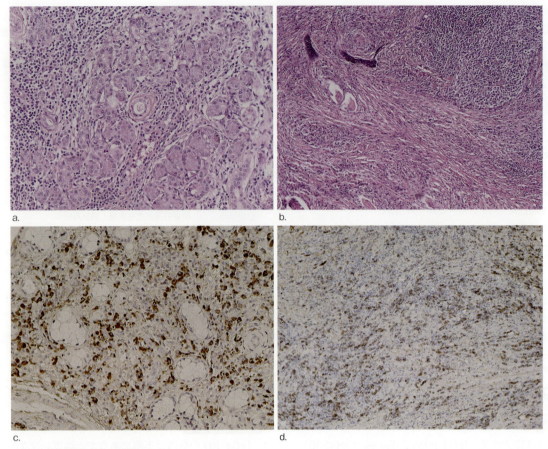

⑬ IgG4 関連疾患の病理組織所見
a. 顎下腺生検組織（HE 染色像）．びまん性の単核細胞浸潤を認める．Sjögren 症候群と異なり，導管破壊像はみられない．
b. 顎下腺生検組織（HE 染色像）．花むしろ様の線維化を認める．
c. 顎下腺生検組織（抗 IgG4 抗体による免疫染色像）．多数の IgG4 陽性細胞（形質細胞）の浸潤を認める．
d. 後腹膜生検組織（抗 IgG4 抗体による免疫染色像）．多数の IgG4 陽性細胞（形質細胞）の浸潤を認める．

が IgG4-RD の病態の主体と考えられた．さらに，胚中心の形成や抗体産生にかかわる濾胞性ヘルパーT 細胞（follicular helper T cell：Tfh）由来の IL-21 は IL-4 や BAFF（B cell activating factor belonging to the tumor necrosis factor family）と共同して IgG4 へのクラススイッチを促進することや，末梢血単核細胞からの IL-10 産生を増加させることから，Tfh も IgG4-RD の病態に強く関与していると考えられる．

IgG4-RD の病態として，T 細胞非依存性の経路にも注目が集まっている．IgG4-RD の病変においては M2 マクロファージが IL-33 を産生することが確認され，病態形成に関与していることが想定されている．また，IgG4-RD 患者の単球は NOD（nucleotide binding oligomerization domain）様受容体刺激のみならず，複数の Toll 様受容体リガンドに反応し，IgG4 産生が誘導されることが報告されている．

病理

IgG4-RD に共通した病理所見はびまん性のリンパ球・形質細胞の著明な浸潤と花むしろ状とも呼称される不規則な渦巻き様の線維化，閉塞性静脈炎である（⑬）．浸潤した形質細胞の多くは IgG4 陽性であり，原則的には免疫染色上，IgG4/IgG 陽性細胞比 40 ％以上，IgG4 陽性細胞 10 個/強拡大視野以上を有意な IgG4 陽性細胞浸潤と判断する．リンパ節以外の病変においても，胚中心の発達したリンパ濾胞の形成がみられることが多く，好酸球浸潤が目立つ症例もある．一方，フィブリノイド壊死や血管炎，好中球浸潤や肉芽腫病変は観察されない．ただし，これら特徴を解釈する際には，対象臓器や生検方法を勘案する必要があり，たとえば AIP で高率に観察される閉塞性静脈炎は涙腺・リンパ節では認められない．後腹膜病変では線維化が強い一方，細胞浸潤が軽度なことも多い．

疫学

2009 年に 2 つの厚生労働省研究班による疫学調査が行われた．1 つは AIP に関する調査研究班との合同による全国調査であり，IgG4-RD 患者数は約 8,000

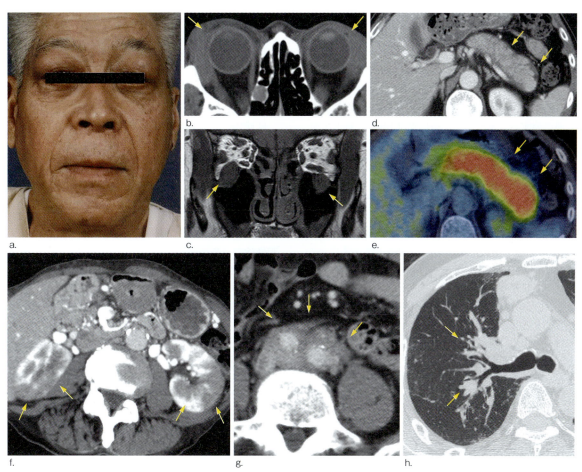

⓬ IgG4 関連疾患の肉眼・画像所見
a. いわゆる Mikulicz 病でみられる涙腺・顎下腺の腫脹による特徴的な容貌.
b. 頭部 CT により涙腺腫脹が認められる（矢印）.
c. 頭部 MRI により眼窩下神経の腫脹が認められる（矢印）.
d,e. 自己免疫性膵炎では腹部造影 CT にて被膜様構造（capsule-like rim）を伴うびまん性の膵腫大を認める（矢印）. FDG-PET では膵全体に強い集積がみられる（矢印）.
f. IgG4 関連腎臓病では造影 CT にて腎腫大と実質の多発性造影不良域を認める（矢印）.
g. 後腹膜線維症・大動脈周囲炎では造影 CT にて総腸骨動脈分岐部に軟部陰影を認める（矢印）.
h. IgG4 関連呼吸器疾患では胸部 CT にて広義間質病変として気管支壁の肥厚（矢印）や肺野に小粒状影を認める.

人，平均年齢 58.8 歳，男女比 2：1，内訳は涙腺・唾液腺炎（MD）が最も多く 4,304 人，ついで AIP 2,790 人，肺疾患 354 人，後腹膜線維症 272 人，腎症 57 人であった．もう 1 つは石川県内の疫学調査結果から推定したもので，全国に約 2 万 4,000 人と推計された．その後の 10 年間で IgG4-RD の認知度が高まっており，新規患者数の累積もあり，これ以上の患者数の存在が予測される．2015 年からは厚生労働省の指定難病にも含まれることとなったが，治療 6 か月時点の重症度に従って認定されることから，全体像を把握するには新たな全国調査が必要である．

臨床症状

IgG4-RD はその臨床経過が"時間的・空間的多発性"と表現されるように，罹患臓器・出現時期が多岐にわたるが，膵と涙腺・唾液腺が二大好発臓器である

ことは異論がない．厚生労働省研究班でまとめた IgG4-RD 166 例での集計でも罹患率は唾液腺（51 %），膵（46 %），涙腺（43 %）であり，続いてリンパ節（37 %），腎（27 %），胆管（24 %），肺（22 %），後腹膜（17 %）であった．

これら罹患臓器の病変は一般に緩徐に進行するため，物理的に周囲組織を圧迫することで異常を生じるまで気づかれず，早期発見は困難なことが多い．ただし，涙腺・唾液腺病変の場合，患者本人がしこりとして気づいたり，周囲から容貌の変化を指摘されることがある．一方，リウマチ性疾患でしばしば経験される発熱・倦怠感などの全身症状や，関節痛・筋痛は IgG4-RD では原則みられず，不明熱を契機に診断されることは後腹膜病変を伴う症例などでまれに経験される程度である．

涙腺腫大による上眼瞼の腫れや唾液腺，特に顎下腺腫大による顎下部の皮下腫瘤の存在はIgG4-RDの診断のきっかけとして最も高頻度である（⑫a）．典型的には涙腺と耳下腺・顎下腺のうち，2組以上の左右対称性の腫脹であるが，顎下腺腫大が先行することも多い．片側性のこともあるが，腫瘍性疾患との慎重な鑑別を要する．ドライアイや口渇はSSに比較して軽度であるが，しばしば受診の動機となる．また，治療後の改善をもって関連性が判明することが多いが，鼻閉や味覚障害の原因となっている．

臓器病変は多くは無症候性であり，AIPでも急性膵炎のような腹痛はまれである．多くは無症候性であり，時に軽度の腹痛，背部痛，食欲不振を認める程度であるが，膵頭部腫大や硬化性胆管炎合併例では黄疸を呈することがある．IgG4関連腎臓病も腎不全に至ると倦怠感の原因となるが，通常，自覚症状を呈することはない．後腹膜線維症・大動脈周囲炎は非特異的ながら，背部痛を生じることがある．また，両側水尿管症・水腎症による腎後性腎不全や，下大静脈・外腸骨静脈を圧迫し，下腿浮腫を生じる．呼吸器症状としては咳嗽や喘息様症状を認めることがあるが非特異的である．

検査

臨床検査

半数例で高ガンマグロブリン血症が認められるが，免疫グロブリン増加の主体はIgGの増加であり，SSやCastleman病のようなIgA・IgMの増加は通常みられない．また，アレルギー素因をうかがわせる血清IgE上昇や好酸球増加も観察される．しばしば，抗核抗体・リウマトイド因子が陽性であるが高抗体価を呈することはなく，抗SS-A抗体などの疾患特異的な自己抗体は原則，陰性である．ただし，高ガンマグロブリン血症の影響を受け，酵素抗体法での測定では弱陽性となることもあるので，Ouchterlony法での疾患標識抗体の測定が望ましい．

血清IgG4濃度の上昇は当初，膵癌とAIPの鑑別を目的に135 mg/dLをカットオフとして設定されたが，その後もIgG4-RDの診断基準の1つとして採用されている．IgG4-RD，特に涙腺・唾液腺炎合併例ではほぼ全例で上昇しており，500 mg/dL以上もまれではない．血清IgG4濃度とIgG4関連病変のボリューム・罹患数は原則，相関していると考えられるが，一方，AIPや後腹膜病変に比べ，MDなどの頭頸部病変で血清IgG4濃度が高い傾向にある．

高IgG4血症はIgG4-RDに特徴的であるが，非IgG4-RDでも135 mg/dL以上はしばしば認められることが報告されており，医療機関受診例を対象にIgG4を一律に測定したところ，約5％に高IgG4血症が認められるが，そのなかで実際にIgG4-RDと診断されるのは10％程度と報告されている．IgG4-RD以外で血清IgG4濃度上昇がみられる疾患としては，気管支喘息などのアレルギー性疾患，気管支拡張症，副鼻腔炎，膵癌などの悪性腫瘍があり，また全身性強皮症などの膠原病でも10％程度に高IgG4血症がみられることから，診断に際して留意する必要がある．

低補体血症はIgG4-RDの約1/3で観察され，特に腎病変を含む複数臓器罹患例で多い．治療後，改善をみることや尿細管基底膜に免疫複合体の沈着がしばしばみられることから，病変形成に補体系の活性化がかかわっていることが推測される．ただし，前述のようにIgG4自体は補体活性化能を欠くことより，IgG4以外のサブクラスの作用を反映している可能性が高い．

画像検査 ⑫

CTやMRI，超音波検査により，好発罹患臓器の腫大や，びまん性・結節性・肥厚性病変が検出され，IgG4-RDを疑うきっかけとなるが，非特異的な所見も多く，造影CT所見やほかのモダリティも併用のうえ，診断の一助とする．特に超音波検査は唾液腺炎やAIPで"石垣状"と称される多発低エコーとそれを縁どる高エコー像を呈し，診断に有用である．びまん性のAIPではCTやMRIで膵の分葉構造が消失した"ソーセージ様"の腫大がみられ，さらに造影CTではAIPに特徴的な"capsule-like rim"と遷延性の増強パターンが認められる．また，AIPを特殊な膵炎として位置づける根拠となった特徴的な膵管狭細像が内視鏡的逆行性胆道膵管造影（ERCP）で観察される．膵癌でみられるような尾側膵管の拡張がなく，ある程度広範囲に膵管径が細く，かつ不整を伴う膵管像と定義されている．尿細管間質性病変を呈する腎臓病では造影CT上，特徴的な多発性の造影不良域が認められる．涙腺・唾液腺炎では，症例の約1/3で三叉神経の分枝，特に眼窩下神経の腫脹（infraorbital nerve enlargement：IONE）が報告され，両側性の腫脹はIgG4-RDに特徴的である．後腹膜線維症・動脈周囲炎は腎動脈分岐部以下の腹部大動脈から総腸骨動脈レベルに多いが，動脈周囲炎としては胸部大動脈や上腸間膜動脈，冠動脈にも生じることがある．後腹膜にみられる軟部影と同様の病変は骨盤内，あるいは後縦隔にも観察されるが，画像での診断確定は困難である．

IgG4-RDの罹患臓器の全身検索には保険適用外であるが，FDG-PET（^{18}F-fluorodeoxyglucose positron emission tomography）検査が有用であり，悪性腫瘍のスクリーニングや生検部位の選択に関しても情報が得られる．

診断

IgG4-RDの診断の契機としては，臓器の腫瘤性病変と高ガンマグロブリン血症・高IgG血症などの血

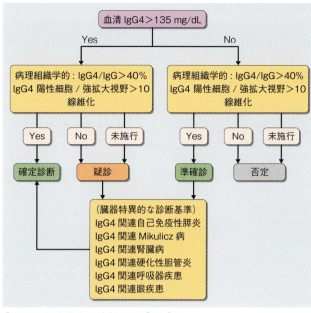

⑱ IgG4 関連疾患の診断アルゴリズム
（岡崎和一ほか：IgG4 関連疾患包括診断基準 2011．日本内科学会雑誌 2012；101：795. を参考に作成）

清学的異常がある．前者の場合，涙腺・唾液腺腫脹による特徴的な容貌変化や，膵・腎などの画像異常が認められることが多い．高ガンマグロブリン血症の場合，多発性骨髄腫などの血液疾患が疑われれば血液内科医へ，膠原病が疑われればリウマチ内科医へ紹介されることが多い．IgG4-RD が疑われた場合には厚生労働省研究班により策定された包括診断基準[3]，ないしは臓器ごとの診断基準に従い，診断を確定する．

包括診断基準

包括診断基準の要旨は①単一または複数臓器にびまん性，あるいは限局性腫大，腫瘤・結節・肥厚性病変を認めること，②高 IgG4 血症（135 mg/dL 以上）を認めること，③病理組織学的に ⓐ 組織所見：著明なリンパ球・形質細胞浸潤と線維化を認める，ⓑ IgG4 陽性形質細胞浸潤：IgG4/IgG 陽性細胞比 40 ％以上，かつ 10 個以上/強拡大視野を超えること，の 3 項目よりなる（⑱）．また，診断確定時には IgG4-RD が全身性疾患であることを踏まえて，造影 CT や MRI，FDG-PET などを利用し他臓器病変の有無を検索する必要がある．

臓器ごとの診断基準

IgG4-RD の診断には，高 IgG4 血症と病変部位の IgG4 陽性形質細胞浸潤（IgG4 関連データ）と線維化の存在が二本柱であるが，典型的な病像を呈する AIP や涙腺・唾液腺病変を呈する，いわゆる "MD-type" では，IgG4 関連データを欠いても "IgG4-RD" との診断が臓器ごとの診断基準に従い，可能となっている．すなわち，びまん性の膵腫大と膵管狭細像を有する膵病変や，対称性で 2 組以上の持続性腫大を示す涙腺・唾液腺炎を有する場合である．これは AIP と MD が IgG4-RD が成立する以前から独立した疾患概念として扱われていたためであるが，後述のような他疾患との慎重な鑑別は必要である．一方，それ以外の臓器病変では IgG4 関連データの存在と，AIP や MD と高率に合併するという臨床的事実から，IgG4-RD という包括的疾患概念の要素を構成するに至ったことより，診断に際して IgG4 関連データが必須である．なお，臓器ごとの診断基準は，自己免疫性膵炎，IgG4 関連 Mikulicz 病（涙腺・唾液腺炎），IgG4 関連腎臓病，IgG4 関連硬化性胆管炎，IgG4 関連呼吸器疾患，IgG4 関連眼疾患がある．

鑑別診断（⑲）

IgG4-RD との鑑別を要する疾患（IgG4-RD mimicker）として，まず涙腺・唾液腺腫脹や口渇などの乾燥症状から SS があげられるが，血清 IgG4 濃度や抗 SS-A/SS-B 抗体の測定により，診断は容易である．臓器の腫大や腫瘤・結節・肥厚性病変の観点からは悪性腫瘍やサルコイドーシスなどの肉芽腫性疾患があげられる．高ガンマグロブリン血症や高 IgG 血症では膠原病や多発性骨髄腫，Castleman 病，さらに高 IgG4 血症では気管支喘息などのアレルギー性疾患や ANCA 関連血管炎，Castleman 病が鑑別にあがる．

⑬ IgG4 関連疾患と他疾患との鑑別点

	IgG4関連疾患	悪性腫瘍	肉芽腫性疾患	膠原病	アレルギー性疾患	Castleman病
臓器の腫大	+++	+++	+++	+	−	++
血清 IgG4 上昇	+++	+	−	+	+	+++
疾患標識抗体	−	−	−	+++		
IgG4 陽性細胞浸潤	+++	+	+	+	+	+++
GC 反応性	+++	+	++	+++	+	++

+++：よく，++：ときどき，+：まれに，−：なし
GC：グルココルチコイド
IgG4 関連疾患の特徴である臓器腫大や高 IgG4 血症などから鑑別すべき各種疾患との相違点を示す.

IgG4-RD は通常，発熱，体重減少などの全身症状を欠き，CRP などの慢性炎症性反応に乏しいこと，臨床経過は潜行性で緩徐であることから，黄疸・水腎症以外に緊急の治療介入を要することはまれであることなどを参考に⑬に示した観点で鑑別する.

治療

治療目標と適応

IgG4-RD の治療目標は，短期的には寛解導入である．すなわち，治療開始の契機となった単一または複数臓器の病変の縮小・消失と，黄疸や腎機能障害などの臓器障害の解除である．中・長期的には寛解を維持し，最終的には治療を中止しても病変のみられない状態（治癒）の達成が好ましい．厚生労働省難治性膵疾患調査研究班による AIP を対象とした検討では，GC による維持療法継続の場合，治療開始 3 年以降の再燃はほとんどみられなかったことから，3 年間で GC 治療を中止できる可能性が示唆された.

IgG4-RD の絶対的な治療適応として，病変による胆管や尿管の通過障害により生じる閉塞性黄疸や水腎症があげられる．また，持続性の腹痛・背部痛などの自覚症状や腎などの進行性機能障害に対しても通常は診断確定後，直ちに GC による治療を開始する．一方，涙腺・唾液腺炎による口渇や涙腺腫脹による容貌変化などは胸腹部臓器病変に比べ，治療介入の要否判定に際して時間的猶予がある．また，IgG4-RD では自然軽快・寛解例の報告もあり，容貌の変化のみ，あるいは画像診断などをきっかけに偶然，発見された腫瘤性病変では，悪性腫瘍，感染症などが厳密に除外されたうえで経過観察を行うこともあり，相対的治療適応と考えられる.

治療の実際

IgG4-RD に対する治療プロトコールを⑮に示した．第一選択はその高い有効率と速効性から GC である．単一臓器病変の場合はプレドニゾロン（PSL）換算 0.6 mg/kg/日から投与を開始する．4 週間以内に病変の縮小・改善，血清 IgG4 値の低下傾向を認めること

が多いが，原則は初期投与量を 2～4 週継続後，2 週間ごとに 5 mg/日ずつ減量し，維持量（PSL 10 mg/日以下）を目指す．複数の臓器病変を治療開始時に認める場合は PSL の初回開始量を増量（PSL 0.8～1.0 mg/kg/日）することもある．漸減・維持の方法は単一臓器病変の場合と同様である．また，再燃リスクには PSL の減量速度が影響しており，PSL 0.4 mg/日を超える減量は避けることが望ましい.

減量・維持療法中の再燃例に対しては，GC の再増量が一般に有効であるが，副作用や患者の意向などから十分量の増量が困難な場合も多い．このため，膠原病診療に準じてアザチオプリンやカルシニューリン阻害薬（保険適用外）などの免疫抑制薬を試みているが，効果は限定的である.

新規治療の可能性

IgG4-RD において，初回の GC 治療での寛解率は 90 ％以上であり，一次無効例では IgG4-RD としての診断を再考することが勧められる．一方，GC 減量・中止による IgG4-RD の再燃はしばしば経験され，多くは PSL 7.5 mg/日以下，ないしは中止後である．したがって，再燃を繰り返し，PSL の減量が困難な場合に PSL に追加併用，あるいは切り替えでの新規治療の適応があり，実際，前述の免疫抑制薬に加え，シクロホスファミド，メトトレキサート，ミコフェノール酸モフェチル，ボルテゾミブ（シクロホスファミド以外は保険適用外）などの報告があるが，いずれも症例報告，あるいは観察研究であり，有用性は明らかではない.

近年，米国を中心に抗 CD20 抗体であるリツキシマブ（RTX）の有効性が着目されている．マサチューセッツ総合病院とメイヨー・クリニック共同で IgG4-RD 30 例（うち 22 例で GC 使用歴あり）に対して RTX のオープン試験が行われた．このうち 26 例は RTX 単独治療であり，投与 6 か月後の時点で有効と判断されたのは 77 ％であった．有効例の約半数は GC フリーの完全寛解を維持していたことから，GC 非併用下で

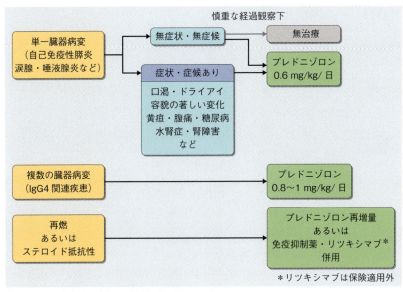

⑬ IgG4 関連疾患に対する治療プロトコール

(髙橋裕樹ほか：IgG4 関連疾患．小池隆夫ほか〈編〉．GUIDELINE 膠原病・リウマチ―治療ガイドラインをどう読むか．東京：診断と治療社；2010．p.43．)

も RTX が有効であることが示唆された．今後，わが国においても RTX の有効性・安全性に関しては慎重に検証する必要がある．

経過・予後

IgG4-RD ではしばしば自然寛解例が報告されている．たとえば，AIP では自然寛解の頻度は治療開始基準や観察期間により多様であるが，10〜40％と報告されている．自然寛解の予測因子として高 IgG4 血症・閉塞性黄疸・糖尿病・十二指腸乳頭の腫大を欠くこと，十二指腸乳頭部で IgG4 陽性細胞が認められないこと，限局性の膵腫大が指摘されている．ただし，長期観察例の増加とともに，自然寛解例とされていた例からの増悪も経験されるようになり，どのくらいの期間，観察すると真の寛解といえるのか不明な点も多い．

今後，低用量の GC を維持量とした IgG4-RD の長期フォロー例の増加が予想されるが，ステロイドの長期使用に伴う動脈硬化性疾患や骨粗鬆症の合併に関しては注意が必要である．また，近年，IgG4-RD において悪性腫瘍の発生率が高いとの指摘（標準化罹患比で 2〜4 倍）がなされ，その後，賛否両論の報告があり，結論が出ていない．

（髙橋裕樹）

●文献

1) Takahashi H, et al：The birthday of a new syndrome：IgG4-related diseases constitute a clinical entity. *Autoimmun Rev* 2010；9：591.
2) Yamamoto M, et al：Mechanisms and assessment of IgG4-related disease：lessons for the rheumatologist. *Nat Rev Rheumatol* 2014；10：148.
3) 岡崎和一ほか：IgG4 関連疾患包括診断基準 2011．日本内科学会雑誌 2012；101：795.
4) 髙橋裕樹ほか：IgG4 関連疾患．小池隆夫ほか（編）．GUIDELINE 膠原病・リウマチ―治療ガイドラインをどう読むか．東京：診断と治療社；2010．p. 43．

アレルギー性疾患，免疫不全症

編集◉大田　健

1 アレルギー性疾患　　▶316

2 免疫不全症　　▶346

1 アレルギー性疾患

総論

アレルギー反応の分類

　アレルギー反応とは，免疫反応により生じる生体の全身的・局所的障害を指す．その機序によりアレルギーを I 型（即時型またはアナフィラキシー型），II 型（細胞毒性型または細胞融解型），III 型（Arthus 型または免疫複合体型），IV 型（遅延型）の 4 型に分けた Gell と Coombs の分類は広く用いられている．さらにその後，V 型（抗受容体抗体型）が加わった（❶❷）．アレルギー性疾患発症にはそれぞれの型が単独の場合もあり，いくつかの型が組み合わさって起こる場合もある．

I 型アレルギー

概念と症状

　I 型アレルギーはアナフィラキシー型アレルギー（anaphylactic type allergy），即時型アレルギー（immediate type allergy），あるいは IgE 依存型アレルギー（IgE dependent allergy）とも称されている．I 型アレルギーは「好塩基球およびマスト細胞（肥満細胞：mast cell）に固着した IgE 抗体が抗原と反応することにより，それらの細胞から遊離される化学伝達物質（chemical mediator）によって惹起される生体反応」と定義できる．

　花粉やダニなどの抗原に対してつくられた IgE 抗体が，Fc 受容体を介して好塩基球やマスト細胞に固着し，その固着 IgE 抗体と抗原とが再び反応すると好塩基球やマスト細胞が脱顆粒を起こし，細胞外にヒスタミンなどが流出し，細胞膜からはロイコトリエン（LT）C_4，LTD_4，LTE_4 などの化学伝達物質が遊離される．I 型アレルギーはこの化学伝達物質が血管透過性亢進，粘液分泌亢進，平滑筋収縮などを惹起することで起こる．

　アレルギー性疾患は通常この I 型をいう．この型のアレルギーでは，即時相と 4～8 時間後に生じる遅発相が観察される．

分類される疾患

　I 型アレルギーにはアトピー性疾患，すなわち IgE 抗体が関与する疾患が含まれる．アトピー（atopy）とは"不思議"という意味のギリシャ語からきた言葉で，大部分の人には何ら影響のない物質，たとえば花

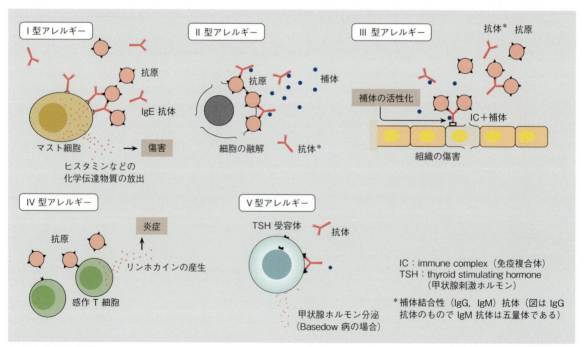

❶ アレルギーの型
（伊藤幸治：病気の地図帳．山口和克〈監〉．講談社；1992．p.153 をもとに作成．）

粉などに対し一部の人にのみレアギン（reagin，現在のIgE抗体）が産生される現象で，しかも遺伝的素因がある現象をいう．また，この体質をアトピー素因と呼ぶ．

アトピー性疾患には，アトピー型気管支喘息，通年性鼻アレルギー（アレルギー性鼻炎），花粉症，アナフィラキシー，食物アレルギーの一部，じんま疹の一部，アトピー性皮膚炎などが含まれる．

これら疾患のなかで純粋にI型アレルギーといえるのはアナフィラキシー，食物アレルギーの一部，じんま疹の一部などである．その他の疾患ではアレルゲン曝露後短時間で出現する症状（水性鼻漏，くしゃみ，喘鳴，消化器症状など）はI型アレルギーによるものである．

アトピー性皮膚炎では血清総IgEやダニなどに対するIgE抗体が著しく高く，またアトピー型気管支喘息や鼻アレルギーに合併する場合が多い．しかし同疾患はI型アレルギーだけでは説明できない慢性炎症であり，その機序は明確ではない．

人によって特定の食品（エビ，イカ，サザエ，小麦粉製品など）を食べた後に運動すると，アナフィラキシーショックを起こす例がある．これは食物依存性運動誘発アナフィラキシーと名づけられている．多くはその食品に対するIgE抗体が高く，その原因はI型アレルギーによると考えられるが，発症機序は明確ではない．

非アレルギー性鼻炎と非アトピー型喘息

非アレルギー性鼻炎（好酸球増加性鼻炎と血管運動性鼻炎）や非アトピー型喘息はアレルゲンが検出できず，その発症機序は不明である．誘因として，非アトピー型喘息では非特異的刺激（気温・気圧の変化，上気道感染，大気汚染物質，心因など）があげられるが，この点はアトピー性でも同様である．アトピー型喘息と非アトピー型喘息の症状，病理は同様である．

非アトピー型喘息のなかでアスピリン喘息，NSAIDs過敏喘息，AERD（aspirin-exacerbated respiratory disease）といわれる一群の患者は，アスピリンのみならずインドメタシンなど多数の非ステロ

❷ アレルギー反応の5型とその特徴

	I型 アナフィラキシー型 （即時型，IgE依存型）	II型 細胞毒性型（細胞融解型）		III型 免疫複合体型 （Arthus型）	IV型 遅延型 （細胞媒介性）	V型 抗受容体 抗体型
		補体結合性型	ADCC			
抗原	外因性	細胞表面		外因性または内因性	外因性または内因性	細胞表面受容体
抗原抗体反応に関与する抗体，リンパ球	細胞固着IgE	IgG，IgM	IgG	IgG，IgM	T細胞	IgG，IgM
補体の関与	（−）	（＋）	（−）	（＋）	（−）	
関与する細胞	マスト細胞（組織），好塩基球（末梢血）	（−）	マクロファージ，NK細胞	好中球，血小板	単球，マクロファージ	
障害の起こる場所	平滑筋，粘液腺，毛細血管	抗原保有細胞		糸球体，血管	感作T細胞の周囲	
皮膚反応	15〜20分で極大膨疹と発赤	（−）		3〜8時間で極大，発赤と浮腫	24〜48時間で極大，発赤と硬結	II型の補体結合性型に準ずる
組織像	マスト細胞の脱顆粒，浮腫，好酸球浸潤	（−）		急性炎症反応（多形核細胞優位）	血管周囲および間質の炎症像（単核球が優位）	
メディエーター	ヒスタミン，SRS-A	活性補体	？	リソソーム酵素，活性酵素，血管透過性因子	リンホカイン	
受身感作		血清により可能			T細胞，transfer factor	
代表的疾患	アトピー型気管支喘息，鼻アレルギー，アナフィラキシー	Goodpasture症候群，自己免疫性溶血性貧血，新生児溶血性黄疸	慢性肝炎	血清病，ループス腎炎，糸球体腎炎，ABPA	接触性皮膚炎，過敏性肺臓炎，移植拒絶反応	Basedow病，重症筋無力症

ABPA：アレルギー性気管支肺アスペルギルス症，ADCC：抗体依存性細胞傷害，SRS-A：アナフィラキシー性緩徐反応性物質．
（伊藤幸治：臨床医薬 1991；7〈5〉：945.）

イド性抗炎症薬，食用色素，防腐剤などによっても重症の喘息を起こす．抗原抗体反応ではなく，アスピリンなどが細胞膜からのプロスタグランジン生成を阻害することによりアラキドン酸代謝系がリポキシゲナーゼ系へ多く流れ，ロイコトリエン（leukotriene：LT）の生合成が増加するためと考えられているが，真のメカニズムはなお不明である．

近年，抗原受容体を発現せず，自然免疫において働くリンパ球が発見され，自然リンパ球（innate lymphoid cells）と名づけられた．自然リンパ球は，産生するサイトカインおよび転写因子の発現により1，2，3型に分類されるが，なかでも2型自然リンパ球（type 2 innate lymphoid cells：ILC2）はTh2リンパ球と同様にIL-5やIL-13を産生し，寄生虫に対する生体防御に重要な作用をもつ一方，Th2サイトカインによるアレルギー反応を介して喘息やアトピー性皮膚炎の発症に関与する．

II 型アレルギー

II型アレルギーは細胞膜や細胞外マトリックス上の抗原に対する抗体反応により生じる免疫反応であり，細胞傷害型アレルギー（cytotoxic type allergy）または細胞融解型アレルギー（cytolytic type allergy）と呼ばれる．

補体結合性細胞傷害

自己の細胞膜に対する抗体ができて反応し，これに血液中の成分である補体（complement：C）が結合して細胞を融解することで起こる．代表的な疾患としては，赤血球に対する自己抗体と補体の作用による自己免疫性溶血性貧血がある．

ただしヒトの場合，自己の赤血球に存在する結合阻止因子のため，通常C5以下は結合しない．そのため溶血は起こらず，マクロファージあるいはナチュラルキラー（NK）細胞が近くに接して存在すると，C3まで結合した赤血球はマクロファージあるいはNK細胞により捕獲，消化されると考えられている．これはマクロファージあるいはNK細胞が細胞表面にIgG抗体のFc部分や活性化C3に対する受容体を有しているからである．また，Goodpasture症候群では基底膜に対する自己抗体が出現し，肺胞および腎糸球体が傷害される．

抗体依存性細胞傷害

もう一つの細胞傷害機序として，細胞表面抗原と反応した抗体のFcにFc受容体を表面にもつマクロファージあるいはNK細胞が結合して，そのマクロファージあるいはNK細胞から組織傷害物質が放出されて細胞が傷害される機序がある．これを抗体依存性細胞傷害（antibody dependent cell mediated cytotox-

icity：ADCC）といい，慢性肝炎などにみられる．

III 型アレルギー

免疫複合体型アレルギー（immune complex type allergy）とも呼ばれる．抗原分子がいくつかの抗体と結合し，集塊を形成したものを免疫複合体（immune complex：IC）というが，これがマクロファージによって処理しきれずに組織に沈着し，組織傷害を起こすことによって生じるアレルギーである．したがって，III型アレルギーによる疾患を免疫複合体病（immune complex disease）ともいう．

傷害を起こす機構は以下のように考えられている．ICはそれ自体で組織に沈着して組織傷害を起こしたり，好中球やマクロファージなどに貪食され，それらの放出する蛋白分解酵素などにより組織を破壊する．また，ICにより補体が活性化され，活性化C5〜C9が細胞膜傷害物質を形成する．このうち活性化C5-C7複合体，活性化C5は好中球走化因子として好中球を局所に集めて活性化させ，活性化C3は好塩基球などにヒスタミンを遊離させる．ヒスタミンは血管透過性を亢進させ，血漿成分，好中球を遊出させ反応を増幅する．

代表的な疾患としては血清病で生じる腎炎・関節炎，糸球体腎炎，ループス腎炎などがある．

付 Arthus 反応

1903年Arthusにより，ウサギの皮膚にウマ血清を繰り返し注射すると注射箇所に発赤を生じ，次いで潰瘍を形成することが発見された．この反応をArthus反応という．この反応が生ずるためには血中に適当量の抗体（主にIgG抗体）が存在する必要がある．適当量の抗原を皮内または皮下に注射すると，2〜6時間以内に発赤，浮腫，出血，壊死を生じ，およそ24時間後にピークに達し，徐々に消退する．

蛍光抗体法では，まず抗原，抗体，補体が血管壁に沈着しているのが観察される．次いで多形核好中球の浸潤と血小板の凝集が起こる．血小板凝集により血管が閉塞し，重篤な場合には死に至る．

Arthus反応には抗原抗体複合物による補体の活性化が必須であり，III型アレルギーに属する．Arthus型の皮膚反応は，農夫肺（抗原は好熱性放線菌などの菌体成分）などの過敏性肺臓炎で高いIgG抗体が存在するときにみられることがある．

IV 型アレルギー

遅延型アレルギー（delayed type allergy），細胞媒介性アレルギー（cell-mediated allergy）ともいう．抗原と抗原に対応する受容体をもつT細胞が反応し，T細胞から分泌されるリンホカインによって集まって

きたマクロファージが主体となって炎症を引き起こすもので，ツベルクリン反応が典型的である．臓器移植の際の拒絶反応の大部分もこのタイプである．

農夫肺，夏型過敏性肺臓炎などの過敏性肺炎はIII型およびIV型アレルギー反応によると考えられるが，IgG抗体を保有していても発症しない人がいるため，III型よりIV型が重視されている．

V型アレルギー

II型から分かれたもので，抗受容体抗体型アレルギー（antireceptor antibody type allergy）とも呼ばれる．受容体に結合する自己抗体の作用により，組織の機能が異常亢進または異常低下するものである．

一つだけ知られている異常亢進の実例が，Basedow病である．健常者では下垂体の分泌する甲状腺刺激ホルモン（thyroid stimulating hormone：TSH）は甲状腺のTSH受容体に結合して甲状腺ホルモンのT_3, T_4を分泌させる．T_3, T_4が一定量に達すると，下垂体にネガティブフィードバックとして働いて，TSHの分泌が低下する．一方，Basedow病ではTSH受容体に対する自己抗体（抗TSH受容体抗体）が存在し，甲状腺細胞に結合して，TSHの量に関係なくT_3, T_4の産生を刺激し続けるため，甲状腺機能亢進症となる．

一方，異常低下の実例として重症筋無力症がある．重症筋無力症では神経筋接合部におけるアセチルコリン受容体に対する自己抗体により受容体が破壊されるため，神経末端から分泌されるアセチルコリンを感知できなくなり，筋肉収縮が起こらなくなる．

アレルギーの発症機序と化学伝達物質

即時型反応と遅発型反応（❸）

アトピー性（アレルギー性に同じ）喘息患者に適当量のアレルゲン（アレルギーの原因物質）を吸入させると10～20分を最大とする即時型喘息反応（immediate asthmatic response：IAR）が起こり，呼吸機能検査では1秒量の低下が観察される．この反応は1時間程度で正常近くに回復する．

しかし，アレルゲン吸入約4時間後から再び喘息が起こり，1秒量の低下がみられ，一般に8時間後を最高として1～数日間続く．これを遅発型喘息反応（late asthmatic response：LAR）と称している．LARは臨床上接する喘息発作に近いものと思われる．

LARはIARを示した患者の約半数にみられ，両者を兼ね備えた反応を二相性喘息反応（dual asthmatic response：DAR）と呼んでいる．鼻アレルギーにおいても二相性反応がみられるとの報告がある．

LARと同様の反応がアレルゲンによる皮膚テスト

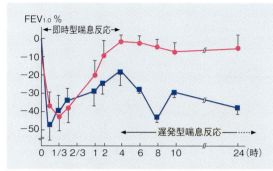

❸ ダニに過敏性を有する喘息患者におけるダニ吸入後の1秒量の経時的変化
即時型喘息反応のみを示した5例の平均値±1SD．即時型，遅発型反応の双方（二相性反応）を示した7例の平均値±1SD．
（伊藤幸治ほか：日本胸部疾患学会雑誌 1986；24：1115．）

の場合にもみられることがあり，遅発型皮膚反応と称されている．

なお，遅発型反応という名称は，ツベルクリン反応にみられる24～48時間後を最高とする遅延型反応（IV型アレルギー）と区別するために設けられた．

即時型アレルギー

成立機序

即時型アレルギーが成立するためのさまざまな要因と過程を❹に示した．

まずアレルゲンに曝露されると，それに対してIgE抗体が産生されるが，これが起こるかどうかは遺伝的素因が大きく影響する．抗原提示細胞（マクロファージなど）によってクラスII主要適合性複合体（major histocompatibility complex：MHC）とともに提示された抗原ペプチドを，$CD4^+$ T細胞（ヘルパーT細胞：Th）の受容体（TcR）が認識する．$CD4^+$ T細胞はサイトカイン産生パターンによりTh1とTh2に分類しうる．Th1はIFN-γ，IL-2，TNF-βを産生，分泌し，Th2はIL-4，IL-5，IL-9，IL-10，IL-13を産生，分泌する．IFN-γはIgE抗体の産生を抑制し，IL-4は増強する．IL-3とGM-CSFは両サブタイプによって産生，分泌される．Th2細胞を中心としたアレルギー性炎症細胞の役割を❺に示す．

産生されたIgE抗体は末梢血の好塩基球および組織のマスト細胞のIgE受容体に固着する．IgE受容体にはIgEとの結合性の高いFcεRI（高親和性IgE受容体）とそれより低いFcεRII（低親和性IgE受容体）があり，マスト細胞，好塩基球はFcεRIを高発現している．

さて❻のようにマスト細胞（末梢血中では好塩基球）が再びアレルゲンに曝露されると，固着しているIgE

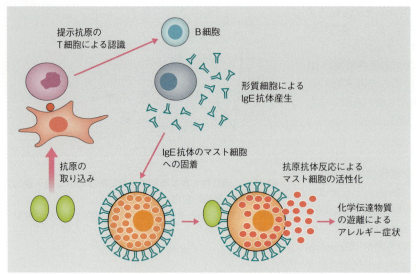

❹ 即時型アレルギーの成り立ち

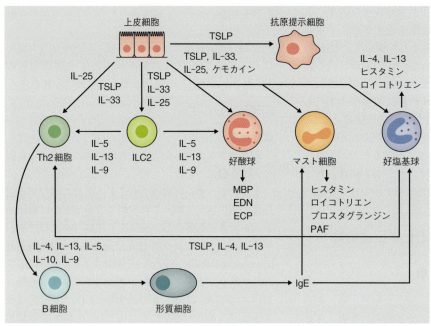

❺ アレルギー性炎症細胞の役割

ECP：eosinophil cationic protein
EDN：eosinophil-derived neurotoxin
ILC2：group 2 innate lymphoid cell
MBP：major basic protein
MCP-4：monocyte chemotactic protein 4
PAF：platelet activating factor
TSLP：thymic stromal lymphopoietin

抗体はアレルゲンと抗原抗体反応を起こし，2分子のIgE抗体はアレルゲンを介してbridging（架橋現象）を生ずる．このbridgingが引き金となって，Ca^{2+}が細胞に流入し，細胞の酵素系が作動して，ヒスタミン，サイトカイン，ケモカイン，脂質メディエーターなどの化学伝達物質が遊離される．そしてこれらが局所（喘息，鼻炎の場合）または全身（アナフィラキシーの場合）に作用してアレルギー症状を惹起する．

化学伝達物質が遊離されても，気道反応性亢進がないと喘息を発症しない．心因でも喘息を発症しうると考えられているが，気道過敏性がない場合には発症しないと思われる．気管支喘息には気道過敏性，鼻アレルギーには鼻粘膜過敏性が存在する．これらの局所反応性亢進の成立には先天性のものと炎症による後天性のものが想定されている．

化学伝達物質の種類と作用

組織のマスト細胞，好塩基球表面に固着したIgE抗体のbridgingによって，マスト細胞，好塩基球から遊離されるさまざまな化学伝達物質（chemical mediator）は，①すでに貯蔵されているもの，②新たに生成されるもの，の2つに大別される．

①すでに貯蔵されている化学伝達物質：細胞質の好塩基性顆粒にすでに存在しており，細胞外に流出した顆粒から遊離されるものである．これにはヒスタミ

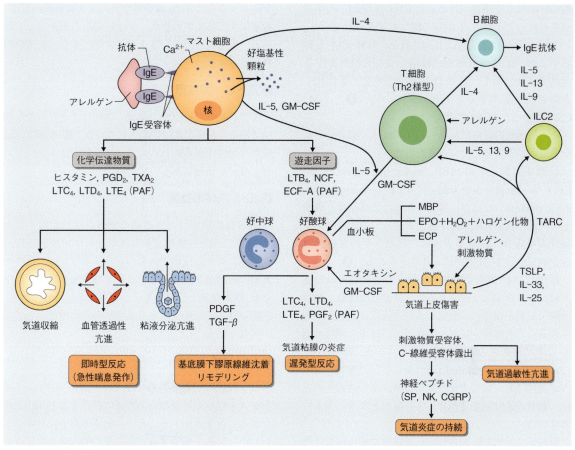

⑥ アトピー型気管支喘息の発症機序

CGRP：calcitonin gene-related peptide, ECF-A：好酸球遊走因子, ECP：eosinophil cationic protein, EPO：eosinophil peroxidase, GM-CSF：顆粒球/マクロファージコロニー刺激因子, ILC2：group 2 innate lymphoid cell, LT：ロイコトリエン, MBP：major basic protein, NCF：好中球遊走因子, NK：ニューロキニン, CGRP：calcitonin gene-related peptide, PAF：血小板活性化因子, PDGF：platelet derived growth factor, PG：プロスタグランジン, SP：サブスタンス P, TARC：thymus and activation-regulated chemokine, TGF-β：transforming growth factor-β, TSLP：thymic stromal lymphopoietin, TXA_2：トロンボキサン A_2.
(伊藤幸治：Med Pract 1994；11：443 より一部改変.)

ン，トリプターゼ，キマーゼ，TNF-α などがある．②新たに生成される化学伝達物質：細胞が刺激されて初めて細胞膜の脂質から産生・遊離されるものである．これにはアラキドン酸代謝産物である種々のロイコトリエン（LT），プロスタグランジン（PG），トロンボキサン（TX）などがあり，また血小板活性化因子（platelet activating factor：PAF，AGEPCともいう）がある．

上記①，②で分類した化学伝達物質のうち，ヒスタミン，LTC_4，LTD_4，LTE_4，PGD_2（プロスタグランジン D_2），TXA_2（トロンボキサン A_2）は気道収縮，血管透過性亢進，粘液分泌亢進などの諸作用を有し，組織に直接作用して即時型アレルギー症状を起こす．

遅発型アレルギー

遅発型喘息反応（LAR）の機序は不明である．アレルゲン吸入誘発喘息において，β 刺激薬の前投与は即時型喘息反応（IAR）を抑制するが，LAR を抑制しない．一方，ステロイドは IAR を抑制せず LAR を抑制する．したがって，LAR には細胞浸潤による炎症の関与が考えられる．クロモグリク酸ナトリウム（disodium cromoglycate：DSCG）の前投与は IAR のみならず LAR も抑制する．これは DSCG が化学伝達物質遊離抑制作用のみならず抗炎症作用も有しているからであると思われる．

即時型反応の際にマスト細胞および好塩基球はサイトカイン，ケモカインのほか，種々のメディエーターを放出するが，これらにより好酸球，好中球，リンパ球などが集積し，遅発型アレルギー反応および慢性アレルギーに関与していると考えられている．また，喘息の死亡例や気管支肺生検例の組織では，アトピー性・非アトピー型喘息ともに，マスト細胞のほかに多

数の好酸球とT細胞（ほとんどCD4$^+$T細胞）の浸潤がみられることから，T細胞の関与も考えられている．

このうちのTh2細胞はIL-4，IL-5，GM-CSFを分泌するが，IL-4はB細胞に作用してIgE抗体産生を促進するのに対し，IL-5は好酸球の走化，活性化，寿命延長を促進すると考えられている（**6**）．GM-CSFもIL-5と同様の作用を有する．

また好酸球の血管外局所への浸潤には，接着分子やケモカインが重要な役割を果たしている．

好酸球の顆粒中のMBP（major basic protein），EPO（eosinophil peroxidase），ECP（eosinophil cationic protein）などは，遊離されると気道粘膜を破壊して，肺の迷走神経末端を露出させる．その結果，刺激物質受容体，C-線維受容体が刺激され，気道過敏性が数日から2〜3週間続くと考えられる（**6**）．

露出したC-線維受容体が刺激されると刺激は知覚神経により中枢に伝達されるが，気管支平滑筋，粘膜下腺，粘膜下血管への側枝により逆行性に刺激が伝達される．これを軸索反射という．この結果，神経末端からサブスタンスP，ニューロキニンA，B，CGRP（calcitonin gene-related peptide）などの神経ペプチドが遊離され，気管支平滑筋の収縮，血管透過性の亢進，粘液の過分泌などが持続する原因となると考えられている．

好酸球などの細胞から化学伝達物質や細胞傷害性物質を遊離させる刺激は不明であるが，アレルゲン-IgG抗体から成る免疫複合体も候補である．

好酸球からはplatelet derived growth factor（PDGF）やTGF-β（transforming growth factor-β）が分泌されて気道上皮基底膜肥厚（実体は基底膜下膠原線維の沈着）を促進し，気道のリモデリング（組織の構造変化）を起こす．最近，マスト細胞からもIL-3，IL-4，IL-5，IL-6，GM-CSF，LTB$_4$などのサイトカイン産生が報告され，遅発型および慢性持続性アレルギーへの関与が示唆されている．

さらに，気道上皮細胞からも分泌されるエオタキシン（eotaxin）は好酸球特異的遊走因子である．気道上皮細胞からはGM-CSFも産生分泌される．またthymus and activation-regulated chemokine（TARC）も分泌され，T細胞を気道上皮周囲に集める．さらに最近の研究結果から，気道上皮細胞は好酸球や好塩基球を活性化するIL-33やTh2優位な炎症を促進するthymic stromal lymphopoietin（TSLP）を産生することが明らかになっている．

気道過敏性と炎症，リモデリング

炎症により惹起される組織傷害に対する修復反応により，リモデリングが生じる．組織学的には，細胞外マトリックスの沈着，線維性変化による基底膜の肥厚，血管新生，杯細胞過形成，平滑筋細胞の肥大などを認める．気道炎症およびリモデリングにより，気道過敏性は亢進する．

非アトピー型喘息

非アトピー型喘息は，症状・病理はアトピー型と同様である．IgE抗体は検出されないが，IL-5産生Th2細胞の活性化がみられる．その抗原物質はカンジダ，ダニなどが候補にあがっている．

抗IL-5抗体の効果

IL-5は好酸球に対する最も強力な活性化因子であり，抗ヒトIL-5抗体であるメポリズマブおよびIL-5受容体に対する抗体であるベンラリズマブは，血中や気道の好酸球を減少させることで喘息増悪頻度を低下させ，呼吸機能を改善することが明らかにされており，好酸球性炎症が優位である重症喘息の治療薬として用いられている．

抗IgE抗体の効果

ヒト化抗ヒトIgE抗体であるオマリズマブは，IgEがマスト細胞や好塩基球の表面に存在するFcεRIと結合することを阻止することで，抗原曝露下におけるアレルギー反応を抑制する．高用量の吸入ステロイドを含む通常の治療薬で十分にコントロールできないアレルギー性重症喘息および既存治療で十分な効果の得られない特発性の慢性じんま疹に対して用いられている．

アトピー素因

アトピー素因とは，抗原曝露によりIgE抗体を産生しやすい体質である．この素因は喘息発症の危険因子のなかでも最も影響が大きい．アトピーは家族性に起こり，遺伝とともに何らかの他の要因が影響を及ぼしていると考えられている．両親に喘息が存在するときの子の喘息発病リスクは3〜5倍高くなる．また，双生児における多くの研究から，喘息やアトピー性皮膚炎などの一致率は，一卵性双生児のほうが二卵性双生児よりもかなり高いことが示されている．

気管支喘息にかかわる遺伝子は数多くの報告があり，**7**のようなさまざまな疾患関連遺伝子が同定されている．なかでもアトピー素因にかかわる領域と気管支喘息の共通疾患関連領域は**8**に示す通りであり，アトピー型喘息に関与している可能性がある．

環境因子

スギ花粉症や喘息は，農村地帯より都会地に多い．降下煤塵量と喘息有病率が相関するという報告もあ

❼ 気管支喘息における疾患関連領域

領域	領域内および近傍の遺伝子
1q23.1	PYHIN1
1q21.3	IL6R
2q12.1	IL1RL1/IL18R1/IL18RAP
4q31.21	GAB1
5q22.1	TSLP/WDR36
6p21.32	The HLA region
9p24.1	IL33
10p14	Gene desert（GATA3）
11q13.5	C11orf/LRRC32 = GARP
12q13.2	IKZF4
15q22.33	SMAD3
17q21	ORMDL3/IKZF3
22q12.3	IL2RB

これまで GWAS によって同定された気管支喘息にかかわる疾患関連領域を示す.
（中山次久ほか：遺伝子解析からみたアレルギー疾患のフェノタイプ. アレルギー・免疫 2015；22：794.）

❽ アトピー素因にかかわる領域と気管支喘息との共通疾患関連領域

領域	領域内および近傍の遺伝子	吸入抗原への感作	血中総IgE 値	気管支喘息
1q23	FCER1A		○	
2q12.1	IL1RL1/IL18R1	○		○
3q28	LPP	○		
4p14	TLR1/TLR6/TLR10	○		
4q27	IL2/ADAD1	○		
5q22.1	TMEM232/SLC25A46(TSLP)	○		○
5q31	RAD50/IL13		○	
6p21.3	The HLA region	○	○	○
8q24.21	MYC/PVT1	○		
11q13.5	C11orf30/LRRC32	○		○
12q13.3	STAT6	○	○	

アトピー素因にかかわる疾患関連領域のなかで気管支喘息との共通疾患関連領域となっているのは IL1RL1/IL18R1, TMEM232/SLC25A46（TSLP）, HLA 領域, C11orf30/LRRC32（GARP）であり, アトピー型喘息への関与が示唆される.
（中山次久ほか：遺伝子解析からみたアレルギー疾患のフェノタイプ. アレルギー・免疫 2015；22：794.）

る. 動物実験によると, ディーゼルエンジン排気ガス中の浮遊粒子に IgE 抗体産生作用があり, また気道過敏性亢進作用がある. 家屋内の気密化と恒温・恒湿化によるダニの繁殖の好条件化, スギ林の増加などはアレルゲン増加の要因である. そのほか, ウイルス性呼吸器感染症はアレルギー疾患のリスクを増加することにも減少することにも関与している.

検査と診断

気管支喘息, 鼻アレルギー, アトピー性皮膚炎, アナフィラキシーなどのアレルギー性疾患は, 問診と臨床所見, 各種検査で診断される. 気管支喘息の診断には呼吸機能検査のほかにも, 気道過敏性試験や可逆性試験が行われる. また, アレルギー性疾患における原因アレルゲンは, 問診, IgE 抗体測定, 皮膚テストで同定されるが, 抗原による誘発試験が行われる場合もある. 食物アレルギーの診断には, 除去試験や負荷試験などが行われる. アレルギー性疾患は, 特徴的な症状および臨床経過から診断に至る場合が多いが, 鑑別診断も大切である. たとえば気管支喘息の場合には, 他の呼吸器疾患や心疾患などでも類似の症状を呈することがあるため, 胸部 X 線検査を必ず施行するなど注意が必要である.

問診

アレルギー性疾患の診断においては, 問診による症状の経過, 既往歴, アレルギー歴, 家族歴, 症状の好発時期など詳細な病歴の聴取が重要である.
①発作の発生時期：発症年齢, 季節性の有無.

②発作の誘因：上気道感染, 薬物, アレルゲン, 職業因子, 食品, 月経, ストレス, アルコールなど.
③既往歴および合併症：心疾患, 肺疾患, 胃食道逆流, 他のアレルギー性疾患の有無.
④家族歴.
⑤環境：住居, 喫煙, ペット, 職業など.

検査

アレルギー性疾患の診断においては, 血液検査（好酸球数）, 喀痰, 鼻汁, 結膜擦過物中好酸球の有無, 胸部 X 線検査, 肺機能検査などの検査を行う. アレルギー学的検査には, 皮膚テスト, 粘膜反応, 血清学的検査, ヒスタミン遊離試験, 貼付試験, リンパ球刺激試験などがあり, アレルゲンの同定に用いられる.

皮膚反応

可溶性抗原を皮膚に添加し, 皮膚に存在するマスト細胞表面の IgE 抗体と反応させ, 遊離されるケミカルメディエーターによる血管の反応である. 皮膚テスト施行後 15 分での膨疹と紅斑により判定する. 抗ヒスタミン薬や抗アレルギー薬を服用していると反応が減弱するため, 検査前一定期間は休薬すること, 検査時に対照液によるコントロールをおくことが必要である.
①スクラッチテスト：26 G 注射針先で皮膚を擦り, 傷をつけた後, 抗原液 1 滴を滴下する. 対照液によるコントロールもおく. 皮内テストに比較して感度がやや劣る.
②プリックテスト：抗原液を滴下しておき, その部の

皮膚を 26 G 注射針で浅く刺し，傷をつける．感度はスクラッチテストのほうが高い．

③皮内テスト：上腕内側にツベルクリン針を用いて抗原液 0.02 mL を皮内注射する．注射後 15 分で判定する．皮内テストは鋭敏な即時反応であるが，時に発疹，喘息誘発やアナフィラキシーを誘発することもある．

④PK テスト（Prausnitz-Küstner test）：被検血清による正常皮膚への受動感作を行った後，その部へ抗原を注射し，膨疹，紅斑を観察する．PK テストは感度の高い検査であるが，血清を介した感染の問題が大きく，最近ではまったく行われない．

粘膜反応

鼻誘発反応は直径 3 mm の濾紙に一定濃度の抗原を含ませ，乾燥させてから両下鼻甲介前端の粘膜上に置いて，5〜10 分間でくしゃみ，鼻汁，鼻閉の発現と程度，鼻鏡所見で鼻粘膜腫脹の有無などを観察する．このほかに抗原を点眼することによる結膜発赤，結膜浮腫と瘙痒感を指標とした点眼誘発反応も行われる．

抗原吸入誘発試験

喘息発作を誘発する検査であり，リスクを伴う検査である．抗原吸入から 15 分以内にみられる即時型気道反応，3〜8 時間でみられる遅発型気道反応，両者がみられる二相性気道反応で観察する．即時型反応については 1 秒量の 20 ％以上の低下で陽性と判定する．遅発型反応の判定は，6〜10 時間まで 1 時間ごとと，24 時間後に 1 秒量を測定し，20 ％以上の低下で陽性と判定する．

総 IgE 値

アレルギー性疾患の病態に関与する I 型アレルギー反応において IgE 抗体は重要であり，血清を用いる試験管内 IgE 抗体測定法が汎用されている．血清中 IgE 濃度は IgG 濃度の約 10 万分の 1 と微量であり，感度の高い測定法が必要とされる．また，アレルギー性疾患以外でも寄生虫感染症や肝疾患などでも IgE が上昇するため注意が必要である（❾）．

IgE 抗体測定法の原点は 1960 年代に開発されたペーパーディスクを固相として，アレルゲンを吸着させる RAST（radioallergosorbent test）である．近年その改良型である CAP RAST に変更になっている．固相あるいは液相アレルゲンと IgE 抗体を反応させ，^{125}I 標識，酵素または蛍光色素標識により特異的 IgE を検出するものである．本測定法は単項目測定を中心とするものと，多項目を同時に測定できるものに大別される．前者の代表がユニキャップ，後者の代表が MAST である．

ヒスタミン遊離試験（histamine release test：HRT）

末梢血中の好塩基球表面に結合した IgE 抗体をア

❾ 血清総 IgE が高値を示す疾患

アトピー性疾患：アトピー型喘息，アレルギー性鼻炎，アトピー性皮膚炎
寄生虫感染症
アレルギー性気管支肺アスペルギルス症
膠原病およびその類縁疾患：全身性エリテマトーデス，関節リウマチ，Behçet 病
肝疾患：急性肝炎，慢性肝炎，肝硬変，原発性肝癌
IgE 骨髄腫
ネフローゼ症候群
その他：高 IgE 症候群，Wiskott-Aldrich 症候群，胸腺形成不全症，Hodgkin 病

（宮本昭正〈監〉：臨床アレルギー学, 改訂第 3 版．東京：南江堂；2007.）

レルゲンと反応させることで架橋させ，細胞活性化に伴い遊離するヒスタミンを測定するものであり，生体内反応に近い検査である．末梢血から好塩基球を分離し，各種アレルゲンを作用させて遊離したヒスタミンを EIA（酵素イムノアッセイ）により測定する．HRT は CAP RAST などに比較して特異性に優れるが，感度は劣る．

パッチテスト

接触皮膚炎患者において，遅発型の接触アレルギーの有無を調べるための検査法である．しかし，陽性率が低く，偽陰性が高い問題がある．現在，最もよく行われているのが closed patch test である．貼付パッチにアレルゲンを 1 滴のせ，48 時間密封貼付する．判定は，48 時間後にパッチをはがしてアレルゲンを除去し，30 分〜1 時間後と 24 時間後に行われる．

リンパ球刺激試験

原因物質を患者リンパ球に加えて刺激し，リンパ球による ^{3}H-チミジンの取り込みを測定することにより，リンパ球の増殖反応を評価するものである．種々のアレルギー病態における原因抗原の証明として用いられる．

（鈴川真穂，大田　健，伊藤幸治）

●文献

1）「喘息予防・管理ガイドライン 2018」作成委員：喘息予防・管理ガイドライン．東京：協和企画；2018.

2）牧野荘平（監）：喘息管理の国際指針，喘息管理・予防のグローバルストラテジー，NHLBI/WHO ワークショップレポート．東京：国際医学出版；1993.

3）伊藤幸治（編）：抗アレルギー薬・抗脂質メディエーター薬の基礎から臨床まで．大阪：医薬ジャーナル社；1996.

対応・治療

アレルギー疾患治療薬の進歩は，近年著しいものがある．しかしながら，いまだ根本的治癒をもたらす治

療法はなく，アレルギー疾患の治療・予防の基本は，原因アレルゲン曝露の回避であり，「君子危うきに近寄らず」が原則である．したがって，薬物療法の前に原因あるいは増悪因子（❿）に対しての環境整備が重要であることを，まずは肝に銘じて患者指導をすべきである．また，アレルギー疾患は，自己管理すべき，あるいは自己管理できる疾患として位置づけられており，薬物療法の意義の理解を深めるとともに服薬のアドヒアランスを高め，環境整備などに関する自己管理についての患者および家族教育が重要である．

特異的刺激（アレルゲン）の回避

アレルギー疾患の原因アレルゲンは，①侵入門戸の違いから，吸入アレルゲン，経口（食餌性）アレルゲン，経皮アレルゲン，さらには，内在性アレルゲンに分類され，②発生源により屋外アレルゲン，屋内アレルゲン，③個別のアレルゲンとしては，ハウスダスト，ダニ，花粉，ペット毛垢，真菌，食物，薬物（ハプテン），などに分類される．これらのなかでは，屋内環境中の吸入アレルゲンであるハウスダストとダニが，わが国では最も重要なアレルゲンである．アレルギー疾患においては，原因アレルゲンへの曝露により感作および症状が発現するために，環境中のアレルゲン量の多寡が危険因子として重要である．したがって，環境中のアレルゲン量を減らすことが重要である．

ダニアレルゲンへの曝露の回避については，①高密度織物でできたふとんカバーを使う，②小児が使うふとんのカバーは月に1回以上洗濯する，③家族が使うすべてのふとんを週に1回以上掃除機がけをする，④室内の換気に心がけ，家庭内のすべての部屋の床を週に1回以上掃除機がけをする，⑤カーペットは取り除く，もし除けない場合は週に1回以上掃除機がけをする，⑥電気掃除機はできるだけハイパワーのものを使い，1 m²あたり20秒間ていねいに吸引する．また，ネコをはじめとするペットアレルゲンへの曝露の回避については，確実に効果のある方法として，①ペットを手放す，②外で飼う，また，確実とはいえないが，ある程度の効果が望める方法として，①寝室に入れない，②数を減らす，③ペットを洗う，オスネコは去勢する，④カーペットを除去する，⑤高性能空気清浄機を使う，などが推奨されている．

非特異的刺激の回避

アレルギー疾患の非特異的増悪刺激としては，各疾患共通のアレルギー反応を促進させる刺激と疾患特異的臓器過敏性を亢進させる刺激がある．アトピー性皮膚炎の増悪因子については，年齢により異なるといわれており，成人期においては，発汗，物理刺激（掻破

❿ 喘息発症の危険因子

1. 個体要因
（1） 遺伝的要因
（2） アトピー素因
（3） 気道過敏性
（4） 性差
（5） 低発育や肥満

2. 環境要因
（1） アレルゲン曝露
（2） 呼吸器感染症
（3） 喫煙
（4） 大気汚染
（5） 鼻炎
（6） 食物

喘息増悪の危険因子
1. 喘息の病歴
2. 現在のコントロール状態
3. 治療薬の不適切な使用，アドヒアランス不良
4. 併存症
（1） 肥満
（2） 鼻炎・副鼻腔炎
（3） 食物アレルギー
（4） 精神的問題
（5） 胃食道逆流症（GERD）
5. 環境因子
（1） 喫煙
（2） アレルゲン曝露
（3） 大気汚染（屋外・屋内）
6. 食品・食品添加物
7. 妊娠
8. 遺伝因子

（「喘息予防・管理ガイドライン 2018」作成委員：喘息予防・管理ガイドライン．東京：協和企画：2018.）

も含む），細菌・真菌感染，ストレス，食物などがあげられる．気管支喘息の増悪因子としては，大気汚染（屋外，屋内），呼吸器感染症，運動・過換気，喫煙，気象，食品・食品添加物，薬物，激しい感情表現とストレス，過労，刺激物質（煙，臭気，水蒸気など），二酸化硫黄，黄砂，月経，妊娠，肥満，アルコール，鼻炎などがあげられている．すなわち，これら非特異的増悪刺激を避けることが，アレルギー疾患症状増悪の予防・治療において重要である．

アレルギー性疾患に使用される薬物の種類と特徴

アレルギー疾患の治療薬には，各疾患共通のアレルギー反応に対する治療薬と，疾患特有の罹患臓器特異的な治療薬とがある．ヒスタミン H_1 受容体拮抗薬，ロイコトリエン受容体拮抗薬，メディエーター遊離抑制薬，副腎皮質ステロイド（以下，ステロイド）などは前者に属する薬剤であり，吸入薬，点鼻薬，点眼薬，軟膏などの局所療法薬として使用される気管支拡張薬，ステロイド，スキンケア薬剤などは，後者に属す

る薬剤である．また，近年アレルギーの病態形成に寄
与する分子に対する分子標的治療薬の開発が進み，ヒ
ト化抗 IgE 抗体，ヒト化抗 IL-5 抗体が使われており，
これまでの治療薬と異なる機序で作用することから，
既存の治療薬でコントロールできない重症喘息に対す
る有効な治療法となっている．そのほかにアレルギー
疾患の特徴的な治療法として，特異的免疫療法（減感
作療法）があるが，これまでの皮下注射による免疫療
法のほかに，舌下免疫療法も普及してきた．

副腎皮質ステロイド（ステロイド）

ステロイドは，細胞内グルココルチコイド受容体と
結合することで，抗炎症性蛋白の転写を促進，炎症性
蛋白の転写を抑制し，喘息病態に関与する多くの細胞
において抗炎症作用を発揮する．ステロイドには静注
薬，筋注薬，経口薬，吸入薬，点鼻薬，点眼薬，軟膏
などが存在する．静注薬，筋注薬，経口薬に比較して，
副作用は吸入薬などの局所治療薬が圧倒的に少なく，
なかでも吸入ステロイドは現在の喘息治療において最
も効果的な抗炎症薬である．

抗アレルギー薬

抗アレルギー薬は I 型アレルギー反応に関与する化
学伝達物質の遊離や作用を調節する薬剤であり，メ
ディエーター遊離抑制薬，ヒスタミン H_1 受容体拮抗
薬，トロンボキサン A_2 阻害・受容体拮抗薬，Th2 サ
イトカイン阻害薬が含まれる．経口薬，吸入薬，点鼻
薬，点眼薬など多くの剤形がある．

ロイコトリエン受容体拮抗薬

ロイコトリエン受容体拮抗薬は，気管支拡張作用と
気道炎症抑制作用を有し，喘息症状を改善させる．ま
た，アレルギー性鼻炎，運動誘発喘息，アスピリン喘
息の患者の管理にも有用である．

β_2 刺激薬

β_2 刺激薬は強力な気管支拡張薬で，気道平滑筋を
弛緩させ，線毛運動による気道分泌液の排泄を促す．
吸入 β_2 刺激薬と経口薬に加え，貼付薬も存在する．
長時間作用性 β_2 刺激薬は吸入ステロイドに併用する
ことで有用性が示されていることから，吸入ステロイ
ド/長時間作用性 β_2 刺激薬配合剤が普及している．

キサンチン系薬

キサンチン系薬は気管支拡張作用，粘液線毛輸送能
の促進作用に加え，抗炎症作用も有する．さまざまな
要因で血中濃度が変動するため，血中濃度モニタリン
グが有効である．

長時間作用性抗コリン薬

長時間作用性抗コリン薬は，気管支拡張作用を有し，
呼吸機能を改善させ，喘息増悪予防効果がある．

抗 IgE 療法

IgE に対するヒト化モノクローナル抗体であり，

IgE を介した反応を制御することで喘息症状の発現を
抑える．高用量の吸入ステロイドでもコントロール不
十分な難治喘息の治療に有効であり，ステロイドの用
量減少効果も得られる．

生物学的製剤

抗 IL-5 抗体および IL-5 の受容体に対する抗体は特
に好酸球性重症喘息の治療に有効であり，末梢血好酸
球増多を伴う症例で増悪を抑制する．このほかにも，
開発中の生物学的製剤として，IL-13，IL-4，TSLP
（thymic stromal lymphopoietin），IL-17 などのアレル
ギーの病態形成にかかわるサイトカインやその受容体
に対する抗体がある．

アレルゲン免疫療法

原因となる抗原（アレルゲン）の明らかなアレルギー
患者に対し，特異抗原を投与することにより免疫寛容
を誘導する治療である．共通抗原が原因となる喘息，
アレルギー性鼻炎，アレルギー性結膜炎などを包括的
に治療することが可能である．皮下投与と舌下投与の
2 つの抗原投与経路が存在する．少なくとも 3 年継続
することによって治療の中止以降も効果が継続するこ
とが示されている．

和漢薬

喘息治療に漢方薬の有効症例の報告はあるが，適切
なプラセボ対照薬がないことから有効性を実証できる
ような臨床試験ができていない現状がある．

薬物による対症療法

現時点では，成人のアレルギー疾患については治癒
が期待できる薬物はなく，治癒を期待することは困難
である．したがって，疾患活動性を抑え，症状発現の
ない期間を持続させる薬剤と症状発現（発作）時に適
切な薬剤により症状を抑えることが重要である．各疾
患ごとに治療のガイドラインに則った薬剤選択が必要
である．

気管支喘息

発作治療薬として，発作初期，軽度発作に対しては
短時間作用性 β_2 刺激薬の吸入を第一選択薬として早
期に使用し，中等度発作以上ではアミノフィリン点滴
静注，ステロイド点滴静注，アドレナリン皮下注，吸
入抗コリン薬などの使用を考慮する．また，低酸素血
症があれば酸素投与を行う．気道過敏性改善を目的と
した抗炎症療法としての長期管理の第一選択薬は吸入
ステロイドであり，重症度に対応して低用量，中用量，
高用量を用いて段階的薬物療法を行う．近年普及して
いる吸入ステロイドと吸入長時間作用性 β_2 刺激薬の
配合剤は，吸入ステロイドと吸入長時間作用性 β_2 刺
激薬をそれぞれ吸入するより有効性が高い．重症度に
応じて吸入ステロイドに加える併用療法として，長時

間作用性β_2刺激薬（吸入/貼付），長時間作用性抗コリン薬(吸入)，ロイコトリエン受容体拮抗薬,テオフィリン徐放剤を選択する．これらの薬剤の最大用量でコントロール不良の場合には，抗IgE抗体（オマリズマブ），抗IL-5抗体（メポリズマブ），抗IL-5Rα抗体（ベンラリズマブ）を考慮し，さらには経口ステロイド，気管支熱形成術を追加する．

アナフィラキシーショック

原因の有無を問わず，第一選択薬は，アドレナリンの皮下・筋肉注射であり，病院外での発症時には，携帯用自己注射エピペン®が使用可能である．ほかに，ヒスタミンH_1受容体拮抗薬の内服・注射，ステロイドの静注・点滴などを行う．

アレルギー性鼻炎・花粉症

治療法は，重症度と病型の組み合わせで選択する．軽症には，第二世代ヒスタミンH_1受容体拮抗薬，またはメディエーター遊離抑制薬を第一選択とする．中等症・重症には，くしゃみ・鼻漏型では，第二世代ヒスタミンH_1受容体拮抗薬，メディエーター遊離抑制薬，さらには鼻噴霧用ステロイドを単剤投与あるいは併用する．鼻閉型では，ロイコトリエン受容体拮抗薬の使用を考慮する．

アトピー性皮膚炎

外用療法としては，保湿剤を中心としたスキンケアとステロイド外用薬，タクロリムス軟膏を中心とした炎症制御薬が中心である．皮膚症状の程度に応じて，適切なランクのステロイド外用薬を使用する．また，必要に応じて抗ヒスタミン薬や抗アレルギー薬などの内服薬も併用する．

アレルゲン免疫療法

IgE抗体が関与するアトピー型喘息あるいはアレルギー性鼻炎における根本療法として，原因アレルゲンによる免疫療法がある．本法は欧米では多種アレルゲンを用いて広く行われているが，わが国で現在使用可能なアレルゲンは非常に限られており,ハウスダスト，スギ花粉以外のアレルゲンによる本法実施例は多くはない．職業アレルギーとしてのハチ毒アレルギーやホヤ喘息では,免疫療法の著明な効果が報告されている．奏効機序として，これまでは，IgG抗体産生による遮断抗体説が有力であったが,最近の免疫学研究により，調節性T細胞（Treg）の誘導，Th1/Th2バランスの是正,マスト細胞感受性の低下などが報告されており，いまだ確定していない．また，近年の免疫学の進歩とともに，副作用としてのアナフィラキシー予防のためのT細胞エピトープを用いたペプチド療法やTh1免疫応答を誘導するDNAワクチン療法の開発も進められている．

非特異的療法

非特異的療法とは，主に非アトピー型喘息患者に対する免疫療法として行われてきた細菌ワクチン療法や金療法を指すが，そのほか，ヒスタミン加人免疫グロブリン製剤（ヒスタグロビン®），ワクシニアウイルス接種家兎炎症皮膚抽出液含有製剤（ノイロトロピン®）などが使用される場合があるが，ガイドラインで推奨される薬剤とはなっていない．

アレルギー性疾患の増加について

近年のアレルギー性疾患の有病率の増大は明らかである．小児気管支喘息は過去約40年間で約1→10％へと増加し，成人気管支喘息も同様に約1→6〜10％へと増加していることが報告されている．また，スギ花粉症を主としたアレルギー性鼻炎も戦前にはほとんどみられなかったのが，現在は人口の20％を超える有病率を示し，特に花粉飛散量が多い年には，さらに多くの有病率が報告されている．さらにアトピー性皮膚炎も小児では約12％といわれ，食物アレルギーと同様，最近は小児のみならず，成人においても増加している．このように各種アレルギー疾患の増加傾向は明らかであり，現在わが国全人口の約2人に1人が何らかのアレルギー疾患に罹患していることが，厚生労働省科学研究班の報告でも示されている．増加原因として，近年の衛生状態の進歩に伴い，Th1免疫優位からTh2免疫優位への変換によるとする「衛生仮説」が提唱され，その検証が行われている．

（鈴川真穂，秋山一男，大田　健）

●文献

1) 宮本昭正（監），牧野荘平ほか（編）：臨床アレルギー学―アレルギー専門医研修のために，改訂第3版．東京：南江堂：2007.

2) 日本アレルギー学会：アレルギー総合ガイドライン2016．東京：協和企画：2016.

3) 大田　健（監）：GINA2006（日本語版）．東京：協和企画：2007.

4) ARIA日本委員会（監）：ARIA2008（日本語版）．東京：協和企画：2008.

アナフィラキシー anaphylaxis

概念

●1902年にPortierとRichetはイヌを用いてイソギンチャク毒素を少量注射して，毒素に対する耐性が生ずるかを検討した．2週間後に毒素を注射すると，

数分後にショック状態となり死亡してしまった．免疫の結果として本来の防御（phylaxis）とは反対（ana）の反応が生じることから，この現象はアナフィラキシー（anaphylaxis）と名づけられた．

- アナフィラキシーという病名は，アレルギーやアトピーと同様に，20世紀になってつくられた用語である．
- 現在はアナフィラキシーとは，ある原因物質に対する生体の反応の結果として，直ちに頻脈，血圧低下，気管支攣縮，粘膜浮腫，じんま疹など多臓器にさまざまな症状を急激に呈する病態をいう．救急疾患としても重要である．
- 急性循環不全にまで至る重篤な場合をアナフィラキシーショック（anaphylactic shock）という．

病因

われわれの周囲および自然界に存在するさまざまな物質が原因となる（⓫）．抗菌薬や抗炎症鎮痛薬，造影剤を中心とする薬物や食品，ハチ毒が原因としてよく知られている．

病態生理

典型的な発症機序は，IgEが関与するI型アレルギー反応である．

マスト細胞から遊離されるさまざまな化学伝達物質が臓器障害の原因となる．血管透過性亢進は，じんま疹や粘膜浮腫をもたらす．末梢血管拡張と血管透過性亢進を通じて，血管は虚脱（collapse）状態になる．心拍出量は低下し，さらに血圧低下も生じ，ショック状態となる．

このほかにも，アラキドン酸代謝異常，IgE抗体を介さないマスト細胞への直接作用，中毒作用などのさまざまな機序によってアナフィラキシーが誘発されることがある（非免疫学的機序によるアナフィラキシー）．たとえば非ステロイド性抗炎症薬（NSAIDs，シクロオキシゲナーゼを阻害する）やヨード造影剤による反応は，この範疇に属すると考えられている．このようにIgE抗体を介さずに，IgE依存性アナフィラキシーと同様の症状や時間的経過を呈する場合を，かつてはアナフィラキシー様（anaphylactoid）反応と呼んだが，現在はIgEの関与の有無にかかわらずアナフィラキシーと一括して扱う．

病理

アナフィラキシーによる死亡例の剖検所見では，急性肺過膨張，咽・喉頭浮腫，内臓うっ血，肺水腫，じんま疹，血管浮腫がみられる．急死で異常所見がみられないこともある．

臨床症状

症状や経過は各個人で大きく異なる．早いと抗原侵入後数分以内に発症するが，時には1時間以上経過して発症することもある．初期症状として，口唇や四肢末梢のしびれ感や冷感，くしゃみ，鼻汁，心悸亢進，胸部苦悶，咳，悪心（おしん），嘔吐（おうと），腹痛，下痢などを認める．身体所見では，全身の潮紅，じんま疹，嗄声（させい）や喘鳴などが認められる．重篤化すると，血圧低下，冷汗，呼吸困難，意識の混濁あるいは消失といったショック症状をきたし，致命的となりうる．

症状発現までの時間はさまざまであるが，注射で全身に広がる薬剤が原因の場合，血圧低下や循環不全が前面に現れやすい．一般的に抗原侵入後，症状の出現

⓫ アナフィラキシーを起こしうる物質

IgEが関与する免疫学的機序	食物	小児	鶏卵，牛乳，小麦，甲殻類，ソバ，ピーナッツ，ナッツ類，ゴマ，大豆，魚，果物など
		成人	小麦，甲殻類，果物，大豆（豆乳），ピーナッツ，ナッツ類，アニサキス，スパイス，ソバ，魚など
	昆虫		刺咬昆虫（ハチ，アリ）など
	医薬品		βラクタム系抗菌薬[*]，NSAIDs[*]，生物学的製剤[*]，造影剤[*]，ニューキノロン系抗菌薬など
	その他		天然ゴムラテックス，職業性アレルゲン，環境アレルゲン，食物＋運動，精液など
IgEが関与しない免疫学的機序	医薬品		NSAIDs[*]，造影剤[*]，デキストラン，生物学的製剤[*]など
非免疫学的機序 （例：マスト細胞を直接活性化する場合）	身体的要因		運動，低温，高温，日光など
	アルコール		
	薬剤[*]		オピオイドなど
特発性アナフィラキシー （明らかな誘因が存在しない）	これまで認識されていないアレルゲンの可能性		
	マスト（肥満）細胞症	クローン性マスト細胞異常の可能性	

[*]複数の機序によりアナフィラキシーの誘因となる．

（Simons FE, et al：World allergy organization guidelines for the assessment and management of anaphylaxis. *World Allergy Organ J* 2011；4：13．／日本アレルギー学会：アナフィラキシーガイドライン．東京：日本アレルギー学会；2014．）

が早いものほど重篤で予後が悪いといわれており，特に速やかな救急対応が必要となる．

検査・診断

現にアナフィラキシーの症状が生じているときには，抗原曝露と症状の内容と急激な経過を把握して診断することを念頭におき，心疾患（不整脈や虚血性心疾患など），肺疾患（喘息，気胸，肺血栓塞栓症）やその他の意識障害をきたす原因（低血糖など）の除外を瞬時に行い治療を開始する．

血液検査では，ヒスタミン・トリプターゼ濃度の上昇，血液濃縮所見があり，さらにショックが遷延した場合は肝障害，腎障害を認める．頻脈，血圧低下やSpO₂低下，胸部X線で肺の過膨張所見を認める．

アナフィラキシーの症状がおさまって2週間以上経過した時期に，原因物質の確定・確認目的で即時型皮膚反応検査（プリックテスト，皮内反応）や血清を用いた特異的IgE測定を行う．皮膚検査については，不用意に高濃度の原因物質を投与するとアナフィラキシーを誘発しうるので，低濃度から注意深く検査を始めることが肝要である．

治療

迅速に治療を開始するため，まず周囲の医療スタッフを集める．アドレナリン（エピネフリン）投与，気道の確保と循環状態の改善の3点が原則である．

緊急時の薬剤の第一選択は0.1%アドレナリン筋注である．1回量0.3mL（0.3mg）を効果をみながら10～15分ごとに筋注する．アドレナリンは末梢血管収縮による血圧維持，気管支拡張作用を有する．薬物の局所注射が原因の場合には，注射部位の中枢側を駆血帯で縛り，注射部位とその周辺にアドレナリンを皮下注射し，抗原の拡散を防止するようにする．

循環状態の維持・改善には，まず脳血流を維持するために，頭部を少し下げた臥位をとらせる．悪心を訴える場合は側臥位をとらせる．

アドレナリン筋注に加えて，大量輸液を行うことは循環血流量の確保に有用である．血圧低下に対しては，昇圧薬（カテコラミン）投与を行う．酸素吸入を行い，SpO₂を維持する．さらにアナフィラキシー反応の遷延化や遅発相反応の出現を防止する目的で，即効性ステロイド薬を点滴静注する．

アナフィラキシーを病院外で繰り返すことが危惧される場合には，普段からアドレナリン自己注射用製剤を携帯しておくのが有用である．この製剤には，注入される液量の違いから少量（アドレナリン0.15mg，体重15kg以上30kg未満に適用）と通常量（同0.3mg，体重30kg以上に適用）の2種類があり，年齢ではなく本人の体重に基づき，いずれかを選択する．

血清病　serum sickness

概念

- 血清病とは抗血清療法の目的で，異種蛋白や異種血清の投与を受けた後に引き起こされる全身症状を指し，GellとCoombsのアレルギー反応分類III型の典型的疾患である．
- 現在では，ペニシリンなどの抗菌薬や抗体製剤の投与の際に同様の症状をみることがあり，これを血清病様反応と呼んでいる．

病因

原因としては，破傷風，ジフテリア，蛇咬症，ボツリヌス，ガス壊疽などに対する予防・治療のために用いられた抗血清（ウマ抗血清）が主である．治療目的でこれらの抗血清を使う場面は少ないが，代替薬がなく今でも用いられることがある．腎移植の拒絶反応防止に使用した抗リンパ球血清やクリオグロブリン血症の際にも起こりうる．

病態生理

III型アレルギー，すなわち免疫複合体により引き起こされる．主にIgGとIgMが反応に関与し，異種抗血清中の抗原蛋白および，この蛋白を認識する特異的IgGまたはIgM抗体が免疫複合体を形成，腎糸球体などの血管壁や全身組織に沈着し，補体を活性化する．その結果，補体が消費されるとともにC3a，C5aなどのアナフィラトキシンが産生され，マスト細胞などからヒスタミン，セロトニンなどを放出させる．これらのメディエーターは血管透過性亢進を引き起こし，好中球や単球を局所に呼び込むとともに活性化させ，活性酸素や種々の蛋白分解酵素を放出させ組織傷害に至らせる．

以前に異種血清や薬物などで感作の既往がある場合はすでに特異的抗体が存在し，同じ異種血清や薬物を投与されると直ちにアナフィラキシーを生じることがある．

臨床症状

血清病の四徴候といわれているのは，①発熱，②発疹，③リンパ節腫脹，④関節痛である．

異種血清の投与1～2週後から発熱，全身のリンパ節腫脹が出現する．皮疹は高頻度で出現し，じんま疹のほかに麻疹様の皮疹，紅斑や紫斑を呈することもある．関節炎，関節痛は10～50%にみられ，通常は手・足・膝などの大関節に好発する多関節炎である．そのほか，腎炎，悪心・嘔吐・腹痛といった消化器症状，心筋炎，心膜炎，胸膜炎，ぶどう膜炎，末梢神経炎などを呈することがある．これらの症状は2～3週間でほぼ消失する．症状が1か月以上持続するようであれ

ば，膠原病などの鑑別が必要となる．

異種血清再注射の際にみられる促進反応では，より少量の注射でも同様の症状が発現し，経過も速い．時には注射後数分以内に激しい喉頭浮腫による呼吸困難，喘鳴，全身のじんま疹が出現し，重篤な場合はアナフィラキシー，さらにはショック状態となり，致命的となることがある．

検査

白血球増加，赤沈亢進，CRP 陽性といった炎症所見のほかに，血清補体価低値，免疫複合体増加といった所見がみられる．好酸球増加を示すこともある．腎障害に伴い，蛋白尿や血尿を認める．

診断・鑑別診断

抗血清療法の既往，臨床症状から総合的に診断する．原因と考えられる異種血清を希釈し，皮内に注射して数時間〜1 日後に発赤と膨疹を認めれば，診断に参考となる（Arthus 反応）．抗血清注射部位の発赤，腫脹は診断上重要である．

鑑別疾患として，リウマチ熱，成人 Still 病，全身性エリテマトーデスなどの膠原病，悪性リンパ腫，伝染性単核症があげられ，特に症状が 1 か月以上続くときはこれらの疾患も考慮する．

治療

原因の抗血清療法を中止することがまず重要で，症状の程度に応じて抗ヒスタミン薬や非ステロイド性抗炎症薬（NSAIDs）を用いて対症療法を行う．一般には軽症であり徐々に寛解に向かうことが多いが，重症であれば副腎皮質ステロイドを投与する．

ペニシリンなどの抗菌薬や抗体製剤により血清病様反応を生じた場合も原因薬の使用を中止することが先決である．

薬物アレルギー drug allergy

概念

● 薬物による有害反応（adverse drug reaction：ADR）のうち，体内に入った薬物またはその代謝産物を抗原とし，特異的抗体または感作リンパ球により引き起こされた反応を薬物アレルギーという．

● 実際には，少量あるいは通常量の薬物で予想外の症状が生じた場合，薬物アレルギーと呼ばれがちである．しかし免疫学的機序が関係していないものもあるので，この場合はより広義の薬物過敏症（drug hypersensitivity）という呼称のほうが適切である．

● 広義の薬物過敏症のメカニズムとして次の 3 点があげられる．

①薬物不耐症（intolerance）：ある特定の薬物の耐

容閾値が低下し，少量の投与であっても薬理作用が強く現れる．

②特異体質反応（idiosyncrasy）：遺伝的に規定された代謝異常に起因して，薬理作用とは異なる症状が現れる．

③アレルギー（allergy）．

本項では，この③について概説する[2-4]．

病因・病態

薬物の多くは低分子であり，蛋白と結合してハプテン（hapten）となって抗原性を獲得する．また，脂溶性薬物は主として肝臓で代謝されるが，肝臓での代謝経路にはシトクロム P450 に代表される酸化還元反応と N-acetylation などによる抱合反応がある．N-acetylation 能が遺伝的に低下している slow acetylator では，プロカインアミド，スルホンアミドの代謝は遅延し，それぞれ薬物起因性ループスや重症薬疹が高率に発症することが知られている．また，薬物アレルギーは小児では少なく，また軽症である．アンピシリン疹は，Epstein-Barr ウイルス感染患者（伝染性単核症を含む）にきわめて高率に発生する．また HIV 感染者，Sjögren 症候群患者では薬物アレルギーの頻度が高い．アトピー患者では造影剤によるアナフィラキシーの発生頻度は高いが，その他の薬物アレルギー全般のリスクが高いわけではない．

薬物アレルギーの発症機序は Gell と Coombs のアレルギー反応分類（I〜IV 型）が適用される．しかし，薬物アレルギーのさまざまな症状を I〜IV 型に正確に分類することは，アナフィラキシーなどの典型例を除くと困難である．

I 型反応のうち，全身反応を即時に呈するものがアナフィラキシーである．また IgE 抗体とは関連なくマスト細胞が活性化されアナフィラキシーと同様の症状を示すことがある．かつてはアナフィラキシー様反応（anaphylactoid reaction）と呼ばれ，薬物のマスト細胞への直接作用（造影剤，デキストランなど），免疫複合体による補体系活性化（γグロブリンなど），アラキドン酸代謝の阻害（NSAIDs など）などに分類されたが，現在は臨床症状に基づき一括してアナフィラキシーと扱われる．II 型の例としてペニシリンによる溶血性貧血では，赤血球膜と強く結合したペニシリンに対して抗体が産生される．直接 Coombs 試験は陽性であり，赤血球は脾臓において貪食され，血管外溶血を生じる．III 型の例であるキニジンによる溶血性貧血では，免疫複合体が結合した赤血球上で補体系が活性化され血管内溶血が起きる．IV 型の例として接触皮膚炎がある．

⑫ 有害薬物反応に伴う臓器障害とその原因薬

1. 全身症状
アナフィラキシー反応：抗菌薬，蛋白製剤，エチレンオキサイド
アナフィラキシー様反応：造影剤，NSAIDs，筋弛緩薬，麻薬，ポリミキシンB，デキストラン，ガンマグロブリン，パクリタキセル，バンコマイシン，シプロフロキサシン
Stevens-Johnson症候群/中毒性表皮壊死症：スルホンアミド，β-ラクタム系抗菌薬，フェニトイン，カルバマゼピン
過敏症症候群：抗けいれん薬，スルホンアミド，アロプリノール，ダプソン
血清病様反応：蛋白製剤，抗菌薬，アロプリノール，チアジド，ピラゾロン，フェニトイン，プロピルチオウラシル（PTU）
薬物熱：パラアミノサリチル酸（PAS），ブレオマイシン，アムホテリシンB，スルホンアミド，β-ラクタム系抗菌薬，メチルドパ，クロルプロマジン，キニジン，抗けいれん薬
ループス様症状：プロカインアミド，ヒドララジン，ヒダントイン系薬物，イソニアジド，パラアミノサリチル酸

2. 皮膚
じんま疹／血管浮腫：アナフィラキシー反応の原因薬物，ACE阻害薬
じんま疹以外の瘙痒症：金製剤，スルホンアミド
麻疹様発疹：ペニシリン，スルホンアミド，バルビツール，抗結核薬，抗けいれん薬，キニジン
固定疹：フェノールフタレイン，鎮痛解熱薬，バルビツール，β-ラクタム系抗菌薬，スルホンアミド，テトラサイクリン
光線過敏症：フェノチアジン，スルホンアミド，グリセオフルビン，テトラサイクリン
接触皮膚炎：局所麻酔薬，ネオマイシン，パラベンエステル，エチレンジアミン，抗ヒスタミン薬，水銀製剤

3. 肝臓
胆汁うっ滞：マクロライド系抗菌薬，フェノチアジン，血糖降下薬，イミプラミン，ニトロフラントイン
肝細胞障害：バルプロ酸，ハロタン，イソニアジド，メチルドパ，キニジン，ニトロフラントイン，フェニトイン，スルホニル尿素薬
肉芽腫：キニジン，アロプリノール，メチルドパ，スルホンアミド

4. 腎臓
ネフローゼ症候群（膜性糸球体腎炎）：金製剤，カプトプリル，NSAIDs，ペニシラミン，プロベネシド，抗けいれん薬
急性間質性腎炎：β-ラクタム系抗菌薬（特にメチシリン），リファンピシン，NSAIDs，スルホンアミド，カプトプリル，アロプリノール

5. 呼吸器
鼻炎：レセルピン，ヒドララジン，α遮断薬，抗コリンエステラーゼ薬，ヨウ素，レボドパ，トリエタノールアミン
喘息：蛋白製剤の吸入，β-ラクタム系抗菌薬，亜硫酸塩，NSAIDs，β遮断薬
咳：ACE阻害薬
肺好酸球増加症（PIE）：ニトロフラントイン，メトトレキサート，NSAIDs，スルホンアミド，テトラサイクリン，イソニアジド
慢性肺線維症：ニトロフラントイン，抗悪性腫瘍薬

6. 血液
好酸球増加：金製剤，アロプリノール，アセチルサリチル酸，アンピシリン，三環系抗うつ薬，カプレオマイシン，カルバマゼピン，ジギタリス，フェニトイン
血小板減少：キニジン，スルホンアミド，金製剤，ヘパリン
溶血性貧血：
ハプテン型；ペニシリン，シスプラチン
三位一体型；スルホンアミド，キニジン，クロルプロマジン，パラアミノサリチル酸
自己抗体産生型；メチルドパ，ペニシリン
顆粒球減少：サラゾスルファピリジン，プロカインアミド，ペニシリン，フェノチアジン

7. 神経
けいれん：テオフィリン，ビンクリスチン，リチウム，三環系抗うつ薬
脳血管障害：経口避妊薬
難聴：アミノグリコシド，フロセミド，アスピリン，ブレオマイシン
視神経炎：エタンブトール，イソニアジド，アミノサリチル酸

（山口正雄：薬物アレルギー．杉本恒明ほか〈編〉．内科学，第9版．朝倉書店；2007. p.1133.）

臨床症状

薬物アレルギーを含む薬物過敏症の症状と好発薬物を⑫に示す．大きくは全身症状を呈する場合と，特定の臓器症状を呈する場合に分けられる．

全身症状

アナフィラキシーについては「アナフィラキシー」（p.327）を参照．Stevens-Johnson症候群（SJS）は重症薬疹の一つであり，病変は眼，口腔，外陰部などの皮膚粘膜移行部に好発するのが特徴的で，高熱を伴うことが多い．中毒性表皮壊死症（toxic epidermal necrolysis：TEN）はさらに重症で発熱，表皮剝離，内臓病変を特徴とする急性の疾患であり，病態がSJSと共通の基盤をもつ疾患と考えられている．ほかに薬剤性過敏症症候群（drug-induced hypersensitivity

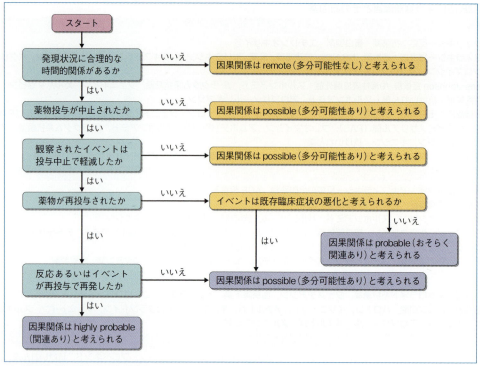

⓭ FDA方式によるADR原因薬評価のためのアルゴリズム
(deShazo RD, et al：Allergic reactions to drugs and biologic agents. *JAMA* 1997：278：1895.)

syndrome：DIHS），薬物熱，薬物起因性ループスなどがある．

単一臓器症状

薬疹は薬物アレルギー症状の80％以上を占める．ピリン疹などの固定疹型は薬物投与時に同一部位に紅斑が生じ，局所に色素沈着が残る．斑状丘疹性発疹（麻疹様発疹）は最も多い薬疹であり，紅斑性の斑状疹と丘疹が融合した発疹を対称性に生じる．

薬物起因性血液障害の大多数は非アレルギー性であるが，溶血性貧血，ヘパリン起因性血小板減少症など免疫機序の関与するものも一部に認められる．血液系のほかに，肝，腎，呼吸器などにも異常が生じうる．

検査・診断

薬物アレルギーの診断に至るために最も重要な情報は，丁寧な問診に基づく正確な病歴である．薬物投与開始後，いかなる時間経過で症状が出現したかを聴取する．

多くの薬物アレルギーの症状は，原因薬の除去により早期に消退傾向を示す．薬物熱では中止後48～72時間以内に解熱する．しかし，症状が消失した後もその準備状態は長く残っており，再投与にて症状が容易に再燃する．再投与での症状再燃はきわめて短時間に，また常用量以下の投与でも起こりうる．原因薬の可能性を評価するためのアルゴリズム（⓭）が有用であるが，「薬物投与と症状発生との時間的関係」，「薬物投与中止の影響」，「薬物再投与による反応」が特に重視されている．

マスト細胞がかかわる即時型反応の検査としては即時型皮膚反応（プリックテスト，スクラッチテスト，皮内反応）が用いられる．プリックテストではほぼ3 nLの薬液が皮内に入る．皮内反応では20 μLの薬液を注入する．いずれのテストでも対照を置き，15～20分後に判定する．プリックテストでは膨疹径4 mm以上あるいは発赤径15 mm以上を陽性とし，皮内反応では膨疹径9 mm以上あるいは発赤径20 mm以上を陽性とする．なお皮内反応はプリックテストの約1,000倍高感度であり，偽陰性が少ないが，テスト自体でアナフィラキシーが誘発されるリスクがある．IV型反応の診断に用いられるパッチテストは接触皮膚炎に有用な検査であり，陽性の場合には診断価値は高い．リンパ球刺激試験は，薬物添加によりリンパ球幼若化を調べる試験管内検査法であり，非即時型反応の診断に用いられる．しかしながら偽陽性や偽陰性が多く，補助的な位置づけにすぎない．薬物アレルギーの最も確実な診断法は，薬物の少量再負荷テストであるが，危険が伴うため，重症薬疹（SJS，TEN，DIHS）や重度の肝障害（特に胆汁うっ滞型）や造血障害には禁忌である．

治療

即時型反応の治療については「アナフィラキシー」（p.327）を参照されたい。非即時型反応の多くは，原因薬物の投与中止とともにその症状は自然消退する。薬疹の多くも，抗ヒスタミン薬などの対症療法で十分であり，中等症例には経口ステロイドが用いられるが，短期投与を心がける。SJS，TEN や DIHS などの重症薬疹は，専門医の下で全身管理とステロイド治療を行う。

造影剤により過敏反応の既往があるにもかかわらず造影剤を投与しなければならない場面では，経験的に約半日前からステロイドと抗ヒスタミン薬を用いた予防がある程度有効とされる。

（山口正雄）

●文献

1) 日本アレルギー学会：アナフィラキシーガイドライン. 東京：日本アレルギー学会；2014.
2) deShazo RD, et al：Allergic reactions to drugs and biologic agents. *JAMA* 1997；278：1895.
3) Çelik GE, et al：Drug allergy. In：Adkinson NF Jr, et al (eds). Middleton's Allergy：Principle and Practice, 8th edition. Philadelphia：Mosby-Year Book；2013. p. 1274.
4) Rawlins MD, et al：Mechanisms of adverse drug reactions. In：Davies DM (ed). Textbook of Adverse Drug Reactions. New York：Oxford University Press；1991. p.18.

アレルギー性鼻炎，花粉症
allergic rhinitis, pollinosis

概念

● 鼻粘膜のアレルゲン（抗原）特異的 IgE 抗体を介した I 型アレルギー性疾患で，原則的には発作性反復性のくしゃみ，水様性鼻漏，鼻閉を三主徴とする疾患と定義される。
● 大多数の患者で原因アレルゲンの同定が可能である。
● 好発時期から通年性と季節性アレルギー性鼻炎に大別され，季節性の多くは花粉によって引き起こされる花粉症である。

病因

発症にはさまざまな遺伝因子と環境因子が関与する。環境因子としては，第一に原因アレルゲンがあげられ，通年性ではダニ，季節性ではスギ花粉が圧倒的に多いが，その他，イネ科，キク科などの花粉，イヌ，ネコといったペットの毛やふけなどが主な原因アレルゲンとなっている。抗原以外の環境因子としてディーゼル排出粒子など大気汚染，喫煙，居住環境の変化，

高蛋白・高脂肪食といった食生活，腸内細菌叢（さいきんそう）の関与，結核や寄生虫も含めた感染症の減少による影響が指摘されている。

病態・病理

鼻粘膜表層のマスト細胞上の特異的 IgE 抗体との抗原抗体反応の結果，マスト細胞より遊離された化学伝達物質のうち，ヒスタミンは鼻の知覚神経である三叉神経を刺激する。刺激は中枢に伝えられ，くしゃみ発作を誘導するが，同時に副交感神経を中心とした反射路を介して，鼻腺や鼻粘膜血管に伝えられ，鼻漏や鼻閉の発現に関与する。一方，遊離された化学伝達物質は，直接鼻腺や鼻粘膜血管にも作用する。このなかで鼻汁分泌に関しては神経反射を介しての経路が，鼻粘膜血管腫脹への影響はロイコトリエンを代表とする化学伝達物質の直接作用が大きく関与する。

病態形成には，ほかにもさまざまな因子が関与しているが（⓮），鼻粘膜上皮細胞の障害による知覚神経終末の露呈や，上皮の透過性亢進は過敏性形成に大きな意味をもつ。また，抗原侵入後の I 型アレルギーによる即時反応のみではなく，好酸球を中心とした炎症細胞の浸潤が誘導され，鼻閉を中心とした遅発相を誘導し，さらにはアレルギー性鼻炎の遷延化，重症化に関与する。近年，このようなアレルギー性鼻炎でみられる IgE 抗体産生，炎症反応誘導の根底には Th1/Th2 サイトカイン産生のアンバランスの存在や調節性 T 細胞の障害が指摘されている。

疫学

最近の調査では 20 ％を超える有病率が報告され，通年性アレルギー性鼻炎は微増，花粉症は漸増していると考えられる。わが国のアレルギー性鼻炎の特徴はスギ花粉症の占める割合が高いことで，広い植生面積に加え，スギ花粉は数十 km 以上も飛散可能で，人口が多い都市部でも多くの患者を発症させている。スギの植生は沖縄や北海道（南部を除く）ではほとんどみられず，北海道ではシラカバ花粉症が多く，また関東以西ではヒノキ花粉症の合併も多い。

臨床症状

アレルゲン侵入後に直ちに生じる発作性反復性のくしゃみ，水様性鼻漏，鼻閉の三主徴に加え，患者の多くで，アレルゲン侵入後数時間で遅発症状が認められる。

検査・診断

問診では症状とその程度以外に，好発期，合併症，既往歴，家族歴も重要である。典型的な通年性アレルギー性鼻炎患者では，蒼白で浮腫状に腫脹した鼻粘膜と水様性分泌液が鼻鏡で観察される。鼻水には多数の好酸球が認められる（⓯）。アレルギーが強く疑われれば，皮膚テストや血清特異的 IgE 抗体定量，さら

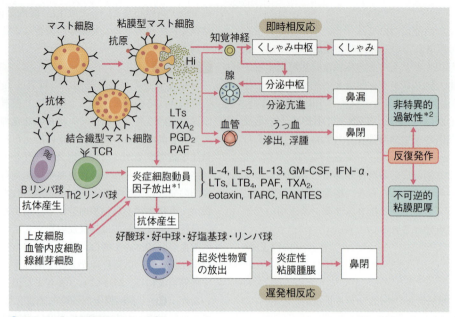

⓮ アレルギー性鼻炎のメカニズム

Hi：ヒスタミン，LTs：ロイコトリエン，TXA₂：トロンボキサン A₂，PGD₂：プロスタグランジン D₂，PAF：血小板活性化因子，IL：インターロイキン，GM-CSF：顆粒球/マクロファージコロニー刺激因子，IFN-α：インターフェロン α，TARC：thymus and activation-regulated chemokine，RANTES：regulated upon activation, normal T cell expressed, and presumably secreted，TCR：T 細胞受容体．
*1 遊走因子についても，なお一定の見解が得られていないので可能性があるものを並べたにすぎない．
*2 アレルギー反応の結果，起こると推定される．
（鼻アレルギー診療ガイドライン作成委員会〈編〉：鼻アレルギー診療ガイドライン—通年性鼻炎と花粉症．2016 年版〈改訂第 8 版〉．東京：ライフ・サイエンス；2016．）

にアレルゲンディスクを用いた誘発テストにより診断・治療方針の決定に進む．典型的な鼻炎症状をもち，鼻汁好酸球検査，皮膚テスト（または血清 IgE 抗体検査），誘発テストのうち 2 つ以上陽性ならばアレルギー性鼻炎と確診する．一方，このうち 1 つのみ陽性であっても典型症状を有し，アレルギー検査が強く陽性ならアレルギー性鼻炎と診断することが可能である（⓰）．鑑別として急性感染性上気道炎（好中球増加を伴う粘性あるいは粘膿性の鼻汁，経過は短い），血管運動性鼻炎（類似の鼻症状を示すが，アレルギー検査がすべて陰性），好酸球増多性鼻炎（類似の症状を示し，鼻汁に好酸球増多を認めるが，他のアレルギー検査が陰性）があげられる．

合併症

アレルギー性結膜炎，口腔アレルギー症候群（シラカバ花粉症患者の 30～50 % にリンゴなどを食べると口内の瘙痒感，口唇の腫脹などがみられる．花粉と果実に共通抗原を示すものがあり，シラカバ花粉とバラ科果実がその代表）．

そのほか，顔面など露出部皮膚の潮紅やかゆみ，咽・喉頭の瘙痒，咳，頭痛や頭重感，不眠など多彩な訴えがみられる．喘息との合併も多く，喘息患者の約 50～80 % にアレルギー性鼻炎の合併が，アレルギー性鼻炎患者の約 10～20 % に喘息の合併がみられる．

治療

早期に治癒が期待される疾患ではなく，患者との信頼関係の構築，患者指導が重要である．

アレルゲンの回避と指導

掃除の徹底，カーペットやふとんの洗浄によるダニの除去，花粉に関しては，花粉を屋内に持ち込まない配慮，花粉の付きにくい衣服，マスクの使用や花粉飛散予報を活用したセルフケアを指導する．

薬物治療

現在，治療として最も広く使われている．化学伝達物質（ヒスタミン，ロイコトリエンなど）のマスト細胞からの遊離抑制薬，ヒスタミン受容体拮抗薬，ロイコトリエン受容体拮抗薬，鼻噴霧用ステロイドなどが，病型，重症度に応じて用いられている（⓱）．くしゃみや鼻汁の症状にはヒスタミン受容体拮抗薬，鼻閉には抗ロイコトリエン薬やトロンボキサン A₂ 受容体拮抗薬，症状がある程度強い場合には鼻噴霧用ステロイドを中心に併用療法が行われることが多い．

花粉症では結膜炎がほぼ必発であり，抗ヒスタミン薬，ケミカルメディエーター遊離抑制薬を含む点眼薬

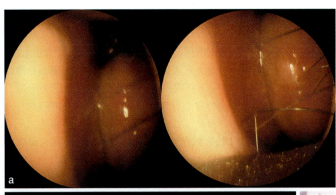

⓯ 鼻の所見と鼻汁好酸球検査
アレルギー性鼻炎患者の鼻粘膜（a）と健常者の鼻粘膜（b）．cは患者鼻汁中の好酸球（ハンセル染色）．

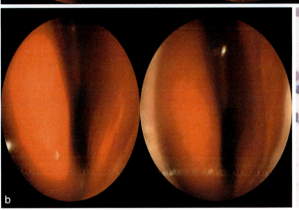

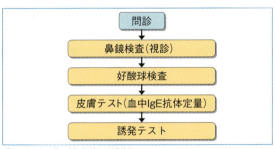

⓰ アレルギー性鼻炎の診断
鼻汁好酸球検査，皮膚テスト，誘発テストのうち2つ以上陽性．

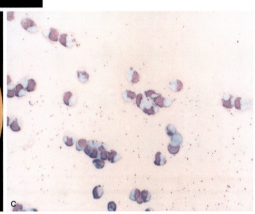

⓱ アレルギー性鼻炎治療薬

1. ケミカルメディエーター遊離抑制薬（マスト細胞安定薬）	
2. ケミカルメディエーター受容体拮抗薬	
1）抗ヒスタミン薬 　　　第一世代 　　　第二世代 　　　血管収縮薬配合薬 　2）プロスタグランジン D_2・トロンボキサン A_2 受容体拮抗薬 　3）抗ロイコトリエン薬	
3. Th2サイトカイン阻害薬	
4. ステロイド薬	
1）局所鼻噴霧用 　2）経口用	
5. その他	
変調療法薬，生物製剤，漢方薬	

（鼻アレルギー診療ガイドライン作成委員会〈編〉：鼻アレルギー診療ガイドライン—通年性鼻炎と花粉症．2016年版〈改訂第8版〉．東京：ライフ・サイエンス；2016．）

が用いられる．ステロイドの点眼は，眼圧が亢進する可能性があるので注意が必要である．また，皮膚の露出部には発赤，かゆみを伴うことも多く軟膏などが用いられる（☞「アトピー性皮膚炎」p.337）．スギ花粉は粒径が大きく下気道に侵入することはほとんどなく，花粉による喘息はまれであるが，鼻閉や上気道で遊離されるさまざまなメディエーターなどの影響で，喘息合併者では花粉症により喘息の悪化も認められることが多い（☞「気管支喘息」p.416）．

アレルゲン免疫療法（減感作療法）
　原因アレルゲンエキスの反復投与を行うもので，現在唯一根本治療となる可能性を有する治療であるが，少なくとも2〜3年以上の治療期間が必要である．症状の改善は約7〜8割の患者にみられ，症状消失（寛解）も2〜3割とされる．効果は治療終了後も長期に持続することが期待される．皮下注射によりエキスの投与が行われてきたが重篤な副作用の報告もあり，患者負担の軽減を目的とした舌下投与法が注目され，国内においても舌下投与用のスギ花粉エキス，ダニエキスが市販されるようになっている．

手術治療

高度の鼻中隔彎曲症などの鼻内構造の異常を合併する患者，保存的治療に抵抗性の患者が対象となるが，アレルギー性鼻炎に対する根本治療にはならない．鼻中隔彎曲矯正手術，鼻粘膜切除術，後鼻神経（分泌神経）切断術などがある．

経過・予後

中・高年者を除いて症状が自然に改善することは少ない．特に花粉症は不良で，小児，青年では10年の経過をみても寛解はほとんどみられず，40〜50歳代の患者でも10年の経過で寛解率は10〜20％程度である．アレルゲン特異的免疫治療は，唯一早期に自然経過を改善させうる治療法とされる．

（岡本美孝）

●文献

1) 鼻アレルギー診療ガイドライン作成委員会（編）：鼻アレルギー診療ガイドライン―通年性鼻炎と花粉症. 2016年版〈改訂第8版〉. 東京：ライフ・サイエンス；2016.

気管支アレルギー

（☞「気管支喘息」p.416）

じんま疹，血管性浮腫

じんま疹 urticaria

概念

● 短時間で消退するかゆみを伴う膨疹（一過性の浮腫を伴う紅斑）が病的に出没する．
● 自発的に膨疹が出現する特発性のじんま疹と，特定の刺激で誘発される刺激誘発型のじんま疹に大きく分類される．
● 病型のなかでは特発性のじんま疹が占める割合が多く，6週間以内のものを急性じんま疹，6週間以上経過したものを慢性じんま疹と呼ぶ．
● 治療は非鎮静性第二世代抗ヒスタミン薬の内服が第一選択である．

臨床症状

かゆみの強い膨疹（浮腫性紅斑）が，身体の一部あるいは全身に突然出現する．個疹の経過は一過性で，1〜数時間以内（通常遅くとも24時間以内，まれにそれ以上）で消失し，また別の部位に出没する．膨疹は当初，類円形から楕円形であるが，遠心性に拡大し冠状ないしは馬蹄状，地図状を呈することも多い**⓲**．発疹が出現しやすい部位を爪で強く擦ると，線状に赤く盛り上がることがある．この反応を人工じんま疹，あるいは赤色皮膚描記症と呼ぶ．時に発熱，全身脱力感，腹痛，ショック症状を訴えることがある．気道粘膜に浮腫を生ずると，嗄声や呼吸困難を伴う場合もある．じんま疹発作は数日以内におさまることが多いが，1か月以上にわたって出没を繰り返す場合もある．

本症はIgE依存性あるいは非依存性に何らかの原因で局所のマスト細胞が活性化され，遊離放出されたヒスタミンなどの化学伝達物質が血管透過性を亢進させ，末梢神経に作用することによって，かゆみを伴う一過性の限局性浮腫が形成されることによる．

臨床分類・発症因子

自発的に膨疹が出現する特発性のじんま疹と，特定の刺激で誘発される刺激誘発型のじんま疹に大きく分類される．特発性のじんま疹のうち，6週間以内のものを急性じんま疹，6週間以上経過したものを慢性じんま疹と呼ぶ．急性じんま疹は，特に小児ではウイルス感染症や細菌感染症に伴って発症することが多い．刺激誘発型のじんま疹は，誘発する要因によって，食物・薬品・植物などに含まれる抗原物質によるアレルギー性のじんま疹，食物依存性運動誘発アナフィラキシー，特定の食物・薬剤などにより起こるがIgEが関与しない非アレルギー性のじんま疹，アスピリンじんま疹，（機械性じんま疹，寒冷じんま疹，日光じんま疹などの）物理性じんま疹，入浴や運動・精神的緊張などの発汗刺激により起こるコリン性じんま疹，特定の物質と接触することでその部位に一致して膨疹が出現する接触じんま疹に分類される．

治療

眠気を催すことの少ない非鎮静性第二世代抗ヒスタミン薬が第一選択薬である．効果がない場合，増量や他の第二世代抗ヒスタミン薬への変更，他の第二世代抗ヒスタミン薬との併用を考慮する．さらに効果がない場合，H_2受容体拮抗薬，抗ロイコトリエン薬などの補助的治療薬を追加し，それでも効果がなければオマリズマブまたはシクロスポリンを追加する．ステロイド内服は，速やかに症状の軽減を図ることが必要な場合のみ，量や期間，副作用を考慮して追加する．

アナフィラキシー症状がある場合には，アドレナリン0.01 mg/kgを筋注する．ハイリスク患者では，携帯用アドレナリン自己注射キット（エピペン®）を処方する．

原因がはっきりとしている場合には，可能な限り原因・増悪因子を避けることが最も大切である．

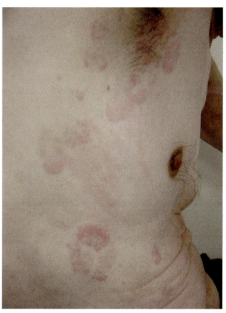

⓲ じんま疹

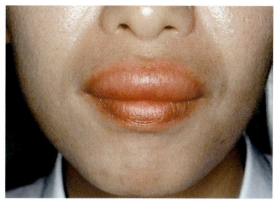

⓳ 血管性浮腫

血管性浮腫 angioedema

概念
- 眼瞼や口唇に好発する真皮深層から皮下組織の限局性浮腫．じんま疹の深在型である．
- 必ずしもかゆみはなく，個々の皮疹は2～3日持続することが多い．
- 病態は通常のじんま疹と共通のものと，補体第1成分（C1）エステラーゼ阻害因子（C1-esterase inhibitor：C1-INH）の不全，アンジオテンシン変換酵素阻害薬の内服などの血管性浮腫に固有の機序によるものがある．

臨床症状
顔面（口唇，眼瞼），陰部に好発する限局性の浮腫で，数時間から数日で消退する（⓳）．通常のじんま疹よりも強い浮腫が真皮深層から皮下組織に出現するために，病変部にはあまり赤みはなく，常色から蒼白にみえることが多い．通常の特発性のじんま疹と異なり，症状は毎日ではなく，数日以上の間隔をあけて出現することが多い．

病因・病態生理
通常のじんま疹の発症機序・原因によって起こるヒスタミン依存性のものとブラジキニン依存性のもの，補体第1成分抑制因子C1-INHの低下によるものがある．先天的なC1-INH遺伝子の異常によるものを遺伝性血管性浮腫という．遺伝性血管性浮腫では，腹痛，下痢，嘔吐，気道閉塞症状を訴え，血清補体価（CH_{50}）の低下，C4低値を認める．また，遺伝性血管性浮腫は，ブラジキニンの関与が指摘されている．ブラジキニンの産生はカリクレインによって促進されるが，C1-INHはカリクレインも不活化する．C1-INH欠損によって，カリクレイン量の増加に伴い，ブラジキニン産生量が増加すると考えられる．ブラジキニンはアンジオテンシン変換酵素（angiotensin-converting enzyme：ACE）によって不活化されるため，降圧薬であるACE阻害薬はブラジキニン依存性の血管性浮腫を誘発することがある．

治療
治療はじんま疹に準ずるが，トラネキサム酸を追加する．遺伝性血管性浮腫の急性発作に抗ヒスタミン薬は無効で，喉頭浮腫による気道閉塞の危険がある場合はC1-INHの点滴静注が必要である．遺伝的にC1-INH活性が低下し，症状出現を繰り返す場合はトラネキサム酸，ダナゾールの内服を継続する．

アトピー性皮膚炎 atopic dermatitis

概念
- 顔面，耳周囲，前頸部，膝窩，肘窩，手首，足首などの屈側部に好発し増悪・寛解を繰り返す，かゆみのある左右対側性に生ずる湿疹である．
- 血中IgE値，好酸球増多を認めることが多いが，診断の必須条件ではない．
- 血中TARC値が病勢を鋭敏に反映するマーカーである．
- 伝染性膿痂疹（とびひ），伝染性軟属腫（水いぼ），ヘルペス感染症を合併しやすい．
- 白内障・網膜剥離などの眼合併症に注意する．
- 治療は原因・悪化因子の検索・対策，スキンケア，薬物療法を適切に組み合わせる．ステロイド外用，タクロリムス外用，保湿薬外用，非鎮静性第二世代

❷⓪ アトピー性皮膚炎の定義・診断基準（日本皮膚科学会）

アトピー性皮膚炎の定義（概念）

アトピー性皮膚炎は，増悪・寛解を繰り返す，瘙痒のある湿疹を主病変とする疾患であり，患者の多くはアトピー素因をもつ.
アトピー素因：①家族歴・既往歴（気管支喘息，アレルギー性鼻炎・結膜炎，アトピー性皮膚炎のうちいずれか，あるいは複数の疾患），
　　　　　　または② IgE 抗体を産生しやすい素因.

アトピー性皮膚炎の診断基準

1. 瘙痒
2. 特徴的皮疹と分布
　①皮疹は湿疹病変
　　・急性病変：紅斑，湿潤性紅斑，丘疹，漿液性丘疹，鱗屑，痂皮
　　・慢性病変：浸潤性紅斑・苔癬化病変，痒疹，鱗屑，痂皮
　②分布
　　・左右対側性
　　好発部位：前額，眼囲，口囲・口唇，耳介周囲，頸部，四肢関節部，体幹
　　・参考となる年齢による特徴
　　乳児期：頭，顔に始まりしばしば体幹，四肢に下降
　　幼小児期：頸部，四肢関節部の病変
　　思春期・成人期：上半身（頭，頸，胸，背）に皮疹が強い傾向
3. 慢性・反復性経過（しばしば新旧の皮疹が混在する）
　　・乳児では 2 か月以上，その他では 6 か月以上を慢性とする
上記 1，2，および 3 の項目を満たすものを，症状の軽重を問わずアトピー性皮膚炎と診断する. そのほかは急性あるいは慢性の湿疹とし，年齢や経過を参考にして診断する

除外すべき診断（合併することはある）	臨床型（幼小児期以降）
・接触皮膚炎　　　・皮膚リンパ腫 ・脂漏性皮膚炎　　・乾癬 ・単純性痒疹　　　・免疫不全による疾患 ・疥癬　　　　　　・膠原病（SLE，皮膚筋炎） ・汗疹　　　　　　・Netherton 症候群 ・魚鱗癬 ・皮脂欠乏性湿疹 ・手湿疹（アトピー性皮膚炎以外の手湿疹を除外するため）	・四肢屈側型 ・四肢伸側型 ・小児乾燥型 ・頭・頸・上胸・背型 ・痒疹型 ・全身型 ・これらが混在する症例も多い
診断の参考項目	**重要な合併症**
・家族歴（気管支喘息，アレルギー性鼻炎・結膜炎，アトピー性皮膚炎） ・合併症（気管支喘息，アレルギー性鼻炎・結膜炎） ・毛孔一致性の丘疹による鳥肌様皮膚 ・血清 IgE 値の上昇	・眼症状（白内障，網膜剥離など） 特に顔面の重症例 ・伝染性膿痂疹 ・Kaposi 水痘様発疹症 ・伝染性軟属腫

（加藤則人ほか：日本皮膚科学会 アトピー性皮膚炎診療ガイドライン 2016 年版. 日本皮膚科学会雑誌 2016；126：121.）

抗ヒスタミン薬の内服，紫外線療法が奏効する.

診断基準・臨床症状

本症の診断は，皮疹の分布，性状，経過に基づいて行われる. 日本皮膚科学会による診断基準を❷⓪に示す. 最も大切な臨床症状はかゆみである. アトピー性皮膚炎のかゆみは発作的に激烈になることが多く，かゆみによる掻破のために，皮疹はさらに悪化し，かゆみが増し，また掻破するという悪循環を繰り返すことが多い. アトピー性皮膚炎の皮疹はおおむね左右対側性に分布する.

乳児期（2 歳未満）では，通常頭部，顔面に初発する. 生後 1〜2 か月後から，口囲，頬部に紅斑や丘疹が出現し，滲出液を伴う湿潤性紅斑局面となることが多い（❷①）. 前頸部，膝窩，肘窩，手首，足首などしわのある屈曲部位に好発する（❷②）. 幼小児期（2〜12 歳）では，発疹は全体に乾燥性となり，粃糠様鱗屑が顕著となり，体幹・四肢近位部では鳥肌様に毛孔が目立つ. いわゆるアトピー性乾燥肌（atopic dry skin）といわれる状態である. 耳周囲には，しばしば紅斑や亀裂（耳切れ）が認められる（❷③）. 耳切れは本症に頻繁に認められるので，耳介周囲の観察は重要である. 思春期や成人期（13 歳以上）になると，発疹は再び上半身に出現するという強い傾向を示す. 顔面，前頸部〜上胸部，上背部，肘窩には特に好発する. 顔面の著明な潮紅を認めることも多い（いわゆるアトピー性赤ら顔）. 手湿疹もしばしば観察される. 他の部位の発疹は治癒しても，手湿疹は長期に残存する場合も多い. 以上に述べたような症状が乳児期では 2 か月以上，その他では 6 か月以上出現する場合，本症と診断する

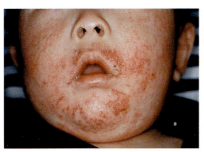
㉑ 乳児期のアトピー性皮膚炎

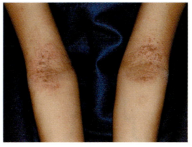
㉒ アトピー性皮膚炎の肘窩の皮疹

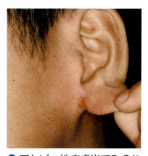
㉓ アトピー性皮膚炎でみられる耳下部の亀裂（耳切れ）

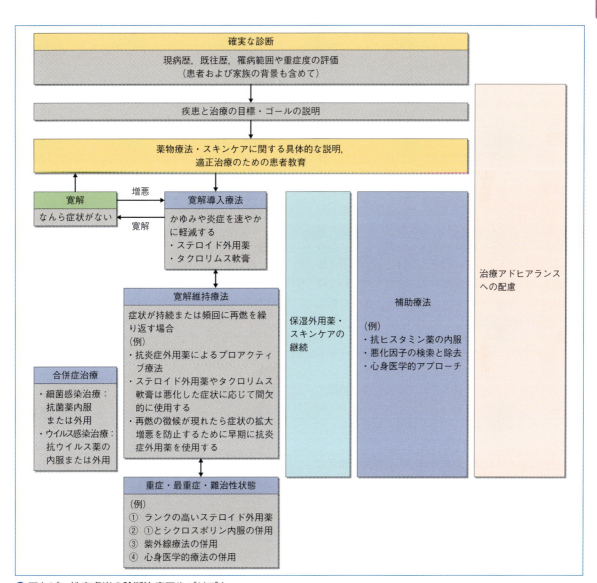
㉔ アトピー性皮膚炎の診断治療アルゴリズム
（加藤則人ほか：日本皮膚科学会 アトピー性皮膚炎診療ガイドライン2016年版．日本皮膚科学会雑誌 2016；126：121．）

病態・臨床検査

検査値では，血中IgE値の上昇や好酸球増多が患者の80％程度に認められる．また乳児期には卵白やミルクなどに対するIgE RASTが陽性となりやすいが，1歳以降になるとダニ抗原に対するIgE RAST陽性率が急増し，年齢が経るに従い真菌抗原や穀物抗原

に対する IgE RAST 値も上昇してくる．最近では，TARC（thymus and activation-regulated chemokine）の血中濃度が本症の病勢の鋭敏なマーカーであることが認知されるようになった．

本症では水分保持能の低下，かゆみ閾値の低下，易感染性などの皮膚の機能異常が認められ，これらの「皮膚の弱さ」に加えて，発汗，環境因子，細菌・真菌，接触抗原，ストレス，食物などのさまざまな増悪・悪化因子が関与して発症・増悪する．高 IgE 血症は，Th1/Th2 不平衡をきたすさまざまなサイトカインとその受容体の遺伝的多型に左右される．高 IgE 血症は，アトピー性皮膚炎発症の必須の条件ではなく，むしろ皮膚の炎症によって誘導される現象であり，その病因への重みは従来低いと考えられている．「皮膚の弱さ」があるのみで高 IgE 血症多型を有していない個体では，高 IgE 血症を伴わないアトピー性皮膚炎を発症する．

合併症

白内障，網膜剥離などの眼合併症には注意する．掻破に伴って眼球が機械的に圧迫されるためか，顔面皮疹の重症例では起こりやすい．単純ヘルペスウイルス感染症も重症化しやすく，Kaposi 水痘様発疹症と称されている．掻破によって拡大し，リンパ節腫脹や発熱を伴うことも多い．伝染性膿痂疹は最も頻繁に認められる合併症である．そのほとんどは，黄色ブドウ球菌が起因菌となる．伝染性軟属腫も合併しやすい．時に広範な頭部の脱毛症を伴うこともあり，治療に難渋する．

治療

個々の患者において悪化因子の検索・対策，スキンケア，薬物療法を適切に組み合わせて治療を行う．アトピー性皮膚炎の炎症を速やかに，かつ確実に鎮静させる薬剤として十分に評価されているステロイド外用薬とタクロリムス軟膏を，いかに選択し組み合わせて使用するかが治療の基本である．

タクロリムス軟膏は，経皮吸収のよい顔面や頸部にはきわめて有効である．ステロイド外用薬は，皮疹の重症度，年齢，部位を考慮して，適切なランクのものを選択する必要がある．乾燥およびバリア機能の低下を補完し，炎症の再燃を予防する目的で，ステロイドあるいはタクロリムスを含まない外用薬（保湿剤，保護剤など）でスキンケアを行う必要がある．すなわち軽微な皮膚症状に対しても外用療法を継続する必要があり，これを怠ると炎症が容易に再燃し，ステロイド外用薬やタクロリムス軟膏使用の意義の低下につながる．頻回に再燃を繰り返す場合には，スキンケアに加えて週に 2 回程度，以前皮疹があったすべての部位に抗炎症外用薬（ステロイド外用薬やタクロリムス軟膏）

を外用するプロアクティブ療法が有効な場合がある．

抗ヒスタミン薬の内服は，かゆみの軽減に有効である．眠気・倦怠感などの副作用の少ない非鎮静性第二世代抗ヒスタミン薬を選択する．重症例では，紫外線照射やシクロスポリン内服が奏効する．また，2018年 4 月より，抗 IL-4R 抗体デュピルマブが保険適用になっており，その効果が期待されている．患者の心理社会的ストレスに十分に配慮することも大切である．白内障などの眼合併症の予防のために，顔面の発疹は薬物療法によって十分にコントロールする必要がある．

アトピー性皮膚炎の治療を㉔にまとめた．

（中原剛士，古江増隆）

●文献

1) 秀　道広ほか：日本皮膚科学会　蕁麻疹診療ガイドライン 2018．日本皮膚科学会雑誌 2018；128：2503．
2) 加藤則人ほか：日本皮膚科学会　アトピー性皮膚炎診療ガイドライン 2018．日本皮膚科学会雑誌 2018；128：2431．

食物アレルギー　food allergy

概念

● 「食物によって引き起こされる抗原特異的な免疫学的機序を介して，生体にとって不利益な症状が惹起される現象」をいう．
● 免疫学的機序の多くは IgE 抗体によるものが多いが，IgE 抗体に依存しない T 細胞などによる機序も想定されている．

病因

㉕にわが国に多い食物アレルギーの臨床型分類とその特徴を示す．新生児期には主に人工栄養児で血便・下痢など消化管症状を呈することがあるので注意が必要である．小児の食物アレルギーの多くは生後 3 か月以内に発症するアトピー性皮膚炎に伴って発症する．原因食物としては鶏卵・牛乳・小麦などが多い．幼児期，学童期・成人期に発症する例では即時型反応が中心で，鶏卵・牛乳・小麦に加え，ソバ，ピーナッツ，ナッツ類，甲殻類，魚類，果物・野菜などが原因として多く認められる．果物・野菜による口腔アレルギー症候群（oral allergy syndrome：OAS）は，口腔粘膜での接触じんま疹で口腔内の症状が多いが，全身性反応を伴うこともある．花粉（シラカバ，ハンノキなど）との交差抗原性が病態のもとにある．食物依存性運動誘発性アナフィラキシー（food dependent exercise-induced anaphylaxis：FDEIA）はまれな疾患であるが，学童期以降でみられる．小麦・エビ・果物などの

㉕ 食物アレルギーの臨床型分類

	臨床型	発症年齢	頻度の高い食品	耐性獲得（寛解）	アナフィラキシーショックの可能性	食物アレルギーの機序
	新生児・乳児消化管症状	新生児期乳児期	牛乳（乳児用調製粉乳）	寛解	（±）	主に非 IgE 依存型
	食物アレルギーの関与する乳児アトピー性皮膚炎	乳児期	鶏卵，牛乳，小麦，大豆など	多くは寛解	（＋）	主に IgE 依存型
	即時型症状（じんま疹，アナフィラキシーなど）	乳児期〜成人期	乳児〜幼児：鶏卵，牛乳，小麦，ソバ，魚類，ピーナッツなど　学童〜成人：甲殻類，魚類，小麦，果物類，ソバ，ピーナッツなど	鶏卵，牛乳，小麦，大豆など寛解しやすいその他は寛解しにくい	（＋＋）	IgE 依存型
特殊型	食物依存性運動誘発性アナフィラキシー（FDEIA）	学童期〜成人期	小麦，エビ，果物など	寛解しにくい	（＋＋＋）	IgE 依存型
	口腔アレルギー症候群（OAS）	幼児期〜成人期	果物・野菜など	寛解しにくい	（±）	IgE 依存型

食物摂取後，通常 2 時間以内に運動することで，じんま疹から始まりショック症状に至ることがある．食事と運動の両者が組み合わされなければ発症しない．

疫学

わが国の食物アレルギーに関する疫学は乳児で約10 ％，3 歳で 5 ％，保育所児が 5.1 ％，学童期で 1.3〜4.5 ％程度というデータがある．成人では年代によっても異なるが，1〜2 ％程度と推定される．

臨床症状

『食物アレルギーガイドライン 2016』では，食物アレルギーによる症状を㉖のように記載している．

診断

問診

詳細な食事との関連性（摂取した状況，症状の出現時間経過など），薬物の使用の有無，運動の有無，体調，乳児では栄養方法，生活環境歴，アレルギー病歴，家族歴が大切である．

検査

血液一般検査（好酸球数など），血清抗原特異的IgE 抗体の検出，皮膚テスト（プリックテスト）などを診断の参考にする．

食物経口負荷試験

確定診断として食物経口負荷試験を必要に応じて行う．学童・成人では FDEIA の診断で食物と運動を組み合わせた負荷試験を行うこともある．

治療

原因食物の除去

正しい診断に基づいた必要最小限の原因食物の除去，つまり食べると症状が誘発される食物だけを除去する．原因食物でも症状が誘発されない"食べられる

㉖ 食物アレルギーによる症状

臓器	症状
皮膚	紅斑，じんま疹，血管性浮腫，瘙痒，灼熱感，湿疹
粘膜	結膜充血・浮腫，瘙痒感，流涙，眼瞼浮腫，鼻汁，鼻閉，くしゃみ，口腔・咽頭・口唇・舌の違和感・腫脹
呼吸器	喉頭違和感・瘙痒感・絞扼感，嗄声，嚥下困難，咳嗽，喘鳴，陥没呼吸，胸部圧迫感，呼吸困難，チアノーゼ
消化器	悪心，嘔吐，腹痛，下痢，血便
神経	頭痛，活気の低下，不穏，意識障害，失禁
循環器	血圧低下，頻脈，徐脈，不整脈，四肢冷感，蒼白（末梢循環不全）

範囲"までは食べるように指導する．小児においては食物経口負荷試験に基づいた対応が必要となる．

薬物療法

薬物療法は症状出現時の対症療法である．即時型の皮膚/粘膜症状，上気道症状に対しては抗ヒスタミン薬の内服，呼吸器（下気道）症状出現には β_2 刺激薬の吸入，アナフィラキシーを呈した場合にはアドレナリンの筋注が適応となる．二相性反応が想定される場合には経口ステロイドを内服する．

経口免疫療法

経口免疫療法とは，「自然経過では早期に耐性獲得が期待できない症例に対して，事前の食物経口負荷試験で症状誘発閾値を確認した後に原因食物を医師の指導のもとで経口摂取させ，閾値上昇または脱感作状態としたうえで，究極的には耐性獲得を目指す治療法」をいう．まだ研究段階であり，症状の誘発がほぼ必発

なので専門施設でのみ研究として行われている.

予後

㉕に示したように，乳児期発症例は多くは寛解するが，なかには成人までキャリーオーバーする例もある．また学童期，成人期発症例では小児期発症例に比べて治りにくいと考えられている.

(海老澤元宏)

●文献

1) AMED研究班（研究代表者：海老澤元宏）：食物アレルギーの診療の手引き2017. 2018.
2) 海老澤元宏ほか（監）：食物アレルギー診療ガイドライン2016. 東京：協和企画；2016.

虫類アレルギー insect allergy

概念

● 虫に刺傷されたり，また体成分と接触することにより，アレルギー反応を起こすことをいう.
● 有刺昆虫アレルギー（ハチ，カなど）と吸入性昆虫アレルギー（ユスリカ，ゴキブリ，ガ，トビケラなど）の2つに大きく分類される.
● クモガタ綱に属するダニはアレルゲンとして最も主要なものであるが，虫類アレルギーの一つとしても分類される.

ハチアレルギー hymenoptera hypersensitivity

病因・病態

虫類アレルギーのなかでも，ハチアレルギーが最も問題になる．ハチ（スズメバチ，アシナガバチ，ミツバチなど）に刺傷されることにより，皮内にハチ毒抗原が侵入し，特異的IgE抗体を介したⅠ型アレルギー反応が惹起される．ハチ毒の主要抗原として酵素であるホスホリパーゼが最も有名であるが，ほかにヒスタミン，セロトニンなどアミン類も存在し，IgEを介さない直接作用も局所反応に関与する.

毎年，20人前後の死亡者が報告されている．林業，養蜂家，農家など職業に関連した症例が多く，7月から11月にかけて羽化の時期にハチは最も攻撃性が高く注意が必要である.

症状

局所の発赤腫脹・じんま疹の皮膚症状からアナフィラキシーの全身症状を示すものまである．アナフィラキシー症状は，刺傷後15〜30分に発症し，呼吸困難，喘息様症状，血圧低下，喉頭浮腫などを起こす，生命の危険を伴うものである.

診断

ハチに刺された後の症状を，詳細に聴取することから疑う．検査としては，ハチ毒に対するIgE抗体を証明する．皮膚反応または試験管内の検査で，特異的IgE抗体（RAST法またはヒスタミン遊離試験）を証明する．CAP RAST®法ではミツバチ，アシナガバチ，イエロージャケット（スズメバチ）抗原が測定できる．各アレルゲンに交差抗原性が存在するが，それぞれ独立したアレルゲンであり，個別に測定する必要がある．ハチ毒についてもアレルゲンコンポーネント検査が開発される方向にある．全身反応を認めた患者では，90％がIgE抗体陽性である．一方では，数年刺傷経験がないと陰性化するので注意が必要である.

治療・予防

初回刺傷時が軽度な症状であっても，アレルギーの存在が示唆されれば予防のため刺傷されないように，最大限の注意を払うように，指導する必要がある．ハチの巣の近くには寄らないこと，危険のある場合は皮膚を覆う服装をするなど注意が必要である.

ハチ毒によるアナフィラキシーの危険のある患者を対象に，予防的にアドレナリンの自己注射液（エピペン®）が処方される．ハチに刺傷後，速やかに症状緩和を図るため，自己注射を施行する．ただし，医療機関受診までの補助治療である.

アナフィラキシーに対して：一般のアナフィラキシーショックの治療に準じる．気道確保，静脈確保とともに，アドレナリンの皮下注射をすぐに行う．血圧低下例では昇圧薬投与，喘息症状にはテオフィリン製剤の点滴，ステロイドの点滴療法を併用する．特に，一度アナフィラキシー症状を呈したことのある症例では，全身症状が出現前であっても刺傷が確認されれば速やかにアドレナリン投与を施行する.

局所反応に対して：局所の腫脹にはステロイド軟膏の塗布，症状が強い場合には抗ヒスタミン薬内服を併用する．全身のじんま疹には，一般のじんま疹と同様の治療を施行する.

減感作療法：ハチアレルギーに対しては，根本療法として減感作療法が有効である．症状が出現し，ハチに対するIgE抗体が証明できた症例では，積極的に勧める意義がある．ただし減感作療法用ハチアレルゲンは，アメリカからの輸入となり保険適応外で，一部の専門施設で施行されている.

蚊アレルギー mosquito allergy

蚊アレルギーは頻度的には少ないが，重症例も存在する．唾液成分がアレルゲンであり，蚊アレルゲンに対するIgE抗体を介した即時型反応および遅延型反応が関与する．日本では重症死亡例が報告されている.

ほかに，針に毒成分を有するドクガ，イラガ，ムカデ，クモなど毒成分に対する反応とアレルギー反応症状が出現する．

吸入性昆虫アレルギー inhalational insect allergy

昆虫の鱗粉や死骸由来の体成分が破砕され，空中に飛散したものに接することにより，アレルギー性結膜炎，鼻炎，喘息などの症状が惹起される．カイコガは養蚕従事者，トビケラは釣餌を扱う人など職業と関連しているが，ユスリカ，ゴキブリについては一般人にも発症する普遍的な吸入アレルゲンの一つであり，空中に飛散し，また家のゴミの中にも含まれていることが示されている．

ダニアレルギー mite allergy

ダニはクモガタ綱であり，昆虫ではないが，広く虫類アレルギーの一つである．刺傷能力のないコナヒョウヒダニが原因で，ダニは死骸由来の体成分および排泄物が破砕され，空中に飛散し，アレルギーを惹起する．ハウスダスト（室内塵）の主要な成分であり，アトピー型喘息，鼻炎の最大の原因である．日本は高温多湿でダニが繁殖しやすい条件がそろっている．環境中のダニアレルゲン量をゼロにすることはできないが，環境整備を施行し，曝露量を減らすことが，アレルギー症状悪化を予防する手段となる．

（山下直美）

◉文献

1) 大田　健（監）：アレルギー総合ガイドライン 2016. 東京：協和企画；2016.
2) 平田博国：ハチ毒によるアナフィラキシー．アレルギー疾患のすべて．日本医師会雑誌 2016；145：S290.
3) Tankersley MS, et al：Stinging Insect Allergy：State of the Art 2015. *J Allergy Clin Immunol Pract* 2015；3：315.

職業性アレルギー occupational allergy

概念

● 職業性アレルギー疾患は「職業に関連して特定の物質に曝露され，これがアレルゲンとなって免疫アレルギー的機序により引き起こされる気道，皮膚，消化器などに出現するアレルギー反応」と定義されている．
● 職業に限らず特定の作業により引き起こされる場合もあてはまり，この場合，作業関連アレルギー疾患とも呼ぶ．

● 2013 年に日本職業・環境アレルギー学会より，『職業性アレルギー疾患診療ガイドライン 2013』が刊行され，2016 年に改訂された．

病態生理

各疾患の項を参照されたい．

臨床的特徴

① 症状の発現・消退と作業との関連性が強い．
② 症状は呼吸器だけでなく，皮膚や消化器にもしばしば合併した形で出現する．
③ 原因物質が一定の職業，作業に限定される．
④ 職場集積性がある（同じ職場に似たような症状の患者がいる）．
⑤ 原因物質の曝露（職場への配置）開始から症状の発現までに，一定の感作期間がある．
⑥ アトピー素因をもつ人に発症しやすい．

疫学

各職業で職業アレルギーが発症する頻度は，発症疾患・アレルゲンの性状・曝露条件などで異なる．気管支喘息の場合は，欧米での一般集団を対象とした成人喘息における職業性要因の人口寄与危険度は，約15 ％とされている．日本でも，成人喘息の2〜16 ％が職業性のものと想定される．職業性とはわからず，通常の喘息として治療をされている場合もあり，実際の頻度はもっと高い可能性もある．特定の職業集団での職業性喘息の頻度を❷❼に記す．

臨床症状

出勤日に症状出現し，休日に少ない，あるいは長期休暇の際に症状の軽減が認められるなど，職業従事と症状の相関がみられることが多い．

病因

抗原が多岐にわたる．植物性アレルゲン，動物性アレルゲン，無機物，薬物などに分類される．産業構造の変化から，従来の植物性や動物性などの高分子量アレルゲンから，化学物質，無機物，薬物や分子量 1,000

❷❼ 特定の職業集団での職業性喘息の頻度

職業	その職業に従事している集団における発症頻度（%）	調査地域
イチゴ栽培（ビニールハウス栽培者）	4.6	日本
シイタケ栽培（きのこ小屋栽培者）	5.0	日本
花屋従業員	14.1	欧米
ラット使用研究者	4.4	欧米
ラテックス使用医療従事者	7.1	欧米
スーパーマーケット菓子職人	9.0	欧米
ペンキ塗り職人（イソシアネート）	7.1	欧米
オオバコ・センナ栽培者	3.2	欧米
家禽産業従事者	11.0	欧米

❷❽ 主な職業性喘息の原因物質

職業性喘息を引き起こす吸入物質（抗原物質）			職業
I. 植物抗原	1）穀粉など	ソバ粉 コンニャク粉（✜） 小麦粉 コーヒー，ココア	そば屋，そば製麺販売業者 コンニャク製造業者 小麦粉取扱い業者，加工業者 これらの豆を扱う業者
	2）木材粉塵	米マツ，米スギ，ヒノキ	これらの木材の取扱い業者，大工
	3）花粉	イチゴ，ピーマン，ブドウ，リンゴ，モモ， プリンスメロン バラ，キク，コスモス	これらの栽培従事者，生花業
	4）胞子・その他	シイタケ，ナメコ，シメジ 茶の新芽や新葉の産毛 トマト・レタスの茎・葉の成分	これらの栽培従事者
II. 動物抗原	1）昆虫	熟蚕尿（カイコ） トビケラ，チョウ，バッタ	養蚕農家 研究者，農業従事者
	2）哺乳類・鳥類	マウス，ラット，モルモット ヒヨコ羽毛 羊毛	研究者 ヒヨコ孵化業者 繊維業者
	3）その他	ホヤ アカウミトサカ	カキの打ち子，真珠養殖業 イセエビ漁師
III. 無機物・薬物	1）薬の粉	ジアスターゼ，チラジン，その他	薬剤師，製薬業者
	2）MSIS など	ニッケル エチレンジアミン パラフェニレンジアミン イソシアネート 無水フタル酸，無水トリメリット酸	メッキ工 プラスチック産業従事者 染料取扱い業者 ウレタンフォーム製作者，塗装業者 エポキシ樹脂製造者
	3）その他	ラテックス（手袋など） パーマ液 酵素洗剤 テトリル（爆薬）	医療従事者，印刷業者 理容師，美容師 クリーニング業者 火薬取扱い業者

以下の低分子量で刺激物としても働く MSIS（micro-molecular substances having both irritating and sensitizing properties）による職業性アレルギー疾患の増加が問題である．

[診断・鑑別診断]

疑わなければ診断できない．問診が最も重要である．職業歴や環境の変化，使用物質など詳細に問診する．職業性喘息の診断には，自宅と職場での毎日のピークフロー測定が有用である．他の方法で診断が困難な場合は，疑われるアレルゲンによる誘発試験で確定診断されるが，はっきり原因アレルゲンが同定できない場合は環境誘発も試みられる．

[合併症]

職業上特定のアレルゲンに感作されて，職業性アレルギー疾患が発症するのであるから，他のアレルギー性疾患も合併しやすい．

[治療]

アレルゲン，原因物質からの回避が最も重要：作業環境から起因物質を除去することにより，職業性アレルギーの発生率は大きく低下する．現実に除去が不可能な場合，次善の策として作業過程や作業環境の改善により，曝露濃度を可能な限り少なくする．

薬物療法：各疾患の通常の治療を十分行う．

減感作療法：職業性喘息の場合，動物や植物の高分子量の抗原では 70％前後の有効率があるが，カビ抗原や化学物質の場合は無効である．

[経過・予後]

アレルゲンへの曝露が続けば，症状は続き，次第に重症化する．

[予防]

職場で吸入される有害物質には産業衛生の立場から，集団の現象に適応される量−反応関係に基づく許容濃度が設定されている．職業性アレルギーにおける感作や発症は，この産業衛生基準値よりはるかに少ない曝露量で発現し，また個人差が大きいため一律にいくら以下にするという値が決められず，個人の問題として処理される場合が多い．

職業性喘息 occupational asthma　🔊

アレルゲンが非常に多岐にわたる．主な職業性喘息

の原因物質を❷に示す．化学物質などによるものが増加してきている．また，従来露地栽培では問題なかったイチゴ，シイタケ，レタス，メロンなども，ハウス栽培など閉鎖空間での栽培の普及により，原因アレルゲンとなりうる．注意点は，職業で扱う物質が直接喘息の原因アレルゲンである場合と，もともと罹患していた喘息が職場の刺激物質などの非特異的刺激により悪化したものか区別する必要がある．前者の場合は，原因アレルゲンの曝露の完全回避が原則であり，配置換えも考慮する．ただ，失職は重大事であるので，場合によっては厳重な曝露対策のもと仕事を続けるという対処も必要となる．後者の場合は，もともとの喘息をしっかり治療したうえで，刺激性物質を吸入しないようにすれば仕事を続けられる．

職業性鼻アレルギー　occupational nasal allergy

わが国における職業性鼻アレルギーの抗原と推定できる報告は，100種以上に上っていて，植物・動物・無機物・化学物質など多岐にわたる．産業構造の変化から，従来と異なった物質が抗原となることが想定される．他のアレルギー性疾患の合併もみられ，成人では，喘息との合併が約24％にみられる．

職業性皮膚アレルギー疾患
occupational skin allergy

原因アレルゲンは，職業性喘息・鼻アレルギーと同様，非常に多彩であり，各職業における発症頻度も物質の性状や曝露条件により大きく異なる．発症する疾患も，アレルギー性皮膚炎，光アレルギー性皮膚炎，接触じんま疹，接触皮膚炎症候群，全身接触型皮膚炎など多岐にわたる．職業由来・日常生活由来のアレルゲンを常に念頭におき，詳細な問診をすることが診断上重要である．医療関係者では，手袋の成分であるラテックスに対する即時型アレルギーの報告が多い．

職業性過敏性肺炎
occupational hypersensitivity pneumonitis

元来この病気は，職業と関係が深く，農夫肺，マッシュルーム作業者肺など職業名で呼ばれることが多い（各アレルゲンについては，「過敏性肺炎」p.466を参照）．アレルゲンの特徴は，喘息に比べ，主として真菌類やきのこの胞子，動物の体成分などの有機塵埃による発症が多いが，喘息と同様，産業の発展とともに複雑化しており，無機物もその原因となり発症することが報告されている．

（土橋邦生）

●文献

1) 中沢次夫：職業アレルギー．臨床アレルギー学―アレルギー専門医研修のために，改訂第3版．東京：南江堂；2007．p.440.

2) 日本職業・環境アレルギー学会（監），職業性アレルギー疾患診療ガイドライン2016作成委員会：職業性アレルギー疾患診療ガイドライン2016．東京：協和企画；2016.

3) Mapp CE, et al：Occupational asthma. *Am J Respir Crit Care Med* 2005；172：280.

2 免疫不全症

概念

- 原発性免疫不全症は，免疫系に関与する遺伝子の先天的な変異により，免疫担当細胞の分化・増殖やその機能に異常が生じ，生体防御機構が障害されて生じる疾患群である.
- 感染防御能の低下をきたす疾患群以外に，自己炎症性疾患などを含めることもある.

臨床症状

多くに共通する症状は易感染性（感染の反復・遷延化，重症化）である. 感染が反復・遷延する結果，慢性・反復性下痢，皮膚病変（湿疹，膿皮症，脱毛），気管支拡張症をきたしたり，免疫調節機構の障害により自己免疫疾患が発症することがある.

抗体産生系と細胞性免疫の両者に異常のある複合免疫不全症では，ウイルスや真菌，細胞内寄生性細菌を含むすべての病原微生物に対して易感染性が認められ，その結果，成育が障害される. 健常者ではほとんどみられないカンジダ症やニューモシスチス肺炎など，弱毒微生物による日和見感染を発症しやすい. また，細胞傷害性T細胞の機能不全により，悪性腫瘍が発症しやすい.

抗体産生系だけに異常がある場合は，主に化膿菌などの細胞外寄生性細菌に対して易感染性を認める. ウイルス感染は一般に通常の経過をとるが，細胞融解型ウイルスであるエンテロウイルス感染は重篤化することがある.

病型分類

2017年のInternational Union of Immunological Societiesの原発性免疫不全症専門家会議で示された分類に基づき，代表的な疾患を概説する.

T細胞およびB細胞の複合免疫不全症

細胞性免疫と抗体産生系の両者が障害された，重症の免疫不全症である（❶）.

重症複合免疫不全症（severe combined immunodeficiency：SCID）

重症複合免疫不全症（SCID）においてT細胞はすべてで欠損しているが，B細胞は存在するもの（T⁻B⁺SCID）と欠損するもの（T⁻B⁻SCID）がある. たとえB細胞が存在しても，ヘルパーT細胞が傷害されているために，抗体産生はみられない.

①共通γ鎖（γc）欠損症：T⁻B⁺SCIDで，共通γ鎖の異常が原因で起こる. 唯一，X染色体連鎖型であり，X連鎖重症複合免疫不全症とも呼ばれる. 生後早期からすべての病原微生物に対する易感染性を認め，造血幹細胞移植による免疫学的再建がなされないと，一般に重症感染症により早期に死亡する.

②その他：T⁻B⁻SCIDにはRAG1／2欠損症，*DCL-RE1C*欠損症，アデノシンデアミナーゼ（ADA）欠損症，細網異形成症などがある（❶）.

母由来のT細胞が存在するSCIDでは，T細胞数が正常でも正常に機能せず，移植片対宿主病が生じ，紅皮症，好酸球増多を呈し，Omenn症候群となる.

SCIDより軽度の複合免疫不全症

CD40リガンド欠損症，CD40欠損症，CD8欠損症，主要組織適合抗原（MHC）クラスI欠損症，MHCクラスII欠損症などがある. すべて細胞性免疫は障害されているが，抗体産生系は正常のものが多い. CD40リガンド欠損症とCD40欠損症では，血清IgMが増加または正常で，他の免疫グロブリン（immuno-globulin：Ig）は低下している.

抗体産生不全を主とする免疫不全症

B細胞の異常により抗体産生系の異常が生じ，Igが低下～欠損するが，T細胞機能は一般に正常である.

Igのうち，IgMの産生は胎児期から認められるが，IgG，IgA，IgEの産生は基本的に出生後に顕著となる. その一方，IgGだけは胎盤を介して母体から胎児に移行するため，生下時には，児の血清IgG値は母体と同程度である. そのため血清Ig値からは，生下時に無ガンマグロブリン血症を診断することは困難である. どのIgアイソタイプも成長とともに次第に増加して，幼児期以降次第に成人レベルに達するため，小児でIgの低下や欠損を判断する場合には，年齢を考慮する必要がある.

基本的な症状は細胞外寄生性細菌（特に莢膜保有菌である肺炎球菌，インフルエンザ菌，黄色ブドウ球菌など）による感染の反復，重症化である（❷）. これらの症状は，新生児期には母体由来のIgGが存在するために認めず，母体由来のIgGが低下する生後3～6か月以降に現れる. 選択的IgA欠損症のようなIgの特定のアイソタイプが欠損しているだけの場合は，無症状のことも多い.

❶ 主な複合免疫不全症

疾患名	T 細胞数	B 細胞数	血清 Ig	随伴所見	遺伝形式	遺伝子異常 /想定される病因
1. T⁻B⁺SCID						
・共通γ鎖（γc）欠損症	↓↓	→～↑	↓	NK 細胞↓↓	XL	γc の欠陥
・JAK3 欠損症	↓↓	→～↑	↓	NK 細胞↓↓	AR	JAK3 の欠陥
・IL-7Rα欠損症	↓↓	→～↑	↓	NK 細胞→	AR	IL-7 受容体α鎖の欠陥
2. T⁻B⁻SCID						
・RAG1/2 欠損症	↓↓	↓↓	↓		AR	RAG1 または 2 の欠陥
・DCLRE1C（Artemis）欠損症	↓↓	↓↓	↓		AR	DNA リコンビナーゼ修復蛋白 Artemis の欠陥
・アデノシンデアミナーゼ（ADA）欠損症	↓↓[*1]	↓↓[*1]	↓[*2]		AR	ADA 欠損
・細網異形成症	↓↓	↓～→	↓	肋軟骨末端カッピング，顆粒球減少，血小板減少，難聴	AR	ミトコンドリア AK2 欠損
3. SCID より軽度の複合免疫不全症						
・CD40 リガンド欠損症[*3]	→	sIgM および sIgD 陽性細胞は存在，他は欠損	IgM →～↑，他の Igアイソタイプ↓	好中球減少，血小板減少，溶血性貧血，日和見感染，胆管および肝の異常	XL	CD40 リガンド（CD154）の欠陥
・CD40 欠損症[*3]	→	sIgM および sIgD 陽性細胞は存在，他は欠損	IgM →～↑，他の Igアイソタイプ↓	好中球減少，日和見感染，胆管および肝の異常	AR	CD40 の欠陥
・CD8 欠損症	CD8 欠損	→	→		AR	CD8A 変異
・MHC クラス I 欠損症	CD8 ↓	→	→	血管炎，壊疽性膿皮症	AR	TAP1, TAP2, TAPBP, B2M 変異
・MHC クラス II 欠損症	CD4 ↓	→	→～↓		AR	C2TA, RFX5, RFXAP, RFXANK 変異

Ig：免疫グロブリン，SCID：重症複合免疫不全症，γc：共通γ鎖（common γ chain；インターロイキン 2，4，7，9，15，21 の受容体に共通するγ鎖），JAK3：Janus kinase 3，IL：インターロイキン，IL-7Rα：インターロイキン 7 受容体α鎖，RAG：recombinase activating gene，DCLRE1C：DNA cross-link repair protein 1C，ADA：adenosine deaminase，AK2：adenylate kinase 2，→：正常，↑：増加，↓：減少，↓↓：著明減少．
[*1]生下時からないまたは次第に減少，[*2]次第に減少，[*3]高 IgM 症候群としても分類される．
XL：X 染色体連鎖，AR：常染色体劣性．

B 細胞欠損を伴ってすべてのクラスの免疫グロブリンが著減しているもの

血清中の IgM，IgG，IgA など，Ig のすべてのアイソタイプがきわめて低値（無ガンマグロブリン血症）である．末梢血中の B 細胞も欠損しているか，きわめて少数である．多くの場合，B 前駆細胞（pro-B 細胞）数は正常である．重症，反復性の細菌感染症を発症する．一般にウイルス感染は正常に経過するが，エンテロウイルス感染では髄膜脳炎などで重症化することがある．

Bruton チロシンキナーゼ（Btk）欠損症が代表的である．X 染色体連鎖遺伝形式をとって男児に発症し，X 連鎖無ガンマグロブリン血症とも呼ばれる．pro-B 細胞から B 細胞への分化が障害されるため，pro-B 細胞は存在するが B 細胞は存在せず，すべてのアイソタイプの抗体産生細胞ができない．

B 細胞数は正常または低下し，免疫グロブリンの 2 アイソタイプ以上が著減しているもの

分類不能型免疫不全症（common variable immunodeficiency）が代表的である．血清 IgG と IgA が低下し，IgM レベルはさまざまである．免疫不全症状の種類や程度もさまざまである．他の疾患で明らかにされた遺伝子異常を認めない疾患がここに分類され，原因の異なる複数の疾患が含まれると考えられる．

B 細胞数は正常で，IgG と IgA は著減し，IgM は正常または増加しているもの

高 IgM 症候群では，B 細胞の内因性のクラススイッチ障害により IgG と IgA が欠損し，IgM が正常ないし高値を示す．AID 欠損，UNG 欠損が原因となる．CD40 リガンド欠損症と CD40 欠損症も高 IgM 血症を呈しうるが，細胞性免疫も障害されるため複合免疫不全症に分類される．

❷ 主な抗体産生不全を主とする免疫不全症

疾患名	血清 Ig	病態・随伴所見	遺伝形式	遺伝子異常 / 想定される病因
1. B 細胞欠損を伴ってすべてのクラスの血清免疫グロブリンが著減しているもの ・Btk 欠損症	すべて↓	重症細菌感染症，pro-B 細胞数は正常	XL	Btk の変異
2. B 細胞数は正常または低下し，免疫グロブリンの 2 アイソタイプ以上が著減しているもの ・分類不能型免疫不全症	IgG・IgA ↓，IgM ↓～→	反復性細菌感染 さまざまな臨床病型		
3. B 細胞数は正常で，IgG と IgA は著減し，IgM は正常または増加しているもの（高 IgM 症候群）*1 ・AID 欠損症 ・UNG 欠損症	IgG・IgA ↓，IgM ↑ IgG・IgA ↓，IgM ↑	細菌感染	AR AR	AICDA の変異 UNG の変異
4. B 細胞数は正常で，特定のアイソタイプまたは軽鎖の欠損 ・IgG サブクラス欠損症 ・選択的 IgA 欠損症	特定の IgG サブクラス↓ IgA のみ↓	無症状のことが多い 自己免疫，アレルギー疾患		
5. 乳児一過性低ガンマグロブリン血症	IgG・IgA ↓	無症状～細菌感染反復		分化障害

Ig：免疫グロブリン，→：正常，↑：増加，↓：減少，すべて↓：すべてのアイソタイプが低下，XL：X 染色体連鎖，AR：常染色体劣性，Btk：Bruton tyrosine kinase，AID：activation-induced cytidine deaminase，UNG：uracil DNA glycosylase.
*1 CD40 リガンド欠損症．CD40 欠損によるものは T 細胞機能異常も有し，複合免疫不全症としても分類される（❶ を参照）．

B 細胞数は正常で，特定のアイソタイプや軽鎖の免疫グロブリンが低下しているもの

IgG の特定のサブクラスだけが欠損している IgG サブクラス欠損症，IgA だけが欠損している選択的 IgA 欠損症，IgA と IgG の特定のサブクラスが欠損しているものなどがある．前二者は一般に易感染性を示さない．

その他

乳児一過性低ガンマグロブリン血症は，生後の IgG と IgA 産生が正常の場合よりも遅れるために，乳幼児期に一過性に IgG と IgA の低下をきたすもので，その時期に易感染性を認めることがある．

他の明確に規定された臨床的異常を伴う免疫不全症

免疫不全症状のほかに，臨床的に明確に規定できる症状を有する疾患群を指す（❸）．

Wiskott-Aldrich 症候群

易感染性，湿疹，血小板減少を主徴とする．血小板は小型である．特に多糖体抗原に対する IgM 抗体が減少し，細菌やヘルペスウイルスに対する易感染性を示し，悪性リンパ腫，IgA 腎症，自己免疫疾患を発症しやすい．

DNA 修復障害

毛細血管拡張性運動失調症（ataxia telangiectasia）が代表的である．本症は幼児期以降に目立ってくる進行性の小脳性運動失調と，眼球結膜などの毛細血管拡張を特徴とする．αフェトプロテインの増加を認める．細胞周期の進行や二本鎖 DNA 切断の修復機構に欠陥があり，放射線感受性が亢進し，リンパ網内系などの悪性腫瘍を生じやすい．

DiGeorge 症候群（染色体 22q11.2 欠失症候群）

胸腺低形成症候群とも呼ばれる．胸腺発達に関係のある染色体 22q11-ter の位置に隣接する遺伝子の異常で，一部 10p 欠損の報告もある．副甲状腺機能低下による低カルシウム血症と新生児期のテタニー，心・大血管奇形，特異顔貌（眼角隔離，反蒙古様眼裂，小下顎症など）を主徴とする．免疫不全の程度はさまざまで，軽症では成長に伴って減少していた T 細胞数の正常化を認め，免疫不全症状が自然軽快することもある．

高 IgE 症候群（hyper IgE syndrome）

血清 IgE の著明な高値を特徴とする．常染色体優性遺伝を示す Job 症候群が代表的で，主に黄色ブドウ球菌による湿疹性皮膚病変，肺炎を繰り返す．遺伝子異常の有無が不明の場合，IgE の高いアトピー性皮膚炎との鑑別が問題となる．高 IgE 症候群のなかには，常染色体劣性遺伝形式を示すものもある．

❸ 主な他の明確に規定された臨床的異常を伴う免疫不全症候群

病名	末梢血 T 細胞	末梢血 B 細胞	血清 Ig	病態・随伴所見	遺伝形式	遺伝子異常
1. 先天性血小板減少を伴う免疫不全症 ・Wiskott-Aldrich 症候群	次第に↓	→	IgM ↓*¹ しばしば IgA・IgE ↑	血小板減少，小型血小板，湿疹，リンパ腫，自己免疫疾患	XL	WAS 遺伝子変異
2. DNA 修復障害 ・毛細血管拡張性運動失調症	次第に↓	→	しばしば IgA・IgE・IgG サブクラス↓	運動失調，毛細血管拡張，αフェトプロテイン増加，悪性腫瘍，放射線感受性亢進，染色体不安定性	AR	ATM 遺伝子変異
3. 胸腺の欠損 ・DiGeorge 症候群	→～↓ しばしば 次第に→	→	→～↓	副甲状腺機能低下症，心・大血管奇形，顔貌異常	主に de novo 変異	
4. 高 IgE 症候群 ・Job 症候群*²	→ Th17 細胞↓	→	→ IgE ↑↑	反復性皮膚感染，肺炎（しばしばブドウ球菌による），湿疹，特異顔貌，骨・歯牙の異常	AD，多くの de novo 変異	STAT3 遺伝子変異
5. その他 ・プリンヌクレオシドホスホリラーゼ（PNP）欠損症	次第に↓	↓	→～↓	自己免疫性溶血性貧血，神経障害	AR	PNP 欠損

Ig：免疫グロブリン，WAS：Wiskott-Aldrich 症候群，ATM：ataxia-telangiectasia mutated，→：正常，↑：増加，↑↑：著明増加，↓：減少，XL：X 染色体連鎖，AR：常染色体劣性，AD：常染色体優性，STAT3：signal transducer and activator of transcription 3，PNP：purine nucleoside phosphorylase.
*¹ 多糖類に対する抗体が特に減少，*² 常染色体優性遺伝形式を示す高 IgE 症候群.

免疫調節異常による疾患

血球貪食症候群や自己免疫疾患を起こしやすい．生下時あるいは乳児期から血球貪食症候群を起こしている場合には，家族性血球貪食症候群や X 連鎖リンパ球増殖症候群（X-linked lymphoproliferative syndrome：XLP）が疑われる．Chédiak-Higashi 症候群は，部分白子症と巨大リソソーム顆粒が特徴である．自己免疫性血小板減少性紫斑病や自己免疫性溶血性貧血を繰り返す自己免疫性リンパ球増殖症候群（autoimmune lymphoproliferative syndrome：ALPS）では，CD4 と CD8 の両方とも陰性の T 細胞（CD4⁻CD8⁻T 細胞）が増加していることが診断の参考になる．

先天的な食細胞の数や機能の異常

食細胞の数の異常と機能の異常の両者がある．機能異常には主に接着・走化能異常と殺菌能異常がある．

白血球接着異常症（leukocyte adhesion deficiency：LAD）

食細胞がその感染防御機能を発揮するには，血管から外に出て炎症巣に集積する必要がある．このとき，まず血管壁に接着し，次に血管外に出て，最後にケモタキシス（chemotaxis）により炎症局所に集積すると

いう過程を経る．LAD I 型はインテグリン β₂ 遺伝子の異常により，血管壁に接着できず，この機能がみられない．末梢血白血球数増多，臍帯脱落遅延，皮膚潰瘍などをきたす．このほかに，知能低下も伴う LAD II 型，血小板無力症様の易出血傾向も示す LAD III 型がある．

慢性肉芽腫症（chronic granulomatous disease）

殺菌能異常の代表的な疾患で，NADPH オキシダーゼの構成成分（gp91 phox，p22 phox，p47 phox，または p67 phox）の異常により，好中球の殺菌能の主体をなす O₂⁻ 産生に必要な NADPH オキシダーゼの活性低下が起き，酸素依存性細胞内殺菌能が障害され，カタラーゼ産生菌（黄色ブドウ球菌，クレブシエラ，大腸菌など）や抗酸菌，真菌による皮膚や深部の膿瘍，化膿性リンパ節炎，肺炎，骨髄炎など，重篤な感染症をきたす．

自然免疫の欠陥

Toll 様受容体（Toll-like receptor：TLR）などの自然免疫にかかわる重要な分子のシグナル伝達系の異常により生じる疾患である．IRAK4 欠損症や MyD88 欠損症では，肺炎球菌，ブドウ球菌，溶血性レンサ球菌，緑膿菌による感染症を繰り返す．TLR3 欠損症ではヘ

ルペス脳炎を起こしやすい．IL-12 や IFN-γ 受容体とそのシグナル伝達系の異常では、抗酸菌に対する易感染性を示す．

自己炎症性疾患 autoinflammatory disorders

反復性の発熱を特徴とする疾患群で，漿膜炎，じんま疹，発疹，関節炎，アミロイドーシスなどの多彩な症状を伴う．炎症細胞のアポトーシスに関与する遺伝子の異常，腫瘍壊死因子受容体遺伝子の異常など，さまざまな異常により生じる．

家族性地中海熱（familial Mediterranean fever：FMF），腫瘍壊死因子受容体関連周期性発熱症候群（TRAPS），高 IgD 症候群などの疾患が含まれる．FMF は日本人ではまれであるが，コルヒチン投与が有効で，放置するとアミロイドーシスにより予後不良になることがある．

補体欠損症

補体の C1 から C9 までの各成分や C1 阻害因子の欠損，I，H，D 因子の欠損などがある．細菌感染，特にナイセリアに易感染性を示すことが多く，SLE 様の疾患，リウマチ疾患などを発症することがある．C1 阻害因子の欠損は遺伝性血管浮腫を起こす．

検査

診断のためのスクリーニングテスト

白血球数と分画，およびその形態，T 細胞と B 細胞の数，T 細胞表面マーカー，血清 Ig アイソタイプ量（必要に応じて IgG サブクラス量），感染歴やワクチン接種歴のある病原体に対する特異抗体価，補体価が有用である（❹）．

T 細胞系の異常が疑われる場合はリンパ球幼若化反応，好中球機能異常が疑われる場合は遊走能試験，貪食能試験，CD18 の検出，殺菌能試験，補体欠損症が疑われる場合は CH_{50} や補体各コンポーネントの定量が有用である．他の明確に規定された臨床的異常を伴う免疫不全症（❸）の場合は，それぞれに特徴的な臨床症状や検査結果が参考になる．

いずれの場合も臨床症状を注意深く観察し，基本的な検査結果とあわせて考えられる疾患を絞り込み，そのうえで必要な検査を追加する．

診断確定のための検査

一般に，重症複合免疫不全症や無ガンマグロブリン血症など，大きな区分としての診断確定は，臨床病態と上記スクリーニング試験の両者により可能である．さらに細かい疾患区分での確定診断は，各疾患におい

❹ 主なスクリーニングテスト

全般に実施する検査
・白血球数，分画，形態
・血清 IgG，IgM，IgA 定量
・T 細胞数，B 細胞数
・C3，C4，CH_{50}

必要に応じて次に実施する検査
1. 細胞性免疫の異常が疑われる場合 　・T 細胞サブセットの表面マーカー 　・遅延型皮膚反応（ツベルクリン反応など） 　・リンパ球幼若化反応 　・TREC（T cell-receptor excision circles）定量 　・FISH（CATCH22）
2. 抗体産生系の異常が疑われる場合 　・B 細胞サブセットの表面マーカー 　・Ig サブクラスの定量 　・血中特異抗体価（血液型抗体，ASO など） 　・Bruton チロシンキナーゼ
3. 好中球機能異常が疑われる場合 　・遊走能試験（ケモタキシスなど） 　・貪食能試験 　・殺菌能試験（NBT 還元反応，O_2^- 産生能など） 　・CD18 の検出
4. 補体欠損症が疑われる場合 　・補体各コンポーネントの定量

て明らかにされている遺伝子異常の同定である．一般社団法人日本免疫不全・自己炎症学会の症例相談を通じて原因遺伝子の遺伝子診断の依頼が可能である（https://www.jsiad.org/consultation）．

治療

治療には，補充療法，支持療法，根治療法がある．

補充療法

免疫グロブリン補充

無（低）ガンマグロブリン血症があれば，普段から，小児では血清 IgG のトラフ値が 500 mg/dL 程度以上になるように，静注用γグロブリン 200〜600 mg/kg を 3〜4 週ごとに点滴静注する．あるいは皮下注用製剤 50〜200 mg/kg を週 1 回皮下注射する．感染のコントロールを十分に行うためには，血清 IgG トラフ値が 1,000 mg/dL 以上必要なこともある．

抗体産生系の異常とともに細胞性免疫不全がある重症複合免疫不全症などでも同様に適応となるが，抗体産生系だけに異常がある疾患のときほどの効果は期待できない．

付 **Ig の完全欠損症**：Ig の特定のアイソタイプまたはサブクラスだけが完全に欠損している場合，その欠損したクラス（サブクラス）の Ig が投与されると，宿主はそれを非自己として認識し，それに対する抗体を産生しうる．選択的 IgA 欠損症患者に IgA を含む血

液や血液製剤が繰り返し投与されると，IgA に対する抗体が産生され，次に投与されたときにアナフィラキシーを起こす危険性がある．多少でもそのクラスの Ig が存在している場合は，非自己とは認識されないので，一般にこのような心配はない．無ガンマグロブリン血症の場合には，抗体産生自体が起こらないので，この危険性はない．

その他の補充

アデノシンデアミナーゼ（ADA）欠損症では，ポリエチレングリコール（PEG）で修飾した ADA（PEG-ADA）製剤による補充療法が行われることがある．

細胞性免疫の低下がある場合には，白血球（リンパ球）が少しでも混入していると致死的な移植片対宿主病（GVHD）を起こす危険性があるため，各種の血球を輸血する際には，必ず放射線照射したものを使用する．

補体は半減期が非常に短いので，補体欠損症への予防的な補体の定期補充は行わない．

支持療法

感染症に対し，抗菌薬，抗ウイルス薬，抗真菌薬を必要に応じて適宜投与する．SCID などでは，ニューモシスチス肺炎などの感染予防のために，スルファメトキサゾール・トリメトプリム（ST）合剤の予防投与が行われることもある．慢性肉芽腫症では，ST 合剤の予防投与やインターフェロンγの反復投与が感染症の発症予防に効果的なことがある．

重症複合免疫不全症では，無菌室管理が必要となることが多い．

根治療法

根治療法として同種造血幹細胞移植と遺伝子治療がある．いずれも，治療には危険（造血幹細胞移植における GVHD，遺伝子治療における発癌の問題など）が伴い，今後の研究の進展が必要である．

造血幹細胞移植は SCID，Wiskott-Aldrich 症候群，白血球接着異常症，慢性肉芽腫症で実施されている．Bruton チロシンキナーゼ欠損症（X 連鎖無ガンマグロブリン血症）など，抗体産生不全を主とする免疫不全症では，γグロブリンの補充が効果的で，かつ，存在する正常 T 細胞のために造血幹細胞移植の成功率が低いので，危険性の高い造血幹細胞移植は基本的に適応とならない．

遺伝子治療は，これまで，ADA 欠損や共通γ鎖異常による SCID，Wiskott-Aldrich 症候群，慢性肉芽腫症に対して行われた．遺伝子導入部位近傍の遺伝子の活性化が一因となり，発癌の危険性も高くなるという問題がある．

予防接種に関する注意事項

予防接種は原則としてすべて禁忌である．診断に至る前に誤って接種されてしまうことがあるが，ワクチンの種類により，健康被害を生じる場合と生じない場合が考えられる．

生ワクチンの接種は，SCID など T 細胞機能障害が高度な疾患では，たとえ弱毒化されたワクチンであっても，きわめて危険である．BCG 接種は播種性 BCG 感染症を発症する危険性がある．一方，細胞性免疫は正常で，抗体産生系だけに異常がある疾患では，万一誤接種されても，一般に大きな健康被害は生じないと考えられる．

慢性肉芽腫症は，抗酸菌にも易感染性を示すため BCG は禁忌である．

（大嶋勇成）

●文献

1) Picard C, et al：International Union of Immunological Societies：2017 Primary immunodeficiency diseases committee report on inborn errors of immunity. *J Clin Immunol* 2018；38：96.

2) Bousfiha A, et al：The 2017 IUIS phenotypic classification for primary immunodeficiencies. *J Clin Immunol* 2018；38：129.

3) Kliegman R, et al（eds）：Nelson Textbook of Pediatrics, 20th edition. Philadelphia：WB Saunders；2015.

4) 『原発性免疫不全症を疑う 10 の徴候』
http://pidj.rcai.riken.jp/10warning_signs.html

5) 『患者・家族のための原発性免疫不全症候群疾患概説書』
http://pidj.rcai.riken.jp/genpatsuseimenekifuzen.pdf

6) 小児慢性特定疾病情報センター　免疫疾患の疾患一覧
http://www.shouman.jp/search/group/list/10/ 免疫疾患

7) 『Immunedeficiency Foundation』
https://primaryimmune.org/

呼吸器疾患

編集●平井 豊博

1 呼吸器系の構造と機能	▶ 354	**10** 肺循環系疾患	▶ 497
2 呼吸器疾患の診断と検査	▶ 362	**11** 胸膜疾患	▶ 507
3 呼吸器疾患の治療	▶ 396	**12** 縦隔疾患	▶ 515
4 呼吸調節系・換気機能系の異常	▶ 410	**13** 胸壁（横隔膜）疾患	▶ 526
5 下気道の疾患	▶ 416	**14** 気管支・肺腫瘍	▶ 530
6 呼吸器感染症および炎症性疾患	▶ 440	**15** 気管支および肺の先天性異常	▶ 539
7 肺の免疫反応性疾患	▶ 464	**16** まれな肺疾患	▶ 541
8 間質性肺疾患	▶ 475	**17** 全身性疾患・他臓器疾患に伴う呼吸器障害	▶ 553
9 職業性・物理化学因子性呼吸器疾患	▶ 485	**18** 呼吸不全	▶ 568

1 呼吸器系の構造と機能

エネルギー産生に必要な酸素を大気から取り入れて生命活動を維持し，代謝の結果生じた炭酸ガスを適正に排泄して生体の内部環境の恒常性を保つことが，肺（lung）の最も基本的な働きである．この調節系を呼吸調節と呼ぶ．

肺の構造は，以下のように大きく3つに分けられる．
①ガスの導管としての気管・気管支系．
②ガス交換が行われる肺胞・毛細血管領域．
③肺循環系，大循環系に属する気管支動脈系，肺リンパ管系．

右肺は上葉・中葉・下葉の3葉から成り，左肺は上葉・下葉の2葉から成る．一般に右肺は左肺よりもおよそ55％対45％の比で容量が大きく，換気，血流ともそれに応じて多い．肺は呼吸にかかわる機能以外にも種々の非呼吸性機能を有している．

上気道・気管・気管支の構造と機能

上気道 upper respiratory tract

上気道とは，外界と気管・気管支・肺胞系をつなぐ経路，すなわち口腔，鼻腔，咽頭腔，喉頭までの部分をいう．外界より取り入れた大気の加湿，除塵などに役立っている．❶に示すように吸気運動に伴い気道内には陰圧を生ずる．

正常の呼吸運動の際にはオトガイ舌筋を代表とする上気道を取り囲む筋群は吸気運動に同期して緊張度を増し，咽頭腔が虚脱しないよう防いでいる．睡眠時にはこの上気道筋の緊張が低下し虚脱しやすくなるためいびきを生じ，さらにその部の閉塞によって無呼吸を起こすことがある．鼻閉，飲酒，睡眠薬，鎮静薬などは悪化要因となる．

気管 trachea, 気管支 bronchus

気管と気管支は不規則な2分岐を示す（❷❸）．気管は軟骨が馬蹄形に規則正しく配列しているが，主気管支，葉気管支，区域気管支と分岐するにつれて軟骨の配置は徐々に不規則，不完全となり，小気管支を経ておよそ5～16次分岐の細気管支になると軟骨は消失する．空気の導管としての細気管支は終末細気管支で終わり，さらに末梢になると細気管支壁の一部に肺胞がみられるようになる（呼吸細気管支）．この部分から肺胞に至るまでの領域は移行部・ガス交換部と総称し，導管部と区別する．なお，1つの終末細気管支

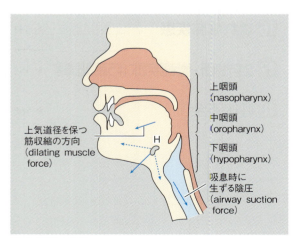

❶ 上気道の構造
H：舌骨（hyoid bone）．

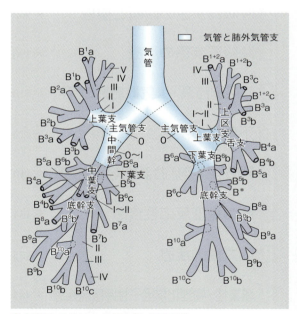

❷ 気管支の分岐と分岐次数（正面像）

分岐次数は次のように定められている．主気管支：0次，中間気管支幹（中間幹）：0～I次，上葉気管支（上葉支），中葉気管支（中葉支），下葉気管支（下葉支）：I次，上区気管支（上区支），舌区気管支（舌支），底幹気管支（底幹支）：I～II次，区域支：II次（B1など），亜区域支：III次（B1aなど），亜々区域支：IV～VII次．
なお，右主気管支は左に比べて緩やかな角度で気管より分岐しており（気管の延長線よりそれぞれ25～30°，35～45°），長さも短い．そのため，誤飲したものは右肺に入ることが多い．

（日本肺癌学会〈編〉：臨床・病理 肺癌取扱い規約，第8版．東京：金原出版；2017．）

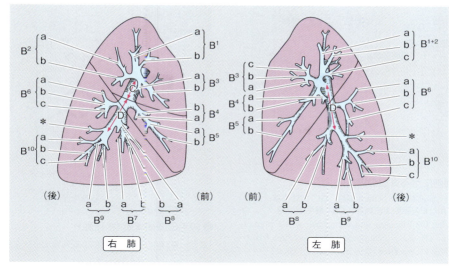

❸ 気管支の分岐（側面像）

区域気管支は両肺ともB^1からB^{10}まであるが，左肺はB^7が欠如していることが多い（図中＊印）．なお，それぞれの区域気管支が支配する肺区域はS^1からS^{10}までと命名される．a, b, cは亜区域の命名を表す．命名は原則として，気管支の分岐方向と分布領域からみて上方，後方，外側方，前方，内側方の順でアルファベットがつく．
(Yamashita H：Principles of segmental anatomy of the lung. In：Roertgenologic Anatomy of the Lung. Tokyo：Igaku-shoin；1978, p.3.)

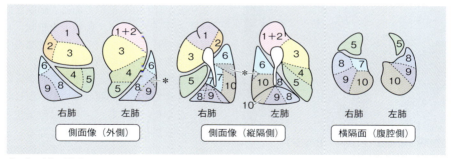

❹ 肺区域の模式図

(Yamashita H：Principles of segmental anatomy of the lung. In：Roertgenologic Anatomy of the Lung. Tokyo：Igaku-shoin；1978, p.3.)

から分岐して続く呼吸細気管支とその支配領域の肺胞全体を総称して細葉と呼ぶ．呼吸生理学的観点から末梢気道という表現が用いられることがある．末梢気道は内径2 mm以下の気道と定義されるため，小気管支の一部と細気管支に相当する．気管支分枝の支配領域によって左右の肺はそれぞれ10の区域に分かれる（❹）．

気管壁はC字形の気管軟骨と膜性壁とから成り，後壁は発達した平滑筋が軟骨輪の両端を結合している．気管・気管支の粘膜は，基本的には上皮と粘膜固有層から構成されている（❺）．粘膜の大部分を覆うのは線毛をもつ円柱上皮細胞である．気管支腺の開口部やそれ自身粘液産生機能を有する杯細胞が線毛上皮のあいだに散在する．線毛上皮細胞は細気管支に至る

までの気道表面に一様に存在し，線毛は気道上皮被覆液下層の漿液層の中で協調運動をすることで上層の粘液層を口側へ輸送・排泄する働きをする．

線毛の微細構造を❻に示した．線毛構造の先天的異常（ダイニン腕，ラジアルスポークの欠損）のために線毛運動の障害を起こし，気管支炎や気管支拡張症を起こすことがある（immotile cilia syndrome）．

上皮の下層には基底膜をはさんで弾性線維を豊富に含む粘膜固有層があり，さらにその下の粘膜下層には平滑筋層が存在する．粘液腺である気管支腺は粘膜下層から粘膜固有層にかけて散在している．外側は軟骨板で囲まれるが，気管支のサイズが小さくなるにつれて軟骨は細片化して気管支の一部を取り囲むだけとなる．気管支壁の最外側は線維組織から成る外膜が覆う．

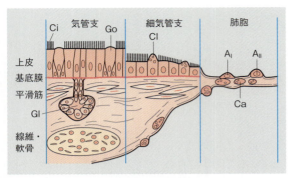

❺ 気管支から肺胞に至る気道の壁構造
Ci：線毛細胞，Go：杯細胞，Cl：Clara 細胞，Gl：気管支腺，Ai：I 型肺胞上皮細胞，Aii：II 型肺胞上皮細胞，Ca：肺毛細血管．
(Weibel ER, Taylor CR : Design and structure of the human lung. In : Fishman AP〈eds〉. Pulmonary Diseases and Disorders, 2nd edition. Vol 1. NewYork：McGraw-Hill；1988.)

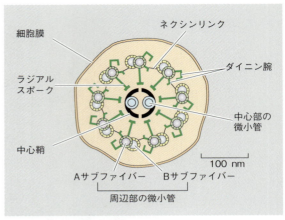

❻ 線毛の微細構造（横断面）
（羽野 寛ほか：気管支鏡による気管支・肺疾患の診断．東京：朝倉書店；1990, p.2.）

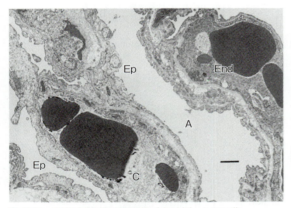

❼ 肺胞・毛細血管系の電顕像（自験例，ヒツジ）
A：肺胞，Ep：肺胞上皮，C：毛細血管，End：血管内皮．スケールバーは 1 μm．

気管支腺/気管支壁の比を Reid index と呼び，慢性気管支炎などで大きくなる．細気管支では軟骨，気管支腺を欠き粘膜固有層も薄くなる．杯細胞もほとんどなくなり，代わって Clara 細胞が出現してくる．杯細胞とは異なる分泌機能を有し，一部は肺サーファクタント（肺表面活性化物質）になると考えられている．

気管支は分岐するごとに断面積の和が大きくなるので，末梢になるほど気道抵抗は減少し，流速は遅くなる．気流は分岐のため層流と乱流が混じたものとなるが，肺胞に近づくと気道総断面積は著しく広がり，ガスは拡散によって移動する．

気道抵抗とは，気道開口部と肺胞とのあいだの圧力差を，流れる気体の流速で除したものである．気道抵抗は気道の太さ（断面積）のほかに分岐様式，気流速度，ガス密度や粘性，肺気量などで変化する．

肺胞・毛細血管系の構造と機能

肺胞・毛細血管系（❼）は主に拡散現象によってガス交換が行われる部位である．肺胞と血液のあいだは肺サーファクタント，肺胞上皮細胞，基底膜，血管内皮細胞で隔てられている．間質性肺炎ではこの部分に細胞浸潤や結合組織の増加をみる．

肺胞側と毛細血管とはそれぞれ十分に換気と血流が維持されていれば問題はないが，仮に肺胞側の換気がまったくないとすると，そこは酸素化しない血液が流れていることになりシャントとなる．一方，換気は十分にされているにもかかわらず血流が完全に途絶えると，そこはまったく意味のない換気が行われていることになり死腔となる．実際にはあるガス交換単位でみた換気と血流の関係（換気・血流比：$\dot{V}a/\dot{Q}$）はさまざまであり，その分布の程度が疾患肺では不均等となるために動脈血酸素分圧の低下を招く大きな原因となる．

換気・血流比

換気・血流比の概念は，肺疾患における低酸素血症の成因を考える際にとても重要である．肺では肺胞に到達した外界からのガスと体内をまわって戻ってきた混合静脈血とが間質を隔てて接触することでガス交換が起こる．しかし，1つの小さなガス交換単位を想定したとき，そこの肺胞換気量（$\dot{V}a$）と肺毛細管血流量（$\dot{Q}$）は肺内で決して一様ではない．個々のガス交換単位におけるガス組成はこの換気・血流比（$\dot{V}a/\dot{Q}$）に依存する．その結果，酸素と炭酸ガスの解離曲線の特性が異なることもあって，たとえば低い $\dot{V}a/\dot{Q}$ の部

位ではそこを流れる血流の酸素化は著しく障害される．これをシャント様効果と呼ぶ．一方，高い$\dot{V}a/\dot{Q}$の部位では，ガス組成をみると酸素分圧は十分高いが炭酸ガス分圧は低くなる．これは言い換えると，血流は小さいので全体の血液ガス組成に対する効果は大きくないが，余分な換気をしていることになり死腔様効果をもつことになる．肺はこのようにさまざまな$\dot{V}a/\dot{Q}$値をもつガス交換単位の集合とみなすことができ，この不均等が動脈血ガス組成に強い影響を及ぼす．

肺胞 alveolus

成人肺には約15万の細葉（acinus，終末細気管支以下の単位）と3億に及ぶ肺胞が存在する．したがって，細葉は平均約2,000の肺胞と，6～8本の呼吸細気管支を含んでいる．肺胞間には Kohn の細孔が1つの肺胞あたり4，5個あり，副行路による換気を維持して肺胞の虚脱を防ぐのに役立っている．

肺胞上皮細胞

肺胞上皮には I 型と II 型の細胞があり，前者が肺胞表面の大部分を占めガス交換や物質の移動にかかわっている．II 型細胞は肺サーファクタント（肺表面活性化物質）の産生に寄与している．肺サーファクタントは界面活性剤として働き，表面張力を減少させて肺胞内腔の圧を生み出し，肺胞の虚脱を防いでいる．II 型細胞はまた肺胞上皮の傷害があった場合に I 型細胞より先に増殖・修復され，次いで I 型細胞へと分化していく．

脂質である肺サーファクタントと結合する蛋白はサーファクタント蛋白（SP）と呼ばれ，A～D の4種類に分類されている．サーファクタント蛋白は肺の局所免疫にもあずかる．SP-A，SP-D は間質性肺炎や肺胞蛋白症などでは血液内に流出するため血清診断マーカーとなる．

肺胞マクロファージ

肺胞マクロファージは肺胞上皮の上に脂サーファクタントに包まれて存在する細胞で，健常者では気管支肺胞洗浄をして回収される細胞の90％以上を占めている．貪食作用を有するほか，各種サイトカイン（IL-1，IL-8，TNF-α など）や酵素を産生・遊離し，肺の損傷・修復や免疫現象と深くかかわっている．

なお，肺胞マクロファージ機能の成熟には GM-CSF（granulocyte macrophage-colony stimulating factor）が必要とされる．そのため，GM-CSF 抗体が産生されて肺胞内のサーファクタント処理機能が低下すると，自己免疫性肺胞蛋白症が起こる．

肺毛細血管・間質

肺毛細血管は，肺胞を取り囲んで網目状に走っている．直径 $5\sim10\,\mu\mathrm{m}$ で赤血球がようやく通過できるほどの径しかないことが，ガス交換を容易にしている．

狭義の間質とは肺胞と毛細血管のあいだ，すなわち基底膜と血管内皮細胞に相当する肺胞間質（alveolar septum）を指す．広義には二次小葉間結合組織（5，6個の細葉を含む結合組織に囲まれた解剖学的単位）や気管支，細気管支周囲のリンパ管や血管を含む結合組織を含めて肺の間質という．

肺血管系の構造と機能

肺循環系

肺動脈主幹は右室を出てすぐに左右に分岐し，右肺動脈は上行大動脈の後ろ，右主気管支の前を通って肺門に入る．一方，左肺動脈は下行大動脈と左主気管支の前方からさらに左主気管支の上方を乗り越える形で肺門に入る．肺動脈は気管支に沿って分岐を繰り返し，肺胞のレベルで肺毛細血管網を形成する．肺静脈は小葉，区域間に血液を集めた後，気管支と気管支のあいだを走って左右とも上下2本の静脈となって左房に注ぐ（❽）．

肺循環系は大循環系と比べ，以下の特徴がある．

① 低圧系である（平均肺動脈圧は12～15 Torr で，一般に 25 Torr を超えると肺高血圧と定義される）．

② 肺血管抵抗が小さい．また，血管の伸展性が大きく，加えてふだん開いていない血管が状況に応じて動員される補充現象（recruitment phenomenon）もある．そのため肺血管抵抗や肺血流は肺気量や重力の影響を受けやすい．たとえば，体位によって血流の分布は大きく変化し，その結果 $\dot{V}a/\dot{Q}$ も変わりうる．肺疾患患者や肥満者で体位による動脈血酸素分圧の変動がみられるのは，換気，血流とも重力の影響を受けやすいためである．

③ 低酸素性肺血管攣縮（hypoxic vasoconstriction）による調節系をもつ．これは，ガス相の低酸素状態に対して血管攣縮が起こり血流減少をきたす結果，$\dot{V}a/\dot{Q}$ が低値な部分を減らすのに役立つ．すなわち，局所的にみれば，肺内のシャント様効果を減らし低酸素血症を軽減するように働く．しかし，全体的にみれば，低酸素状態や肺疾患のときに肺高血圧をきたす重要な機序でもある．長く持続すると低酸素性肺血管攣縮自体が血管の非可逆的な組織学的再構築をきたす原因となる．

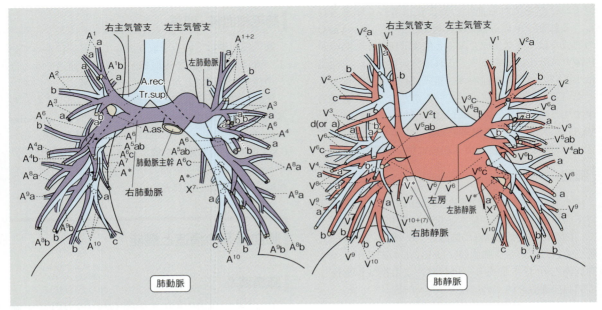

❽ 肺動静脈の走行と気管支との関連
1，2，3…は区域番号，a，b，c…は区域内分岐を示す．
(Yamashita H : Principles of segmental anatomy of the lung. In : Roentgenologic Anatomy of the Lung. Tokyo : Igaku-shoin ; 1978, p.3.)

肺毛細血管，間質，肺胞とのあいだには常に水分の出入りがある．肺水腫（pulmonary edema）とは，肺の血管外水分量が正常以上に増加した状態をいう．毛細血管内静水圧と間質の静水圧の較差が増大した結果生ずる静水肺水腫（hydrostatic edema）と，両者間の膠質浸透圧の変化や壁の透過係数が変化するために生ずる透過性肺水腫（permeability edema）がある．

気管支動脈系

気管支動脈は体循環系に属し，主に大動脈から分岐する．しかし，特に右肺では，肋間動脈，鎖骨下動脈，内胸動脈などから分岐することも多い．主気管支から終末細気管支までの栄養血管として還流する．気管支壁を介して気管支静脈系から奇静脈，半奇静脈，肋間静脈へ戻るものがほとんどと考えられているが，一部は気管支肺静脈から肺静脈へ，あるいは終末細気管支より末端で肺毛細血管と結合して肺静脈と吻合を形成する．気管支循環系の血流量は，通常，心拍出量の1〜2％であるが，肺疾患，特に気管支拡張症では増加する．

肺リンパ管系

肺のリンパ管系は浅在性と深在性の2つに大別される．前者は肺表層から臓側胸膜表面のリンパ管網を形成し，胸膜面から肺門部に向かう．後者は肺胞管，呼吸細気管支領域に発し，気管支や血管周囲に沿って肺門部に向かう．リンパ管の合流点にはリンパ節がある（❾）．悪性腫瘍がリンパ行性転移をする場合の経路として重要である．

臓側胸膜表面のリンパ管網は，一般に上葉や中葉よりも下葉表面に多く，さらに両側を比較すると右肺下葉に多い．心原性あるいは全身性の原因による胸水は，まず右側に貯留するか，あるいは両側であっても右側により多くたまる例が多いが，その理由の1つは，この臓側胸膜表面のリンパ管網の左右差によるとされる．もう1つの理由は，下肢や腹腔臓器からのリンパ流が，もっぱら右側の縦隔胸膜に沿って上行するため，右側胸腔に漏出するためと説明されている．

胸郭の構造と機能

胸郭（thorax）と横隔膜（diaphragm）を合わせて胸壁（thoracic wall）と呼ぶ．肺は臓側胸膜に包まれ，胸壁は壁側胸膜で覆われている．痛みを感ずる知覚神経の受容体は肺内には存在せず，胸膜にのみ存在する．しばしば病変が胸膜に達すると痛みを伴うのはそのためである．両側胸膜のあいだの胸腔には正常でもわずかの胸水がある．この胸水の産生細胞は胸膜表面を覆う中皮細胞であり，臓側胸膜表面のリンパ管網を介して吸収される．

胸腔にはさまざまな病態で血漿成分やリンパ液を由来とする胸水がたまる．胸腔内は安静換気時には常に陰圧である．換気にかかわる胸壁および腹壁の筋肉を

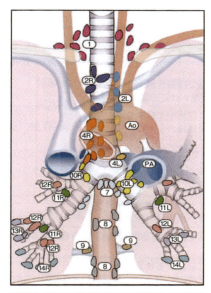

鎖骨上窩リンパ節	#1R、1L	鎖骨上窩リンパ節	●

上縦隔リンパ節	#2R	右上部気管傍リンパ節	●
	#2L	左上部気管傍リンパ節	●
	#3a	血管前リンパ節	●
	#3p	気管後リンパ節	●
	#4R	右下部気管傍リンパ節	●
	#4L	左下部気管傍リンパ節	●

大動脈リンパ節	#5	大動脈下リンパ節	●
	#6	大動脈傍リンパ節	●

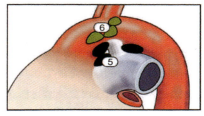

下縦隔リンパ節	#7	気管分岐下リンパ節	●
	#8	食道傍リンパ節	●
	#9	肺靱帯リンパ節	●

肺門リンパ節	#10	主気管支周囲リンパ節	●
	#11	葉気管支間リンパ節	●
肺内リンパ節	#12	葉気管支周囲リンパ節	●
	#13	区域気管支周囲リンパ節	●
	#14	亜区域気管支周囲リンパ節	●

❾ 肺のリンパ節
（日本肺癌学会〈編〉：臨床・病理 肺癌取扱い規約，第8版．東京：金原出版；2017．より）

総称して呼吸筋（respiratory muscle）と呼ぶ（❿）．主要な呼吸筋は横隔膜と外肋間筋であり，安静換気時にはこの両者が吸気筋として働き，呼息は受動的に行われる．呼吸筋がまったく活動していない安静呼気位が機能的残気量位（FRCレベル）（☞「肺気量分画」p.384）である．このとき，肺のより内方に縮まろうとする弾性収縮力と外方に向かう胸郭の弾性収縮力は釣り合った状態となる．

吸気筋の収縮によって横隔膜は下降し，上方の肋骨と胸骨は前上方に引き上げられ下方の肋骨は外上方に動く結果，胸郭の容積は大きくなり胸腔内はより陰圧となる．そのため，大気圧である口と胸腔のあいだに肺内外圧差を生じて吸気の気流が起こる．

胸腔内圧（食道内圧で代用できる）の変化に対して

❿ 呼吸筋と補助呼吸筋

呼吸筋	運動神経支配	
主要な呼吸筋 （吸気筋，安静換気時）		
横隔膜	横隔神経	C3-C5
外肋間筋	肋間神経	T1-T11
補助吸気筋 （努力性換気時）		
胸肋間筋	肋間神経	T1-T6
胸鎖乳突筋	頸神経（舌下神経）	C2-C4
斜角筋	頸・脊髄神経枝	C3-C8
胸筋	胸筋枝	C5-T1
補助呼気筋 （努力性呼出時，咳嗽時など）		
腹直筋	腸骨鼠径神経	T7-L1
腹斜筋	腸骨下腹神経	T7-L1
内肋間筋	肋間神経	T1-T11

肺の容積変化をプロットすると，その傾きは単位圧変化に対する肺気量の変化を示す指標となる．これを肺のコンプライアンスと呼び，静的な状態で求めたものを静肺コンプライアンス（C_{st}）という．高齢者や肺気腫患者では大きくなり，肺線維症などでは小さくなる（☞「コンプライアンス，気道抵抗および呼吸抵抗」p.386）．

呼吸筋は正常では予備力が十分あり運動制限因子となることはない．しかし，肺疾患の進行例では呼吸筋の仕事量が著しく高まり，換気予備力も低下するため，労作などによって呼吸筋の疲労現象が加わり，呼吸不全の増悪因子として重要な意義を有してくることがある．

呼吸調節系

呼吸調節系は⓫に示すように調節器系，効果器系，感受器系に分けられる．呼吸の基本的なリズムは脳幹部，特に延髄に存在する呼吸中枢でつくられる．動脈血酸素分圧（PaO_2），動脈血炭酸ガス分圧（$PaCO_2$），pHの変動は末梢化学受容器（ヒトでは主として頸動脈体）と中枢化学受容器（延髄腹側表面に存在する）の感受器を介して呼吸中枢に伝わり，呼吸の化学調節系によるネガティブフィードバックループを形成している．

頸動脈体は主としてPaO_2の変化に直接反応し，特にPaO_2が60 Torrより低下すると急に活動が高まるため，換気の増加はPaO_2が150 Torrから40 TorrのあいだでPaO_2とほぼ双曲線型の関係にある．もし末梢化学受容器を外科的に除去すると低酸素血症になっても換気の増加は起こらず，むしろ低酸素の中枢に対する抑制効果のために換気が減少することもありうる．$PaCO_2$の上昇やpHの低下は，それ自体，直接刺激作用があると同時にPaO_2の頸動脈体の活動に対して増強効果をもつ．

炭酸ガスは主として中枢化学受容器を介して換気を刺激する．換気量の増加は$PaCO_2$の上昇に対して直線的な関係にある．呼吸の化学調節系自体の障害による疾患は多いものではない．しかし，この調節系は個体間のばらつきが大きいため，動脈血ガス異常を呈するあらゆる疾患において，その病態生理や呼吸困難感の発生と深くかかわっている．

呼吸のリズム形成には肺や胸郭系に存在する機械的感受器による神経反射も関与している．拘束性肺疾患や肺水腫でみられる浅く速い呼吸（rapid shallow breathing）はしばしば$PaCO_2$の低下を伴うが，これは迷走神経を介する肺内受容器からの換気刺激が起こ

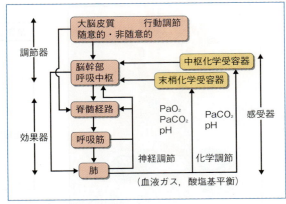

⓫ 呼吸調節系のシェーマ

るためであると考えられている．呼吸はさらに，覚醒時には大脳皮質からの意識的・無意識的な行動調節を常に受けている．

健常成人では安静時の酸素消費量はおよそ250 mL/分で，炭酸ガス排泄量は200 mL/分である．運動時の最大酸素摂取量はこの10〜15倍にもなる．それにもかかわらず，健常者では運動の定常状態では動脈血ガス値はほぼ正常値を保つ．また，呼吸の深さと数は運動を開始すると直ちに増加する．このような驚くべき呼吸調節系の機序については，膨大な研究にもかかわらず，いまだ不明といわざるをえない．

非呼吸性肺機能

肺は換気機能のほかに，いくつもの重要な機能を有しており，それが多くの肺疾患とも深いかかわりをもっている．

生理活性物質の産生・代謝

肺は種々の生理活性物質の代謝臓器としても重要な働きを担っている．これは，肺に流入してくる活性物質の代謝に関係したものと，肺で産生・放出されるものとに大きく分けられる．前者については，①肺循環系を通過した際に活性物質が不活性化されたり取り込まれたりする場合，②変化を受けない場合，③あるいは逆に前駆物質が活性化される場合，などがある．

不活性化されるもの

血管収縮物質の一つであるセロトニンは，1回の肺循環で血管内皮細胞に効果的に取り込まれ，5-ヒドロキシインドール酢酸となり不活性化される．この取り込みは飽和状態に達することもある担体機構に依存しているため，セロトニン産生腫瘍（カルチノイド）が

発生し，大量に肺に流入した場合には処理能力を上回ることになる．また，肺血管内皮が長期に過剰のセロトニンに接触すると肺血管に組織学的変化をきたしてくることが知られている．

ブラジキニンは血管平滑筋弛緩作用と毛細管透過性亢進作用を有しているが，肺内のキニナーゼI，IIにより不活性化される．心房性ナトリウム利尿ペプチド（atrial natriuretic peptide：ANP）は肺血管抵抗の上昇する病態で血中濃度が上昇することが知られているが，やはり一部は肺で取り込まれ，肺血管抵抗増大に対して何らかの拮抗作用を有している可能性が指摘されている．アラキドン酸代謝産物の一部も肺で代謝され，活性を失うものがある．

産生あるいは活性化されるもの

肺で起こる炎症や免疫現象，気管支収縮，肺血栓・塞栓などに伴い，肺局所ではプロスタグランジン，トロンボキサン，ロイコトリエンなどのアラキドン酸代謝産物を代表とするさまざまな生理活性物質が産生される．多くは肺内病変にかかわるものであるが，時に肺で産生された生理活性物質が全身の血圧低下や凝固亢進状態をきたす原因となることがある．

肺を通過することによって活性化される物質の代表がアンジオテンシンIである．血管内皮細胞にあるアンジオテンシン変換酵素（angiotensin converting enzyme：ACE）によって，強力な血管収縮作用をもつアンジオテンシンIIに変化する．この反応は腎に端を発する複雑なレニン-アンジオテンシン調節系の一部を担っている．

気道クリーニングと感染防御機構

外界とのガス交換を行うという肺の最も基本的な働きのために，肺は常に外界からの種々のガスや異物を吸入するという危険にさらされている．また，多くの微生物の侵入部位としても重要である．そのため，肺には気道を浄化し，感染を防御するためのさまざまな機能が備わっている．

気道クリーニング

気道内の異物や分泌物の排除は神経反射によって起こる咳嗽と，気道上皮細胞の粘液線毛運動によって行われる．肺胞に達した物質は，肺胞マクロファージとII型肺胞上皮細胞によって貪食され，分解・消化・殺菌などの処理がなされる．

感染防御機構

気道分泌液にはIgA，IgGなどの抗体が存在する．これらの抗体は，上述の肺胞マクロファージなどによる貪食・殺菌効果を促進する．また，気道分泌液や肺胞洗浄液中には細菌や炎症細胞から出る蛋白分解酵素（protease）から肺の組織を守るためのanti-proteaseが多種類検出される．

肺胞マクロファージは前述の貪食機能ばかりではなく，外界からの侵襲に対してIL-1，好中球遊走因子などのサイトカインを放出してリンパ球，好中球などの炎症細胞の動員を引き起こす．さらに，肺局所で起こる免疫アレルギー現象にもかかわっている．たとえば感作されたB細胞が産生するIgE抗体は，マスト細胞（肥満細胞）や好塩基球ばかりではなく肺胞マクロファージにも結合してそれを活性化し，さまざまなケミカルメディエーターを遊離させる．

肺サーファクタントは従来は肺胞虚脱を防ぐための界面活性剤としての役割のみ強調されてきたが，近年，その中に含まれる特異的アポ蛋白の一部は細菌やウイルスに対してオプソニンとして働き，肺胞マクロファージの貪食作用を高めることが知られてきた．

（西村正治）

●文献

1) 日本肺癌学会（編）：臨床・病理 肺癌取扱い規約，第8版．東京：金原出版；2017.

2) Weibel ER, Taylor CR：Design and structure of the human lung. In：Fishman AP (eds). Pulmonary Diseases and Disorders, 2nd edition. Vol 1. New York：McGraw-Hill；1988.

3) Yamashita H：Principles of segmental anatomy of the lung. In：Roentgenologic Anatomy of the Lung. Tokyo：Igaku-shoin；1978, p.3.

4) Fraser RS, et al：Fraser and Pare's Diagnosis of Diseases of the Chest, 4th edition. Vol 1. Philadelphia：WB Saunders；1999.

2 呼吸器疾患の診断と検査

主要症候の診断

呼吸器疾患の各症状について出現時期，環境，持続性，程度とその変化，随伴症状を問診し，さらに視診，聴診，打診などの他覚的所見から総合的に考えて，病態の把握や診断に必要な検査を選択する（呼吸器疾患の各症状については☞「呼吸器，循環器」Vol.1 p.392の各項を参照のこと）．

身体的検査

視診

呼吸のリズム，回数，深さ，パターンを観察する（☞「異常呼吸」Vol.1 p.396）．口すぼめ呼吸（pursed lip breathing）は，呼気時に口唇をすぼめることによって気流に対する抵抗性を高めて気道の虚脱を防ぐ呼吸法であり，肺気腫患者でみられる．通常の呼吸では胸部と腹部は吸気時にふくらむが，横隔膜疲労時には吸気時に腹部が陥凹する呼吸，呼吸筋疲労時には奇異呼吸（paradoxical breathing）がみられる．

そのほかに❶に示したようにチアノーゼ（☞「異常呼吸」Vol.1 p.396），浮腫，胸郭の形態異常と変形，ばち指（☞「ばち指」Vol.1 p.403）などを観察する．

❶ 異常な視診所見と疾患

視診所見	病態と疾患
チアノーゼ（cyanosis）	皮膚や粘膜の色調が青紫色を呈する状態で，毛細血管中の還元ヘモグロビンが 5 g/dL 以上で出現し，貧血がない場合には PaO_2 40 Torr（SaO_2 70 %）以下とされている
浮腫（edema）	顔面・頸部・上肢浮腫：上大静脈症候群の徴候で片側性頸静脈怒張や胸壁静脈の怒張を伴う 全身性の浮腫：右心不全，腎不全
胸郭の形態異常と変形	先天的形態異常：鳩胸，漏斗胸 後天的形態異常：前彎，後彎，角状後彎，後側彎，側彎など 前後・左右の拡大：ビヤ樽胸（進行した肺気腫） 片側性の拡大：胸水の貯留，高度の気胸（緊張性気胸），胸腔内腫瘍 片側性の縮小：無気肺，胸膜の癒着
ばち指（clubbing）	爪の根部と軟部組織のあいだの角度が消失し，手指，足趾の末節が棍棒状に腫大した状態．慢性閉塞性肺疾患，間質性肺炎，肺癌，心不全などでみられる

触診，打診

頸部から胸部にかけて触診する．主な異常所見を❷に示した．また，胸部打診上の主な異常所見を❸に示した．

聴診

肺音には健常者でもきかれる呼吸音と，生理的にまったくきかれない呼吸音（副雑音）がある（☞「喘鳴，呼吸副雑音」Vol.1 p.395）．

正常呼吸音の種類を❹に示した．また，正常呼吸音の性状の変化や，生理的にきかれない場所できかれる呼吸音も，異常呼吸音として原因を❹に示す．

血液・生化学検査，免疫学的検査

血液・生化学検査

CRP（C 反応性蛋白）の陽性と赤沈の亢進は肺の炎症・腫瘍，膠原性肺病変をはじめ種々の疾患でみられる．好中球の増加を伴う白血球数の増加は肺炎，肺化膿症および膿胸で，好酸球数の増加は気管支喘息，肺好酸球増加症および肺寄生虫症でみられる．赤血球増加は低酸素血症が持続する慢性呼吸不全症例でみられる．低ナトリウム血症は ADH（抗利尿ホルモン）産生肺癌（ADH 不適合分泌症候群）で，高カルシウム血症はサルコイドーシス，PTH（副甲状腺ホルモン）産生肺癌で，低塩素血症は HCO_3^- 増加を伴う慢性呼吸不全症例でみられる．LDH（乳酸脱水素酵素）上

❷ 異常な触診所見と疾患

触診所見	病態と疾患
リンパ節	頸部，鎖骨上窩，腋窩のリンパ節を触診する肺癌，結核，サルコイドーシス，癌の転移，悪性リンパ腫で腫大
声音振盪（vocal fremitus）	亢進：肺炎，無気肺，壁の厚い空洞部分 減弱：胸水貯留，気胸
心尖拍動	位置の移動：肺気腫では剣状突起下に移動 触知困難：肺気腫，左側胸水貯留や気胸，心嚢液貯留，右胸心
圧痛	癌の骨への浸潤と転移，肋骨骨折，肋間神経痛
皮下気腫	新雪を握りしめるような感じ（握雪感）
腫瘤	胸壁，甲状腺，乳房の腫瘍の有無を触診する

❸ 異常な打診所見と疾患

打診所見	病態と疾患
肺下界と心肺境界の異常	両側性肺下界の上昇：間質性肺炎，妊娠，腹水，鼓腸などによる横隔膜の高位を示す疾患 両側性肺下界の低下：肺気腫 片側性肺下界の上昇：無気肺，胸水貯留，横隔神経麻痺，横隔膜下膿瘍などの横隔膜と接する腹腔内の疾患 肺下界の呼吸性移動の減少：肺気腫 肺下界の呼吸性移動の消失：胸水貯留，胸膜癒着 体位変換による異常濁音領域の変化：胸水貯留 心濁音界の変化は心臓と肺の相対的な位置関係で決定される
過共鳴音 (hyperreso- nance)	肺気腫，気胸，健常肺の代償性膨張，気管支喘息の発作時
鼓音 (tympanic resonance)	両側性：肺気腫，びまん性汎細気管支炎，囊胞性肺疾患 片側性，局所性：巨大囊胞，巨大空洞，気胸，健常肺の代償性過膨張
濁音 (dullness)	肺炎や肺結核などによる肺の湿潤性病変，無気肺，肺腫瘍，胸水貯留，胸膜肥厚

❹ 正常呼吸音と異常所見

呼吸音の種類	性状
気管・気管支呼吸音 tracheal (breath) sound	気管の走行に沿って，また左右気管支の直上近くできかれ，吸気，呼気の両相で聴取
肺胞（呼吸）音 vesicular (breath) sound	全肺野できかれる低調でやわらかい音．吸気相の全相と呼気相は最初の約1/3で聴取

呼吸音の異常	原因
減弱〜消失	換気が減少し肺胞への空気の流入が妨げられる場合，伝達が障害される場合 肺気腫，無気肺，呼吸筋麻痺，気胸，胸水貯留，胸膜肥厚，腹水貯留，鼓腸など
呼気の延長	気管支喘息，肺気腫，気管支炎，細気管支炎など，気道狭窄のあるとき
鋭利化	狭窄した気道を空気が流れる場合，音の伝達がよくなった場合 気管支炎，肺炎，肺結核など
気管支音の病的部位での聴取	気管支に開口した大空洞部位（肺結核，肺化膿症）や肺炎，無気肺時の気管支音の伝導

昇は間質性肺炎と肺梗塞，ACE（アンジオテンシン変換酵素）上昇はサルコイドーシス，ADA（アデノシンデアミナーゼ）上昇は肺結核，KL-6（シアル化糖鎖抗原）上昇は間質性肺炎，肺線維症でみられる．

肺癌のうち腺癌では CEA（癌胎児抗原），扁平上皮癌では SCC（扁平上皮癌関連抗原），小細胞癌では NSE（神経特異的エノラーゼ）などの腫瘍マーカーの上昇がみられ，異所性ホルモン産生肺癌では PTH，ACTH（副腎皮質刺激ホルモン），ADH などのホルモンの増加がみられる．

免疫学的検査

皮膚反応

ツベルクリン反応

ツベルクリン反応は結核菌感染と BCG 接種による結核菌に対する免疫獲得の有無のみならず，DNCB（ジニトロクロロベンゼン）反応とともに細胞性免疫能を調べる検査である．サルコイドーシス，粟粒結核，ステロイド使用，悪性リンパ腫などで陰性化する．

Kveim 反応

サルコイドーシスの診断に用いられる．Kveim 反応液はサルコイドーシス患者のリンパ節，脾，皮膚から抽出したもので，皮内に注射し，4〜6週間後に生検して類上皮細胞肉芽腫を証明する．最近は Kveim 反応液が入手困難なことから行われていない．

抗原抽出液による皮内反応

気管支喘息をはじめとするアレルギー性疾患の原因抗原（アレルゲン）を検出する方法である．スクラッチおよびプリックテストと皮内反応がある．抗原抽出液を1滴皮膚に滴下し，その上から皮膚を搔破（スクラッチテスト〈scratch test〉），または刺突する（プリックテスト〈prick test〉）．皮内反応は抗原抽出液を0.02 mL 皮内に注射する方法である．判定は15〜20分後に行う．皮内反応は気管支喘息発作やアナフィラキシーショックを誘発することがあり，注意する．

Prausnitz-Küstner（PK）反応は IgE 抗体を含む患者の血清を被検者の皮内に注射し，特異的 IgE を検査する方法であるが，最近はほとんど行われていない．

試験管内テスト

試験管内テストには，以下のようなものがある．

血清総 IgE と抗原特異的 IgE：血清総 IgE の定量はアトピー性疾患，寄生虫疾患の診断に，抗原特異的 IgE の定量は原因抗原の確定に有用である．

沈降反応：アレルギー性気管支肺アスペルギルス症，過敏性肺臓炎では血清中に沈降抗体が証明される．

血清抗体価：マイコプラズマ肺炎，インフルエンザ，ウイルス性肺炎，オウム病では急性期と回復期のペア血清で抗体価の変化を検査する．

クオンティフェロン，Tスポット：ツベルクリン反応は結核感染以外に BCG 接種や非結核性抗酸菌感染でも陽性となるため，結核感染症特異的な検査として結

核特異的抗原（ESAT-6やCFP-10）刺激によるリンパ球からのγ-インターフェロン遊離試験（interferon gamma release assay：IGRA）が有用である．クオンティフェロン，Tスポット検査がある．

その他

抗ストレプトリジンO（ASO）はレンサ球菌感染症で上昇する．寒冷凝集素価は非特異的反応であるが，マイコプラズマ肺炎，びまん性汎細気管支炎などでしばしば高値を示す．膠原病性肺病変の診断にはRAテスト，抗核抗体，抗DNA抗体などを検査する．びまん性汎細気管支炎ではHLA Bw54の陽性率が約50%に認められる．

日本人にはまれであるが，α_1-アンチトリプシンの先天的欠損症では若年から肺気腫が発症する．

喀痰検査

採取方法と材料

喀出された痰，気管支鏡検査で得られた気管支や気管支肺胞洗浄液（bronchoalveolar lavage fluid：BALF），気管を直接穿刺して採痰用のチューブを挿入する吸引採痰（transtracheal aspiration：TTA）で得られた気道分泌液を検査する．

喀出痰の採取時には，常在菌による汚染を防ぐため，あらかじめうがいをさせる．喀出が困難な場合には生理食塩水や高張食塩水の吸入を行う．

肉眼的検査

性状，色調，におい，固形成分，量を検査する．

性状・色調

性状は漿液性，粘液性，膿性，粘膿性，色調は白色，黄色から緑黄色，血性に分けられる．黄色膿性痰は細菌感染，緑色膿性痰はそのなかでも緑膿菌感染，悪臭のある痰は腐敗菌の感染でみられる．血痰はピンク色，漿液性痰は肺水腫で，錆色痰は大葉性肺炎でみられる．

固形成分

Curschmannらせん体は淡白黄色の縄状の粘液糸で気管支喘息，時に気管支肺炎でみられる．Dittrich栓子は肺化膿症，腐敗性気管支炎でみられ，蓄痰により3層を形成した痰の下層にみられる．崩壊した組織と組織，膿と細菌から成る灰白色の帽針頭大の小塊である．

肺胞微石症や気管支結石では結石，肺アスペルギルス症では菌塊，肺放線菌症では砂粒大の黄緑色または黒色の小塊（ドルーゼ）を認める．

顕微鏡的検査

Charcot-Leyden結晶は無色の八面体で気管支喘息の喀痰中にみられ，好酸球が崩壊するときに細胞質内の顆粒が溶解して結晶化してでき，膿性痰中にはコレステリン，ロイシン，チロシンなどの結晶をみることがある．石綿小体は石綿肺でみられる．喀痰中の好中球は細菌感染症，好酸球は気管支喘息や肺好酸球増加症，ヘモジデリンを貪食した細胞は心不全でみられる．特に喀痰中の好酸球は，気管支喘息の病態である気道炎症の評価に役立つ．

細菌学的検査

一般細菌，結核菌，真菌，ウイルス，原虫，寄生虫などの病原菌を検査する．

塗抹検査は病的材料をスライドガラス上に塗布し，直接または染色して染色性と形態を鏡検する．このなかで，グラム染色は一般細菌の検索を行う方法で，グラム陰性あるいは陽性，さらに形状から細菌の種類を推定する．結核菌，真菌などを目標とする場合には特殊な染色を行う．

培養検査は細菌を同定する方法であり，目標とする菌によって培地を選択するが，嫌気性感染を疑う場合には嫌気性培養を行う．培養によって得られた菌は抗菌薬に対する薬剤感受性検査を施行し，薬剤の選択の基準とする．ウイルスは病的材料を種々の細胞とともに培養してウイルス分離を試みる．

病理学的検査

喀痰中の細胞をPapanicolaou法で染色し，悪性細胞を検出する．

分子生物学的診断

DNAは相補的に結合した二本鎖から構成されているが，加熱すると一本鎖になり温度が低下すると再び二本鎖DNA（ハイブリッド）になる．病原微生物からDNAを抽出して一本鎖DNAとし，DNAプローブを加えると相補的部分とハイブリッドし，二本鎖のDNAが形成される（DNA-DNAハイブリダイゼーション）．

この性質を応用して，種々のDNAプローブを用いて病原微生物を同定する方法を病原微生物のDNA診断という．PCR（polymerase chain reaction）法は通常のハイブリダイゼーションでは検出されない微量のDNAを増幅して検査する方法で，現在実用化されているDNAプローブには，結核菌，非定型抗酸菌，マイコプラズマ，レジオネラ，クラミジアなどがある．

（橋本　修）

呼気ガス検査

呼気一酸化窒素（NO）測定検査

呼気NO測定検査の意義

　呼気NO測定検査とは，呼気中に含まれるNOの濃度を測定することによって気道の炎症状態を評価する検査法である．呼気に検出されるNOは気道の上皮細胞やマクロファージにより産生されたNOに由来すると考えられており，健常者でも呼気中に検出される．NOは一酸化窒素合成酵素（NOS）が触媒となり産生される．喘息ではTh2リンパ球，マスト細胞（肥満細胞），好酸球などの炎症細胞から産生される炎症性サイトカイン（IL-4，IL-13など）の刺激で誘導型NOSの発現が亢進しており，気道で大量のNOが産生される．そのため喘息患者では呼気NOが健常者に比べて高濃度で検出される．呼気NOは喘息でもアトピー型喘息でより高い値を示す．また，喫煙は呼気NO値を低下させ，鼻炎の合併は呼気NO値を上昇させる．

　喘息の病態は多様であるが，気道の慢性炎症は一貫した特徴であり重要な治療標的である．従来，気道の炎症状態は喀痰や生検組織を用いて評価されてきたが，患者への負担に加えて迅速性に欠けるという欠点があった．非侵襲的かつリアルタイムに測定可能な呼気NO濃度は下気道の好酸球浸潤の程度を反映するため，喘息の診断やモニタリングのマーカーとして臨床応用されている．さらにCOPD（慢性閉塞性肺疾患）における喘息合併病態の診断においても有用性が高い．

測定法の実際

　呼気流速や口腔内圧などが結果に影響を与えるため測定条件を一定にする必要がある．
①呼気NO濃度は呼気流速により変化するため，測定の際に50 mL/秒の呼気流速を保つ．
②最大に空気を吸い込んだ全肺気量位から呼出を始める．
③鼻腔などの上気道では高濃度のNOが産出されており，下気道由来のNOを測定するためには上気道由来のNOを分離する必要がある．呼出時に5〜

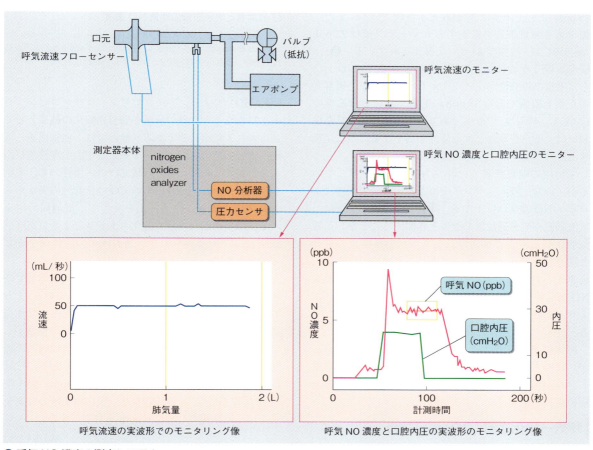

❺ 呼気NO濃度の測定システム

15 cmH$_2$O に口腔内圧を高めれば軟口蓋が閉鎖するため上気道の NO 混入を防止することができる．
④呼気 NO 濃度は呼出の初期に鼻腔や死腔由来の NO が混入したピーク相を形成し，その後は一定のプラトー相を形成する．このプラトー相の NO 値は，呼出の際に適当な抵抗がかけられ呼出速度が一定であれば安定した値を示し，この値を下気道由来の呼気 NO 濃度とする．

呼気流速と口腔内圧をモニターしながら測定した呼気 NO 濃度の実波形を❺に示す．呼気 NO 濃度は呼出初期のピーク相の後にプラトー相を形成している．口腔内圧も一定に保たれており，このプラトー相を捉えることによって下気道由来の呼気 NO 濃度を測定する．

測定結果の解釈

喘息の診断では，夜間や早朝に出現しやすい発作性の喘鳴や呼吸困難などの特徴的な症状に加え，可逆性の気流制限や気道過敏性の亢進が重要である．アトピー素因や気道炎症の存在（喀痰中の好酸球増多，呼気 NO 濃度の上昇）は喘息の診断を支持する．日本人の健常者における呼気 NO 濃度の正常値は 15 ppb，正常上限値は 37 ppb と示されている．また，健常者と喘息患者を鑑別するカットオフ値は 22 ppb（感度 91 %，特異度 84 %）と算出されている（❻）．喘息を疑う症状に加えて呼気 NO 値が 22 ppb 以上ならば喘息の可能性が高いことがわかる．一方，健常者の正常上限値である 37 ppb の喘息診断における感度は 52 %，特異度は 99 %であり，この値で判定した場合には，喘息を見落とす危険性が高くなることに注意する．

未治療の喘息患者では呼気 NO 濃度が上昇しているが，通常，吸入ステロイド薬などの抗炎症治療により呼気 NO 濃度は低下する．呼気 NO 濃度の低下は，気流制限や気道過敏性の改善と相関することから，呼気 NO 測定検査で捕捉される炎症反応は喘息の病態と関連しており，喘息のモニタリングに有用である．従来から行われてきた症状や呼吸機能の評価に呼気 NO 測定検査による気道炎症評価を加えていくことにより，喘息の診断・管理における精度や効率は向上する．

測定結果を解釈する基準値には色々な報告があるが，日本人の正常上限値が 37 ppb であることを考慮し，わが国では 35 ppb 以上を喘息に特徴的な気道炎症の存在を示す目安とする（❼）．

呼気一酸化炭素（CO）測定検査

CO は，生体内でヘム酸素化酵素（heme oxygen-

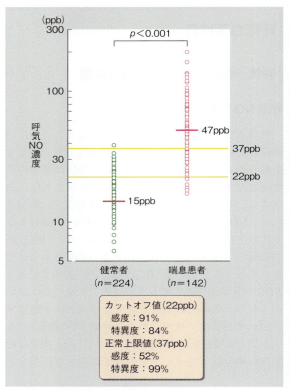

❻ 健常者と喘息患者の呼気 NO 濃度

（Matsunaga K, et al：Exhaled nitric oxide cutoff values for asthma diagnosis according to rhinitis and smoking status in Japanese subjects. *Allergol Int* 2011；60：331.）

ase：HO）により，ヘモグロビン，ミオグロビン，シトクロムなどヘム鉄の分解や脂質過酸化の結果として産生される代謝産物である．最近では，血管機能，炎症，神経伝達のメディエーターとしての生理機能があることが知られている．呼気 CO は内因性の CO 産生を反映している．全身由来の CO は全身性の炎症やストレスによる HO の活性化を介して，気道局所由来の CO は局所的な炎症や酸化ストレスによる気道構築細胞および炎症細胞の誘導型 HO-1 の活性化を介して産生されていることが示されている．

呼気中の CO 濃度は非喫煙者と比較して喫煙者で増加し，喫煙量により変動することが知られている．よって現在の喫煙状況を評価する客観的指標として禁煙指導に用いられている．呼気 CO 濃度は最終の喫煙から半減期 4 時間程度で減少するため，8 時間以内の喫煙があったかどうかを見分けるのに有用である．呼気 CO 濃度の平均値は健常非喫煙者で 3.6 ppm，健常喫煙者で 17 ppm と示されており，現在の喫煙の有無を見分ける基準値としては 6 ppm を目安とする．

（松永和人）

❼ 呼気 NO 濃度の解釈に参考となる基準値

アメリカ胸部疾患学会臨床ガイドライン

呼気 NO 濃度	測定値の解釈
25 ppb 未満 （小児なら 20 ppb 未満）	好酸球性気道炎症の存在やステロイド薬に反応する可能性が低い．
25〜50 ppb （小児なら 20〜35 ppb）	臨床的な状況を参考にしながら慎重に解釈する．
50 ppb 以上 （小児なら 35 ppb 以上）	好酸球性気道炎症の存在やステロイド薬に反応する可能性が高い．

日本呼吸器学会 呼気一酸化窒素（NO）測定ハンドブック

評価項目	基準値の根拠と解釈
日本人の正常域	成人健常者の平均値は 15.4 ppb で，正常上限値は 36.8 ppb であった． 正常域は 15 ppb 未満，高値域は 35 ppb 以上を目安とする．
喘息診断の補助マーカー	健常者と喘息患者を鑑別するカットオフ値は 22 ppb であった． 吸入ステロイド薬を未使用で，喘鳴などの喘息を疑う呼吸器症状に加え，呼気 NO が 22 ppb 以上ならば喘息の可能性が高く，37 ppb 以上であればほぼ確実に喘息と診断できる．
喘息管理の補助マーカー	重症喘息で呼気 NO が 35 ppb 以上であれば増悪のリスクが高かった． 呼気 NO が 40 ppb 以上であれば 1 秒量の経年低下が大きかった． 日本人の正常上限値が 37 ppb であることを考慮し，35 ppb 以上を喘息病態（気道炎症など）ありと考え解釈する．逆に，治療により症状がコントロールされており，呼気 NO が正常域の 15 ppb 未満に維持されている場合は気道炎症が制御されている可能性が高い．

● 文献

1) 呼気一酸化窒素（NO）測定ハンドブック作成委員会，日本呼吸器学会肺生理専門委員会（編）：呼気一酸化窒素（NO）測定ハンドブック．日本呼吸器学会；2018．

気管支鏡検査

気管支鏡検査の概要と目的

　気管支鏡は，気管・気管支の内腔へスコープを挿入し，内腔を観察し，気管支内や肺野末梢の病変から細胞や組織を採取したり，病原体を採取することで呼吸器疾患の確定診断や病態解析を行う方法である．診断だけでなく治療にも用いられている．気管支鏡の適応を❽に示す．

　最初に開発された金属製で直線状の形態をもつ硬性気管支鏡は，現在，主としてステント留置などに用いられている．通常の気管支鏡は，ほとんどの場合，軟性気管支鏡が用いられる．グラスファイバーを用いたフレキシブルファイバースコープは，1966 年に池田らが世界で初めて開発し普及した．近年は，先端に小型化 CCD を装着したビデオスコープ（❾）が用いられ，より明るく解像度の高い画像が得られるようになっている．

気管支内腔病変の観察

　通常の検査で用いられる気管支鏡の外径は 5〜

❽ 気管支鏡の適応

診断
1. 気道内腔病変の観察と診断
2. 気道分泌物の採取（細菌，抗酸菌，真菌など病原体の検出）
3. 気道内腔病変の擦過細胞診および生検組織診
4. 経気管支的肺腫瘍擦過細胞診および生検組織診
5. 経気管支的肺生検
6. 気管支肺胞洗浄
7. 経気管支的吸引針生検

治療
1. 気道出血（血痰・喀血）の止血
2. 気道異物の除去
3. 気道分泌物の吸引除去
4. 気道内腫瘍の焼灼除去（レーザー焼灼，アルゴンプラズマ凝固，光線力学療法など）
5. 気道狭窄の解除（バルーン拡張術，ステント留置）
6. 気管支充塡術（気管支瘻，持続性気胸の治療，肺気腫に対する肺容積減少など）
7. 気管支熱形成術（重症喘息治療）
8. 肺胞蛋白症に対する気管支肺胞洗浄治療

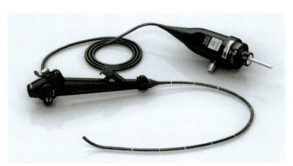

❾ 気管支鏡ビデオスコープ
（オリンパス社提供）

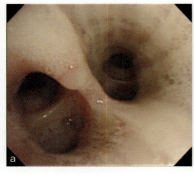
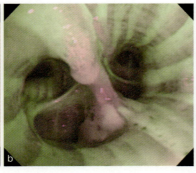

⑩ **自家蛍光気管支鏡所見**
気管支分岐部に存在する扁平上皮癌．通常の白色光観察（a）では軽度の肥厚がみられるが自家蛍光気管支鏡（b）で観察すると病変部はマゼンダ色を呈し，緑色の正常部と境界が明確となる．

6 mm 程度であり，区域気管支から亜区域気管支までが観察可能である．外径 4 mm 程度の細径気管支鏡を用いればさらに 1～2 分岐末梢まで観察可能となる．気管支内腔の観察は，通常，白色光で行われる．青色波長領域の励起光を気管支正常部に照射すると緑色波長領域の自家蛍光を発生するが，癌病巣では，この自家蛍光が低下しているため色調が変化し容易に認識できるようになる．この原理を用いた自家蛍光気管支鏡（autofluorescence bronchoscopy）で観察すると上皮内癌や異型化生などの早期病変を検出しやすくなる（⑩）．

直視下気管支生検

気管・気管支内腔に病変が直視できる場合は，そこを狙って生検鉗子を内視鏡の鉗子チャンネルから挿入して生検する（気管支内生検 endobronchial biopsy：EBB）．あるいは擦過ブラシを用いて擦過細胞診を行う．

透視下肺末梢生検

病変が可視範囲を越えた肺野末梢にある場合は，あらかじめ CT 画像で病変の存在する気管支を詳細に読影しておき，気管支鏡検査施行時に責任気管支に生検鉗子を挿入し，肺野末梢に誘導し X 線透視下で鉗子が病変に命中したか否かを確認して生検あるいは擦過細胞診を行う（経気管支生検 transbronchial biopsy：TBB）．仮想気管支鏡ナビゲーション（virtual bronchoscopic navigation）は，コンピューターソフトによって CT 画像から仮想気管支鏡画像を作成しさらに病変に到達するまでの気管支分岐の経路を提示して誘導してくれるシステムで病変への到達率を高めてくれる．病変が小さい場合や縦隔や横隔膜陰影に隠れて存在する場合は，X 線透視下で病変への到達を確認するのは困難である．

このような場合，鉗子やブラシが病変内に確実に命中しているか確認する方法として気管支腔内超音波断層法（endobronchial ultrasonography：EBUS）とガイドシース（guide sheath：GS）を用いる方法（EBUS-GS）がある．まず，先端の屈曲する誘導子（キュレット）にシリコン製チューブである GS（⑪a）を被せて，CT で読影した責任気管支へ誘導する（⑪b）．病変に到達したら GS の先端を病変内部に留置し，誘導子を抜去する．替わりにラジアル型超音波プローブ（⑪c）を挿入し，超音波画像にて気管支周囲に腫瘍病変が描出されれば，気管支が腫瘍に到達していることが確認できる（⑪d, e）．さらに，GS を残したまま超音波プローブを抜去し，生検鉗子に入れ替えて生検を行えば，確実に病変から検体を採取できる（⑪f）．

経気管支肺生検

肺野にびまん性に病変が分布するびまん性肺疾患の診断には経気管支肺生検（transbronchial lung biopsy：TBLB）が行われる．TBLB の適応疾患を⑫に示す．気管支鏡の鉗子チャンネルから挿入した生検鉗子を用い X 線透視下で確認して，胸膜から 1 cm 程離れた部位の肺組織を生検する（⑬）．肺胞領域が含まれる検体を採取することが診断に重要である．サルコイドーシスや過敏性肺炎など診断の決め手となる組織像が得られると診断の裏付けとなる．しかし，特発性間質性肺炎の組織診断などは，TBLB では検体のサイズが小さいため確定診断は困難であり，より大きな検体が得られる外科的肺生検が必要である．最近，プローブ内に二酸化炭素を流して−80℃に冷却しプローブ先端の接着した周辺組織を凍結させたのち組織を一塊に採取するクライオバイオプシー（cryobiopsy）プローブが開発された．このプローブを用いた TBLB では，外科的肺生検に準じた診断が可能であるとされている．

気管支肺胞洗浄

気管支肺胞洗浄（bronchoalveolar lavage：BAL）は，亜区域枝にウエッジ（楔入）した気管支鏡の鉗子チャンネルより生理食塩水を注入し，気管支から肺胞領域まで充満させたのち吸引回収して洗浄する．通常，50 mL で 3 回洗浄する．洗浄液には，気管支から

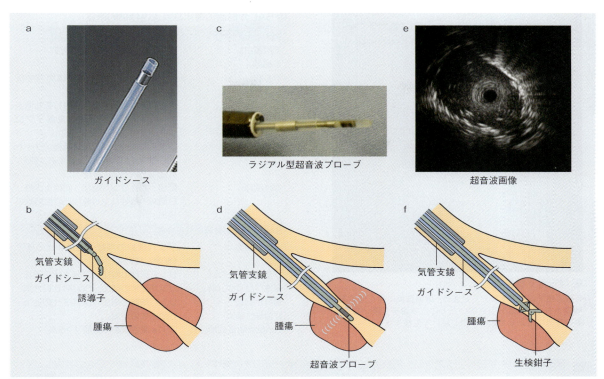

⓫ 気管支腔内超音波断層法とガイドシースを用いる生検方法（EBUS-GS）
ラジアル型超音波プローブを用いて腫瘍内に到達している気管支であることを確認できる．

⓬ TBLBの適応疾患

特定の所見によって診断可能な疾患	臨床所見と照合し疾患に妥当な所見が得られる疾患	診断確定には外科的肺生検が必要な疾患
感染症 1. 粟粒結核 2. 真菌症 　アスペルギルス 　クリプトコックス 　カンジダ 　ニューモシスチス 3. 細菌感染症 　アクチノミセス 　ノカルジア 4. ウイルス感染症 　サイトメガロウイルス 悪性腫瘍 1. 癌性リンパ管症 2. 上皮内肺癌 3. BALTリンパ腫 その他 1. 肺胞蛋白症 2. 肺胞微石症 3. リンパ脈管筋腫症 4. 肺アミロイドーシス	肉芽腫性疾患 1. 過敏性肺炎 2. サルコイドーシス 3. Langerhans組織球症 その他 1. 好酸球性肺炎 2. 肺ヘモジデリン症 3. 器質化肺炎 4. 薬剤性肺炎 5. じん肺症	特発性間質性肺炎 （UIP，NSIP，DIP，AIPなど） 膠原病性間質性肺炎 血管炎 1. 肉芽腫性多発血管炎 2. 顕微鏡性多発血管炎 3. 好酸球性肉芽腫性多発血管炎 びまん性汎細気管支炎 閉塞性細気管支炎

肺胞に常在するマクロファージやリンパ球，好中球，好酸球などの細胞成分が含まれる．疾患によって構成細胞の比率が変化するため診断に有用である（⓮）．

リンパ球の表面マーカーであるCD4，CD8などサブセットの解析も参考となる．疾患の原因となる病原体や癌細胞などの採取も目的となる．気道上皮被覆液中

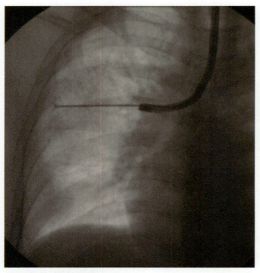

⓭ 経気管支肺生検
X線透視下に鉗子をゆっくり進め，臓側胸膜に軽く当てる．胸膜から1 cmほど引き抜いたところで鉗子を開いて，患者の呼気に合わせて鉗子を押し付けて生検する．

⓯ BALが診断に有用な疾患と特徴的所見

BALで診断根拠が得られる疾患	
肺胞蛋白症	白濁した米のとぎ汁様洗浄液
石綿肺	石綿小体
じん肺	マクロファージ内への黒色炭粉様物質の取り込み
肺胞出血	血性洗浄液（洗浄を繰り返しても薄まらない），ヘモジデリン貪食マクロファージ
感染症	結核，ニューモシスチス肺炎，サイトメガロウイルス肺炎，レジオネラ肺炎，真菌など病原体の検出
悪性腫瘍	肺癌，癌性リンパ管症，肺胞上皮癌，白血病，悪性リンパ腫など悪性細胞の検出
BALが診断の参考になる疾患	
過敏性肺炎	リンパ球数の増加，CD4/8比の低下（夏型，鳥飼病）
サルコイドーシス	リンパ球数の増加，CD4/8比の増加
慢性ベリリウム肺	リンパ球数の増加，CD4/8比の増加
器質化肺炎	リンパ球数の増加，CD4/8比の低下
好酸球性肺炎	好酸球数の増加
Langerhans組織球症	CD1a陽性細胞の増加（>5 %）

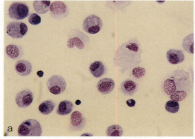
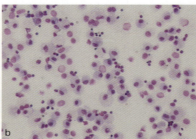
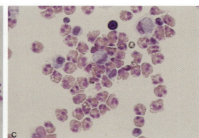

⓮ 気管支肺胞洗浄液の細胞分画
a．健常コントロール．肺胞マクロファージが90 %を占め，10 %がリンパ球である．
b．サルコイドーシス症例．リンパ球比率が30 %に増加している．
c．慢性好酸球性肺炎症例では，好酸球の増加がみられる．

のサイトカインなど液性成分の解析は，疾患の病態解明に有用である．⓯にBALが診断に有用な疾患と特徴的所見を示す．

超音波ガイド下経気管支針吸引生検

気管支に接した縦隔肺門リンパ節や腫瘍病変は，気管支壁を通して生検針を穿刺し，針吸引生検を行うことができる．これを確実に行うために気管支鏡の先端にコンベックス型超音波装置を付けた気管支鏡が開発され，リアルタイムに超音波ガイド下で穿刺吸引針生検を行うことができる（EBUS guided transbronchial needle aspiration：EBUS-TBNA）（⓰）．肺癌の縦隔肺門リンパ節転移の診断やサルコイドーシスのリンパ節腫大の診断にきわめて有用性が高い．

気管支鏡を用いた治療

気管支鏡は，診断のみならず，さまざまな治療においても有用性が高い（❽）．
光線力学療法
光線力学療法（photodynamic therapy：PDT）は，腫瘍親和性のある光感受性物質レザフィリンを静注投与したのち，腫瘍組織にレーザー照射することで光化学反応を惹起し，腫瘍組織を変成・壊死させる治療法である．早期肺門部肺癌が適応となり，気管支鏡で腫瘍の末梢側が確認できる直径1 cm以下の上皮内癌で治療効果が高い．
気道ステント留置
肺癌などによる気道狭窄に対する気道拡張を目的に使用する．シリコン製ステントは，抜去が可能である

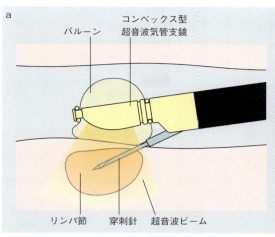
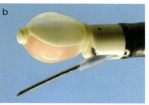
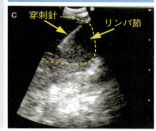

⓰ 超音波ガイド下穿刺吸引針生検（EBUS-TBNA）の原理
超音波ガイド下穿刺吸引針生検の模式図（a）．コンベックス型超音波気管支鏡（b）を用いて気管支壁から超音波ビームを当て，リアルタイムに画像を観察しながら穿刺針を挿入して生検を行える（c）．

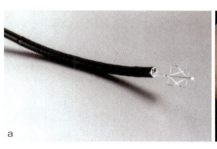
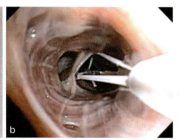

⓱ 気管支熱形成術による重症喘息治療
拡張式の4極高周波電極カテーテル（a）を気管支鏡鉗子チャンネルより挿入し気管支内腔で拡張（b）させ，65℃の温熱を気管支壁に加える．

が挿入には硬性気管支鏡が必要である．ステンレスやナイチノールなどの自己拡張性金属ステントは，軟性気管支鏡で挿入できるが抜去は難しく，肉芽形成による再狭窄も起こるため悪性疾患に対する姑息的拡張には有効であるが，良性疾患による気道狭窄には用いられない．

気管支熱形成術

気管支熱形成術（気管支サーモプラスティ，bronchial thermoplasty）は，気管支鏡の鉗子チャンネルを通した4極性高周波プローブを気管支内腔で拡張させ，気管支粘膜に65℃の熱を加えることで気管支平滑筋を減少させるという原理に基づいた重症喘息の治療法である（⓱）．QOLの改善や増悪率の低下が得られる[1]．

胸腔穿刺，胸腔鏡検査

胸腔穿刺

胸水貯留を認めた場合，その原因を診断するため胸腔穿刺を行い，胸水の性状，生化学的分析，細胞診，細菌学的検査などの胸水検査をする．患側を下にした側臥位（decubitus view）で胸部X線撮影をすると胸水の流動性が確認できる．また，胸部超音波検査を行い，胸水貯留部位，胸膜癒着や胸膜肥厚の有無，フィブリン析出や隔壁形成，器質化の有無などを確認して適切な穿刺部位を決定する．一般的には，中腋窩線上第6～7肋間から行う．穿刺は，肋間神経や血管を避けるため肋骨上縁から行う．

胸水検査

外観・性状を観察し，色調や透明性，血性，膿性，乳び性などを記載する．胸水原因疾患鑑別に必要な基本的検査項目（⓲）はルーチンで検査し，漏出性と滲出性の鑑別は，生化学的検査値からLightの基準に従って分類する（⓳）[2]．さらに疑いのある疾患に関連する項目を検査する（⓴）．細胞分画の測定は，きわめて重要な情報であるため忘れずに行う．滲出性胸水の原因として頻度の多いものは，癌性胸膜炎，結核性胸膜炎，急性細菌性膿胸などである．特徴的な検査所見が得られればある程度原因疾患が推定できる．肺癌に伴う癌性胸膜炎では，細胞診で60～70％は陽性になる．結核性胸膜炎では，結核菌は検出されないこ

⓲ 胸水の基本的検査項目

外観	色調，混濁，性状（漿液性，血性，膿性，乳び性など），臭気
一般検査	pH
生化学的検査	総蛋白濃度，糖，LDH，ADA，アミラーゼ，コレステロール，中性脂肪，ヒアルロン酸，CEA
細胞学的検査	総細胞数，細胞分画，悪性細胞の有無
細菌学的検査	一般細菌・真菌培養，結核菌塗抹・培養，PCR
免疫学的検査*	リウマチ因子，抗核抗体，補体価，LE 細胞

*膠原病が疑われる場合.

⓳ 滲出性胸水の診断基準（Light の基準）

以下のうち 1 項目でも満たせば滲出液とする.
1）総蛋白濃度胸水/血清比＞0.5
2）LDH 胸水/血清比＞0.6
3）胸水 LDH＞血清 LDH の正常上限の 2/3

（Light RW：Pleural Diseases. 4th edition. Philadelphia：Lippincott Williams & Wilkins；2001.）

⓴ 胸水検査値と原因疾患

検査項目	原因疾患
CEA 上昇 （10 ng/mL 以上）	癌性胸膜炎
ヒアルロン酸上昇 （75 mg/L 以上）	胸膜悪性中皮腫（上昇しない例も多い）
ADA 上昇 （50 IU/mL 以上）	結核性胸膜炎，非結核性抗酸菌による胸膜炎，真菌性胸膜炎，悪性リンパ腫，RA，SLE，サルコイドーシス（リンパ球優位），膿胸（好中球優位）
グルコース低下 （60 mg/dL 以下）	結核性胸膜炎，癌性胸膜炎，膿胸，RA，SLE
アミラーゼ上昇 （胸水/血清比＞1）	膵炎，食道破裂，アミラーゼ産生腫瘍
トリグリセリド上昇 （110 mg/dL 以上）	乳び胸
RA 因子陽性	RA
LE 細胞陽性	SLE
好酸球数増加 （10 % 以上）	肺吸虫症，気胸，外傷性血胸，胸腔穿刺後，薬剤性胸膜炎，好酸球性多発血管炎性肉芽腫症（EGPA），アスベスト関連胸水，特発性

とが多いが，リンパ球が優位で胸水中 ADA 値が 50 IU/mL 以上であれば 95 % の確率で診断は妥当である．しかし 5 % は，サルコイドーシス，悪性リンパ腫，膠原病性胸膜炎など結核性でないため，正確な診断のためには胸膜生検による組織診断が必要になる．好中球優位の胸水なら，肺炎随伴性胸水や膿胸などを考える．

㉑ 局所麻酔下胸腔鏡の適応

1. 胸膜炎の原因診断
　　胸膜腔の観察と生検
2. 胸膜癒着術（タルク散布）
3. 気胸の診断と治療
4. 急性膿胸における癒着の解除とドレナージ
5. 癌の進展度の判定

㉒ 内科的胸腔鏡と外科的胸腔鏡の相違

	内科的胸腔鏡 （局所麻酔下胸腔鏡）	外科的胸腔鏡 （VATS）
目的	胸水の原因診断，胸膜癒着術など	胸部外科手術の低侵襲化
麻酔	局所麻酔	片肺分離換気による全身麻酔
場所	内視鏡室や処置室または手術室	手術室
手技	胸膜生検 タルク散布による胸膜癒着	ほとんどすべての胸部領域外科手術
穿刺孔	通常 1 か所	複数（通常 3 か所）
器機	単純，リユーザブルが多い	複雑，ディスポーザブルが多い
術者	内科医または外科医	外科医

胸膜生検

　胸水の原因診断が胸水検査では確定できない場合，コープ針などを用いた経皮的胸膜生検が行われる．しかし，確実に十分量の胸膜を採取するのが難しいこと，盲目的な生検であるため病変部が必ずしも採取できないこと，複数個所の採取が行いにくいことなどからその診断率，有用性は必ずしも高くない.

胸腔鏡検査

　胸腔鏡は，通常，全身麻酔下に外科医によって施行されるが，胸膜病変に限定すれば局所麻酔下に内科医の手によっても施行しうる．外科的胸腔鏡は，ビデオ補助胸腔鏡手術（video-assisted thoracoscopic surgery：VATS）と呼ばれ，縦隔や食道を含めた胸部のあらゆる外科的手術を開胸手術に比較しより低侵襲に行うことを目的としている．さらに，検査目的で，外科的肺生検，胸膜生検，縦隔リンパ節生検などにも用いられる（☞「肺生検」p.375）．一方，内科医が行う胸腔鏡は局所麻酔下で行うため局所麻酔下胸腔鏡あるいは内科的胸腔鏡（medical thoracoscopy）と呼ばれる．その主目的は，胸腔内の観察と胸膜の生検によって胸水の原因や胸膜疾患を診断することである．さらに，診断のみならず，胸膜癒着術，急性膿胸に対するドレナージ，気胸の処置など治療にも有用である（㉑）．内科的胸腔鏡と VATS の違いを㉒に示す.

局所麻酔下胸腔鏡検査

胸水貯留，気胸，胸膜腫瘍など胸膜腔内に病変を有する症例に対して，胸腔内に直接スコープを挿入して病変を肉眼的に確認したうえ，生検を行い診断する方法である．胸膜腔内の病変は必ずしも均一に分布しているわけではないからブラインドで行う胸膜生検と比較して，診断率は明らかに向上する．局所麻酔下で行うことで，全身麻酔のリスクや侵襲を軽減できるし，全身麻酔が施行できない症例にも対処可能である．内科医にも施行できるので，外科医や麻酔科医の人員も省ける．コスト的にも負担が少ない．特に胸水貯留例の診断の場合は，ドレナージチューブ挿入時に胸腔鏡を行えばほとんど侵襲なく検査できる．

手技

手技は胸腔内ドレナージチューブの挿入と同様であり，内科医にも簡単に施行できる．通常は手術室で行っているが，無菌操作に十分配慮すれば通常の内視鏡室あるいは病棟処置室などでも可能である．内視鏡は，先端のみフレキシブルなビデオ胸腔鏡が使用しやすい（㉓）．

皮膚消毒後，局所麻酔を施行し，1～1.5 cm 皮膚切開し，鉗子で鈍的に筋層の剝離を進めて壁側胸膜を切開して胸腔内に到達する．ポートとなるフレキシブルトロッカーを挿入する．胸腔鏡をトロッカーより挿入し，吸引チャンネル孔より胸水を吸引する．系統的に観察を行い，写真撮影とVTR記録をする．生検は，鉗子孔から生検鉗子を挿入して行う．原則的に壁側胸膜および横隔膜より行い，臓側胸膜からは行わない．

代表的な胸腔鏡所見

癌性胸膜炎：通常，肺癌に伴う癌性胸膜炎では胸水穿刺による細胞診で約70％の症例は陽性となるが，診断が確定しない場合も少なくない．肺癌以外の悪性腫瘍による胸水では，さらに細胞診陽性率は低い．肺癌症例に胸水が存在しても悪性胸水とは限らない．閉塞性肺炎や無気肺に胸水や上大静脈症候群に伴う胸水もある．これらの鑑別には確実な胸膜生検が必須である．胸腔鏡所見は，癌の組織型によって形態や分布に特徴がある．腺癌では播種巣が広範にびまん性に胸膜面に散在する場合が多く，癒合し胸膜が厚く不整に肥厚することもある（㉔a）．扁平上皮癌では，一部表面に壊死を伴う1～2 cm径の比較的大きな結節性病変が数個みられる場合が多い（㉔b）．小細胞癌は，比較的みずみずしい小隆起が散在する場合が多いが，腺癌の所見に類似する場合もある（㉔c）．もちろん，これらの所見は絶対的なものではなく，例外もある．

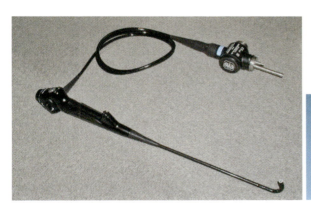
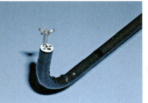

㉓ 先端フレキシブルビデオ胸腔鏡
（Olympus LTF-260）

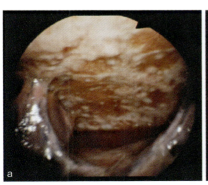
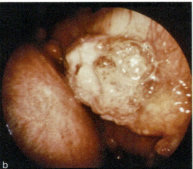
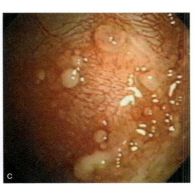

㉔ 癌性胸膜炎の胸腔鏡所見
a．腺癌，b．扁平上皮癌，c．小細胞癌．

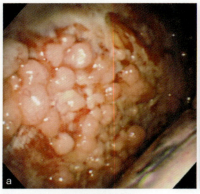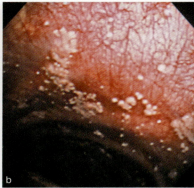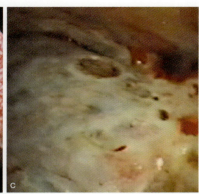

㉕ 代表的疾患の胸腔鏡所見
a. 胸膜悪性中皮腫, b. 結核性胸膜炎, c. 非特異的胸膜炎.

悪性中皮腫：悪性中皮腫では胸水細胞診陽性率は必ずしも高くなく，30〜50％程度である．細胞診では腺癌との鑑別が困難なことも多いため確実に組織採取し免疫組織染色を行うことが診断に重要である．そのため，胸腔鏡が最も威力を発揮する疾患の一つといえる．内視鏡所見では，結節性病変を呈するものが90％，胸膜肥厚が60％，アスベスト曝露によると考えられる胸膜肥厚斑（pleural plaque）は50％に認めた（㉕a）．

通常，胸腔内に隆起性病変を認める場合は，生検により診断が確定するが，sarcomatous type や desmoplastic type で腫瘍細胞が粗な場合や深部の脂肪組織に浸潤する付近のみに認める場合があり，胸膜下脂肪層まで含んだ胸膜全層を生検しないと診断が困難な場合がある．肥厚した壁側胸膜を生検する場合は，十分な局所麻酔をかねて2％キシロカインを局注針で胸膜下に数mL注入し，胸膜を膨隆させ筋層や脂肪層から遊離したうえで，高周波メスを用いて胸膜全層を生検するとよい．

結核性胸膜炎：結核性胸膜炎の胸腔鏡所見は灰白色の小結節が壁側胸膜や横隔膜上に多数存在するもので，タピオカの粒に似ているため sago-like lesion と呼ばれる（㉕b）．時間の経過によってこのような特徴的な所見は消失し，胸膜の発赤，血管増生，線維性肥厚，線維素性癒着といった所見がみられる．非特異的なびまん性の胸膜肥厚のみで隆起性病変がない場合でも確実に胸膜生検を行い，肉芽腫が認められれば結核性と診断できる．

非特異的胸膜炎：局所麻酔下胸腔鏡検査を施行しても20〜30％の症例では，原因疾患を示唆する特異的な病変を認めず，胸膜のびまん性肥厚など非特異的所見を呈する（㉕c）．胸膜生検の組織像もフィブリン析出や線維化など非特異的所見を示す．このような場合，基礎疾患や職業歴，曝露歴などから総合的に診断を行う．透析患者に伴う慢性胸膜炎，じん肺症に伴う胸膜炎，膠原病に伴う胸膜炎，良性石綿胸水などが含まれる．最終的に原因が推定不能な場合も5％程度ある．局所麻酔下胸腔鏡検査を行うことは，診断が確定できなくても，生検を施行し，結核や悪性疾患を否定するうえで大きな意義がある．

細胞診検査，リンパ節生検，肺生検

呼吸器疾患の診断においては，病理組織学的検査が診断の決め手となるため，病変部からの細胞・組織検体の採取がきわめて重要である．また，最近は，肺癌など悪性腫瘍の分子標的薬治療や免疫療法において，その反応性を規定するバイオマーカーの検索が必須であることが多いため，診断時だけではなく治療経過中での細胞診や組織診の再検（re-biopsy）の重要性が高まっている．

細胞診検査

呼吸器疾患の診断においては，喀痰細胞診（☞「喀痰検査」p.364），胸水細胞診，気管支鏡下擦過細胞診および洗浄細胞診，腫瘍やリンパ節の穿刺細胞診などが行われる．細胞診検体では，最終診断が困難な場合もあるのでできるだけ組織診を行うことが望ましい．しかし，癌細胞に発現するドライバー遺伝子変異（driver mutation）など治療薬の選択を決定付ける遺伝子検査は，細胞診検体でも可能である．また，細胞診検体であっても検体を固化して，固定，包埋，薄切の工程を行えば免疫染色，in situ hybridization，FISHなど，さまざまな検索が可能となり組織検体に近い情報が得られ有用である（セルブロック法）．

リンパ節生検

肺門，縦隔，頸部リンパ節などが腫脹する肺癌の転

移，悪性リンパ腫などの悪性腫瘍，リンパ節結核，サルコイドーシスなどの良性疾患の診断時に行われる．縦隔リンパ節腫大の診断には，以前は頸部の皮膚を切開して縦隔へ硬性鏡を挿入する縦隔鏡検査が行われていたが，超音波ガイド下経気管支針吸引生検（EBUS-TBNA）（☞「気管支鏡検査」p.367）が普及してから，縦隔鏡はほとんど行われなくなった．また，サルコイドーシスの診断目的に行われていた前斜角筋リンパ節生検も EBUS-TBNA の普及以後行われなくなった．胸部 CT 上肺野病変を認めないが肺門縦隔リンパ節腫大を伴う I 型サルコイドーシスでは，TBLB による肉芽腫の陽性率は 50～60 % であるが，EBUS-TBNA の陽性率は 80～90 % と高い．一方，肺野病変と肺門縦隔腫大の両者を伴う II 型サルコイドーシスでは，TBLB も EBUS-TBNA も陽性率 80～90 % であり，EBUS-TBNA の出現によってサルコイドーシスの組織診断陽性率は格段に向上した．

肺生検

肺生検は，肺野に存在する結節性病変の診断とびまん性肺疾患の診断に分けられる．肺野結節性病変の診断は，通常，気管支鏡を用いて経気管支的に行われることが多い．経気管支的にアプローチが困難な場合，経皮的生検（transcutaneous lung biopsy）が行われる．さらに診断困難な場合は，外科的肺生検（surgical lung biopsy：SLB）が行われる．一方，びまん性肺疾患の診断については，TBLB で診断可能な疾患（⓬）と診断にはより大きな検体が必要で SLB の適応となる疾患がある．気管支鏡を用いた肺生検および肺腫瘍生検については「気管支鏡検査」の項に記載したので，本項では経皮的肺生検と外科的肺生検について記載する．

経皮的肺生検

肺野末梢に存在する結節性病変が適応となる．穿刺生検針を病変に誘導する方法として X 線透視下生検，CT ガイド下生検（⓴），超音波ガイド下生検がある．超音波ガイド下の場合は，胸膜に接する病変が対象となる．いずれの場合も，臓側胸膜を穿通するため気胸発生のリスクが高い（20～30 %）．また，まれではあるが病変が悪性腫瘍の場合，悪性細胞を穿刺経路や胸膜腔に散布させてしまう可能性があるといわれる．

外科的肺生検

肺野小腫瘤状病変で TBLB や CT ガイド下経皮的肺生検で診断が確定しない場合や TBLB では診断不可能なびまん性肺疾患の診断には，外科的肺生検（SLB）が行われる．SLB には胸腔鏡下肺生検（video-assisted thoracoscopic lung biopsy：VTLB あるいは VATS）と開胸肺生検（open lung biopsy：OLB）がある．VATS は OLB より低侵襲であり，合併症が少なく，ドレナージ期間，入院期間も短くてすむうえに VATS でも OLB と同等に検体を採取できることから，胸膜癒着があるなどの理由がない限り通常は VATS が行われる．

VATS の肺野小腫瘤状病変に対する適応

肺野小腫瘤状病変の場合，肺表面から病変まで 2 cm 以上深部になると切除は難しくなる．病変を楔状切除し，迅速診断で悪性と判明した場合は開胸し，葉切除とリンパ節郭清といった標準的治療に移行する．肺表面から病変の局在が確認できない場合は，あらかじめ胸膜面から認識可能なマーキングを置く必要がある．メチレンブルーやインドシアニングリーンなどの色素，リピオドールなどの油性造影剤を CT ガイド下に注入したり，コイルや針，フックワイヤーなど金属でマーキングするなどさまざまな方法が報告されている．

マーキングは，術直前に行うが，気胸や出血，マーカーの脱落などの合併症が報告されており，注意が必要である．頻度は少ないものの金属マーカー留置では空気塞栓といった重篤な合併症も起こる．これらの合併症を避けるため，気管支鏡的アプローチも行われている．ナビゲーションシステムを用いて細径気管支鏡をターゲット部位に挿入し内腔から色素や造影剤を注入したり，細径の低出力レーザーファイバーを病変近傍に誘導し，これをガイドとして生検を行う方法が試みられている．

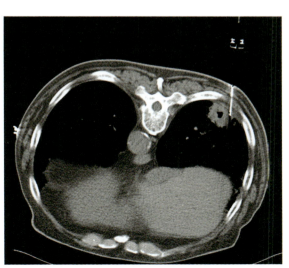

⓴ 左下葉胸膜下の空洞を伴う腫瘤に対する CT ガイド下経皮的肺生検

壊死を伴う空洞中心部を避けて穿刺し，肺腺癌の診断が確定した．

VATS のびまん性肺疾患に対する適応

びまん性肺疾患に対する VATS の適応は，TBLB や BAL では診断が確定しえない疾患であり，特発性間質性肺炎（IIPs）の中の病理組織パターン（UIP，NSIP，COP，DAD，DIP，RB-ILD，LIP ☞「特発性間質性肺炎」p.475）の鑑別や膠原病に伴う間質性肺炎の組織パターン分類，肺 Langerhans 細胞組織球症，閉塞性細気管支炎，びまん性汎細気管支炎（DPB），多発血管炎性肉芽腫症，リンパ球系増殖性疾患などの診断確定が対象となる．

しかし，臨床所見や画像所見から典型的な特発性肺線維症（IPF）症例や UIP-CVD 症例（HRCT で典型的な蜂巣肺所見を呈する場合）は，VATS を行う必要はない．DPB も特徴的な臨床所見や画像所見から臨床診断は容易であり，通常外科的生検は行わない．

IIPs では，HRCT（高分解能 CT）画像や BAL，TBLB で診断不能な場合は外科的肺生検の適応となる．外科的肺生検後に急性増悪をきたす間質性肺炎症例の報告もあり，適応を十分に考慮して行う必要がある．また，VATS で得られた組織所見が肺全体の病変を反映しているわけではなく，部位によって UIP であったり，NSIP であったり病理所見が異なる場合もあるのでできるだけ複数の部位から採取する．HRCT にて病変の強い場所，弱い場所，中間の場所と 3 か所ほど採取するのがよい．HRCT で明らかに蜂巣肺所見を認めたとしても，その部位が採取されていなければ UIP という病理診断は下されない．したがって，最終診断は，臨床所見，画像所見，病理所見を総合的によく検討（multidisciplinary discussion：MDD）したうえで行う MDD 診断が必要である．

（石井芳樹，武政聡浩）

●文献
1) 石井芳樹（編著）：気管支サーモプラスティパーフェクトガイド．東京：日本医事新報社；2018.
2) Light RW：Pleural Diseases. 4th edition. Philadelphia：Lippincott Williams & Wilkins；2001.

画像診断

胸部単純 X 線写真

胸部単純 X 線写真は肺，縦隔のほか，心・大血管，食道，胸膜，横隔膜，骨，軟組織，さらに頸部，上肢，腹部の一部などの各臓器を 1 枚のフィルムに投影し，生体内での X 線透過度の差を画像として表した

ものである．胸部単純 X 線写真は簡便で侵襲度が低く，しかも安価であるうえに情報量が多いため，CT，MRI などの新しい画像診断装置が普及した現在でも，呼吸器疾患の画像診断の第一歩であり，その重要性にも変わりはない．また，呼吸器疾患に対するスクリーニングとしても有用である．

撮影条件は，現在では管電圧を 120〜140 kV 程度の高電圧にして撮影を行うのが一般的である．高圧撮影にすると各組織間の X 線吸収度の差が小さくなり，同時に透過性が高まるために縦隔影や骨に重なる陰影の観察が容易となる．また，高圧撮影では軟線が少なく，撮影時間の短縮により被曝線量は減少する．

胸部単純 X 線写真の撮影体位

正面単純写真：立位背腹像（P-A view）を原則とし，新生児や重症患者では仰臥位腹背像（A-P view）の撮影とする．一般に深吸気で撮影するが，気胸や空気トラッピングの診断には呼気相で撮影を行うこともある．

側面単純写真：通常立位で左側面撮影（右→左）を行うが，右側に病巣のある患者については右側面撮影（左→右）を行う．側面像を正面像に加えて読影することにより，病変の部位や立体的な把握，正面像で見落としやすい病変に対する診断が可能となることがある．

側臥位正面写真（lateral decubitus view）：側臥位で腹側または背側に垂直に立てて置かれたフィルムに X 線を水平に曝射して行う．胸水や気胸が疑われたときに行われ，胸水の場合は患側を下に，気胸の場合は患側を上にして撮影する．少量の胸水貯留の診断に有効である．

異常陰影の読影

陰影自体の性状および正常構造物との関連が重要である．

気管支や細気管支などの含気腔が滲出液，漏出液，出血，細胞浸潤などにより置換した状態をコンソリデーション（consolidation）と呼び，その X 線像を浸潤影と呼ぶ．肺野の気管支は正常の胸部 X 線写真ではみられないが，肺胞内腔や末梢気道に滲出液などが充満した場合，気管支内の空気が周囲の肺胞から識別されて観察可能になる．これをエアブロンコグラム（air bronchogram）と呼び，これがみられると病変が肺胞などの肺末梢に存在することを意味する．肺野に丸い陰影がみられた場合，径 3 cm 以下の場合は結節影，3 cm を超える場合は腫瘤影と呼ぶ．

間質に病変がみられる場合はすりガラス状陰影や粒状陰影としてみられる．さらに間質の肥厚により陰影の濃度が上昇し，線状陰影が交錯して網目状にみえるものを網状陰影と呼び，網状陰影が進行して蜂巣状に

みえるものを蜂巣状陰影(honeycomb pattern)という.

周囲臓器との関連ではシルエットサイン(silhouette sign)が重要である(❷).心臓,胸部大動脈などの辺縁に接して,これらの臓器と同程度の濃度の胸腔内病変が存在する場合に,X線上臓器の辺縁(シルエット)が消失することをシルエットサイン陽性と呼ぶ.この所見を読むことにより,病変部位が推定できる.

CR画像

従来のX線写真がX線に感光したフィルム画像をそのまま読影するのに対し,CR(computed radiography)はX線に感光させたイメージングプレートの情報をレーザースキャンし,デジタル画像につくり上げ,コンピュータによる画像処理や,情報管理をしやすくしたものである.

本法は,従来のX線写真に比べて空間分解能は現在ではほぼ同等で,かつ濃度分解能に優れ,画像処理によって関心領域を強調して観察できること,ならびに画像管理が容易になるなどの利点をもっている.次に述べる平面検出器型X線装置にとって代わられつつあるが,ポータブル撮影などでは依然有用である.

平面検出器型X線撮影装置

平面検出器(flat panel detector:FPD)型のX線撮影装置は,今世紀に入って実用化された新しいX線撮影装置である.撮影装置に150 μm程度の小さい検出器を数多く平面状に並べて,そこでX線照射後に直ちにデジタル情報に変換することができるものである.

平面検出器型のX線撮影装置の利点は,撮影から画像表示までの時間が非常に短いことで,撮影してから読影可能な画像表示まで3秒程度である.さらにシステム全体でX線の感度が高いため,X線照射量を抑えることができ,患者の被曝量を軽減できる利点をもつ.現在の単純X線撮影の主流となりつつある.

CT

CT(computed tomography)は,人体を透過したX線の吸収値を検出器で測定し,コンピュータ処理による画像の再構成を行い,断層像として描出する装置である.X線CTは,全身の疾患に応用されているが,近年のCT装置の急速な進歩に伴って,胸部疾患の診断には不可欠な検査となった.

CTの画像は,ウインドウレベルとウインドウ幅によって変化する.胸部CTでは通常5～10 mmスライスで再構成し,肺実質や気管支・血管系を観察するための肺野条件と,縦隔や胸壁および腫瘍内の石灰化や脂肪などを観察するための縦隔条件の2種類の画像

表示を行う.

造影CTは,300 mg I/mL程度の濃度の非イオン性水溶性造影剤を100 mL急速静注して行うのが一般的である.造影CTは,血管性病変の抽出,病変と血管との分離,縦隔腫瘤と既存血管との識別に有用で,病変の造影パターンによる診断にも有効な場合がある.また,CTは経皮的肺生検のガイドとしても用いられる.

高分解能CT

高分解能CT(high resolution CT:HR-CT)は高コントラスト領域を強調するアルゴリズム,小さいFOV(field of view),多数のマトリックス(512×512)を用いて解像力を高め,薄いスライス幅(0.5～2 mm)でスキャンすることによって,分解能の高い画像を得る方法で,近年のどのようなCT装置でも撮影・再構成可能な方法である.

びまん性肺疾患では,病変と既存構造との関係が肺小葉の微細なレベルまで描出され,病変の小葉内分布まで把握可能となる.また,肺癌においては,腫瘍の内部構造や辺縁の性状がより明瞭に描出可能となる(❷).

スパイラルCT,マルチスライスCT

スパイラルCT(spiral CT)あるいはヘリカル(helical)CTは,1990年代に普及した新しいスキャン方法で撮影可能なCT装置のことで,X線管球を連続的に回転させながら同時に定速で患者テーブルを移動させて一定の範囲内のデータを収集する撮像法である.したがって胸部領域では,一呼吸停止下で全肺のスキャンも可能である.また限局性の肺疾患に対しては,薄いスライス幅での連続的な撮影も可能である.

マルチスライスCT(multislice CT)あるいはmultidetector CT(MD-CT)は2000年頃に実用化された.マルチスライスCTは,複数列の検出器とデータ取得を有するヘリカルCTを意味する.マルチスライスCTの利点は,複数のスライス画像の同時取得とデータ取得の高速性で,その結果として胸部領域では一呼吸停止下で0.5～1 mm程度の薄いスライスでの全肺や全身の撮影が可能である.これによって得られたデータで,精緻な三次元画像やMPR(multi-planar reconstruction)像(❷)が作成可能である.現在,わが国ではこのMD-CTが主流となっている.

MRI

MRI(magnetic resonance imaging,磁気共鳴画像)は,強い磁場を利用して生体内部の水素原子核を共鳴させ,取り出した信号をコンピュータによって画像化

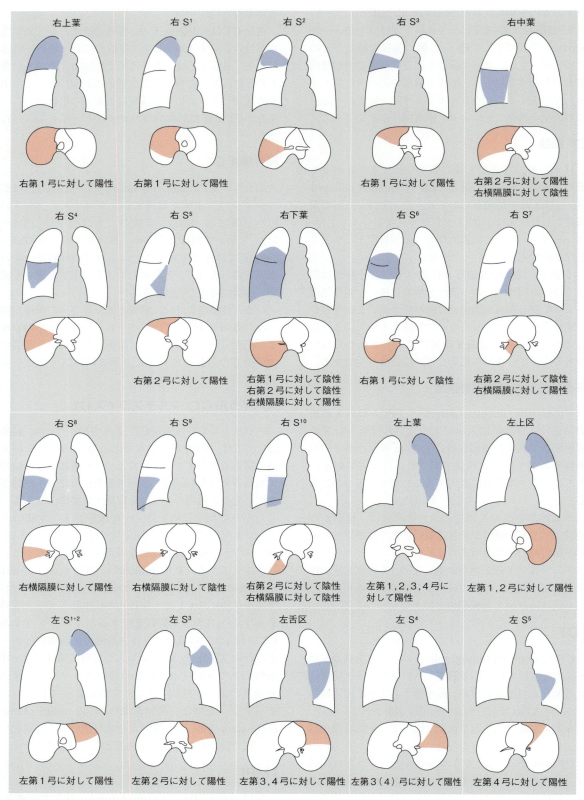

27 肺の各区域とシルエットサイン，CT との関係

（次ページにつづく↗）

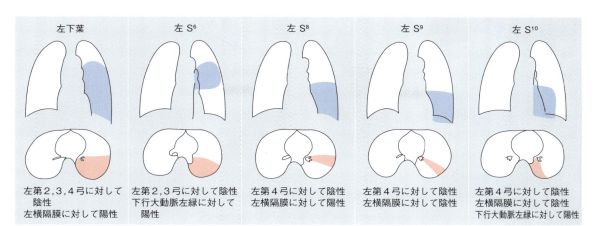

㉗ 肺の各区域とシルエットサイン，CT との関係（つづき）
肺の各区域の陰影と，心陰影，横隔膜などとのシルエットサインの有無をシェーマで示す．また，その陰影に対応する CT も併せて示した（単純 X 線正面写真で，位置関係の理解上，すべて minor fissure を示しているが，実際にはみえないこともある）．

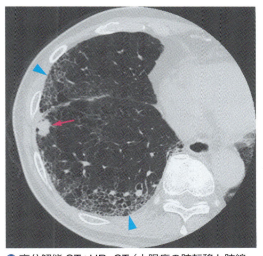

㉘ 高分解能 CT：HR-CT（大腸癌の肺転移と肺線維症）
右肺下葉胸膜直下に 15 mm 大の辺縁不整な結節を認める（赤矢印）．また胸膜直下主体に蜂窩肺を認め，一部すりガラス状陰影もみられる（青三角）．

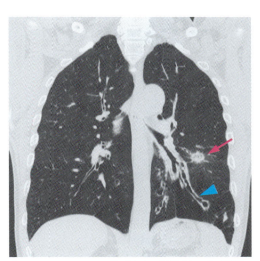

㉙ マルチスライスで作成した冠状断 MPR（肺腺癌と気管支拡張症）
左肺下葉に 2 cm 大の辺縁不整な結節を認める（赤矢印）．また，左肺下葉の気管支が数珠状に拡張している様子が冠状断像で明瞭に描出されている（青三角）．

し，解剖学的形態や組織学的性状，さらには血流も描出しうる新しい画像診断法である．得られる画像は，水素原子核密度，組織固有の T1，T2 値および血流の 4 つの因子によって決定される．

X 線 CT と異なる特徴は，X 線を用いないこと，横断像に限らず任意の断面の画像が得られること，また同一断面でも異なったパルス系列（T1 強調画像，T2 強調画像など）を用いることにより異なった画像が得られ，濃度分解能が優れていることである．

呼吸器疾患における MRI の適応については，肺癌の進展範囲診断，特に大血管や胸壁浸潤診断，胸郭入口部腫瘍の評価，腫瘍と二次変化部との識別に有用である（㉚）．また，縦隔腫瘍の性状診断，特に囊胞の診断や，肺血管病変に対しても診断価値が高い．

血管造影

呼吸器疾患に対する血管造影（angiography）は，肺血管造影，大動脈造影，気管支動脈造影が主である．肺血管造影は，かつて肺癌の血管浸潤診断，肺動静脈奇形，肺塞栓症などの診断に用いられたが，前述の MD-CT の出現によってほとんど用いられることがなくなった．大動脈造影は肺分画症の診断に重要である

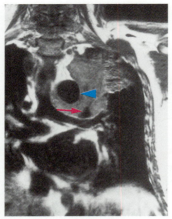

㉚ MRI（左上葉扁平上皮癌）
左上葉の腫瘍が縦隔内に進展し，大動脈浸潤（青三角），肺動脈浸潤（赤矢印）が明瞭に観察できる．

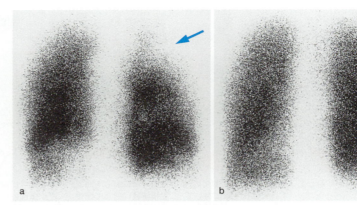

㉜ 肺血流・換気シンチグラフィ（肺梗塞）
a．肺血流シンチグラフィ背面像．右上葉に欠損像がみられる（矢印）．
b．換気シンチグラフィ背面像．右上葉に欠損が認められず，aとのミスマッチがみられる．

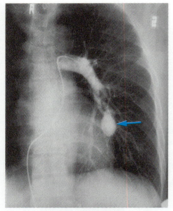

㉛ 肺動脈造影（肺動静脈奇形）
左下葉に，嚢状に拡張した動静脈奇形が明瞭に観察できる（矢印）．

（㉛）．
　また，気管支動脈造影は，最近では診断のみの目的で使用されることは少なくなったが，気管支拡張症などの喀血に対する血管塞栓術（bronchial arterial embolization：BAE）など，治療目的で施行されている．
　血管造影は侵襲的であるため，CT，MRIの登場と診断能の向上により呼吸器疾患の診断における意義は薄らいできたが，異常血管の描出など血管造影が診断上重要な疾患もあり，適応を考慮して行うべきである．

核医学診断

　核医学診断は放射性同位元素を用いて診断に応用する方法で，そのうち呼吸器疾患の診断に対しては，肺血流シンチグラフィと換気シンチグラフィがよく用い

られる．また，肺癌などの胸部悪性腫瘍の診断にPET/CTが用いられるようになってきた．

血流・換気シンチグラフィ

　γ線放出核種（^{99m}Tc）で標識された，血球よりやや大きい物質である大凝集ヒト血清アルブミン（macro-aggregated human serum albumin：MAA）を静注する．この^{99m}Tc-MAAは，肺動脈に乗って運ばれた後，肺の前毛細血管床に捕捉される．この核種から放出されるγ線を測定することにより，肺動脈血流の分布を知る方法が肺血流シンチグラフィである．一方，換気シンチグラフィは^{133}Xe，^{81m}Krなどの放射性の不活性ガスを吸入させることによって，肺の換気分布を撮像するものである．閉塞性肺疾患では，病変部より末梢の換気分布は減少または欠如する．
　対象となる疾患は，肺塞栓症，肺癌，肺高血圧症，気管支喘息，肺気腫などであるが，最も有用なのは肺塞栓症の早期診断である（㉜）．肺梗塞では肺血流分布は欠如するが（㉜a），換気分布は持続する（㉜b）．

PETならびにPET/CT

　PETはpositron emission tomography（陽電子放出断層撮影）の略で，アイソトープを用いる核医学画像診断法である．ポジトロン核種と呼ばれる^{18}Fや^{11}Cなどは，ポジトロン（プラスの電荷をもつ陽電子）を放出し，これが電子と結合して消滅し，2本の消滅光子（511 keVのγ線）が180°方向に放出される．この2本のγ線を向かい合った検出器で同時に検出し，放射能濃度分布を画像として再構成する方法である．^{18}Fや^{11}Cは，生体に重要な種々の化合物に標識でき，用いる薬剤などにより血流・代謝・受容体などの生体情報を反映した機能画像が得られるのが最大の特徴で

ある.

　現在広く使用されている標識化合物は，FDG（^{18}F-fluorodeoxyglucose）である．FDG はグルコースの類似体であり，細胞膜を介して細胞内に流入するため，悪性腫瘍をはじめとする糖代謝の亢進している細胞には FDG が貯留し，この FDG からの放射線をとらえることによって，病変が検出できる．胸部領域では肺癌などの悪性疾患の診断に用いられており，特に肺癌のリンパ節転移診断や遠隔転移診断に診断価値が高い（㉝）．肺結節の良性悪性の鑑別にも用いられることがあるが，偽陰性，偽陽性ともにあり注意が必要である．

　PET/CT は PET と X 線 CT が一体化した装置で，同一体位のまま PET と X 線 CT を撮像し，これらの融合画像を簡便に作成することができる．PET 単独装置の問題点の一つであった病変の位置情報に関する情報を CT との融合画像で十分に補うことが可能となった（㉞）．最近の PET/CT 装置ではマルチスライス CT を備えており，全身の造影 CT と PET 検査を一度に行うことが可能となっている．

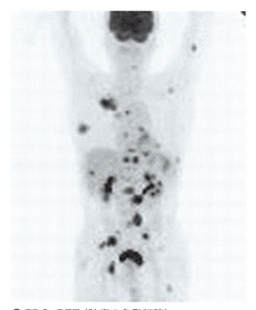

㉝ FDG–PET（肺癌の多発転移）
右肺上葉に肺癌の原発巣があり，高度集積がみられている．それ以外にも右肋骨，左腋窩，肝臓，椎体などに異常集積がみられ，遠隔転移の診断が容易である．

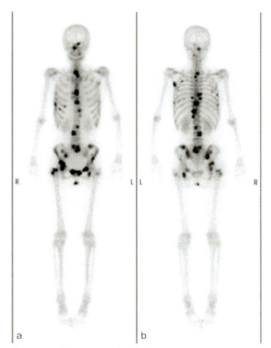

㉟ 骨シンチグラフィ（肺癌の多発骨転移）
全身の骨が描出されているが，特に濃く黒く映っている部分が異常集積部位で，椎体，肋骨，骨盤骨などに骨転移がみられる．
a．腹側から，b．背面からの撮影．

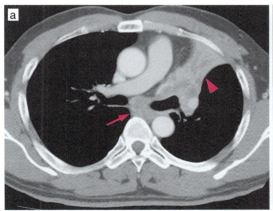
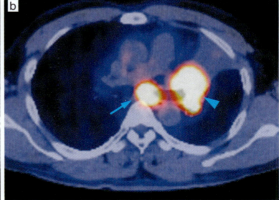

㉞ PET／CT（無気肺と縦隔リンパ節転移を伴う肺癌）
a．造影 CT では左上葉の無気肺がみられ（赤三角），気管分岐下の縦隔リンパ節も腫大している（赤矢印）．
b．PET／CT では，左上葉の腫瘍部（青三角）と縦隔リンパ節（青矢印）に高度な集積がみられ，無気肺部には集積がみられない．

骨シンチグラフィ

^{99m}Tc-HMDP または ^{99m}Tc-MDP というテクネチウムリン酸化合物が薬剤として使用される。これらの放射線医薬品 370〜740 MBq を静脈内に注射し，2〜3時間後にシンチカメラで全身を撮影する。骨，ことに骨新生のさかんな部分に多く集まるものと考えられている。正常では，骨に淡い集積がみられるが，骨新生のさかんな部分では，強い異常集積がみられ，病変の検出に有効である。呼吸器領域では，特に肺癌などの悪性疾患の骨転移の評価に用いる（㉟）。X線やCTでわかりにくい骨転移，微小骨折などの病変を検出することができる。悪性腫瘍の骨転移巣検出率は高いが，一方で骨折，急性骨髄炎，関節炎などの腫瘍以外の病変にも異常集積がみられ，これらの疾患との鑑別が難しい場合がある。

（楠本昌彦）

● 文献
1）西谷 弘（監）：標準放射線医学，第7版．東京：医学書院；2011.

呼吸機能検査

スパイロメトリー

スパイロメトリー（spirometry）は最も基本的な呼吸機能検査である。その結果によって呼吸器機能障害の概略を把握して，次の精査を考察する。

スパイロメトリーでは被検者の最大の努力が求められ，その理解，協力などによって成績が異なるので，被検者を適切に誘導する検者の技術・熟練が重要である。得られたスパイロメトリーの成績が満足すべきものか否かの判断には，得られたスパイログラム（spirogram）のパターンに異常はないか，再現性があるかなどが参考とされる。

方法

スパイログラム

ゆっくりと呼出する場合の最大吸気位より最大呼気位までの気量が肺活量（vital capacity：VC）である（㊱）。ただし，最大呼気位においても肺内に残気量が存在するため，肺活量以外の肺気量を知るには後述する，体プレチスモグラフィなどを用いる必要がある（☞「肺気量分画」p.384）。

呼気（あるいは吸気）を被検者の最大努力のもとで測定する方法は，呼吸器の動的な換気力学的異常を見出す検査である。最大吸気位から最大呼気位までの呼出を，最大努力のもとで一気に呼出させて測定するのが努力肺活量（forced vital capacity：FVC）である。その際のスパイログラムである努力呼出曲線を㊲に示す。努力呼出の最初の1秒間の呼出量を1秒量（forced expiratory volume in one second：FEV_1）と呼ぶ。

フローボリューム曲線

努力呼出曲線（㊲）の横軸は時間で，縦軸は呼出量であるが，まったく同じデータを，縦軸をそのときの呼気あるいは吸気流量とし横軸を呼出量としてプロットした曲線がフローボリューム曲線（maximal expiratory flow volume curve：MEFV）である（㊳）。

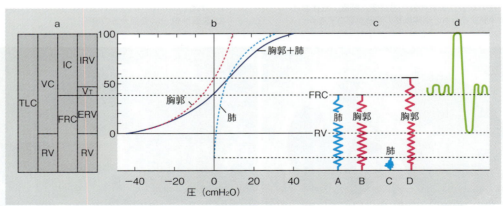

㊱ 肺気量分画（a），静的肺胸郭圧量曲線（b），肺と胸郭の弾性の模型図（c），およびスパイログラム（d）
TLC（total lung capacity）：全肺気量，VC（vital capacity）：肺活量，RV（residual volume）：残気量，IC（inspiratory capacity）：深吸気量，FRC（functional residual capacity）：機能的残気量，IRV（inspiratory reserve volume）：吸気予備量，V_T（tidal volume）：1回換気量，ERV（expiratory reserve volume）：呼気予備量．
A，B：FRCにおける肺と胸郭の大きさ，C，D：力を加えない場合（肺と胸郭のそれぞれの圧量曲線上で圧が0になるときの容積）の肺と胸郭の大きさ。FRCでの大きさより肺は著しく小さくなり，胸郭は大きくなる．圧量曲線の勾配がコンプライアンスである。

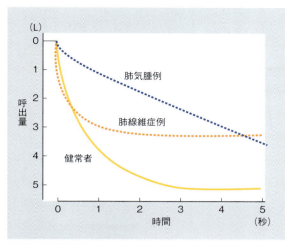

㊲ 努力呼出曲線

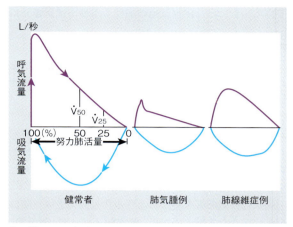

㊳ 呼気および吸気フローボリューム曲線

　全肺気量（total lung capacity：TLC）から残気量（residual volume：RV）までの50％肺気量位でのフローを$\dot{V}_{50}$と呼ぶ．また25％肺気量位におけるフローを$\dot{V}_{25}$と呼ぶ（㊳）．$\dot{V}_{50}$と$\dot{V}_{25}$は努力とは無関係な値とされ，細気道病変の診断に役立つとされている．

評価

肺活量（VC）

　VCが正常限界以下の状態を拘束性換気障害と呼ぶ（㊴）．ただしVCは性別，年齢，体格，体位などによって異なる．したがって，ある被検者のVCを経時的に比較するなどの場合以外では，VCの絶対値でVCを評価することよりも％肺活量（％VC）で評価することのほうが多い．

　実測VCと予測VCから％VCを計算するには次式を用いる．

$$\%VC = \frac{実測VC}{予測VC} \times 100$$

　予測VCとは被検者の性別，年齢，体格などから健常者として予測される肺活量の平均値である．

　以前，わが国においてはBaldwinの予測式が用いられていたが，2001年，日本呼吸器学会肺生理専門委員会から以下の式が発表され，一般に使用されている．

　　男性（L）：0.045×身長(cm) − 0.023×年齢 − 2.258
　　女性（L）：0.032×身長(cm) − 0.018×年齢 − 1.17

　その後，2014年には同学会が中心になりLMS法による基準値と正常下限値（LLN）が報告され，学術誌への投稿には，これが推奨されている．日本呼吸器学会のホームページ（https://www.jrs.or.jp/modules/guidelines/index.php?content_id=72）から計算用エクセルシートをダウンロードできる．

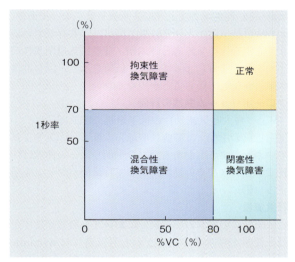

㊴ 換気機能障害の分類

　VC低値はTLCが小さいことによる場合と，RVが大きいことによる場合とがある．前者には肺が硬い，吸気筋力が弱い場合がある．後者には胸郭が硬い，呼気筋力が弱い，気道閉塞による場合がある．

1秒率（FEV$_1$％，FEV$_1$/FVC）

　FEV$_1$には性別，年齢，体格，体位などによって差がみられる．またFVC（努力肺活量）が小さければFEV$_1$も小さいことは当然である．したがって，ある被検者のFEV$_1$を経時的に比較するなどの場合以外では，FEV$_1$の絶対値よりも1秒率（FEV$_1$/FVC）で評価することのほうが多い．

　1秒率が正常限界以下の状態を閉塞性換気障害と呼ぶ（㊴）．1秒率の低値は呼気流量が低下するような疾患において起こり，細気管支領域の病変あるいは肺の病変と関連しているが，中枢気道の病変との関連性は少ないと考えられている．しかし，気道病変が高度

である場合には，中枢気道の病変も1秒率に影響していると考えられる．

呼吸機能障害の評価

静的条件下で求められた%VCと，動的条件下で求められた1秒率とを組み合わせて，呼吸機能障害を評価する第一歩とする（㊴）．

%VCと1秒率のそれぞれに正常限界が報告されており，それに従って%VCと1秒率を評価してよいが，おおよその評価を与える場合には，㊴に示すように%VCの正常限界を80%，1秒率の正常限界を70%とすることがある．

拘束性換気障害をもたらしうる代表的疾患は，肺に線維化をきたす種々の疾患，肺水腫・うっ血，無気肺，筋疾患，胸郭・横隔膜の運動を制限する種々の病態などである．閉塞性換気障害をもたらしうる代表的疾患は肺気腫，慢性気管支炎，喘息，細気管支炎などである．

拘束性換気障害と閉塞性換気障害とが共存している状態を混合性換気障害と呼ぶが，背景に気道閉塞性疾患があり，それによってVCが低値を示し，混合性換気障害を呈していることが少なくない．

フローボリューム曲線の評価

$\dot{V}_{max}$（最大呼気流量）の低下を起こす原因には，①気道抵抗の増加，②肺弾性収縮力の低下，③気管支壁のつぶれやすさ，がある．フローボリューム曲線は，狭窄部位およびその性状によって特徴的パターンを呈する（㊵）．

吸気流量

吸気ではいずれの肺気量位においても努力を増すと吸気流量が増加する．すなわち吸気時にはdynamic compressionが生じない．したがって，dynamic compressionによって$\dot{V}_{max}$が低値となっている症例においては，努力呼出曲線と努力吸気曲線とを比較すれば，呼気流量の低値がより強調される（㊳）．

また，この比較は上気道狭窄を診断するうえでも有用である．

ピークフロー（PEF）

最大吸気位から努力呼出した際の最大呼気流量がピークフロー（peak expiratory flow：PEF）であり，フローボリューム曲線では単位がL/秒で表示されるが，市販のピークフローメーターではL/分である．気流制限の指標として信頼性が高く，PEF値の日内変動が20%以上ある場合は可逆性気流制限ありと判断できる．特に喘息の自己管理において有用である．年齢，性別，身長に依存し，またピークフローメーターの種類によっても異なる．

┃肺気量分画

肺気量分画（㊱）は，スピロメトリーに次いで多

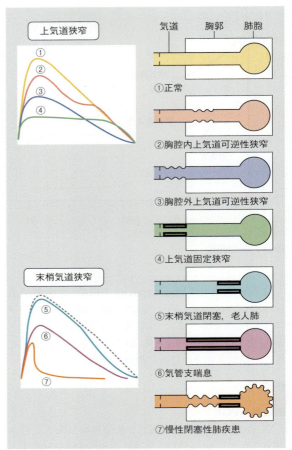

㊵ 閉塞性病変の部位，およびその性状とフローボリューム曲線

∞∞∞ compressive.
── less compressive, fixed.
（佐々木孝夫：肺機能検査のよみかた．臨床麻酔 1980；4：75．より）

く行われる検査である．スピロメトリーでは残気量（RV）を測定することはできないが，RVを測定できれば，スピロメトリーとを組み合わせてほかの肺気量分画の絶対値を知ることができる．

実際には，RVではなく機能的残気量（functional residual capacity：FRC）を実測する（㊱）．これとスパイロメトリーとを組み合わせて肺気量分画を知る．これらはいずれも静的条件下での指標である．

方法

FRCを測定する方法には閉鎖回路ガス希釈法，開放回路ガス希釈法および体プレチスモグラフィ（body plethysmography）がある．

被検者が密閉された箱（体プレチスモグラフ）の中に入り，気道を閉じていきむと気道内圧は上昇するが胸郭内ガスが圧縮される．これによって箱内圧は減少

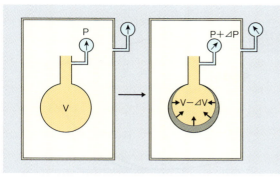

㊶ 体プレチスモグラフィの原理

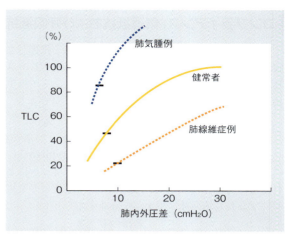

㊷ 静肺圧量曲線
勾配がコンプライアンスで，曲線上の短い横線は FRC を表す．縦軸は健常者の TLC を 100 とした肺気量．

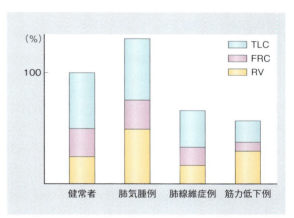

㊸ 肺気量分画

する（㊶）．逆にリラックスすれば箱内圧は増加する方向に変化する．この箱内圧の変化から胸郭内ガスの容積変化を求める．この胸郭内ガス容積の変化と，これに伴う気道内圧の変化とから，胸郭内ガス量が求められる．これが圧型の体プレチスモグラフィの原理であるが，体プレチスモグラフィには圧型以外に量型，圧量型がある．

評価

機能的残気量（FRC）の決定因子

安静呼気位すなわち FRC は，㊱にみるように胸郭が広がろうとする力と肺が収縮しようとする力とが等しい肺気量で，健常者では VC の 40％弱の肺気量位になる．㊱の胸郭の圧量曲線または肺の圧量曲線がいずれかの方向に偏位すれば FRC が変化することは明らかである．

㊷㊸に示すように，静肺弾性収縮力が低下すると（肺気腫など），肺の圧量曲線は左上方に偏位し，FRC が大きくなる．逆に静肺弾性収縮力が大きくなると（肺線維症など），肺の圧量曲線は右下方に偏位し，FRC は小さくなる．胸郭の圧量曲線の偏位が生じても同様である．胸郭変形，肥満などによって胸郭の弾性収縮力が大きくなると FRC は小さくなる．

FRC に影響する他の因子に気道閉塞がある．たとえば慢性閉塞性肺疾患などにおいては FRC より高い肺気量位で気道閉塞が生ずることがある．

全肺気量（TLC）の決定因子

TLC は最大吸気位の肺気量で，このとき肺と胸郭の収縮力の和は呼吸筋力に等しい．

また，肺気量が RV に等しい最大呼気位は，胸郭が広がろうとする力（胸郭の弾性）と呼吸筋力とが等しい肺気量位である．さらに FRC と同様に気道閉塞が最大呼気位の決定因子の一つである．肺気量が小さくなる過程において，RV に至る前に，より高い肺気量位で気道閉塞が生じ，空気が呼出されずに取り込まれてしまえば RV は大となる．

肺気腫における機能障害は静肺弾性収縮力の低下（静肺コンプライアンスの増大）である．これによって静肺圧量曲線は偏位し，FRC，TLC が増大，気道閉塞によって RV も増大する．実際には RV の増加が TLC の増加に比して大であるため，RV/TLC も増大する（㊸）．

肺線維症においては静肺弾性収縮力の増大（静肺コンプライアンスの低下，㊷）が特徴である．各肺気量分画が減少するが，特にどれが著減するという傾向はない（㊸）．

呼吸筋力の低下による換気機能障害も臨床的に重要な問題である．どの呼吸筋がどの程度障害されるかによって換気機能障害もおのずと異なる．呼気筋力が低下すれば RV が増大し，吸気筋力が低下すれば TLC が低下し，VC は減少する（㊸）．

コンプライアンス，気道抵抗および呼吸抵抗

スパイロメトリーで換気機能障害の概略を把握した後，しばしば行われるのが静肺コンプライアンス（㊱㊷）と気道抵抗の測定である．これによって換気機能障害の原因をより詳細に検討することができる．

コンプライアンス

静肺コンプライアンス（static lung compliance：C_{st}）は，肺の内外圧差にある変化を与えたときにどれだけの肺の容積の変化が静的条件下で生ずるかを表す．すなわち肺の伸びやすさを意味する．

$$C_{st}(L/cmH_2O) = \frac{容積の変化量}{圧の変化量}$$

肺気量の変化を口もとでの呼気量，または体プレチスモグラフィで測定する．圧の変化は食道バルーン法によって測定する．このようにして得られた肺気量と肺内外圧差との関係を描いたものが静肺コンプライアンス曲線（㊱㊷）である．

静肺コンプライアンスは静肺コンプライアンス曲線の勾配であるが，FRCとFRC＋500 mLの2点を直線で結び，その直線の勾配を臨床的には静肺コンプライアンスと呼んでいる．およそ0.15～0.30 L/cmH₂Oが正常範囲である．

静肺弾性収縮力を知る方法として，静肺コンプライアンスを測定する以外に，最大吸気時食道内圧（$Peso_{max}$）を用いることもある．静肺弾性収縮力が増大すると最大吸気時食道内圧が高値となり，静肺弾性収縮力が低下すると最大吸気時食道内圧は低値となる．およそ20～25 cmH₂Oが正常範囲である．

気道抵抗，呼吸抵抗

気道抵抗（airway resistance）は，気道の出入口（口腔）と肺胞とのあいだにある気道の粘性抵抗である．静肺コンプライアンスが気道に気流がない静的な状態で測定するのに対して，気道抵抗は気流がある状態で測定する動的指標である．流量計と体プレチスモグラフを用いて測定する．

健常者の気道抵抗は主として中等度の気管支・区域気管支・亜区域気管支に存在し，末梢の気道の抵抗は比較的小さい．気道抵抗は気道の狭窄，肺実質の減少（肺切除後，気胸，肺結核など種々の疾患），換気力学的要素の不均等分布などによって高値となる．気道抵抗は測定時の肺気量および呼気吸気の流量の影響を受けるので，評価に際してはこれらを勘案することが必要である．およその正常範囲は0.6～2.4 cmH₂O/L/秒である．

呼吸抵抗は気道，肺組織および胸郭の抵抗の和であ

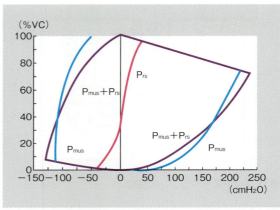

㊹ 各肺気量で閉鎖管に対して最大吸気努力または最大呼気努力をさせたときの圧量曲線

各肺気量で閉鎖管に対して最大吸気努力または最大呼気努力をさせたときの閉鎖管内に発生する圧（口腔内圧）．
──：各肺気量での最大呼吸筋力（P_{mus}），──：呼吸器（肺＋胸郭）の静的弾性収縮力（P_{rs}）（㊱の静的肺胸郭圧量曲線を参照），──：実測される圧（$P_{mus}＋P_{rs}$）．

り，粘性抵抗のみでなく弾性抵抗および慣性抵抗を含む．測定法としては，強制オシレーション法（forced oscillation technique：FOT）が最も普及している．安静呼吸中にマウスピースを介して3～5 Hzの正弦波の圧を加え，生じる振動圧と気流速度から呼吸抵抗を求める．測定値の解釈，基準値，年齢や性別による違いなど，今後もデータの集積と検討を要するが，一般にCOPDや喘息などの閉塞性疾患では呼吸抵抗が高いとされている．

呼吸筋力

呼吸筋力は，臨床的には呼吸筋力の最大値（最大呼吸筋力）を測定することによって行われている．

最大吸気筋力は，閉じられたシャッターに対して最大吸気努力をしたときに発生する口腔内圧として求められる（㊹）．

最大吸気筋力を正確に求めるためには，肺および胸郭の弾性力をこれから差し引かなくてはならない．しかし最大吸気筋力は肺および胸郭の弾性力に比して著しく大きいので，口腔内圧をもって代用しても臨床的には十分に役立つ．最大呼気筋力についても吸気筋力と同様である．

肺拡散能

拡散

換気運動によって大気と肺胞のあいだに圧力差が生じ，鼻腔から吸い込まれた気体は末梢気道，肺胞まで運ばれる．末梢気道まで来ると，それ以降は圧力差が

ほとんどないので，気体は拡散という現象で移動することになる．この拡散を起こす元になるのが分圧差である．呼吸でいちばん問題になる酸素分圧は，肺胞で100 Torr，前毛細管血液では40 Torrであり，二酸化炭素（CO_2）分圧は肺胞で40 Torr，前毛細管血液では45 Torrである．この分圧差が拡散現象の源になっている．

肺拡散機能検査

わが国の臨床で実際に用いられているものとしては，CO拡散能力（pulmonary diffusing capacity for CO：DL_{CO}）を1回呼吸法で測定する方法が最も一般的である．

$$DL_{CO} = \frac{1分間に肺胞から吸収されたCOの量}{平均肺胞気CO分圧}$$

$$(mL/分/Torr)$$

この1回呼吸DL_{CO}の指標ガスにCOを用いるのは，O_2に比べてヘモグロビン（Hb）への結合速度が200倍も速いことを利用して，肺血流の影響を最小限にしつつ，ガス拡散の総合的効率を敏感に評価できることによる．

DL_{CO}規定因子

肺胞膜を介するガス移動

肺胞気相から肺毛細管血液相に至るCOガス移動を考えると，COは肺胞壁ならびに肺毛細血管壁によって構成される肺胞膜，血漿，赤血球内を拡散によって移動する．赤血球に至ったCOはHbと結合し吸着される（㊺）．病態生理学的診断の観点からは，肺胞膜ならびに血漿における拡散制限（D_M：DL_{CO}の膜成分）と，赤血球における拡散＋化学反応制限（D_B：DL_{CO}の赤血球成分）の2つの成分に分けて考えると理解しやすい．DL_{CO}とD_M，D_Bとの関係にそれらの逆数である抵抗の一般原則から，以下の式で与えられる．

$$\frac{1}{DL_{CO}} = \frac{1}{D_M} + \frac{1}{D_B}$$

D_Mを規定するのは肺胞膜と血漿の拡散過程であり，狭義の肺胞膜と血漿成分の両者を合わせて有効肺胞膜と定義する．有効肺胞膜のガス交換に関与する面積をA（cm^2），その厚さをδ（cm）とするとD_Mは$K \cdot (A/\delta)$で定義される（K：Kroghの拡散係数）．Aの減少ならびにδの増加はD_Mを低下させ，その結果としてDL_{CO}を低下させる．

D_Bは赤血球におけるCOの拡散と化学反応過程θ（mL/分/Torr/mL）ならびに肺毛細管血液量Vc（mL）によって規定される（$D_B = \theta \cdot Vc$）．θはHb量が最も重要な規定因子であり，その増減はD_Bを介してDL_{CO}を変化させる．Vcは肺毛細血管血流量Qc（mL/秒）と赤血球–肺胞気相の接触時間tc（秒）の積で表される（Vc=Qc・tc）．Qcの減少は心拍出量の低下ならびに肺血管床の減少によってもたらされる（㊻）．

DL_{CO}測定時の肺気量

DL_{CO}測定時の肺気量も重要であり，測定時の肺気量が大きければDL_{CO}値も大きくなる．これは，高肺気量位ほどCOガス移動に関与する有効肺胞膜面積が増加するためである．1回呼吸法DL_{CO}はTLCで，恒

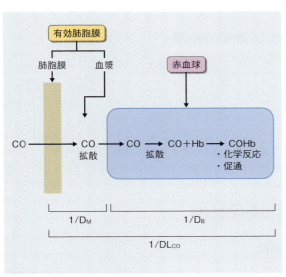

㊺ 肺胞領域におけるCOガス移動
肺胞膜，血漿，赤血球におけるCOガス移動過程と肺胞膜因子（D_M），赤血球因子（D_B）との関係．

㊻ 機能的不均等が存在しない場合にDL_{CO}に影響を与える諸因子

生理学的因子	病態/疾患
有効肺胞膜因子（D_M）	
・拡散面積（A）	・肺組織量の低下（肺切除） ・肺胞壁破壊（気腫病変） ・肺胞虚脱（間質病変） ・肺微小血管床の低下（気腫病変，間質病変，血管炎，微小血栓，PPHなど）
・拡散距離（δ）	・肺胞壁間質の肥厚（間質病変） ・肺毛細血管拡張（肝肺症候群）
赤血球因子（D_B）	
・肺毛細管血液量（Vc）	・心拍出量の低下（心不全） ・肺微小血管床の低下
・Hb量	・貧血 ・喫煙者（COと結合する有効Hb↓）
・COとHbの結合/親和性	・異常Hb症（COと結合できないHb↑）
・共存PO_2	・大気圧の変化（高地：θ↑）

PPH：primary pulmonary hypertension.

常状態法 DLco は FRC 近傍で測定されるので，前者は後者に比べて高い値を呈する．DLco の肺気量依存を補正する目的で単位肺気量あたりの DLco, すなわち DLco/VA が臨床の場ではよく用いられている．しかしながらその後，DLco を低値とする要因として肺内の種々の不均等分布が存在することが判明した．それゆえに現在では肺でのガスの移動を表す総合的な指標と考えられるようになった．

呼吸調節

呼吸を調節している複雑な機構（☞「呼吸調節系」⓫ p.360）の個々について，その要素をそれぞれ別個に評価することが望ましいが，それは不可能なため，呼吸調節検査の結果の評価は難しい．現在はかなり限られた方法しか臨床的には用いられていないが，呼吸調節は覚醒安静時のみならず運動時，睡眠時の病態に関与する重要な課題である．以下に，日常用いられている呼吸調節の検査法を述べる．

分時換気量の測定

呼吸中枢の出力を評価する方法の一つに，その最終出力である分時換気量（$\dot{V}_E$）の測定がある．しかし，これを呼吸中枢の出力を反映する指標として解釈するためには，肺胸郭系の換気力学的特性を勘案したうえでなければならない．

$\dot{V}_E$ は1回換気量（tidal volume：V_T）と呼吸数（f）によって決まる．V_T を1回吸気時間（T_i）で除して得られる吸気平均気流量（V_T/T_i）は中枢吸気ドライブを表す．また，1回吸気時間を1回換気時間（T_{tot}）で除して得られる duty cycle（または duty ratio）（T_i/T_{tot}）は呼吸のタイミング因子を表している．

$P_{0.1}$ による測定

$P_{0.1}$（airway occlusion pressure）は肺胸郭系の換気力学的特性にあまり影響されないので，呼吸中枢活動を反映する指標として導入された．

被検者が換気をしている回路の吸気側にシャッターを挿入し開放しておく．被検者に気づかれないように呼気のあいだにシャッターを閉じて，吸気開始から最初の 0.1 秒間に生ずる口腔内圧の変化を測定する．呼吸中枢活動が亢進していると高値を示す．正常範囲はおよそ 1〜2 cmH$_2$O である．

高 CO$_2$ 換気応答試験

化学調節系は血液ガスの恒常性を維持するための重要な機能を有しており，フィードバックを有する閉鎖ループを形成している．このフィードバックにより血液ガスの乱れを是正する方向に換気が調節される

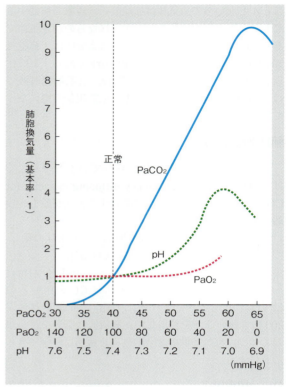

❹❼ 呼吸刺激と換気応答
（太田保世：酸塩基平衡を理解する肺による調節．*Medicina* 1992；29：840．）

（❹❼）．この機能を評価する一つの方法として高 CO$_2$ 換気応答試験がある．これは特に CO$_2$ の調節の大部分を担う中枢化学受容器の機能の指標となる（❹❽左）．

臨床検査としては Read の再呼吸法が最も普及している．

低 O$_2$ 換気応答試験

O$_2$ 分圧の低下も呼吸の化学調節系への強力な入力である（❹❼）．したがって，低 O$_2$ 換気応答試験も化学調節系の機能の評価に用いられる．低 O$_2$ による換気増大は末梢化学受容器によっている．しかし，低 O$_2$ 換気応答は末梢化学受容器を介する換気増大のみではなく，低 O$_2$ による呼吸中枢の抑制作用による換気抑制作用との和を表していると理解されている（❹❽右）．

運動負荷試験

意義

労作時呼吸困難の程度を客観的に評価・記述する目的で Hugh-Jones 分類（☞「息切れ，呼吸困難，呼吸促迫」Vol.1 p.397）がしばしば用いられる．

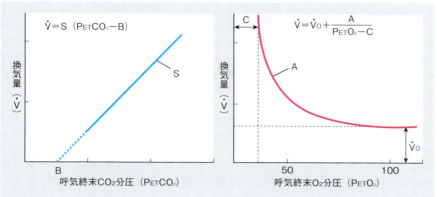

❹⓼ 換気応答の分析方法
左：高 CO_2 換気応答試験．得られたデータを直線回帰し，その勾配（S）を指標とする．
右：低 O_2 換気応答試験．得られたデータを双曲線回帰し，そのパラメータ（A）を感受性の指標とする．

　労作時呼吸困難を問診ではなく，より客観的に臨床的に把握する方法に6分間歩行試験がある．これは呼吸器疾患患者に負担なく，容易に繰り返し行える運動負荷試験である．呼吸器疾患患者に，室内気あるいは酸素吸入下で，できるだけ長い距離を6分間で歩くように指示し，その歩行距離，酸素飽和度，脈拍，血圧などを測定することによって，運動能力からみた重症度の判定，リハビリテーションを含めた治療の有効性の評価，在宅酸素療法の適応および効果の評価，運動処方の決定などに用いられ，その応用範囲は広い．

　呼吸困難は感覚であって，客観的定量的測定は現時点では困難である．しかし，運動負荷試験においては被検者の呼吸困難を常に監視している必要がある．そこで呼吸困難の定量方法として，visual analog scale（VAS）（Bond et al, 1974）と Borg scale（Borg, 1982）（❹⓽）がよく使われている．呼吸困難など感覚は刺激に対して指数関数的に増大するという原則に従って，感覚の段階的表現とその幅を工夫した点が特徴である．Borg scale は❹⓽に示すように，呼吸困難を「まったく感じない（0）」から「最大限に強い（10）」までに段階的に分けて数字で表す方法である．あくまで主観的な数字であるが，呼吸困難の程度を反映するとされている．

　さらに客観的に，かつ定量的に労作時の呼吸困難のみならず，そのときの病態生理を把握しようとするのが運動負荷試験である．

　運動負荷試験を行う意義は，①客観的に運動中の呼吸機能の状態を連続的に観察し，自覚症状との関連を調べる，②労作時呼吸困難の原因を追究する，あるいは③重症度の判定をする，さらに④治療効果判定をすることにある．

方法

　運動負荷試験を行うには，被検者が検査に耐えうるか否かの検討，検査中の緊急時に対する対応策の準備

❹⓽ Borg scale

0	まったく感じない	
0.5	非常に弱い	（かろうじて気づかれる）
1	とても弱い	
2	弱い	（軽い）
3	中くらい	
4	やや強い	
5	強い	（重い）
6		
7	とても強い	
8		
9		
10	最大限に強い	（ほとんど最大）
・	最大	

(Borg GA：Psychophysical bases of perceived exertion. *Med Sci Sports Exerc* 1982：14：377.)

などを行ってから開始する．運動負荷を与える方法には，①一定の負荷を与える方法（constant work protocol），②1～3分ごとに段階的に運動負荷量を増加させる方法（stepwise incremental protocol），③連続的に負荷量を増加させる方法（ramp incremental protocol）がある．

　一般的には②の方法が多く用いられており，最大運動能力の測定，運動制限因子の解析，および嫌気性代謝閾値（anaerobic threshold：AT）の測定に適している．恒常状態でのガス交換機能，またある恒常状態から他の恒常状態に移行していく動的過程を生理学的に検討する場合などには，③の方法を用いることがある．機器としてはエルゴメーターあるいはトレッドミルを用いるが，それぞれ一長一短がある．

　なお，呼吸困難あるいは筋肉疲労感などで被検者が中止を希望した場合，心拍数が予測最大心拍数の80％に達した場合，そのほか，直ちに中止すべき状況が発生した場合には，検査は速やかに終了しなければならない．

検査値の測定

測定・計算項目には1回換気量,呼吸数,分時換気量,呼気O_2濃度,呼気CO_2濃度,O_2摂取量,CO_2排出量,心拍数,血圧,心電図,経皮O_2飽和度などがある.必要に応じて動脈血採血,右心カテーテル挿入を行うこともある.

指標としては,上記以外にO_2パルス(そのときのO_2摂取量を心拍数で除した値),CO_2換気当量(分時換気量をCO_2排出量で除した値),死腔換気率などがある.これらを用いて最大運動能力,運動中の換気効率・ガス交換・低酸素血症の程度,運動制限因子,労作時呼吸困難の要因などを検討する.

血液ガス,酸塩基平衡

臨床検査としての意義

血液ガスは広い意味での呼吸の総合的指標と考えることができる.血液ガスに影響を与える要素には呼吸器の病態に限らず,循環器系,神経系,腎,内分泌代謝系の病態などがある.それらの多くの系が互いに作用し合ってできあがった総合結果が動脈血ガス所見である.このことはまた,さまざまな立場から血液ガスが利用できることを意味している.

血液ガス測定は,具体的には呼吸不全病態の鑑別・重症度判定,酸塩基調節の病態の鑑別・経過判定などに利用することができるが,呼吸器診療のみならず種々の診療において重要な働きをなしうる.たとえば,救急外来などにおける意識障害の病態鑑別にも不可欠である.

①呼吸器疾患患者のみならず,一見説明がつきにくい病態を呈する患者の評価に血液ガスを用いることが有益な場合がある.

②動脈血酸素分圧(PaO_2),動脈血二酸化炭素分圧($PaCO_2$)のみならずpHや,できれば電解質も同時に一組のデータとして評価する.

③その症例が慢性安定期にあることが客観的に確実である場合を除いて,一時点でのデータのみではなく,経時的に観察し病態を解釈する.血液ガスの変化を読むことも重要である.

④サンプリングを正確に行い,採血後速やかに測定する.

血液ガス分圧の評価

吸入気 O_2 濃度

室内気を吸入していることが明白な場合には,吸入気O_2濃度が臨床的に問題になることはない.しかし,PaO_2が低い血液ガスに遭遇した場合には「吸入気O_2濃度に異常はないか」と一応は考えるべきである.特になんらかの方法でO_2を投与している場合で,期待するほどにPaO_2が上昇しない場合には,患者にO_2が確実に投与されているかを確認することが必要である.

動脈血 CO_2 分圧

肺内ガス交換障害による低酸素血症の病態を考える際に,動脈血CO_2分圧($PaCO_2$)が重要である.$PaCO_2$に関与する因子には,CO_2産生量と肺胞換気量がある.呼吸中枢活動,換気力学的抵抗,呼吸筋活動などの総合結果が換気である.

呼吸筋の活動は呼吸中枢によって制御されているが,呼吸中枢活動と呼吸筋活動との関係はさまざまである.たとえば換気障害をもたらす呼吸器疾患では呼吸中枢活動は亢進しているが,呼吸筋活動は亢進している場合と低下している場合がある.一方,神経・筋疾患では呼吸中枢活動は亢進しているにもかかわらず呼吸筋活動は低下し,肺胞低換気となる.さらに呼吸中枢活動の低下がある場合には呼吸筋活動も低下し,肺胞低換気を惹起する.

動脈血 CO_2 分圧上昇

$PaCO_2$が高値である低酸素血症の場合には,CO_2が吸入気に含まれていなければ,一般的には肺胞低換気がその低酸素血症に関与していると考える.肺胞気O_2分圧(PAO_2)は次の式によって与えられる.

$$PAO_2 \doteqdot PIO_2 - PACO_2/R$$

ここでPIO_2は吸入気O_2分圧,Rはガス交換率,$PACO_2$は肺胞気CO_2分圧を示す.肺胞低換気は肺胞気CO_2分圧を高値とするため,必ずPAO_2の低下を招く(**50**).

動脈血 CO_2 分圧低下

$PaCO_2$の低下は過換気を意味する.$PaCO_2$低下を伴う低酸素血症は肺胞気動脈血O_2分圧較差の高値を伴っている.

$PaCO_2$低下症例では呼吸中枢活動および呼吸筋活動が亢進している.肺塞栓症,間質性肺炎,過換気症候群,肺水腫などの症例では呼吸中枢活動および呼吸筋活動が亢進し,$PaCO_2$低下を伴う低酸素血症を呈することが多い.

肺胞気動脈血 O_2 分圧較差

室内気吸入時であることを前提とすれば,$PaCO_2$が正常範囲内にある低酸素血症においては,肺胞気動脈血O_2分圧較差($A-aDO_2$)が高値である.この型の低酸素血症が日常の臨床において最も頻度が高い.

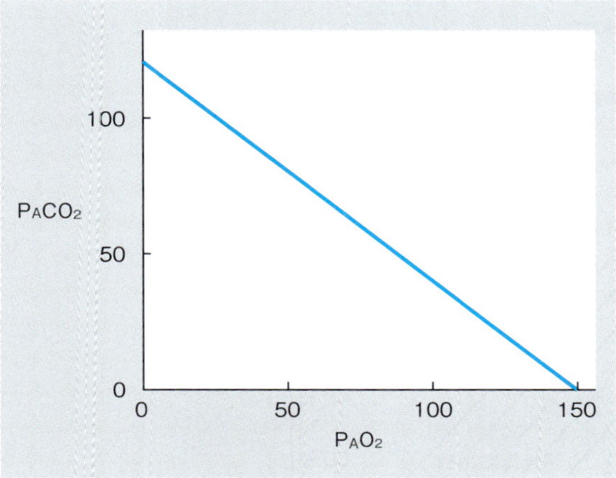

(50) 肺胞気 O_2 分圧と肺胞気 CO_2 分圧との関係

ガス交換率を 0.8 と仮定．CO_2 分圧が上昇すると O_2 分圧が低下する．

A–aDO_2 が高値である低酸素血症をもたらす病態のなかで，換気血流比不均等分布が最も大きな要素である．呼吸器疾患のほとんどにおいて，この機序が関与している．

換気血流比不均等分布以外で A–aDO_2 を高値とする機序には，短絡（shunt），拡散障害がある．右→左短絡（心疾患，肺動静脈瘻など）による低酸素血症の $PaCO_2$ は，多くの場合正常範囲内にとどまる．これは CO_2 解離曲線の勾配が急峻であることによる．一方，吸入気 O_2 分圧を上げ終末肺毛細管血（短絡血が混合する前の動脈血）の O_2 分圧を上昇させても，短絡による低酸素血症の著しい改善はみられない．これは O_2 解離曲線の性状による．

拡散障害によっても A–aDO_2 は高値となり，PaO_2 は低値となる．ここでの拡散障害とは肺機能検査の「肺拡散能力」の値が低値であることではなく，肺胞気と終末肺毛細管血の O_2 分圧が平衡に達していないことを意味する．拡散障害が存在すると肺胞気と終末肺毛細管血とのあいだに分圧較差が生じ，A–aDO_2 が発生する．

換気血流比不均等分布，短絡，拡散障害のいずれも，その大小にはそれぞれ差があるが，多かれ少なかれ CO_2 分圧を高値とする方向に作用する．しかし CO_2 分圧上昇による換気刺激によって換気が増加し，CO_2 分圧は低下，O_2 分圧は上昇し，ともに正常方向に動く．その結果，多くの場合 CO_2 蓄積を伴わない PaO_2 の低下がみられる．

酸塩基調節の評価

呼吸と酸塩基平衡の調節は，互いに一体をなすものである．生体からの酸の排出臓器のなかで，肺は最も大量の酸を揮発性酸として処理している．生体の CO_2 産生量に対する換気量の相対的過不足が，呼吸性アシドーシスあるいはアルカローシスの原因となる．また，代謝性酸塩基調節異常の代償は呼吸の増減によってなされる．

酸塩基調節にあずかる緩衝系は CO_2 の重炭酸系以外にも多くあり，それらが多相同時平衡の状態にあるが，肺は以上のような意味により酸塩基調節において重要な役割を果たしている．

酸塩基調節を血液ガスより評価するには，基本的には $PaCO_2$ と動脈血 pH（pH_a）とを用いて行う（(51)）．しかし次の Henderson–Hasselbalch 式によって算出される血漿の HCO_3^-，あるいは base excess を併せ用いる方法などがある．

$$pH = 6.1 + \log\left(\frac{[HCO_3^-]}{[\beta \cdot PaCO_2]}\right)$$

（β：CO_2 の血漿に対する溶解度で，通常 0.03 mEq/L·Torr の値を用いる）

この式に実測値である $PaCO_2$ と pH を代入し，HCO_3^- の値を算出する．これは重炭酸系の塩基の濃度である．

酸塩基調節の指標

呼吸性の酸塩基調節の呼吸性因子の指標は $PaCO_2$ であるが，代謝性因子の指標は種々提唱されている．それは呼吸性要因（$PaCO_2$）の変化によっても HCO_3^- が変化すること，また HCO_3^- 系以外に種々の緩衝系が存在し，非呼吸性要因を HCO_3^- が表しきれないからである．それに代わる指標として base excess（BE）が現在多く用いられており，正常範囲は 0 ± 2 mmol/L である．

最近は，血漿あるいは血液の BE（*in vitro* base excess）よりも，細胞外液の BE（*in vivo* base excess）のほうが生体全体の緩衝能からみた場合，より実態に即しているとの考えがある．これを BEecf（base excess extracellular fluid）と記述する．

1979 年のアメリカの National Committee for Clinical Laboratory Standards からの提案による BEecf の計算式は次のようなものである．

$$BEecf\ (mmol/L) = [HCO_3^-] - 25 + 16.2(pH - 7.400)$$

この指標は急性の呼吸性変化によってはほとんど変動しないが，慢性の呼吸性変化によっては影響されるとされている．

データの評価

酸塩基調節の異常を表現するアシドーシス，アルカローシスは primary abnormal physiological process

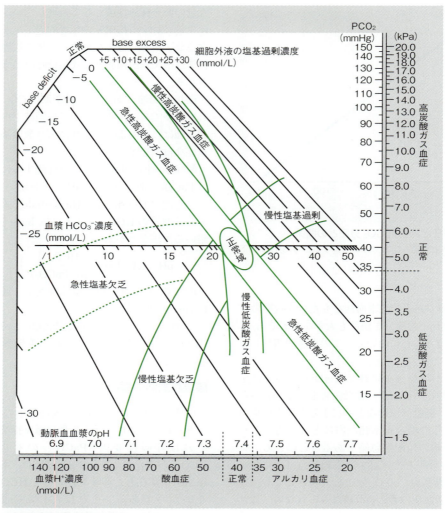

51 酸塩基調節障害診断チャート

(Siggaard-Andersen O：The Acid-Base Status of the Blood, 4th edition. Copenhagen：Levin & Munskgaard；1974.)

を意味する言葉であって，これらは酸塩基調節異常に伴う代償機転として生じている呼吸の調節，あるいは代謝性の調節に対しては用いられない．

　酸塩基調節の立場からデータを評価する際に注意すべきことは，データの評価には複数の解釈がありうるということである．解釈を絞り込むためには他の臨床のデータが必要であろうし，また継続的に観察することも必要であろう．電解質，特にNa^+，K^+，Cl^-を同時に考えに入れて評価することが有益である．

　血漿には種々の陽イオンおよび陰イオンが存在するが，電気的中性の原理に基づき血漿の正と負の荷電量は等しい．主要な電解質はNa^+，Cl^-，HCO_3^-であり，$[Na^+]$と$[Cl^-+HCO_3^-]$の差はアニオンギャップ (anion gap：AG) と呼ばれる．

$$AG = [Na^+] - [Cl^-] - [HCO_3^-]$$

AGの正常値は8〜16 mEq/Lである．AGを構成しているのは陰イオンであるが，通常リン酸イオン，硫酸イオンである．

　不揮発性酸が異常に蓄積あるいは産生されるタイプの代謝性アシドーシスにおいて，AGは高値を示す．このタイプの代謝性アシドーシスには乳酸アシドーシス，ケトアシドーシス，尿毒症，サリチル酸中毒，メタノール中毒などが含まれる．一方，AGの増加を伴わない代謝性アシドーシスは，酸の投与，アルカリの喪失，遠位尿細管性アシドーシスなどによって生ずる．

　近年，SID (strong ion difference) の概念が提唱されている．

$$SID = [Na^+] + [K^+] + [Ca^{2+}] + [Mg^{2+}] - [Cl^-]$$

　SIDはHCO_3^-，血漿アルブミンの荷電量および無機リン酸の荷電量の和として近似できる．代謝性アシ

ドーシスの指標として注目を集めている.

その他の評価

呼吸性アルカローシス,呼吸性アシドーシス,代謝性アルカローシス,代謝性アシドーシスの酸塩基平衡異常の4つの型のうち,呼吸性アルカローシスを除く3つの型の慢性期においてはKの欠乏がみられやすい.呼吸器診療の立場では慢性呼吸性アシドーシス,あるいはその増悪に遭遇することが多い.この場合K,Clが欠乏していることが多く,このことが病態を修飾したり,治療抵抗性を生じたりしていることがある.慢性呼吸性アシドーシス症例の2割以上において代謝性アルカローシスが共存していることにも注意したい.

呼吸循環機能の連続モニター

右心系カテーテルによる肺循環諸量のモニター

急性および慢性の肺高血圧,肺性心,肺水腫などの診断治療においては,右心系カテーテル法によって肺循環状態をモニターすることが臨床的に有益である(方法,測定項目については☞「心臓カテーテル法」Vol. 3 p 79).

肺動脈圧および肺動脈楔入圧の測定

肺動脈圧および肺動脈楔入圧は胸腔内圧およびその呼吸性変動の影響を受けるので,呼気終末の値を用いるか,1呼吸サイクルの平均値を用いることが多い.陽圧呼吸を行っている際にはこの点に注意を払い,呼気終末における値を測定する.

呼気終末陽圧呼吸(positive end-expiratory pressure:PEEP)を行っている場合には,測定時にはPEEPを解除し,呼気終末圧を0にして測定を行う.

肺血管外水分量の測定

肺血管外水分量を繰り返し測定できるカテーテルが市販されている.これは二重指示薬希釈法の原理によるもので,血管内にとどまる標識物質(非拡散性指示薬)としてNaを用い,血管外にまで分布する標識物質(拡散性指示薬)として冷水を用いる.

右心系にサーモダイリューションカテーテルを1本,末梢動脈に1本の計2本のカテーテルを挿入する.末梢動脈に留置されたカテーテルの先端には温度検出用のサーミスターとNa濃度検出用の電極が装着されている.

肺水腫の評価においては,本法とX線写真はそれ

ぞれに長所・短所があるが,定量性をもつという意味からは明らかに本法が優れている.

酸素飽和度モニター

経皮的酸素飽和度モニター

動脈血酸素飽和度(SaO_2)をスペクトロフォトメトリー(分光光度法)によって体外から推定する方法は,イヤーオキシメーターなどとして以前から知られていた.パルスオキシメーターは,この原理にさらに透過光の脈動を取り出す原理を加えたものである.SaO_2を経皮的に推定したもので,SpO_2と表記する.

この装置の精度は一般に誤差が2%以内といわれている.酸素解離曲線の性状によって動脈血酸素分圧(PaO_2)が60 Torr(SaO_2がおよそ90%)以上の場合においては,PaO_2の変化の割にSaO_2の変化が小さい.したがって,パルスオキシメーターの誤差が大きな意味をもち,軽度の低酸素血症の発見に用いる場合には注意を要する.

逆にPaO_2が60 Torr以下の場合には,PaO_2の変化の割にSaO_2の変化が大きい.また一般的に,SaO_2が70%以下ではパルスオキシメーターの精度が落ちるといわれている.

二酸化炭素モニター

非観血的血液ガスモニタリングとして,CO_2に対しては呼気CO_2濃度測定と経皮的CO_2分圧測定がある.

end-tidal CO_2モニター(呼気終末CO_2モニター)

呼吸回路におけるCO_2の推移(分圧または濃度)を連続して測定することをカプノメトリーと称する.呼吸ガス中のCO_2分圧または濃度を数値で表示する装置をカプノメーター,推移の波形を表示する装置をカプノグラフという.測定原理は赤外線吸収法でCO_2をよく吸収する波長の赤外線をサンプルガスに通し,CO_2に吸収された量に応じて赤外線が減衰することを利用してCO_2濃度を測定する.

呼吸中のCO_2分圧または濃度を縦軸に,時間を横軸にとり,連続して記録するとCO_2呼出曲線(カプノグラム)が描かれる(❷).吸気ガスには通常CO_2は含まれないため,吸気時のCO_2分圧は0 Torrで平坦となる.呼気を開始しても,まず死腔からガスが呼出されるため分圧は0 Torrであるが(phase I),次第に肺胞からのガスが混ざり始め急激に上昇する(phase II).次いで肺胞気のみが呼出されるようになると,ほぼ平坦となる(phase III:alveolar plateau).この phase III の最終点が呼気終末CO_2分圧($PETCO_2$)である.呼気が終了して吸気が開始される

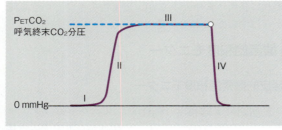

㉜ 正常のカプノグラム

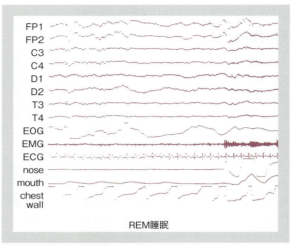

㉝ 閉塞型無呼吸（REM 期）
胸郭の呼吸運動は持続しているが，口腔および鼻腔の気流が停止している．
FP1〜T4：脳波，EOG：眼電図，EMG：筋電図（オトガイ筋），ECG：心電図，nose：鼻腔気流（サーミスター），mouth：口腔気流（サーミスター），chest wall：胸郭運動（インダクタンスプレチスモグラフ）．

と分圧は急激に低下し，0 Torr に戻る（phase IV）．CO_2 の肺胞膜透過性は高く，肺胞気の CO_2 と肺静脈血は速やかに平衡に達する．その結果，肺胞気 CO_2 分圧（$PACO_2$）は動脈血 CO_2 分圧（$PaCO_2$）と等しくなる．alveolar plateau が形成された状態では，呼気終末において肺胞気のみが呼出されているため，$PETCO_2$ は $PaCO_2$ に近似する．したがって $PETCO_2$ をモニターすることにより，$PaCO_2$ の変化を非観血的，連続的に推定することが可能となる．

カプノグラムの波形から，気道におけるさまざまな異常（食道挿管，閉塞性肺疾患，肺梗塞など）を検出できる．

経皮電極モニター

経皮的 CO_2 分圧（$PtcCO_2$）は皮膚真皮の毛細血管から拡散により皮膚表面に出てくる CO_2 を，Severinghaus 電極で直接測定した値である．皮膚を加温し，皮膚真皮中の毛細血管や静脈血を動脈血化することで $PtcCO_2$ は $PaCO_2$ に近い値を示す．$PtcCO_2$ 測定上の注意として，①最低 1 回は動脈血ガス分析結果と比較すること，②急激な $PaCO_2$ の変化には追随できない場合があること，③測定部位を変えた場合，測定値が変動する可能性があること，などがある．

睡眠時の呼吸モニター

日常診療している呼吸器疾患症例には，夜間睡眠時に日中覚醒時の情報からは知りえない呼吸障害を呈しているものが少なくない．呼吸器疾患を有さない対象にも睡眠時に呼吸障害が見出されることがある．いずれにしても，呼吸の全体を把握するためには睡眠中の呼吸モニターが不可欠である．睡眠時呼吸障害の精査のために行われる多項目睡眠時連続モニターおよび記録を，ポリソムノグラフィと呼ぶ．

睡眠時無呼吸の検出

サーミスターを用いて鼻または口の気流のモニターを行う．同時に心電図，パルスオキシメーター（耳介，爪床）による酸素飽和度のモニター，気管の呼吸音マイクによる気流のモニターを行う．ここまでのモニターでスクリーニングが可能である．

睡眠時無呼吸の種類

ニューモマグネトメーターあるいはインダクタンスプレチスモグラフなどを用いて，胸部および腹部の呼吸運動をそれぞれモニターする．これらから得られる胸部・腹部の呼吸運動と，口腔・鼻腔の気流とを併せて解析することによって，閉塞型無呼吸であるのか中枢型無呼吸であるのかを知ることができる（㉝）．

睡眠段階の判定

脳波，眼電図，筋電図（オトガイ筋，肋間筋，横隔膜など）の記録が必要である．

無呼吸および低換気の解析

さらに右心カテーテル諸量（肺動脈圧など），食道内圧，動脈血，呼気ガス分析，換気量，喉頭鏡所見などをモニターすることもある．いずれもリアルタイムになんらかのデータレコーダーに蓄えることによって，どの睡眠段階にどのような無呼吸あるいは低換気が何分間出現し，どの程度の酸素飽和度の低下があったかなどを解析する．

apnea index（AI）

睡眠時無呼吸とは，睡眠中に 10 秒またはそれ以上持続する換気の停止をいう．睡眠時無呼吸は健常者に

も観察される．しかし健常者においては non-REM 睡眠の I 期あるいは REM 睡眠期においてのみ観察され，一晩に 30 回以下とされている．これらの条件を満たさない睡眠時無呼吸が異常と考えられる．一晩の無呼吸の総回数を全睡眠時間で除した値（睡眠 1 時間あたりの無呼吸回数の平均値）を apnea index（AI）と呼ぶ．正常範囲は 4 以下とされている．

apnea-hypopnea index（AHI）

睡眠時の酸素分圧の低下（あるいは酸素飽和度の低下）は無呼吸時のみならず，ガス交換に有効な換気量の低下時においても観察される．したがって睡眠時呼吸障害を評価するためには無呼吸のみの観察では不十分であるので，apnea-hypopnea index（AHI）（無呼吸・低換気指数）が指標として用いられることがある．無呼吸（10 秒以上の換気の停止）の回数と低換気の回数の和を睡眠時間で除した値が AHI である．ここで低換気とは「サーミスターによって測定される流量が覚醒時の 1/3 以下になり 10 秒以上継続し，かつ酸素飽和度が覚醒時より 4 ％以上低下すること」である．「AI が 5 以上」が睡眠時無呼吸症候群の定義に該当するが，一般に治療開始基準は AHI（AI）20 以上とされる．

（清水邦彦，今坂圭介）

●文献

1) 佐々木孝夫：肺機能検査のよみかた．臨床麻酔 1980；4：75.

2) Hyatt RE, et al：The flow-volume curve：A current perspective. *Am Rev Respir Dis* 1973；107：191.

3) 太田保世：酸塩基平衡を理解する肺による調節．*Medicina* 1992；29：840.

4) Siggaard-Andersen O：The Acid-Base Status of the Blood, 4th edition. Copenhagen：Levin & Munskgaard；1974.

5) 青柳卓雄：パルスオキシメトリ．呼吸 1992；11：560.

6) 西村正治：動脈血酸素化のモニタリング．呼吸 1991；10：912.

7) 金沢　実ほか：肺水分量のモニタリング―二重指示薬希釈法による肺水分量のモニター．呼吸 1991；10：1299.

8) 白土邦男：肺循環のモニタリング．呼吸 1991；10：788.

9) Borg GA：Psychophysical bases of perceived exertion. *Med Sci Sports Exerc* 1982；14：377.

10) Bond A, et al：The use of analogue scales in rating subjective feelings. *Br J Med Psychol* 1974；47：211

11) 岸本伸人ほか：呼吸機能検査とその使い方，今後の課題 7）換気抵抗（Raw, Rint, Rrs），呼吸筋力．呼吸 2012 31：33.

12) 日本アレルギー学会喘息ガイドライン専門部会（監）：喘息予防・管理ガイドライン 2018．東京：協和企画；2018.

13) 平井豊博：努力呼出曲線とピークフロー．*Respiratory Medical Research* 2014；2：55.

14) 日本呼吸器学会肺生理専門委員会（編）：日本人のスパイログラムと動脈血液ガス分圧基準値．日本呼吸器学会誌 2001；39：巻末 p.14.

15) Kubota M, et al：Reference values for spirometry, including vital capacity, in Japanese adults calculated with the LMS method and compared with previous values. *Respir Investig* 2014；52：242.

3 呼吸器疾患の治療

呼吸器疾患の治療には，感染症に対する抗菌薬や悪性腫瘍への抗癌薬など，他臓器疾患と共通する治療法のほかに，吸入療法や呼吸管理など呼吸器疾患に特有な治療法がある.

薬物療法

抗菌薬

呼吸器感染症における抗菌薬の使用は，起炎菌，病巣の性状，病態の重症度，患者の生体防御能などを勘案して選択するのが基本である.

感冒様症状を示す上気道感染は，その90％近くがウイルスによるため，ほかに基礎疾患がなければ積極的に抗菌薬を使用する必要はない. しかし，症状の改善がみられない場合には，マイコプラズマやグラム陽性菌感染（レンサ球菌やブドウ球菌など）の可能性があるため，テトラサイクリン系やマクロライド系の抗菌薬を使用する. また，急性扁桃炎の起因菌として多いA群β溶血性レンサ球菌に対してはペニシリン系薬が第一選択となる.

慢性気管支炎，気管支拡張症，びまん性汎細気管支炎などの下気道感染の増悪時には，インフルエンザ桿菌が関与していることが多い. びまん性汎細気管支炎では，長期経過中に緑膿菌感染へと移行する例があり，予後の悪いことが指摘されてきた. しかし，マクロライド系抗菌薬の少量長期投与が病態の改善，管理に有効であることが見出され，広く臨床使用されている.

肺炎治療には，起炎菌の同定が欠かせない. 通常，喀痰の細菌検査により起炎菌を推定するが，検出された菌が必ずしも肺病巣部の原因菌であるとは限らない. したがって抗菌薬投与後も病態の推移を観察する必要がある. 呼吸器感染症で注意を要する病原体は，鳥類との接触によるクラミジア，糖尿病や飲酒量の多い患者にみられる肺炎桿菌（*Klebsiella pneumoniae*），高齢者の嫌気性菌，免疫不全（低下）状態におけるニューモシスチス（*Pneumocystis jirovecii*），サイトメガロウイルス，結核菌，非結核性抗酸菌などがある.

近年，種々の薬剤に対する耐性菌が出現し，わが国では，MRSA（メチシリン耐性黄色ブドウ球菌：methicillin-resistant *Staphylococcus aureus*）感染がまん延しており，さらに種々の薬剤耐性菌による感染症の広がりが社会問題化するまでになっている. これらの菌に対する感染防御対策としては，ガウンテクニックや十分な手洗いの必要性が指摘されている. また，多剤耐性結核症は世界的に増加傾向であり注目されている. この結核菌による感染はAIDS患者に限定されたものではなく，かつ本症による死亡例が多数みられることから，新たな治療法の開発が早急に求められている. 抗菌薬の乱用がMRSAや多剤耐性結核菌の拡大を招いたとの推測がなされている.

気管支拡張薬

気管支喘息や気道過敏性を呈する慢性閉塞性肺疾患患者では，気道平滑筋の収縮により気道閉塞が起こる. この気道閉塞は，気管支拡張薬の使用により改善することから，可逆性気道閉塞と呼ばれている. 気管支拡張薬としては，①β_2アドレナリン受容体刺激薬，②抗コリン薬，③キサンチン製剤，などが代表的である.

β_2アドレナリン受容体刺激薬（β_2刺激薬）

βアドレナリン受容体は，ほとんどの細胞表面に存在する. 喘息患者では本来βアドレナリン受容体が少ないとの見方もあるが，結論づけるには至っていない. しかしβ刺激薬を長期にわたり使用した場合には，これらの受容体の数の減少がみられる.

アドレナリン受容体にはβ_1とβ_2の2種がある. β_1受容体刺激では頻拍などの心刺激作用があり，β_2受容体の刺激では，もっぱら気道平滑筋の弛緩による気管支拡張をもたらす. したがって今日では，アドレナリンやイソプレナリンのような非選択性のβ刺激薬は使用されず，β_2選択性刺激薬が臨床上頻用される.

本剤には経口薬，吸入薬，貼付薬がある. 貼付薬は1日1回使用する長時間作用型の薬剤であり，経口薬は1日2回服用する比較的長時間作用する薬剤である. 貼付薬や経口薬に比して，吸入薬は局所に効果的に薬剤投与できる利点がある. 通常，吸入後数分で気管支拡張効果が出現し，30分から1時間で最大効果が得られる. 吸入療法としては，発作時に使用する短時間作用性β_2刺激薬（SABA）と，発作とは関係なく一定の間隔で定時的に吸入する長時間作用性β_2刺激薬（LABA）がある. しかし，これらの薬剤の単独吸入により喘息がかえって増悪する例のあることが報告されており，使用頻度には十分な注意を要する.

抗コリン薬

短時間作用性抗コリン薬（SAMA）と長時間作用性

抗コリン薬（LAMA）がある．気管支拡張作用が十分にみられ，かつ副作用が比較的少ないため，主として慢性閉塞性肺疾患の維持療法には長時間作用性抗コリン薬が使用される．これらの抗コリン薬は緑内障や前立腺肥大症の患者には原則禁忌である．

キサンチン製剤

キサンチン製剤は気管支喘息に対し静脈内や経口投与により用いられる．細胞内 cyclic AMP（cAMP）の増加による気管支平滑筋の弛緩作用によって気管支拡張効果がもたらされると考えられていたが，cAMP 以外にも多くの作用機序のあることが明らかにされている．キサンチン製剤には，①吸収や代謝に個人差があること，②使用安全域が狭く，中毒域に達しやすい，などの問題がある．

ステロイド

ステロイドは，強力な抗炎症作用や免疫抑制作用があることから，気管支喘息，特発性間質性肺炎（idiopathic interstitial pneumonia：IIP），過敏性肺炎，膠原病肺，サルコイドーシスなどの肉芽腫性疾患，可逆性気道閉塞や増悪が多くみられる慢性閉塞性肺疾患などに用いられる．一方，急性呼吸促迫症候群（acute respiratory distress syndrome：ARDS）の死亡率改善効果には無効であるとの報告が多い．

呼吸器疾患のなかでステロイドが最も頻用されているのは気管支喘息である．喘息の重積発作時にはステロイドを全身的に投与する．しかし喘息の維持管理には，喘息の主病態が気道炎症であるとの認識から，近年はもっぱら抗炎症薬としてステロイドの吸入療法が行われている．本療法には，局所作用が強く副腎機能抑制作用の少ないベクロメタゾンやフルチカゾン，ブデソニド，シクレソニド，モメタゾンが用いられる．

重篤な呼吸器疾患の治療法に，パルス療法といわれるステロイドの短期大量療法がある．この治療法は，主にびまん性肺疾患の急性増悪に対して行われる．たとえば，メチルプレドニゾロンを 1,000〜2,000 mg/日，3 日間連続使用する方法が一般的である．

配合剤

配合剤は複数の薬剤を配合し異なった作用により病態の改善をより効果的にもたらすことを目的として開発された薬剤である．閉塞性換気障害を示す喘息や慢性閉塞性肺疾患には，吸入ステロイドと β_2 刺激薬の配合された薬剤（ICS/LABA）や β_2 刺激薬と抗コリン薬の配合された薬剤（LABA/LAMA）がある．喘息には ICS が不可欠であり，慢性閉塞性肺疾患には病態に応じて配合剤を選択することが必要である．

鎮咳・去痰薬

咳は気道内に貯留した分泌物や細菌の浄化排泄に最も有効な働きを示し，気道防御機構として重要な役割を果たしている．臨床上，痰を伴う湿性咳と痰のない乾性咳に分ける．

気管支炎，肺炎，気管支拡張症，びまん性汎細気管支炎など，気道内に分泌液が多量に貯留する疾患にあっては，咳反射は気道浄化に必要不可欠であることから，原則的には鎮咳薬の使用を控える．一方，痰をほとんど伴わない気道易刺激性の咳や，肺線維症，癌性リンパ管症，胸膜炎などによる咳に対しては，延髄の咳中枢に抑制的に働く中枢性の鎮咳薬を用いる．気管支喘息などの気道過敏性による咳発作には，気管支拡張薬の吸入や服用治療を行う．

痰は多かれ少なかれ呼吸器疾患全般にわたりみられる症状であり，去痰薬はこれらの痰排泄を容易にするために用いられる．

去痰薬は，作用機序から，①粘液溶解薬，②粘液修復薬，③粘膜潤滑薬，④粘液硬化薬，と分類されているが，単一の薬理効果のみで痰の喀出が容易になるわけではない．気道内貯留物を最も排泄効果の上がる性状に誘導するのが去痰薬の理想的効果である．

しかし，臨床の場では去痰薬の選択に際し，さほど厳密に検討されたうえで処方されているわけではない．喀出された痰によって，去痰薬の効果をみるとの考えもあるが，問題は喀出しえない気道貯留物である．したがって，排泄しえた痰を指標としても，必ずしも妥当性のある薬効評価がなされる保証はない．不十分な評価法とは思われるが，「痰を喀出しやすい」あるいは「胸の不快感が改善される」といった患者の自覚症状を中心に薬剤を選択しているのが現状であろう．

その他の呼吸器疾患薬

免疫抑制薬としてシクロホスファミド（CY），アザチオプリン（AZ），メトトレキサート（MTX），タクロリムス（TAC）などが肺の増殖性疾患（非癌）に対して用いられることがある．多発血管炎性肉芽腫症（Wegener 肉芽腫症）ではステロイドとともに CY，AZ，MTX などを病状や病期を勘案しながら複合的に使用する．特発性間質性肺炎ではステロイドと CY の併用，ピルフェニドン，ニンテダニブ，アセチルシステインの服用や吸入療法，IFNγ-1β などの治療が試みられているが，満足すべき治療効果が得られていないのが現状である．器質化肺炎の治療としてステロイドの治療では改善しない重症例では CY が有効であったとする報告がある．

（永井厚志）

悪性腫瘍の薬物治療・放射線治療

肺癌

薬物治療

進行肺癌における薬物療法には，分子標的治療薬，免疫療法および細胞障害性抗癌薬があり，組織型，ドライバー遺伝子の有無，病理組織におけるPD-L1発現，全身状態（performance status：PS）などを総合的に判断し，個々に最も適切な治療を選択することが重要である（❶❷）．

分子標的治療薬

非小細胞肺癌の発生・進展の直接的な原因因子となるドライバー遺伝子変異として，*EGFR*遺伝子変異，*ALK*融合遺伝子，*ROS1*融合遺伝子，*BRAF*遺伝子変異が同定され，いずれもキナーゼ蛋白の遺伝子の変異である．ドライバー遺伝子変異が陽性の症例は，それぞれに対する分子標的治療薬（キナーゼ阻害薬）が第一選択となる（❶上段）．

EGFR阻害薬には，第1世代のゲフィチニブ，エルロチニブ，第2世代のアファチニブ，第3世代のオシメルチニブがある．オシメルチニブは，耐性遺伝子T790M変異にも有効であるため，T790M耐性変異が陽性となった症例に二次治療として使用が推奨されている．さらに，オシメルチニブは第1世代EGFR阻害薬と比較して一次治療においても治療効果が高いことが示され，第一選択薬としても推奨されている．*ALK*融合遺伝子陽性肺癌に対しては，第2世代ALK阻害薬のアレクチニブが他のALK阻害薬と比較して，副作用が少なく，治療効果も高いため，第一選択薬に推奨されている．*ROS1*融合遺伝子陽性肺癌に対しては，第1世代ALK阻害薬のクリゾチニブが推奨されている．*BRAF*（V600E）遺伝子変異陽性症例には，BRAF阻害薬であるダブラフェニブとMEK阻害薬であるトラメチニブ併用療法が提案されている．ただし，わが国では現時点では保険適用されていない．

免疫療法（免疫チェックポイント阻害薬）

免疫チェックポイント阻害薬は，PD-1（programmed cell death 1）阻害薬2種類（ペムブロリズマブ，ニボルマブ），CTLA4阻害薬（イピリムマブ），PD-L1（programmed cell death ligand 1）阻害薬3種類（アテゾリズマブ，アベルマブ，デュルバルマブ）の6種類がわが国で承認されている．非小細胞肺癌，ドライバー遺伝子変異陰性，病理組織においてPD-L1強陽性（≧50％）であれば，一次治療において，ペムブロリズマブの投与が推奨されている．この分野は現在，化学療法や放射線療法との併用，PD-L1強陽性以外の症例に対しての適応，免疫療法の併用などさまざまな臨床試験が進行中で，治療指針は大きく変わりえると想像される（❶中段）．

細胞障害性抗癌薬を軸とした治療（❶下段）

非小細胞肺癌における細胞障害性抗癌薬による一次治療は，PSが良好で高齢（75歳以上）でない場合に，プラチナ製剤（シスプラチン，カルボプラチン）と第3世代以降の抗癌薬（パクリタキセル，ペメトレキセド，S-1など）との併用が推奨されている．非扁平上皮非小細胞肺癌にはペメトレキセドを含むプラチナ製剤併用またはその2剤に血管新生阻害薬であるベバシズマブを追加した3剤併用レジメンが推奨される．さらに，近年の臨床試験の結果から，これら細胞障害

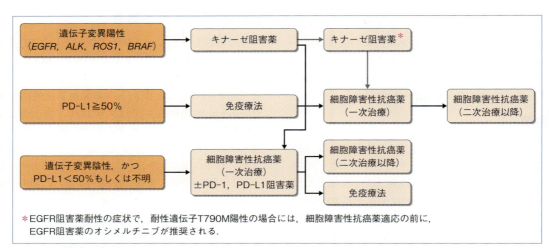

❶ 非小細胞肺癌―臨床病期 IV 期の治療方針

（日本肺癌学会〈編〉：肺癌診療ガイドライン〈悪性胸膜中皮腫・胸腺腫含む〉2018年版．東京：金原出版；2018をもとに作成．）

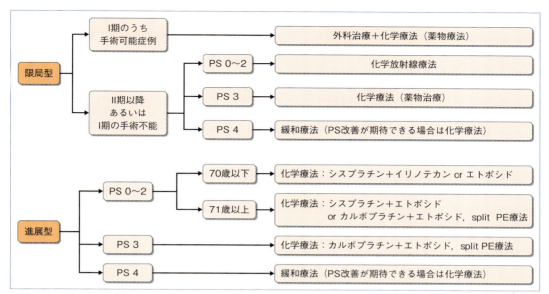

❷ 小細胞肺癌の治療方針
PSについては❸を参照.
(日本肺癌学会〈編〉：肺癌診療ガイドライン〈悪性胸膜中皮腫・胸腺腫含む〉2018年版．東京：金原出版；2018をもとに作成．)

❸ ECOGのPerformance Status (PS) の日本語訳

Score	定義
0	全く問題なく活動できる 発病前と同じ日常生活が制限なく行える
1	肉体的に激しい活動は制限されるが，歩行可能で，軽作業や座っての作業は行うことができる 例：軽い家事，事務作業
2	歩行可能で自分の身の回りのことはすべて可能だが作業はできない 日中の50％以上はベッド外で過ごす
3	限られた自分の身の回りのことしかできない．日中の50％以上をベッドか椅子で過ごす
4	全く動けない 自分の身の回りのことは全くできない 完全にベッドか椅子で過ごす

(Common Toxicity Criteria, Version2.0 Publish Date April 30, 1999, 日本語訳はJCOGホームページ http://www.jcog.jp/ より．)

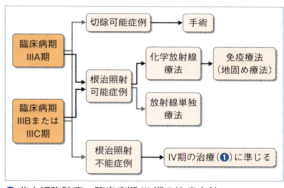

❹ 非小細胞肺癌―臨床病期Ⅲ期の治療方針
(日本肺癌学会〈編〉：肺癌診療ガイドライン〈悪性胸膜中皮腫・胸腺腫含む〉2018年版．東京：金原出版；2018をもとに作成．)

性抗癌薬を中心とした治療に免疫チェックポイント阻害薬（抗PD-1抗体ペムブロリズマブ，あるいは抗PD-L1抗体アテゾリズマブ）を上乗せした治療が推奨されるようになった．今後も臨床試験の結果次第で推奨は変更が予想され，最新のガイドラインを確認することが重要である．また，二次治療においては，ドセタキセルあるいはドセタキセルに血管新生阻害薬であるラムシルマブの併用が推奨される．

　小細胞肺癌では，シスプラチンあるいはカルボプラチンに，イリノテカンあるいはエトポシドを併用するレジメンが用いられる．シスプラチンは腎機能障害が問題となりえるため，高齢あるいはPS不良，腎機能障害などの禁忌をもつ患者には，カルボプラチンあるいはsplit PE療法（シスプラチン分割投与）が選択される．また高齢（71歳以上）患者へのイリノテカン投与のエビデンスがないため，通常高齢者にはエトポシドが選択される（❷）．

放射線治療

　臨床病期Ⅲ期の非小細胞肺癌の標準治療は，手術適応がなければ，細胞障害性抗癌薬と放射線照射を併用する同時化学放射線療法である（❹）．全身状態が良好な場合（PS 0〜1）には，放射線療法の最適なタイミングとして化学療法との同時併用が望ましく，60 Gy/30回/6週を最低総線量とするよう勧められ

る．併用する抗癌薬はプラチナ製剤と第3世代以降の細胞障害性抗癌薬が推奨されるが，高齢者の場合には低用量カルボプラチンとの併用を考慮してもよい．地固め療法としては，免疫療法（デュルバルマブ：抗PD-L1抗体）を行うことが標準治療となりつつある．化学療法併用不能の場合には，放射線単独療法でも有用で，通常分割照射で少なくとも60 Gyを用いることが推奨されている．

限局型小細胞肺癌の標準治療は，臨床病期I期の手術適応症例を除き，同時化学放射線療法である．高齢やPS不良の場合には，化学療法を併用せず，放射線単独療法を行う．基本的に放射線治療は休止期間をおかずに継続して行うのが望ましい．

悪性胸膜中皮腫

悪性胸膜中皮腫の治療において，術前化学療法・手術・術後片側胸郭照射を組み合わせた集学的治療の安全性および忍容性については一定の評価が得られている．

放射線治療

放射線治療は，胸膜肺全摘術が施行された症例に対する片側胸郭照射として用いられている．片側胸郭照射の方法として，通常照射のほかに，三次元原体放射線治療（3D-CRT）や強度変調放射線治療（intensity modulated radiation therapy：IMRT）を考慮してもよい．ただし，胸膜肺全摘後のIMRTでは重篤な有害事象（放射線肺臓炎など）を引き起こす可能性があるため，適切な線量制約を設定する必要がある．胸膜切除・肺剥皮術後の症例に対する片側胸郭照射については，重篤な放射線肺臓炎の頻度が高いため，行うことを推奨されていない．

薬物治療

切除不能症例の一次治療は，シスプラチン（プラチナ製剤）とペメトレキセドの併用療法が第一選択となる．血管新生阻害薬であるベバシズマブを追加した3剤併用療法も有効であるとする報告もある．

胸腺腫，胸腺癌

放射線治療

完全に切除されたI〜II期胸腺腫およびI期胸腺癌では，局所再発率が低いため，術後放射線治療は行う必要がない．完全に切除されたIII期胸腺腫およびII〜III期胸腺癌に対しては，術後放射線治療を行うことでは，術後放射線治療群が全生存期間で良好な成績を示した報告もあり，術後照射を検討してもよいと考

える．不完全切除の場合には，術後補助療法（放射線治療および薬物治療）を考慮する必要がある．

薬物治療

IV期または再発胸腺腫に対しては，以前よりアントラサイクリン系を軸とするADOC療法（ドキソルビシン/シスプラチン/ビンクリスチン/シクロホスファミド），PAC療法（シスプラチン/ドキソルビシン/シクロホスファミド），CAMP療法（シスプラチン/ドキソルビシン/メチルプレドニゾロン），CODE療法（シスプラチン/ビンクリスチン/ドキソルビシン/エトポシド）が使用されており，奏効率は約75％である．アントラサイクリン系が使用できない場合には，VIP療法（シスプラチン/エトポシド/シクロホスファミド），CP療法（カルボプラチン/パクリタキセル），PE療法（シスプラチン/エトポシド）などを行うが，奏効率は約40％である．

転移のあるまたは再発胸腺癌に対して，アントラサイクリン系と非アントラサイクリン系の薬物治療の奏効率に大きな差はないため，毒性の少ないCP療法などが使用される傾向にある．

（辻　貴宏，小笹裕晃）

●文献

1) 日本肺癌学会（編）：肺癌診療ガイドライン（悪性胸膜中皮腫・胸腺腫含む）2018年版．東京：金原出版；2018.
2) Akamatsu H, et al：The Japanese Lung Cancer Society Guideline for non-small cell lung cancer, stage IV. *Int J Clin Oncol* 2019；24：731.
3) Goldstraw P, et al：The IASLC Lung Cancer Staging Project：Proposals for Revision of the TNM Stage Groupings in the Forthcoming（Eighth）Edition of the TNM Classification for Lung Cancer. *J Thorac Oncol* 2016；11：39.

減感作療法 （☞「気管支喘息」p.416）

吸入療法

吸入療法には，以下の薬剤が使用される．
①気管支喘息や慢性閉塞性肺疾患にみられる可逆性の気道閉塞に対する気管支拡張薬
②気管支喘息の維持治療としてのステロイド薬
③気道内貯留液の排泄を促し，排痰効果を高める去痰薬

④肺感染症に対する抗菌薬

　全身投与に対し，吸入療法は病巣局所に直接効果的に投与でき，薬剤の投与量を少なくできる利点がある．

　吸入方法には，ジェットネブライザー，超音波ネブライザー，定量噴霧式ネブライザー（metered dose inhaler：MDI），間欠的陽圧呼吸法（intermittent positive pressure breathing：IPPB）によるネブライザーなどがある．近年は手軽さの点から，気管支拡張薬やステロイドには MDI が主に用いられている．MDI では，吸入するタイミングが合いにくい問題や，患部の気道末梢まで到達しにくい点を考慮し，吸入補助装置として各種のスペーサーが使用されている．

　吸入治療効果は，病巣部への薬剤到達性に影響される．霧状となった吸入液の粒径が 10～20 μm では気管支に，1～3 μm では肺胞に達する．

（永井厚志）

胸腔ドレナージ

胸腔ドレナージを必要とする病態

　胸腔ドレナージの適応を❺にあげる．うっ血性心不全や肝不全に伴う胸水の場合には，呼吸状態が許さないといった緊急の場合にのみ胸腔ドレナージが行われる．出血傾向がある患者や抗凝固・抗血小板療法中の患者では適応を慎重に判断する．気胸の場合，肺の縮小が軽度な場合はドレナージしないで経過観察されることもあるが，胸部 X 線写真のみで判断せず胸部 CT を撮ったほうが無難である（想定以上に気胸の程度が重度なことがある）．

ドレナージの手技

ドレナージ前の注意点

　感染性胸水・結核性胸膜炎後・胸膜癒着術後・胸部手術後の患者，あるいは，慢性閉塞性肺疾患（COPD）などで胸部 X 線写真にて胸膜癒着が疑われる患者では，ドレナージチューブを挿入する前に胸部 CT で癒着の有無や癒着の部位を確認する必要がある．

　膿胸への進展予防のためのドレナージチューブ挿入前の抗菌薬投与は，胸腔へ交する外傷症例に限られる．なお，胸部手術で術後管理のためドレナージチューブが留置される患者では手術前の予防的抗菌薬の投与が推奨される．

ドレナージチューブの挿入部位とサイズ

　気胸に対しては 16～18Fr のサイズを用い，胸腔ド

❺ 胸腔ドレナージを必要とする病態

気胸	自然気胸 外傷性気胸 医原性気胸 緊張性気胸 気管支（肺）胸腔瘻
血胸	胸部外傷 術後血胸
胸水	無菌性胸水（心不全・肝不全） 細菌性胸膜炎・膿胸 悪性胸水 乳び胸

レナージ後に胸腔鏡下手術となることが多いため，胸腔鏡のポート部位を考慮して第 4-6 肋間前腋窩線上から挿入し，チューブ先端を肺尖付近に留置する．胸水の場合は，18～24Fr のサイズを用い，第 6-8 肋間中腋窩線～後腋窩線上から挿入し，チューブ先端を背側下方向に向け留置する．

チューブ挿入手技

　患者を仰臥位～半側臥位とし，刺入想定部位を消毒し，注射針を肋骨上縁に沿って刺入し局所麻酔薬を皮下・筋肉・壁側胸膜まで浸潤させる．

　チューブの挿入方向を考慮してメスで皮切を加え，鉗子で肋骨上縁を肋骨と平行方向に筋層を剥離し壁側胸膜を穿破して，チューブの挿入経路を作成する．

　侵入経路に沿ってチューブを挿入していき，肋骨を貫くときは皮膚面と垂直ぎみにして少し力を加える．この時，鋭利なチューブ先端が肺を傷つけないよう片方の手でチューブをつかみストッパーとする．

　チューブ先端が胸腔内に入ったらさらに 1～2 cm進めてからスタイレットを数 cm 引き抜きチューブの先端が目的の位置に向くようにスタイレットで角度をつけてチューブを進めながらスタイレットを抜去する．

　吸引システムとチューブの末端を接続し，最初に空気あるいは貯留していた胸水が引けることを確認し，水封にするか低圧持続吸引を行う．胸部 X 線写真を撮りチューブ先端の位置を確認する．葉間など不適切な位置に挿入されているケースでは，チューブを少し抜いて再固定してすむ場合と再挿入が必要となる場合がある．

胸腔ドレナージの合併症

　肺損傷，出血，再膨張性肺水腫，胸膜刺激性ショック（迷走神経反射），胸膜外挿入（皮下挿入）を生じることがある．

　再膨張性肺水腫は緊張性気胸や大量胸水などで肺が著しく縮んでいたケースで生じることが多い．著しく

縮んだ肺の肺胞壁や毛細管は損傷しているため，一気に脱気や胸水排液をして肺が急速に広がったときに再膨張性肺水腫を生じる（5％以下ではあるが死に至ることもある）．

胸膜癒着術

繰り返す気胸には再発防止を目的として，胸膜癒着術を行う．タルク，自家血液，テトラサイクリンの胸腔内への注入などが行われる．悪性腫瘍に伴う胸水貯留は，胸腔内の腫瘍細胞播種や低栄養，リンパ管の閉塞などで生じる．悪性腫瘍による胸水では，根治的治療は期待できない．胸水の再貯留を防止する目的で，抗腫瘍薬や免疫賦活薬を胸腔内に注入し，胸膜の癒着療法が行われる．

酸素療法

酸素療法を含む呼吸管理の枠組みは非侵襲的陽圧換気療法（noninvasive positive pressure ventilation：NPPV）やハイフローシステム（high flow nasal cannula：HFNC）の登場により大きく変容した（❻）．

酸素投与法

酸素供給装置

供給源は入院では液体酸素配管，在宅では酸素濃縮器，液体酸素，酸素ボンベとなる．外出には吸気時にのみ酸素を供給する節約装置が使用されることが多い．高濃度酸素投与可能なHFNCが近年開発され多用されている．インターフェイスとして，①鼻腔カニューレ，②フェイスマスク，③リザーバーマスク，④ベンチュリマスク，⑤HFNC用カニューレ，が代表的なものである．酸素の加湿は，通常3〜4 L/分以下では不要な場合が多い．

酸素流量（酸素濃度）とインターフェイスの決定

積極的酸素療法

低酸素血症のみで高炭酸ガス血症を合併しない場合は，CO_2ナルコーシスを生じる危険がほとんどないため，吸入酸素濃度（F_iO_2）を比較的高く設定する（積極的酸素療法）．SpO_2が低下しやすいといった病態の場合には比較的高いSpO_2（98％以上）を目標にしてもよい．もちろん，呼吸状態の変化により高炭酸ガス血症を合併してくることもあるので経過中の血液ガス測定は必須である．

調節酸素療法（controlled oxygen therapy）

呼吸状態が不安定で高炭酸ガス血症を伴う場合では，高濃度酸素吸入により呼吸性アシドーシス（高炭酸ガス血症）をまねく危険があり，PaO_2を60 Torr前後の値（SpO_2を90〜92％）になるよう，きめ細かな調節酸素療法が行われる．ただし，酸素投与前の$PaCO_2$が50 Torr以上あるいはpHが7.3以下の症例では，酸素投与後の$PaCO_2$の変化が大きいため（❼），意識レベル・呼吸困難感の程度・呼吸の大きさや呼吸数を注意深く観察し，血液ガスの測定を繰り返す必要がある．調節酸素療法にはベンチュリマスクが使用されてきたが，近年では低めのF_iO_2でのHFNCが用い

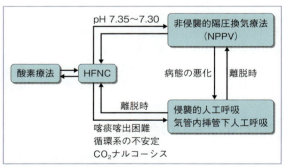

❻ 急性期呼吸管理の枠組み
非侵襲的陽圧換気療法（NPPV）やハイフローシステム（HFNC）の登場により人工呼吸管理全体の枠組みが大きく変容した．NPPVは急性期，特にCOPDや肺結核後遺症患者の急性増悪時では，換気補助の第一選択となっている．

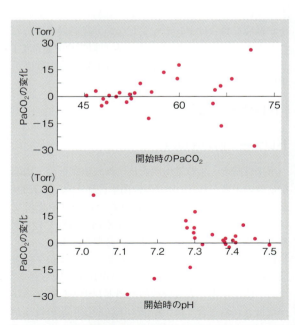

❼ COPD急性増悪における酸素投与後の血液ガスの変化
ベンチュリマスクによる酸素療法開始2時間後の$PaCO_2$の変化（上）と，開始時の$PaCO_2$およびpHとの関係（下）．開始時の$PaCO_2$が高いほど，pHが低いほど，酸素投与後の$PaCO_2$の変化が大きいことがわかる．

られることもある．なお，高炭酸ガス血症が進行するようであれば早めにNPPVなどの換気補助を考慮する．

長期酸素療法

在宅酸素療法の基準

高度慢性呼吸不全，肺高血圧症，慢性心不全，チアノーゼ型先天性心疾患が対象となる．高度慢性呼吸不全では，薬物療法などが十分になされたにもかかわらず1か月以上，①安静・室内気吸入下でPaO_2が55 Torr以下の者，あるいは，②PaO_2が60 Torr以下で睡眠時または運動負荷時に著しい低酸素血症をきたす者であって，医師が在宅酸素療法を必要と認めた者が対象となる．肺高血圧症に対する詳細な基準はない．

在宅時の管理

酸素療法だけでなく歩行を中心とした運動と十分な栄養摂取の必要性を理解し実践してもらうことが重要である．

酸素はできるだけ長時間（18時間以上）吸入するよう指導する．急性増悪時の早めの医療機関への受診をくどいほど繰り返し勧める．酸素供給業者や訪問看護ステーションなどとの緊密な連携も不可欠で，在宅での患者の生活環境をできるだけ把握するよう努める．毎月の外来診療時には呼吸循環状態・栄養状態の評価を行うのに看護スタッフなどによる患者指導が有用である．年に2度は血液ガス検査や肺機能検査を行う．

患者会などの活動を支援するなど，患者・家族の心のケアも重要である（❽）．

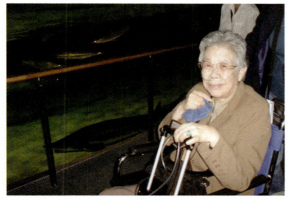

❽「在宅酸素の会（笑顔の会）」の遠足で
酸素ボンベからの酸素を吸入しながら，水族館にてチョウザメを見学中の長期酸素療法患者（本人の了承を得て掲載）．

呼吸管理

人工呼吸はなぜ必要となるのか

人工呼吸が必要となる病態は，①換気量が維持できない，②酸素吸入だけでは低酸素血症を是正できない，の2つが代表的なものである．

①の病態は換気の低下により起こる．呼吸筋疲労に加え，脳血管障害や薬物中毒などの呼吸中枢の障害，頸椎損傷・筋萎縮性側索硬化症・重症筋無力症などの脊髄や運動神経系の障害，筋ジストロフィーなど呼吸筋の障害，胸郭成形術後などの胸壁疾患などで生じる．

②の病態は換気血流比不均等，拡散能の低下，右-左シャントなどにより起こる．急性呼吸促迫症候群や心不全での肺水腫，無気肺，肺炎および慢性閉塞性肺疾患（COPD）の急性増悪などで生じる．

人工呼吸にはどんな効果があるのか

人工呼吸で肺胞換気量を増やしPaO_2の上昇・$PaCO_2$の低下を達成し，呼吸性アシドーシスを改善する．呼気時に陽圧（positive end-expiratory pressure：PEEP）を付加することにより肺胞の虚脱を防止して酸素化を改善する．換気と酸素化の改善は呼吸筋や心筋の負担の軽減をもたらす．

人工呼吸の種類（侵襲的人工呼吸と非侵襲的人工呼吸）

人工呼吸には，侵襲的人工呼吸と非侵襲的人工呼吸（noninvasive ventilation：NIV）がある．前者は，気管内挿管や気管切開などで気道を確保して行う人工呼吸であり，上気道閉塞がなく確実に換気を行うことができ，排痰も容易に実施できるが，人工呼吸関連肺炎の発生，人工呼吸関連肺損傷（圧損傷，容量損傷，生物学的損傷），人工呼吸器依存状態になる不利益がある．後者は，気管内挿管や気管切開をしないという意味で，患者に対する侵襲が少ない人工呼吸法である．鼻マスクあるいはフェイスマスクを用いる非侵襲的陽圧換気療法（noninvasive positive pressure ventilation：NPPV）が主たるものである（❾）．

急性期にNPPVが最も有効とされる疾患は，COPDや拘束性胸郭疾患の増悪，心原性肺水腫，免疫不全・免疫抑制下に伴う急性呼吸不全である．NPPVで改善がないか，最初から切迫した急性呼吸不全状態にある場合には，侵襲的人工呼吸の対象になる．ただし，侵襲的人工呼吸に踏み切るかどうかは，急性イベントの可逆性，患者・家族の意向，医療機関の施設の充実度や医療者の呼吸管理技量といったことを考慮して決定

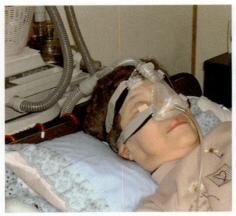

❾ 長期 NPPV 患者

肺結核後遺症による換気不全に対して 19 年間 NPPV を継続している症例．NPPV は主として夜間睡眠時に行っているが，呼吸不全が進行すると昼間の時間帯にも数時間必要となってくる（本人の了承を得て掲載）．

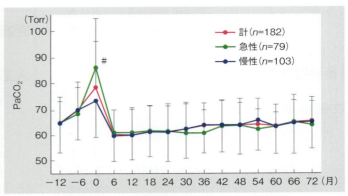

❿ RTD 症例の長期 NPPV 導入前後の $PaCO_2$ の経時的変化

NPPV 導入前 1 年間で急速に上昇した $PaCO_2$ は，夜間睡眠時を中心に行う長期 NPPV の導入により 5 日間程度で約 20 Torr 低下する．この $PaCO_2$ の低下は，呼吸中枢の CO_2 感受性の改善によることが知られている．その後，長期 NPPV 下に $PaCO_2$ は再びゆっくりと上昇している．

（Tsuboi T, et al：Importance of the $PaCO_2$ from 3 to 6 months after initiation of long-term non-invasive ventilation. *Respir Med* 2010；104：1850.）

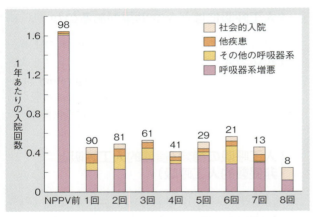

⓫ 長期 NPPV 導入前後の入院回数の比較

呼吸器系増悪のみを比較すれば，長期 NPPV 導入による増悪入院回数の減少効果が明白である．
グラフ上の数値は症例数を示す．

（坪井知正：NPPV の予後への影響の Evidence．呼吸と循環 2003；51：47.）

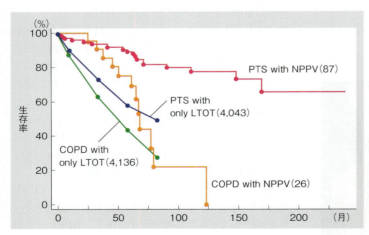

⓬ 長期 NPPV 症例における長期酸素療法（LTOT）開始後として算出した生存率

COPD と肺結核後遺症（PTS）を比較している．LTOT のみの症例と比較することで，NPPV 導入で生命予後が改善することがわかる．

（坪井知正：NPPV の予後への影響の Evidence．呼吸と循環 2003；51：47.）

される．

慢性期における NPPV は，筋ジストロフィーなどの神経筋疾患や肺結核後遺症を中心とする拘束性胸郭疾患（RTD）や COPD で，入院回数・日数の減少，生命予後や QOL の改善が報告されている（❿⓫⓬）．

（坪井知正）

◉文献

1) 日本呼吸器学会 NPPV ガイドライン作成委員会（編）：NPPV（非侵襲的陽圧換気療法）ガイドライン（改訂第2版）.東京：南江堂：2015.

呼吸リハビリテーション，体位ドレナージ療法

概念

　呼吸リハビリテーション（pulmonary rehabilitation）は現在の呼吸器疾患の重要な治療法のひとつになっている．わが国の呼吸リハビリテーションにはいくつかの変遷がみられる．まず黎明期において，呼吸リハビリテーションは肺理学療法・胸部理学療法（chest physical therapy）と呼ばれ，体位ドレナージ療法（postural drainage therapy）や徒手的排痰法中心の時代があった．その次に，次第に呼吸器疾患慢性期において，運動療法を中心とした呼吸リハビリテーションがガス交換（換気）・呼吸困難・運動耐用能向上に効果があることが明らかにされ，呼吸理学療法（respiratory physical therapy）に進化してきた．そして，現在は運動療法だけでなく，薬物療法を同時に組み合わせたり，教育や日常生活整備・訓練などを多職種で行うチームアプローチの重要性が広く認知され，包括的呼吸リハビリテーション（comprehensive respiratory rehabilitation）が中心の時代となっている．

　欧米では呼吸リハビリテーションは，"Pulmonary rehabilitation（PR）is a broad program that helps improve the well-being of people who have chronic（ongoing）breathing problems." と NIH でも定義されているように，主として慢性期呼吸器疾患に対するリハビリテーションを指している．しかしながら，上記の歴史的経緯からわが国における呼吸リハビリテーションは，急性期呼吸器疾患と慢性期呼吸器疾患の両方におけるリハビリテーションを指している．つまりICU や人工呼吸器管理中のリハビリテーションや，急性期肺炎におけるリハビリテーションなども含めた概念となっている．

急性期呼吸リハビリテーション（体位ドレナージ療法含む）

集中治療における早期リハビリテーション

　急性期呼吸リハビリテーションのなかでも重要視されるのは，集中治療における早期リハビリテーションである．集中治療における早期リハビリテーションと

⓭ ICU で早期離床や早期からの積極的な運動を原則行うべきでないと思われる場合

1. 担当医ならびにリハ医の許可がない場合
2. 過度に興奮して必要な安静や従命行為が得られない場合（RASS≧2）
3. 運動に協力の得られない重篤な覚醒障害（RASS≦−3）
4. 不安定な循環動態で，IABP などの補助循環を必要とする場合
5. 強心昇圧薬を大量に投与しても，血圧が低すぎる場合
6. 体位を変えただけで血圧が大きく変動する場合
7. 切迫破裂の危険性がある未治療の動脈瘤がある場合
8. コントロール不良の疼痛がある場合
9. コントロール不良の頭蓋内圧亢進（≧20 mmHg）がある場合
10. 頭部損傷や頸部損傷の不安定期
11. 固定の悪い骨折がある場合
12. 活動性出血がある場合
13. カテーテルや点滴ラインの固定が不十分な場合や十分な長さが確保できない場合で，早期離床や早期からの積極的な運動により事故抜去が生じる可能性が高い場合
14. 離床に際し，安全性を確保するためのスタッフが揃わないとき
15. 本人または家族の同意が得られない場合

（日本集中治療医学会早期リハビリテーション検討委員会：集中治療における早期リハビリテーション—根拠に基づくエキスパートコンセンサス．日集中医誌 2017：24：255，下線は筆者が追加．）

は「疾患の新規発症，手術または急性増悪から48時間以内に開始される運動機能，呼吸機能，摂食嚥下機能，消化吸収機能，排泄機能，睡眠機能，免疫機能，精神機能，認知機能などの各種機能の維持，改善，再獲得を支援する一連の手段」のことである．

　「早期」であるので，疾患の新規発症，手術または急性増悪から48時間以内には開始し，その後2〜3週間は運動介入を強化するべきと考えられている．早期離床や早期からの積極的な運動により退院時の日常生活活動度および機能的自立度が有意に改善する．また，退室時においても身体機能や基本動作を改善することが報告されている．循環動態や全身状態が安定すれば，人工呼吸器装着患者に必ずしも絶対安静を強いる必要はない．しかし，早期からの積極的な運動を原則行うべきでないと思われる場合があり（⓭），注意が必要である．

人工呼吸器装着患者におけるリハビリテーション

　人工呼吸器装着患者におけるリハビリテーションでは，⓮にみるような効果があることが知られており，これらの効果発現を目的として行われる．実際の運動療法としては，背臥位での四肢・頸部・体幹筋の強化，関節可動域訓練，紐を利用した起き上がり・座位訓練，蛇管を延長しての車椅子への移乗訓練と座位での四肢筋の強化，立位・足踏み・ベッド周りの人工呼吸器を

⓮ 人工呼吸器装着患者のリハビリテーションの効果

1. 気道内分泌物の除去
2. 虚脱肺胞領域の再拡張
3. 末梢気道の開存と不均等換気の改善
4. 換気とガス交換の改善
5. 酸素化の改善
6. 効率のよい自発呼吸の促進
7. 人工呼吸器から早期離脱，早期離床を促進
8. 廃用の防止

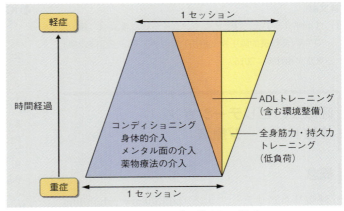

⓯ 急性期呼吸リハビリテーションプログラムの構成

装着しての歩行などが行われる．

急性期呼吸リハビリテーションプログラムの構成

　急性期呼吸リハビリテーションプログラムの構成は，①コンディショニング，②ADL（activity of daily living）トレーニング，③運動療法（筋力・持久力トレーニング），の3つの構成要素からなる（⓯）．

　コンディショニングとはデコンディショニング（deconditioning；さまざまな身体機能の失調）から改善することを指し，呼吸リハビリテーションにおいては実際には，口すぼめ呼吸や腹式呼吸などの呼吸介助を併用した呼吸法練習，そして呼吸筋リラクセーション，呼吸補助筋のマッサージ，ストレッチ，呼吸介助を併用したリラクセーション手技，関節モビライゼーション，徒手胸郭伸張法を行うことによる胸郭可動域の拡張，さらに呼吸筋ストレッチ，徒手胸郭伸張法，四肢ストレッチなどのストレッチによる柔軟性のトレーニング，加えてポジショニングや排痰などを指す．

　運動療法としては，急性期では早期離床の訓練（early mobilization）そのものが運動療法であり，徐々に低負荷の筋力・持久力トレーニングを加えていくことになる．ADLトレーニングとしては呼吸困難や筋力低下により困難となった日常生活での基本的動作をトレーニングすることとなる．

排痰と体位ドレナージ療法

　咳嗽能力の指標である cough peak flow（CPF）が270 L/分未満だと，感染時喀痰排出困難となり，160 L/分未満であると日常的分泌物排出困難になるといわれている．そのような場合には，排痰を促す呼吸リハビリテーションが重要となってくるが，その方法には，①強制呼出手技/ハッフィング（⓰），②体位ド

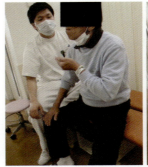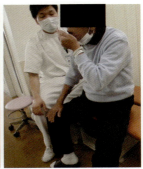

⓰ ハッフィング

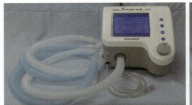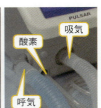

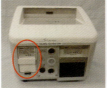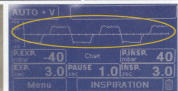

⓱ mechanical in-exsufflator（カフマシーン例）

レナージ療法，③スクィージング，④振動呼気陽圧療法（フラッター），⑤軽打法・振動（vibration），さらに機械的な咳嗽介助として mechanical in-exsufflator（カフマシーン）（⓱）がある．

　実際の体位ドレナージ療法としてはこれらを組み合わせて行う．まず，体位ドレナージは，いろいろな体位をとることにより，重力を利用して水が低いところ

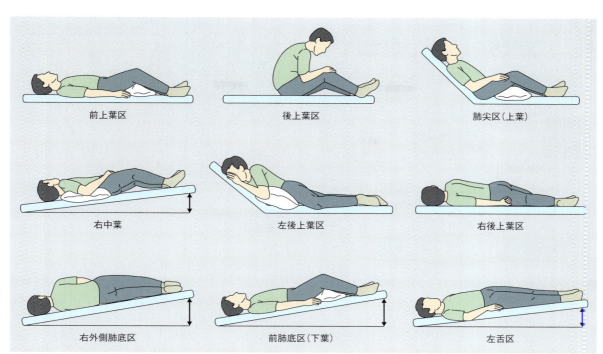

❶❽ 痰のたまっている部位と喀痰出のための体位との関係

へ流れるように，少ないエネルギーで効率よく，喀痰出を促すのが目的である．痰のたまっている部位と体位との関係を❶❽に示す．

体位ドレナージを効率よく行うために，あらかじめネブライザーで痰溶解薬のエアゾル吸入を行い，痰を喀出しやすくしておき，ドレナージの際に叩打法または振動法により胸壁に適度な振動を加える手法が用いられることがある．叩打法は手のひらで，軽く，痛みを与えない程度にリズミカルに胸をたたき，振動法はバイブレーターを用いることにより行う場合がある．

慢性呼吸器疾患の呼吸リハビリテーション

包括的呼吸リハビリテーション

慢性呼吸器疾患患者の安定期において，とりわけ慢性閉塞性肺疾患（COPD）において，呼吸リハビリテーションが運動耐容能低下，呼吸困難，健康関連QOLの悪化や不安・うつに対して非常に有効であることがわかっている．この安定期慢性呼吸器疾患患者における呼吸リハビリテーションは短期間の運動療法のみでは効果が薄く，通常の呼吸器診療における医師による薬物療法と酸素療法に加えて，メディカルスタッフによるアプローチが重要となる．

メディカルスタッフによるアプローチとは療法士による運動療法に加え，看護師あるいは理学・作業療法士による患者教育，そして栄養士による栄養療法など

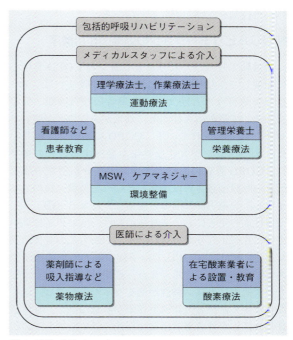

❶❾ 包括的呼吸リハビリテーション

が治療そのものとして存在する（❶❾）．さらに，ソーシャルワーカー（MSW）やケアマネジャーによる家の改修などをはじめとした環境面の調整も重要であり，行政の力も必要である．そしてそれらを支える家族の力

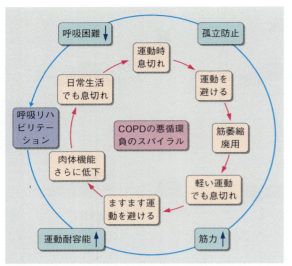

❷⓪ COPD患者における負のスパイラルと呼吸リハビリテーションの効果

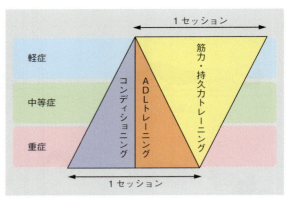

❷① 慢性呼吸器疾患の呼吸リハビリテーションにおける運動療法

も忘れてはならず，また運動療法をともに行う仲間などの存在の重要性も指摘されている．これらすべてを有機的につなげ，呼吸器障害をもつ患者にとってよい方向にもっていくことが重要であり，そのゲートキーパーの役割を医師が担うことになる．

呼吸リハビリテーションの効果の作用機序

慢性期の呼吸リハビリテーションはCOPDを中心に発展してきた．COPDに対して，呼吸リハビリテーションを行うことが，COPD患者の呼吸困難，健康状態そして運動耐容能向上に効果があることが強いエビデンスで示されている．COPDにおいて呼吸リハビリテーションが大きな効果を発揮する最大の機序は，COPD患者における「呼吸困難→不活発→筋力低下→呼吸困難さらに増悪」という悪循環（負のスパイラル）を逆方向に回転させることによる（❷⓪）．

慢性期の患者において身体活動性の低い患者は高い患者に比べ生存率が有意に低く，しかもこの身体活動レベルの低下がCOPDでは予後の最大の危険因子であると報告されている．また，長期フォローアップでも，経過中に身体活動性が低くなった患者では，低くならなかった患者に比べ生存率が有意に低く，身体活動性の低下が速い患者ほど肺機能の経年低下も速いことがわかっている．したがって，慢性期の患者の身体活動性を向上させることができることも，呼吸リハビリテーションの重要な作用機序である．

呼吸リハビリテーションの実際

呼吸リハビリテーションは，労作時呼吸困難により身体活動性の低下をもたらしやすい安定期患者に対し，運動療法と身体活動性の維持・向上を目的として実施する．また，栄養管理も含めた患者教育も運動療法とともに重要なものである．呼吸リハビリテーションでは運動療法が中核とされている．運動療法はコンディショニング，ADLトレーニング，全身筋力・持久力トレーニングなどから構成され（❷①），運動プログラムの作成は患者個々人に合わせて適宜変更し，個別に行うべきである．慢性期の患者においては患者自身が疾患に対する理解を深め，安定期，増悪期におけるセルフマネジメント能力を獲得するために患者教育も必要であり，運動療法とともに中心的な構成要素とされている．

呼吸リハビリテーションにおける運動療法のプロセスにおいてはまず，適切な患者選択を行い初期評価を実施する．評価結果に基づき，個々に応じた目標設定やリハビリテーションプログラムを立案する．プログラムでは個別性を重視し，行動変容を促すことが重要である．プログラム終了時または一定期間経過時に再評価を実施，評価結果を患者にフィードバックし，プログラムの見直しや目標の再設定を行う．その後は，アクションプランの継続，身体活動の増進など運動に対するアドヒアランスを向上させる介入を実施する（❷②）．

安定期の運動療法の実際

COPD患者における呼吸リハビリテーションの1回のプログラム例を❷③に示す．プログラム構成は対象や重症度によって異なる．重症例ではコンディショニングや基礎的なADLトレーニングを中心とした低強度負荷の運動療法から進めていき，軽症例では，全身持久力や筋力トレーニングを中心とした高強度負荷の運動療法を実施していく．急性期や周術期では，状態が不安定なことが多いためコンディショニングが中心となる．また，呼吸リハビリテーションは入院，外来，

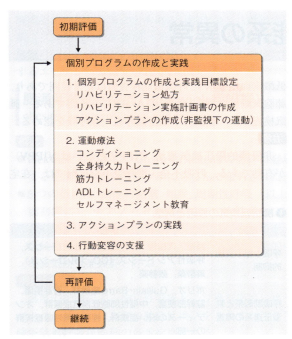

❷❷ 呼吸リハビリテーションの評価方法

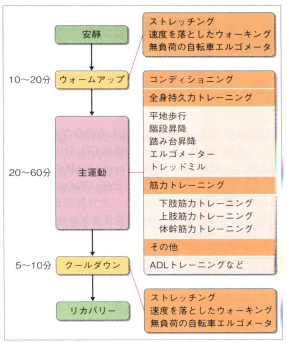

❷❸ COPD 患者における呼吸リハビリテーションのプログラム例

在宅や地域などさまざまな場面で可能であるため，施設の設備に合わせてプログラムの工夫が必要である．

外来リハビリテーションの頻度と期間の例としては，週 1，2 回（60 分間）を 2～3 か月間継続的に行う．その運動内容は，呼吸体操，呼吸練習のコンディショニングに引き続き有酸素運動を行い，さらに四肢のレジスタンストレーニングを行う．基本的な有酸素運動の FITT は，frequency＝外来時，週 1 回，intensity＝6MWT より算出した歩行速度の 40～50 ％の歩行速度，time＝20 分間，type＝トレッドミルとしている．レジスタンストレーニングは 1.0 kg の重錘を使用し，肩関節屈曲・外転，膝関節伸展運動を各 10 回×2～3 セットなどとしている．

（海老原覚）

● 文献

1) 日本集中治療医学会早期リハビリテーション検討委員会：集中治療における早期リハビリテーション—根拠に基づくエキスパートコンセンサス．日集中医誌 2017；24：255．
2) 日本呼吸ケア・リハビリテーション学会ほか（編）：呼吸リハビリテーションマニュアル—運動療法，第 2 版．東京：照林社；2012．

5 下気道の疾患

気管支喘息
bronchial asthma

概念・疫学

- 種々の刺激に対する気道の過敏性亢進を特徴とする病態である．成人喘息の定義を❶に示す．
- わが国における有症率は増加しており，1996（平成8）年の厚生省の調査では成人で3.0％であるが，さらに高い有症率を示す調査結果もある．
- 患者数の増加にもかかわらず増悪（発作）入院や時間外受診数は減少しており，1990年代までは年間6,000人を上回っていた喘息死が2016年には1,454人にまで減少した．このことには吸入ステロイドの普及と進歩が寄与している．

❶ 喘息の定義

- 気管支喘息（以下，喘息）は，「気道の慢性炎症を本態とし，変動性をもった気道狭窄（喘鳴，呼吸困難）や咳などの臨床症状で特徴づけられる疾患」である．
- 気道炎症には，好酸球，好中球，リンパ球，マスト細胞などの炎症細胞，加えて，気道上皮細胞，線維芽細胞，気道平滑筋細胞などの気道構成細胞，および種々の液性因子が関与する．
- 自然に，あるいは治療により可逆性を示す気道狭窄は，気道炎症や気道過敏性亢進による．
- 持続する気道炎症は，気道傷害とそれに引き続く気道構造の変化（リモデリング）を惹起して非可逆性の気流制限をもたらす．

（日本アレルギー学会喘息ガイドライン専門部会〈監〉：喘息予防・管理ガイドライン2018. 東京：協和企画；2018.）

病因・病態生理・病理

気流閉塞を生じさせる気道への刺激には，抗原性（IgE依存性のI型アレルギー）と非抗原性（IgE非依存性）のものとがあり，喘息の発症や増悪にかかわる（❷）．発症には気道過敏性，アトピーといった素因も関与する．IgE依存性の喘息をアトピー型喘息，非依存性のものを非アトピー型喘息と病型分類するが，一般的にはこれらは環境抗原に対する特異的IgE抗体（B細胞が産生）が証明できるか否かで定義される．アトピー型喘息の占める割合は小児・思春期では90％を超えるが，加齢とともに低くなり，65歳以上の高齢者では30％未満ともいわれる．最も感作頻度が高い抗原はハウスダストとその主要な抗原成分であるヒョウヒダニであり，動物，真菌，花粉なども主要な抗原である．

IgE依存性の機序による喘息反応には，マスト細胞から放出される即時型メディエーター（ヒスタミン，システイニルロイコトリエン〈Cys-LT〉など）による気管支収縮反応である即時型喘息反応（抗原曝露の15〜30分後に生じる）と，マスト細胞，T細胞から

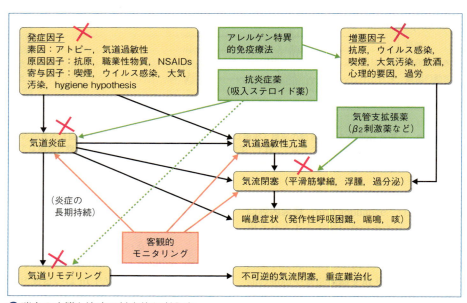

❷ 喘息の病態と治療の基本的な考え方
×は治療標的を示す．

放出されるTh2サイトカイン（IL-5など），メディエーター（Cys-LTなど）が好酸球などの炎症細胞を集積させて生じる遅発型喘息反応（抗原曝露の6時間後以降に生じる）がある．さらに炎症性メディエーターの作用や好酸球から放出される顆粒蛋白がもたらす気道上皮剥離などによって気道過敏性亢進が惹起される．気道過敏性はウイルス感染，大気汚染，遺伝的要因などによっても規定される（❷）．長期的には慢性炎症の持続により気道リモデリングが形成され，重症難治化につながる（❷）．気道リモデリングを含む喘息気道の病理像を❸に示す．

IgE非依存性の刺激にはウイルス感染，職業性物質，非ステロイド性抗炎症薬（NSAIDs），運動，アルコールなどがある．非アトピー型喘息の気道病理像は基本的にはアトピー型喘息のそれと同様である．

なお近年，T細胞やB細胞が関与しない「自然型アレルギー」による喘息病態が，グループ2自然リンパ球（ILC2）の作用で形成されることが明らかとなっている．

臨床症状

呼吸困難，咳嗽，喘鳴が三主徴であり，典型例ではこれらが同時に認められる．このほか，胸部の重苦しさ，痰，胸痛などの症状がある．呼吸困難，咳嗽，喘鳴などはそれぞれが喘息の唯一の症状となりうるし，喘鳴を呈する患者でも，時期によって咳や労作性呼吸困難のみを訴えることもある．症状は発作性，間欠性に出現し，1日のうちでは夜間から早朝に増悪することが多い．曇天，雨天時の悪化や，季節の変わり目に増悪するといった季節性もしばしば認める．このようにさまざまな時間単位での変動性（＝良いときと悪いときとがある）と，自然にあるいは抗喘息治療により寛解することが大きな特徴であり，他疾患との鑑別において重要なポイントである．原因，増悪因子を想定した問診が大切で，掃除や布団の上げ下ろしに伴う悪化（ハウスダスト・ダニ），ペット（ネコ，イヌ，ハムスターなど）の有無と接触による増悪，職業性曝露（化学薬品，小麦粉など），薬剤服用歴（酸性NSAIDs，β遮断薬など），精神的要因，受動喫煙を含めた喫煙，住環境の変化，女性では月経，妊娠などの影響にも留意する．

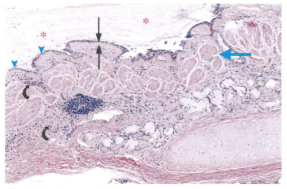

❸ 喘息気道の病理像（発作死患者の剖検肺）

内腔の粘液貯留（＊），好酸球などの炎症細胞浸潤（↶）のほか，上皮剥離（▶），基底膜肥厚（→），平滑筋の肥大・増生（→）といった気道リモデリングの所見が認められる．

(Silva CI et al：Asthma and associated conditions：High-resolution CT and pathologic findings. AJR AM J Roentgenol 2004；183：817.)

検査・診断

診断の目安を❹に示す．喘息の診断は，典型的な病歴がそろっていたり診察時に明らかに喘鳴を認める場

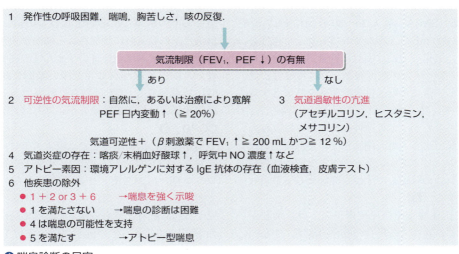

❹ 喘息診断の目安

（日本アレルギー学会喘息ガイドライン専門部会〈監〉：喘息予防・管理ガイドライン2018．東京：協和企画；2018．に基づいて筆者作成）

❺ 喘息，COPD の鑑別のポイント

	喘息	COPD
年齢	全年齢層	中高年
喫煙歴	時にあり	ほとんどの例であり
アトピー	しばしば＋	時に＋
症状	喘鳴，呼吸困難，咳・痰 発作性・変動性，夜間優位，しばしば季節性	呼吸困難＞咳・痰，喘鳴 固定性，労作時優位，夜間はまれ，進行性
気流閉塞	種々の程度，変動性	気管支拡張薬吸入後の FEV_1/FVC＜70％，固定性
FEV_1 可逆性	通常あり（リモデリングで↓）	時にあり
拡散能	正常	しばしば↓
末梢血好酸球増加	しばしば＋	通常－
喀痰好酸球増加	しばしば＋	通常－（増悪時＋）
呼気中 NO 濃度	しばしば↑	時に↑
CT 所見	気道壁肥厚＋，喫煙歴がなければ肺気腫－	気道壁肥厚＋，肺気腫しばしば＋

❻ 喘息の管理目標

Ⅰ．症状のコントロール
　（発作や喘息症状がない状態を保つ）
①気道炎症を制御する*．
②正常な呼吸機能を保つ（PEF が予測値の80％以上かつ日内変動が10％未満）．

Ⅱ．将来のリスク回避
①呼吸機能の経年低下を抑制する．
②喘息死を回避する．
③治療薬の副作用発現を回避する．

*可能な限り呼気中一酸化窒素濃度（FeNO）測定や喀痰好酸球検査で気道炎症を評価する．
（日本アレルギー学会喘息ガイドライン専門部会〈監〉：喘息予防・管理ガイドライン2018．東京：協和企画；2018．）

合には，それほど困難ではない．特に患者が発作で受診した場合には，病歴と身体所見のみでも十分診断は可能である．受診時に自・他覚症状が乏しかったり典型的症状がそろわない軽症例（特に咳のみを訴える患者＝咳喘息［後述］），重喫煙歴があり慢性閉塞性肺疾患（COPD）のリスクをもつ患者，心疾患（心不全など）を有する患者などでは，注意深い鑑別診断が必要である．

スパイロメトリーによる気流閉塞の証明は，喘息の客観的診断の第一歩である．FEV_1 や PEF 値の低下は代表的な所見であるが，これらが正常範囲でも，MMF，$\dot{V}_{50}$，$\dot{V}_{25}$ の低下といった末梢気道閉塞の所見はしばしば認められる．FEV_1，PEF などが低値を示したら気流閉塞の可逆性を評価する．一般に短時間作用性 β_2 刺激薬（SABA）吸入15〜30分後に FEV_1 が12％以上かつ200 mL 以上増加すれば有意な可逆性ありと判定する．気道可逆性は喘息に特徴的な病態であるが（❶），リモデリング進行例などでは可逆性が乏しいことがある．逆に不可逆性気流閉塞を特徴とするCOPD において，15〜20％以上の可逆性を示すことも少なくない．したがって可逆性の有無のみによる両者の鑑別は困難である．気流閉塞がないか軽度であれば，メサコリン，ヒスタミンなどの気管支収縮物質の吸入によって気道の収縮しやすさを評価する気道過敏性試験を考慮する（❹）．

特異的 IgE 抗体測定や抗原皮膚テストは，病歴から疑わしい抗原が存在する場合の感作の証明，すなわちアトピー型喘息の診断に必要であるが，喘息の診断に必須ではない．また喀痰の好酸球増加は喘息に特異性の高い所見である．自発痰の喀出が困難なら高張食

塩水吸入による喀痰誘発も試みてよい．呼気中 NO 濃度測定は好酸球性気道炎症を間接的にではあるが簡便に評価する方法として有用であり，2013年に保険適用となって普及しつつある．末梢血好酸球増加は，より非特異的であるが，好酸球性気道炎症をある程度反映する（❹）．胸部 X 線では過膨張や粘液栓による無気肺を認めることがある．気胸，縦隔気腫，好酸球性肺炎，アレルギー性気管支肺アスペルギルス症などの合併症の存在にも留意する．

鑑別診断

喘息との鑑別が必要な疾患として以下があげられる．

気管・気管支の腫瘍や結核，異物誤嚥による中枢気道狭窄

喘息とは異なり症状および聴診所見が固定性で，喘息としての治療に反応が乏しい．stridor と呼ばれる低調で主に吸気時に聴取される喘鳴が狭窄部に限局して認められ，両側全肺野のびまん性の喘鳴は聴取されない．胸部 X 線写真の注意深い読影で病変の存在を時に判読できる．CT はさらに有用であるが，原因の確定診断には気管支鏡検査がしばしば必要である．

COPD（❺）

第一選択の治療が喘息では吸入ステロイドであるのに対し，COPD では長時間作用性気管支拡張薬（抗コリン薬，β_2 刺激薬）であることから，両者を正しく鑑別して治療薬を選択する必要がある．喘息は新生児から超高齢者まであらゆる年齢層で発症しうるが，わが国ではほとんどの例が長期の喫煙を病因とするCOPD は，ほぼ中高年者の疾患である．また，喘息では症状の変動が大きく特に夜間から早朝に悪化し，昼間には乏しいことが多い．一方，COPD の症状は

❼ 喘息コントロール状態の評価

	コントロール良好 （すべての項目が該当）	コントロール不十分 （いずれかの項目が該当）	コントロール不良
喘息症状（日中および夜間）	なし	週1回以上	コントロール不十分の項目が 3つ以上あてはまる
発作治療薬の使用	なし	週1回以上	
運動を含む活動制限	なし	あり	
呼吸機能（FEV_1およびPEF）	予測値あるいは 自己最高値の80%以上	予測値あるいは 自己最高値の80%未満	
PEFの日（週）内変動	20%未満[*1]	20%以上	
増悪（予定外受診，救急受診，入院）	なし	年に1回以上	月に1回以上[*2]

[*1]：1日2回測定による日内変動の正常上限は8%である．
[*2]：増悪が月に1回以上あれば他の項目が該当しなくともコントロール不良と評価する．
（日本アレルギー学会喘息ガイドライン専門部会〈監〉：喘息予防・管理ガイドライン2018．東京：協和企画：2018．）

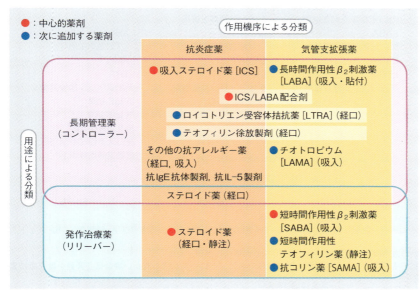

❽ 喘息治療薬の分類
詳細は本文を参照．

固定性で，夜間症状は乏しく労作時に特に息切れが悪化するのが特徴である．喘息との合併例（asthma-COPD overlap：ACO）が少なくないことにも留意する．

うっ血性心不全
かつては心臓喘息とも呼ばれたように，夜間優位の喘鳴，呼吸困難という喘息と似た症状を呈する．肺底部の断続性ラ音（肺水腫を反映），ギャロップ音，血混痰，浮腫やその他の心不全の徴候の存在から鑑別する．

治療
喘息治療の目標
喘息の管理の目標は，①症状のコントロール（発作や喘息症状がない状態を保つ），②将来のリスク回避，の2点に集約される．具体的には，気道炎症と気流閉塞を惹起する因子の回避・除去，そして薬物療法による炎症の抑制と気道拡張とにより，気道過敏性と気流閉塞を軽減ないし寛解することである．その結果，可能なかぎり呼吸機能を正常化し，患者のQOL（quality of life）を改善し，健常人と変わらない日常生活が送れることを目指す（❻）．コントロールの状態を❼に基づき判断してコントロール良好を目指す．

原因療法
ハウスダスト・ダニ，ペット（ネコ，イヌ，ハムスターなど）などの抗原曝露や過労の回避，禁煙など，増悪因子の回避は重要である（喫煙は呼吸機能の低下と吸入ステロイド薬の効果減弱をもたらす）．

アレルゲン特異的免疫療法は，病因アレルゲンの投与によりアレルゲン曝露で惹起される症状を改善させる治療法であり，喘息を含むアレルギー疾患における唯一の原因特異的治療法である．軽症・中等症のアレルギー性鼻炎合併喘息に有効とされる．投与経路には皮下（SLIT）と舌下免疫療法（SCIT）があるが，喘息

❾ 未治療患者の症状と目安となる治療ステップ

	治療ステップ1	治療ステップ2	治療ステップ3	治療ステップ4
	（軽症間欠型相当）	（軽症持続型相当）	（中等症持続型相当）	（重症持続型相当）
対象症状	・症状が週1回未満 ・症状は軽度で短い ・夜間症状は月に2回未満	・症状が週1回以上，しかし毎日ではない ・月1回以上日常生活や睡眠が妨げられる ・夜間症状は月に2回以上	・症状が毎日ある ・短時間作用性吸入β₂刺激薬がほぼ毎日必要 ・週1回以上日常生活や睡眠が妨げられる ・夜間症状が週1回以上	・治療下でもしばしば増悪 ・症状が毎日ある ・日常生活が制限される ・夜間症状がしばしば

（日本アレルギー学会喘息ガイドライン専門部会〈監〉：喘息予防・管理ガイドライン2018. 東京：協和企画；2018.）

❿ 喘息治療ステップ

		治療ステップ1	治療ステップ2	治療ステップ3	治療ステップ4
		ICS（低用量）	ICS（低～中用量）	ICS（中～高用量）	ICS（高用量）
長期管理薬	基本治療	上記が使用できない場合，以下のいずれかを用いる LTRA テオフィリン徐放製剤 ※症状が稀なら必要なし	上記で不十分な場合に以下のいずれか1剤を併用 LABA （配合剤使用可*5） LAMA*6 LTRA テオフィリン徐放製剤	上記に下記のいずれか1剤，あるいは複数を併用 LABA （配合剤使用可*5） LAMA*6 LTRA テオフィリン徐放製剤	上記に下記の複数を併用 LABA （配合剤使用可） LAMA*6 LTRA テオフィリン徐放製剤 抗IgE抗体*2,7 抗IL-5抗体*7,8 抗IL-5Rα抗体*7 経口ステロイド薬*3,7 気管支熱形成術*7,9
	追加治療	LTRA以外の抗アレルギー薬*1			
発作治療*4		SABA	SABA*5	SABA*5	SABA

SABA：短時間作用性吸入β₂刺激薬，抗IL-5Rα抗体：抗IL-5受容体α鎖抗体

*1：抗アレルギー薬とは次を指す．メディエーター遊離抑制薬，ヒスタミンH₁受容体拮抗薬，トロンボキサンA₂阻害薬，Th2サイトカイン阻害薬

*2：通年性吸入アレルゲンに対して陽性かつ血清総IgE値が30～1,500 IU/mLの場合に適用となる．

*3：経口ステロイド薬は短期間の間欠的投与を原則とする．短期間の間欠投与でもコントロールが得られない場合は必要最小量を維持量とする．

*4：軽度発作までの対応を示し，それ以上の発作については「急性増悪（発作）への対応（成人）」の項を参照．

*5：ブデソニド/ホルモテロール配合剤で長期管理を行っている場合は同剤を発作治療にも用いることができる．長期管理と発作治療を合わせて1日8吸入までとするが，一時的に1日合計12吸入まで増量可能である．ただし，1日8吸入を超える場合は速やかに医療機関を受診するよう患者に説明する．

*6：チオトロピウム臭化物水和物のソフトミスト製剤．

*7：LABA，LTRAなどをICSに加えてもコントロール不良の場合に用いる．

*8：成人および12歳以上の小児に適応がある．

*9：対象は18歳以上の重症喘息患者であり，適応患者の選定は日本呼吸器学会専門医あるいは日本アレルギー学会専門医が行い，手技は日本呼吸器内視鏡学会気管支鏡専門医の指導の下で入院治療において行う．

（日本アレルギー学会喘息ガイドライン専門部会〈監〉：喘息予防・管理ガイドライン2018. 東京：協和企画；2018.）

に保険適用があるのはダニ抗原の皮下注製剤のみである．最低3年間継続が必要で，副作用のリスク，煩雑さなどもあるため適応例は限られる．

薬物療法

喘息は長期の管理を必要とする慢性疾患であるが，経過中にしばしば増悪（発作）が起きることから，治療薬には長期管理薬と発作治療薬とがある．また作用機序的には抗炎症薬と気管支拡張薬とに分けられる．これらによって分類した喘息治療薬の一覧を❽に示す（ロイコトリエン受容体拮抗薬とテオフィリン徐放製剤は，抗炎症作用と気管支拡張作用を併せもつ薬剤である）．

長期管理療法：未治療の患者では症状から治療ステップを決定し（❾），ステップごとの治療を選択する（❿）．喘息症状を重症度判定の基本とするが，PEF値，FEV₁などの呼吸機能測定は重症度の判定の客観的把握に重要であり，5歳以上であれば多くは施行可能であるので積極的に行うべきである．

現実の診療では，初診時にすでに長期管理薬を用いられている場合があり，現在の治療ステップ下でなお

⓫ 現在の治療を考慮した喘息重症度の分類（成人）

現在の治療における患者の症状	現在の治療ステップ			
	治療ステップ1	治療ステップ2	治療ステップ3	治療ステップ4
コントロールされた状態[*1] ・症状を認めない ・夜間症状を認めない	軽症間欠型	軽症持続型	中等症持続型	重症持続型
軽症間欠型相当[*2] ・症状が週1回未満である ・症状は軽度で短い ・夜間症状は月に2回未満である	軽症間欠型	軽症持続型	中等症持続型	重症持続型
軽症持続型相当[*3] ・症状が週1回以上，しかし毎日ではない ・症状が月1回以上で日常生活や睡眠が妨げられる ・夜間症状が月2回以上ある	軽症持続型	中等症持続型	重症持続型	重症持続型
中等症持続型相当[*3] ・症状が毎日ある ・短時間作用性吸入 β_2 刺激薬がほとんど毎日必要である ・週1回以上，日常生活や睡眠が妨げられる ・夜間症状が週1回以上ある	中等症持続型	重症持続型	重症持続型	最重症持続型
重症持続型相当[*3] ・治療下でもしばしば増悪する ・症状が毎日ある ・日常生活が制限される ・夜間症状がしばしばある	重症持続型	重症持続型	重症持続型	最重症持続型

＊1：コントロールされた状態が3〜6か月以上維持されていれば，治療のステップダウンを考慮する．
＊2：各治療ステップにおける治療内容を強化する．
＊3：治療のアドヒアランスを確認し，必要に応じ是正して治療をステップアップする．

呼吸器疾患

5

下気道の疾患

認められる症状から重症度を判定する（⓫）．喘息治療で重要なことは，コントロール良好状態を維持することである（❼）．現在の治療ステップ下でのコントロール状態が良好ならば現在の治療を続行し，良好な状態が3〜6か月持続していればステップダウンを考慮する．コントロール状態が良好でなければ，喘息症状が毎週でない場合は同一治療ステップでの治療強化，症状が毎週あるいは毎日の場合は治療ステップの1段階あるいは2段階のステップアップという内容で治療方針を決定する（❿）．ステップダウンのタイミングに関するエビデンスは乏しいが，コントロール良好な状態が3〜6か月維持された場合にはステップダウンを考慮し，喘息症状が悪化しないように注意して行う．ステップダウン中は患者に薬剤減量中の増悪に対する対応を具体的に指示する．

吸入ステロイド薬および吸入ステロイド薬/長時間作用性 β_2 刺激薬配合剤の用量の目安を⓬，⓭に示す．

吸入手技，アドヒアランスに関して繰り返し指導を行うことは重要である．一方，十分な管理にてもコントロール困難な難治性喘息に対する新規治療が次々と上市されており，その使い分け，対応を⓮に示す．気管支熱形成術（サーモプラスティ）は，気管支鏡を用いた喘息気道への温熱負荷により気管支平滑筋や神経組織を減少させるアブレーション治療である．

発作時の治療：治療目標は，重篤な低酸素血症の補正と，気流閉塞を速やかに解除し再発を防ぐことである．長期管理と同様に，喘息増悪の重症度に応じて治療や監視の程度を決める．ほとんどの場合，発作は医療機関外で発生するので，患者が自分で治療を開始することになる．症状やPEF測定を行っている例ではPEF値も目安にして，個々の症例に応じた服薬や救急受診のタイミングをあらかじめ指示しておく．

まず使用するべき薬剤は短時間作用性吸入 β_2 刺激薬であり，効果不十分なら全身ステロイド薬（経口または点滴静注）を用いる（❽）．救急外来や入院例では必要に応じて酸素投与，呼吸管理を行う．

付 特殊な喘息

咳喘息

喘鳴や呼吸困難を伴わない，咳嗽を唯一の症状とする喘息の亜型である．気流閉塞はないか軽微であるが，喘息と同様，好酸球性炎症や気道リモデリングがみられ，喘息としての治療に反応する．一部の患者は典型的喘息に移行するが，早期からの吸入ステロイド治療の導入により移行頻度は減少する．近年増加が指摘さ

⑫ 各吸入ステロイド薬の投与用量の目安

薬剤名	低用量	中用量	高用量
BDP-HFA	100〜200 µg/日	400 µg/日	800 µg/日
FP-HFA	100〜200 µg/日	400 µg/日	800 µg/日
CIC-HFA	100〜200 µg/日	400 µg/日	800 µg/日
FP-DPI	100〜200 µg/日	400 µg/日	800 µg/日
MF-DPI	100〜200 µg/日	400 µg/日	800 µg/日
BUD-DPI	200〜400 µg/日	800 µg/日	1,600 µg/日
FF-DPI	100 µg/日	100 µg/日または 200 µg/日	200 µg/日
BIS	0.5 mg/日	1.0 mg/日	2.0 mg/日

BDP：ベクロメタゾンプロピオン酸，FP：フルチカゾンプロピオン酸エステル，CIC：シクレソニド，MF：モメタゾンフランカルボン酸，BUD：ブデソニド，FF：フルチカゾンフランカルボン酸エステル，BIS：ブデソニド吸入懸濁液，HFA：代替フロンガス，DPI：ドライパウダー定量吸入．
（日本アレルギー学会喘息ガイドライン専門部会〈監〉：喘息予防・管理ガイドライン 2018．東京：協和企画：2018．）

⑬ 吸入ステロイド薬／長時間作用性吸入 β_2 刺激薬配合剤の投与用量の目安

	低用量	中用量	高用量
FP/SM（DPI）	100 µg 製剤 1 吸入 1 日 2 回 200 µg/100 µg	250 µg 製剤 1 吸入 1 日 2 回 500 µg/100 µg	500 µg 製剤 1 吸入 1 日 2 回 1,000 µg/100 µg
BUD/FM*（DPI）	1 吸入 1 日 2 回 320 µg/9 µg	2 吸入 1 日 2 回 640 µg/18 µg	4 吸入 1 日 2 回 1,280 µg/36 µg
FP/SM（pMDI）	50 µg 製剤 2 吸入 1 日 2 回 200 µg/100 µg	125 µg 製剤 2 吸入 1 日 2 回 500 µg/100 µg	250 µg 製剤 2 吸入 1 日 2 回 1,000 µg/100 µg
FP/FM（pMDI）	50 µg 製剤 2 吸入 1 日 2 回 200 µg/20 µg	125 µg 製剤 2 吸入 1 日 2 回 500 µg/20 µg	125 µg 製剤 4 吸入 1 日 2 回 1,000 µg/40 µg
FF/VI（DPI）	100 µg 製剤 1 吸入 1 日 1 回 100 µg/25 µg	100 µg 製剤 1 吸入 1 日 1 回 100 µg/25 µg または 200 µg 製剤 1 吸入 1 日 1 回 200 µg/25 µg	200 µg 製剤 1 吸入 1 日 1 回 200 µg/25 µg

FP：フルチカゾンプロピオン酸エステル，SM：サルメテロールキシナホ酸塩，BUD：ブデソニド，FM：ホルモテロールフマル酸塩水和物，FF：フルチカゾンフランカルボン酸エステル，VI：ビランテロールトリフェニル酢酸塩，DPI：ドライパウダー定量吸入，pMDI：加圧噴射式定量吸入．
＊：delivered dose で表記
（日本アレルギー学会喘息ガイドライン専門部会〈監〉：喘息予防・管理ガイドライン 2018．東京：協和企画；2018．）

れている慢性咳嗽（胸部 X 線検査や聴診で異常を示さない 8 週間以上持続する咳嗽）のわが国における最多の原因疾患であり，上気道炎，気管支炎などとして看過しないよう留意が必要である．

職業性喘息

特定の労働環境で特定の職業性物質に曝露されることにより起こる喘息であり，成人喘息の 5 ％程度を占める．原因物質は多岐にわたり，高分子物質と低分子物質とに大別される．アレルギーと非アレルギー学的機序（非特異的な刺激など）とが関与する．職場での就業と喘息症状とのあいだに因果関係を認める場合に，本症を疑って評価を進める．原因物質の回避が治療の第一選択であるが，回避や薬物療法（通常の喘息と同様）が無効であれば配置転換や転職も考慮する．

運動誘発喘息

運動は頻度の高い喘息の増悪因子である．しかし抗原やウイルス感染のような他の増悪因子とは異なり，気道過敏性の亢進や長期的な影響をきたさないことから，運動誘発性気管支攣縮とも呼ばれる．運動後にのみ症状を認める患者も存在するが，成人では典型的な夜間，早朝の悪化を認める場合が多い．気道粘膜の浸透圧が運動時の換気増加に伴う気道の乾燥や冷却によって上昇し，マスト細胞からのメディエーター放出が増加することが主な機序として想定されており，水泳では起きにくく，ランニングで生じやすいという事実はこの説に合致する．適切な治療によりほぼ防止可能であり，喘息患者が運動を避ける必要はない．なお国際的なアスリートにおける喘息有病率が非競技者に

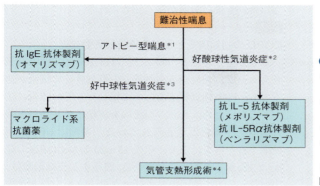

⓮ 難治性喘息への対応のためのフローチャート
＊1：特異的 IgE 抗体を認め，かつ血清総 IgE 値 30〜1,500 IU/mL を示す症例．
＊2：アトピー素因の有無にかかわらず，血中好酸球数≧150〜300/μL あるいは喀痰中好酸球比率≧3％ を示す症例．
＊3：喀痰好酸球＜3％ で好中球数が多い症例．
＊4：適応は日本呼吸器学会専門医，日本アレルギー学会専門医が判断し，呼吸器内視鏡専門医の指導の下で入院で行う．
(日本アレルギー学会喘息ガイドライン専門部会〈監〉：喘息予防・管理ガイドライン 2018．東京：協和企画；2018．)

比べて著明に高いことが知られ，的確な診断と治療により競技能力の向上が期待できるが，治療薬には世界アンチドーピング機構が使用禁止とする薬剤や禁止除外規定が設けられた薬剤があり，注意を要する．

アスピリン喘息

　アスピリンをはじめとする酸性 NSAIDs の服用によって惹起される喘息で，近年は国際的に aspirin-exacerbated respiratory disease（AERD）と呼ばれる．成人喘息の約 10％ が相当するが，小児ではまれである．機序はアラキドン酸代謝経路を介する薬理学的作用による．好酸球性の鼻茸や慢性副鼻腔炎，強い嗅覚障害の合併が特徴的で，成人発症の非アトピー例が多い．しばしば致死的な発作が惹起される．診断には NSAIDs による発作誘発歴が重要で，前述した臨床像も参考となる．疑わしい例では原因薬剤を厳重に回避する．選択的 COX-2 阻害薬や塩基性 NSAIDs は安全とされる．本症患者では，コハク酸エステル型の静注ステロイド薬も発作を惹起することがある．

（新実彰男）

●文献

1) 日本アレルギー学会喘息ガイドライン専門部会（監）：喘息予防・管理ガイドライン 2018．東京：協和企画；2018．
2) Global strategy for asthma management and prevention updated 2017. Available at：www.ginasthma.org.（Date last accessed February 23 2018).
3) 新実彰男（編）：診断と治療の ABC「喘息」．最新医学別冊 2018；38.
4) 日本呼吸器学会 咳嗽・喀痰の診療ガイドライン 2019 作成委員会（編）：咳嗽・喀痰の診療ガイドライン 2019．東京：メディカルレビュー社；2019．

慢性閉塞性肺疾患

chronic obstructive pulmonary disease（COPD）

概念

- 慢性閉塞性肺疾患（COPD）とは，タバコ煙を主とする有害物質を長期に吸入曝露することなどによって気道病変と気腫性病変が不可逆的に生じ，それらが複合的に関与して起こる，緩徐進行性の慢性肺疾患である．
- 呼吸機能検査で閉塞性換気障害を示すことを特徴とする．
- 臨床的には徐々に進行する労作時の呼吸困難や慢性の咳・痰を示すが，これらの症状に乏しいこともある．
- 気管支拡張薬を中心にした薬物治療と，運動療法を中心にした呼吸リハビリテーションなどの非薬物療法を並行させて治療する．ほとんどの COPD は喫煙しないことで予防可能であり，また，禁煙することで COPD の進行を鈍化できる．
- COPD は，以前の病名である肺気腫や慢性気管支炎が統合された疾患概念である．

病因

　COPD の最大の病因は喫煙である．その他の危険因子としては，内因性および外因性のものがある．

喫煙

　約 90％ の COPD の病因は喫煙である．逆にいえば，喫煙しないことでほとんどの COPD は予防可能である．喫煙者の 15〜20％ は喫煙感受性をもっており，長期の喫煙吸入曝露で COPD を発症すると考えられる．喫煙感受性を規定する因子は遺伝子レベルのものが想定されているが，明確に同定されているわけではない．

その他の外因性危険因子

　大気汚染，職業性粉じんや化学物質の吸入，バイオマス燃焼煙，受動喫煙などが，外因性の COPD 危険因子として報告されている．また，小児期の呼吸器感

染や胎児期の母体喫煙などの影響もあるとされる.

内因性危険因子

日本人ではほとんど問題ではないが,コーカサス人には,遺伝性のα_1-アンチトリプシン欠損症があり,COPDの重要な危険因子である.このほか,種々の遺伝子変異,気道過敏性,COPDや喘息の家族歴,加齢などの影響を受ける.

病態生理

閉塞性換気障害

軽度から中等度の進行では,肺活量(VC)が比較的健常あるいは健常レベルに近く保たれたまま,1秒量(FEV$_1$)の低下が進行していく.重度になると,空気のとらえ込み(air-trapping)などのために,VCの低下もみられる.気管支拡張薬投与後,FEV$_1$が部分的に改善を示す場合があるが,完全には健常レベルに復さない.

気腫性病変と気道病変による気道狭窄

肺胞壁の弾性線維(エラスチン)が断裂し,肺胞が破壊されて気腫化が起こり気腫性病変を形成する.肺胞壁は気道壁に直接接着しているため,肺胞の破壊は気道の易虚脱性を招く.また,気道壁では,肥厚,浮腫,分泌物貯留などのいわゆる気道病変が生じる.気腫性病変と気道病変が複合的に関与し,気道狭窄が起こる.COPDの気道狭窄は,特に呼気相で顕著となる.

換気およびガス交換障害と低酸素血症

気腫性病変と気道病変のため,換気とガス交換が障害され,肺における血液の酸素化が影響を受ける.肺拡散能力(DLco)の低下,運動時の動脈血酸素分圧(PaO$_2$)の低下(低酸素血症)が特徴であり,さらに疾患の進行とともに安静時にも低酸素血症の状態となり,最終的には呼吸不全となる.個々の症例の病変の程度によって,I型およびII型のどちらの呼吸不全も呈しうる.慢性的な呼吸不全を示す重度のCOPDでは,右心不全や肺性心が合併症としてみられる.

換気不均等,換気血流比不均等

一般に,気腫性病変や気道病変は肺全体に均一に起こるわけではなく不均一に起こる.気腫化した肺胞周辺では,肺胞の伸縮に歪みが生じやすく,換気が不均等な状態が生じる.また,気腫性病変や気道病変が高度になるほど行き場のなくなった空気が肺内にとどまるとらえこみが起こりやすくなり,それらは気道を圧迫して,換気の不均等を顕著にする.また,肺局所の換気の不均等は,換気血流比の不均等も生じさせ,低酸素血症や肺胞気動脈血酸素分圧較差の開大の要因となる.

併存症

COPDでは,全身性炎症,筋力低下,骨粗鬆症,うつ・不安,心・血管疾患,睡眠呼吸障害など,呼吸器以外にも併存病態が多く認められる.

病理

COPDの初期病変としての呼吸細気管支炎

そもそも,喫煙者の肺では,ほぼ100%で呼吸細気管支気道壁に炎症がみられる.中枢気管支で気流が速くても,呼吸細気管支などの末梢レベルでは非常に緩やかになるため,タバコの煙の有害粒子成分が気道壁に沈着しやすいと考えられている.全例でCOPDが発症するわけではなく,その15～20%がCOPDの発症につながると考えられている.関与する炎症細胞は,白血球,CD 8$^+$ T細胞およびマクロファージなどが主であり,TNF-α, IL-8, IL-6, IL-1βなどが主なメディエーターと考えられている.

気道の炎症

気道壁に炎症を主体とした気道病変がみられる.中枢気道の気道粘膜では杯細胞の増生と扁平上皮化生,気管支粘膜下腺の増大,平滑筋の肥厚,炎症細胞の浸潤,壁の線維化,軟骨の退行性変化がみられる.末梢気道(内径2 mm以下の細気管支)では,粘膜分泌物の貯留,杯細胞の増生,炎症細胞の浸潤,肺胞接着の消失,気道壁の線維化,平滑筋肥厚による気道の変形と狭窄などがみられる.

気腫性病変

肺気腫の分類に汎細葉型,細葉中心型,遠位細葉型がある.喫煙で起こる気腫性病変の場合,細葉中心型が典型的で,わが国で最も多い.早期に小葉中心にみられる局所的な気腫性変化は,拡大・融合して範囲が広がる.

疫学

COPDの有病率

一般には,わが国のCOPDの有病率は40歳以上で8.5%,年代別にみると,40歳代で3.1%,70歳代では17.4%という高さで,日本の人口構成からいって,全体で推定530万人の患者がいると想定されている(NICE study).非常に高い有病率ではあるが,実態として,約90%のCOPDは未診断で,適切な治療が行われていない.

死因統計上のCOPD

WHOによると,世界のCOPDの死因順位は1990年には6位であったものが2020年には虚血性心疾患,脳血管障害に次いで3位になると予想されていた.実際,WHOの調査で2016年に早々と下気道感染症を抜いて3位に浮上している.日本の死因統計では,男性に限れば8位である(2017年人口動態統計).COPDの死亡数は年々増加傾向が続いていたが,近年は頭打ちとなった.女性の喫煙率が上昇していることから,女性の死因としてCOPDの順位の上昇が見込まれている.

臨床症状

息切れ（呼吸困難）

当初は無症状であるが，徐々に労作時の息切れが出現するようになり，重度では安静時にも自覚するようになる．徐々に長期間かけて進行するため，COPDによる息切れは見逃されたり軽視されたりしやすい．

咳・痰

慢性の咳・痰は慢性の気道炎症に起因している．息切れがCOPDの進行とともに悪化するのに対して，咳・痰はCOPDの進行との関係は薄い．COPDに至っていない呼吸機能の良好な喫煙者でも咳・痰の症状が前面に出る場合もあれば，重度の患者でもほとんど咳や痰が認められない場合もある．

低酸素血症

PaO_2は労作時に低下しやすくなる．しかし，COPDがある程度進行するまでは，安静時のPaO_2は保たれることが多い．

身体所見

典型的な身体所見は，COPDが中等度以上になって表面化することが多い．

るいそう，骨格筋萎縮

わが国のCOPD患者における体重減少やるいそうは欧米におけるよりも顕著であり，全身の骨格筋が萎縮し筋量が減少する．

呼吸の異常

気流制限は呼気に顕著であるため，疾病の進行に伴って，吸気時間に比べて呼気時間が長くなる呼気延長が認められる．また，呼気時に口すぼめで息を吐く口すぼめ呼吸は，呼吸困難対策として呼吸リハビリテーションでトレーニングする手技の一つである．患者がこれを自然体得して日常的に実施していることがあり，COPDの徴候の一つとなる．Hoover徴候はCOPD進行例で肺過膨張が高度である場合にみられる奇異性呼吸である．高度の過膨張による胸郭の変形は，樽状胸郭（barrel chest）またはビア樽状胸郭と呼ばれる．

呼吸補助筋の発達・肥大

呼吸補助筋群は息切れの際に動員されて働くため，発達・肥大し，相対的に目立つようになることがある．特に胸鎖乳突筋や斜角筋の発達・肥大は特徴的である．

呼吸音の減弱

気腫性病変領域では換気が乏しくなるため，正常な呼吸音のうち肺胞音が減弱する．気胸では肺胞音が消失するため，気胸とCOPDを取り違えないようにする必要がある．

喘鳴

喘息で一般的な所見だが，COPDでも認められる場合があり，心不全とともに鑑別が重要である．

頸静脈怒張

肺性心や右心不全の身体所見として，頸静脈怒張がみられることがある．その際，下腿浮腫，胸骨左縁第2肋間のII音の亢進などにも注意する．

検査

胸部単純X線検査

胸部単純X線写真の正面像で，①肺野の透過性亢進，②肺野末梢の血管陰影の細小化，③横隔膜の平定化，④滴状心（tear drop heart）による心胸郭比の減少，⑤肋間腔の開大などが見られる．側面像では，①横隔膜の平定化，②胸骨後腔の拡大，③心臓後腔の拡大などが見られる．肺高血圧をきたす症例などでは，肺動脈が太く見えることがある．

胸部CT

CT，特に高分解能CT（HRCT）は，気腫性病変の描出に有用である．気腫性病変はCT上低吸収領域（low attenuation area：LAA）として認められ，その範囲を定量することによって，気腫性病変の程度の指標とする．CT上，中枢気道の壁肥厚の有無が判別できるため，気道病変の指標とされる．

呼吸機能検査

スパイロメトリーとフローボリューム曲線：スパイロメトリーでは，努力肺活量（FVC），FEV_1，フローボリューム曲線がわかる．COPDの診断では，1秒率（FEV_1/FVC）を指標とする．また，FEV_1はCOPDの病期分類に必要である．フローボリューム曲線では，下降脚が「下に凸」となることが呼気気流制限の指標となり，視覚的な判断が可能である．下降脚の「下に凸」は最大呼気位近くの一部分から始まり，疾病の進行とともに下降脚の全体に及ぶ．

気道可逆性検査：気道可逆性検査は，気管支拡張薬吸入前後のFEV_1によって判断する．12％かつ200 mL以上の改善をもって可逆性ありと判定する．ただし，気道可逆性の有無は喘息の合併や鑑別の参考とはなるものの，COPDの診断自体に影響するものではない．

肺気量分画：肺弾性収縮圧の低下や呼気気流制限により，全肺気量（TLC），機能的残気量（FRC），残気量（RV）が増加する．病初期はこれらの増加が並行して起こるためにVCの変化は起こらない．しかし，進行期ではTLCに比較してRVの増加が相対的に大きくなりVCおよび最大吸気量（IC）の減少がみられる．ICの減少は臨床上重要で，呼吸困難や運動耐容能の低下と密接に関連しており，予後不良の因子でもある．

肺拡散能力（DLco）：COPDでは，主として肺胞自体が破壊される気腫性病変が生じるために肺拡散能力（DLco）が低下する．以前，DLcoの低下は肺気腫の診断に重要な所見であったが，現在でもDLcoの低下は気腫性病変の程度を評価する意味で有用である．

その他の呼吸機能検査：肺弾性収縮圧減少のため，静肺コンプライアンスは高値を示す．クロージングボリュームは，早期の COPD の検出に有用であり，進行に伴い第 3 相の勾配が急峻となる．

動脈血ガス分析とパルスオキシメータ

低酸素血症の評価，呼吸不全の診断のために動脈血ガス分析が行われる．パルスオキシメータは非侵襲的に連続的モニターが可能であるため，通常の診療のみならず運動時や睡眠時などの低酸素血症の評価に有用である．ただし，CO_2 ナルコーシスや II 型呼吸不全の診断に必要な二酸化炭素分圧（$PaCO_2$）はパルスオキシメータでは評価できず，動脈血ガス分析が必要となる．

運動および身体活動性の評価

運動負荷試験は運動耐容能の低下を評価する．エルゴメータやトレッドミルを用いた一定負荷や漸増負荷試験，あるいは 6 分間歩行試験が行われる．身体活動性は日常生活の活動度をみるものであり，生命予後と密接にかかわることから，近年重要視されるようになった．歩数計などによる評価が一般的である．

肺循環・右心機能

肺高血圧や肺性心がみられる場合，心電図での右軸偏位や肺性 P，心臓超音波検査における肺動脈圧の推計，血中 BNP 高値がみられる．右心カテーテル検査は侵襲的であるが，正確な肺血行動態の評価に有用である．

診断

症状が乏しくても，喫煙者あるいは喫煙経験者で COPD を疑うことが重要である．

診断基準

診断はスパイロメトリーによって行う．診断基準は，①長期の喫煙歴などの曝露因子があること，②気管支拡張薬吸入後のスパイロメトリーで FEV_1/FVC が70 ％未満であること，③他の気流閉塞をきたしうる疾患を除外すること，である．

鑑別診断

鑑別すべき主な疾患は，喘息，閉塞性細気管支炎，リンパ脈管筋腫症，じん肺，びまん性汎細気管支炎，副鼻腔気管支症候群，気管支拡張症，肺結核，肺癌，間質性肺炎などの肺疾患があげられる．また，心不全などの循環器疾患の鑑別も重要である．

病期分類

気流閉塞に基づいて病期分類を行う（⓯）．気流閉塞の指標としては，予測 FEV_1 に対する比率（対標準1 秒量：$\%FEV_1$）を用いる．

病型分類

COPD の臨床像は一様ではなく，一定の傾向をもった亜集団が存在すると考えられている．古典的には，るいそうと赤ら顔で肺気腫型の pink puffer と，肥満と青ざめた顔で慢性気管支炎型の blue bloater の二つの病型が提唱されている．現在，わが国では，HRCT によって気腫性病変が目立つ気腫型，そうでない非気腫型（おそらく気道病変優位な症例）の分類が提唱されており，気腫型が多いことが日本人の COPD の特徴と考えられている．

合併症

COPD と喘息（asthma and COPD overlap：ACO）あるいは肺線維症（気腫合併肺線維症：CPFE）の合併病態の概念が近年注目を浴びるようになった．COPD 診断の際には必ず ACO かどうかを検討することが大切である．典型的な CPFE では上肺に気腫性病変があり，下肺に線維化がみられる．FEV_1 の低下に比べて DLco の低下が大きく，低酸素血症が現れやすい．

COPD に高率に合併しやすい疾患として，心血管疾患，肺癌があげられる．特に，高度の気腫化がある症例や CPFE では肺癌合併が高頻度である．

治療

管理目標

現状の改善として，①症状および生活の質（QOL）の改善，②運動耐容能と身体活動性の向上および維持を目標とする．また，将来のリスク低減として，③増悪の予防，④全身併存症および肺合併症の予防・診断・治療，を目指す．

安定期の管理（⓰，⓱）

薬物療法と非薬物療法を並行して行う．

薬物療法：吸入による気管支拡張薬を基本にする．長時間作用性抗コリン薬（LAMA）あるいは長時間作用性 β_2 刺激薬（LABA）を単剤で用い，効果が不十分であれば併用する．ACO には気管支拡張薬に加えて吸入ステロイド薬（ICS）を用いる．

呼吸リハビリテーションとセルフマネージメント教育：COPD では労作時の息切れのため，非活動的になり骨格筋の萎縮など身体の機能の全般が低下していく廃用症候群になりやすく，またそのことがさらに非活動性に拍車をかけていく悪循環に陥りやすい．運動

⓯ COPD の病期分類

	病期	定義
I 期	軽度の気流閉塞	$\%FEV_1 \geqq 80\%$
II 期	中等度の気流閉塞	$50\% \leqq \%FEV_1 < 80\%$
III 期	高度の気流閉塞	$30\% \leqq \%FEV_1 < 50\%$
IV 期	きわめて高度の気流閉塞	$\%FEV_1 < 30\%$

気管支拡張薬吸入後の FEV_1/FVC 70 ％ 未満が必須条件．
（日本呼吸器学会 COPD ガイドライン第 5 版作成委員会〈編〉：COPD〈慢性閉塞性肺疾患〉診断と治療のためのガイドライン第5 版 2018．東京：メディカルレビュー社：2018．）

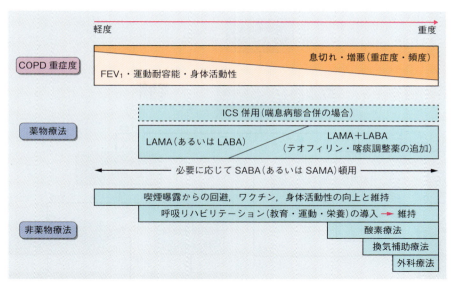

⓰ 安定期COPDの重症度に応じた管理

COPDの重症度はFEV₁の低下程度（病期）のみならず運動耐容能や身体活動性の障害程度，さらに息切れの強度や増悪の頻度と重症度を加算し総合的に判断する．
通常，COPDが重症化するに従いFEV₁・運動耐容能・身体活動性が低下し，息切れの増加，増悪の頻回化を認めるがFEV₁と他の因子の程度に乖離がみられる場合は，心疾患などの併存症の存在に注意を要する．
治療は，薬物療法と非薬物療法を行う．薬物療法では，単剤で不十分な場合は，LAMA，LABA併用（LAMA/LABA配合薬の使用も可）とする．
喘息病態の合併が考えられる場合はICSを併用するが，LABA/ICS配合薬も可．
SABA：短時間作用性β₂刺激薬，SAMA：短時間作用性抗コリン薬，LABA：長時間作用性β₂刺激薬，LAMA：長時間作用性抗コリン薬，ICS：吸入ステロイド薬．
（日本呼吸器学会COPDガイドライン第5版作成委員会〈編〉：COPD（慢性閉塞性肺疾患）診断と治療のためのガイドライン第5版2018．東京：メディカルレビュー社；2018．）

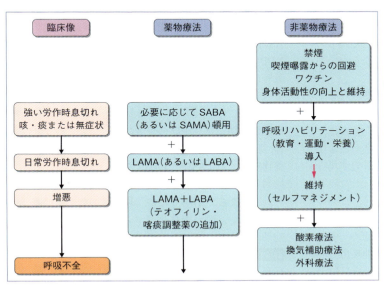

⓱ 安定期COPD管理のアルゴリズム

COPD患者は症状を過小評価しがちなので詳細な聴取が重要．
喘息合併（ACO）患者を見逃さないため，ACO診断基準における喘息の特徴の項目に沿って観察および検査を考慮することが常に必要である．
ACO患者であれば，気管支拡張薬に加えてICSを投与する．
SABA：短時間作用性β₂刺激薬，SAMA：短時間作用性抗コリン薬，LABA：長時間作用性β₂刺激薬，LAMA：長時間作用性抗コリン薬，ICS：吸入ステロイド薬，＋：加えて行う治療．
（日本呼吸器学会COPDガイドライン第5版作成委員会〈編〉：COPD（慢性閉塞性肺疾患）診断と治療のためのガイドライン第5版2018．東京：メディカルレビュー社；2018．）

療法を中心とした呼吸リハビリテーションはその悪化に歯止めをかけてQOLの向上や息切れの改善などの確実な効果を有する．また，身体の活動性の維持や栄養摂取，薬剤服用，吸入手技，感染予防など日常的なさまざまな自己管理が有効であり，その教育が重要視されている．

酸素療法：COPDの慢性呼吸不全例に対する在宅酸素療法は，空気呼吸下でPaO₂≦55 Torr，および

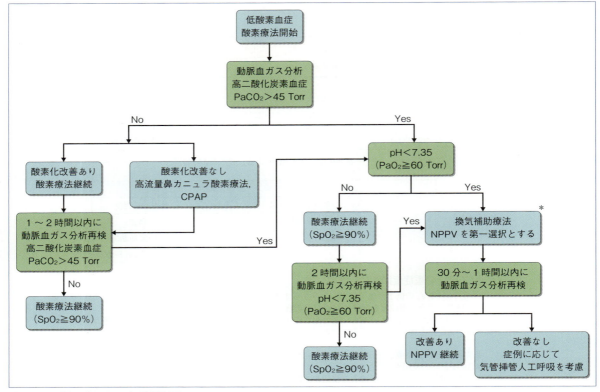

⑱ COPD 増悪時における呼吸管理
* NPPV の除外基準に該当する場合は気管挿管人工呼吸を考慮.
(日本呼吸器学会 COPD ガイドライン第 5 版作成委員会〈編〉:COPD（慢性閉塞性肺疾患）診断と治療のためのガイドライン第 5 版 2018. 東京:メディカルレビュー社；2018.)

$PaO_2 \leq 60$ Torr で睡眠時または運動負荷時に著しい低酸素血症をきたすもので，医師が必要と認めたものに適用される．II型呼吸不全でも禁忌とはならない．導入時の教育が重要である．

換気補助療法：COPD 慢性期の換気補助療法としては，主に非侵襲的陽圧換気療法（NPPV）と気管切開下陽圧換気療法（TPPV）がある．NPPV 導入は，$PaCO_2 \geq 55$ Torr で自覚症状や肺性心の徴候がある場合が基本となる．夜間の低換気，増悪を繰り返す場合なども考慮される．

増悪と増悪期の管理

増悪：増悪とは，息切れの増加，咳や痰の増加，胸部不快感・違和感の出現あるいは増強などを認め，安定期の治療の変更が必要となる状態をいう．他疾患（心不全，気胸，肺血栓塞栓症など）の先行の場合は除かれる．増悪は患者の QOL を損ない，呼吸機能の低下を早め，生命予後を悪化させる．増悪の原因は，呼吸器感染症や大気汚染であるが，約 30 ％は原因が特定できない．一般に，わが国の COPD 患者は，欧米よりも増悪の頻度は少ないことが知られている．

増悪期の管理：増悪期の薬物療法の基本は，抗菌薬，気管支拡張薬，ステロイド薬である．呼吸不全の場合には酸素療法が必要であり，$PaCO_2 > 45$ Torr の場合，NPPV などの換気補助療法を考慮する．非侵襲的な呼吸管理が奏効しない場合には侵襲的に気管挿管によって人工呼吸管理する．増悪時の呼吸管理について，考え方を⑱に示す．

増悪の予防：感染予防の患者教育，禁煙，ワクチン接種，身体活動性の維持などが増悪予防に役立つ．また，薬物療法では LAMA，LABA あるいはその併用に増悪抑制効果が認められる．ICS は一時期増悪抑制に用いられていたこともあったが，現在は直接的には推奨されていない．喀痰調整薬やマクロライドにも増悪抑制効果が報告されており，必要に応じて用いられる．

経過・予後

経過

COPD の進行は FEV_1 の低下を指標とする．FEV_1 の経年低下量は軽症期に大きく，重症期には小さい．また，増悪を繰り返すとその低下幅が大きくなる．身体活動性の良好な患者ではそうでない患者に比べて経年低下量が小さい．

予後

　身体活動性の低い患者の生命予後が不良である．また，一般には，FEV_1 が低いほど生命予後は不良とされる．ただし，II期やIII期程度の患者で早々に適切な管理が行われた場合，必ずしもCOPDは致命的となるわけではない．

　他の予後不良因子として，強い呼吸困難，低酸素血症，肺過膨張（IC低下），低運動耐容能，低栄養状態（低BMI），高頻度の増悪，全身併存症などが知られている．

予防

　喫煙しないことでCOPDのほとんどを予防できる．喫煙していても，禁煙すれば進行は抑制される．発症をしないですむか，あるいは進行を遅らせることが可能である．

（黒澤　一）

● 文献

1）日本呼吸器学会COPDガイドライン第5版作成委員会（編）：COPD（慢性閉塞性肺疾患）診断と治療のためのガイドライン第5版2018．東京：メディカルレビュー社；2018．

末梢気道病変

　末梢気道とは直径2mm以下の細気管支を指す．おおむね5次分岐の亜区域支より末梢で終末細気管支までの15〜16分岐までを指し，気管支腺と軟骨が消失しているなど，中枢の気道に比して壁の構造が単純になっていることが特徴である．気道の開存に貢献する軟骨が消失することにより，末梢気道は虚脱しやすいという特徴があり，この現象は肺胞の気道支持力が低下する呼気に生じやすいと考えられている．ただし，正常肺構造では，気道の粘膜固有層に弾性線維が豊富に存在すること，また気道壁の周囲全周にalveolar attachmentが存在し，肺胞の弾性収縮力によって気道を開存させる力が生じるため，末梢気道は開存できる．また，線毛も中枢から末梢にいくにつれ，徐々に粗となり消失していくために，末梢気道は侵入してきた異物を排除する能力に乏しく，脆弱であるという特徴も有する．これらの特徴により，末梢気道は種々の疾患の病変の首座となり，末梢気道病変が生じた場合は気道虚脱により閉塞性換気障害をきたしやすく，内腔が狭く線毛が欠落しているために分泌物のドレナージが不良という共通の病態を示すことが多い．本項では，比較的径の小さい小気道から，末梢気道を病変の首座とする慢性気道病変について記述する．

びまん性汎細気管支炎
diffuse panbronchiolitis（DPB）

概念

● 呼吸細気管支を中心とした末梢気道とその周囲に，慢性炎症が両肺びまん性に生じる疾患である．

特徴

　細気管支の病変部位には，リンパ球，形質細胞など円形細胞浸潤と泡沫細胞集簇がみられる．しばしばリンパ濾胞形成を伴い，肉芽組織や瘢痕巣により呼吸細気管支の閉塞をきたし，進行すると炎症が中枢におよび二次性の気管支拡張を合併してくる．末梢気腔に明らかな肺気腫は認めないが，軽度の気腔の拡大を認める．初期には感染起因菌が明らかでないことも多いが，インフルエンザ桿菌（*Hemophilus influenzae*）などが分離されることもある．進行すると緑膿菌（*Pseudomonas aeruginosa*）が定着するようになる．これらの細菌の慢性感染が気道への好中球の集簇をまねき，組織破壊が進行するという悪循環が病態を形成する．高率に慢性副鼻腔炎を伴うことが特徴である．

　過去には比較的若年から発症し，慢性に進行してII型呼吸不全に至る予後不良の疾患であったが，マクロライド系抗菌薬の少量長期投与による治療法が確立された後には生命予後は良好である．また耳鼻科領域で慢性副鼻腔炎の治療早期にマクロライドが使用されるようになったこととも関係すると考えられるが，最近では進行例・典型例を経験することは激減している．

　19に，1999年に改訂されたDPB診断の手引きを示す[1]．

病因・病態生理

　明らかな病因は不明であるが，高率に慢性副鼻腔炎の合併ないしは既往を有し，日本人症例ではHLA-B54，韓国人症例ではHLA-11の保有率が高いことから，なんらかの遺伝性素因の関与が示唆されてきた．これまでの研究で，主な感受性遺伝子が6番染色体短腕のHLA-AとHLA-Bのあいだの領域にある可能性が示唆され，近年その領域で新規のムチン様遺伝子がクローニングされ，DPBと関連することが報告されている[2]．

　家族内発症症例も報告されているが，慢性副鼻腔炎ほどの家族集積性はない．びまん性の細気管支病変のため，閉塞性換気障害を呈し，呼気の流速低下は喀痰排出能力の低下をまねく．これは，慢性の気道感染の悪化因子となり，慢性気道感染による組織破壊が病態を修飾し，疾患進行へとつながる．進行例では二次性の肺高血圧を合併することもある．

臨床症状

　発症年齢は10歳代から70歳代と幅広いが，40〜

⓳ びまん性汎細気管支炎診断の手引き

主要臨床所見

(1) 必須項目
　①臨床症状：持続性の咳・痰，および労作時息切れ
　②慢性副鼻腔炎の合併ないしは既往（X線で確認のこと）
　③胸部 X 線：びまん性散布性粒状影．しばしば過膨張所見を伴う．進行すると両下肺野に気管支拡張所見がみられ，時に巣状肺炎を伴う．または胸部 CT：両肺野びまん性小葉中心性病変．しばしば細気管支の拡張や壁肥厚がみられる．

(2) 参考項目
　①胸部聴診所見：多くは水疱音（coarse crackles），時に連続性ラ音（wheezes, rhonchi），スクウオーク（squawk）を伴う．
　②胸部 X 線および血液ガス所見：1 秒率低下（70 %以下）および低酸素血症（80 Torr 以下）
　③血液所見：寒冷凝集素高値（人赤血球凝集法で 64 倍以上）

臨床診断

(1) 診断の判定
　確実：必須項目①②③に加え，参考項目の 2 項目以上を満たすもの
　ほぼ確実：必須項目①②③を満たすもの
　可能性あり：必須項目のうち①②を満たすもの

(2) 鑑別診断
　慢性気管支炎，気管支拡張症，線毛不動症候群，閉塞性細気管支炎，囊胞性線維症など．病理組織学的検査は本症の確定診断上有用である．

（厚生省特定疾患呼吸器系疾患調査研究班びまん性肺疾患分科会
平成 10 年度研究報告書：1999．p.109 を要約）

50 歳代が最も多いとされている．若年時に慢性副鼻腔炎を発症していることが多く，副鼻腔と細気管支の慢性炎症に起因する症状を呈する．症状は，呼吸機能障害による息切れと，慢性気道感染による気道過分泌症状が主であり，初期は持続性の咳，痰で始まり，その後に息切れを呈してくることが多い．二次性の肺高血圧症は息切れを悪化させる．進行例では，大量の膿性痰を喀出するようになり，1 日量で 100 mL を超えることもある．時に血痰を伴うこともある．また，慢性副鼻腔炎症状として，後鼻漏をしばしば伴う．

胸部聴診所見では多彩なラ音を呈し，呼吸機能では閉塞性障害を呈する．

検査・診断

末梢血検査では，慢性炎症を反映して，白血球増多と CRP の軽度〜中等度の上昇がみられ，気道感染の増悪時には悪化する．寒冷凝集素高値を伴っていることが多い．喀痰からはインフルエンザ菌，肺炎球菌，肺炎桿菌，緑膿菌などが検出されるようになる．画像では両肺びまん性の小粒状影と過膨張所見が特徴的であるが，近年典型的な画像所見をみることは少ない．典型例では臨床症状と画像から診断は比較的容易である（⓳）．

治療

マクロライド少量療法が有効であり，診断がつきし

だい早期に開始する．14,15 員環マクロライド系薬が有効であり，第一選択薬はエリスロマイシン（EM）である[3,4)]．EM 1 日量は 400 mg ないしは 600 mg を分 2 または分 3 で経口投与する．通常，2〜3 か月以内に臨床効果をみるが，最低 6 か月は投与して臨床効果を判定する．通常は 2 年間の長期投与を行うが，進行例でマクロライド療法が有効であれば，2 年を超えても継続投与する．また，投与終了後に再燃がみられれば再投与を行う．そのほか，14 員環マクロライド系薬としてはクラリスロマイシン 200 mg または 400 mg 分 1 あるいは分 2 経口投与，ロキシスロマイシン 150 mg または 300 mg を分 1 あるいは分 2 経口投与する．15 員環マクロライド系薬としてはアジスロマイシン 250 mg または 500 mg 分 1 を週 3 回経口投与する（保険適用外）．

マクロライドの作用機序としては，抗菌作用以外の，気道分泌抑制作用，インターロイキン 8 などの炎症性サイトカインの産生抑制などが想定されている．マクロライドは他の薬剤との相互作用が多い薬剤であることに留意する．また，長期に投与することから，マクロライド耐性菌の出現には注意するべきであり，特に非結核性抗酸菌症のキードラッグであるクラリスロマイシンの使用にあたっては配慮が必要である．

閉塞性換気障害に基づく息切れや，喀痰喀出困難を訴える場合は，COPD に準じた吸入気管支拡張療法が有効である．

閉塞性細気管支炎 bronchiolitis obliterans（BO）

概念

● なんらかの原因により，細気管支領域の粘膜下や，細気管支周辺の線維化・瘢痕化が斑紋状に分布する疾患であり，呼吸機能検査において閉塞性換気障害をきたす．

● 特発性の閉塞性細気管支炎は国の難病対策において，指定難病 228 である．

病因

特発性，薬剤性（ペニシラミン，金製剤や Stevens-Johnson 症候群に伴うもの），健康食品（アマメシバ），揮発性物質の吸入（塩素ガスなど），感染症（マイコプラズマ，クラミジア，アデノウイルス，インフルエンザウイルスなど），膠原病などが原因としてあげられる．BO が合併する膠原病としては関節リウマチが多く，そのほか強皮症，Sjögren 症候群や全身性エリテマトーデスなどがあげられる．近年，肺移植や骨髄移植後の GVHD に伴う呼吸器合併症としての BO 発症の報告が増えてきている．

臨床症状

発症までの経過は原因によってさまざまであり，詳

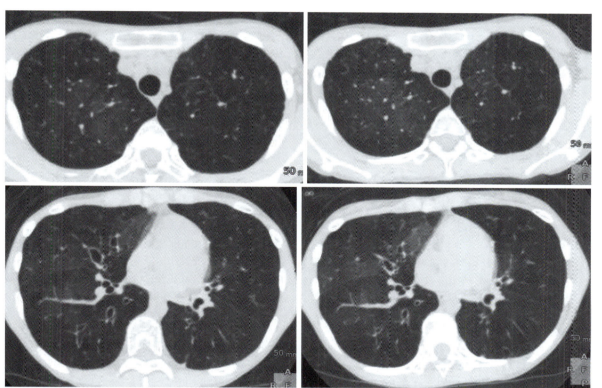

⑳ 閉塞性細気管支炎の HRCT 像（14 歳，男性）
経口抗菌薬内服後に薬剤性と考えられる Stevens-Johnson 症候群発症，閉塞性細気管支炎症候群を呈した症例．HRCT で過膨張，呼気 CT のエアトラッピング（モザイクパターンの増強），中枢側の気管支拡張像が特徴的である．
（写真提供：京都府立医科大学大学院医学研究科呼吸器内科学　金子美子先生）

細な問診が必要である．臨床所見は末梢気道のエアトラップ（空気のとらえ込み）に起因し，COPD に類似するが，身体所見として呼気延長が著明であることが多い．症状は労作時の呼吸困難が特徴であり，咳嗽，喘鳴を訴えることもある．気道過分泌症状は少ない．呼吸機能検査は過膨張所見・閉塞性換気障害を呈する．

検査

X 線写真で過膨張を示すこともあるが，異常を指摘しがたいことも多い．高分解能 CT（HRCT）においては，肺過膨張，細気管支壁の肥厚，中枢側の気管支拡張を認めることがあるが，病初期には解像度の限界で異常を指摘しがたいことも多い．むしろ，胸部 CT で異常を指摘できないにもかかわらず，呼吸機能において閉塞性換気障害が高度である場合に BO を疑う．呼気 CT でエアトラップによるモザイクパターンを呈することもある（⑳）．

鑑別診断

病因にあげた疾患や，COPD，気管支喘息，びまん性汎細気管支炎などが鑑別にあがる．CT による画像診断で診断に苦慮する場合は，外科的肺生検による組織診断を考慮するが，低肺機能のために施行困難であることも多い．

治療

原因疾患に対する治療が原則である．発症した BO 自体は気道可逆性に乏しく，気管支拡張薬の効果も限定的である．マクロライド，内服ステロイド製剤も考慮されるが，確立した治療法はない．進行例では，肺移植も検討される．

予後

原因によるが，特発性の場合は進行性であることが多く，進行期には繰り返す気胸や気道感染，高炭酸ガス血症などにより，予後不良であることが多い．

びまん性嚥下性細気管支炎 diffuse aspiration bronchiolitis（DAB）

概念

- 日常的に反復する不顕性誤嚥により，細気管支炎の病理像を呈する病態であり，高齢者の剖検例の集積から確立した概念である．
- DPB 類似の病理所見であるが，異物ないしは異物巨細胞が存在し，病変分布が比較的下肺に限局する傾向がある[5]．

臨床症状

臨床的には，潜伏進行性で急性発症は少なく，食後を中心にしばしば喘鳴をきたす．また，咳嗽，喀痰，微熱のような慢性気道感染に伴う症状を伴うこともある．喘鳴と呼吸困難発作を伴う例が少なくないため，高齢者では特に気管支喘息との鑑別を要する．基本的に高齢者で嚥下機能異常・誤嚥リスクのある場合にみられるが，若年者でも食道アカラシアに伴うDAB（臨床診断）の報告がある[6]．

予防・治療

誤嚥予防が第一である．

（室　繁郎）

●文献

1) 厚生省特定疾患呼吸器系疾患調査研究班びまん性肺疾患分科会平成10年度研究報告書：1999．p.109.
2) Hijikata M, et al：Molecular cloning of two novel mucin-like genes in the disease-susceptibility locus for diffuse panbronchiolitis. *Hum Genet* 2011；129：117.
3) Kudoh S, et al：Improvement of survival in patients with diffuse panbronchiolitis treated with low-dose erythromycin. *Am J Respir Crit Med* 1998；157：1829.
4) 中田紘一郎：びまん性汎細気管支炎．東邦医会誌2004；51：257.
5) 福地義之助ほか：びまん性嚥下性細気管支炎．呼吸 1990；9：263.
6) 五十嵐知文ほか：食道アカラシアに併発したびまん性誤嚥性細気管支炎の1例．日本胸部疾患学会雑誌 1991；29：1059.

気管支拡張症 bronchiectasis

概念

● 気管支拡張症とは恒常的な気管支の拡張を呈する疾患である．したがって，無症状あるいはある種の感染症でみられる気管支拡張状態については本症の範疇には入れない．
● 正常の気管支は末梢に向かうに従ってその内腔は狭くなるが，気管支拡張症では末梢の気管支腔がその部より中枢側の気管支腔よりも大きくなっている．
● 本症は，19世紀はじめにLaennecが初めて明らかにした病理形態学的な概念であって，生存中に診断が可能になったのは，気管支造影の技術が臨床に導入された1920年以降である．

成因

気管支拡張症の成因については定説はないが，先天性と後天性の因子が考えられている．

先天性因子

1933年Kartagenerは，慢性副鼻腔炎と気管支拡張症ならびに内臓逆位症がしばしば合併して認められることを報告し，その成因として先天的な要因が重要であると述べた（Kartagener症候群）．

また1932年Mounier-Kuhnは，篩骨・上顎洞炎と気管支拡張症を呈した症例（Mounier-Kuhn症候群）を，1960年にはWilliamsとCampbellがびまん性気管支拡張症がみられた幼児例（Williams-Campbell症候群）を報告した．前者では気道壁の筋層欠損が，後者では気管支軟骨の欠如が観察された．

後天性因子

後天的な要因が唱えられる理由としては，気管支拡張症患者において乳幼児期にしばしば重篤な肺炎の既往がみられることによる．

出生後の気管支の成長について，Engelは次の4期に分けた．

第1期：生後最初の数か月間で，急速な成長を特徴とする．
第2期：3〜4歳までの時期で，第1期に次いで急速な成長をみる．
第3期：思春期までで，認むべき成長を示さない．
第4期：思春期から成人までの時期．思春期に入ると新しい刺激により主気道の大きさは2倍になる．

この第2期に気管支肺炎などに罹患すると，気管支，肺の正常な成長が障害されて気管支拡張症が発症するものと考えられている．

ちなみに熊谷，粟田口らによると，気管支拡張症の93例の誘因を分析したところ，肺炎が全症例の47.3％を占め，次いで気管支炎11.8％，胸膜炎7.5％，百日咳4.3％，ジフテリア3.2％，喘息と異物嚥下が2.2％，不明21.5％であった．さらに発症年齢は，生後2歳までが約20％で，全症例の50％以上が10歳以下で発症していた．

また，気管支拡張症が存在する場合には慢性副鼻腔炎を合併することが多く，このような病態を副鼻腔気管支症候群（sino-bronchial syndrome）と呼んでいる．本症候群は好中球性気道炎症を繰り返して気管支拡張症が進行するものと考えられている．

分類

成因による分類

Hendricksら（1954）は，①先天性気管支拡張症と②後天性気管支拡張症に分類した．

形態学的分類

熊谷ら（1956）は，①円筒状，②数珠状，③紡錘状，④棍棒状，⑤ブドウ状，⑥囊状，⑦蜂巣肺，⑧混合型，に分類した．しかしながら，その後②，⑥および⑧をまとめて囊状気管支拡張症と呼んでいる．

その他の特殊な病型

Kartagener 症候群：慢性副鼻腔炎，気管支拡張症および内臓逆位症の三徴候からなる症候群で，Kartagener（1933）が初めて報告した．幼小児期に発症し，鼻ポリープを伴う．気管支拡張症が一卵性双生児にみられることや家族内発生も報告されており，先天的な疾患と考えられている．

Mounier-Kuhn 症候群：気管から左右主気管支に至る中枢気道の拡張があり，慢性呼吸器疾患を伴うもので，Mounier-Kuhn（1932）が初めて記載した．気管，気管支の弾性線維と筋肉線維が先天的に欠如しているために発症すると考えられている．本症候群は気管支，肺の発育年齢である3〜7歳頃からみられ，感染あるいはアレルギー素因の関与も考えられている．

immotile cilia 症候群：Afzelius ら（1976）は，男性不妊症患者における精子鞭毛の電子顕微鏡による観察から全身の線毛系器官の系統的異常と考え，immotile cilia 症候群の概念が生まれた．本症候群は小児期に発症し，肺炎，気管支炎，気管支拡張症などの呼吸器疾患，慢性副鼻腔炎，中耳炎，色素性網膜炎，不妊症，子宮外妊娠など病像は多彩である．さらに内臓逆位症が約半数にみられることから，現在では Kartagener 症候群も本症候群の一部分症と考えられている．

本症候群の特徴は，気管支の線毛の超微細構造において dynein arm の欠損などの形成不全がみられることである．

Swyer-James 症候群：Swyer と James（1953）が，胸部 X 線写真において，右肺の血管影の狭小化を伴う肺野の透過性亢進を示す6歳男児を，unilateral pulmonary emphysema として報告したのに始まる．翌年 MacLeod は同様の所見を示す症例を報告し，unilateral hyperlucent lung の呼称で一つの疾患単位としてまとめた．

病因は不明であるが，末梢の亜区域気管支以下の気道で円筒状ないし囊状の拡張性変化を認める．予後は悪くないが，気道感染を起こすと遷延する．

病理

肺は硬く縮小した無気肺状態を呈する．拡張した気管支の形態は，円柱状，紡錘状，棍棒状および囊状にみえる．円柱状拡張は下葉に多く，囊状拡張は上葉に多い．

肉眼的には気管支粘膜は薄くなり，表面はでこぼこし，正常より柔らかく紫色を帯びている．粘膜の外側にはほとんど同じ厚さの外膜があり，白くて硬く，一部は線維化している．

胸膜表面まで病変が及べば気管支周囲の線維性組織は互いに癒合し，その間の肺組織は破壊される．同じ肺葉の障害されていない部分は，通常大きな構造変化

はないがしばしば代償性に気腫状である．

顕微鏡的に最も著しい変化は，肥厚した気管支壁の中に認められるリンパ結節と濾胞の形成である．気管支の表面は過形成性の粘液分泌円柱細胞よりなり，部分的に線毛を残し，潰瘍形成が散見され，小気管支の多くは内腔に膿が詰まっている．上皮下の粘液腺はほとんど破壊されているが，軟骨は残っている．

病期が進行するとリンパ球や形質細胞が気管支周囲や隣接した肺間質にびまん性に浸潤し，最終的には肺胞は破壊される．

臨床症状・検査

自覚症状

主な自覚症状は，咳嗽，喀痰，喀血および血痰である．喀血や血痰は気管支拡張部に炎症を繰り返した結果，主に気管支動脈系の血管増生・拡張や肺動脈系との吻合などで生じる．喘鳴や呼吸困難は比較的少なく，発熱は気道感染のあるときにみられる．

身体所見

全身状態：全身状態は気管支の拡張の範囲，気道感染の程度，罹病期間，合併症などによりさまざまである．一般に気道感染の急性増悪がなければ全身状態は比較的良好である．

胸部所見：一般に乾性ラ音や各種の水泡音が一定部位に常にきかれるのが特徴である．そのほかに呼吸するときの胸郭拡張制限，呼吸音の減弱や気管支呼吸音などの呼吸音の異常，打診音の異常，心尖拍動の偏位がみられる．

ばち指：慢性呼吸器疾患ではしばしばみられるものであるが，わが国の気管支拡張症の症例では2〜9％にみられるという．

胸部 X 線所見

正常の胸部 X 線写真では，多くの場合気管支の陰影はみられない．気管支拡張症においても気管支壁の病変は X 線フィルムには投影されにくいが，気管支病変の二次的変化による陰影に観察される．たとえば長期にわたる気道壁の炎症のため，拡張部が索状影を呈したり壁の薄い多数の輪状影が肺野にみられる　囊の内部に液状物がたまるとニボー形成がみられる　また拡張部を分泌物が埋め尽くすと棍棒状陰影（mucoid impaction）を呈することがある．斑点状や粒状の陰影が散布している場合は感染が末梢細気管支に波及したことを示している．その他，無気肺や中葉症候群をみることもある．気管支周辺が線維化し，亜区域気管支やその前後の気管支の円柱状拡張によって2本の平行する線状影がみられる場合，これを軌道状影（tram line shadow）という．

胸部 CT 所見

検査による負担の少ない胸部 CT は気管支拡張症の

診断に欠くことができない．志田らによれば，CT所見としては，長期間の炎症のため，傍気管支壁が厚くなり，厚みのある輪状の形，または平行した線あるいは薄い壁を有する囊状の形で描出される．繰り返す炎症のため，これに気管支周辺の線維化を伴っている像もみることがある．しかし，気管支造影のような数珠状，円柱状の区別はやや困難である．また，気道系の虚脱，気管支の閉塞による無気肺が気管支拡張の原因となることがある．これは中葉症候群で観察される．㉑に気管支拡張症の胸部CT像を示す．

気管支造影所見

気管支造影による気管支拡張症の形態は，一般に，囊状，紡錘状および円柱状の3つに分けられる．その他の所見として，閉塞，辺縁不整，粘液貯留，粘液腺管口開大，攣縮，peripheral poolingおよび走行異常がみられる．

拡張部位としては，右肺ではB^4およびB^5が最も多く，B^8，B^9およびB^{10}がこれに次ぎ，左肺についてもほぼ同様である．気管支造影の有用性は明らかであるが，CTの普及と使用造影剤の発売中止で施行される機会はほとんどない．

喀痰所見

喀痰の肉眼的所見は，気道感染の強弱によってその性状が異なる（Miller & Jonesの分類）．したがって，喀痰は量と性状について記録し，治療効果の判定に利用する．

血清学的所見

気道感染の急性増悪時には，白血球の増加，CRPの増悪，赤沈の亢進がみられ，病勢の判断に有用である．

診断・鑑別診断

気管支拡張症において最も高率にみられる症状は咳嗽，喀痰であるが，これらの症状は本症に特有のものではない．一方，喀血や血痰には注意したい．診断には病歴，胸部X線所見，気管支造影所見，CT所見などを参考にする．

既往歴のうち小児期の百日咳，肺炎，肺門リンパ節結核，麻疹などは本症を疑うきっかけになる．また，慢性副鼻腔炎の既往や中年女性に多くみられる肺非結核性抗酸菌症には注意すべきで，特に血痰があれば本症が疑われる．

合併症として肺炎，無気肺，肺線維症などは胸部画像検査により診断可能であるが，呼吸不全，慢性肺性心，心電図異常についても注意しておく必要がある．

鑑別すべき疾患としては，慢性閉塞性肺疾患のほかに血痰を示すその他の疾患があげられる．

経過・予後

気管支拡張症の経過と予後は，化学療法薬の進歩に

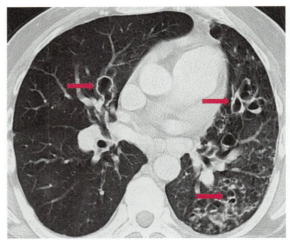

㉑ 気管支拡張症の胸部単純CT像
囊状に拡張した気管支が観察される（矢印）．

より著しく改善された．しかしながら慢性副鼻腔炎などの合併症がある症例では症状が完全に消失することは少なく，再発を繰り返しながら肺性心に至るものもある．

治療

気管支に貯留した分泌物は，細菌増殖の場となり気道を刺激して咳嗽を誘発するので，できるだけ排出させる．そのためには有効な体位ドレナージを指導することも必要であり，さらに培養所見に基づいた気道感染対策に目を向けなければならない．

一方，マクロライド系抗菌薬の少量持続投与法は副鼻腔気管支症候群などに有効であるが，進行した気管支拡張症には無効なことが多い．

喀血や繰り返す血痰に対しては，気管支動脈塞栓術を行うことがある．血痰が続いたり，気道感染を繰り返して日常生活が制限されている場合に限って病変が限局していれば手術を考えることもある．

肺炎球菌ワクチンやインフルエンザワクチンを勧める．

囊胞性肺疾患 cystic diseases of the lung

囊胞性肺疾患は，肺内に形成されるすべての囊胞を包含するが，狭義には炎症，腫瘍，寄生虫などによる肺の直接破壊以外の原因で生じた異常空間を示す疾患であると定義されている．

肺囊胞の発症機序については明らかではなく，先天性か後天性かを明確に区別することは不可能である．㉒に示す大畑らの分類が臨床的に理解しやすいので，以下これに従って述べる．

㉒ 囊胞性肺疾患の分類

I. 肺原基異常による肺囊胞
1. 気管支原性肺囊胞
1) 気管支上皮性囊胞
2) 細気管支・肺胞上皮性囊胞
2. 先天性囊胞状気管支拡張症
3. 先天性囊胞状腺様奇形（CCAM）
4. 肺分画症
II. 気腫性肺囊胞
1. 肺胸膜下気腫性肺囊胞
2. 巨大気腫性肺囊胞
3. 気瘤（pneumatocele）
4. 肺葉性肺気腫（新生児，乳児間質性肺気腫）
5. その他

（大畑正昭ほか：肺・縦隔気管支原性囊胞の病態と組織学的検討-II. 肺内気管支原性囊胞について. 日本胸部臨床 1987；46：809.）

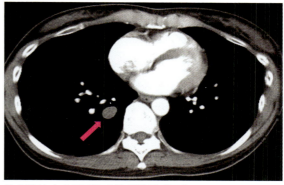

㉓ 気管支上皮性囊胞の胸部造影 CT 像
腫瘤内部濃度の造影剤による増強効果のない辺縁平滑な腫瘤陰影（矢印）.

肺原基異常による肺囊胞（主に気管支上皮性囊胞）

概念
- 気管支上皮性囊胞（bronchogenic cyst）は，肺原基異常による囊胞性疾患としては，最も古くから知られているもので，その特徴は囊胞の薄い内壁が気管支上皮に覆われていることである．
- 通常気管支との交通はなく，中に粘液を含んだ一種の良性腫瘍である．
- 肺分画症の一部も肺原基異常による肺囊胞として論じられることがある．

分類・病因
　肺原基異常による肺囊胞は，その発生部位により肺内気管支性囊胞（㉓）と縦隔気管支性囊胞に分類される．前者は肺内に発生し下葉に好発するが，後者は後縦隔に多い．

　本症の発症機序は明らかではない．一般には胎生期の気管，気管支の発生または分岐異常に基づき，先天的な要因が強いと考えられている．

病理
　気管支上皮性囊胞の内壁は気管支上皮と同じ細胞成分で覆われている．正常の気管支と交通することはほとんどない．

臨床症状・検査
　自覚症状はない．胸部 X 線写真では，境界鮮明な孤立性の円形あるいは楕円形の均等陰影として認められる．感染を起こすと気管支との交通が生じることがあり，血痰や喀血を認める．

　胸部 X 線検査は必須であるが，感染症状のあるときは炎症反応をみて病勢を判定する．また胸部 CT 検査（㉓）も有用である．

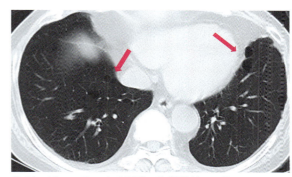

㉔ Birt-Hogg-Dubé 症候群の胸部単純 CT 像
両下葉縦隔側を中心とする多発する薄壁肺囊胞.

診断・鑑別診断
　胸部画像所見から疑われることが一般的であるが気管支と交通のある場合は，続発性囊胞性気管支拡張症との鑑別が困難なことがある．

　多発する肺囊胞と腎腫瘍・頭頸部などの多発丘疹（皮膚線維毛包腫）で特徴づけられる Birt-Hogg-Dubé 症候群は 17 番染色体上に責任遺伝子がある常染色体優性遺伝性疾患で気胸を繰り返す．ここで観察される肺囊胞の成因は明らかではないが，㉔のように下葉縦隔側を中心に多発し，周囲に明らかな炎症を伴わず肺胞上皮で裏打ちされていて気管支上皮性囊胞や気腫性肺囊胞とは異なるという．

経過・予後
　予後は比較的良好であるが，時に急速に増大して重篤な症状がみられることもあり，手術的な処置を要することもある．

　禁煙が大切である．

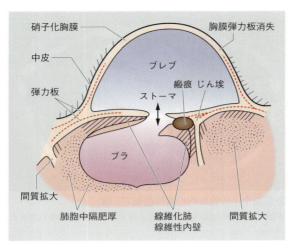

㉕ ブラとブレブの関係
(北川正信ほか：気腫性囊胞の病理．日本胸部臨床 1968；27：475.の原図による)

気腫性肺囊胞

概念
- 気腫性肺囊胞は「直接的な肺組織の破壊によらない肺内の異常空間で，囊胞様構造を呈するもの」とされている．
- これにより炎症や腫瘍によって生じたものは除外される．

分類・成因
　気腫性肺囊胞のうちブラ (bulla) あるいはブレブ (bleb) と呼ばれるものは肺胞由来の囊胞であるが，成因については明らかにされていない．細気管支領域の炎症性変化により気流が一方向に流れる一方向弁のような構造（チェックバルブ機構）が生じた結果ではないかと考えられている．ブラとブレブの関係は㉕に示すごとくであり，多くは胸膜直下に形成される．ブラは拡張したときに1cm以上の直径を有する肺内の肺胞破壊に伴う気腫性空間を指していて，好発部位は肺尖部である．一方，ブレブは，臓側胸膜の胸膜弾力板と肺限界弾力板のあいだに空気がたまった状態をいう．ブレブの多くはブラから発展すると考えられている．㉖は胸腔鏡で見た気腫性肺囊胞である．

　ブラが増大し直径10cm以上になると，巨大気腫性肺囊胞 (giant bulla) と呼ばれる．しばしば周辺の肺組織を圧排する．特に進行性に一側胸腔の2/3以上を占めるようになると vanishing lung と呼ばれ，呼吸困難を呈することがある．若年喫煙男性に多い．

　また，細気管支病変によるチェックバルブ機構で肺実質内に生じた過膨張性気腔は，気瘤 (pneumatocele) といわれ，多くは小児で観察される．肺内中心側にあり，ブラとは異なり肺胞壁の破壊はみられない．腔の大きさが変化し，急に消失することがある．

臨床症状
　ブラやブレブによる臨床症状はほとんどないが，時にこれらの破裂により自然気胸を起こすことがある．ブラよりもブレブで生じやすいのは㉕の構造上の違いによると思われる．ブラの中に感染が起これば，発熱，胸痛，咳，痰を伴う．

検査
　理学的に胸部に異常所見をみることはまれである．胸部X線写真では気腫性肺囊胞はみえないが，自然気胸を生じると肺の虚脱とともにブラやブレブが上葉辺縁の二重像または薄壁の円形ないし楕円形の透亮像として認められる．巨大気腫性肺囊胞や vanishing lung になれば肺野の透過性が亢進している領域として確認でき，周囲の組織は圧排によって無気肺像を呈することもある．

診断・鑑別診断
　ブラやブレブは胸部CT検査によってその存在を容易に示すことができるが両者の区別は難しい．自然気胸を起こした場合は胸部X線写真でも確認できる．また感染による空洞との鑑別が困難な場合があるが，その場合でも胸部CT検査は有用である．

治療
　禁煙が大切である．ブラやブレブは自然気胸を起こして発見されることが多く，気胸を繰り返すときは手術の適応となる．従来は囊胞の縫縮を主体とした Naclerio-Langer 手術が用いられたが，本法は air leak（空気洩れ）の危険性が高く，現在では自動縫合器を用いた肺部分切除術が行われている．また巨大なブラも手術の対象となるが，術後に予想される肺機能の低下を考慮して適応を決定する．

（有田健一）

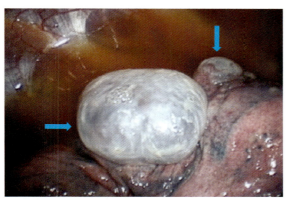

㉖ 気腫性肺嚢胞の胸腔鏡像
矢印で示した部分が気腫性肺嚢胞である.

● 文献
1) 西本幸男：気管支拡張症. 鎮目和夫ほか（編）. 新内科学大系 28C. 東京：中山書店；1978, p.121.
2) 熊谷　直：気管支肺胞系の異常拡張症の分類について. 日胸外会誌 1956；4：916.
3) 大畑正昭ほか：肺・縦隔気管支原性嚢胞の病態と組織学的検討-II. 肺内気管支原性嚢胞について. 日本胸部臨床 1987；46：809.
4) 古賀俊輔：BHD遺伝子異常に起因する多発性肺嚢胞疾患の病理―反復性気胸に対する新たな洞察. 千葉医学 2011；87：275.

無気肺 atelectasis

概念
● 無気肺とは，気道の圧迫や閉塞など種々の原因で，肺の含気が失われ，肺が虚脱し，容量が減少する状態をいう.

病因
原因は，炎症，分泌物や腫瘍などにより気道内に閉塞をきたすものと，気道外の胸水，心拡大，大動脈瘤，気胸，腫瘍といった周囲の異常組織によって気道や肺が圧迫されるものに大きくは分けられ，そのほかにもさまざまである．その主要な分類と，機序，原因は，㉗のようになる[1]．そのほかに，特殊な無気肺として，胸膜病変により肺の不良な伸展のため類円形，腫瘤上の円形無気肺（round atelectasis）を呈したり，末梢の気管支が閉塞した場合に小さな領域の無気肺が線状陰影としてみられる板状無気肺（discoid atelectasis, plate atelectasis）があり，横隔膜の動きが制限されるような腹部疾患で生じることが多い．

疫学
気道の閉塞が無気肺の原因としては最も多く，腫瘍，異物・誤嚥，粘液塞栓，炎症反応が主原因である．

臨床症状
無気肺自体に特有な症状はない．咳，痰・血痰や熱発があることがある．付随して肺炎を生じるとそれに準じた症状が起こる．無気肺がゆっくり発症したり範囲が狭ければ，無症状や軽度の場合から，逆に広範にわたり急に発症した場合に，低酸素血症がみられたり呼吸困難が起こる．また無気肺の原因疾患からの症状が起こることがある．

検査
胸部単純X線写真が最も重要な検査であり，閉塞性の無気肺の場合，無気肺を起こした肺葉ごとに特徴的な所見を呈するので，その推定が可能である．

右上葉無気肺（㉘a）：正面像では，minor fissure（上葉間裂）が上葉虚脱により挙上し，右肺尖が右縦隔側へ寄って移動する．側面では，前の上中葉間裂と後ろの上下葉間裂が挙上し扇形状になる．右肺門部肺癌において，右上葉気管支が閉塞して上葉無気肺が生じると肺門部の腫瘤影と無気肺の上葉下縁が連続して逆S字型となる Golden S sign（㉙）の特徴的な陰影がみられる．

右中葉無気肺（㉘b）：右中葉が心右縁に接するためそのラインが消失し（シルエットサイン陽性），淡い三角形状の陰影を呈する．側面では楔形の陰影がみら

㉗ 無気肺の分類と機序と主原因

分類	機序	主原因
閉塞性無気肺（obstructive atelectasis）	大小の気管支の閉塞により，以降の末梢の肺容量が減少する	腫瘍，粘液塞栓，異物，炎症性（結核，気管支肺炎・気管支炎，サルコイドーシス）
圧迫性無気肺（compressive atelectasis）	肺周囲を圧迫する肺内異常物により肺含気が低下する	腫瘍，巨大嚢胞，気腫性嚢胞
受動性無気肺（passive atelectasis）	胸膜内圧の変化により生ずる	気胸，胸水，血胸，横隔膜ヘルニア，胸膜腫瘍
粘着性無気肺（adhesive atelectasis）	肺胞・細気管支の管腔表面がサーファクタントの不足などにより粘着して虚脱する	急性呼吸促迫症候群（ARDS），肺梗塞
瘢痕性無気肺（cicatrization atelectasis）	肺や気管支が線維化や瘢痕性収縮により肺容量低下をきたす	結核，気管支拡張症，放射線肺臓炎，間質性肺炎，珪肺，特発性肺線維症

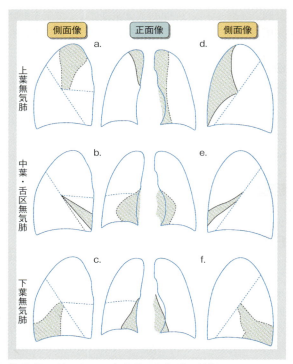

⓴ 胸部X線における各部位の無気肺の特徴
a：右上葉無気肺, b：右中葉無気肺, c：右下葉無気肺, d：左上葉無気肺（舌区を含む）, e：左舌区無気肺, f：左下葉無気肺.
(Fishman AP：Pulmonary Diseases and Disorders, 4th ed. McGraw-Hill：2008.)

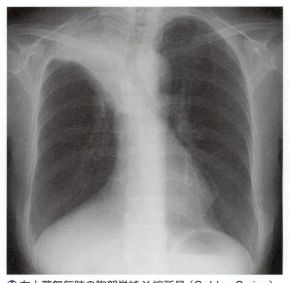

㉙ 右上葉無気肺の胸部単純X線所見（Golden S sign）
（梅 博久：無気肺. 内科学書, 改訂第8版, Vol.2. 東京：中山書店；2013. p.366, 図74.）

れる．

右下葉無気肺（㉘ c）：正面像では右下肺縦隔側に横隔膜を底辺，肺門を頂点とするような三角形状の陰影がみられる．

左上葉無気肺（㉘ d）：左肺縦隔寄りに上～下肺野に及ぶ不鮮明な陰影を呈する．心陰影とはシルエットサイン陽性である．

舌区無気肺（㉘ e）：左心陰影の消失（シルエットサイン陽性）を伴う陰影がみられる．

左下葉無気肺（㉘ f）：右と対称形で左下縦隔寄りの横隔膜を底辺，肺門を頂点とする三角形の陰影としてみられる．

　胸部CTは，胸部単純X線写真よりさらに診断精度が高く，無気肺の場所を確認するとともに，その基礎疾患や原因疾患の鑑別に役立てる．具体的には，腫瘍の有無，粘液塞栓，リンパ節腫脹，肺炎，気道異物などである．気道内に疾患，特に腫瘍が疑われる場合は気管支鏡検査を行い，内腔の観察・検査が必要である．

診断

　無気肺は胸部単純X線写真から疑うことが重要で，胸部CTや気管支鏡を使用しながら，無気肺の確定ならびに基礎疾患や原因を検索していく．無気肺を繰り返す場合は気管内腫瘍の可能性があり注意する．患者背景や状況，発症様式として，喫煙者であれば腫瘍であったり，喘息，COPD，気管支拡張症や感染症などの気道疾患があれば，急性なら粘液塞栓や慢性炎症による瘢痕性の無気肺が考えられ，乳幼児や高齢者で急性発症なら気道異物が，また術後や肥満の有無といった情報も有用である．

合併症

　無気肺により，気道閉塞が原因であると閉塞性肺炎を起こしうる．無気肺の程度が広範や重篤であると，呼吸不全を呈する．また無気肺の原因疾患による合併症により，さまざま起こりうる．

治療

　原因の治療が必要になることが多いので，まずは適切な診断が重要で，それに基づき治療計画を立てる．基本的には無気肺を起こす原因に対する治療を行う．異物の場合は気管支鏡下に摘出することを考慮する．分泌物貯留により無気肺が生じている場合は，体位ドレナージや器具・介助などによる排痰や気管支鏡による採痰も行ったりする．呼吸不全を呈する場合は，適切な酸素療法を導入する．また，周術期では，麻酔や手術侵襲で呼吸機能や横隔膜機能が障害され，無気肺を含めた呼吸器合併症がしばしば発生し，NPPV（非侵襲的陽圧換気療法）やCPAP（持続陽圧呼吸療法）などの陽圧呼吸を使用することにより，無気肺の改善を含めた効果が報告されている．

経過・予後

　基礎疾患や原因に依存することが多い．

予防

術後無気肺予防のためには，禁煙，早期離床，体位変換，呼吸筋訓練などが図られている．

気道異物 foreign bodies

概念

●気道内に外来性の異物が誤って入り，咳，喘鳴，呼吸困難，無気肺，感染などの症状や症候を呈すること．

●急激な経過で生命に危険を及ぼす場合から，気づかれずに慢性経過する場合もあり，さまざまである．

病因

気道異物は特に小児に多く，物を口に運びやすかったり，咳嗽反射が乏しかったりするためである．その原因物質としてピーナッツ，豆や種，玩具，ビーズ，釘，鉛筆のキャップ，などがあげられている．また，高齢者や，脳血管障害の既往や意識レベルの低下した者では，喉頭反射の低下もあって気道異物は増加する．義歯や歯冠がよくみられ，そのほかに，食べ物，魚の骨，豆や種や実，薬の包装シートなどがある．

病態生理

気道異物は完全または不完全な気道閉塞を起こしうる．完全閉塞の場合には，それが中枢気管支であれば急性に窒息症状をきたすこともあり，中枢でなくてもその部位により特異的な無気肺像を呈しうる．不完全閉塞では，いわゆるチェックバルブ現象が起きて，末梢肺の過膨張や気胸を生じることがある．

異物のサイズにも依存し，大きな異物が中枢気道を完全閉塞したり，小さな異物は，むしろ下気道末端に嵌頓して窒息を起こすことは少ない．また，異物の形状により特徴のある場合があり，餅は気管支に粘着したり，包装シートは嵌頓せず中途の気管支にひっかかることがある．

疫学

4歳以下の小児に多く，続いて高齢者が多い．青壮年層は少ない．不慮の死亡の中で，窒息は全年齢の第1位を占めている．

臨床症状

急性の症状としては，気道狭窄または閉塞による咳，喘鳴や呼吸困難がある．特に上気道異物の場合では，発声ができなかったり，急速に意識障害やチアノーゼが進行したり，心肺停止や心肺危機状態で搬入される場合もあるので，注意を要する．気道異物の存在に気づかず慢性期になると，肉芽腫を形成し閉塞性肺炎を起こしたりして，それに関連する症状で発見されるこ

ともある．

検査

気道異物は，胸部単純X線写真で写らない場合が多い．特に小児ではそうであり，病歴や身体所見を注意深くとる必要がある．CT検査を用いることもある．除去を含めて，気管支鏡を用いることが一般的である．

診断

緊急性を至急に判断することが最重要である．また，問診や目撃情報から気道異物の可能性を判断する．完全気道閉塞して空気の出入りが完全に遮断された場合，意識障害，チアノーゼが急速に進行して，心停止をきたし，生命にかかわる可能性があり，緊急処置が必要である．小さい気道異物が入った場合は，咳嗽や呼吸困難をきたす．

治療

気道異物で，窒息が起きた場合，緊急措置が必要なことがある．喀出させるために小児と成人の場合に，Heimlich法があり，患者の背部から両手を患者の臍部直上の腹部に回して拳を組み，内上方に突き上げる．乳児の場合は，背部叩打と胸骨部圧迫を繰り返す．意識消失した場合は心肺蘇生も行う．

口腔内近辺に異物が落下した場合は，喉頭鏡やマギール鉗子を用いて摘出を試みる．気管落下の場合は，局所麻酔下に軟性気管支鏡を実施して摘出する．異物の種類により生検鉗子で牽引したり，把持鉗子，三脚鉗子，バスケット鉗子などを駆使して摘出を試みる．ただ，異物が大きかったり，軟性気管支鏡では摘出が困難な場合などは，軟性気管支鏡と金属筒でできた硬性気管支鏡を，全身麻酔下に用いることがある．吸引も強く，大きい鉗子を使用でき，視野も広い長所があり，このような治療には向いている．

そのほかにも，緊急時には外科的に気管切開して異物摘出が必要な場合もあり開胸手術を行うこともある．

経過・予後

窒息して死亡する場合から，気づかずに慢性に経過することもあるなど，さまざまである．摘出ができれば解決する場合が多い．

予防

気道異物となりうる物を摂取しないように本人・周囲が十分に注意することが必要である．特に好発年齢や疾患が明らかなので，周囲の協力が重要である．

（小賀　徹）

●文献

1) Reed JC：Atelectasis. In：Chest Radiology：Patterns and Differential Diagnoses. 7th edition. Philadelphia：Elsevier；2018.

6 呼吸器感染症および炎症性疾患

かぜ症候群，上気道炎

概念

- かぜ症候群は，主としてウイルスによって起こる上気道の急性炎症の総称であり，咳嗽，喀痰，鼻汁，鼻閉などの局所のカタル症状，および発熱，倦怠感，頭痛などの全身状態がみられる．
- インフルエンザは全身症状が強く，より重症となる（☞「インフルエンザウイルス感染症」p.120）．

分類・原因

非特異的急性上気道炎

いわゆる普通感冒（common cold）で，鼻炎症状が主であり，かぜ症候群のなかでは最も普遍的で頻度が高く，自然寛解傾向が強い．原因の大半はウイルス性であり，欧米の統計では，季節性変動はあるが，ライノウイルスが30〜50％と最多で，次いでコロナウイルスが10〜15％に認められる．インフルエンザウイルスも普通感冒様の症状を呈することがあり，5〜15％に認められ，パラインフルエンザウイルスとRSウイルスがそれぞれ5％程度で，そのほかにヒトメタニューモウイルスの関与も考えられている．

急性咽頭炎

咽頭痛が主症状であり，咽頭粘膜の発赤，扁桃の腫脹，白苔の付着が認められ，高熱を呈することもある．原因は，普通感冒同様に，ライノウイルスやコロナウイルスが多いが，小児から若年成人では，A群β溶血性レンサ球菌やEBウイルス，アデノウイルスによるものも多い．

急性気管支炎

かぜ症候群に包括されるが，詳細は次項「急性気管支炎，急性細気管支炎」（p.441）を参照．

インフルエンザ

オルトミクソウイルス科に属するインフルエンザウイルスによる感染症で，毎年冬季に流行がみられ，時に世界的流行（パンデミック）を起こす．普通感冒に比して全身症状が強い．

疫学

厚生労働省の統計によると，急性上気道炎で医療機関を受診した推定患者数は，平成8年から26年（1996〜2014年）までで年間250万〜360万人を推移しているが，受診していない患者を考慮すると，実際にははるかに多い患者が罹患していると考えられる．

インフルエンザは，わが国での流行は毎年11月下旬から12月上旬に始まり，翌年1〜3月ごろにピークを迎え4〜5月に終息するが，地域により夏季にも流行がみられることがある．毎年，人口の5〜10％が罹患するといわれている．近年の主な流行型は，A型ではA/H3N2と2009年に世界的流行を起こしたA/H1N1pdm，B型では山形系統とVictoria系統であり，これらが年ごとに変動するのが認められる．

感染経路

かぜ症候群の原因となるウイルスは，感染性飛沫の付着した手指を介した接触や汚染された環境への間接的接触による伝播，または気道からの飛沫の直接吸入による飛沫感染により伝播する．インフルエンザでは，飛沫核感染（空気感染）の関与も考えられている．

臨床症状・病態

非特異的急性上気道炎

ウイルスの侵入から症状発現までは通常48〜72時間で，症状はウイルスによる気道の直接障害より免疫反応によるものと考えられている．鼻汁，鼻閉などの鼻カタル症状が高頻度に認められ，咽頭痛，咳嗽，全身倦怠感を伴う．発熱はみられないことも多い．症状は3〜10日間持続し，自然に寛解する．

急性咽頭炎

ウイルスによるものでは，咳嗽，咽頭発赤，咽頭痛，嗄声，発熱が認められる．5〜7日の経過で軽快することが多い．A群β溶血性レンサ球菌による咽頭炎は小児に多く，白苔付着を伴う扁桃の腫脹，高熱，頸部リンパ節の腫脹と圧痛がみられ，しばしば皮疹を伴う．以前よりCentorの修正診断基準（❶）が使用され，抗菌薬使用の目安とされてきたが，近年，American College of Physicians（ACP）とCenters for Disease Control and Prevention（CDC）のガイドラインでは，検査でA群β溶血性レンサ球菌感染が証明されてか

---

❶ Centorの修正診断基準

・扁桃の白苔，滲出物	1点
・圧痛を伴う前頸部リンパ節腫脹	1点
・発熱（38℃以上）	1点
・咳嗽の欠如	1点
・上記のスコアリングに	
15歳未満なら＋1点	
45歳以上なら－1点	
スコア2点以上で，迅速検査，培養検査を検討	

（McIsaac WJ, et al：Empirical validation of guidelines for the management of pharyngitis in children and adults. *JAMA* 2004；291：1587.）

ら抗菌薬治療を行うように推奨している.

インフルエンザ

通常，24〜48時間の潜伏期間で突然発症し，38〜39℃以上の発熱，頭痛，倦怠感，関節痛，四肢痛などの全身症状が強い．鼻漏や咳嗽などの呼吸器症状や消化器症状を伴う．

検査

一般検査

血液検査では特異的所見はなく，軽度のCRP上昇などの炎症所見を呈するが，ウイルス感染の場合は白血球数は正常範囲内である．EBウイルスの初感染では，末梢血中の異形リンパ球の出現や肝酵素の上昇が認められる．

胸部X線写真は正常であり，通常，肺炎の合併を疑う場合以外は撮影する必要はない．

培養検査

咽頭拭い液，喀痰などを用いて，ウイルスの分離，培養が試みられているが，通常は行わない．細菌感染が疑われる場合は，培養検査が行われる．

抗原検査

❷に示すような病原体については，鼻腔，咽頭拭い液，うがい液などの検体を用いての抗原検出が可能であり，キットも市販されている．point of care testing（POCT）として迅速診断に有用であるが，その感度と特異度を考慮して，臨床症状と併せて判断することが必要である．

治療

非特異的急性上気道炎の大半はウイルス性であり，自然寛解するため，対症療法で十分であり，抗菌薬の投与は行わない．日本呼吸器学会のガイドラインでは，上気道炎で抗菌薬の投与を検討する場合は，高熱の持続（3日以上），膿性の喀痰・鼻汁，扁桃の腫大と膿栓・白苔付着，中耳炎・副鼻腔炎の合併，強い炎症反応，ハイリスクの患者など明らかな細菌感染を疑わせる臨床症状・所見をみた場合としており，推奨抗菌薬としては，ペニシリン系薬，マクロライド系薬，ニューキノロン系薬の順番で，最大投与量で3日間を限度に使用することとしている．

急性咽頭炎で抗菌薬の適応となるのは，A群β溶血性レンサ球菌による場合であり，症状の緩和，合併症

❷ **かぜ症候群で抗原検査が可能な病原体**

・インフルエンザ A，B
・RSウイルス
・ヒトメタニューモウイルス
・アデノウイルス
・EBウイルス
・A群β溶血性レンサ球菌

の予防，特にリウマチ熱の予防のため必要とされる．第一選択はペニシリン系薬であり，10日間程度の投与が推奨されている．留意しなければいけないのはEBウイルスによる咽頭炎との鑑別であり，EBウイルス感染ではペニシリン系薬投与で皮疹が出現しやすいため避けなければいけないからである．ペニシリン系薬がアレルギーなどで使用できないときはマクロライド系薬が使われる．

インフルエンザウイルスに対しては，抗ウイルス薬が使用される．ノイラミニダーゼ阻害薬に加えて，2018年度からはキャップ依存性エンドヌクレアーゼ阻害薬が新たに使用できることとなった．

転帰・予後

ウイルス性の上気道炎は，自然寛解傾向が強く，一般に予後は良好である．しかしながら，特にインフルエンザでは，ウイルス罹患後の続発性細菌感染による肺炎が問題となり，高齢者やリスクを有する患者では，超過死亡の原因となる．

A群β溶血性レンサ球菌による急性咽頭炎では，リウマチ熱や急性糸球体腎炎の合併が問題となることがある．

予防

かぜ症候群の一般的な予防としては，手洗いやうがいの励行および周囲に拡散させないために咳エチケット（咳やくしゃみをするときはティッシュで受けティッシュはゴミ箱に捨てる，ティッシュを持っていないときは手ではなく服の袖でカバーをする，鼻や口からの分泌物が手についたときは流水＋石鹸または消毒用アルコールで手指衛生を行う，かぜやインフルエンザに罹患したときはマスクをする）が奨められている．

インフルエンザの予防にはワクチンが有効であり，高齢者やインフルエンザ罹患時に重症化するリスクを有する人への接種が推奨される．現在使用されているのは，A型2価，B型2価の4価ワクチンであり，前年度の流行株の状況により決定される．

急性気管支炎 acute bronchitis，急性細気管支炎 acute bronchiolitis

概念

● 急性気管支炎は，日常よく遭遇する疾患であり，先行するウイルス性の上気道炎に合併することが多い．
● 急性細気管支炎は，炎症の主座が細気管支に起こるものである．

病因

普通感冒を起こすウイルスやインフルエンザなどの呼吸器系ウイルスおよび肺炎マイコプラズマ，肺炎ク

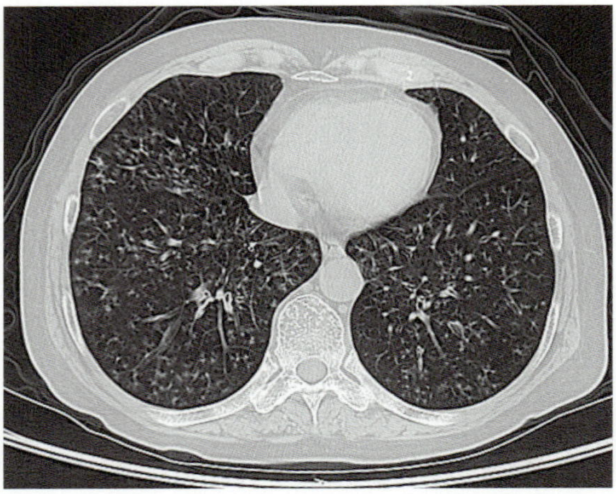

❸ インフルエンザウイルスによる急性細気管支炎の CT 像

肺野にびまん性の小粒状影が認められる.

ラミジア（クラミドフィラ），百日咳菌などが原因となる．肺炎球菌，インフルエンザ菌，黄色ブドウ球菌，*Moraxella catarrhalis* などの細菌感染が続発することもある．小児の細気管支炎では RS ウイルスが重要である．

病態

気管支粘膜の浮腫，充血，粘液分泌亢進がみられ，進行すると粘膜の剥離，壊死がみられる．粘膜障害が起こると細菌の二次感染を起こしやすい．

急性細気管支炎では，細気管支の閉塞が起こり遷延することもある．

臨床症状・検査

上気道炎様の症状に続いて，乾性咳嗽，粘性痰，発熱，前胸部痛がみられる．咳嗽はしばしば遷延する．細菌感染を合併すれば，膿性痰の出現もみられる．

急性細気管支炎では細気管支領域の閉塞を伴うため，喘鳴や呼吸困難がみられる．

急性気管支炎の胸部 X 線写真は通常正常であるが，急性細気管支炎では CT で肺の過膨張や多発性小粒状影がみられる（❸）．

治療・予後

多くはウイルス性なので，自然寛解傾向が強く対症療法となる．細菌感染を合併すれば抗菌薬を投与する．急性細気管支炎では，呼吸困難や低酸素血症が強ければステロイド薬投与や酸素吸入が必要となることがある．

予後は一般に良好であるが，細気管支炎では閉塞性障害が後遺症となる場合がある．

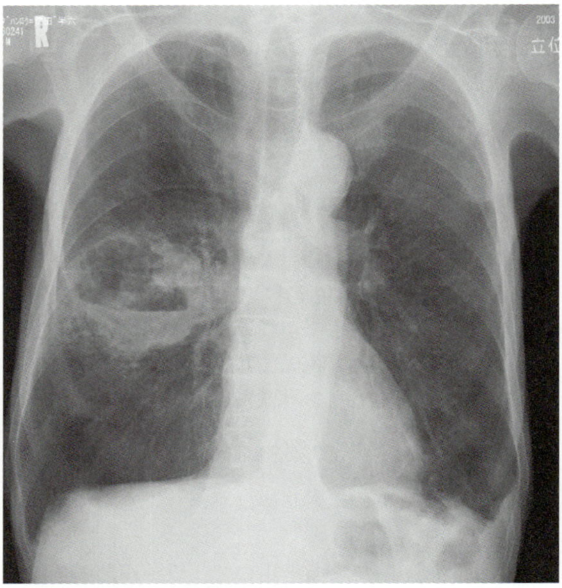

❹ 肺膿瘍患者の胸部単純 X 線像

右中肺野にニボーを伴う空洞形成がみられる．
膿瘍内容吸引物から *Streptococcus anginosus* グループが培養された．

慢性下気道感染症 ☞「末梢気道病変」p.429

細菌性肺炎 bacterial pneumonia，肺化膿症 pulmonary suppuration，膿胸 empyema

概念

- 肺炎とは肺実質内の病原微生物による感染性炎症の総称であり，細菌が病原体となるものを細菌性肺炎と呼ぶ．細菌性肺炎では炎症細胞としての好中球が肺胞腔内に遊走する．
- 肺の化膿性炎症の内部が壊死に陥った状態を肺化膿症（pulmonary suppuration）あるいは肺膿瘍（lung abscess）と呼び，感染に伴う炎症性血管炎による組織壊死により発生する．病巣の内部に膿貯留や鏡面形成（ニボー）像が認められる（❹）．
- 細菌性肺炎や肺化膿症における炎症が臓側胸膜に波及して胸膜炎を生じ，膿性の胸水が貯留した状態を膿胸（empyema）と呼ぶ．発症より 3 か月以上経過したものは慢性膿胸と呼ばれる．

分類

発症場所による分類

肺炎は，発症した場所により市中肺炎（community-acquired pneumonia）と院内肺炎（nosocomial pneumonia）に大別される．市中肺炎は在宅で市中生

活を送っている人に起こる肺炎の総称である．一方，院内肺炎は入院中の患者が発症する肺炎であり，感染防御能の低下した状態での発症となる．近年では両者の中間に位置する医療・介護関連肺炎（nursing and healthcare-acquired pneumonia）の概念が提唱されている．

病理形態学的分類

病原微生物が肺胞に到達し急激に広範な炎症を惹起した場合，大葉性肺炎を呈する．滲出物が肺胞を充満し，Kohn の孔を経て隣接する肺胞へ広がっていく．このため，X 線写真上は広範な均等性浸潤影を呈し，内部に空気気管支像（air bronchogram）が認められる（❺）．大葉性肺炎は，肺炎球菌性肺炎やクレブシエラ肺炎，レジオネラ肺炎，マイコプラズマ肺炎などに認められる．

一方，気管支，細気管支に感染巣が形成され，肺胞に炎症が進展していくものを気管支肺炎（巣状肺炎）と呼び，多くの細菌性肺炎はこの形をとる．X 線写真上は小葉中心性の陰影が癒合して浸潤影を呈する（❻）．

特殊な肺炎

誤嚥性（嚥下性）肺炎：高齢者や脳血管障害患者，術後などにみられ，咳嗽反射の低下，嚥下機能障害により口腔内容物や胃内容物を吸引することによって発症する．明らかな誤嚥（顕性誤嚥）の後に発症することもあるが，高齢者では誤嚥のエピソードがはっきりしない不顕性誤嚥が多い．

閉塞性肺炎：肺癌や異物などにより気道の閉塞が生じ，その末梢側に生じる肺炎である．

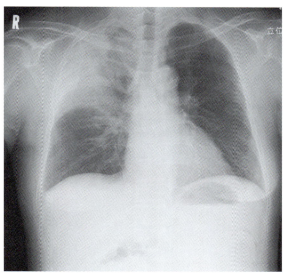

❺ 大葉性肺炎を呈した肺炎球菌性肺炎の胸部単純 X 線像
右上葉に，内部に air bronchogram を呈する均等な浸潤影が認められる．

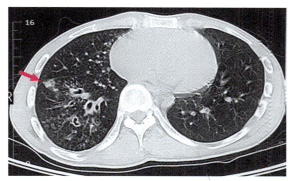

❻ インフルエンザ桿菌性肺炎の CT 像
右下葉に小葉中心性結節と細気管支炎の分岐様陰影（tree-n-bud pattern）が認められ，一部で癒合が認められる（矢印）．

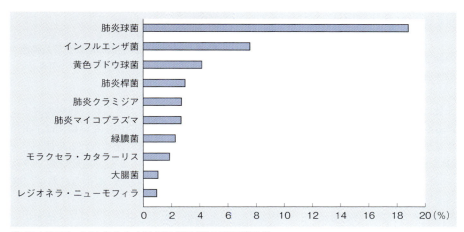

❼ 国内研究による成人市中肺炎入院患者の原因微生物
（日本呼吸器学会成人肺炎診療ガイドライン 2017 作成委員会〈編〉：成人肺炎診療ガイドライン 2017．東京：日本呼吸器学会；2017）

病因

❼に国内研究における成人市中肺炎入院患者の原因微生物の結果を示す．肺炎球菌が最も多く，インフルエンザ菌，黄色ブドウ球菌，肺炎桿菌が続く．非定型病原体である肺炎マイコプラズマや肺炎クラミジアは入院例では多くない．肺局所の細菌叢解析によると，口腔内レンサ球菌や嫌気性菌などの口腔内常在菌が多く認められることが報告されている．レジオネラ肺炎は，欧米では頻度が高いが，わが国の報告では数％以下である．

肺化膿症（肺膿瘍），膿胸，誤嚥性肺炎の原因菌は，口腔内容の誤嚥を反映して口腔内常在のレンサ球菌，特に *Streptococcus anginosus* グループや嫌気性菌が多い．

院内肺炎の原因菌は，入院早期の発症では市中肺炎と同様に肺炎球菌やインフルエンザ菌が多いが，入院後ある程度時間が経過してからの発症や抗菌薬使用例では，肺炎桿菌，大腸菌，緑膿菌その他のグラム陰性桿菌の頻度が高くなり，MRSAなどの耐性菌も増加する．

医療・介護関連肺炎の原因菌は，市中肺炎と院内肺炎の中間の傾向を示す．

疫学

わが国における肺炎の受療率は人口10万人対，入院で27，外来で6（2014年），死亡率は人口10万対95.4で死亡順位の第3位である（2016年）．高齢者での罹患率，死亡率は増加し，90歳以上の男性の死因第2位である．

臨床症状

発熱，全身倦怠，食欲不振などの全身症状および咳嗽，喀痰，胸痛，呼吸困難などの呼吸器症状が認められる．喀痰は膿性であることが多く，嫌気性菌感染の場合には悪臭を認める．高齢者では，全身症状や精神症状が前面に出ることがあるので注意を要する．

検査

細菌性肺炎の検査は，一般検査と細菌学的検査に大別できる．一般検査は，原因菌を特定するものではないが，感染症としての診断，重症度判定に用いられる．末梢血の白血球数は，細菌感染症では通常増加し左方移動が認められるが，敗血症を伴うような重症の肺炎では正常値より減少することもある．炎症のパラメータとして，CRPや赤沈，プロカルシトニンなどが測定される．

肺炎の原因菌を検索するための方法には，❽に示すようなものがある．血液培養や胸水培養は，元来無菌の部位より検体を採取するため，菌の検出があれば原因菌と決定しうる検査である．他方，喀痰検査では口腔内常在菌の混入が避けられないため，検出した菌が

❽ 肺炎の原因微生物検査法

- 血液培養
- 喀痰塗抹検査（グラム染色，その他）
- 喀痰培養
- 咽頭拭い液培養
- 気管支鏡下検体検査：塗抹および培養
  気管内採痰，気管支洗浄液，気管支肺胞洗浄（BAL），経気管支肺生検，protected specimen brush（PSB）
- 経気管支的針吸引法（TTA）：塗抹および培養
- 経皮的肺針吸引法（TNA）：塗抹および培養
- 開胸肺生検：塗抹および培養
- 蛍光抗体法：各種検体
- 抗原検査
  鼻腔拭い液，鼻腔洗浄液，咽頭拭い液，扁桃拭い液などを検体とするインフルエンザウイルス，アデノウイルス，RSウイルス，A群溶連菌，マイコプラズマなど
- 血清中抗原検査
  真菌，サイトメガロウイルス
- 尿中抗原検出法
  レジオネラ属，肺炎球菌
- 喀痰中抗原検出法
  肺炎球菌
- 遺伝子検査
  DNAプローブ法，PCR法，LAMP法
- 血清中抗体検査
  各種ウイルス，*Mycoplasma pneumoniae*，クラミジア属，レジオネラ属，*Coxiella burnetii*，百日咳菌，各種真菌など

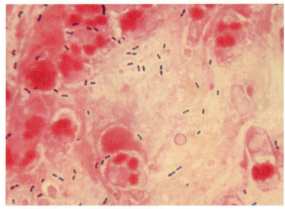

❾ 肺炎球菌性肺炎症例の喀痰グラム染色
莢膜を伴うグラム陽性双球菌が認められる．

原因菌とは決定できない．喀痰のグラム染色にて白血球が多く上皮細胞の少ない検体は下気道由来の喀痰と考えられ，塗抹で認められる菌種が起炎菌である可能性が高い（❾）．また，定量培養で多量の菌発育（通常 10^7 cfu/mL 以上）が得られれば，原因菌と考えてもよい．

近年，免疫クロマトグラフィ法を用いた喀痰中や尿中の抗原検出キットが臨床応用されるようになり，肺炎球菌性肺炎の迅速診断に有用である．

❿ 日本呼吸器学会成人肺炎診療ガイドライン 2017 での原因菌判明時の抗菌薬選択（推奨選択順に表記）

肺炎球菌

外来：アモキシシリン（高用量が望ましい），レスピラトリーキノロン

入院：ペニシリン系薬
セフトリアキソン，第四世代セフェム系薬，カルバペネム系薬

インフルエンザ菌

外来：β-ラクタマーゼ阻害薬配合ペニシリン系薬，セフジトレン・ピボキシル，レスピラトリーキノロン

入院：スルバクタム・アンピシリン，第三世代セフェム系薬，タゾバクタム・ピペラシリン，ニューキノロン系薬

クレブシエラ菌

外来：β-ラクタマーゼ阻害薬配合ペニシリン系薬，ニューキノロン系薬

入院：第二，三世代セフェム系薬，スルバクタム・アンピシリン，タゾバクタム・ピペラシリン，ニューキノロン系薬

黄色ブドウ球菌（メチシリン感受性黄色ブドウ球菌）

外来：β-ラクタマーゼ阻害薬配合ペニシリン系薬，マクロライド系薬

入院：スルバクタム・アンピシリン，セファゾリン，ミノサイクリン，クリンダマイシン

レンサ球菌

外来：アモキシシリン，アジスロマイシン，β-ラクタマーゼ阻害薬配合ペニシリン系薬，レスピラトリーキノロン

入院：ペニシリン系薬，アジスロマイシン，スルバクタム・アンピシリン，タゾバクタム・ピペラシリン

モラクセラ・カタラーリス Moraxella catarrhalis

外来：β-ラクタマーゼ阻害薬配合ペニシリン系薬，マクロライド系薬，レスピラトリーキノロン

入院：スルバクタム・アンピシリン，第二，三世代セフェム系薬，ニューキノロン系薬

嫌気性菌

外来：β-ラクタマーゼ阻害薬配合ペニシリン系薬，レスピラトリーキノロン

入院：スルバクタム・アンピシリン，メトロニダゾール，クリンダマイシン

緑膿菌

外来：ニューキノロン系薬

入院：ピペラシリン，タゾバクタム・ピペラシリン，第三，四世代セフェム系薬，ニューキノロン系薬，カルバペネム系薬

治療・予後

細菌感染症なので抗菌薬による化学療法が中心となる．市中肺炎では，重症度を判定して外来治療か入院治療かを決定し治療薬を選択する．できるかぎり原因菌検索に努めて抗菌薬を選択することが望ましいが，原因菌が不明でエンピリックセラピーを始める場合でも，原因菌を想定することが重要である．日本呼吸器学会の肺炎ガイドラインにおける原因菌別の推奨抗菌薬を❿にあげる．

近年，種々の原因菌の薬剤耐性化が問題となってい

る．菌検出時に薬剤感受性試験を行うことと，自己の施設における薬剤感受性状態（アンチバイオグラム）を知ることが大切である．また，薬剤の特性（組織移行性，血中半減期など）を理解し，薬物動態・薬力学（pharmacokinetics-pharmacodynamics）に基づいた投与量，投与時間，投与回数を決定する．

急性膿胸では，抗菌薬療法とともに胸腔ドレナージによる排膿が必要である．

若年者での肺炎の予後は良好であるが，高齢者では死亡率は上昇する．市中肺炎に比して医療・介護関連肺炎および院内肺炎の死亡率は高い．

予防

肺炎球菌ワクチンは，肺炎に伴う髄膜炎や敗血症の発症を抑え死亡率を低下させるとされる．高齢者や心肺疾患，免疫能低下をもつ患者，脾摘患者での接種が推奨される．インフルエンザワクチンと併用することで効果が高まる．

（石田　直）

◉文献

1) Heikkinen T, et al：The common cold. *Lancet* 2003；361：51.

2) Harris AM, et al：Appropriate Antibiotic Use for Acute Respiratory Tract Infection in Adults：Advice for High-Value Care From the American College of Physicians and the Centers for Disease Control and Prevention. *Ann Intern Med* 2016；164：425.

3) 日本呼吸器学会呼吸器感染症に関するガイドライン作成委員会（編）：「呼吸器感染症に関するガイドライン」成人気道感染症の基本的考え方．東京：日本呼吸器学会；2003.

4) 日本呼吸器学会成人肺炎診療ガイドライン 2017 作成委員会（編）：成人肺炎診療ガイドライン 2017．東京：日本呼吸器学会；2017.

5) Mandell LA, et al：Infectious Diseases Society of America/American Thoracic Society consensus guidelines on the management of community-acquired pneumonia in adults. *Clin Infect Dis* 2007；44：S27.

6) Kalil AC, et al：Management of Adults With Hospital-acquired and Ventilator-associated Pneumonia：2016 Clinical Practice Guidelines by the Infectious Diseases Society of America and the American Thoracic Society. *Clin Infect Dis* 2016；63：e61.

誤嚥性肺炎 aspiration pneumonia

概念
- 食物や唾液などの口腔内分泌物、さらには食道から逆流したものなどが、なんらかの理由で、誤って喉頭から気管に入ってしまう状態を誤嚥（aspiration）と呼ぶ。誤嚥によって引き起こされるさまざまな呼吸器症候群のうち、感染を契機として発症するものの代表が誤嚥性肺炎であり、侵襲的な化学刺激を契機として発症するものを誤嚥性肺臓炎（aspiration pneumonitis）と呼ぶ。
- 高齢者肺炎の大多数を占め、年齢が上昇すればするほどその頻度は上がる。

病因
病因としては誤嚥をきたしやすい病態（⓫）が背景にある。そして誤嚥を契機に肺炎を発症するリスク因子として、全身衰弱、長期臥床、慢性の気道炎症性疾患、急性脳血管障害や低栄養などがある。

誤嚥には2通りある。1つは顕性誤嚥で、食物を誤嚥する場合と胃内容物を嘔吐するとともに誤嚥する場合があり、それぞれ食事中あるいは直後にむせる、嘔吐があって発熱するなどの誤嚥の徴候がとらえられる誤嚥である。2つ目は不顕性誤嚥（silent aspirationまたはmicro-aspiration）で、本人も周りも気づかないうちに生じる誤嚥である。不顕性誤嚥は夜間に起こることが多く、その頻度は加齢とともに増加する。

病態生理
誤嚥を防ぐ主要な生体防御には2つある。1つは、飲食物の飲み込みに関連する嚥下反射（swallowing reflex）、もう1つは気管・気管支内に入り込もうとする異物の喀出に関連する咳反射（cough reflex）である。特に嚥下反射の障害は不顕性誤嚥の主要な原因になる。たとえば、不顕性誤嚥のある患者では、口腔内に唾液が溜まっていても、それを溜まっていると感知できず、嚥下反射が起こらない。このような患者では咳反射も低下している。

嚥下反射と咳反射を正常に保つ生体内物質にP物質（substance P）がある。P物質は11個のアミノ酸から成る生理活性ペプチドの一群で、中枢神経系、交感神経節、消化管神経叢などに多く含まれる神経伝達物質である。⓬に示すように、このP物質は迷走神経と舌咽神経の知覚枝の頸部神経節で合成され、2つの知覚神経を逆にさかのぼって口腔と気管に運ばれ、そこで嚥下反射と咳反射を起こさせる。

このP物質は大脳の基底核で合成されるドパミン（dopamine）の刺激によって生成され、ドパミンの動向と密接な関連がある。脳血管障害やパーキンソン病などの変性疾患によってこのドパミン-P物質系が障害されてP物質の生成が低下すると、不顕性誤嚥が起こりやすくなる。

疫学
誤嚥性肺炎は高齢になるにつれ増加する。入院を要した肺炎のうち70歳以上では70％が、80歳以上では80％が、90歳以上では95％近くが誤嚥性肺炎であると報告されている。

⓫ 誤嚥をきたしやすい病態
1. 神経疾患
    脳血管性障害（急性期，慢性期）
    中枢性変性疾患
    パーキンソン病
    認知症（脳血管性，アルツハイマー型）
2. 寝たきり状態（原因疾患を問わず）
3. 口腔の異常
    歯の咬み合わせ障害（義歯不適合）
    口腔乾燥
    口腔内悪性腫瘍
4. 胃食道疾患
    食道憩室
    食道運動異常（アカラシア，強皮症）
    悪性腫瘍
    胃食道逆流（食道裂孔ヘルニアを含む）
    胃切除（全摘，亜全摘）
5. 医原性
    鎮静薬，睡眠薬
    抗コリン薬など口腔内乾燥をきたす薬剤
    経管栄養

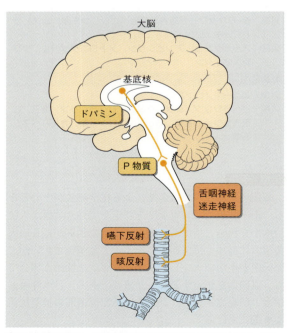

⓬ P物質の働き―嚥下反射と咳反射を正常に保つしくみ

❸ 誤嚥性肺炎の症状・徴候

呼吸器症状	呼吸器以外の症状
呼吸困難	発熱
頻呼吸	ぐったり
咳	せん妄
胸膜痛	錯乱
喘鳴	転倒
水泡音	食事量低下
ラ音	日常生活活動度（ADL）低下
低酸素	体重減少
湿性痰	不活発

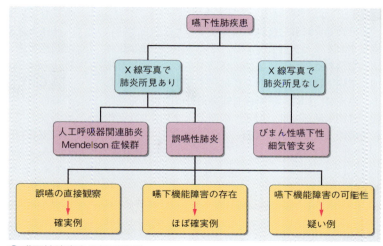

❹ 嚥下性肺疾患の鑑別診断

臨床症状

　高齢者肺炎の特徴として，高齢者では肺炎の症状が潜在性であったり，欠如したりすることがあるので，疑わしい場合は早目に胸部画像検査をするほうがよい．特に，発熱，呼吸数増加，頻脈などを見逃さないことが重要である．食欲減退，不活発，会話の欠如などが現われた場合にも肺炎を疑う．つまり呼吸器以外の症状しか前面に出ていない場合も多い（❸）．

検査

　肺炎の診断を行う．発熱，咳，痰，胸痛，呼吸困難などの症状にて肺炎を疑い，胸部X線検査を行う．それと同時に，血液検査も実施しこれらの検査結果を総合して肺炎と診断する．また，重症度の判定と起炎菌の検索も行う．
　誤嚥性肺炎の起炎菌の多くは，口腔レンサ球菌をはじめとする口腔内常在菌である．したがって，誤嚥性肺炎は通常の肺炎などにみられる外因性感染症ではなく，bacterial translocation（常在菌が本来の常在部位より移動して別の部位に生着すること）による内因性感染症である．これらの口腔内常在菌は，喀痰培養の検査結果としてはノーマルフローラとして報告され同定されないことがしばしばである．

診断

診断基準

　誤嚥性肺炎の明確な診断基準は確立されておらず，嚥下障害ならびに誤嚥が証明された（あるいは強く疑われた）症例に生じた肺炎を誤嚥性肺炎と呼んでいる．誤嚥性肺炎は年齢が高くなればなるほど多くなり，高齢者肺炎の多くが誤嚥性肺炎と考えられる．

鑑別診断

　嚥下機能障害によって発症した肺疾患を嚥下性肺疾患と呼び，嚥下性肺疾患はすべての発症場所別の肺炎のカテゴリーに含まれうる．嚥下性肺疾患は誤嚥物の性状，量，分布などにより❹のようなフローチャートによって分類される．

❺ 誤嚥性肺炎の予防方針

1. 肺炎球菌ワクチンおよびインフルエンザワクチンの接種
2. 口腔ケア
3. 摂食嚥下リハビリテーション（嚥下調整食含む）
4. 嚥下機能を改善させる薬物療法を考慮（ACE阻害薬，カプサイシンなど）
5. 意識レベルおよびADLを高める努力
6. 嚥下困難を生じる薬剤（鎮静薬・睡眠薬など）の減量・中止
7. 栄養状態の改善
8. 就寝時や食事のときのポジショニング

ADL：activities of daily living.

治療

　重症度の判定は，治療を外来または入院で行うか，抗菌薬を点滴剤または経口剤で行うかを判断するための指標となる．抗菌薬治療と同時に，宿主防御能に対する対策，とりわけ嚥下障害・誤嚥に対する対策を行うのが重要である．

経過・予後

　多くの場合，抗菌薬によって初回は速やかに改善する．しかしながら，嚥下障害などの生体防御機能の低下した状態を放置していると誤嚥性肺炎を繰り返すこととなる．誤嚥性肺炎を繰り返すことにより，消耗が激しくなり耐性菌なども増加して難治性となっていく．誤嚥性肺炎自体が予後不良因子であり，耐性菌に対する適正な抗菌薬治療が必ずしも予後を改善するとは限らないことが報告され，誤嚥性肺炎は，非誤嚥性肺炎に比して入院時死亡や30日死亡のリスクが高いことがメタ解析の結果で明らかとなっている．

予防

　誤嚥性肺炎においては治療もさることながら予防に重点をおくことが肝要である．その予防の主眼は生体防御機構の活性化による誤嚥予防である．P物質を増加して嚥下反射・咳反射を正常化する作用が要求される．さらに，口腔ケアや腸管蠕動運動の改善，栄養状態，日常生活活動度（ADL）の向上，ワクチンなどの総合戦略が重要である（**15**）.

（海老原覚）

●文献

1) 日本呼吸器学会成人肺炎診療ガイドライン2017作成委員会（編）：成人肺炎診療ガイドライン2017. 東京：日本呼吸器学会：2017.
2) Yamaya M, et al：Interventions to prevent pneumonia among older adults. *J Am Geriatr Soc* 2001；49：85.
3) 日本呼吸器学会医療・介護関連肺炎（NHCAP）診療ガイドライン作成委員会（編）：医療・介護関連肺炎（NHCAP）診療ガイドライン．東京：日本呼吸器学会：2011.

ウイルス性肺炎　viral pneumonia

概念・病因

- ウイルス性肺炎は，呼吸器を標的とする呼吸器系ウイルスによる肺炎と，全身臓器を標的とする系統的ウイルスによる全身感染症の合併症としてみられる肺炎に分けられる．
- 呼吸器系ウイルスには，インフルエンザウイルス，アデノウイルス，RSウイルス，パラインフルエンザウイルス，SARSウイルスなどが含まれ，系統的ウイルスにはサイトメガロウイルス（CMV），水痘・帯状疱疹ウイルス（VZV），単純ヘルペスウイルス，麻疹ウイルスなどがある．
- ウイルス関連肺炎では，純粋にウイルスのみによるウイルス性肺炎と，細菌性肺炎を同時に併発したもの，あるいはウイルス感染軽快後に細菌性肺炎を続発したものがあり，しばしば鑑別は困難である．
- 一般にウイルス性肺炎は，乳幼児，高齢者，免疫不全あるいは抑制状態の患者に発症しやすいが，健常者においても市中感染として時に認められる．

診断

　ウイルス感染症の診断方法には，血清抗体検査，培養，抗原検査がある．血清抗体価による診断は通常，急性期と回復期のペア血清で抗体価が4倍以上である場合に確定する．インフルエンザウイルス，アデノウイルス，RSウイルスについては，鼻腔拭い液や咽頭拭い液などの気道検体を用いた迅速診断キットが市販されている．

　サイトメガロウイルス肺炎の診断は，血液検体でのアンチゲネミア法や気管支肺胞洗浄液（bronchoalveolar lavage fluid：BALF）を用いたシェルバイアル法によるCMV抗原陽性細胞の検出，肺組織診や細胞診での特徴的な核内封入体をもつ巨細胞の検出により行われる．

　PCR法は，インフルエンザウイルス，RSウイルス，サイトメガロウイルス，麻疹ウイルスなどの診断に用いられ，迅速性を有するが検査できる施設は限られる．より簡便なLAMP法も開発されている．

　ウイルス性肺炎は，白血球数の増加がみられないことや異型リンパ球の出現，膿性痰の欠如などの特徴がみられれば細菌性肺炎との鑑別は可能であるが，実際には困難な例も多い．

　画像の基本的な所見は，気管支壁および気管支血管周囲間質の肥厚，末梢肺野の網状影，小葉間隔壁の肥厚であり，肺胞領域に病変が広がると斑状影を呈する．血行性散布を起こすと多発性の小粒状影がみられる．

治療

　ウイルス性肺炎の治療は，対症療法，抗ウイルス療法，合併する細菌性肺炎に対する抗菌薬療法に大別される．

　対症療法として，安静や輸液といった一般的なものに加え，呼吸不全時には酸素投与や人工呼吸管理などが行われる．各ウイルスに対して高力価の抗体を有する免疫グロブリンの投与が行われることもある．

　抗ウイルス薬は，インフルエンザウイルスに対するノイラミニダーゼ阻害薬が開発され，症状出現から48時間以内に使用されると症状軽減と合併症を減少させるとされる．また，水痘ウイルスにはアシクロビルが，サイトメガロウイルスにはガンシクロビルが使用される．

マイコプラズマ肺炎　mycoplasma pneumonia
☞「マイコプラズマ肺炎」p.111

概念・病因

- 自己増殖能を有する最小の微生物である*Mycoplasma pneumoniae*による肺炎で，若年者の市中肺炎としてよく認められる．
- 飛沫感染によりヒト–ヒトに伝染するため，しばしば家族内発生，集団内発生がみられる．

臨床症状

　肺炎球菌性肺炎に代表される細菌性肺炎の多くは，高熱や膿性痰を伴い胸部X線写真上濃厚な浸潤影を呈するなどの臨床像をもつ．一方，マイコプラズマ，クラミジアなどの非細菌性微生物による肺炎は，膿性痰を欠如することが多く，細菌性肺炎で汎用されるβ

⓰ 日本呼吸器学会成人肺炎診療ガイドライン 2017 での細菌性肺炎と非定型肺炎の診断基準

1. 年齢 60 歳未満
2. 基礎疾患がない，あるいは軽微
3. 頑固な咳嗽がある
4. 胸部聴診上所見が乏しい
5. 喀痰がない，あるいは迅速診断法で原因菌が証明されない
6. 末梢血白血球数が 10,000/μL 未満である

1～6 の 6 項目中 4 項目以上陽性：非定型肺炎疑い
1～6 の 6 項目中 3 項目以下陽性：細菌性肺炎疑い
1～5 の 5 項目中 3 項目以上陽性：非定型肺炎疑い
1～5 の 5 項目中 2 項目以下陽性：細菌性肺炎疑い

ラクタム系の抗菌薬が無効のことから非定型肺炎（atypical pneumonia）と呼ばれる．マイコプラズマ肺炎は非定型肺炎の代表であり，乾性咳嗽と発熱が主な症状である．喀痰は通常粘液性である．中耳炎，中枢神経疾患，溶血性貧血，心筋炎などの肺外症状を合併することがあり，免疫学的な機序が考えられている．

診断・検査所見

M. pneumoniae を咽頭拭い液や喀痰から培養するか血清抗体価の上昇をもって診断確定されるが，早期診断は困難である．近年，迅速診断キットや LAMP 法による遺伝子学的検査も開発されている．末梢血白血球数は正常のことが多く，肝酵素の軽度の上昇が高頻度で認められる．

日本呼吸器学会の成人肺炎診療ガイドライン 2017 では，細菌性肺炎と非定型肺炎の鑑別項目をあげており，マイコプラズマ肺炎の臨床診断に有用である（⓰）．

マイコプラズマ感染症に特異的なものではないが，寒冷凝集反応の上昇が補助診断となる．これは，マイコプラズマが赤血球膜抗原と交差反応性をもつためと考えられている．

マイコプラズマ肺炎の胸部 X 線像は多彩であり，間質性肺炎を呈するものから気管支肺炎様や大葉性の広がりを呈することもある（⓱）．

治療・予後

M. pneumoniae は細胞壁をもたないので，βラクタム系の抗菌薬は無効であり，マクロライド系，テトラサイクリン系，ニューキノロン系の薬剤が使用される．近年，小児科領域を中心にマクロライド耐性株が報告されている．

マイコプラズマ肺炎の予後は一般に良好で自然軽快と思われる例もあるが，まれに ARDS を併発して重症化することもある．

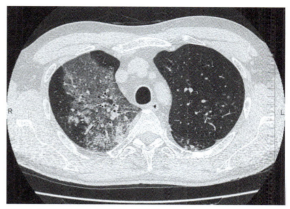

⓱ マイコプラズマ肺炎の CT 像
右上葉にすりガラス状陰影が認められる．

クラミジア（クラミドフィラ）肺炎
chlamydial pneumonia
☞「肺炎クラミジア感染症」p.117

概念・病因・臨床症状

- *Chlamydia*（*Chlamydophila*）は細胞内寄生細菌であり，ヒトに肺炎を惹起するものとして，*Chlamydophila psittaci*, *Chlamydophila pneumoniae*, *Chlamydia trachomatis* の 3 種が知られている．
- *C. psittaci* 肺炎（オウム病）は，感染した鳥類の排泄物を吸入して発症する人獣共通感染症である．乾性咳嗽，胸痛などの呼吸器症状に加えて高熱，頭痛，倦怠感などの全身症状がよくみられる．DIC や多臓器不全を併発して重症化することもある．
- *C. pneumoniae* はヒト-ヒト感染にて上気道炎から気管支炎，非定型肺炎を惹起する．肺炎は一般に軽症であるが，しばしば細菌性肺炎の合併が認められる．
- *C. trachomatis* 肺炎は，新生児・乳幼児にみられる肺炎であるが，成人では免疫能の低下した場合や性感染症としてみられる．

診断

血清抗体価の上昇または抗原検出，分離培養によって行われる．

治療

βラクタム系薬は無効であり，マクロライド系，テトラサイクリン系，ニューキノロン系が有効である．

レジオネラ肺炎 legionella pneumonia
☞「レジオネラ症」p.75

概念・病因

- 1976 年アメリカ・フィラデルフィアの在郷軍人大

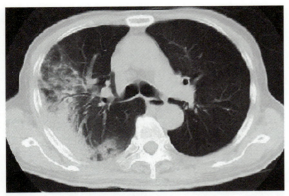

⓲ レジオネラ肺炎のCT像
非区域性の浸潤影（大葉性肺炎）を呈している.

会で肺炎の集団感染が発生し，その後の調査により未知の病原体が検出され，レジオネラと命名された．この菌は水質や土壌に広く棲息し40菌種以上が確認されている．ヒトへの感染が最も多く報告されているのは *Legionella pneumophila* であり，そのなかでも血清型1が最も多い．
- レジオネラ属は冷却塔や給湯設備などの人工環境中のアメーバ内で増殖し，ここから発生したエアロゾルの吸入により末梢気道に到達し感染が成立する．温泉や循環式浴槽入浴などが本菌曝露の危険因子とされる．

症状

潜伏期は2〜10日で，突然の高熱や呼吸器症状で発症する．症状が急速に進行し，呼吸不全を呈することが多い．意識障害や昏迷などの神経，精神症状を合併しやすく，機序として菌の直接浸潤またはエンドトキシン産生による影響などが推測されている．

胸部X線上は，非区域性の浸潤影を呈し，しばしば大葉性肺炎の形をとる（⓲）．

検査

臨床検体より特殊培地にて，レジオネラ菌を培養することによって診断確定が得られる．塗抹標本のGimenez染色で菌体が確認できることもある．間接蛍光抗体法による血清抗体価測定も行われるが，通常はペア血清で判定される．

免疫クロマトグラフィ法によるレジオネラの尿中抗原検出キットが実用化されており，迅速診断に有用である．

血液検査では，肝腎機能の低下や低ナトリウム血症が認められることがある．

治療・予後

レジオネラは細胞内増殖菌であり，βラクタム系薬は無効である．キノロン系，マクロライド系の抗菌薬と，リファンピシンが抗菌力を有し使用される．

レジオネラ肺炎は重症化しやすく死亡率も高かったが，早期診断が可能になったこと，およびキノロン系注射薬が使用されるようになったことより救命率が向上している．

リケッチア肺炎　rickettsial pneumonia
☞「リケッチア感染症」p.108

つつが虫病における肺炎

Rickettsia tsutsugamushi による感染症であるが，肺炎を起こすことはまれである．間質性肺炎様の陰影と続発する細菌性肺炎が報告されている．

コクシエラ肺炎

Q熱における肺炎

Q熱の原因である *Coxiella burnetii* は，以前はリケッチアと考えられていたが，現在ではレジオネラ目に分類されている．家畜やペットなどの動物が保菌し，乾燥した排泄物や分泌物を吸入することによりヒトへ感染する．典型例では，胸部画像で多発性の斑状影を呈するとされるが，通常の細菌性肺炎との鑑別は困難である．テトラサイクリン系またはマクロライド系抗菌薬が有効である．

（石田　直）

文献

1) 日本呼吸器学会成人肺炎診療ガイドライン2017作成委員会（編）：成人肺炎診療ガイドライン2017．東京：日本呼吸器学会；2017．
2) Mandell LA, et al：Infectious Diseases Society of America/American Thoracic Society consensus guidelines on the management of community-acquired pneumonia in adults. Clin Infect Dis 2007；44：S27.
3) Ishida T, et al：Clinical differentiation of atypical pneumonia using Japanese guidelines. Respirology 2007；12：104.

肺結核
pulmonary tuberculosis

概念

- 結核は，抗酸菌に属する結核菌群 *Mycobacterium tuberculosis* complex による感染症である．結核菌

群には，*M. tuberculosis*（結核菌），*M. bovis*，*M. africanum* などが含まれるが，わが国における結核はほぼ *M. tuberculosis* によるものと考えてよい．
- 結核のワクチンである BCG は *M. bovis* を弱毒化したものである．
- 結核はあらゆる臓器に病変を生じうるが，多くは肺感染症である．

病態生理 ⑲

結核菌は基本的にヒトの体内でしか生息できず環境中には存在しない．したがって結核菌の感染は，結核患者からのヒト-ヒト感染に限られる．また，肺結核・喉頭結核など気道系に菌量の多い病変を有する結核患者が，咳嗽により菌を含む飛沫を大気中に喀出し，水分が蒸発して径数μmの飛沫核となり，周囲の人間がこれを吸い込み，飛沫核となった結核菌が肺胞に到達することにより感染が成立する（飛沫核感染＝空気感染）．リンパ節結核など気道系に病変のない結核患者は感染性がない．

結核感染が成立すると，引き続いて活動性結核を発症することもある（一次結核）が，多くの場合は細胞性免疫の成立によりいったん結核菌が体内に封じ込められた状態となる．外見上はまったく正常であり，この状態を潜在性結核感染（latent tuberculosis infection：LTBI）と呼ぶ．感染が成立したことはツベルクリン反応あるいはインターフェロンγ遊離試験（後述）が陽性になることでわかる．

潜在性結核感染となった者で，宿主の免疫状態が減弱すると，休眠期にあった結核菌が活性化して発病する．通常，発病するのは1割程度とされており，残りの9割は潜在性結核感染のまま生涯を終える．このように，感染から発病までにしばしば時間を要すること，感染者のうち発病するのは一部であることが結核の特徴である．

特に基礎疾患をもたない健常者でも結核を発病しうるが，免疫低下をきたす疾患があれば発病のリスクは高くなる．最も大きなリスク要因はHIV感染であり，その他重要なものとして慢性腎不全による血液透析，珪肺，糖尿病，胃切除後，副腎皮質ステロイド薬・免疫抑制薬・抗TNF-α阻害薬の投与などがある．これらの要因を有し潜在性結核感染のある者に対しては，活動性結核発病の防止のために抗結核薬による治療を行うことがある（潜在性結核感染治療）．

疫学

2016年の日本における結核罹患率は人口10万対13.9であり，減少傾向にはあるものの，すでに罹患率10を切っている欧米諸国に比べると依然として高い．大阪，東京，名古屋など人口の密集している地域で特に高い傾向がある．高齢化が進んでおり，7割以上を60歳以上の高齢者が占めている．また，20歳代では半数以上が外国出生者である．

一方，世界的には2016年における結核患者数は1,040万人，死亡者数は170万人であり，単一の病原体による死因としては依然結核は第1位であり，またHIV感染者における死因としても第1位である．結核死亡のほとんどは途上国で生じている．東南アジアやアフリカが高蔓延地域となっており，今後は日本における結核対策としても外国出生患者の問題がますます大きくなってくると予想される．

臨床症状

咳嗽，喀痰，血痰，呼吸困難などの呼吸器症状が主なものであるが，発熱や全身倦怠感などの全身症状が前面に出ることもあり，診断の遅れの原因ともなる．まったく無症状で，検診で胸部異常影を指摘されて発見される例もある．

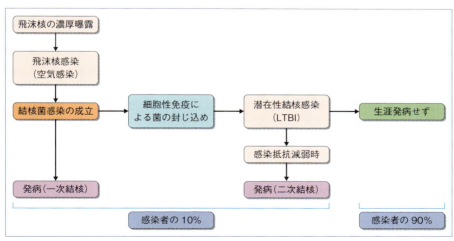

⑲ 結核の感染と発病

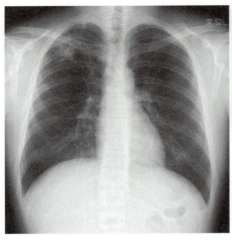
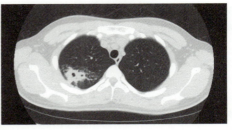

❷⓪ **典型的な肺結核の胸部単純 X 線写真と胸部 CT（19 歳，男性）**
右肺 S¹ に周囲の散布巣を伴う空洞性陰影を認める．胃液検査の抗酸菌培養で *M. tuberculosis* を検出した．

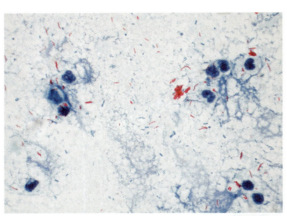

❷① **結核患者喀痰の Ziehl-Neelsen 法による塗抹鏡検像**
赤く棒状に染まっているのが抗酸菌である．

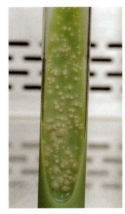

❷② **小川培地上に発育した結核菌**

🔎 検査

画像検査（❷⓪）

胸部単純 X 線検査では，肺区域 S¹，S²，S⁶ に好発する．周囲に散布巣を伴う結節陰影が特徴的であり，しばしば空洞を伴う．ただし，非典型的な画像所見をとることも多いので，あらゆる胸部異常陰影で肺結核の可能性を考慮する必要がある．

微生物学的検査

肺結核を疑ったら，まず喀痰抗酸菌検査を行う．臨床上強く肺結核を疑うにもかかわらず喀痰検査が陰性のときは，胃液検査や気管支鏡検査により検体を採取して抗酸菌検査を行う．

①抗酸菌塗抹検査（❷①）

臨床検体を顕微鏡で鏡検して菌の有無を検出するものである．抗酸菌は，いったん染色されると酸やアルカリにより脱色されにくいという性質があり，これを用いた染色法として Ziehl-Neelsen 法，蛍光法などがある．最も迅速な抗酸菌検査法であり，また，喀痰抗酸菌塗抹陽性の結核患者は感染性が高いため感染性評価のための検査としても重要である．ただし，塗抹検査では非結核性抗酸菌などほかの抗酸菌との区別は不可能であり，また死菌でも陽性となることがある．

②抗酸菌培養検査（❷②）

抗酸菌培養検査には，固形培地（日本では小川培地が標準）と液体培地を用いる方法がある．塗抹検査の欠点を補うもので，発育すれば生菌が存在する証明となり，発育菌を用いて菌種の同定や薬剤感受性試験も行えるので，必須の検査といえる．ただし，菌の発育には 2〜4 週と時間を要することが欠点である．

③核酸増幅法

検体中の抗酸菌遺伝子を PCR 法などの核酸増幅法により増幅して菌種の同定を行う検査である．塗抹陽性の場合に結核菌かどうかを迅速に判定するにはきわめて有用な検査である．

結核感染診断検査

結核菌による感染を受けて結核菌特異的免疫を有しているかどうかを検出する方法として，以下に示す検

査がある.

①ツベルクリン反応

結核菌から抽出した抗原である精製ツベルクリン（purified protein derivative：PPD）を皮内に接種し，48時間後の発赤を測定して長径が10mm以上であれば陽性と判定する．ただし，BCGや非結核性抗酸菌の感染に対しても反応するため，BCG接種が広く行われているわが国では偽陽性が多くなり有用性は低くなる．

②インターフェロンγ遊離試験（interferon-γ release assay：IGRA）

血液を採取して，BCGには存在せず結核菌のみに存在する蛋白抗原を添加し，リンパ球が反応して遊離されるインターフェロンγの量を測定することによって結核感染の有無を調べる検査である．BCG感染に対しては反応しないので特異度が高く，現在では結核感染診断法として標準となりつつある．

診断

結核菌は基本的に結核患者の体内にしか生息せず，環境中には存在しないので，喀痰など患者由来の臨床検体から1コロニーでも結核菌を検出すれば結核との確定診断になり，診断は明快である．薬剤感受性試験を行うためにも，できるだけ菌を検出する努力を行うことが重要である．

画像や臨床症状から強く結核を疑うにもかかわらず，繰り返し検体採取を行っても菌を証明できないこともある．このような場合に，IGRAなどの結核感染診断検査で陽性であれば臨床的に結核と診断して治療を行うことがある．ただし，上述したように結核感染者のうち発病するのは1割程度であるから，結核感染診断検査が陽性であっても活動性結核とは限らないことに注意が必要である．

鑑別診断

鑑別診断としては，結節影を呈する場合，特に高齢者では肺癌との鑑別が重要である．周囲に散布巣を伴うことなどが結核の特徴であるが，鑑別が困難なことも多い．また浸潤影を呈し一般細菌による肺炎との鑑別を要する場合もある．

治療

結核の治療の基本は抗結核薬による化学療法であり，これによりほとんどの症例を治癒させることが可能である．結核の治療の目的は，個々の患者の病状を改善して結核による死亡を防ぐとともに，患者から他人への結核菌の伝播を防ぐことにある．さらに，治療中に薬剤耐性菌が出現しないようにすることも必要であるし，また短期的な改善だけでなく将来的な再発の可能性を最小限のものとしなければならない．以下に示す標準化学療法は，これらを満たすべく長年にわた

㉓ 注意すべき副作用

イソニアジド	肝障害，末梢神経障害，血液系障害
リファンピシン	肝障害，血液系障害
ピラジナミド	肝障害，高尿酸血症
エタンブトール	視神経障害
ストレプトマイシン	第8脳神経障害（聴力低下，めまいなど），腎障害
すべての薬剤	アレルギーによる発疹，発熱

る数多くの臨床試験を経て確立したものである．

初期強化期（2か月）4剤併用

イソニアジド
リファンピシン
ピラジナミド
エタンブトール（またはストレプトマイシン）
↓

維持期（4か月）2剤併用

イソニアジド
リファンピシン

結核治療の大原則は耐性の誘導を防ぐため必ず多剤併用療法を行うということである．結核菌の薬剤耐性は菌遺伝子の点突然変異により生じるので，活動性結核患者の体内の菌量を考えると，各薬剤に対する自然耐性菌が存在すると考えねばならない．単剤治療を行うとこの耐性菌が選択されて増殖してしまうため決して行ってはならない．単剤治療が許容されるのは，体内に存在する菌量がきわめて少ないと考えられる潜在性結核感染治療の場合のみであり，通常イソニアジドの投与を6か月行って活動性結核発病を防止する

初期強化期の目的は，活発に増殖する菌を殺して病状を改善させ排菌を減らすことであり2か月の治療でかなり達成されるが，薬剤が効きにくい休眠期にある菌が残り将来的な再発の原因となるため，これを十分に殺菌するため維持期の治療が必要となる．そのため結核の化学療法は最低6か月の投与が必要である．排菌が多い例などでは維持期をさらに延長することもある．

結核の治療は長期にわたるため薬剤の副作用が問題となる．軽度であればそのまま投与継続できるが，重篤なものであればまれに致死的となることもあるため中止を要する．結核の治療にあたっては副作用のモニタリングが重要であり，注意すべきものを㉓に列記する．

化学療法が有効なのは，すべての薬剤が有効であるとの前提があってこそである．診断時に検出した菌を用いて薬剤感受性試験を行っておくことが重要である．薬剤耐性あるいは副作用によりある薬剤が使用できないときには，別の薬剤を使用することになる．特

に抗結核治療において重要なのはイソニアジドとリファンピシンの2剤であり，これらが使用できないと治療に著しく支障をきたすため，この両剤がともに耐性の結核を多剤耐性結核と定義している．

経過・予後

薬剤感受性結核であれば，標準化学療法により85%程度は治癒させることができるとされているが，治療の遅れによる重症例，高齢者などでは死亡に至ることもある．またイソニアジド，リファンピシン両剤に耐性の多剤耐性結核では治癒率は60%程度に下がると報告されている．

予防

結核の感染を防止するためには空気感染対策が必要である．結核が疑われる患者は陰圧設備を施した個室に隔離するとともに，飛沫の飛散を防ぐために外科マスクを着用させる．周囲の医療従事者や家族は，飛沫核の吸入を防ぐためにN95マスクを着用する．未診断・未治療の喀痰塗抹陽性肺結核患者はきわめて感染性が高いが，診断がなされて治療開始されれば感染性は急速に低下する．したがって早期診断・早期治療が最も重要な感染対策である．

しかし，結核の伝播の多くは結核診断前に生じるため，活動性結核の早期診断だけでは対策としては不十分であり予防が必要である．今後，低蔓延期に入ろうとしているわが国でさらに結核を減らしていくためには，結核発症リスク要因を有しておりかつ潜在性結核感染がある者に対して，積極的に治療を行って活動性結核発症を防止することが重要となってくるであろう．

（露口一成）

●文献

1) Nahid P, et al：Official American Thoracic Society/Centers for Disease Control and Prevention/Infectious Diseases Society of America Clinical Practice Guidelines：Treatment of Drug-Susceptible Tuberculosis. *Clin Infect Dis* 2016；63：e147.

2) 日本結核病学会治療委員会：「結核医療の基準」の改訂—2018年. 結核 2018；93：61.

3) 日本結核病学会予防委員会・治療委員会：潜在性結核感染症治療指針. 結核 2013；88：497.

非結核性抗酸菌症

non-tuberculous mycobacteriosis

近代以降西欧で最大の病気が結核であった．ロンドンでは18世紀末に結核による死亡率がピークとなり10万対900にも達している．結核の原因菌が結核菌であり，空気感染によりヒトからヒトへと感染が広がるのが特徴である．結核菌の仲間を抗酸菌と呼ぶ．抗酸菌は染色後塩酸アルコールで脱色されないために名づけられた．抗酸菌は150種以上あり，ヒトに病気を起こす菌種だけでも40種以上が知られている．結核の臨床的なインパクトが強かったため，抗酸菌の標準を結核菌と考え，それ以外の菌を非定型抗酸菌と長らく呼んできた．しかし結核菌だけが哺乳類（主にヒト）の体内でのみ生存可能で，自然環境では24時間以上生存できない特殊な抗酸菌なのである．結核菌以外の抗酸菌は土壌や水周りで生息する自然環境菌で，ヒトへの感染は一種の迷入であり，ヒトからヒトへの感染は否定的である．そのため呼び名が非結核性抗酸菌（non-tuberculous mycobacterium：NTM）と改められた経緯がある．

概念

● NTMによる感染症をNTM症と呼ぶ．ほとんどが肺の慢性感染症である肺NTM症である．

● ほかに皮膚・軟部感染症，骨・関節感染症，リンパ節感染症，高度の細胞性免疫低下状態に合併する全身感染症などがある（本項は肺NTM症を解説）．

病因・病態生理

NTMは自然環境に広く存在し，誰でも感染の機会はあると考えられている．しかし実際に肺NTM症になるのは一部である．1980年代前半まで肺NTM症の多くは，陳旧性肺結核，じん肺，COPDなど肺に基礎疾患のある男性例であった．各種疾患による肺局所の感染防御力の低下が発病原因と考えられた．またその画像は肺尖上野の空洞や結節を中心とし肺結核と区別できないものであった．

しかし1980年代後半から特に肺に基礎疾患のない，中年以降の女性の肺NTM症が増加し，その画像は，中葉舌区の気管支拡張と粒状影を中心とし，結核とは異なるものであった．その後現在まで後者の例が顕著に増加し，肺NTM症の80%近くを占めるようになった．前者の画像所見をもつ肺NTM症を線維空洞型（FC型：fibrocavitary type），一方最近は，主流である後者の画像をもつ肺NTM症を結節気管支拡張型（NB型：nodular bronchiectatic type）と呼び，発病機序の違いだけではなく，治療方針や治療期間を考えるうえで大切な区分となっている．

なぜ特に肺に基礎疾患のない中年以降の女性にNB型の肺NTM症が増加しているのか，たいへん興味深い点であるが，現時点まで明確な説明はなされていない．アメリカを中心に最有力な説は，中年以降の女性はシャワー，家事などNTM飛沫に曝露される機会が多いというものである．

最近の肺NTM症の基礎疾患として目立つのが，関節リウマチ（rheumatoid arthritis：RA）である．RA

㉔ 肺非結核性抗酸菌症の診断基準

A. 臨床的基準（以下の2項目を満たす）
  1. 胸部画像所見（HRCTを含む）で，結節性陰影，小結節性陰影や分岐状陰影の散布，均等性陰影，空洞性陰影，気管支または細気管支拡張所見のいずれか（複数可）を示す．ただし，先行肺疾患による陰影がすでにある場合は，この限りではない．
  2. 他の疾患を除外できる．
B. 細菌学的基準（菌種の区別なく，以下のいずれか1項目を満たす）
  1. 2回以上の異なった喀痰検体での培養陽性．
  2. 1回以上の気管支洗浄液での培養陽性．
  3. 経気管支肺生検または肺生検組織の場合は，抗酸菌症に合致する組織学的所見と同時に組織，または気管支洗浄液，または喀痰での1回以上の培養陽性．
  4. まれな菌種や環境から高頻度に分離される菌種の場合は，検体種類を問わず2回以上の培養陽性と菌種同定検査を原則とし，専門家の見解を必要とする．

以上のA，Bを満たす．

（日本結核病学会非結核性抗酸菌症対策委員会，日本呼吸器学会感染症・結核学術部会：肺非結核性抗酸菌症診断に関する指針―2008年．結核 2008；83：525．）

㉕ わが国でヒト感染症が報告されている非結核性抗酸菌

しばしば認められる菌種

M. avium, M. intracellulare, M. kansasii, M. abscessus

比較的まれに認められる菌種

M. fortuitum, M. chelonae, M. szulgai, M. xenopi, M. nonchromogenicum, M. terrae, M. scrofulaceum, M. gordonae, M. simiae, M. shimoidei, M. thermoresistibile, M. heckeshornense, M. intermedium, M. lentiflavum, M. ulcerans subsp. shinshuense, M. malmoense, M. branderi, M. celatum, M. genavense, M. haemophilum, M. triplex, M. goodii M. marinum, M. mageritense, M. mucogenicum, M. peregrinum

注：*M. avium*，*M. intracellulare* は性状が類似しており，一括して *M. avium* complex（MAC）と呼ぶことが多い．

（日本結核病学会非結核性抗酸菌症対策委員会，日本呼吸器学会感染症・結核学術部会：肺非結核性抗酸菌症診断に関する指針―2008年．結核 2008；83：525．）

いえる．女性例の81％，男性例の74％がNB型の画像を示した．

検査・診断

培養検査

臨床検体から1コロニーでも培養されれば確定診断となる結核と異なり，肺NTM症の診断には一定の基準を満たすことが必須となる．自然環境に広く生息しており，喀痰から検出しても気道への一時的な汚入の可能性も否定できないからである．㉔にわが国で汎用されている結核病学会・呼吸器学会合同の診断基準を提示する．簡単にまとめると肺NTM症らしい画像所見があり，喀痰から2回有意なNTMが培養されるか，気管支鏡検体で1回培養されれば肺NTM症と判定される．

㉕にわが国で感染症が報告されているNTMの一覧を掲示する．表中の *M. avium* と *M. intracellulare* は菌の性状が類似しており，また病状，治療法や予後にまったく差がないため，まとめて *M. avium* complex（MAC）と呼んでいる．㉕の比較的まれに認められる菌種の場合は診断に慎重な姿勢が必要で，検体によらず2回以上の培養陽性とさらに専門家の見解も必要とする．

症状，血液検査

慢性的な咳や喀痰，微熱や全身倦怠感が症状である点は結核と同様である．結核以上に緩慢な経過をとるため，感冒症状が長引く程度の症状のほうが多く，またほとんど症状がなく検診の胸部X線写真の異常を契機としてみつかる例も少なくない．結核と異なり比較的軽症例でも血痰や喀血を生じることがある．血液検査では，軽度の白血球の増多や左方移動，CRPの軽度上昇など非特異的な炎症所見の亢進を示す程度であり，まったく炎症反応の亢進を示さない例も珍しくない．

患者はもともと肺や気道に病変をもつことが多いうえに，プレドニゾロンや免疫抑制薬，さらに抗TNF-α製剤などの生物学的製剤を使用するため肺NTM症を合併しやすい．アメリカのデータでは，RA患者で一般の2倍，生物学的製剤を使用すると一般の10倍のNTM症の発症率と報告されている．従来肺NTM症患者への生物学的製剤の使用はわが国では禁忌であった．現在は，比較的軽症なNB型の肺MAC症（後述）に適切な治療がなされている場合，生物学的製剤は使用できるとの見解が一般的となっている．

疫学

結核は公衆衛生上重要な疾患であるため正確な統計があるが，肺NTM症は正確な疫学データが世界的に乏しいのが現状である．倉島らは2014年に全国でアンケート調査を行い，各施設の肺結核と肺NTM症の比率から肺NTM症のわが国での罹患率を推定し10万対14.7という驚くべき数字を報告した．同年の培養陽性結核の罹患率10.7を凌駕し，全結核17.1に迫る勢いである．呼吸器臨床医は肺NTM症の著増を肌で感じていたが，それが裏付けられる結果であった．原因菌の88.8％を *Mycobacterium avium* complex（MAC）が，4.3％を *M. kansasii* が，3.3％を *M. abscessus* が占めた．現在わが国の肺NTM症の約90％は肺MAC症ということになる．

2008年から2013年まで行われたクラリスロマイシン（CAM）の特定使用成績調査よりわが国の肺MAC症の実態をみると，男性が25％で女性が75％を占め，結核と異なり女性に多く，年齢は22歳から94歳，中央値66歳であり，50歳代以上の女性に多い疾患と

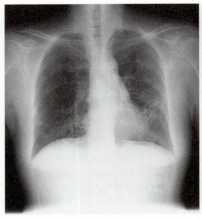
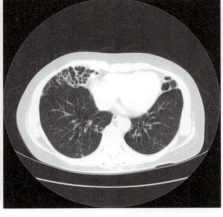

❷❻ 結節気管支拡張（NB）型肺MAC症の胸部単純X線写真と胸部CT（60歳代，女性）

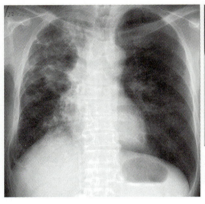
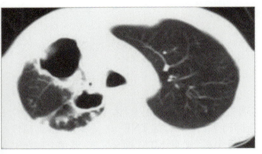

❷❼ 線維空洞（FC）型肺MAC症の胸部単純X線写真と胸部CT（50歳代，男性）

　キャピリアMAC抗体はわが国のKitadaらにより開発された検査法である．MAC細胞壁を構成するglycopeptidolipid-coreに対するIgA抗体価をELISA法で測定する．カットオフ値を0.7とすると，肺MAC症診断の感度84.3％，特異度100％との優れた成績が報告されている．現時点で診断基準に含まれないため同検査のみで診断することはできないが，有力な補助検査である．

画像所見

　肺NTM症の画像所見に2種類あることは先述したとおりである．この分け方はもともと肺MAC症の分類として開発されたものであるが，最近は肺NTM症全体に使用されている．❷❻にNB型，❷❼にFC型肺MAC症の画像所見を呈示する．空洞があるとFC型と誤解している医師がいるが，NB型も中等症以上となると空洞を生じるし，FC型でもほかの肺葉に広がるときは気管支拡張や粒状影を呈することがある．この分類はもともと病因や病態を考案するために作られたもので，初期像を除き実際の臨床例を明確に二分できるわけではない．したがって治療法や治療期間を考える目安としては不適当であると筆者は考えている．

むしろCTでの粗大空洞や囊胞状気管支拡張の有無など，比較的明瞭な指標を基準に治療法や治療期間は設定されるべきで，このような臨床のエビデンスが今後蓄積されることを期待している．

　例外的な肺NTM症の画像所見として孤立結節型がある．これは名前のとおり肺野に周辺病巣を伴わない孤立結節を呈する例で，気管支鏡でも診断できず，肺癌除外のため外科切除になることが多い．病理で類上皮細胞肉芽腫が検出され，組織検体の核酸増幅法でMACの核酸が検出されるか，後に培養でNTMが検出された場合に診断できる．核酸増幅法や培養が陰性もしくは検査がなされていない場合，結核腫との鑑別が問題となる．年齢，性別，結節の存在部位，インターフェロンγ遊離試験やキャピリアMAC抗体などで総合的に判断する．少なくとも組織検体の，塗抹・培養・核酸増幅法の提出を怠らないことが大切である．孤立結節型の肺NTM症で外科的に完全切除できた場合，術後の化学療法は不要との意見もあったが，最近は1年程度化学療法を実施する施設も増加している．

治療

　治療法は菌種ごとに異なるので，以下わが国での3

㉘ 肺 MAC 症化学療法の用量と用法

RFP	10 mg/kg（600 mg まで）/日　分1
EB	15 mg/kg（750 mg まで）/日　分1
CAM	600〜800 mg/日（15〜20 mg/kg）　分1または分2 （800 mg は分2とする）
SM または KM の各々 15 mg/kg 以下（1,000 mg まで）を 週2回または3回筋注	

（日本結核病学会非結核性抗酸菌症対策委員会，日本呼吸器学会感染症・結核学術部会：肺非結核性抗酸菌症化学療法に関する見解—2012 改訂．結核 2012；87：83．）

㉙ 肺 *M. kansasii* 症化学療法の用量と用法

INH	5 mg/kg（300 mg まで）/日　分1
RFP	10 mg/kg（600 mg まで）/日　分1
EB	15 mg/kg（750 mg まで）/日　分1
結核よりも投与期間が長いのでこの投与量でも視力障害の 発生に注意を要する	

（日本結核病学会非結核性抗酸菌症対策委員会，日本呼吸器学会感染症・結核学術部会：肺非結核性抗酸菌症化学療法に関する見解—2012 改訂．結核 2012；87：83．）

大起因菌である MAC，*M. kansasii*，*M. abscessus* についてそれぞれ述べる．その他の菌種のわが国での割合は4％弱なので割愛する．

肺 MAC 症

多剤併用化学療法が基本である点は結核と同様である．しかしすべての MAC 菌株に単剤で有効な薬剤はクラリスロマイシン（CAM）に限られる．その他の薬剤は単剤での効果は乏しく，他の薬剤と併用した場合に生体内で有効性を発揮する．したがって単剤で有効な CAM のみ臨床的に有益な薬剤感受性検査が可能である．また単剤治療を長く続けると耐性菌を誘導する危険性がある．その他の薬剤は単剤では有効ではないので，臨床的に有効な薬剤感受性検査を行うことが理論的にも不可能であるが，一方単剤で投与しても耐性菌が誘導される恐れがないことになる．

現在わが国で汎用されている結核病学会・呼吸器学会合同の治療見解から，肺 MAC 症の標準レジメンを㉘に掲示する．CAM を中心にエタンブトール（EB）とリファンピシン（RFP）を併用することで CAM の耐性化の防止と治療効果の増強が期待される．内服薬が基本で，ストレプトマイシン（SM）またはカナマイシン（KM）は空洞のある比較的重症例に初期3〜6か月間併用する臨床医が多い．

CAM の薬剤感受性検査は，液体培地を用いて最少発育阻止濃度（MIC）を測定し，MIC8 以下が感受性，32 以上が耐性，16 を判定保留とする．CAM 耐性の肺 MAC 症は難治で予後が悪化するので，CAM 単剤またはそれに準ずる治療が最悪である．中途半端な化学療法を実施するなら，無治療で経過観察するほうがよい．なお同種薬であるエリスロマイシン（EM）はMAC を含めた NTM 全体に抗菌作用をもたないので，EM の単剤治療が CAM 耐性を誘導することはない．現在のところ初回治療で CAM 耐性 MAC 症となる例はほとんどなく，CAM 単剤治療をはじめとする前治療のある例に限られている．したがって薬剤感受性検査も再治療例か初回治療で経過が不良な場合にのみ実施すればよい．

肺 NTM 症全体の診断基準を緩めたため，化学療法開始の基準が問題となっている．明確な基準がないのが現状であるが，日本の専門医の大方の考え方を以下に述べる．

① FC 型の肺 MAC 症はすぐに化学療法を開始し，空洞などの粗大病変が一肺葉に限局している場合は外科切除も積極的に行う．

② NB 型の肺 MAC 症でも空洞がある場合は FC 型と同様に対処する．

③ NB 型で空洞がない場合は，75 歳以上で症状が乏しければ無治療で経過観察する選択肢もある．74 歳以下，咳・喀痰・血痰・喀血・発熱などの症状がある，またはやせている（BMI 18.5 未満）のどれか1つでも該当する場合は積極的に化学療法を開始する．

肺 MAC 症の治療期間も明確に定まっていない．現在の多くの臨床医の考え方は，空洞のない例は喀痰培養陰性化から1年，空洞のある例は喀痰培養陰性化から2年というものである．

肺 *M. kansasii* 症（㉚❶）

最も化学療法が有効な肺 NTM 症で，診断基準を満たした段階で全例化学療法を開始する．㉙に2学会合同の治療見解から化学療法レジメンを掲示する．イスコチン®（イソニアシド：INH）は現在のところ肺NTM 症の保険適用はない．INH＋RFP＋EB の併用療法を喀痰培養陰性化から1年または総計1年6か月行えば，ほとんどの例が治癒可能である．

M. kansasii の薬剤感受性検査は RFP のみ確立している．結核菌と同様の方法を用いるが，結果は RFPのみ参照する．INH や EB が耐性と判定されてもRFP が感受性であれば治療効果に問題はない．なお初回治療における RFP 耐性はほとんどないので，ルーチンに薬剤感受性検査を実施する必要はない．再治療例か初回治療でも治療効果が乏しい際に実施すればよい．RFP 耐性菌の場合，液体培地を用いて MIC を測定し治療薬を選択するのが原則となるので，専門施設に治療を依頼するほうが無難である．

肺 *M. abscessus* 症（㉚❷）

現在 *M. abscessus* は3亜種に分類されており，薬剤効果や予後に差があることが判明している．一般臨床

で亜種の分類は現時点で不可能であるが，化学療法についてはほぼ共通している．有効性が確立している内服薬はCAMに限られており，MACと同様CAM単剤治療では耐性菌が誘導される危険性があるため，注射剤を併用せざるをえないのが現状である．

イミペネム/シラスタチン（IPM/CS）とアミカシン（AMK）の臨床効果は確立している．入院でCAM＋IPM/CS＋AMKの併用療法を実施すると多くの例で症状，画像，血液データ，喀痰検査の改善を認める．退院後どうやって治療を継続するかが問題となる．CAM内服に加えて，近医で週2～3回IPM/CSとAMK点滴を長期に継続するのがベストな選択である．

どうしても注射剤の併用ができない場合，効果が期待される薬剤としてシタフロキサシン（STFX）またはモキシフロキサシン（MFLX）やファロペネム（FRPM）などが提案されている．しかし注射剤も含めてCAM以外の薬剤はすべて保険適用がない点に留意すべきである．肺 *M. abscessus* 症は，従来最も予後不良なNTM症といわれているうえに，今まで述べた各種理由も含めて，最も治療に難渋する肺NTM症である．

予後・予防

再発と再感染

1998年WallaceらがNB型の肺MAC症再発例のほとんどが再感染であるという論文を発表し，世界中の専門医に衝撃を与えた．従来肺MAC症が難治で再発しやすいのは薬剤効果が乏しく体内から菌を排除できないためと素朴に考えていたからである．ちなみにFC型が難治なのは同じ菌が継続するためである．このような検討が可能になったのは分子疫学により，菌株の異同が明らかになったからである．Wallaceらは2014年に180例のNB型肺MAC症に関する続報で，標準治療により86％の症例が喀痰培養陰性化を1年以上維持でき治療終了となったが，その48％は後に再発した．しかし再発例の75％は再感染（つまり最初の菌と再発時の菌が別の遺伝子型）であり，真の再発は25％であったと報告した．わが国でも同様に再感染例が多いものと推測される．そうなるとどんなに強力な薬剤が開発されても，MACになりやすい体質かMACを吸引してしまう環境を改善しない限り，再発は防げないことになる．現在のところNB型MAC症になりやすい体質は解明されておらず，環境の改善指導のみが可能である（後述）．

感染源と患者指導

NB型肺MAC症再発例の多くが再感染であることが，MAC感染源探求をさかんにした．この分野ではわが国からの研究が目立つ．Nishiuchiら[4]は肺MAC症患者の浴室から高率にMACが検出され，その半数

ほどが患者喀痰由来の菌株と同様な遺伝子型であったと報告している．一方Itoら[5,6]は，肺MAC症患者では週2回以上土いじり（農業，庭仕事，ガーデニングなど）する率が気管支拡張症患者と比べて有意に高く，患者が関係する土壌からやはり高率にMACが検出され，その一部が患者喀痰由来菌株と同じ遺伝子型であったと報告している．

以上の研究を踏まえ，現在肺NTM症（特にNB型肺MAC症）患者には以下の生活指導をする必要がある．自宅浴室の清潔・乾燥を心がける，風呂の水は毎日換える，浴室の清掃時はマスクを着用，土ほこりを吸引しそうな仕事はできる限り避け，やむをえず従事する場合はマスクを着用するなどである．

（鈴木克洋）

●文献

1) 日本結核病学会非結核性抗酸菌症対策委員会，日本呼吸器学会感染症・結核学術部会：肺非結核性抗酸菌症診断に関する指針—2008年．結核 2008；83：525.

2) 日本結核病学会非結核性抗酸菌症対策委員会，日本呼吸器学会感染症・結核学術部会：肺非結核性抗酸菌症化学療法に関する見解—2012改訂．結核 2012；87：83.

3) 日本結核病学会（編）：非結核性抗酸菌症診療マニュアル．東京：医学書院；2015.

4) Nishiuchi Y, et al：The recovery of Mycobacterium avium-intracellulare complex（MAC）from the residential bathrooms of patients with pulmonary MAC. *Clin Infect Dis* 2007；45：347.

5) Maekawa K, et al：Environmental risk factors for pulmonary Mycobacterium avium-intracellulare complex disease. *Chest* 2011；140：723.

6) Fujita K, et al：Genetic relatedness of Mycobacterium avium-intracellulare complex isolates from patients with pulmonary MAC disease and their residential soils. *Clin Microbiol Infect* 2013；19：537.

肺真菌症

各種真菌による呼吸器系臓器，特に下気道から肺の実質に生じた深在性感染症を肺真菌症と総称するが，その病態や病型，感染を生じる病原真菌の種類などは多岐にわたり，限られた紙面でそのすべてを網羅することは困難である．本項では，わが国で特に頻度の高いアスペルギルス属真菌，ならびにクリプトコックス，そして近年話題のムーコル属真菌による肺真菌症に限定して解説を進める．

肺真菌症にかかわらず，深在性真菌感染症を考える

場合，宿主側の免疫状態と感染防御機能の状況によって，その発症，病態，経過そして治療抵抗性などが規定される．特にアスペルギルス属真菌による肺真菌症はわが国で頻度の高い感染症で，その病態・病型の理解と把握は診断上も，治療を考える場合でも重要である．

肺アスペルギルス症

概念
- 主に病原性を示すアスペルギルス属真菌は *Aspergillus fumigatus*，*A. niger*，*A. flavus* そして *A. terreus* などである．
- 最近それぞれのアスペルギルス属真菌で，隠蔽種と呼ばれる近縁種の存在が明らかになっており，微生物学的には区別が困難で，時に抗真菌薬に耐性傾向を示すので，治療不成功時にはその一員として考慮しなければならない．

病型
臨床病型は，主にアレルギー機序で発症するアレルギー性気管支肺アスペルギルス症（allergic bronchopulmonary aspergillosis：ABPA）などもあるが，感染病型としては急性型の侵襲性肺アスペルギルス症（invasive pulmonary aspergillosis：IPA）と肺アスペルギローマ（pulmonary aspergilloma）や慢性肺アスペルギルス症（chronic pulmonary aspergillosis：CPA）の慢性型に区分される．本項ではそれぞれの感染病型について解説する．

急性型の侵襲性肺アスペルギルス症

病態生理
急性型の IPA は抗癌化学療法後や白血病で骨髄抑制状態にある患者，あるいはステロイドの大量長期使用，生物学的製剤投与，低栄養などで，免疫不全状態となった患者にみられる急性の感染症で，患者状態の不良性もあり急速に進行して，早期診断に基づく強力な抗真菌薬治療が行われなければ予後はきわめて不良である．

検査・診断
培養や病理学的にアスペルギルス属真菌を確認することは容易ではないので，昨今では特にハイリスクの患者では血中の 1-3 β-D グルカン（以下 β グルカン）値やアスペルギルスのガラクトマンナン（GM）抗原の測定，胸部の画像診断（CT 検査）を定期的に行い，その発症を早期に把握する努力も行われている．胸部 CT 検査では結節陰影と周辺のすりガラス状陰影の形成を halo sign と呼び，本症に特徴的な所見とされている．

治療
リスクの高い臓器あるいは骨髄移植後の患者では積極的な抗真菌薬の予防投与が行われる．治療にはボリコナゾール（VRCZ），アムホテリシン B リポソーム製剤（L-AMB），あるいはミカファンギン（MCFG）やカスポファンギン（CPFG）などのキャンディン系抗真菌薬が，単独あるいは併用で用いられる．昨今 VRCZ などのアゾール系抗真菌薬に耐性を示すアスペルギルス属真菌が散見されるようになっているので注意する．

慢性型の肺アスペルギルス症

分類
慢性型の肺アスペルギルス症は，結核後遺症や慢性閉塞性肺疾患などの既存空洞病変の中に発生し，軽微な症状を伴いながら緩徐な経過で進行する単純性肺アスペルギローマ（simple pulmonary aspergilloma：SPA）と，寛解，増悪を繰り返しながら，比較的短期間で進行を示す慢性肺アスペルギルス症（chronic pulmonary aspergillosis：CPA）に大別される．
後者は臨床診断名が病理学的になされるか，臨床経過でなされるかで異なった病名が用いられるが，昨今のわが国では臨床経過に重きをおいた慢性進行性肺アスペルギルス症（chronic progressive pulmonary aspergillosis：CPPA）と呼称される．

診断
SPA の診断は経過と画像診断でなされ，血中の β グルカン値や抗原測定などの血清診断の陽性率に低く，唯一血中のアスペルギルス抗体の測定が有益であるが，保険適用は認められていない．
CPPA の診断も経過と画像診断から比較的容易である．血清診断は増悪時には補助的に用いられる．IPA と異なり喀痰などの検体が得られる場合が多く，培養や病理学的解析の時間的猶予もあるので，かならず検査を実施する．

治療
SPA の治療は可能であれば外科的切除をまず検討する．抗真菌薬療法は有症状時にはある程度効果も期待できるが，根本的な治療効果は期待できない．
CPPA の増悪期の治療は IPA に準じて行う．寛解期の治療は経口薬の VRCZ やイトラコナゾール（ITCZ）を長期間用いることが多い．しかし，いずれもその効果は限定的で，適正な治療期間についての臨床的なエビデンスは存在しない．昨今，慢性型の肺アスペルギルス症では，VRCZ や ITCZ 耐性の *A. fumigatus* が増加傾向を示しているので注意する．

肺クリプトコックス症

概念

● *Cryptococcus neoformans* が主な原因真菌であるが，最近新しい病原真菌として，*C. gattii* が注目されている．わが国では後者はまれである．

● クリプトコックス属真菌は感染力が強く健常人にも感染しうる真菌である．

臨床症状

　病型は免疫健常者では，無症状で慢性経過をとることが多く，胸部画像診断で孤立または多発の肺結節陰影として検診などで発見される．HIV 感染者や免疫不全宿主では，侵襲型感染の病変の一つとして肺炎様の浸潤陰影を呈し，咳嗽や喀痰，呼吸困難などの呼吸器症状や発熱の症状を伴って急性に発症する．この場合，髄膜炎をはじめ全身播種性にクリプトコックス感染を生じている可能性もあるので，患者状態や症状，所見に応じて他病変の精査が必要である．また，このような患者ではサイトメガロウイルスやニューモシスチス感染症を併発していることもまれならずあるので，その検査もあわせて実施する．

診断

　診断には，画像診断に加えていずれの病態でも血中のグルクロノキシロマンナン（GXM）抗原の検出が有用である．β グルカン値は原則上昇しないが，時に高値を示す場合があるので総合的に判断を行う．治療はフルコナゾール（FLCZ）や VRCZ のアゾール系抗真菌薬が有効である．免疫不全を伴う場合は，L-AMB が単独，またはアゾール系薬やフルシトシン（5-FC）が併用で用いられる．治療期間は数か月間と長期に及び，患者状態や画像所見を参考に終了時期を決定するが，GXM 抗原値の推移は参考程度にとどめる．

肺ムーコル症

概念

● *Rhizopus* spp.，*Lichtheimia*（*Absidia*）spp.，*Cunninghamella bertholletiae* などのムーコル目真菌によって引き起こされる感染症である．

病態生理

　アスペルギルス属真菌と類似の糸状真菌で，しばしばアスペルギルス症と誤診される．経気道的に胞子を吸入して発症するので，コントロール不良の糖尿病患者などでは慢性型感染として副鼻腔や脳に病変を形成することもある．肺の感染ではそのほとんどが好中球減少や血液悪性疾患の治療経過中に発症する侵襲型感染で，全身播種を伴うことも少なくない．本真菌は血管侵襲性が強く，肺ムーコル症では時に激しい出血を伴い急性の経過をとることもある．

診断

　ムーコル目真菌は細胞壁の主要構成成分が他の真菌と異なるので β グルカン値の上昇はみられず，また，現在臨床応用可能な抗原や抗体検査もないために血清学的診断が行えない．培養検査や喀痰細胞診あるいは生検材料から真菌要素を確認することで診断される．胸部 CT 検査ではアスペルギルス症と類似の結節陰影や浸潤陰影を呈し，結節陰影の内部にすりガラス状陰影を認める reversed halo sign が特徴的とされるが，特異度はさほど高い所見ではない．やはり，総合的な判断が求められる．

治療

　最近，キャンディン系抗真菌薬の頻用傾向に伴い，本症が増加傾向にあるとの報告がみられる．治療は多くの抗真菌薬が無効であり，唯一高用量の L-AMB が有効性の期待できるものである．海外では新しいタイプのアゾール系抗真菌薬であるポサコナゾールやイサブコナゾールが用いられるが，わが国ではいまだ未承認である．

（二木芳人）

ニューモシスチス肺炎 *Pneumocystis* pneumonia（PCP）☞「ニューモシスチス肺炎」p.105

概念

● ニューモシスチス肺炎は後天性免疫不全症候群（acquired immunodeficiency syndrome：AIDS）などの免疫不全宿主に発症する日和見感染症である．

● 臨床症状は，乾性咳嗽，発熱，進行性の呼吸困難で，胸部画像所見はびまん性すりガラス状陰影である．

● *Pneumocystis* は培養不能なので，顕微鏡的に *Pneumocystis* のシストまたは栄養型を観察することにより診断する．

● PCP の治療と予防の第一選択薬は ST（スルファメトキサゾール-トリメトプリム）合剤である．

病因

　Pneumocystis は当初，原虫と考えられ，*P. carinii* と命名されたが，遺伝子学的，生化学的に真菌であること，宿主特異性があることが明らかとなり，ヒトの病原体は *P. jirovecii* と命名された．*P. carinii* はラットの病原体である．

病態生理

　Pneumocystis には栄養型（胞子）とシスト（胞子嚢）があり，成熟したシストの内部に 8 個の嚢子内小体（内生胞子）が認められる．嚢子内小体は脱嚢して栄養型となり，栄養型が成長してシストになると推測されている．

　栄養型が経気道感染し，I 型肺胞上皮細胞に付着し

て増殖する．肺胞毛細血管透過性は亢進し，宿主の免疫能に応じて種々の程度の細胞浸潤が起こる．AIDS患者は Pneumocystis 量が多く，細胞反応はリンパ球（CD8細胞）とマクロファージが主体である．非AIDS患者は Pneumocystis 量が少なく，細胞反応は好中球が主体である．好中球から産生されるプロテアーゼ，オキシダントが肺障害に関与しており，好中球が多いほど予後不良である．

病理

HE染色では，肺胞内に好酸性泡沫状物質が充満し，肺胞壁肥厚とII型肺胞上皮細胞過形成が認められる．好酸性泡沫状物質は Pneumocystis と蛋白に富む滲出液，fibronectin，サーファクタント蛋白（surfactant protein）A, D（SP-A, SP-D）などから成る．

疫学

PCPは未治療AIDS患者の60〜80％に発症するが，抗HIV療法（highly active antiretroviral therapy：HAART）とST合剤の予防投与により減少した．しかしPCPを発症して初めてHIV感染に気づかれることも多い．その他，原発性免疫不全症候群，骨髄・臓器移植，悪性腫瘍，副腎皮質ステロイドや免疫抑制薬，生物学的製剤投与患者などに発症する．

発症機序

ほとんどのヒトが幼小児期に不顕性感染することが知られており，免疫不全になると潜伏感染している病原体が増殖して発症すると推測されていた．しかし今日では，免疫不全時の再感染により発症すると考えられており，空気感染によるヒト-ヒト感染が推測されている．

臨床症状

自覚症状は乾性咳嗽，発熱，進行性の呼吸困難であり，頻呼吸，頻脈を認める．非AIDS患者はAIDS患者より重症で，急速に進行する．

呼吸音は正常のことが多く，進行するとfine cracklesが聴取される．

検査

血清検査：LDH上昇，KL-6上昇，β-D-グルカン陽性．
遺伝子検査：PCR法を用いた遺伝子診断は特異度と感度に優れている．コロニゼーションでも陽性になるので，β-D-グルカンとの併用が有用である．
画像検査：肺門周囲の淡い間質性陰影として始まり，びまん性浸潤影に進展することが多い．胸部CTは胸部X線より感度が高く，典型例では地図状あるいはモザイク状のすりガラス状陰影（ground-glass opacity：GGO）を呈し（㉚），進行すると浸潤影（consolidation）となる．通常，肺門側優位，両側びまん性であるが，上葉優位や一側性のこともある．

すりガラス状陰影を背景に結節影，囊胞，空洞などがみられ（㉛），気胸を起こすこともある．結節影は肉芽腫性炎症であり，囊胞や空洞は，細気管支狭窄によるチェックバルブ作用，Pneumocystis による組織破壊や血管侵襲による梗塞，HIVによる組織破壊，Pneumocystis あるいはHIVの刺激で活性化したマクロファージから遊離されたエラスターゼの作用，間質への空気流入（間質気腫）など複数の要因によると推測されている．

動脈血ガス分析：低酸素血症，低炭酸ガス血症，肺胞気動脈血酸素分圧較差（A-aDO$_2$）開大．
呼吸機能検査：肺拡散能低下（%DLco＜75％），拘束性換気障害（%VC＜80％）．

診断

誘発痰，気管支肺胞洗浄液，ブラッシング，肺生検

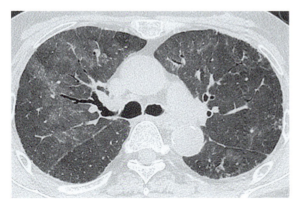

㉚ ニューモシスチス肺炎の胸部HRCT像（72歳，女性）
関節リウマチでメトトレキサート投与中．地図状あるいはモザイク状の両側びまん性すりガラス状陰影がみられる．
HR：high-resolution.
（写真提供：長崎大学大学院医歯薬学総合研究科臨床腫瘍学分野 芦澤和人先生）

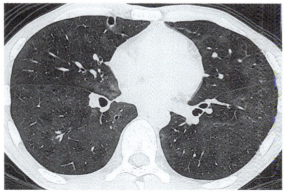

㉛ ニューモシスチス肺炎の胸部HRCT像（30歳，男性）
AIDS患者．両側びまん性の淡いすりガラス状陰影と囊胞がみられる．
（写真提供：長崎大学大学院医歯薬学総合研究科臨床腫瘍学分野 芦澤和人先生）

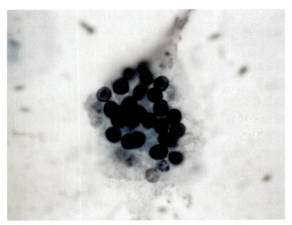

❷ ニューモシスチス肺炎のゴモリ・メテナミン銀（GMS）染色（気管支肺胞洗浄液，×400）
直径約8〜10 μmのシストが黒く染色される．

などの呼吸器検体中に *Pneumocystis* を観察する．Diff-Quik染色，ギムザ染色により紫色に染まる直径1〜4 μmの栄養型が，ゴモリ・メテナミン銀（GMS）染色，トルイジン・ブルー O（TBO）染色により黒または青色に染まる直径8〜10 μmのシストが観察される（❷）．

モノクローナル抗体を用いた蛍光抗体法は感度と特異度に優れている．

治療
第一選択薬はST合剤である．トリメトプリムとして1日15〜20 mg/kgを3回に分けて点滴静注あるいは経口投与する．第二選択薬はペンタミジンである．4 mg/kgを1日1回点滴静注する．投与期間は，AIDS患者では21日，非AIDS患者では14日を基準とする．

AIDS患者に発症したPCPでは，動脈血酸素分圧が70 mmHg未満あるいはA-aDO$_2$が35 mmHgを超える場合は，ステロイドを併用する．

経過・予後
治療しなければ非AIDS患者では数日で，AIDS患者では数週〜数か月で呼吸不全に陥る．死亡率は，非AIDS患者は30〜60 %，AIDS患者は10〜20 %である．

予防
予防にもST合剤が第一選択薬であり，トリメトプリムとして1日80 mgまたは160 mg（ST合剤1錠または2錠）を経口投与する．第二選択薬はペンタミジンで300 mgを6 mLの滅菌蒸留水に溶解して4週に1回ネブライザー吸入する．

（田代隆良）

● 文献
1) Stringer JR, et al：A new name（*Pneumocystis jiroveci*）for *Pneumocystis* from humans. *Emerg Infect Dis* 2002；8：891.
2) Kanne JP, et al：*Pneumocystis jiroveci* pneumonia：high-resolution CT findings in patients with and without HIV infection. *AJR Am J Roentgenol* 2012；198：W555.
3) Roux A, et al：*Pneumocystis jirovecii* pneumonia in patients with or without AIDS, France. *Emerg Infect Dis* 2014；20：1490.

寄生虫性肺疾患　parasitic lung diseases

寄生虫症は原虫性と蠕虫性に大別される．

原虫性肺疾患　pulmonary protozoal disease

肺における原虫症としては赤痢アメーバ症（amebiasis）やトキソプラズマ症（toxoplasmosis）が重要である．赤痢アメーバ症は本来，大腸炎や肝膿瘍で発症するが，栄養型が肺に血行性または肝膿瘍から浸潤性に横隔膜を穿通し胸腔および肺に至り，肺膿瘍や膿胸を発症する．AIDS患者などでの日和見感染症の一つとして注目されている．治療はメトロニダゾールが主に用いられる．トキソプラズマ原虫（*Toxoplasma gondii*）はネコなど広く動物に寄生し，わが国でも成人の約20 %が抗体を保持している．成人に感染した場合，通常は不顕性であるが，AIDS患者などの場合には脳炎を含めた全身感染が起き，肺に認められる病変を肺トキソプラズマ症と呼ぶ．

蠕虫性肺疾患　pulmonary helminthiasis

概念
● 肺病変を起こす蠕虫の種類は多いが，ヒトの体内，特に肺において成虫まで発育するウェステルマン肺吸虫症（paragonimiasis westermani）と，ヒトが固有宿主ではないために幼虫のまま体内を移動（幼虫移行症）して肺病変を生じる動物由来の回虫症（ascarid larva migrans）やイヌ糸状虫症（dirofilariasis）などの報告例が多い．
● 食生活の変化や在日外国人の増加によって，蠕虫性肺疾患は再び増加傾向にある．

病因・病態生理
わが国では肺吸虫症としてウェステルマン肺吸虫症と宮崎肺吸虫症（paragonimiasis miyazakii）が知られている．感染型の幼虫（メタセルカリア）を体内に保有するモクズガニやサワガニ，またこれらを捕食するイノシシをヒトが生食することで感染が起こる．

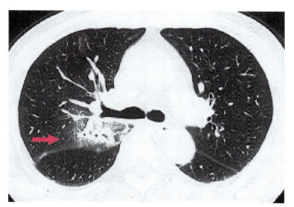

㉝ ウェステルマン肺吸虫による肺内病変（CT像）
（迎　寛：忘れてはならない肺寄生虫疾患．工藤翔二（編），呼吸器診療のコツと落とし穴1, 呼吸器感染症．東京：中山書店；2005, p.110.）

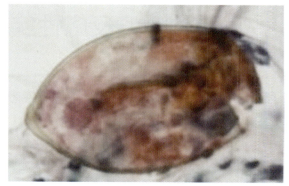

㉞ ウェステルマン肺吸虫の虫卵（気管支肺胞洗浄液）

ウェステルマン肺吸虫症では幼虫は腸管から腹壁筋肉に穿入し、再び腹腔に戻った後、横隔膜を穿通して胸腔内に移行．その後肺表面から肺内に侵入し、虫嚢を形成、産卵する．ブタ・イヌ・ネコ回虫は感染動物の糞で汚染された公園の砂場で遊んだ手指や、有機野菜に付着した虫卵を経口摂取することで感染する．ウシやトリのレバーの生食による感染の報告もみられる．虫卵は消化管で幼虫となり、門脈から肝・肺を経由し、全身に散布される．イヌ糸状虫症はイヌに寄生するミクロフィラリアが蚊によって媒介され、ヒトの体内で血行性に肺動脈に至り、肺梗塞や肉芽腫を形成する．

臨床症状

肺吸虫症の場合は咳嗽、血痰または胸痛や呼吸困難などが主症状である．ウェステルマン肺吸虫や宮崎肺吸虫は腹腔から横隔膜を穿通して胸腔内に侵入し、気胸・胸水の胸膜病変をきたす．また胸腔内から臓側胸膜を穿通して肺内へ侵入して肺野病変をきたす．2倍体ウェステルマン肺吸虫や宮崎肺吸虫は未成熟の状態で胸腔内に寄生し、3倍体ウェステルマン肺吸虫は肺実質内へ侵入して成虫となるとされている．動物由来の回虫症では無症状の場合も多いが、発熱や全身倦怠感、軽い呼吸器症状が一般的である．イヌ糸状虫症は80%近くが無症状であり、胸部異常陰影として偶然発見されることが多い．これらの寄生虫性疾患では肺と同時に皮膚など肺外にも病変を形成することがある．

検査

血液学的検査：肺吸虫症やブタ回虫症で好酸球増加やIgE上昇を認めることが多いが、イヌ糸状虫症では正常なことが多い．

胸部X線・CT所見：肺吸虫症では気胸・胸水の胸膜病変と肺野病変がみられる．肺野陰影は結節影、浸潤影、空洞影と多彩である（㉝）．ブタ回虫症では単発ならびに多発性浸潤影や小結節影が典型的であり、一過性・移動性陰影の場合もある．イヌ糸状虫症では孤立性結節影を呈することが多い．

その他：肺吸虫症では喀痰、糞便、気管支肺胞洗浄液、胸水などの検体からの虫卵検査が重要である（㉞）．ブタ回虫症やイヌ糸状虫症では虫体を確認することは困難であり、免疫血清学的検査が重要となる．

診断

まず、蠕虫性肺疾患を疑うことが大切で、食歴、海外渡航・居住歴など、患者の病歴・背景の把握が重要である．また、末梢血好酸球数やIgE上昇が本症を疑うきっかけとなる．肺吸虫症では虫卵や虫体の検出で確定診断となるが、検出できないことも多く、酵素抗体法などの免疫血清学的診断が有用である．イヌ糸状虫症では肺癌の疑いで行った手術で虫体が確認され、診断される場合が多い．

治療

肺吸虫症ではプラジカンテルがきわめて有効であり、副作用も少ない．多量の胸水がある場合にはドレナージも重要となる．ブタ回虫症などの幼虫移行症に対する治療は確立されたものはないが、アルベンダゾールが有効とされる．イヌ糸状虫症ではジエチルカルバマジンが使用されるが、自然寛解することもある．

〔迎　寛〕

●文献

1) Mukae H, et al：Pulmonary paragonimiasis and its surgical complications. In：Shields TW, et al (eds). General Thoracic Surgery. Philadelphia：Lippincott Williams & Wilkins；2004, p.1309.

2) Maruyama H, et al：An outbreak of visceral larva migrans due to *Ascaris suum* in Kyusyu, Japan. *Lancet* 1996；347：1766.

3) 早崎峯夫：犬糸状虫症．木村　哲ほか（編），人獣共通感染症．大阪：医薬ジャーナル社；2004, p.355.

7 肺の免疫反応性疾患

肺における免疫反応と免疫反応性肺疾患

肺における免疫反応

　ヒトは1日に10,000Lもの大気を吸入し，さまざまな粉じん，ほこり，花粉や病原体に曝露されている．その結果，肺は抗原の進入，抗原の認識，抗原提示，リンパ球応答，抗体産生という一連の免疫反応が起こる場となっている．免疫応答は大きく自然免疫と獲得免疫に分けられる．

　リポポリサッカライドやペプチドグリカンなどの微生物由来分子パターンを認識するパターン認識受容体（pattern-recognition receptors）は，自然免疫応答において重要な役割を果たす．パターン認識受容体には分泌型蛋白，ペプチドと膜結合型受容体がある．前者には抗菌ペプチドやコレクチン（collectin, collagen-containing C-type lectin），レクチン（lectin）などがある．抗菌ペプチドのβ-ディフェンシン（β-defensin）は気道上皮に発現し，病原体が組織侵襲する前に結合し，障害を与える．主としてII型肺胞上皮より分泌されるサーファクタント蛋白（surfactant protein）A，D（SP-A, SP-D）はコレクチンの一種で，パターン認識分子として細菌と結合し，好中球やマクロファージへの貪食を促進する．マクロファージや樹状細胞上に発現しているDectin-1は真菌のβ-D-グルカンの認識に関与する．さらに，樹状細胞やT細胞と結合し，獲得免疫の働きに修飾を与える．膜結合型受容体であるToll様受容体（Toll-like receptors）はマクロファージ，樹状細胞や気道上皮細胞上に発現し，細胞内へシグナル伝達し，サイトカインなどさまざまな炎症性遺伝子の誘導に関与する．膜貫通型C-type lectinであるマンノース受容体（mannose receptor）はマクロファージ上に発現し，結核菌などの微生物のもつマンノースを認識する．

　抗原提示細胞により細胞内に取り込まれた抗原は主要組織適合遺伝子複合体（major histocompatibility complex：MHC）分子とともに細胞表面上に発現し，この抗原を認識したナイーブT細胞が活性化し，CD4⁺やCD8⁺T細胞へ分化することで抗原特異的な獲得免疫が形成されていく．結核感染の診断に用いられるIFN-γアッセイは結核菌に対する獲得免疫を用いた検査方法で，結核菌に特異性の高い抗原であるESAT-6，CFP-10，TB7.7で血液中のエフェクターT細胞を刺激し，その結果放出されるIFN-γを定量している．

　抗原提示細胞には樹状細胞，単球・マクロファージ，B細胞がある．樹状細胞は，気道の結合組織，肺胞間質や胸膜など肺のいたるところで認められるが，健常者の気管支肺胞洗浄液（bronchoalveolar lavage fluid：BALF）中に占める樹状細胞はわずか0.5％とされる．しかし，その抗原提示能力は最も強力で，抗原の認識により貪食能の高い未成熟細胞から抗原提示能力の高い成熟細胞へ分化，所属リンパ節へ遊走し，T細胞へ抗原提示を行う．肺はリンパ管の豊富な臓器で，肺胸膜下リンパ管，小葉間結合組織内リンパ管などの間質系リンパ管と気管支・肺動脈に伴うリンパ管はいずれも肺門部リンパ節へ注いでいる．

　樹状細胞から抗原提示を受けたナイーブT細胞は，抗原提示細胞から分泌されるIL-12やナチュラルキラー（NK）細胞などから分泌されるIFN-γによりTh1細胞へ，PGE2やIL-4によりTh2細胞へ分化する．Th1細胞はIL-2やIFN-γを分泌し，結核菌などに対する細胞性免疫が活性化される．一方，Th2細胞から分泌されるIL-4，IL-5，IL-10によりマスト細胞（肥満細胞）の活性化，好酸球の遊走，IgE，IgG，IgAの産生など液性免疫の活性化に関与する．Th1細胞由来のIL-2がTh2細胞の機能を抑制し，Th2細胞由来のIL-10がTh1細胞の機能を抑制することで，Th1とTh2は互いにバランスをとっている（Th1/Th2バランス）．Th1細胞優位へ導く結核などの感染症の減少に伴い，IgE産生の高まるTh2細胞が優位となり，気管支喘息などのアレルギー疾患が増加してきたという考え方がある（hygiene仮説）．

　肺のマクロファージは，血中の単球由来と考えられ，40％が肺の間質に存在する間質マクロファージ（interstitial macrophage）で，60％が肺胞マクロファージ（alveolar macrophage）である．そして，健常者のBALF中の95％は肺胞マクロファージで占められている．しかし，マクロファージの抗原提示能は低く，その主たる役割は微生物や粉じんなどの外因物質の貪食と処理，種々のサイトカインやメディエーターの分泌である．T細胞由来のIFN-γによりマクロファージは活性化され，微生物に対する殺菌能は増強される．

　B細胞は，抗原刺激により抗体産生細胞（形質細胞）に分化して抗体を産生する．気道は分泌型IgAが産生，分泌される粘膜免疫機構として重要な役割を果たしている．気管支随伴リンパ組織（bronchus associated lymphoid tissue：BALT）は気道での抗原特異的 IgA 抗体の誘導組織で，ここで誘導された IgA 陽性 B 細胞は血流を循環した後，再び実行組織である気道粘膜下にホーミングする．ここで IgA が産生され，気道管腔側へ分泌され，粘膜面への微生物の侵入を防いでいる．ヒトの気道では BALT は乳幼児期や喫煙者，慢性下気道感染患者で認められ，健常成人では不顕在化している．

免疫反応性肺疾患

過敏性反応は外因性抗原もしくは内因性抗原と抗体（液性免疫）または感作リンパ球（細胞性免疫）とのあいだに生じた病的な応答で，Gell と Coombs の分類が広く使われている．しかし，すべての免疫反応性肺疾患で抗原と抗体や感作リンパ球の関係が判明されているわけではなく，この分類では説明できない疾患も多い．

I 型過敏反応（アトピー性）

抗原（アレルゲン）が，マスト細胞や好塩基球の膜受容体に結合した特異 IgE 抗体と結合し，炎症性メディエーターなどを放出することで生じる過敏反応である．アレルギー性喘息が代表的疾患である．

II 型過敏反応（細胞傷害性）

抗体が細胞の抗原性成分と反応することで補体結合抗体およびそれに伴う細胞溶解または抗体依存性細胞傷害がもたらされる反応である．自己抗原に対する抗体（自己抗体）が産生される自己免疫疾患が含まれる．肺疾患では Goodpasture 症候群が代表的疾患で，糸球体基底膜とそれに共通抗原性をもつ肺胞基底膜に対する抗糸球体基底膜抗体（anti-glomerular basement membrane〈GBM〉antibody）が病因であると考えられる．近年，特発性肺胞蛋白症も抗 GM-CSF（granulocyte macrophage colony-stimulating factor）抗体により GM-CSF による肺胞マクロファージの成熟過程が障害されることを原因とする抗 GM-CSF 抗体病と考えられるようになっている．

III 型過敏反応（免疫複合体性）

脈管または組織内の可溶性循環抗原抗体免疫複合体が沈着することにより，補体の活性化，白血球の遊走，蛋白分解酵素の放出など一連の急性炎症反応を引き起こす．血管炎，全身性エリテマトーデスや悪性関節リウマチが代表的疾患で，こうした疾患では肺病変を合併することがある．過敏性肺炎は外因性吸入抗原による過敏性免疫応答による肺疾患で，抗原に対する沈降抗体を認めることから III 型過敏反応による疾患と考

えられている．しかし，血管炎の所見に乏しい一方で類上皮細胞肉芽腫を認めることから，IV 型過敏反応の関与も指摘されている．

IV 型過敏反応（細胞性または遅延型）

特異抗原と接触後感作した T 細胞によって引き起こされる細胞性，遅延型過敏反応である．結核病変は結核菌抗原に対する IV 型過敏反応によりもたらされる．また，慢性ベリリウム肺はベリリウムを吸引することによるじん肺と位置づけられるが，病態はベリリウム抗原に対する IV 型過敏反応である．

その他の免疫反応性肺疾患

サルコイドーシスは非乾酪性類上皮細胞肉芽腫形成を特徴とし，T 細胞免疫応答の関与が示唆されているが，原因となる抗原や機序は明らかにされていない．

肺 Langerhans 細胞組織球症は好酸球性肉芽腫症とも呼ばれ，組織球の浸潤を特徴とする．組織球がクローン増殖する腫瘍性疾患であるとの考えもあるが，肺 Langerhans 細胞組織球症では一部の例にしかクローン増殖が認められないこと，進行が緩徐なこと，喫煙との関連が強いことから，未知の抗原に対する異常な免疫応答が原因と考えられている．

肺胞，間質への好酸球浸潤と末梢血好酸球増多を特徴とする好酸球性肺炎には，アスペルギルス（*Aspergillus*）に対する過敏性免疫反応を特徴とするアレルギー性気管支肺アスペルギルス症や，薬剤あるいはその代謝産物に対する過敏反応による薬剤誘起性好酸球性肺炎など原因が明らかにされている疾患も含まれるが，多くの例で肺に好酸球が浸潤する原因は不明である（特発性好酸球性肺炎）．

間質や肺胞胞隔に炎症が生じる疾患の総称である間質性肺炎には，膠原病による肺病変や薬剤性肺炎のように過剰な免疫反応が原因である肺疾患が含まれる．特発性間質性肺炎についても，免疫反応性肺疾患として位置づけて，原因抗原の検索や免疫応答の観点から議論されてきているが，病因は明らかにされていない．その中で autoimmune featured interstitial lung disease（AIF-ILD）や interstitial pneumonia with autoimmune features（IPAF）などの名称で，膠原病の診断には至らないが自己免疫の特徴をもった間質性肺炎が新たな疾患概念として提唱されるようになっている．

HIV 感染症の肺疾患の多くは日和見感染症であるが，抗レトロウイルス療法（anti-retroviral therapy：ART）導入後に免疫組織が再構築される過程で生じる増悪は免疫再構築症候群として知られている．また，造血細胞移植，固形臓器移植では移植片対宿主病（graft-versus-host disease：GVHD）として肺病変や

閉塞性細気管支炎をきたす.

免疫反応性肺疾患の診断

いずれの疾患も臨床症状，画像所見などを手がかりに鑑別を進めていくが，免疫反応性肺疾患の確実な診断が得られるのは，原因抗原や抗体が明らかな疾患である.

Goodpasture 症候群での抗 GBM 抗体，肺胞蛋白症での抗 GM-CSF 抗体などの自己抗体の検出は，免疫反応性疾患の病因に基づいた診断として重要である.過敏性肺炎では，原因抗原に対する抗体検出のほか，原因抗原を用いた誘発試験が確実な診断方法であるが，危険が伴うので注意が必要である.

膠原病や血管炎は，特徴的な臨床症状と所見に加え，種々の疾患指標の自己抗体の検出により総合的に診断される.サルコイドーシスや肺 Langerhans 細胞組織球症では，原因もしくは疾患指標抗原や抗体が明らかでないため，病理組織診断が重要となる.

好酸球性肺炎や間質性肺炎では，画像所見に加え，BALF や病理組織所見により好酸球やリンパ球の肺浸潤についての診断を行う.そのうえで，種々の原因が明らかな疾患を除外し，特発性好酸球性肺炎および特発性間質性肺炎の診断を行う.HIV 感染や移植後の肺病変では日和見感染症との鑑別が重要である.

（伊藤　穣）

●文献

1) Fraser RS (ed)：Fraser and Pare's Diagnosis of Diseases of the Chest, 4th edition. Philadelphia：WB Saunders；1999.

過敏性肺炎 hypersensitivity pneumonitis

概念

● 過敏性肺炎は，真菌胞子，細菌，鳥類の蛋白，イソシアネートなどの有機あるいは無機塵埃を反復吸入しているうちに，これに感作されて起こるびまん性肉芽腫性肺炎の総称である[1,2].

分類

過敏性肺炎は均質な疾患ではなく，原因や発症様式，経過が多様であるために，さまざまな分類が提唱されているが，広く定着しているものはない.古典的には急性，亜急性，慢性に分類される.近年，慢性経過を呈する間質性肺炎のなかに，鳥抗原による過敏性肺炎が存在することが注目されており，慢性鳥飼病，または鳥関連慢性過敏性肺炎と称される[3,4].

疫学

本疾患の頻度は，気候や遺伝的素因，環境，生活習慣，季節の影響を受けると考えられ，その報告は，地域により大きく異なる.英国の疫学調査では，人口10 万人あたりの年間患者発生率は 0.9 人と報告されている[5].

80 年代のわが国の統計ではカビの一種 *Trichosporon* を抗原とする夏型過敏性肺炎が最も多く（74 %），高温・多湿な夏季に関東から西日本でみられると報告された[6].1999 年に報告された慢性過敏性肺炎の調査でも夏型が最多と報告されていたが，2000 年以降の症例を対象とした再調査では鳥関連慢性過敏性肺炎が全体の 60 % と最多で，夏型過敏性肺炎は 15 % であった[7].この調査では男性が 55 % とやや多く，45 % は never smoker（喫煙経験のない非喫煙者）であった.

臨床症状・身体所見 　（☞「喘鳴，呼吸副雑音」Vol.1 p.395）

急性型では発熱，咳嗽，呼吸困難を呈し，感冒症状と区別しづらい.頻呼吸と fine crackle（捻髪音）を聴取することが多い.気道病変を反映して squawk（吸気途中から終末に聞かれるキュウという短い笛音）を聴取することもある.慢性型の進行例ではばち指を認めることがある.症状が特定の環境によって誘発されれば，疑いは強まる.慢性過敏性肺炎の一部には，急性期の症状を伴わないものがある[3,4].

検査

画像所見：急性型では，高分解能 CT（HRCT）にて両肺びまん性のすりガラス状陰影や小葉中心性の粒状影が認められることが特徴である（❶）.慢性型では線維化像が認められるが，時に特異的所見に乏しく，特発性間質性肺炎との鑑別が困難な症例も存在する[8].モザイク状の病変分布が認められることがあり，本症を疑う根拠となりうる.

気管支肺胞洗浄：気管支肺胞洗浄液（bronchoalveolar lavage fluid：BALF）では総細胞数とリンパ球の増加が認められ，夏型過敏性肺炎では CD 4/CD 8 比の低下が特徴である.慢性型でも，器質化肺炎パターンではリンパ球が上昇するが，UIP（usual interstitial pneumonia：通常型間質性肺炎）パターンの場合にはリンパ球の上昇の頻度は低くなる[3].

病理学的所見：胞隔炎の所見と一部で肉芽腫が認められるが，急性型では，個々の肉芽腫は一般にサルコイドーシスと比較して小型である.一般に急性型の診断には，外科的肺生検を必要としない.慢性型では，外科的肺生検によって気道周囲に強い病変分布や肉芽腫の存在を確認することが診断につながることもあるが，鳥関連慢性過敏性肺炎で肉芽腫を認める頻度は，

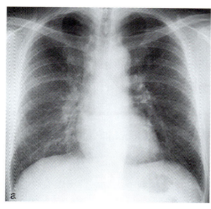
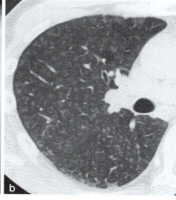

❶ 急性過敏性肺炎の胸部 X 線像と胸部 HRCT 像
a. X 線像. 両肺びまん性の小粒状影を認める.
b. HRCT 像. 小葉中心性の粒状影を認める.

外科的肺生検でも 10～20％と高くはない[3,4]. また, 鳥関連慢性過敏性肺炎では組織型が予後を反映し, 器質化肺炎, 細胞浸潤優位（cellular）の非特異性間質性肺炎（nonspecific interstitial pneumonia：NSIP）と比較して線維化優位（fibrotic）の NSIP や UIP パターンでは予後不良であることが報告されている[3].

診断

原因となりうる抗原への曝露歴と, 上記に示す症状, 身体所見, 画像所見などから過敏性肺炎を疑えば, まず入院させ, 抗原からの隔離による症状の改善を確認する. 気管支鏡検査は診断に有用である. 続いて, 発症環境を考慮に入れて血清診断を行い, 環境誘発試験, 環境調査を行う. 厚生省（当時）特定疾患「びまん性肺疾患」調査研究班作成の診断基準を示す（❷）.

急性型の典型例では診断は容易で外科的生検も不要であるが, 慢性型では急性症状, 特異的な画像, 病理所見を呈さないことがあり, その診断は容易ではない. 慢性過敏性肺炎において, 曝露歴と胸部 HRCT でのモザイクパターン, BALF リンパ球増多, 病理学的所見を組み合わせた診断基準が提案されているが, 確立したものはない[9].

治療

まず入院による抗原からの隔離が重要である. 急性型では通常入院後数日で症状の改善が認められる. 中等症以上ではステロイド薬を投与するが, その長期的な有効性は確認されていない[10].

再発防止には環境対策が重要であり, 排水や換気の改善, 家屋の改築, 大掃除や湿度の調整, 空調機の清掃などの指導を行い, 状況に応じて転職や転居の指導も考慮する. 農夫肺などでの防塵マスクの着用効果は一般的に十分ではない.

慢性型の症例では抗原回避のみでは十分な改善が得られないことが多く, ステロイドや免疫抑制薬を用いた薬物治療を要する症例が多い. 重症例では肺移植も考慮され, 移植後の予後は特発性肺線維症と比較して

❷ 過敏性肺炎の診断の手引きと診断基準

手引き

I. 臨床像（臨床症状・所見 1）～4）のうちいずれか 2 つ以上と, 検査所見 1）～6）のうち 1）を含む 2 つ以上の両者を同時に満足するもの）
  1. 臨床症状・所見
    1) せき 2) 息切れ 3) 発熱 4) 捻髪音ないし小水泡性ラ音
  2. 検査所見
    1) 胸部 X 線像にてびまん性散布性粒状陰影（注：病初期には異常陰影を認めないことがある）
    2) 拘束性換気機能障害
    3) PaO₂ の低下
    4) 血沈値促進, 好中球増多, CRP 陽性のいずれか 1 つ
    5) 気管支肺胞洗浄液のリンパ球の増加
    6) ツ反応の陰性化

II. 発症環境（1～5 のいずれか 1 つを満足するもの）
  1. 夏型過敏性肺炎は夏期（4～10 月）に, 高温多湿の住宅で起こる
  2. 鳥飼病は鳥の飼育や羽毛と関連して起こる
  3. 農夫病はカビた枯れ草の取り扱いと関連して起こる
  4. 空調病, 加湿器肺はこれらの機器の使用と関連して起こる
  5. 有機塵埃抗原に曝露される環境での生活歴
    注：症状は抗原曝露 4～8 時間して起こることが多く, 環境から離れると自然に軽快する

III. 免疫学的所見（1），2）のうち 1 つ以上を満足するもの）
  1) 抗原に対する特異抗体陽性
  2) 特異抗原によるリンパ球幼若反応陽性
    注：症状は抗原曝露 4～8 時間して起こることが多く, 環境から離れると自然に軽快する

IV. 吸入誘発試験（1），2）のうち 1 つ以上を満足するもの）
  1) 特異抗原吸入による臨床像の再現
  2) 環境曝露による臨床像の再現

V. 病理学的所見（1）～3）のうちいずれか 2 つ以上を満足するもの）
  1) 肉芽腫形成
  2) 胞隔炎
  3) Masson 体

診断基準

確　　実：I, II, IV または I, II, III, V を満たすもの
強い疑い：I を含む 3 項目を満たすもの
疑　　い：I を含む 2 項目を満たすもの

（厚生省特定疾患「びまん性肺疾患」調査研究班, 1990 年）

良好とする報告がある[11].

予後

慢性過敏性肺炎において，高齢，肺線維症の所見，努力性肺活量の低下，喫煙歴に加え，抗原が同定されていないことが予後不良因子であり，抗原が同定されていない症例，同定されている症例の平均生存期間はそれぞれ4.88年，8.75年であったと報告されている[12]．また，肺病理の組織型や線維芽細胞巣が予後を反映するという報告が散見される．

わが国の疫学調査では，慢性過敏性肺炎の平均生存期間は83か月で疾患分類による差は認めなかったと報告されている[7].

（半田知宏）

● 文献

1) Suga M, et al：Mechanisms accounting for granulomatous responses in hypersensitivity pneumonitis. *Sarcoidosis Vasc Diffuse Lung Dis* 1997；14：131.
2) 安藤正幸：過敏性肺臓炎．日本臨床別冊 領域別症候群シリーズ No.3 呼吸器症候群上巻．大阪：日本臨牀社；1994，p.418.
3) Ohtani Y, et al：Chronic bird fancier's lung：Histopathological and clinical correlation. An application of the 2002 ATS/ERS consensus classification of the idiopathic interstitial pneumonias. *Thorax* 2005；60：665.
4) 井上哲郎ほか：鳥関連慢性過敏性肺炎8例の臨床的検討．日呼吸会誌 2006；44：550.
5) Solaymani-Dodaran M, et al：Extrinsic allergic alveolitis：Incidence and mortality in the general population. *QJM* 2007；100：233.
6) Ando M, et al：Japanese summer-type hypersensitivity pneumonitis. Geographic distribution, home environment, and clinical characteristics of 621 cases. *Am Rev Respir Dis* 1991；44：765.
7) Okamoto T, et al：Nationwide epidemiological survey of chronic hypersensitivity pneumonitis in Japan. *Respir Investig* 2013；51：191.
8) Lynch DA, et al：Can CT distinguish hypersensitivity pneumonitis from idiopathic pulmonary fibrosis? *AJR Am J Roentgenol* 1995；165：807.
9) Morisset J, et al：Identification of Diagnostic Criteria for Chronic Hypersensitivity Pneumonitis：An International Modified Delphi Survey. *Am J Respir Crit Care Med* 2018；197：1036.
10) Kokkarinen JI, et al：Effect of corticosteroid treatment on the recovery of pulmonary function in farmer's lung. *Am Rev Respir Dis* 1992；145：3.
11) Kern RM, et al：Lung transplantation for hypersensitivity pneumonitis. *Chest* 2015；147：1558.
12) Fernández Pérez ER, et al：Identifying an inciting antigen is associated with improved survival in patients with chronic hypersensitivity pneumonitis. *Chest* 2013；144：1644.

好酸球性肺炎 eosinophilic pneumonia

概念

- 肺の気道，実質・間質での好酸球の異常増多を特徴とする肺の炎症性疾患の総称で，PIE症候群（pulmonary infiltration with eosinophilia syndrome）と同義語として取り扱われている．
- 胸部異常影と末梢血の好酸球増多，生検で肺組織への好酸球の証明，気管支肺胞洗浄液（bronchoalveolar lavage fluid：BALF）中の好酸球の増多により診断される．

病因

寄生虫・真菌感染，薬物および血管炎のように原因の判明している場合と，原因不明（特発性）とに分けられる．

Löffler症候群

概念

- 1932年にLöfflerにより好酸球性肺炎関連の最初の報告として記載された，一過性の肺浸潤と末梢血の好酸球増多を伴う予後良好な症候群である．
- CroftonおよびCitroらにおけるPIE症候群の分類では単純性肺好酸球増多症とも呼ばれる．

病因

原因不明の症候群として報告されていたが，寄生虫

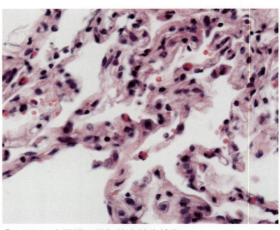

❸ Löffler症候群の経気管支肺生検像
肺胞壁には好酸球，リンパ球などの炎症細胞浸潤がみられる．

や薬物などを原因とする場合にも用いられることも多い．

寄生虫では蠕虫のうち特に回虫，まれに鉤虫，糞線虫が原因となる．嚥下された虫卵から小腸で孵化した幼虫が小腸壁を貫通した後，血行性に肺に到達し，移動（幼虫移行〈larva migrans〉）するときに，好酸球性肺炎として発病する．

病理
肺胞と間質に好酸球の浸潤を認める（❸）．

疫学
1/3が原因不明である

臨床症状
咳嗽，発熱，胸部不快感，時に呼吸困難を呈する．通常1か月以内に自然軽快する．

検査
画像検査でさまざまの大きさの境界不鮮明の浸潤影を認め，時に移動する（❹）．
末梢血の好酸球増多がみられる．

診断
肺浸潤影，末梢血の好酸球増多を認める．寄生虫感染に伴う場合は，便から虫卵の検出もしくは各種寄生虫に対する抗体価の上昇により診断される．

経過・予後
通常，数週間のうちに自然消退する．

治療
寄生虫感染の場合は抗寄生虫薬を使用する．

熱帯性好酸球性肺炎
tropical pulmonary eosinophilia

病因
一般に糸状虫（フィラリア）感染後に血液中に出現した仔虫（ミクロフィラリア）に対する免疫反応により生じる．熱帯性好酸球増多症とも呼ばれる

臨床症状
発熱，倦怠感，体重減少，喘鳴がみられる

検査
画像検査でびまん性網状粒状影，時に縦隔リンパ節腫大を認める．
末梢血の好酸球増多のほか，IgEの高値や抗フィラリア抗体を認める．

診断
画像所見，好酸球増多，抗フィラリア抗体価の上昇によって診断する．

治療
ジエチルカルバマジンを投与する．

薬剤誘起性好酸球性肺炎
drug-induced eosinophilic pneumonia

概念
- 薬剤あるいは代謝産物に対する過敏反応による肺障害である．
- 薬剤性肺障害には非心原性肺浮腫，急性呼吸不全，器質化肺炎，慢性間質性肺炎，慢性好酸球性肺炎があり，直接細胞障害と過敏反応の2つの機序がある．

病因
非ステロイド性抗炎症薬や抗菌薬が原因として最もよく認められる．酸化アルミニウムなどの金属や粉じんへの曝露や喫煙も原因となりうる．

診断
薬剤性肺障害の診断には，①原因となる薬剤の摂取歴があること，②薬剤に起因する臨床病型の報告があること，③他の原因が否定されること，④薬剤の中止により病態が改善すること，⑤再投与により増悪すること，があげられる．
末梢血もしくはBALF中の好酸球増多や肺生検で肺組織への好酸球の浸潤を認める．

経過・予後
薬剤による細胞障害性肺障害（びまん性肺胞傷害〈diffuse alveolar damage：DAD〉）に比較すると，薬剤誘起性好酸球性肺炎はステロイドに対する反応は良

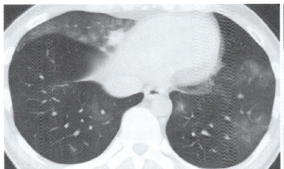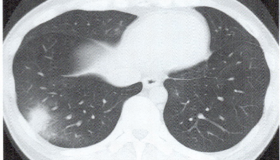

❹ 寄生虫（トキソカラ）によるLöffler症候群の胸部CT画像
周囲にすりガラス状陰影を伴う浸潤影の移動を認める

好とされる.

治療
原因薬剤の中止とステロイドの投与が有効である.

特発性好酸球性肺炎
idiopathic eosinophilic pneumonia

概念
- 原因不明に肺に好酸球浸潤をきたす疾患である.
- 急性型と慢性型に分けられる.

急性好酸球性肺炎 acute eosinophilic pneumonia

概念
- 1989年に,Allenにより提唱された低酸素血症,呼吸不全を伴う急性の発熱性疾患である.

病因
未知の抗原に対する過敏反応であると推定されている.喫煙開始直後の若年者に発症するとの報告もある.

病理
びまん性肺胞傷害,硝子膜形成,間質に多数の好酸球浸潤を認める.

疫学
男女差はない.

臨床症状
1週間以内の急性経過で高熱と咳,呼吸困難をきたす.

検査
胸部X線像で網状影を,胸部CT像でびまん性すりガラス状陰影,小葉間隔壁の肥厚を認める.BALF中の好酸球増加（＞25％）を認める.

診断
寄生虫や薬剤など原因を有する好酸球性肺炎を除外のうえ,臨床症状,胸部画像所見および末梢血好酸球増多や,BALFもしくは肺生検所見により診断される.

経過・予後
自然軽快することもある一方で,人工呼吸を要する呼吸不全に至ることもある.慢性好酸球性肺炎と異なり,再燃はない.

治療
ステロイドを投与する.

慢性好酸球性肺炎 chronic eosinophilic pneumonia

概念
- 1969年に,Carringtonにより慢性経過,臨床像,画像所見から他の好酸球性肺疾患と区別して提唱された疾患である.

病因
患者の50％にアトピー素因を認め,活動期にIgE高値を認める例が多いことから過敏性肺炎様の病態が推測されている.

病理
肺胞,間質に好酸球の浸潤を認める.線維化は軽度で器質化肺炎像を示す.

疫学
女性や非喫煙者に多くみられる.

臨床症状
咳,発熱,呼吸困難,体重減少,寝汗などの症状が数週から数か月にわたり認められる.喘息症状をしばしば合併する.

検査
胸部X線像,CT像で辺縁優位で肺区域と無関係な浸潤影を認め,陰影が時間経過とともに移動することもある.「肺水腫のネガ像（photographic negative of

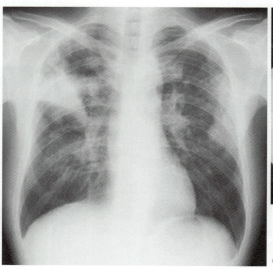
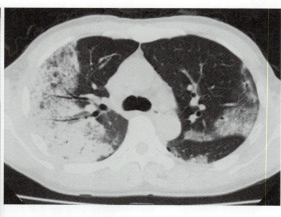

❺ 慢性好酸球性肺炎の胸部X線像（左）,胸部CT像（右）

pulmonary edema）」は有名な所見であるが，頻度は必ずしも高くない（❺）．

末梢血好酸球増多は 80 ％以上に認められ，BALF 中の好酸球増多が認められる．

診断

感染症などの他疾患や原因の判明した好酸球性肺炎を除外したうえで，臨床症状，胸部画像所見および末梢血好酸球増多や BALF もしくは肺生検所見により診断される．

経過・予後

ステロイドが奏効するが，減量，中止によりしばしば再燃する．

治療

ステロイドを投与する．

好酸球性多発血管炎性肉芽腫症

eosinophilic granulomatosis with polyangiitis（EGPA）

☞「好酸球性多発血管炎性肉芽腫症」p.255,

概念

● 気管支喘息，好酸球増多，全身性の壊死性血管炎を三徴とする症候群である．
● 古典的な結節性多発動脈周囲炎では肺病変を伴わないことから，Churg と Strauss により結節性多発動脈周囲炎と分けて提唱された疾患である．
● Churg-Strauss 症候群，アレルギー性肉芽腫性血管炎（allergicgranulomatosis and angiitis）とも呼ばれる．

病因

気管支喘息やアレルギー性鼻炎のアレルギー症状や免疫複合体を伴う血管炎を認めることがあるため，自己免疫の関与が推察されているが，正確な原因は不明である．

病理

血管炎，壊死性血管外肉芽腫，好酸球浸潤を認める．

疫学

男女差はなく，診断時の平均年齢は 50 歳である．

臨床症状

通常，気管支喘息あるいはアレルギー性鼻炎の経過中に末梢血好酸球増多が出現し，発熱，体重減少などの全身性の血管炎症状が出現する．多発性単神経炎が 75 ％以上に認められる．臓器障害としては肺病変が多く，続いて皮膚（紫斑，皮下出血），消化管（消化管出血），心血管（心不全），腎（腎不全）のほか，多関節炎，筋肉痛，筋力低下もある．

検査所見

好酸球増多，白血球増加，血小板増加，IgE 増加，MPO-ANCA 陽性，リウマチ因子陽性などを認める．

❻ アレルギー性肉芽腫性血管炎（Churg-Strauss 症候群）の診断基準

概念

Churg-Strauss が古典的 PN より分離独立させた血管炎であり気管支喘息，好酸球増加，血管炎による症状を示すものを Churg-Strauss 症候群，典型的組織所見を伴うものをアレルギー性肉芽腫性血管炎とする．

診断基準

1. 主要臨床所見
 （1）気管支喘息あるいはアレルギー性鼻炎
 （2）好酸球増加
 （3）血管炎による症状〔発熱（38 ℃以上，2 週間以上），体重減少（6 か月以内に 6 kg 以上），多発性単神経炎，消化管出血，紫斑，多関節痛（炎），筋肉痛，筋力低下〕
2. 臨床経過の特徴
 主要所見（1），（2）が先行し，（3）が発症する．
3. 主要組織所見
 （1）周囲組織に著明な好酸球浸潤を伴う細小血管の肉芽腫生，またはフィブリノイド壊死性血管炎の存在
 （2）血管外肉芽腫の存在
4. 判定
 （1）確実（definite）
  （a）主要臨床所見のうち気管支喘息あるいはアレルギー性鼻炎，好酸球増加および血管炎による症状のそれぞれ一つ以上を示し同時に，主要組織所見の 1 項目を満たす場合（アレルギー性肉芽腫性血管炎）
  （b）主要臨床所見 3 項目を満たし，臨床経過の特徴を示した場合（Churg-Strauss 症候群）
 （2）疑い（probable）
  （a）主要臨床所見 1 項目および主要組織所見の 1 項目を満たす場合（アレルギー性肉芽腫性血管炎）
  （b）主要臨床所見 3 項目を満たすが，臨床経過の特徴を示さない場合（Churg-Strauss 症候群）
5. 参考となる検査所見
 （1）白血球増加（1 万/μL 以上）
 （2）血小板数増加（40 万/μL 以上）
 （3）血清 IgE 増加（600 U/mL 以上）
 （4）MPO-ANCA 陽性
 （5）リウマトイド因子陽性
 （6）肺浸潤陰影
 （これらの検査所見はすべての例に認められるとは限らない）

PN：polyarteritis nodosa（結節性多発動脈炎）．
（厚生省 難治性血管炎分科会，1998 年修正案）

診断

気管支喘息，好酸球増多に引き続く血管炎症状の出現という特徴的な臨床経過による臨床診断，もしくはこれら症状のほかに本症を示す病理学的所見があれば診断される（わが国では 1998 年の厚生省〈当時〉の診断基準❻が用いられている）．

治療

ステロイドが奏効するが，治療が遅れると多発性単神経炎は難治性の後遺症を残す．重症例では免疫抑制薬（シクロホスファミド，アザチオプリン）が用いられる．また，ステロイドで効果不十分な場合には抗

IL-5抗体（メポリズマブ）の上乗せにより，寛解の維持とステロイドの減量，中止が期待できる．

（伊藤　穣）

●文献
1) Cottin V, et al：Eosinophilic pneumonias. *Allergy* 2005；60：841.
2) 日本呼吸器学会薬剤性肺障害の診断・治療の手引き第2版作成委員会：薬剤性肺障害の診断・治療の手引き，第2版．東京：メディカルレビュー社；2018.
3) Wechsler ME, et al：Mepolizumab or placebo for eosinophilic granulomatosis with polyangiitis. *N Engl J Med* 2017；376：1921.

アレルギー性気管支肺真菌症
allergic bronchopulmonary mycosis（ABPM）

概念
● アレルギー性気管支肺真菌症は，主に成人喘息患者あるいは嚢胞性線維症患者の気道に発芽・腐生した真菌（糸状菌）が，I型アレルギーとIII型アレルギー反応を誘発して発症する疾患である．
● *Aspergillus fumigatus* が原因真菌となることが多く，その場合はアレルギー性気管支肺アスペルギルス症（allergic bronchopulmonary aspergillosis：ABPA）と呼ばれる．
● 末梢血好酸球数の増加や高IgE血症がみられ，真菌特異的IgE・IgG・沈降抗体，真菌に対する即時型皮膚反応が陽性となる．
● 画像所見では，移動性の浸潤影，中枢性気管支拡張，気管支内粘液栓が特徴的である．
● 治療には経口副腎皮質ステロイド薬が用いられるが，補助的に抗真菌薬も使用される．

病因
Aspergillus fumigatus が原因真菌となることが多いが，他のアスペルギルス属真菌（*A. flavus*, *A. niger*, *A. oryzae* など）やペニシリウム属（*Penicillium* spp.），スエヒロタケ（*Schizophyllum commune*）などの糸状菌でも発症する．

真菌由来抗原にはβ-D-グルカンなどのPAMP（pathogen-associated molecular pattern）やプロテアーゼなど，さまざまな免疫応答を誘導しうるものが多く含まれている．そのため，菌体成分の吸入だけでも喘息や過敏性肺炎などさまざまな免疫アレルギー性気道疾患を引き起こすが，ABPMの発症には生きている真菌分生子を吸入し，それが気道内で発芽し菌糸を形成することが必須である．

病理
気管支内に真菌菌糸を含む好酸球性粘液栓（allergic mucin）が形成されていることが病理学的に重要である．好酸球性粘液栓はきわめて粘稠であり，炎症によって脆弱化した気道壁を外側に圧排することによって中枢性気管支拡張（central bronchiectasis）が形成される．末梢肺には好酸球性肺炎，気管支中心性肉芽腫症，器質化肺炎などの像を認める．

病態生理
真菌に対するI型アレルギー反応は菌糸断片の吸入によっても生じうる．しかし，下気道で生きた真菌が発芽しているABPAでは，菌糸由来のプロテアーゼやβ-D-グルカンなどによってさらに強い免疫応答が誘導される．分生子が下気道に到達しうるほど小さく（3μm），かつ至適発芽温度が高温（37〜42℃）であるアスペルギルス属真菌，特に *A. fumigatus* はABPAの原因真菌となりやすい．

アスペルギルス生菌は好酸球に直接作用してETosis（extracellular trap cell death）をきたし，DNAが細胞外に放出されることでABPA患者特有の粘稠な粘液栓が形成される．ABPAの病理学的変化としてみられる中枢性気管支拡張は，まず気管支腔内に好酸球に富むきわめて粘稠な粘液栓（mucus plug）が形成され，それが炎症によって脆弱化した気道壁を外側に圧排することによって形成される．

臨床症状
欧米では嚢胞性線維症患者にも好発するが，日本での症例の多くは気管支喘息合併例である．小児期には喘息を合併していてもABPAを発症することはまれであり，15歳以降に発症する．

喘息患者でコントロールが悪化した場合や末梢血好酸球数が著しく増加した場合，あるいは肺炎様の肺浸潤影と末梢血好酸球増多を呈する患者をみたときにABPMを疑う．咳嗽や喀痰，血痰，喘鳴，発熱などをきたすことがあるが，茶褐色粘液栓の喀出はABPMに特徴的な所見である．気管支鋳型状に分岐した粘液栓を喀出することもある（❼）．

検査
血液検査
血液検査では，末梢血好酸球数や血清総IgE値の増加，真菌特異的IgE・IgG・沈降抗体などがみられる．喘息患者でも末梢血好酸球増多はみられるが，本疾患では白血球分画の20％以上となることも多い．ABPMでは血清総IgE値が著増することが特徴的とされている．診断基準でのカットオフ値は417 IU/mLあるいは1,000 IU/mLなどが提唱されている．診断のみならず，病勢のバイオマーカーとしても用いられ，25〜50％の減少が治療奏効の目安とされている．

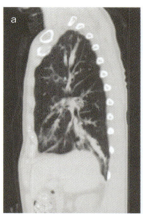
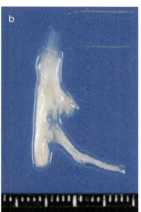
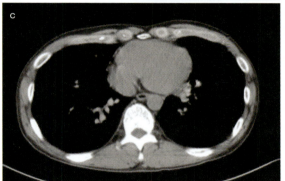

❼ アレルギー性気管支肺真菌症

(浅野浩一郎ほか：アレルギー性気管支肺アスペルギルス症．藤田次郎ほか〈編〉，臨床・画像・病理を通して理解できる！呼吸器疾患 Clinical-Radiological-Pathological アプローチ．東京：南江堂；2017．p.174-5．より許諾を得て抜粋し転載)

真菌に対する I 型アレルギー反応の指標としては，真菌特異的 IgE あるいはプリックテストによる真菌抗原に対する即時型皮膚反応などがある．III 型アレルギー反応の指標としては，真菌特異的 IgG 抗体もしくは沈降抗体の測定を行う．

画像所見（❼）

ABPA に最も特徴的な画像所見は，中枢性気管支内の粘液栓〈mucus plug〉である．胸部単純 X 線写真では棍棒状，帯状の陰影としてみられる．胸部 CT 縦隔条件で高吸収領域を呈する粘液栓〈high attenuation mucus：HAM〉が認められることもあり，その場合には ABPM の可能性が高い．粘液栓が抜けた後の気管支は中枢性気管支拡張を呈することが多い．

粘液栓末梢の無気肺や好酸球性肺炎は浸潤影としてとらえられ，時に移動性である．気管支中心性肉芽腫などによる細気管支病変を示す小葉中心性の粒状影が粘液栓の末梢側にみられることもある．

診断

①喘息，②末梢血好酸球増多，③アスペルギルス抗原に対する即時型皮膚反応陽性，④アスペルギルス抗原に対する沈降抗体陽性，⑤血清総 IgE 値上昇，⑥肺浸潤影の既往，⑦中枢性気管支拡張，からなる Rosenberg らの診断基準（1977 年）が現在でもよく用いられている．①〜⑥を満たす場合をほぼ確実例とした場合に特異度は高いが，感度は低い．

より新しい診断基準として ISHAM（International Society for Human and Animal Mycology）の基準（2013 年）があり，喘息あるいは嚢胞線維症を有する症例で，①アスペルギルス抗原に対する即時型皮膚反応陽性あるいは特異的 IgE 陽性，②1,000 IU/mL 以上の高 IgE 血症を必須項目とし，さらに③アスペルギルスに対する沈降抗体あるいは特異的 IgG 陽性，④ABPA に合致する画像所見，⑤末梢血好酸球増多，の 3 項目中 2 項目を満たす場合に ABPA と診断する．

治療

肺浸潤影の出現している急性悪化期には副腎皮質ステロイド薬の全身投与がよく奏効する．中等量（プレドニゾロン 0.5 mg/kg）以上のステロイド薬で開始し，数か月かけて漸減する．画像所見の改善と血清総 IgE 値の 25 ％以上の低下を認めた場合に治療効果ありと考える．ただし，ステロイドの減量・中止後に高率に再燃し，しばしば経口ステロイド薬の少量継続投与を必要とする．中枢性気管支拡張を伴う長期ステロイド投与患者では非結核性抗酸菌や緑膿菌などによる慢性下気道感染症を合併しやすい．

抗真菌薬，特にイトラコナゾールの併用は慢性期のステロイド減量と再燃防止に有効である．ただし，薬剤相互作用を生じる薬剤が多いこと，1 年以上の長期投与はアゾール系抗真菌薬耐性菌の出現リスクがあることに注意が必要である．

経過・予後

副腎皮質ステロイド薬に対する治療反応性は一般に良好であるが，再燃を繰り返すこともある．また，しばしば診断が遅れ，不可逆的な肺の構造改変をきたす．未治療のまま進行すると嚢胞性変化などをきたし，呼吸不全に至ることもある．

〈浅野浩一郎〉

Goodpasture 症候群

概念

● 糸球体基底膜（glomerular basement membrane：GBM）とそれに共通抗原性をもつ肺胞基底膜とに抗 GBM 抗体が沈着する抗糸球体基底膜抗体病と同義に用いられ，典型的には急速進行性糸球体腎炎に加え肺出血を特徴とする．

- 抗糸球体基底膜抗体病は，病理学的に半月体形成性糸球体腎炎の像を呈し，臨床的には急速進行性腎炎症候群の経過をとる自己免疫疾患である．
- 抗糸球体基底膜抗体病の患者のうち 60〜70％で肺出血を伴い，一般にこれを Goodpasture 症候群と呼ぶ．一方，肺出血のないものを抗 GBM 抗体関連腎炎と呼ぶ．

病因

抗基底膜抗体の標的抗原は IV 型コラーゲン（type IV collagen）の α3 鎖の NC1 部分で，この α3 鎖は糸球体と肺胞の基底膜で高発現しているため，腎と肺に限局して障害をきたすと考えられる．肺では喫煙や感染により肺胞基底膜のエピトープが露出することで抗基底膜抗体が結合する自己免疫応答が生じ，その程度により肺出血などの呼吸器疾患の発症に違いがでると推測されている．また，さらに，抗糸球体基底膜抗体病の疾患感受性には HLA-DR15 と DR4 が関与するとされる．

病理

腎生検で基底膜の断裂を伴う半月体形成性糸球体腎炎の病理像を示し，蛍光抗体染色で糸球体基底膜に IgG が線状に沈着される．肺生検では肺胞内出血，ヘモジデリン貪食マクロファージを認める．症例によっては肺胞毛細血管の基底膜にも IgG の線状沈着を認める．基底膜への免疫グロブリンの沈着はまれに IgA，IgM のこともある．

疫学

全年齢層で発症するが，肺出血を伴う典型例は若年者で多い．

臨床症状

全身症状（易疲労感，脱力，食欲不振など）が数週先行する．急速進行性腎不全を反映した腎症状として乏尿，無尿，血尿，浮腫などを認める．肺症状としては，咳嗽，喀痰（鉄染色陽性の担鉄細胞），血痰から大喀血に至る肺出血，呼吸困難がある．肺出血が腎疾患よりも数週から数か月先行して起こることがある．

検査

画像検査で両側肺に広がる斑状影，浸潤影を認める．呼吸機能検査で拘束性換気障害，肺出血時に肺拡散能力（DLco）の上昇を，血液検査でヘモグロビン低下，血清抗基底膜抗体を，尿所見で蛋白尿，血尿を認める．腎生検で先に述べた病理像を呈する．

診断

免疫蛍光染色で線状沈着を伴う糸球体腎炎，抗基底膜抗体，肺胞出血を伴う場合に診断される．糸球体腎炎と肺胞出血を伴う疾患が鑑別としてあがる．特に血管炎が関与する多発血管炎性肉芽腫症（Wegener 肉芽腫症），結節性多発動脈炎，全身性エリテマトーデスなどが重要である．

経過・予後

平均予後は半年と予後不良な疾患であったが，免疫抑制療法と血漿交換により予後は改善し，半数以上で長期生存が得られている．

治療

高用量のステロイド，免疫抑制薬（シクロホスファミド）の投与や，血漿交換を行う．

（伊藤　穣）

● 文献

1) Frankel SK, et al：Update in the diagnosis and management of pulmonary vasculitis. *Chest* 2006；129：452.

8 間質性肺疾患

総論

　間質は「広義間質」と，それに対応する「狭義間質」に大きく分けられる．前者の広義間質とは小葉間結合組織，気管支血管周囲組織を指し，狭義間質とは肺胞胞隔である．間質性肺疾患とは，後者の狭義間質に病変の主体がある疾患群であり，さまざまな疾患が含まれる（❶）．また間質性肺疾患は，両肺びまん性に生じることから，びまん性肺疾患にも含まれる疾患である．

　間質性肺疾患のなかで重要な疾患として，間質性肺炎（interstitial pneumonia）がある．間質性肺炎とは狭義間質である胞隔に炎症を生じる疾患であり，胞隔炎（alveolitis）とも呼ばれる．また間質性肺炎に対応する疾患として実質性肺炎（parenchymal pneumonia）があり，この場合の実質とは肺胞上皮細胞および肺胞腔を指すことになるが，実際には両者の厳密な区別は困難である．通常「肺炎」といえば後者を意味する．

特発性間質性肺炎
idiopathic interstitial pneumonias（IIPs）

　特発性間質性肺炎の分類の歴史は，Liebow の分類までさかのぼる．つまり① usual interstitial pneumonia，② desquamative interstitial pneumonia，③ bronchiolitis interstitial pneumonia，④ giant cell interstitial pneumonia，⑤ lymphoid interstitial pneumonia，の5疾患に分類したのが最初である．その後2002年のATS（アメリカ胸部医学会）/ERS（ヨーロッパ胸部疾患学会）の consensus statement により，IIPs は臨床病理学的な疾患単位として，①特発性肺線維症（idiopathic pulmonary fibrosis：IPF），②非特異性間質性肺炎（nonspecific interstitial pneumonia：NSIP），③特発性器質化肺炎（cryptogenic organizing pneumonia：COP＝idiopathic bronchiolitis obliterans organizing pneumonia：idiopathic BOOP），④急性間質性肺炎（acute interstitial pneumonia：AIP），⑤剥離性間質性肺炎（desquamative interstitial pneumonia：DIP），⑥呼吸細気管支炎を伴う間質性肺疾患（respiratory bronchiolitis-associated interstitial lung disease：RB-ILD），⑦リンパ球性間質性肺炎（lymphoid interstitial pneumonia：LIP），の7つの疾患が定義され，2013年には major な（主要な）疾患として IPF，NSIP，COP，RB-ILD，DIP，AIP の6つの疾患が，まれな疾患として LIP と PPFE（pleuroparenchymal fibroelastosis）が分類され，分類不能型特発性間質性肺炎（unclassifiable idiopathic interstitial pneumonias）が新たな疾患概念として取り上げられた．

　この major な6疾患については臨床を加味して慢性線維化性間質性肺炎，喫煙関連間質性肺炎，急性/亜急性間質性肺炎として分類がなされ，病理学的に対応する所見は，IPF では通常型間質性肺炎（usual interstitial pneumonia：UIP），INSIP では NSIP，AIP ではびまん性肺胞障害（diffuse alveolar damage：DAD）と表現され，病理組織像には各々「パターン」を付け臨床画像病理学的診断（clinical-radiological-pathological diagnosis：CRP diagnosis）とは区別される（❷）．

特発性肺線維症
idiopathic pulmonary fibrosis（IPF）

概念

● IIPs のなかで最も頻度の高い疾患である．

● わが国での IPF の発症率は 2.23/10 万，有病率は 10.0/10 万とされ，年齢的には中年以降の疾患とされる．70歳前後での発症が最も多く，男性での発症リスクは女性に比し 2.7 倍であるとされる．

症状・所見

　検診発見例を除けば咳嗽，呼吸困難が主症状である．また呼吸困難がある場合には，安静時低酸素血症がなくとも労作時には高度の低酸素血症を呈するとされ，6分間歩行などで評価することが重要である．

　身体所見上では，両肺底部で吸気終末時の fine crackle を聴取することが必須である．また，ばち指も参考とすべき所見であり，その頻度は 40 % 程度とされる．

❶ 間質性肺疾患の分類

1. 膠原病
   関節リウマチ（RA），多発性筋炎/皮膚筋炎（PM/DM），全身性強皮症（SSc），Sjögren 症候群（SS），混合性結合組織病（MCTD）など
2. 薬剤性
3. 原発性，分類不能
   サルコイドーシス，好酸球性肺炎，肺 Langerhans 細胞組織球症，肺リンパ脈管筋腫症，アミロイドーシスなど
4. 職業性，環境因子
   過敏性肺炎，じん肺など
5. 特発性間質性肺炎
6. その他

❷ 特発性間質性肺炎（IIPs）の分類

分類	臨床画像病理学的診断（CRP diagnosis）	画像的 and/or 病理学的パターン
慢性線維化性間質性肺炎	idiopathic pulmonary fibrosis（IPF） idiopathic nonspecific interstitial pneumonia（INSIP）	usual interstitial pneumonia（UIP） nonspecific interstitial pneumonia（NSIP）
喫煙関連間質性肺炎	respiratory bronchiolitis-interstitial lung disease（RB-ILD） desquamative interstitial pneumonia（DIP）	respiratory bronchiolitis（RB） desquamative interstitial pneumonia（DIP）
急性/亜急性間質性肺炎	cryptogenic organizing pneumonia（COP） acute interstitial pneumonia（AIP）	organizing pneumonia（OP） diffuse alveolar damage（DAD）

（Travis WD, et al：An official American Thoracic Society/European Respiratory Society statement：Update of the international multidisciplinary classification of the idiopathic interstitial pneumonias. *Am J Respir Crit Care Med* 2013；188：733./ 日本呼吸器学会 びまん性肺疾患 診断・治療ガイドライン作成委員会〈編〉：特発性間質性肺炎 診断と治療の手引き. 改訂第3版. 東京：南江堂；2016.）

検査

血液検査：IPF に特徴的な検査所見はない. 鑑別上は, 膠原病関連の各種自己抗体が陰性であることが重要である. しかし, リウマチ因子（rheumatoid factor：RF）や抗核抗体などは非特異的な上昇が認められる. 疾患活動性については, 従来非特異的な細胞障害のマーカーである LDH が重要視されてきたが, II 型肺胞上皮細胞に大量に存在する KL-6 や, 肺サーファクタント蛋白である SP-D, SP-A なども臨床上有用である. なかでも SP-A と SP-D は後述の CT 所見でのすりガラス陰影の広がりと関連し, その予後推定因子とされる.

呼吸機能検査：拘束性障害を呈することが一般的であるが, 気腫性合併例では拘束性障害は軽度であり, 閉塞性障害のみを認める場合もある. また, 各種治験からは一般的には年間の FVC 減少量は 200 mL 程度とされている.

BALF 検査：IPF の診断上気管支肺胞洗浄液（bronchoalveolar lavage fluid：BALF）所見は他疾患を除外するうえで重要である. 好酸球やリンパ球の増加は他疾患を疑う材料となる. また, IPF で好酸球増加や好中球増加がみられる場合では, その予後は不良とされる.

胸部 X 線検査：両側下肺野にほぼ対称性に網状影や輪状影が認められ, 典型例では両側下肺野の縮みがみられる.

CT 検査：両側下肺野を中心とした胸膜直下に存在する多層性の輪状影（蜂巣肺）が認められ（❸a）, この蜂巣肺は時間の経過とともに増大, 癒合し, 症例によっては多発性の囊胞状陰影を呈する. 一般にすりガラス状陰影は少ないとされるが, 経過中にすりガラス状陰影が出入りすることがあり, 疾患活動性を示す. また, HRCT（high resolution computed tomography）上明らかな蜂巣肺のない症例でも, 病理学的には顕微鏡的蜂巣肺が認められ, IPF と診断される症例もあるとされる.

病理像

肉眼所見では, 典型例では胸膜の凹凸が目立つ. 病理像は UIP パターンであり, ルーペ像や強拡では胸膜直下, 小葉辺縁性の病変分布を示す. 病変部位と正常肺組織が隣り合って存在する, いわゆる時相の不均一が特徴的で, この病変は NSIP にみられる均一な時相とは異なる（❸b）. 高度な線維化の部分では平滑筋増生もみられ, 線維化周辺部では線維芽細胞巣（fibroblastic foci）が認められる（❸c）. この fibroblastic foci の過多は予後不良とされる. 鑑別診断として問題となってくるのは NSIP の fibrotic type である.

診断基準

2016 年に新たな診断のフローチャート（❹）が提示された. この中で重要なことはいずれも多面的集学的検討（multidisciplinary discussion：MDD）が重要であるということ, また臨床経過が重要視されて慢性の進行性であれば IPF への診断が総合的に可能ということである. また現状での診断は ATS/ERS/JRS/ALAT（アメリカ胸部医学会, ヨーロッパ胸部疾患学会, 日本呼吸器学会, およびラテンアメリカ胸部医学会）に基づいた画像と病理像の組み合わせによってなされる（❺〜❼）. 重要な注釈として, IPF が推測される場合とは, 原因不明であり画像上の両側肺の線維化を認め, 両側肺底部吸気性 crackles を聴取し, 60 歳以上で症状の有無にはかかわらないと記載されている. さらに 40〜60 歳までの中年齢層, なかでも家族性肺線維症のリスクがあれば 60 歳以上の典型的患者と同様の経過が想定されると記載されている. さらに注目すべきは「確からしさ（likely）」として, 以下のいずれかの所見があれば IPF の可能性があると記載されている.

①中等度から高度の牽引性気管支 / 細気管支拡張（舌区を含む 4 葉以上の軽度な牽引性拡張ないし 2 葉以上の中等度〜高度な牽引性拡張）, 男性 50 歳以上,

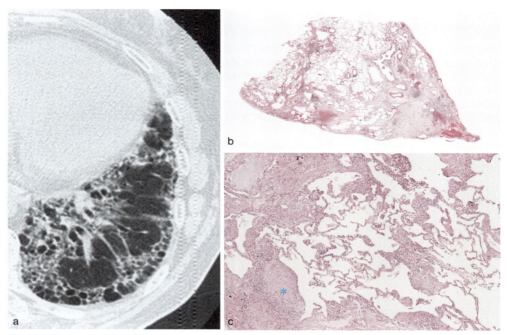

❸ IPF/UIP の CT 像と病理像
a. IPF/UIP の CT 像；胸膜下に存在する多層性の輪状影を認める.
b. IPF/UIP のルーペ像；胸膜下に認める dense fibrosis と一部に蜂巣肺を認める.
c. IPF/UIP の病理像；dense fibrosis に接して線維芽細胞巣（＊）が認められ，線維化病巣内に正常の肺胞がみられる.

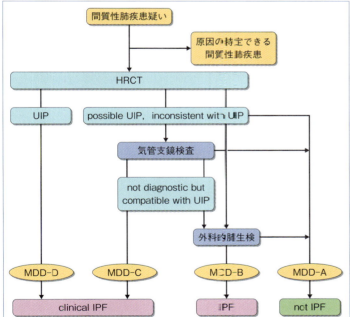

❹ 特発性肺線維症（IPF）診断のフローチャート

MDD（multidisciplinary discussion）の取り扱い
MDD：下記のとおり，呼吸器内科医，画像診断医，病理診断医が総合的に判断する．
MDD-A：画像上他疾患が考えられる場合，気管支鏡検査あるいは外科的肺生検で他疾患が見込まれる場合．
MDD-B：外科的肺生検は積極的 UIP 診断の根拠になる場合が多いため，患者のリスクを勘案のうえ，可能な限り施行する．
MDD-C：IPF 症例で非典型的な画像（蜂巣肺が不鮮明など）を約半数で認めるため（Sverzellati N. Respir Res 2013；14（Suppl 1）：S3），呼吸機能の低下など，進行経過（behavior）を総合して臨床的 IPF と判断する症例がある．
MDD-D：病理検査のない場合の適格性を検討する．
各 MDD において最終診断が変わりうる可能性がある
（日本呼吸器学会 びまん性肺疾患 診断・治療ガイドライン作成委員会〈編〉：特発性間質性肺炎 診断と治療の手引き，改訂第 3 版．東京：南江堂；2016．）

女性 60 歳以上．
②HRCT 上高度（>30%）の網状影と 70 歳以上．
③BALF 上で好中球上昇 and/or リンパ球増多がない．
④MDD（multidisplenary discussion）で IPF の診断に矛盾しない．

また，作業診断（working diagnosis）の重要性も言われており，明らかな原因がない場合には IPF と仮診断してもよいこと，さらに経過中に診断の見直しを繰り返し行うことも推奨されている．

❺ 2018年ガイドラインにおけるHRCTパターン

UIP	probable UIP	indeterminate for UIP	alternative diagnosis
・胸膜下で肺底部優位：分布はしばしばheterogenous ・蜂巣肺があって末梢の牽引性気管支ないし細気管支拡張の有無は問わない	・胸膜下で肺底部優位：分布はしばしばheterogenous ・末梢の牽引性気管支ないし細気管支拡張を伴う網状パターン ・軽微なGGOはあってもよい	・胸膜下かつ肺底部優位 ・軽微な網状陰影：軽微なGGOや構造改変があってもよい（早期UIPパターン） ・他の特異的疾患が推測されないCT所見and/or線維化の分布 （本当のindeterminate）	他疾患を推測させる所見 [CT所見] ・嚢胞 ・明らかなモザイク病変 ・GGOが目立つ ・多数の小粒状影 ・小葉中心性陰影 ・結節 ・コンソリデーション [有意な分布] ・気管支血管束に沿うもの ・リンパ管に沿うもの ・上/中肺野 [その他] ・胸膜肥厚斑（アスベストーシス） ・食道拡張（CTD） ・鎖骨末端の骨びらん（RA） ・過度なリンパ節腫大（他疾患） ・胸水，胸膜肥厚（CTD，薬剤）

（Raghu G, et al：Diagnosis of idiopathic pulmonary fibrosis：An official ATS/ERS/JRS/ALATA clinical practice gudiline. *Am J Respir Crit Care Med* 2018；198：e44. をもとに作成）

❻ 2018年ガイドラインにおける病理学的パターンと所見

UIP類似	probable UIP	indeterminate UIP	alternative diagnosis
・構造改変を伴うdense fibrosis（破壊性瘢痕and/or蜂巣肺） ・胸膜下and/or傍隔壁に優位な線維化 ・線維化による斑状病変 ・線維芽細胞巣 ・他疾患を示唆する所見がない	・カラム1のいくつかの病理所見が含まれるがUIP/IPFの確定診断を妨げるものが存在 AND ・他疾患を推測する所見がない Or ・蜂巣肺のみ	・他の原因による二次性のUIP類似病変またはUIP以外の病変による構造改変の有無を問わない線維化 ・カラム1のいくつかの病理所見が含まれるが他疾患を推測する所見の存在	・生検部位のすべてでIIPs以外の病理パターン（例えば，線維芽細胞巣の欠如，粗な線維化）の所見 ・他疾患を示唆する病理所見がある（例えば，HP，LCH，LAM，サルコイドーシス）

（Raghu G, et al：Diagnosis of idiopathic pulmonary fibrosis：An official ATS/ERS/JRS/ALATA clinical practice gudiline. *Am J Respir Crit Care Med* 2018；198：e44. をもとに作成）

❼ HRCTと病理学的パターンからのIPF診断

IPF疑い		病理学的パターン			
		UIP	probable UIP	indeterminate for UIP	alternative diagnosis
HRCTパターン	UIP	IPF	IPF	IPF	non-IPF dx
	probable UIP	IPF	IPF	IPF（likely）	non-IPF dx
	indeterminate	IPF	IPF（likely）	indeterminate	non-IPF dx
	alternnative diagnosis	IPF（likely）/non-IPF dx	non-IPF dx	non-IPF dx	non-IPF dx

（Raghu G, et al：Diagnosis of idiopathic pulmonary fibrosis：An official ATS/ERS/JRS/ALATA clinical practice gudiline. *Am J Respir Crit Care Med* 2018；198：e44. をもとに作成）

　以上のことは，IPFに対する治療薬出現によって，明らかな原因がなければできるだけIPFの可能性を考慮するということである．このような観点であれば，後述する線維化型NSIPの多くはIPFに含まれることとなり，かつ従来のわが国でのIIPsの診断基準では生検未施行のIPFはHRCT上蜂巣肺を必須としていたことと大きく異なっており，現状ではIPFを幅広く認識するという流れがより一層強くなっている．

治療

　IPFに対してエビデンスのある治療薬はなかったが，ピルフェニドンやニンテダニブなどの抗線維化薬の有効性が証明され，臨床使用されている．また

NAC（N-アセチルシステイン）内服治療に否定されたが，現在わが国で施行された NAC 吸入薬の臨床試験結果の報告が待たれている．

急性増悪

　IPF の経過中，1 か月以内に他の原因が明らかでなく急速に呼吸困難が進行し呼吸不全を呈する状態を急性増悪といい，この病態を生じた場合の予後はきわめて不良であり，IPF の予後決定因子として重要である．急性増悪時の治療としてはステロイドパルス療法やエンドキサンパルス療法やシクロスポリン A（CsA）の併用療法，血液浄化療法，アジスロマイシン療法，リコンビナントトロンボモジュリンなどが臨床使用されているが，その予後は不良である．現在リコンビナントの臨床試験が行われており，その結果が待たれる．

非特異性間質性肺炎
nonspecific interstitial pneumonia（NSIP）

概念
● 1994 年に Katzenstein らが，従来の病理組織分類で表現できない疾患群を病理学的にまとめて NSIP として報告した．

分類

　Katzenstein らの分類では組織学的な特徴として病変の分布や時相が比較的均一なことをあげ，細胞浸潤が主体であるものを Group I，細胞浸潤と線維化がみられるものを Group II，線維化が主体のものを Group III として 3 群に分けられた．その後，病理亜型により予後の違いが報告され，細胞浸潤性（cellular：cNSIP）と線維化性（fibrotic：fNSIP）の 2 群に分類された．しかし新たな分類では NSIP は線維化性として認識（②）されており，細胞浸潤性の立ち位置は不明確である．

症状・所見

　平均発症年齢は IPF に比較して若干若い年代である．IPF と異なり性差はなく，喫煙歴との関連も明らかではない．発症経過は比較的緩徐であるが，数か月の経過で発症する亜急性型もみられる．主な自覚症状は呼吸困難，咳嗽，倦怠感などで，発熱がみられることは少ない．聴診上両肺で fine crackle を聴取することが重要だが，ばち指は少ない．

検査
血液検査：膠原病関連の検査が除外診断に重要である．また，BALF でのリンパ球増加が特徴的で，好中球や好酸球の増加がみられることもある．
胸部 X 線検査：両側の浸潤影が主に下肺野にみられるのが一般的であり，容量減少が認められる場合も多い．
CT 検査：CT 像の特徴は，両側下肺野での濃厚陰影

およびすりガラス陰影である（⑧a, c）．陰影内に空気気管支像（air bronchogram）や牽引性気管支拡張（traction bronchiectasis）などが認められ，胸膜直下の線状影や索状影などが認められる．一部の症例では蜂巣肺が認められる．

病理像（⑧b, d）

　病態により組織学的なスペクトルが幅広いこと，また病変の分布が一様で時相が均一である点が特徴であるといえる．cNSIP の特徴的な所見としては，①軽度から中等度の間質の慢性炎症像，②II 型肺胞上皮細胞増生が病変部位に認められる，などである．

　一方，fNSIP の特徴的所見は，①濃いまたは粗な間質の線維化巣が，UIP に特徴的な時相の不均一性と病変の patchy さを示さない，② HE 染色標本では肺胞構造の破壊のようにみられるが，弾性線維染色では肺胞構造が比較的保たれている，③間質の慢性炎症は軽度から中等度である，などである．鑑別診断は，cNSIP では COP や LIP などの鑑別を要する．fNSIP では UIP との鑑別が問題になってくるが，鑑別困難な症例もみられる．

治療・予後

　cNSIP ではステロイド単独療法，fNSIP ではステロイド＋免疫抑制薬を使用する．cNSIP の予後は 5 年生存率 100 ％とされ，fNSIP では IPF よりは予後良好であるが，5 年生存率は 45～90 ％と幅がある．

急性間質性肺炎
acute interstitial pneumonia（AIP）

概念
● AIP は Hamman-Rich 症候群と同一疾患と認識され，臨床的には急性呼吸促迫症候群（acute respiratory distress syndrome：ARDS）の臨床像を呈するとされる．
● 病理学的には，びまん性肺胞障害（diffuse alveolar damage：DAD）を呈する疾患である．

症状・所見

　症状的には感冒様症状後に続いて，数日から数週間で呼吸困難が進行する．

検査
血液検査：白血球増加や CRP 増加などがみられ，間質性肺炎のマーカー（KL-6，SP-D，SP-A）も上昇する．臨床上ウイルス感染の除外が重要である．
胸部 X 線検査：両側性肺胞性陰影を呈するが，必ずしもびまん性の陰影をとらず，斑状の分布がみられる．
CT 検査：HRCT（⑨a）では両側性のすりガラス状陰影と濃厚陰影が主体であり，牽引性気管支拡張も高頻度に認められる．画像での濃度上昇領域は主に滲出性病変を示し，牽引性気管支拡張は増殖期や器質化期

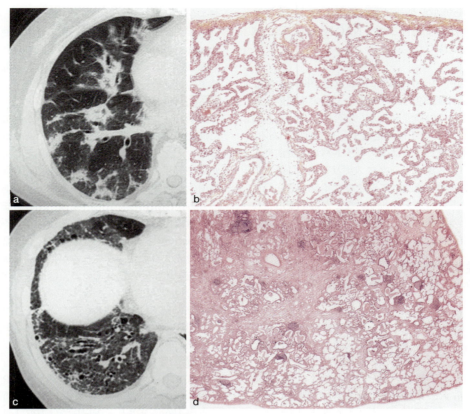

❽ cNSIPとfNSIPのCT像と病理像
a. cNSIPのCT像；胸膜下はspareされており、斑状の浸潤影を多発性に認める。
b. cNSIPの病理像（HE染色）；病変の分布、時相は均一であり、細胞壁への細胞浸潤と浮腫を認め、構造改変は認めない。
c. fNSIPのCT像；病変は胸膜下はspareされ、すりガラス陰影がほぼ均一に広がり、いわゆる牽引性気管支拡張を認める。
d. fNSIPの病理像（HE染色）；病変はほぼ均一に広がり分布、時相もほぼ均一である。胸膜下病変は軽度であり、内層での線維化病変が認められ、明らかな構造改変が認められる。病変の軽度な胞隔にも細胞浸潤がみられる。

に相当する。病態がさらに進行すれば容量減少や囊胞性変化が出現するとされ、牽引性気管支拡張が認められる症例の予後は不良である。

BALF検査：細胞数増加、好中球増加がみられるが特異的なものはなく、あくまで感染症除外などのための補助的検査である。

病理像

AIPの急性期に外科的肺生検（surgical lung biopsy：SLB）を施行することは、予後不良であることや呼吸状態が悪いことなどから困難である。一般臨床では、AIPの診断は臨床経過や画像所見に矛盾がなく、経気管支肺生検（transbronchial lung biopsy：TBLB）にて硝子膜形成が認められれば総合的にAIPと診断されている。

DADの病理像（❾b、c）は、発症からの時間経過の違いにより、初期の滲出期と後期の増殖期または器質化期に分けられる。増殖期では、COPやNSIPなどとの鑑別が困難な症例も少なくない。さらに、IPF症例における急性増悪時にも病理学的には同様の症状を呈するため、先行する間質性病変の存在は診断上重要で、注意が必要である。

治療

IPF急性増悪と同様の治療を行う。

特発性器質化肺炎
cryptogenic organizing pneumonia（COP）

概念

- わが国ではBOOP（bronchiolitis obliterans organizing pneumonia）という疾患名がなじみ深い。
- COPは1983年にDavisonらにより、BOOPは1985年にEplerらにより提唱された疾患概念であり、前者はTBLBにより、後者はSLBにより確立された。

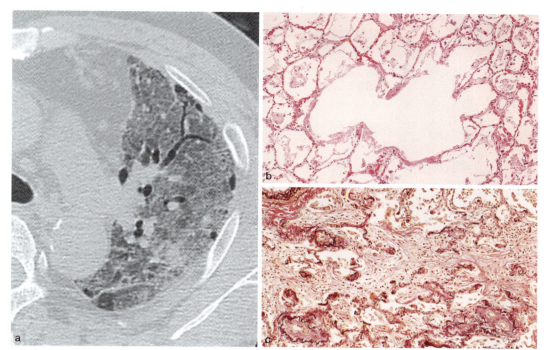

⑨ AIP の CT 像と病理像
a. AIP の CT 像；本症例ではすりガラス陰影はほぼ均一に広がる．
b. 滲出期の DAD（HE 染色）；胞隔の浮腫と軽度の細胞浸潤がみられ，肺胞入口輪に沿って硝子膜形成が認められ，肺胞腔内には滲出物が認められる．
c. 器質化期の DAD（EVG 染色）；肺胞入口部から肺胞内にかけて器質化物が充満しており，胞隔の肥厚も認められる．

症状・所見

50〜60 歳代が好発年齢で，性差はないが，非喫煙者の頻度が高い．病状は亜急性の経過で発症し，多くの場合は感冒様症状で発症する．通常，発症時は肺炎と診断され，抗菌薬治療を受け反応不良なことから本疾患を疑われることが多い．胸部聴診上では陰影に一致し crackle を聴取することが多い．ばち指は認められない．

検査

血液検査：CRP 上昇や好中球増加を認めることが多いが，白血球増加は軽微である．
呼吸機能検査：拘束性障害，拡散障害が基本である．症例により低酸素血症を呈する場合もあり，急性呼吸不全を呈することもある．
BALF 検査：BALF ではリンパ球増加と OKT4/OKT8 の上昇が認められる．また好中球や好酸球比率の増加をしばしば認め，好酸球性肺炎との鑑別が問題となる．
胸部 X 線検査：両側，多発性の浸潤影が特徴とされ，しばしば経過とともに陰影の移動がみられる．
CT 検査：およそ 90 % の症例で胸膜直下に広がる斑状の浸潤影が認められ，air-bronchogram がみられる（⑩ a）．一部には結節型の症例もみられる．BALF 所見と同様に慢性好酸球性肺炎との鑑別は画像上困難である．

病理像（⑩ b，c）

画像と一致して組織学的にも斑状に分布し，正常部位との境界は明瞭である．背景の肺胞構造は保たれており，末梢気腔にはポリープ型の器質化病変が認められる．周囲の肺胞隔壁にはリンパ球や形質細胞浸潤がみられ，肺胞腔内には泡沫状マクロファージがしばしばみられる．本疾患は典型的な臨床像と TBLB で器質化肺炎像の所見が認められれば，COP と臨床診断される．

治療

ステロイドが基本であり，ほとんどの症例で改善がみられ，「ステロイドで治療する肺炎」といえる．

剥離性間質性肺炎
desquamative interstitial pneumonia（DIP）

概念

- 喫煙関連肺疾患の一つであるが，非喫煙者の報告もある．
- 本疾患はその病理学的特徴から alveolar macrophage pneumonia（AMP）への診断名変更も考えられている．
- まれな疾患であり，RB-ILD と類縁疾患としてとらえられている．

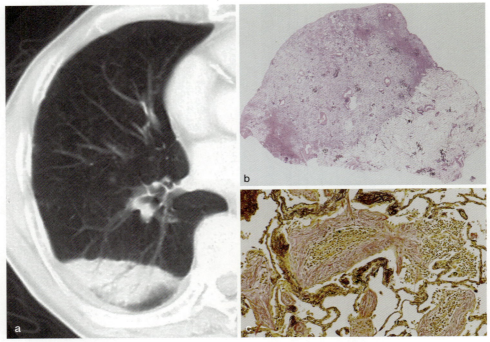

❿ COP の CT 像と病理像
a. COP の CT 像；胸膜を底にもつ浸潤影と air bronchogram を認める，いわゆる実質性肺炎像である．
b. COP のルーペ像；病変部位は正常肺と明確に隔てられており，病巣内の構造は正常に保たれている．
c. COP の病理像（EVG 染色）；胞隔の軽度の肥厚と細胞浸潤を認めるが，構造改変はなく，肺胞腔内には器質化物を認める．

症状・所見

40〜50歳代の喫煙者に好発する．性差は男性に多く女性の約2倍といわれている．自覚症状は緩徐に進む呼吸困難であり，進行例では呼吸不全を呈し，約半数にばち指を認める．

検査

呼吸機能検査：正常または軽度の拘束性障害を呈し，拡散能も低下する．

BALF 検査：喫煙者にみられる褐色のマクロファージを認める．そのほか，好中球，好酸球，リンパ球の増加を認めるとの報告も散見される．

胸部 X 線検査：両側下肺野を中心としたすりガラス陰影が特徴とされるが，約20％は正常である．

CT 検査：すりガラス陰影を両側下肺野，末梢側に認める．陰影は肺底区に広がり，性状は比較的均質であり，嚢胞性の陰影を約1/3に認める．

病理像

病変の分布はびまん性かつ均等であり，胞体の広い肺胞マクロファージが末梢気道に充満する．DIP でみられる肺胞マクロファージは PAS 陽性顆粒がみられ，鉄染色陽性である．背景の肺には肺胞隔壁に軽度から中等度の線維化がみられる．好酸球も認めるが量的には少ない．

治療

禁煙が重要で，症例によってはステロイドを投与する．DIP の予後は良好で10年生存率は約70％である．

呼吸細気管支炎を伴う間質性肺疾患
respiratory bronchiolitis-associated interstitial lung disease（RB-ILD）

概念

- 喫煙関連肺疾患の一つである．
- DIP との関連が強く疑われており，DIP の軽症例とする考え方もある．

症状・所見

本症では無症状例も少なくない．自覚症状としては軽微（咳嗽など）であることが多いが，呼吸困難や低酸素血症を伴うこともある．そのほか血痰や喀血，胸部不快感などがあげられる．40〜50歳代の喫煙男性に多い疾患で，しかも重喫煙者に多い．ばち指がみられることはない．

検査

呼吸機能検査：合併する肺気腫による影響もあり，肺機能上は拡散障害を呈したり，閉塞性障害や混合性障害を呈することがある．

BALF 検査：色素沈着を伴ったマクロファージが特徴

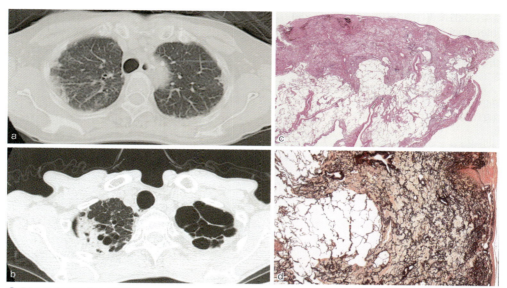

⓫ PPFE の CT 像と病理像
a. PPFE の HRCT 像（初期像）．肺尖部胸膜下に浸潤影を軽度認める．
b. PPFE の HRCT 像（進行例）．嚢胞性変化の出現と胸膜下から肺内への dense consolidation を認める．a に比し，扁平胸ややせも明らかである．
c. PPFE の病理像（HE 染色）．胸膜下に広がる線維化病変は正常肺組織と明瞭に境されている．
d. PPFE の病理像（EVG 染色）．肺内から胸膜下に向けて胞隔の畳み込みが明らかで，正常肺との境界病変では肺胞腔内に埋め込み型の器質化病変を認め，赤く染色される膠原線維の沈着がみられる．

的で，中等度の好中球増加を認める場合もある．

胸部 X 線検査：気管支炎の所見である気道壁の肥厚像が約 75％に，肺野ではすりガラス陰影が 60％に認められ，分布は上肺野優位である．また，胸部 X 線上正常例は 14％に認められる．また，過膨張所見を呈する場合は合併する肺気腫による．

CT 検査：上葉に気腫性変化を伴うことが多く，低吸収領域（low attenuation）が目立つことが多い．小葉中心性の小結節影，散布性のすりガラス陰影，気道壁肥厚像などが認められる．

病理像

組織学的所見として病変分布は細気管支中心性であり，呼吸細気管支，肺胞道，および周囲の肺胞内に茶褐色顆粒を貪食したマクロファージが集簇して認められる．リンパ球や組織球の浸潤が細気管支周囲や粘膜下にみられる．細気管支周囲に不規則な軽度線維化を伴い，時に周囲の肺胞壁へ広がる．小葉中心性の肺気腫も通常認められる．

治療

治療は禁煙であり，多くの場合は禁煙のみで改善する．

リンパ球性間質性肺炎
lymphoid interstitial pneumonia（LIP）

1969 年に LIP は Liebow & Carrington により，リンパ球が間質に浸潤する疾患として報告された．しかしその後，リンパ腫に移行した症例が報告されたことより，リンパ増殖性肺疾患に含めるべきとの意見が出た．実際，特殊染色や遺伝子診断などの診断技術の進歩とともに，LIP のなかに低悪性度 B 細胞リンパ腫が混在していたことが明らかになった．

本疾患も IIPs の一疾患として取り上げられているが，さまざまな背景因子が知られており，LIP はその結果生じた 1 つのパターンとして認識され，いわゆる特発性と診断しうる症例はほとんどないといっても過言ではない．

特発性 LIP はきわめてまれであるため，病理学的に LIP パターンが認められた場合，原因疾患として膠原病，橋本病，慢性活動性肝炎，原発性胆汁性肝硬変，自己免疫性溶血性貧血，免疫不全症などが報告されていることから，可能なかぎり除外検査を行うことが重要である．もちろん悪性リンパ腫との鑑別も必要で，遺伝子再構成などの特殊検査が必要な場合もある．
☞「膠原病および類縁疾患と呼吸器障害」（p.559）

PPFE（pleuroparenchymal fibroelastosis）

PPFE の概念は古くからいわれていたが，わが国では 1992 年に網谷らにより特発性上葉限局型肺線維症として報告されている．その後 2004 年に Frankel らが PPFE として報告し，注目を浴びることになった

⓬ 分類不能型特発性間質性肺炎（unclassifiable idio-pathic interstitial pneumonias）

1. 臨床，画像，病理データが不適切な場合
2. 臨床，画像，病理所見が以下の理由で一致しない
   a. 治療の影響で画像や病理像が変化した場合
   b. 新しい疾患概念，または，通常みられない変化，現在のATS/ERS 分類にあてはまらないもの
   c. 複数の HRCT および，あるいは病理パターンが認められる

間質性肺炎の分類困難または不可能な場合には，患者の管理はMDD（多面的集学的検討）を行い，もっとも可能性の高い診断と予想される疾患の挙動を考慮して行う．
(Travis WD, et al：An official American Thoracic Society/European Respiratory Society statement：Update of the international multidisciplinary classification of the idiopathic interstitial pneumonias. *Am J Respir Crit Care Med* 2013；188：733.)

病態としては，肺尖部の胸膜肥厚様の陰影により確認される上肺の縮小が進行して高度の拘束性障害を生じる．

疾患の特徴としては性差はなく，IPF より年齢層は若い．喫煙歴とは関係性はなく，緩徐に進行する咳嗽，労作時呼吸困難が主症状である．この労作時呼吸困難は通常の間質性肺炎とは異なり，初期には労作時であっても低酸素血症を認めない．

扁平胸が特徴的であり，病態の進行とともに扁平化も進行する．また外見のやせは顕著であり，しばしば気胸を生じる．

典型例では KL-6 の上昇はなく，SP-D の上昇が特徴的である．

本疾患は，胸部単純X線写真上で上葉の縮みや気管の屈曲で疑うことができ，胸部単純X線検査は早期発見には有用である．

HRCT（⓫a, b）では胸膜下に沿って consolidation が認められ，進行例では囊胞形成も認められる．

病理学的（⓫c, d）には肺胞構造の破壊のない肺胞壁の虚脱化を伴った線維化であり，病変との境界は明瞭である．また境界領域に近い病変部位では気腔内埋め込み型の器質化病変と膠原線維の沈着を認める．予後はさまざまであり，予測はできない．

分類不能型特発性間質性肺炎
unclassifiable idiopathic interstitial pneumonias

2013 年の改訂国際分類で従来の分類では合致しない病態を新たな疾患群として取り上げたことは，ある意味画期的ではある．実臨床において，無理やり既定の疾患群，特に IPF に押し込むことなく，NSIP の病理像を呈する場合には膠原病や慢性過敏性肺炎（CHP）を念頭に置くように，原因のある病態の可能性を考慮することが重要である．しかしながら，この疾患の定義そのものが⓬に示すように，さまざまな病態を含んでいることを理解して臨床的に対応することが重要である．

（田口善夫）

● **文献**

1) Travis WD, et al：An official American Thoracic Society/European Respiratory Society statement：Update of the international multidisciplinary classification of the idiopathic interstitial pneumonias. ATS/ERS Committee on Idiopathic Interstitial Pneumonias. *Am J Respir Crit Care Med* 2013；188：733.

2) Raghu G, et al：Diagnosis of idiopathic pulmonary fibrosis：An official ATS/ERS/JRS/ALATA clinical practice gudiline. *Am J Respir Crit Care Med* 2018；198：e44.

3) Lynch DA, et al：Diagnosis criteria for idiopathic pulmonary fibrosis：a Fleishner Society White Paper. *Lancet Respir Med* 2018；6：135.

4) 日本呼吸器学会 びまん性肺疾患 診断・治療ガイドライン作成委員会（編）：特発性間質性肺炎 診断と治療の手引き，改訂第3版．東京：南江堂；2016.

9 職業性・物理化学因子性呼吸器疾患

じん肺 pneumoconiosis

1960 年に制定されたじん肺法でじん肺は「粉じんを吸入することによって肺に生じた線維増殖性変化を主体とする疾病」と定義されている．無機，有機の区別をしていないが，実際の取り扱いは無機粉じんによるじん肺が対象となっている（❶）．しかし職業性肺疾患という観点から，また一部の有機粉じんによっては非可逆的な肺線維症に進行することがあることから，有機粉じんによる肺病変もこの項目に含めて述べることにする．

国が定めるわが国の粉じん作業労働者数は 1975 年に 59 万人であったが，2000 年に 35 万人に減少した．その後再び上昇に転じ，2016 年時点で 52 万人にまで増加している．しかし職場の粉じん対策が進歩し，珪肺をはじめとするじん肺患者数は顕著に減少している．ことに新規の画像の有所見者（じん肺）は 2015 年の時点で 106 人にまで減少した．しかし石綿による健康被害患者は近年むしろ増加している．

珪肺 silicosis

概念
- わが国におけるじん肺の代表的疾患である．
- 遊離珪酸（silica，SiO_2）を長期間吸入することにより発症する．
- 通常 10～20 年の粉じん曝露（職業）歴があって発症するが，高濃度の曝露では数か月の経過で発症することもある．
- 慢性経過の珪肺症は，径 10 mm 以下の多発性小結節から成る単純珪肺症（simple silicosis）と，それらが融合して多発性の腫瘤を形成する複雑珪肺症（complicated silicosis もしくは progressive massive fibrosis：PMF）に大別できる．
- PMF に進展すれば，粉じん曝露から遠ざかっても呼吸機能障害が進行する．
- 結核を合併しやすい（珪肺結核）．

病因
採石場，窯業，土木（トンネル）工事，研摩剤製造，鉱山（金属，石炭），鋳造業などの職歴が多い．職場環境の遊離珪酸（SiO_2）や珪酸塩を含む粉じんを吸入することで発症する．

病態生理
遊離珪酸が経気道的に肺に到達すると，マクロファージに貪食される．その結果マクロファージがまず傷害され最終的に破壊されると考えられており，その過程で線維化を誘発するさまざまなサイトカイン，活性酸素や酵素がマクロファージから放出されることになる．そのなかでも珪肺の発生・進展に最も重要なサイトカインが TGF-β である．

病理
珪肺結節が本症を特徴づける病理像である．径 1 mm から 1 cm 程度の小結節がびまん性に特に上肺野を中心に多発している．進行すると結節はお互いに融合し，径が 2 cm を超す大きな結節となる．珪肺結節は周囲肺組織とは明瞭な境界がある．結節は渦巻き状の硝子化した膠原線維束から成る（❷）．陳旧化すると骨化もみられる．特に珪肺結節は，肺門リンパ節に多くみられる．

粉じん中に含まれる遊離珪酸の含有量が多ければ珪肺結節を生じ，珪肺となる．一方遊離珪酸の含有量が

❶ 無機粉じんによるじん肺の種類とその発生職場

起因物質	じん肺の種類	発生職場
遊離珪酸	典型珪肺	30～40 % 以上の珪酸吸入職場（鉱山，石工，耐火煉瓦，ガラス工場など）
	非典型珪肺	約 20 % 以下の珪酸吸入職場（鉱山など）
	急進性珪肺	大量粉じん吸入職場（サンドブラスト，珪石粉砕，トンネル工事で多量粉じん発生箇所）
珪酸化合物	石綿肺	石綿鉱山，石綿製品工場，建設業（保湿剤，防火用材，ビル解体作業），造船業，自動車工場（ブレーキライニング）など
	滑石肺	滑石製造，ゴム工場など
	珪藻土肺	珪藻土工場，採掘など
	蝋石肺	るつぼ工場など
	セメント肺	セメント工場，建設業など
金属	アルミニウム肺	金箔製造工場，窯業など
	アルミナ肺	金属工業（アルミ製造・再生など）
	溶接工肺	溶接作業
	硫化鉄鉱肺	ガラス工業
	鉄肺	各種工業
	ベリリウム肺	ベリリウム精錬，航空機製造工程，原子炉など
炭素	炭素肺	製墨・カーボンブラック工場
	黒鉛肺	黒鉛・電極工場
	炭坑夫じん肺	炭坑（日本では無水珪酸を伴うことが多い）
	活性炭肺	活性炭

少ないと混合型粉じん性線維化巣（mixed dust fibrosis：MDF）を形成し，混合型粉じん性じん肺（mixed dust pneumoconiosis）となる．かつて，じん肺といえば珪肺がその大半を占めていた．しかし粉じんの作業環境が改善され，粉じん中に含まれる遊離珪酸の濃度は可能な限り低く抑えられるようになった．その結果，古典的な珪肺に遭遇する機会が減り，MDFあるいはMDFと珪肺結節が混在している非典型珪肺が増えてきた．

臨床症状

無症状のものから労作時呼吸困難が強度のものまである．小結節が融合して塊状影が出現する時期，すなわちPMFまで進行すれば，曝露環境から遠ざかっても病変が進行する．本症に特徴的な聴診所見はないが，二次的に肺気腫を合併すれば乾性ラ音が聴取される．

検査

胸部X線検査：両肺野，特に上肺野を中心にびまん性の粒状影がみられる．結節の大きさは1〜10 mm程度であり（❸），それらの結節がお互いに融合すれば塊状陰影となる．粉じん曝露環境から離れた後も，線維化と二次的な気腫化が進行する（❹）．

胸部CT検査：境界明瞭なCT値の高い小結節がびまん性に存在し，進行すれば大きな腫瘤を形成する（❺）．縦隔や肺門リンパ節に卵殻状石灰化がみられ診断の助けとなる（❻）．

呼吸機能検査：呼吸機能障害の前景に立つのは線維化

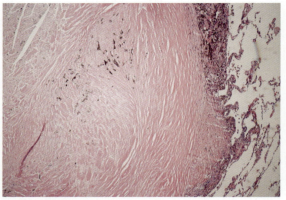

❷ 珪肺結節
硝子化した膠原線維の同心円状の束から成る．

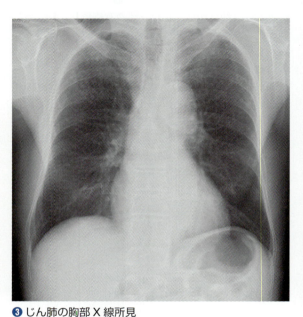

❸ じん肺の胸部X線所見
（厚生労働省：「じん肺標準エックス線写真集」電子媒体版）

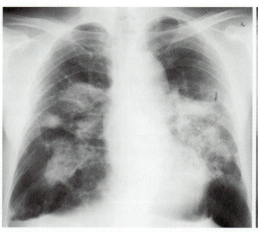
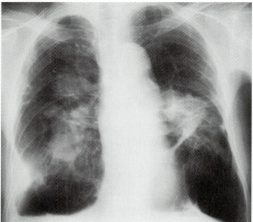

❹ 6年間の間隔をおき融合した塊状影（右：左から6年後）
progressive massive fibrosis（PMF）に進展した例．
（渡辺憲太朗：珪肺．Medicina 2007；44（2）：315．）

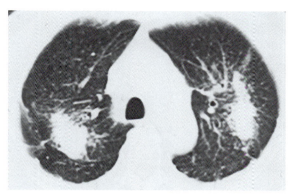

❺ 両側上肺野の多発性粒状影とそれらが融合した塊状影
（渡辺憲太朗：珪肺．*Medicina* 2007；44（2）：315.）

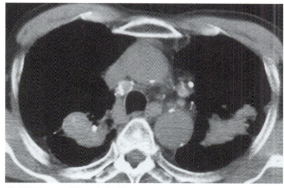

❻ 縦隔リンパ節の卵殻状石灰化
（渡辺憲太朗：珪肺．*Medicina* 2007；44（2）：315.）

に伴う拘束性換気障害ではなく，むしろ肺気腫を合併することによる気流制限〜閉塞性障害である．すなわち FEV_1，FEV_1/FVC，最大中間呼気流量が減少する．珪肺による末梢気道病変や珪肺結節が融合することによる代償性肺気腫に加えて，喫煙の影響も無視できない．線維化，気腫化が進行することで当然ガス交換障害も起こり，低酸素血症が現れる．

診断・鑑別診断

珪酸の曝露に関連する長期間の職業歴と特徴的な胸部 X 線や CT 像があれば，診断は比較的容易である．塊状影が現れれば，経気管支生検などで肺癌や結核（の合併）を否定する必要がある．

合併症

最も重要な合併症は結核であり，珪肺に結核を合併すれば珪肺結核と呼ばれる．遊離珪酸は結核菌の侵入門戸の第一関門である肺胞マクロファージの代謝を阻害し，アポトーシスを誘導するといわれている．近年はわが国の結核患者総数が減少したこともあって，珪肺結核は減少しているが，定期的に喀痰検査を行うことが望まれる．画像の特徴から背後に隠れている結核を見逃しやすい．結晶質シリカに発癌性があると考えられており，2003 年からわが国でもじん肺法施行規則が改正され，肺癌が珪肺の合併症に加わった．

治療

いったん珪肺による線維化が完成すると，線維化は徐々に進行する．就労中であれば当然粉じん環境から離れることが必要である．珪肺は喫煙の影響も加わり閉塞性障害をきたすので，（禁煙を徹底し）気管支拡張薬の吸入など COPD に準じた治療を行う．線維化が進行し，慢性呼吸不全になれば在宅酸素療法を実施する．

経過・予後

吸入粉じんが高濃度であると，急速に進行する予後不良の珪肺もある．慢性経過の珪肺でも小結節がお互いに融合し塊状影が形成されると，周囲の気腫化も進み呼吸機能障害が顕著になる．慢性呼吸不全，肺性心となり予後不良である．

付 炭坑夫じん肺 coal workers' pneumoconicsis

炭坑の坑内作業に長期間従事していたことによるじん肺である．black lung disease というたとえがあるとおり，肺に炭粉がびまん性に沈着し，肉眼でみると真っ黒にみえる．胸部 X 線や CT 像は珪肺と酷似しており，粒状影が上肺野に多発し，進行すれば塊状影が加わる．

炭粉中には多少とも遊離珪酸が含まれている．炭坑夫じん肺は，本疾患に特徴的な巣状の炭粉沈着（coal dust macule）に加えて硝子化した膠原線維束から成る結節を混在しており，後者は珪肺結節としての特徴を有している．炭坑夫じん肺は広義の珪肺の一つの表現型と理解される．

関節リウマチに炭坑夫じん肺を合併した症例に，多発性の結節が肺野に出現する場合がある．結節は組織学的にリウマチ結節に炭粉沈着や珪肺結節を併せもったような特徴を有しており，Caplan 症候群（rheumatoid pneumoconiosis）と呼ばれる．

2015 年の時点で国内に 8 か所炭鉱が稼働しており，年間約 120 万トン程度生産されているが，最近は炭坑夫じん肺の新規発生はない．

石綿肺 asbestosis

概念

- 石綿（アスベスト）を長期間吸入することによって生ずる肺線維症を，石綿肺という．
- わが国の石綿関連疾患は石綿輸入量と密接な関連があり，特に胸膜中皮腫は 40 年程度の潜伏期を経て発症する．
- 組織学的に特発性肺線維症など他の肺線維症との鑑

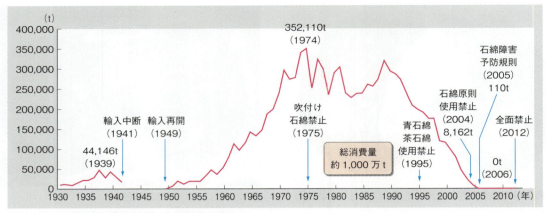

❼ わが国の石綿輸入量の推移と法的規制の歴史
（環境再生保全機構〈編〉：石綿と健康被害，2017．）

別が難しく，アスベスト小体を証明することが大きな診断根拠となる．
● 石綿が関連する胸郭内病変としては，石綿肺，悪性胸膜中皮腫，肺癌，胸膜プラークなどがある．
● 2006年「石綿による健康被害の救済に関する法律」が公布され，中皮腫や石綿による肺癌に罹患した人に対して医療費等が支給されることになった．

病因・疫学

石綿の用途は広く，さまざまな工業製品のなかに石綿が含まれている．造船業，鉄道車両製造業などをはじめとして関連する職種は非常に多い．わが国では近年，石綿関連工場の従業員のみならず周辺住民や従業員の家族にも中皮腫が発症したとする報告が公表され，社会問題となった．特に従業員が石綿の付着した作業服を自宅に持ち帰り，洗濯の際などに家族が石綿に曝露することで発症する可能性が明らかになった．

一方，わが国の石綿の輸入は1960年代から急速に増加し，1970〜1990年にピークを迎えた（❼）．全面的に禁止されたのは2006年のことであり，長い潜伏期を考慮すれば，この先10〜20年，石綿関連の悪性胸膜中皮腫の発症が減少することはないであろう．

病態生理

石綿と肺の線維化は，石綿の曝露量と期間に規定される．石綿を含む粉じんの濃度が高く，長期間曝露されると，肺胞マクロファージや間質のマクロファージによる石綿線維の貪食が不完全となり，マクロファージから活性酸素や炎症性サイトカインが放出される．その結果，線維芽細胞が局所に動員され線維化が進展する．

病理

石綿関連肺線維症は，軽微なものから蜂巣肺に至るまでさまざまな程度の線維症がある．両側の下肺野に好発する．胸膜の肥厚を伴い，石灰化を有する胸膜プラークが併存することが多い．

呼吸細気管支壁にアスベスト小体を含む線維化があり，進行すると末梢肺胞隔壁に及ぶ．特発性肺線維症など他の肺線維症と鑑別する根拠となるのは，アスベスト小体の存在である（❽）．

臨床症状

労作時息切れが初発症状であることが多い．乾性咳嗽もみられる．ばち指も時にみられる．胸部聴診で捻髪音が聴取される．

検査

胸部X線検査：両下肺野に線状，網状陰影がみられる．
胸部CT検査：下葉に病変が強い．胸膜下線状影や蜂巣肺がみられる．胸膜肥厚や胸膜プラークがあれば，石綿関連肺線維症と診断する助けになる．
呼吸機能検査：拘束性換気障害とガス交換障害の両者が現れる．肺実質の線維化のみならず末梢気道病変もあるので，それを反映して低肺気量域での呼気流量が低下し，閉塞性障害が重なることもある．

診断・鑑別診断

石綿関連職業に従事している（従事していた）こと，曝露量にもよるが石綿に曝露されるようになってからの期間が少なくとも10年以上あることなどが必要である（❾）．ただし最近は，上に述べたように石綿被害の範囲が広がっている．

石綿肺は，特発性肺線維症など他の肺線維症との鑑別が難しい．職業歴，胸膜の肥厚，プラーク，組織中のアスベスト小体の証明などが鑑別の根拠となる．

合併症

石綿肺以外に石綿と関連のある呼吸器疾患としては肺癌，悪性胸膜中皮腫，胸膜プラークがある．石綿曝露開始から，これらの疾患が顕在化するまでの潜伏期間は非常に長い．特に胸膜中皮腫の発生には，曝露開始から40年かかるといわれている（❾）．

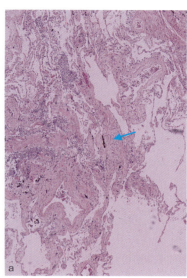
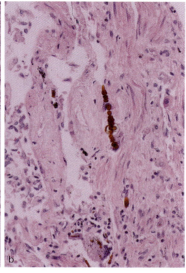

❽ アスベスト小体
a. 石綿肺にみられるアスベスト小体（矢印）．
b. aの矢印付近の強拡大．
（写真提供：Mayo Clinic in Scottsdale T.V.Colby 博士）

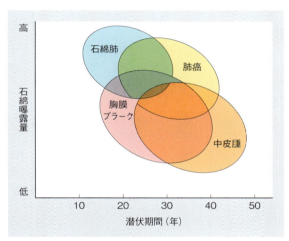

❾ 石綿粉じん曝露量と潜伏期間
（環境再生保全機構〈編〉：石綿と健康被害，2017．）

治療・予後

線維化が進行すれば根本的な治療法はなく，予後は不良である．対症的治療を行う．

溶接工肺 welder's pneumoconiosis

概念
● 溶接作業従事者に発生するじん肺である．

病因・疫学
珪肺など従来のじん肺の発生数が徐々に減少するなかで，新規発生が減少していない唯一のじん肺である．溶接の際に発生する酸化鉄をはじめとして，マンガン，チタン，クロムなどの金属微粒子（ヒューム）を吸入することで発症する．

病態生理・病理
吸入されたヒュームは大半が酸化鉄であり，終末細気管支より末梢に停留し，肺胞マクロファージに貪食される．これがヘモジデリン貪食マクロファージとして肺胞内あるいは末梢気道壁や肺胞壁に観察される（❿）．比較的少量の酸化鉄の吸入であれば機能障害を引き起こすことなく改善することが多いが，大量の吸入により間質の線維化をきたす．

臨床症状
咳嗽，喀痰などの慢性気管支炎症状を呈することがある．

検査
胸部X線・CT検査：胸部X線写真では肺野全体に広がる淡い粒状影であり，CTでは小葉中心性のびまん性粒状影を示す．粒状影は珪肺に比べると淡く辺縁が不鮮明であり，過敏性肺炎と類似した所見を呈する（⓫）．気腫性変化や間質性変化を伴うこともある．
血液検査：血清や気管支肺胞洗浄液中のフェリチン値が上昇する．
呼吸機能検査：換気障害はあっても軽度のことが多いが，進行例では閉塞性障害や拘束性障害をきたすことがある．

診断・鑑別診断
溶接工としての作業歴と画像の特徴（小葉中心性粒状影）から本症を疑うことになる．画像上，過敏性肺炎と鑑別が必要になることが多いが，気管支肺胞洗浄液のリンパ球比率は過敏性肺炎に比して高くない．

合併症
非結核性抗酸菌症の合併が多いといわれている．

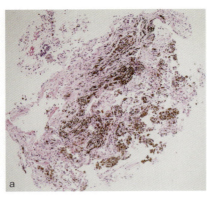
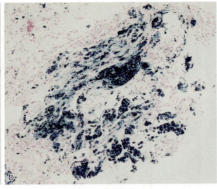

❿ 溶接工肺の TBLB 所見
a. 褐色の異物を貪食したマクロファージが肺胞内や間質にみられる．（HE 染色）
b. a と同部位の鉄染色標本．ヘモジデリンが濃青色に染まっている．

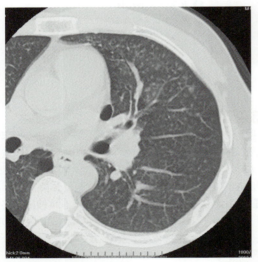

⓫ 溶接工肺の HRCT 所見
小葉中心性の淡い粒状影がみられる．

治療・予防

　気管支肺胞洗浄で自覚症状と胸部 CT 所見が改善したとする報告がある．作業環境から離れることで画像所見が改善することがある．進展を防ぐために作業環境の改善や呼吸保護具の使用を徹底させる．

ベリリウム肺 berylliosis

概念

- ベリリウムはその金属としての特質，すなわち軽金属でありながら，融点が高く，硬いことなどから，航空宇宙産業，原子力産業などに幅広く用いられている．
- ベリリウム症は急性型と慢性型に分けられる．急性ベリリウム症は気管支炎，細気管支炎などの気道病変のほか，肺水腫や化学性肺炎を起こすといわれている．その多くは回復するが，一部が慢性ベリリウム肺に移行する（本項では慢性型について記載する）．
- ベリリウムを含む粉じんを長期間吸入することで慢性ベリリウム症，すなわち肺の肉芽腫性病変（ベリリウム肺）が発生する．
- ベリリウム肺は，職業関連粉じんを長期間吸入することで起こる線維化であるという観点から無機じん肺と考えることもできるが，ベリリウムに対する遅延型反応がみられるなど，Ⅳ型免疫反応を介するアレルギー疾患ととらえることもできる．

病因

　ベリリウムを含む粉じんを，長期間吸入することで起こる．通常，他のじん肺と同様，年余に及ぶ曝露がないと発症しない．

病態生理

　ベリリウムが気道から体内に侵入（一部は皮膚から侵入）すると，ベリリウムが抗原となって $CD4^+$ T 細胞の増殖を招き，種々のリンホカインが放出され，肉芽腫が形成される．一方，遺伝的な側面も明らかになりつつあり，ベリリウム症を発症する患者は HLA-DP Glu69 が高率に陽性を示す．ベリリウムに対するリンパ球刺激試験が陽性であり，ツベルクリン反応が陰性を示す．

病理

　サルコイドーシスにみられるような成熟型の類上皮細胞肉芽腫を形成する．肉芽腫はリンパ流に沿ってみられ，末期には非可逆的な線維化に進展する．

臨床症状・検査

　他の肺線維症と同様に慢性経過の労作時息切れがみられ，crackles を聴取する．胸部 X 線写真で粒状，不整形陰影を呈する．

診断・鑑別診断

　病理組織学的所見の類似性を含めて，サルコイドーシスとの鑑別を要する．曝露歴，ベリリウムに対するリンパ球幼若化試験陽性などが診断の助けになる．

有機じん肺 organic dust pneumoconiosis

　有機粉じんによって誘起される肺病変の多くはアレルギー反応による喘息，もしくは過敏性肺炎であり，

肺の非可逆的な線維化をきたす病態（じん肺）にまで進展する例は少ない．有機粉じんによるじん肺として過去に報告されているものとしては，線香製造従事者に発症した線香肺，綿工場における綿糸肺などがある．喘息を惹起する物質は有機物のみならず数多くの化学物質，薬品が含まれる．

職業に関する過敏性肺炎としての代表的疾患としては，農夫肺がある．慢性化すれば非可逆的な線維化を招来することがあり，環境中の粉じんによって発症する線維症，すなわち広義のじん肺ともいえるが，無機粉じんによるじん肺とは成因，病理像が異なる．

付 粉じん作業労働者の健康管理

じん肺法とそれに関連する法令・通達に従い，事業者は職場の粉じん曝露防止対策を施すことが義務づけられている．また粉じん作業労働者（離職した過去の労働者も含む）はじん肺健康診断を受け，X線所見と肺機能検査の結果から，管理1～4まで区分され，健康管理がなされる．

（渡辺憲太朗）

●文献

1) Corrin B, et al：Occupational, environmental and iatrogenic lung disease. In：Pathology of the Lungs, 3rd ed. Philadelphia：Churchill Livingstone Elsevier；2011, p.327.
2) 環境再生保全機構（編）：石綿と健康被害，第12版．2018.
3) Cowie RL, et al：Pneumoconioses. In：Mason R, et al (eds)．Murray and Nadel's Textbook of Respiratory Medicine, 4th ed. Philadelphia：Elsevier；2005, p.1748.

放射線肺臓炎・放射性肺線維症

概念
- 肺癌，乳癌，食道癌，悪性リンパ腫などの胸部悪性腫瘍に対して放射線治療が施行された際に，照射部位に一致して，または一部は照射部位を超えて出現する間質性肺炎である．
- 急性の肺障害は放射線照射後1～6か月に生じ，放射線肺臓炎といわれる．
- 慢性の肺障害は放射線照射後6～24か月に生じ，非可逆的な線維化を伴い，放射線肺線維症といわれる．
- 急性の放射線肺臓炎を発症せずに，放射線肺線維症となることもある．

病態生理
放射線照射でフリーラジカルが生じ，II型肺胞上皮細胞，血管内皮細胞，肺胞マクロファージが傷害され

る．微小血管系が傷害され，血管透過性が亢進し，間質の浮腫や炎症細胞の浸潤が生じる．II型肺胞上皮細胞が傷害されるとサーファクタントが不足し，肺胞は虚脱し肺胞壁は肥厚する．慢性期には線維化を認める．

まれに照射部位を超えて，さらには対側肺にまでCD4$^+$T細胞による過敏性肺炎様の反応が生じる．

病理
放射線照射後3～12週間の急性滲出期には，血管内皮細胞が脱落し，肺毛細血管は狭小化し，微小塞栓が生じる．肺胞上皮細胞が剥離し，硝子膜を形成し，肺胞腔内にフィブリンに富む滲出液が充満する．

中間期には滲出液や硝子膜は消失し，間質にコラーゲンが沈着し肥厚する．

6か月以降の慢性期には，間質や肺胞腔内に筋線維芽細胞が増殖して線維化が進行し，肺胞は虚脱し，肺の容積は減少する．

疫学
発生頻度は，線量，分割法，照射体積，放射線治療の既往，化学療法の併用，既存の肺疾患により異なる．症状を伴う肺障害は8％程度，無症状の画像上の変化は40～50％程度とされている．

臨床症状
乾性咳嗽，労作時呼吸困難，発熱，胸痛，易疲労感を認める．

検査
血液検査：白血球増加，赤沈亢進，CRP，LDH，KL-6，SP-D上昇．

血液ガス，呼吸機能検査：PaO$_2$の低下，A-aDO$_2$開大，DLcoの低下，肺気量（TLC，FVC，RV）の減少を認める．

胸部X線検査：照射部位に一致したすりガラス状陰影，斑状陰影を認める．慢性期で線維化が進行すると浸潤影，網状影，同側横隔膜挙上などの肺容積の減少を認める．

胸部CT検査：照射方向，範囲と一致し，解剖学的肺区域とは一致しない，直線状の境界の陰影を認める（⑫）．重症例では照射範囲外や対側肺にも陰影を認めることがある．

診断
放射線の照射記録と上記の画像所見より診断する．

治療
中等症以上の放射線肺臓炎では，エビデンスはないが副腎皮質ステロイド薬が投与されることが多い．プレドニゾロン換算で40～60 mg/日を2週間投与し，1～2週ごとに減量する．急激な減量により増悪することがある．重症例ではステロイドパルス療法（メチルプレドニゾロン1,000 mg/日，3日間）や免疫抑制薬の投与が行われる．肺平均線量（mean lung dose：

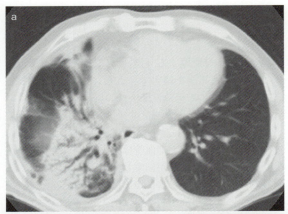
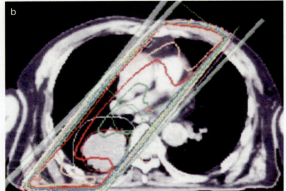

⑫ 放射線肺臓炎
a. 右下葉中心で一部は中葉に照射方向，範囲と一致し，解剖学的肺区域とは一致しない，直線状の境界の浸潤影を認める．周囲にすりガラス状陰影を伴う．
b. 放射線の線量分布図．陰影の範囲は放射線の線量分布図と一致している．

MLD) を20～23 Gy 以下，または V_{20}（20 Gy 以上照射された正常肺の体積）を30～35％以下にすることで，放射線肺臓炎の発症のリスクが低下する．

経過・予後

慢性に経過する症例は，18～24か月程度で安定化する．照射範囲を超えて広範囲に陰影が広がる重症例は予後不良である．

パラコート肺（農薬中毒）

概念

- パラコートはビピリジニウム系除草剤で，優れた除草効果があり世界的に使用されている．少量の曝露でも致死的であり，自殺企図の内服，誤飲，皮膚からの吸収，噴霧作業中の吸入による死亡が報告されているが，全身中毒や死亡は基本的には経口摂取により生じる．
- 重症例では肺，肝，腎などの多臓器障害を認める．

肺水腫や肺の線維化による呼吸不全が最大の死因である．

病態生理

パラコートは，体内でNADPH-シトクロムP-450還元酵素により還元されてパラコートラジカルになり，このラジカルがさらに酸素を還元してスーパーオキシドアニオンを生成し，自身はパラコートイオンに戻る．スーパーオキシドアニオンは，水素イオンと反応して過酸化水素を生成し，過酸化水素とスーパーオキシドアニオンが反応して水酸化ラジカルを生成する．パラコートイオンは再び還元を受けるとラジカルになり，パラコートラジカルの存在下に酸素の供給が続けば，この反応が繰り返され（redox cycling），生成されたラジカルが細胞膜脂質を過酸化し細胞傷害をもたらす．

パラコートは，肺胞上皮細胞で選択的に蓄積されるため，肺組織のパラコートの濃度は血漿の10～20倍となる．肺は体内でも高い分圧の酸素が供給される場所であるため，繰り返し酸化還元反応が起こり，種々の活性酸素が生成され，細胞傷害が発生する．

臨床症状

軽症（<20 mg/kg）：胃腸症状を認めるが回復する．
重症（20～40 mg/kg）：消化管の腐食性の病変，急性腎不全，進行性の肺の線維化を認め，2～3週間で呼吸不全で死亡する．
劇症（>40 mg/kg）：多臓器障害を認め，数時間から2～3日で死亡する．

検査・診断

家族または本人にパラコートの使用について問診する．尿中パラコート定性反応，血清または尿中パラコート濃度測定で体内のパラコートを検出すれば診断は確定する．胸部X線写真では，広範な両側の浸潤影を呈する．生存症例では，浸潤影が吸収されたり，不規則な線状影，2～9 mm大の嚢胞状陰影などの間質性陰影に進展する．高分解能CTでは，下肺野中心に両側びまん性のすりガラス状陰影，浸潤影を呈する場合が多い．

合併症

肺組織の壊死または食道の穿孔により，気縦隔，心膜気腫を生じることがある．気縦隔は予後不良で死亡率は100％に近い．

治療

最初にパラコートのさらなる吸収を防止するため胃洗浄（摂取後1時間以内）を施行し，活性炭と下剤を投与する．比較的軽症例では，摂取後4時間以内（遅くとも10～12時間以内）に血液吸着を開始する．急性腎不全を合併する場合は血液透析を施行する．水分および電解質を管理し，疼痛のコントロールを行う．

酸素投与はパラコートの肺障害を悪化させる可能性があるため，可能な限り避け，投与する場合に呼気終末陽圧換気（PEEP）を併用して，吸入酸素濃度をできるだけ低く設定する．中等症〜重症で肺の炎症と線維化の抑制に，副腎皮質ステロイドとシクロホスファミドの併用が有効であったとの報告がある．

薬剤性肺障害

概念
- 薬剤服用との関連が疑われる多様な肺病態を薬剤性肺障害という．
- 間質性肺炎，肺水腫，肺胞出血，閉塞性細気管支炎，血管炎，肺高血圧症，肺静脈閉塞性疾患，胸膜炎などさまざまな組織パターンを呈する．
- 最も頻度が高く重要なのは間質性肺炎である．

病態生理
細胞毒性がある薬剤により，活性酸素などが関与し，直接的な細胞障害で肺病変が生じる．細胞障害による肺障害の発症には，薬剤の投与量や投与期間が関係する．免疫系細胞の活性化によっても肺障害が生じる．この場合は，初回投与や少量にもかかわらず肺障害を惹起することがあり予測は困難である．

病理
薬剤性肺障害に特異的な病理組織像はなく，種々の組織像を呈する．肺胞，気道，血管，胸膜など肺内のすべての領域に病変が起こりうるが，最も頻度が高く重要なのは間質性肺炎である．致死率が最も高いのはびまん性肺胞障害（diffuse alveolar damage：DAD）で，初期の滲出期には，高度な上皮障害から硝子膜を形成し，呼吸不全が生じる．ブレオマイシンなどの細胞障害性抗癌薬，分子標的薬，抗リウマチ薬レフルノミドなどでDADを認める．抗癌薬，メトトレキサート，金製剤，抗菌薬，消炎鎮痛薬などで器質化肺炎（organizing pneumonia：OP）を，抗癌薬，抗菌薬，消炎鎮痛薬，抗てんかん薬などで非特異性間質性肺炎（nonspecific interstitial pneumonia：NSIP）を認める．薬剤に対するⅠ型アレルギー反応により好酸球性肺炎が起きることもある．悪性腫瘍に対する免疫チェックポイント阻害薬で，間質性肺炎を生じる．

疫学
すべての薬剤による副作用情報のなかで，薬剤性肺障害の頻度は6.7％で，2000年以降増加している．日本人は欧米人と比較して致死的肺障害を起こす頻度が高く，また間質性肺炎に罹患している患者に発症しやすいことなどが報告されている．非小細胞肺癌に対する分子標的薬ゲフィチニブによる肺障害は，日本人の頻度は5.8％であるが，アメリカ人では0.3％である．薬剤性肺障害の発症のリスクとして，①喫煙歴，②既存の間質性肺炎，③全身状態不良，④正常肺占有率が低い（50％以下），があげられている．⓭にゲフィチニブによる間質性肺炎の胸部CTを示した．

臨床症状・検査
症状として，乾性咳嗽，呼吸困難，発熱，発疹を認める．血液検査では非特異的に，赤沈亢進，CRP，LDH上昇，KL-6，SP-D上昇を認める．薬剤リンパ球刺激試験は，偽陰性と偽陽性があることなどから，さらなる検討が必要である．

診断
新たな肺炎が，薬剤投与と時間的関連を有して発症し，他の原因が除外できることから診断する．時間的関連に関しては，薬剤の投与により発症し，中止により軽快し，偶然の再投与により再現されれば明白であるが，投与してから数年後に発症する場合があったり，

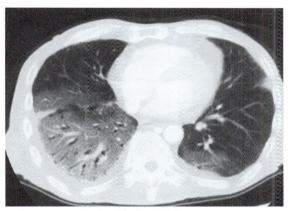

⓭ **ゲフィチニブによる薬剤性肺障害**
右下葉と右中葉S⁴と左下葉S¹⁰にすりガラス状陰影を認める．両側に少量の胸水を伴う．

⓮ **薬剤性肺障害の診断基準**

1.	原因となる薬剤の摂取歴がある	市販薬，健康食品，非合法の麻薬・覚醒剤にも注意
2.	薬剤に起因する臨床病型の報告がある	臨床所見，画像所見，病理パターンの報告がある
3.	他の原因疾患が否定される	感染症，心原性肺水腫，原病増悪などの鑑別
4.	薬剤の中止により病態が改善する	自然軽快もしくは副腎皮質ステロイド薬により軽快
5.	再投与により増悪する	一般的に誘発試験は勧められないが，その薬剤が患者にとって必要で誘発試験の安全性が確保される場合

（日本呼吸器学会薬剤性肺障害の診断・治療の手引き作成委員会〈編〉：薬剤性肺障害の診断・治療の手引き第2版 2018．メディカルレビュー社：2018．）

中止で改善しない場合があったりするため複雑である. ⓮に薬剤性肺障害の診断基準をまとめた.

治療

疑わしい薬剤を中止する. 副腎皮質ステロイド薬を, 原因薬剤や重症度を考慮して, プレドニゾロン換算で0.5〜1.0 mg/kg/日を投与する. 重症例ではメチルプレドニゾロン1,000 mg/日を3日間投与するパルス療法を施行する.

経過・予後

病理組織像が好酸球性肺炎や器質化肺炎の場合は, 副腎皮質ステロイド薬への反応が期待できるが, DADの場合は反応性が乏しく, 予後不良である.

（佐山宏一）

●文献

1) Movsas B, et al: Pulmonary Radiation Injury. *Chest* 1997; 111: 1061.
2) Sittipunt C: Paraquat poisoning. *Resp Care* 2005; 50: 383.
3) 日本呼吸器学会薬剤性肺障害の診断・治療の手引き作成委員会（編）: 薬剤性肺障害の診断・治療の手引き第2版 2018. 東京: メディカルレビュー社; 2018.

肺酸素障害 oxygen toxicity

概念

●酸素は呼吸器疾患管理において重要である一方, 過度あるいは不適切な酸素量は肺に有害と理解されている. 人工呼吸器管理下では高濃度酸素と肺障害の関連が問題視されてきた. 酸素による肺障害様式は組織レベル, 細胞レベルにおいて報告されている. 肺酸素障害のメカニズムを理解することは臨床的にも重要である.

病因・病態生理

肺酸素障害は吸入による酸化ストレスとそれに抵抗する抗酸化能とのバランスが破綻することにより惹起される. 酸素はラジカルとなり酸化ストレスを誘導し, さまざまな影響を微小環境に及ぼす.

肺内の組織・細胞レベルにおいて酸化ストレスは必要な場合と障害になる場合があり, 功罪が認められる. 酸素はミトコンドリアの酸素消費量を上げて呼吸を改善するが, 一方で酸素消費を上げてATPの枯渇を招くこともある. 酸素はスーパーオキシド（O_2^-）に変換され, 一酸化窒素（NO）と反応しペルオキシナイトライト（$ONOO^-$）が発生し, 脂質, 蛋白, 核酸などに酸化ストレスを与える. また, O_2^-は過酸化水素からヒドロキシラジカル（OH^-）を経て酸化ストレスを供与する[1]. 前者の過程で血管拡張作用のあるNOが消費されると, 肺血管床の抵抗が上昇し血圧を上げることもあるが, 微小血管の還流自体は減少傾向となる. 酸化ストレスの上昇は感染防御に働くが, 活性酸素種自体はミトコンドリアの呼吸鎖を脱共役する[2]. 負の方向に定まった場合は悪循環により酸化ストレスの強度が増し肺内の細胞レベルでの状況は悪化する. 軽度の肺酸素障害は恒常性メカニズムにより組織・細胞レベルで解消されることもあるが, 疾患の併存下では障害の分布は不均一であり, 病態は複雑なものとなる.

病理

動物実験により肺酸素障害の病理表現型は研究されてきたが, ヒトにおいても一定の知見が得られている. 酸素濃度に依存するが, 酸素曝露4〜22時間後に滲出性の気管気管支炎を呈する. 24時間以降では毛細血管浮腫, I型肺胞上皮細胞の脱落から間質浮腫とフィブリンの沈着を認める. このような滲出期は酸素曝露後5.5日程度まで継続する. 引き続いてII型肺胞上皮細胞が増殖し, 間質の線維化に移行する. この増殖期には肺胞間隔壁の浮腫, 肺胞過形成, 線維芽細胞増殖をきたし, 浮腫と線維化は肺酸素障害の終末期病理像である. 患者肺の病理像は, 間質の線維化, 肺気腫, 肺胞虚脱, 末梢気道の嚢胞性拡大を伴う気管支炎（細気管支拡張症〈bronchiolectasis〉）などを認める. 背景疾患の病態, 人工呼吸器管理による機械的刺激などが混在し, 結果的に複雑な病理像を呈する.

臨床症状

意識下における高濃度酸素療法は機会がきわめて少ないことから特異的な症状の報告はない. しかしながら, 健常人において純酸素を24時間吸入した研究では, 被検者は胸の重苦しさ, 痛み, 咳嗽, 呼吸困難を訴えた. これらの症状は気管気管支炎と, 肺胞腔を満たす酸素が全身循環に吸収されることで生じる虚脱を伴う無気肺（absorbed atelectasis）が原因と予想される. また, FiO_2 0.9以上の酸素を6時間吸入することにより気管支炎が誘発されることが気管支鏡検査にて明らかとなっている.

治療・予防

肺の酸素障害を予防するために規定された酸素濃度閾値はないが, 実験レベルでの報告によるとFiO_2が0.6未満であれば肺障害は誘導されない. 急性呼吸促迫症候群（ARDS）の病態においては酸素毒性の軽減のために最小限に設定することも必要であるが, 個別の病態, 感受性により効果予測は困難である. しかしながら, 酸素障害を回避するにはPaO_2を60〜65 mmHgにコントロールすることが望ましいと想定されるが, さまざまな臨床研究より一定の結論を得て

いないのが現状である.

近年，高流量鼻カニューレが大きく普及し，多様なフェーズで呼吸管理に使用されている．非侵襲的に高濃度酸素の供給が可能であり，適切な加湿と加温を行い，高流量による軽度の陽圧が可能であることから，挿管下呼吸管理の弱点をある程度軽減できると認識されており，頻用されている．酸素による障害のエビデンスは報告されていないが，基本的にはPaO_2をモニタリングし，適切な酸素濃度管理に努めることが望ましい.

臨床経過・予後

高濃度酸素による肺障害を検討した報告は，主に人工呼吸器管理下でのものとなる．酸素濃度を最小限に試みる保存的な酸素療法により，予後が改善したという報告はない．しかしながら，安全に行うことが可能であり実行可能な方法と報告されいてる.

（佐藤篤靖）

●文献

1) Ricciardolo FL, et al：Reactive nitrogen species in the respiratory tract. *Eur J Pharmacol* 2006；533：240.
2) Rahman I, et al：Oxidant and antioxidant balance in the airways and airway diseases. *Eur J Pharmacol* 2006；533：222.

減圧症 decompression sickness（DCS）

概念

● 減圧症とは，高い気圧環境に曝露された生体が大気圧環境に復帰（減圧）するとき，不適切な減圧操作により発症する症候群の総称である.
● 減圧症は発生した状況により，潜水病あるいは潜函病と呼ばれることもある.

病因

生体の血液，その他の体液中に含まれる溶解ガス量は，高い気圧環境下では生理的な限界を超えて異常に増加する．このような状況におかれた生体を急激に減圧すると，生体内溶解ガス，特に不活性ガス（空気呼吸時は主に窒素）は過飽和状態となり，時には体内で発泡するに至る．減圧症はこのようにして発生した気泡を原因として発症する.

病型

減圧症は，症状と発生部位により以下の病型に分類される．病型の把握は，後述の治療法選択に関連して重要な意義をもつ.

I 型

四肢の関節痛または関節周囲の筋肉痛を主な自覚症状とする骨筋肉型減圧症で，ベンズ（bends）ともいう.

II 型

I 型以外の減圧症で，症状により次の3つの病型に分けられる.

中枢神経型：意識・言語障害，視力・聴力障害，片麻痺，単麻痺などの脳機能障害を呈する場合と，四肢運動麻痺，知覚障害，膀胱直腸障害など脊髄症状を示す病型とがある．大部分は不全型である.

呼吸・循環器型（chokes）：胸痛，呼吸困難などを主症状とする.

内耳前庭型（Ménière 型）：めまい，悪心（おしん），嘔吐（おうと），頭痛（ずつう）などを呈する病型である.

このほかに，皮膚瘙痒感，大理石様皮膚などの皮膚症状を示す病型もある．これらは通常，治療を要さないが，II 型減圧症の前駆症状の場合もあり，注意を要する.

臨床症状・診断

本症発症の前提となる高気圧環境への曝露という契機が存在すること，および上述の特徴ある諸症状から診断は容易である．しかし，本症の治療には特殊な再圧治療を要すること，病型によっては緊急の治療開始が予後を左右することなどの理由により，迅速な診断と病型の確定，そして後述の適切な再圧治療表選択が重要である.

鑑別診断

注意すべきは減圧途中の，肺に対する圧力外傷として発生することがある空気塞栓症である．減圧の過程でいわゆる「息こらえ」を行うと，膨張した肺胞気が肺胞壁を過伸展させ，ついには肺胞を破裂させることがある．このため空気は肺毛細管から肺静脈を経て左心系に入り，脳空気塞栓症としての症状を呈する．減圧中あるいは減圧直後の意識障害，四肢麻痺，呼吸促迫，胸痛，血性泡沫状喀痰などの症状は本症を疑う.

治療

再圧治療が基本である．その目的は，環境圧力と血液および組織酸素分圧の上昇により，生体内で生じた気泡を圧縮すると同時に，気泡を血液その他の体液中に再溶解させ，さらに気泡の発生により生じた組織低酸素症を改善することにある．具体的な治療は，高気圧治療装置を用い，病型に応じて開発された再圧治療表に従って行う．ここでは日本高気圧環境・潜水医学会制定の「高気圧酸素治療の安全基準」に収載されている2種の再圧治療表を示す（**⑮⑯**）.

I 型減圧症には再圧治療表第5表（**⑮**）または第6表（**⑯**）を用い，II 型減圧症には第6表を用いる．初回の治療が終了しても症状が残存する場合，症状の改善傾向が続くかぎりは該当する再圧治療を反復して行う．II 型減圧症の治療には，医療スタッフが患者に同

⓯ 再圧治療表第5表（I型減圧症治療用）

圧力（kPa）	時間（分）	呼吸ガス
180	20	酸素
	5	空気
	20	酸素
180 → 90	30	酸素
90	5	空気
	20	酸素
	5	空気
90 → 0	30	酸素
総治療時間	135	

注1）0 → 180 kPa は毎分 80 kPa で加圧し，最初から酸素吸入
を行う．
注2）180 → 90，90 → 0 kPa は直線的に減圧する．180 kPa に
到達後 10 分以内に症状が消失しないときには第6表（⓰）
を用いて治療を行う．
（日本高気圧環境・潜水医学会：高気圧酸素治療の安全基準．）

⓰ 再圧治療表第6表（I型またはII型減圧症治療用）

圧力（kPa）	時間（分）	呼吸ガス
180	20	酸素
	5	空気
	20	酸素
	5	空気
	20	酸素
	5	空気
180 → 90	30	酸素
90	15	空気
	60	酸素
	15	空気
	60	酸素
90 → 0	30	酸素
総治療時間	285	

注）180 kPa に到達後 10 分以内に症状が消失しないときに用い
る．
加圧，減圧の方法は第5表（⓯）に準ずる．
（日本高気圧環境・潜水医学会：高気圧酸素治療の安全基準．）

伴して治療室内へ入室できる大型治療装置を保有する
施設へ患者を搬送し，治療を行うことが望ましい．

圧力単位

治療に用いられる圧力単位について略述する．従来
の治療表では，ゲージ圧（kg/cm²）と絶対気圧
（atmosphere absolute：ATA）が用いられてきた．し
かし近年，計量単位の国際化に伴い，いわゆる SI 単
位系が圧力表示にも導入されることとなり，再圧治療
の分野でもパスカル（Pa）単位を用いることになった．
実用的にはメガパスカル（MPa）またはキロパスカ
ル（kPa）で表示するが，本項でも SI 単位系による
治療圧力表示を行っている．従来の圧力単位と SI 系
の相関を下記に略記する．

1 ATA ＝ 0.10133 MPa ＝ 101.33 kPa

100 kPa ≒ 水深 10 m の水中で受ける圧力に相当

補助療法

本格的な再圧治療開始まで，補助療法の一環として
行う純酸素吸入は，たとえ大気圧下であっても，ある
程度までは生体内に生じた気泡の主成分である窒素成
分の「洗い出し」に，また組織低酸素症の改善にも有
効であり推奨される．本質的に多臓器障害である本症
には，必要に応じ，抗凝固薬，強心薬を投与し，その
他補液療法を積極的に実施する．脳・脊髄障害が高度

な II 型減圧症にはステロイドを導入する．

予後

本症の予後を左右する重要なポイントは，本格的な
再圧治療開始までの時間を可及的に短縮することと，
補助療法を含めた系統的な重症管理対策の実施であ
る．これらは特に重篤な脊髄障害を呈する II 型減圧
症の場合，ことのほか重要である．I 型減圧症は局所
症状が主であることから，とかく安易に考えられがち
であるが，bends 罹患歴と慢性減圧症としての骨壊死
発症頻度との間には相関関係があり，適切に行われる
初期治療と長期にわたる医学的フォローアップが必要
である．

（高橋英世）

●文献

1) 森 幸夫ほか：新計量単位の普及と改正「高気圧酸素治療
の安全基準」（案）について．日高圧医誌 2002；37：13.
2) 日本高気圧環境・潜水医学会：高気圧酸素治療の安全基
準（平成 14 年 6 月 1 日最終改正）．日高圧医誌 2002；
37：81.

10 肺循環系疾患

肺血栓塞栓症
pulmonary thromboembolism (PTE)

概念

● 肺血栓塞栓症とは，下肢および骨盤などの深部静脈血栓症（deep vein thrombosis：DVT）由来の血栓が遊離し，血流により肺動脈に運ばれて，塞栓子として閉塞し，肺循環障害を生じさせる病態を指す．

● 急性肺血栓塞栓症（acute PTE：APTE）の約11％は，発症1時間以内に死亡する．診断が確定した例の死亡率が8％であるのに対して，診断がつかず適切な治療が行われない場合は，約30％とされることから，本症をまず疑うこと，および早期診断・治療が重要となる．

● ショックを伴うものを広範型（高リスク群），心エコーで右心負荷を認めるものを亜広範型，認めないものを非広範型と呼ぶ．

● 閉塞部より末梢に出血性壊死を伴うものを肺梗塞という．

病因・病態生理

APTE の危険因子として，Virchow の三徴（①血流の停滞，②血管内皮障害，③血液凝固能の亢進）が血栓形成の3大要因として重要であり，癌患者ではすべてを満たすことが多く，患者の増加，抗癌薬使用により癌関連血栓症として PTE の頻度の増加がみられる．凝固亢進の機序として，先天性（アンチトロンビン，プロテイン C，プロテイン S 欠損症）あるいは後天性の血栓性素因（抗リン脂質抗体症候群）などが知られている．術後の歩行開始など体動時，特に排尿・排便に伴って発症することが多い．下肢および骨盤腔のDVT は APTE の原因の80％以上を占めるとされる．

APTE の病態は，血栓による解剖学的閉塞に加え，神経液性因子による肺血管収縮によって肺高血圧症をきたす．さらに，換気，血流不均等（重症例ではシャントも）によって低酸素血症をきたし，心拍出量低下からショックをきたす．急性期を乗り切れれば比較的予後は良好であるが，まれに慢性化し，肺高血圧症を伴うものを慢性血栓塞栓性肺高血圧症と呼び，公費負担の対象となっている（☞「肺高血圧症」p.500）．

疫学

PTE による死亡者数は，厚生労働省人口動態統計によると，1988年には591人であったのが，2005年には1,900人と3倍以上に増加した．臨床例では，2011年の PTE の発症頻度は7,864人と推定されてい

る．

臨床症状

突然の呼吸困難，胸痛（肺梗塞に起因する胸膜痛や，右室虚血による胸骨後部痛）が主症状であり，ショックを伴うものから無症状のものまである．血痰があれば肺梗塞を疑う．DVT による下肢の腫脹がみられることがある．

検査・診断

血液検査：D ダイマーが増加する．D ダイマーが正常の場合 APTE は否定的である．

動脈血ガス分析：PaO_2 低下，$PaCO_2$ 低下，$A\text{-}aDO_2$ 開大がみられる．

胸部 X 線検査：心拡大，横隔膜挙上，肺門部肺動脈影の拡大（❶a），末梢肺野血管陰影の減少による透過性の亢進（Westermark sign），肺梗塞では，胸水貯留や胸膜側に底辺をもつ楔形陰影を認める．

心電図：S1Q3T3*は有名ではあるが，まれで，V_1–V_3 での陰性 T 波，一過性右脚ブロックなどがみられる．

心エコー：右室拡大が典型的で，重症度の評価に重要である．

下肢静脈エコー：塞栓源の検索に有用である．

確定診断の検査：胸部造影CT で血栓を証明する（❷）．腎障害，造影剤アレルギー例，CTEPH が疑われる例では，肺換気・血流スキャンを用い，換気スキャンは正常で，血流スキャンでは区域枝レベルより大きい血流欠損像を示す（❶b）ことで診断する．

経過・予後

わが国の報告では，APTE 309例の死亡率は14％，心原性ショックを呈した症例では30％（うち血栓溶解療法を施行された症例では20％，施行されなかった症例では50％），心原性ショックを呈さなかった症例では6％であった．

治療

APTE の治療は，抗凝固療法および線溶療法で，血栓溶解，肺血栓塞栓症の予防，再発防止をはかること，および急性右心不全やショックに対する呼吸循環動態

---

*：I 誘導の S 波，III 誘導の Q 波がそれぞれ0.15 mV 以上であり，III 誘導の T 波が陰性であるもの．急性肺性心の所見とされるが，慢性例でもみられる．Q3 は，右室圧上昇による心臓の位置変化によって，S1 や右脚ブロックは，右室内圧の著しい上昇と右室壁伸展によって，また T3 は，右室張力上昇に関連した心筋虚血による再分極障害によって起こるとされている．

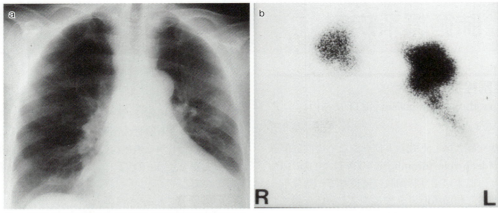

❶ 急性肺血栓塞栓症の胸部X線写真と肺血流スキャン
a. 胸部X線写真で心拡大および右肺動脈影の拡大を認め, 右肺野および左肺尖部の透過性が亢進している (Westermark sign).
b. 肺血流スキャンでは同部位の血流欠損を認める.

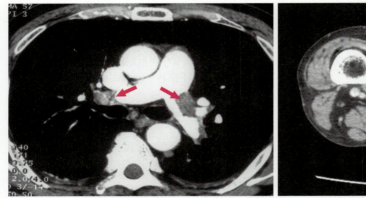
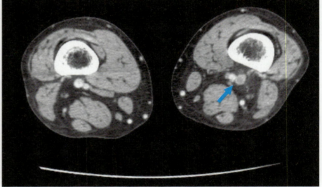

❷ 急性肺血栓塞栓症の肺動脈(左)および下肢静脈(右)造影CT所見
⇒:血栓, →:血栓(左大腿静脈).

の改善を図ることである. ショックを伴う例が高リスク群, 肺塞栓症重症度スコア(年齢＞80歳, 癌, 心肺疾患, 脈拍≧110回/分, 収縮期血圧＜100 mmHg, SaO_2＜90%, 計6点)が0点の場合は低リスク群, 1点以上で中間リスク群に分類される. さらに中間リスク群は, 右心機能障害画像所見, 血液検査(BNPやトロポニン)ともに陽性の場合に中間〜高リスク群, それ以外は中間〜低リスク群に分類される. ヘパリンによる抗凝固療法で開始し, ワルファリンを併用, または第Xa因子阻害薬に切り替える, 低リスクや中間〜低リスク群では第Xa因子阻害薬の倍量投与で開始してもよい. 高リスク群では, 禁忌に注意のうえt-PAによる血栓溶解療法を行う. 呼吸循環動態改善のため, 酸素投与やカテコールアミンの併用, 心停止例では, 経皮的心肺補助を考慮する. 抗凝固療法禁忌例や治療中の血栓再発例では, 下大静脈フィルターを留置する.

肺水腫 pulmonary edema

概念
- 肺水腫は, 肺血管外における異常な水分貯留と定義される.
- 肺の間質における水分貯留を間質性肺水腫, 肺胞腔内に漏出するようになった場合, 肺胞性肺水腫という.
- 成因により血行動態性(静水圧上昇性あるいは心原性)と, 透過亢進性肺水腫(非心原性)に分けられる.

病因
肺微小血管における水分平衡は, 以下のStarlingの式により規定される.

$$Qf = Kf(\Delta P - \sigma \Delta \pi)$$

ただし, Qf:血管外へ流出する体液量, Kf:濾過係

数，σ：蛋白質に対する反発係数，ΔP：微小血管内外の静水圧差（血管内圧－血管周囲圧），$\Delta\pi$：血管内外の膠質浸透圧差（血管内浸透圧－血管周囲浸透圧）．$\Delta P - \sigma\Delta\pi$ は液体の漏出に働く圧で濾過圧といわれる．濾過圧の上昇によるものが血行動態性肺水腫（心原性）で，濾過係数の増大によるものが，透過亢進性肺水腫である．さらに，肺内のリンパ排液機構が，間質への水分を静脈内に戻す働きを有し，そのバランスの破綻により肺水腫を生じる．なお，低蛋白血症は膠質浸透圧を低下させるが，それのみで発症することはなく，水分過剰や心不全の合併によるとされる．

血行動態性
心疾患（心筋梗塞，弁膜症，心筋症，高血圧性心疾患など）に基づく左室不全によるものが多く，心原性肺水腫と呼ばれる．ほかに水分過剰（補液過多，腎不全）によるものがある．

透過亢進性
肺に対する直接的（肺炎，誤嚥など）あるいは間接的（敗血症，外傷，高度の熱傷）侵襲による肺の非特異的炎症に基づく透過亢進性肺水腫である急性呼吸促迫症候群（acute respiratory distress syndrome：ARDS）に代表される．その他，ガス吸入によっても起こる．

混合性
高地肺水腫では，部分的な低酸素性肺血管攣縮が静水圧上昇をきたし，毛細血管壁の損傷から透過亢進性肺水腫をきたす．中枢神経系の障害による神経原性肺水腫，腎不全に伴うものでも両方の機序の関与が示唆される．

臨床症状
著明な呼吸困難，起座呼吸，喘鳴，痰を認める．頻呼吸，頻脈，coarse crackle や wheeze，チアノーゼなど．心原性では泡沫状血性痰や頸静脈怒張，浮腫を認める．

検査
胸部X線検査：肺門を中心とした蝶形陰影（❸），軽症例では間質浮腫に基づく，Kerley 線（ことに下肺野末梢に水平に走る線状影がB線）を認める．心原性では，心拡大や vascular pedicle width（VPW：上大静脈が右主気管支と交差する部位と左鎖骨下動脈が大動脈弓から出る部位の間の距離）が拡大し，胸水の貯留がみられる．葉間胸水の貯留が腫瘤影を呈することから，vanishing tumor といわれる．
動脈血ガス分析：PaO_2 が著明に低下し，初期には $PaCO_2$ が低下し，末期には上昇する．
ヒト脳性ナトリウム利尿ペプチド（BNP）：心原性では 500 pg/mL 以上，非心原性では 100 pg/mL 以下とされる．

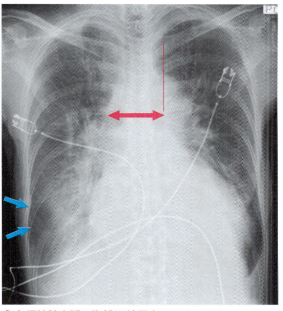

❸ 心原性肺水腫の胸部X線写真
肺門を中心とした蝶形陰影，心拡大を認める．Kerley B線（→）も認める．VPW（↔）は 60 mm と正常範囲内であった．

心エコー：心原性では左房や左室の拡大，左心機能の低下がみられる．
心臓カテーテル検査：必須の検査ではないが，心原性，透過亢進性の鑑別が難しい例に行う．心原性では，肺動脈楔入圧が 18 mmHg を超える．

診断
❹のチャートによって診断される．なお，ARDSは，❺の診断基準（ベルリン定義）に基づき診断し，重症度評価を行う．

経過・予後
基礎疾患の重症度による．心原性は，治療に反応しやすい．一方，ARDS は治療抵抗性であることが多いが，近年死亡率の低下がみられる．

治療
原疾患の治療が重要である．静脈還流を減らす目的で，上体を起こした Fowler 位をとらせる．急性心原性の場合には呼吸管理が重要で，酸素投与のみで血液ガスが改善しなければ，非侵襲的陽圧換気（noninvasive positive pressure ventilation：NPPV）をまず試み，改善がみられない場合には気管挿管を行う．薬物療法では利尿薬，血管拡張薬（硝酸薬やカルペリチド）を使用する．鎮静目的にモルヒネ（血管拡張作用もあり）を使用する．
ARDS には，ステロイドパルス療法が試みられるが，有効性は認められていない．発症2週以内のグルココルチコイド少量療法，発症早期の好中球エラスターゼ

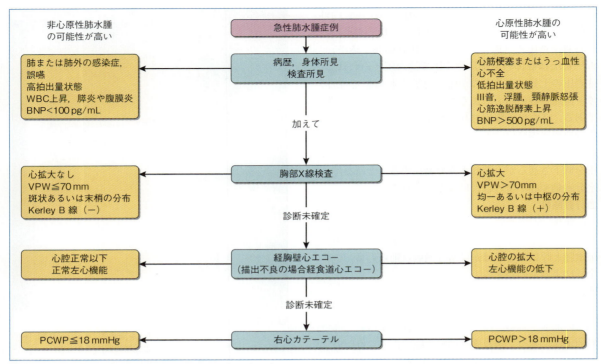

❹ 心原性と非心原性肺水腫の臨床的鑑別のアルゴリズム
BNP：brain natriuretic peptide（ヒト脳性ナトリウム利尿ペプチド），VPW：vascular pedicle width，PCWP：pulmonary capillary wedge pressure（肺毛細管楔入圧／肺動脈楔入圧〈PAWP〉と同義）．
（Ware LB, et al：Clinical practice：Acute pulmonary edema. N Engl J Med 2005；353：2788.）

❺ ARDSの診断基準と重症度分類

重症度分類	Mild 軽症	Moderate 中等症	Severe 重症
PaO_2/FIO_2（酸素化能，Torr）	$200<PaO_2/FIO_2≦300$（PEEP，CPAP≧5 cmH₂O）	$100<PaO_2/FIO_2≦200$（PEEP≧5 cmH₂O）	$PaO_2/FIO_2<100$（PEEP≧5 cmH₂O）
発症時期	侵襲や呼吸器症状（急性/増悪）から1週間以内		
胸部画像	胸水，肺虚脱（肺葉/肺全体），結節ではすべてを説明できない両側性陰影		
肺水腫の原因（心不全，溢水の除外）	心不全，輸液過剰ではすべて説明できない呼吸不全：危険因子がない場合，静水圧性肺水腫除外のため心エコーなどによる客観的評価が必要		

PEEP：positive end-expiratory pressure（呼気終末陽圧）．
（3学会合同ARDS診療ガイドライン2016作成委員会〈編〉：ARDS診療ガイドライン2016．https://www.jsicm.org/publication/guideline.html）

阻害薬が有効な場合がある．NPPVについても有効性の報告はあるが，確立はしていないため，気管挿管による侵襲的人工換気が適応とされ，肺の過伸展を避ける低容量換気法を用い，肺胞の虚脱を避けるため適切な終末呼気陽圧（positive end-expiratory pressure：PEEP）を使用する．

肺高血圧症　pulmonary hypertension（PH）

概念

- 肺高血圧症（PH）は，さまざまな原因により肺動脈圧の上昇を認める病態の総称であり，安静時平均肺動脈圧が25 mmHg以上と定義される（なお2018年ニース会議では正常値が14±3 mmHgであることから「20 mmHgを超えるもの」とされた）．

❻ 肺高血圧症の臨床分類（NICE updated 版）

1. 肺動脈性肺高血圧症（PAH）
　1.1. 特発性（idiopathic PAH：IPAH）
　1.2. 遺伝性（heritable PAH：HFAH）1.2.1. BMPR2　1.2.2. 他の遺伝子異常
　1.3. 薬剤，毒物によるもの
　1.4. 特定の疾患に伴うもの（associated with PAH：APAH）
　　1.4.1. 膠原病　1.4.2. HIV 感染　1.4.3. 門脈圧亢進症　1.4.4. 先天性シャント性心疾患　1.4.5. 住血吸虫症
1'. 肺静脈閉塞症（PVOD）および/または肺毛細血管腫症（PCH）
　1'.1. 特発性（idiopathic）
　1'.2. 遺伝性 1'.2.1. EIF2AK4　1'.2.2. 他の遺伝子異常
　1'.3. 薬剤，毒物，放射線によるもの
　1'.4. 特定の疾患に伴うもの　1'.4.1. 膠原病　1'.4.2. HIV 感染
1''. 新生児遷延性肺高血圧症（PPHN）
2. 左心疾患に伴う肺高血圧症（pulmonary venous hypertension）
　2.1. 収縮不全　2.2. 拡張不全　2.3. 弁膜症　2.4. 先天性/後天性左室流出，流入路障害と先天性心筋症
　2.5. 先天性/後天性肺静脈閉塞
3. 呼吸器疾患または低酸素血症に伴って起こる肺高血圧症
　3.1. 慢性閉塞性肺疾患　3.2. 間質性肺疾患　3.3. 拘束性および閉塞性換気障害を伴う他の肺疾患
　3.4. 睡眠呼吸障害　3.5. 肺胞低換気障害　3.6. 高所における慢性曝露　3.7. 発育障害による肺疾患
4. 慢性血栓塞栓性肺高血圧症（CTEPH）と他の肺血管閉塞
　4.1. 慢性血栓塞栓性肺高血圧症
　4.2. 他の肺血管閉塞　4.2.1. 血管肉腫　4.2.2. 他の血管内腫瘍　4.2.3. 動脈炎　4.2.4. 先天性肺動脈狭窄症
　　4.2.5. 寄生虫（包虫症）
5. 原因が明らかでないかつ/または多要因による肺高血圧
　5.1. 血液疾患（慢性溶血性貧血，骨髄増殖性疾患，脾摘）
　5.2. 全身性疾患（サルコイドーシス，肺ヒスチオサイトーシス，リンパ脈管筋腫症）
　5.3. 代謝疾患（糖原病，Gaucher 病，甲状腺疾患）
　5.4. 他（肺腫瘍血栓性微小血管障害〈PTTM〉，線維性縦隔炎，慢性腎不全〈透析をあり/なし〉，区域性肺高血圧）

（Authors/Task Force Members：2015 ESC/ERS Guidelines for the diagnosis and treatment of pulmonary hypertension. *Eur Heart J* 2016；37：67.）

肺動脈楔入圧（左房圧）が 15 mmHg 以下のものを前毛細血管性 PH，15 mmHg を超えるものを後毛細血管性 PH と呼ぶ.

- PH に関する NICE 分類では，1～5 群に分類され（❻），肺動脈性肺高血圧症（pulmonary arterial hyper tension：PAH）は，肺疾患による PH，慢性血栓塞栓性 PH など，他の原因が認められないにもかかわらず前毛細血管性 PH が発症することを特徴とする臨床病態である.

- 遺伝性 PAH（heritable PAH：HPAH）の原因として，bone morphogenetic protein receptor type II（BMPR II），activin receptor-like kinase-1（ALK-1）などの遺伝子異常が関連する.

- PAH は，進行性できわめて予後不良な疾患として知られてきたが，近年プロスタサイクリン（PGI₂）持続注入療法，各種経口 PAH 治療薬によって飛躍的にその予後の改善がみられるようになった.

病因

HPAH/IPAH（特発性 PAH）に相当する従来の呼称である原発性肺高血圧症には，家族性に発症する例があり，BMPR II の遺伝子異常によることが発見された. これは家族発症例の 50～100 %，孤発例の 25 %において陽性とされ，次いで *ALK-1* 遺伝子異常

が報告された. 遺伝子異常を伴うものおよび家族発症例が HPAH に分類される. なお，遺伝子異常をもっていても発症するのは 20 %程度であり，他の病態修飾遺伝子や環境要因の関与が示唆される.

BMPR II の遺伝子異常に伴う PAH の発症機序として，肺血管における TGF-β/BMP シグナル伝達不均衡とする説が有力である. PAH の病態では，血管内皮の機能異常が重要とされており，血管収縮物質/血管拡張物質の不均衡（トロンボキサン/PGI₂ 比の増加，エンドセリン/一酸化窒素比の増加）が認められる. 何らかの機序による機能的肺血管攣縮と中膜肥厚，内膜線維化，二次的血栓形成，叢状病変（plexiform lesion）などの器質的変化による肺血管抵抗の著明な上昇をきたす前毛細血管性 PH である. 2 群の左心疾患に伴う PH は，後毛細血管性 PH であるが，前毛細血管性 PH を合併する例もある.

3 群の低酸素や呼吸器疾患に伴う PH では，肺血管床の減少，低酸素性肺血管攣縮および肺血管リモデリングから前毛細血管性 PH をきたす. 高度の肺血管病変はみられないが，喫煙による肺血管内皮障害，エンドセリン/NO 比の増加など，PAH と同様の病態の関与が示唆されている.

4 群の慢性血栓塞栓性肺高血圧症（chronic throm-

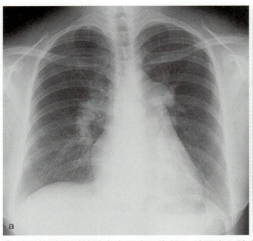 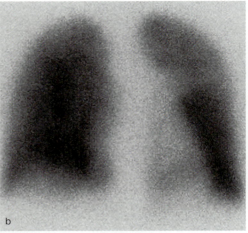

❼ 特発性肺動脈性肺高血圧症の胸部X線写真と肺血流スキャン
a. 胸部X線写真で心拡大，両側肺動脈の拡大を認める．
b. 肺血流スキャンでは辺縁を終えることができ，区域性欠損を認めない．

boembolic pulmonary hypertension：CTEPH）は，器質化した血栓により肺動脈が慢性的に閉塞を起こし，PHを合併し，臨床症状として労作時の息切れなどを強く認めるものである．前毛細血管性PHであるが，その機序として，器質化血栓による肺動脈中枢部の閉塞に加え，末梢肺動脈の肺血管リモデリングによる狭窄および閉塞の関与が示唆されている．

疫学

わが国の2016年度指定難病受給者としてのPAH患者数は3,369人，CTEPH患者数は3,200人とされ，2012年度の解析によるとPAHは平均年齢53歳，小児では性差がないのに対し，成人では女性に多く，男女比は1：2.2であった．CTEPHは，平均年齢67歳，男女比は1：2.6，一方海外では性差はないとされる．
呼吸器疾患に伴うPHの疫学は明らかでないが，右心カテーテル検査を行った例の29％とされている．

臨床症状

IPAH，HPAHに特異的な症状はないが，初発症状として最も多くみられるのは労作性呼吸困難で，診断確定時にはほぼ全例に認められる．身体所見としては，肺高血圧を示唆する所見が認められ，右心不全が合併すると下腿浮腫，肝腫大などが認められる．その他のPAHでは原疾患に伴う症状を呈する．CTEPHでは深部静脈血栓症による下肢腫脹，呼吸器疾患では原疾患に伴う症状を呈するが，呼吸機能低下や画像所見の程度に比して，息切れの程度が強いことがPHを示唆する所見である．

検査

胸部X線・心電図検査：肺高血圧を示唆する胸部X線での左2号の突出，右肺動脈下行枝の拡大（❼），心電図での右軸偏位，右室肥大で診断することは困難とされているが，手がかりとなる．

心エコー：疑わしい例では積極的に施行し，三尖弁収縮期圧較差でPHの程度を推定，左心疾患やシャント性心疾患の診断を行う．

動脈血ガス分析：CTEPHや呼吸器疾患に伴うPHではPaO_2の低下がみられるが，PAHではPaO_2は正常か軽度低下にとどまることが多い．$PaCO_2$低下を伴うことが多く，A-aDO_2はほとんどの例で開大している．

肺機能検査：PAHやCTEPHでは，軽度の肺活量低下のほか，肺拡散能の中等度以上の低下が認められる場合が多い．呼吸器疾患では基礎疾患に伴う異常を呈するが，DLcoが著明に低下する．

血液検査：IPAHでもγグロブリン値上昇，抗核抗体陽性などを示すことがある．右心負荷を有する例では，ヒト脳性ナトリウム利尿ペプチド（BNP）が高値となる．肝うっ血を伴うと肝機能異常をきたす．

6分間歩行試験：歩行距離が重症度の評価や効果判定に施行される．また，安静時SpO_2が正常な場合も運動時には低下がみられる．

肺換気血流スキャン：PAH，CTEPHともに肺換気スキャンは正常であるが，PAHでは肺血流スキャンにおいて，正常または斑状の小欠損を認める．CTEPHでは，区域性以上の血流欠損を認め，肺血流スキャンが正常の場合は除外され，敏感さは造影CTに勝るとされる．COPDなどの呼吸器疾患では，換気も血流も欠損する（低酸素性肺血管攣縮によって換気低下部位の血流も低下するため）のが特徴である（❽）．

非造影CT：呼吸器疾患の診断に必要．CTEPHではモザイクパターン，肺静脈閉塞症では小葉間隔壁の肥厚やすりガラス状陰影を呈する．

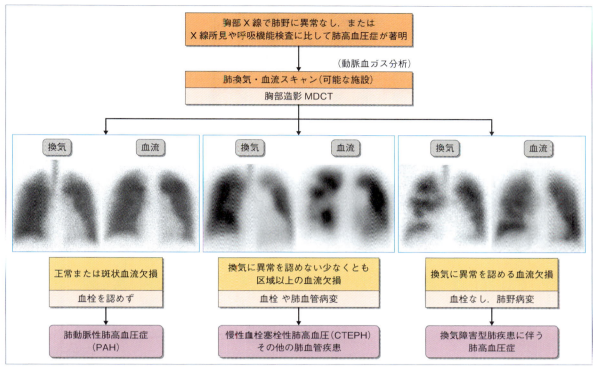

❽ 原因不明の肺高血圧症の鑑別診断

造影 CT および肺動脈造影：CTEPH の確定診断に必要で，慢性血栓の所見を呈する．

[診断]

心エコーで PH を推定するが，確定診断は右心カテーテル検査で平均肺動脈圧が 25 mmHg 以上であることが必要である．なお，PAH，CTEPH，呼吸器疾患に伴う PH では肺動脈楔入圧が正常である．原因疾患としては，各種検査で左心疾患および呼吸器疾患に伴う PH の診断をし，原因が明らかでない場合や高度の PH を呈する例では，肺換気・血流スキャンで PAH と CTEPH の鑑別を行う．PAH グループ内の鑑別診断としては，心エコーでシャント性心疾患，腹部エコーで肝硬変や門脈圧亢進症に伴う PAH，身体所見，免疫学的検査から膠原病に伴う PAH などとの鑑別を行う（❾）．

[経過・予後]

従来，IPAH または HPAH は中間生存期間 3 年未満，5 年生存率 40 ％前後と，進行性できわめて予後不良な疾患であったが，PGI₂ 治療や経口薬によって改善するか否かが予後因子として重要となった．CTEPH も手術やバルーンカテーテル治療によって，著明に予後が改善した．一方，呼吸器疾患に伴う PH の予後は不良である．イギリスのレジストリーの報告では，3 年生存率が PAH 68 ％，CTEPH 71 ％，呼吸器疾患に伴う PH 44 ％とされており，国際レジストリーでは CTEPH の手術例で 89 ％，非手術例では 70 ％とされている．最近の日本からの成績では PAH の 3 年生存率は 88.2 ％と海外に比べても良好である．

[治療]

PH 進展防止のための肺血管拡張療法が中心であり，右心不全を合併する症例ではその対策が必要となる．酸素療法は，運動時も含め SpO₂ を 90 ％以上に維持する．肺血管拡張反応性と NYHA（New York Heart Association）に相当する WHO 肺高血圧症機能分類に基づく重症度によって肺血管拡張薬を使用する．肺血管拡張薬としては，プロスタサイクリン製剤，エンドセリン受容体拮抗薬，ホスホジエステラーゼ 5 (PDE5) 阻害薬または可溶性グアニル酸シクラーゼ刺激薬を投与するが，WHO 機能分類 II～III 度の例では初期経口併用療法が主体で，WHO IV 度例では，PGI₂ 持続静注療法を含む初期併用療法が第一選択となるが，重症右心不全例，膠原病，1 群以外の合併が考慮される例では単剤で開始し，不十分の場合は追加併用療法を行う．加えて APAH では原疾患の加療が重要である．薬物不応性の最重症例では 55 歳未満の場合は両側片肺移植を考慮する（❿）．

CTEPH では，ワルファリンによる半永久的な抗凝固療法が必須であり，血栓にアプローチ可能な例では肺動脈内膜摘除術が第一選択となるが，熟練した外科医を含むチームでリスクベネフィットを考慮し適応を

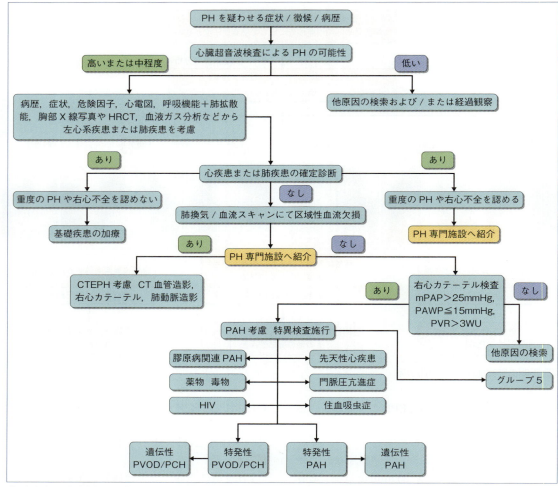

❾ 肺高血圧症診断アルゴリズム（ESC/ERS GUIDELINES 2015）

PH：pulmonary hypertension（肺高血圧症），CTEPH：chronic thromboembolic pulmonary hypertension（慢性血栓塞栓性肺高血圧症），PAH：pulmonary arterial hypertension（肺動脈性肺高血圧症），PVOD：pulmonary veno-occlusive disease（肺静脈閉塞性疾患），PCH：pulmonary capillary hemangiomatosis（肺毛細血管腫症），mPAP：mean pulmonary arterial pressure（平均肺動脈圧），PAWP：pulmonary artery wedge pressure（肺動脈楔入圧），PVR：pulmonary vascular resistance（肺血管抵抗）．
（Galiè N, et al；ESC Scientific Document Group：2015 ESC/ERS Guidelines for the diagnosis and treatment of pulmonary hypertension. *Eur Heart J* 2016；37：67.）

決定する．さらに，バルーン肺動脈拡張術の適応または可溶性グアニル酸シクラーゼ刺激薬使用を考慮する．呼吸器疾患 PH は，酸素および原疾患の治療しか確実な治療はないが，PAH 類似の病態が関与している例で肺血管拡張薬が有効とする報告もある．

肺動静脈瘻　pulmonary arteriovenous fistula

概念
- 肺動静脈瘻は，肺動脈と肺静脈が短絡した血管奇形である．
- 多くは先天性で，まれに，肝疾患や外傷，肺高血圧症に続発する後天性のものがある．
- 欧米では，肺動静脈瘻の 70％が遺伝性出血性毛細血管拡張症（hereditary hemorrhagic telangiectasia：HHT，Rendu-Osler-Weber 病ともいう）によるが，わが国では 10〜20％とまれである．
- カテーテルによるコイル塞栓術による治療成績の向上がみられる．

病因
先天性のものは，中胚葉性血管形成不全により，病変部で肺毛細血管が欠如し，生後圧負荷で短絡が生じる．多くは下葉にあり，片側性 75％，多発性 1/3 とされる．両側にびまん性に認める例もある．

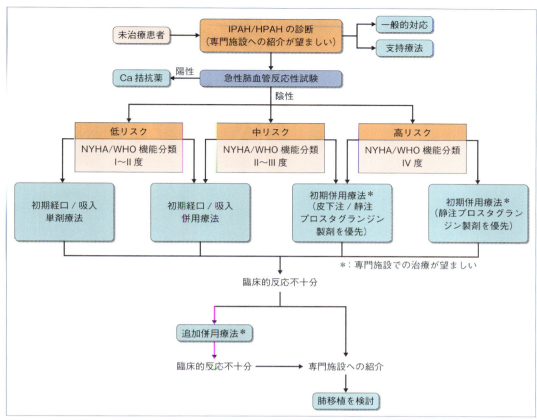

⑩ IPAH/HPAH の治療指針図
治療の選択にあたっては，予後決定因子として最も重要な平均肺動脈圧を常に考慮する．（Galiè N, et al. 2016 を参考に作図）
NYHA：New York Heart Association（ニューヨーク心臓協会）．
（日本循環器学会：循環器病ガイドラインシリーズ 2017 年版，肺高血圧症治療ガイドライン〈2017 年改訂版〉http://www.j-circ.or.jp/guideline/pdf/JCS2017_fukuda_h.pdf）

臨床症状

HHT に伴うものでは，出血症状（鼻出血）や皮膚，粘膜の血管拡張で発症することが多いが，肺病変のみのものでは，無症状で胸部 X 線検診で見つかることが多い．右-左シャントが病態の本態で，病変が 2 cm 未満では無症状で経過することが多く，シャントが多くなると低酸素血症となり，呼吸困難，さらにチアノーゼや多血症，ばち指が生じる．また，肺のフィルター機構がないため，血栓や細菌が左心系に移行し，脳梗塞や脳膿瘍，細菌性心内膜炎が生じる．さらに薄壁が破れて，喀血や血胸を呈することがある．聴診では，胸部に血管性雑音を聴取するのが特徴である．

検査・診断

胸部 X 線検査：腫瘤影と肺門部を結ぶ血管陰影を認める（⑪a）．
胸部 CT 検査：腫瘤の位置や形，大きさ，数を確認でき，造影 CT では，輸入動静脈を同定し，さらに 3D 画像を用いることによって，その形態やコイル塞栓に必要な輸入血管の太さの測定も可能である（⑪b, c）．

シャントの計測：100％酸素吸入によるシャント率測定が基本である．コントラスト心エコー法によって，右左シャントの部位が心腔内にあるか，本症のように肺内にあるか鑑別できる．肺血流スキャンでは，脳や腎に集積することから右左シャント率を測定することができる．

肺動脈造影：従来本症の診断の標準法であったが，診断のみの場合は省略可能との見解もある．コイル塞栓術の際，選択的に輸入動脈を造影する．

経過・予後・治療

無治療で経過を追うと，25％で病変の増大がみられ，脳膿瘍，脳卒中，喀血の合併などによる死亡例もみられることから，瘻の大きさが 2 cm や，輸入動脈径が 3 mm 以上の場合は治療すべきとされる．手術療法は肺葉切除が標準であったが，現在は部分切除や瘻孔閉鎖術など縮小手術が行われる．近年は，侵襲の少ないコイル塞栓術が主流となっている．離脱式バルーンや金属コイルによる塞栓術が行われてきたが，塞栓物質の大循環系への逸脱が 1〜2％で報告された．最

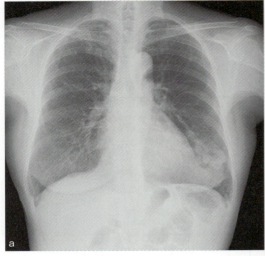
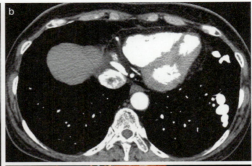
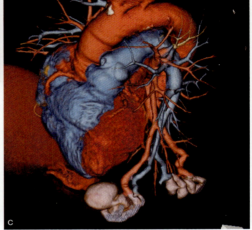

⓫ 肺動静脈瘻の胸部 X 線写真と造影 CT および 3D 画像
a. 胸部 X 線写真で，左下肺に腫瘤影を認め，肺門部と連続する血管陰影を認める．
b. 造影 CT では，腫瘤は造影され，血管であることがわかる．
c. 3D 再構築画像で，輸入動脈（青）と輸出動脈（赤）が明瞭に描出される．

近では，確実に栓塞し，塞栓物質の逸脱を防ぐため，interlocking 型離脱式コイルと離脱式ファイバー付きコイルを複数併用する方法が用いられる．さらに，未治療の本症の手術や歯科治療の際には，抗菌薬の予防投与が必要とされる．

（田邉信宏）

● 文献
1) 日本循環器学会：循環器病ガイドラインシリーズ2017年版. 肺血栓塞栓症および深部静脈血栓症の診断，治療，予防に関するガイドライン（2017年改訂版）. http://www.j-circ.or.jp/guideline/pdf/JCS2017_ito_h.pdf
2) 日本循環器学会／日本心不全学会合同ガイドライン：急性・慢性心不全診療ガイドライン（2017年改訂版）. http://www.j-circ.or.jp/guideline/pdf/JCS2017_tsutsui_h.pdf
3) 3学会合同 ARDS 診療ガイドライン 2016 作成委員会（編）：ARDS 診療ガイドライン 2016. https://www.jsicm.org/ARDSGL/ARDSGL2016.pdf
4) Konstantinides SV, et al：2014 ESC guidelines on the diagnosis and management of acute pulmonary embolism. *Eur Heart J* 2014；35：3033.
5) 日本循環器学会：循環器病ガイドラインシリーズ2017年版. 肺高血圧症治療ガイドライン（2017年改訂版）. http://www.j-circ.or.jp/guideline/pdf/JCS2017_fukuda_h.pdf
6) Galiè N, et al：ESC Scientific Document Group：2015 ESC/ERS Guidelines for the diagnosis and treatment of pulmonary hypertension. *Eur Heart J* 2016；37：67.
7) Shovlin CL, et al：Pulmonary Arteriovenous Malformations. *Am J Respir Crit Care Med* 2014；190：1217.

11 胸膜疾患

胸膜炎 pleuritis

胸膜炎は胸膜に起こる炎症の総称で，胸水貯留を伴うものを湿性胸膜炎，伴わないものを乾性胸膜炎という．感染症，膠原病，腫瘍など多くの原因がある．微量の胸水は正常時にもあるが，ネフローゼ症候群などによる低蛋白血症や心不全でも胸水が貯留し，胸水の鑑別診断が必要となる．

肺炎随伴性胸水 parapneumonic effusion

概念・病態

- 肺炎に伴う胸水を肺炎随伴性胸水という．
- 肺炎が臓側胸膜に波及し，血管の透過性が亢進すると無菌性の胸水が貯留する（単純肺炎胸水）．
- 細菌が胸腔に侵入すると，細菌性胸膜炎となり，胸水に好中球が増加し（複雑肺炎胸水），フィブリンが析出する．進行すると膿胸となる．
- 起因菌は原疾患（市中肺炎，院内肺炎）で異なる．2/3 が好気性菌感染，1/3 が嫌気性菌感染または嫌気性菌と好気性菌の混合感染である．

検査・診断

細菌性肺炎に胸水を認め，抗菌薬投与で効果が乏しい場合や原因不明胸水の場合は，その性状と細菌学的検査を行う．超音波検査で胸水を確認し試験穿刺する．
胸水性状：肺炎随伴性胸水では，胸膜炎症による血管の透過性亢進により，胸腔への蛋白漏出と好中球を主体とした遊走が起こり，例外なく滲出性胸水の性状を呈する．Light の診断基準の①胸水蛋白/血清蛋白比 >0.5，②胸水 LDH/血清 LDH 比>0.6，③胸水 LDH が血清 LDH の正常上限×2/3 以上，のうち 1 項目以上を満たす．
胸水 pH，胸水グルコース値：細菌の代謝や好中球の貪食亢進で CO_2 や乳酸が産生されると，胸水には緩衝作用が弱いため，すぐに pH に反映され，7.2 以下になることが多い．また糖が消費され，血糖値より低くなる（<60 mg/dL）．
胸水細菌学的検査：市中肺炎が原疾患の場合，ミレリレンサ球菌が最も多く，次が肺炎球菌，ブドウ球菌であり，院内肺炎では MRSA が最も多く，次がエンテロバクター，腸球菌である．嫌気性菌は肺炎随伴性胸膜炎では重要であり，バクテロイデス属，ペプトストレプトコッカス属が同定される．
身体所見：打診では胸水貯留は濁音である．Ellis-

Damoiseau 曲線（打診での胸水の濁音域の最も高い点が中腋窩線上にある放物線状の線．胸部 X 線所見ではメニスカス・サインという），Skoda 鼓音帯（胸水濁音界の上部にみられる鼓音を呈する領域）がみられる．
側臥位胸部 X 線検査：胸水貯留の確認に用いられる（🔑❶）．

臨床症状

主症状は発熱と胸痛である．好気性菌は発症が急速である．感覚神経が壁側胸膜に豊富に分布しているので，胸水のない乾性胸膜炎では呼吸により両胸膜が擦過され（胸膜摩擦音の聴取），鋭い胸膜痛が起こる．吸気時に増強するため浅い呼吸になる．胸水が貯留すると胸膜痛が軽減する．クレブシエラ肺炎は，アルコール多飲や糖尿病などの高危険群に発生し，肺炎随伴性胸水から膿胸に進展しやすい．また，嫌気性菌は亜急性の経過をとり，同様に高危険群に多い．

治療・経過

単純肺炎胸水は肺炎治療の奏効で消失する．複雑肺炎胸水には，嫌気性菌を起因菌に含めた抗菌薬の投与と胸腔ドレナージが必要である．フィブリン析出で多房化している場合は（🔑❷），ウロキナーゼの胸腔内注入による線維素溶解療法を行う．

化膿性胸膜炎 purulent pleuritis, 膿胸 thoracic empyema, pyothorax

概念

- 膿胸とは膿が胸腔に貯留した状態で，急性と慢性に分けられる．
- 慢性化すると胸膜が肥厚し器質化する．3 か月以上経過した慢性膿胸には外科的治療が必要である．

病態

急性膿胸：肺炎に続発することが多いが，縦隔や横隔膜下の感染症の波及や，食道破裂や胸部外科手術の合併症でも起こる．悪臭の膿は嫌気性菌が関与している．
慢性膿胸：結核性胸膜炎が遷延した結核性膿胸と，急性膿胸が遷延した非結核性慢性膿胸がある．慢性膿胸では，滲出液や析出したフィブリンなどが器質化し厚く肺を覆うようになり（🔑❸），肺の呼吸運動が障害され，拘束性換気障害を呈する．

病因

原因菌はグラム陽性球菌（ミレリレンサ球菌，黄色ブドウ球菌，肺炎球菌）のほか，グラム陰性桿菌（クレブシエラ，緑膿菌，大腸菌など）や嫌気性菌がある．

治療・予後

　適切な抗菌薬投与とドレナージ・胸腔洗浄を行う．不十分な場合は胸膜剝皮術や，感染死腔には開窓術を行う．長期間にわたる結核性慢性膿胸を背景に，膿胸壁からB細胞非Hodgkinリンパ腫が発生することがある．これにはEpstein-Barr（EB）ウイルス感染の関与が知られている．

結核性胸膜炎　tuberculous pleuritis

概念

● 胸水貯留をきたす代表的な疾患の一つであり，肺外結核の過半数を占める．
● 結核蔓延国では若年者に多く，中〜低蔓延国では中年以降に多い．

病因・病態

　結核菌による感染症としての胸膜炎と，結核免疫獲得後の遅延型アレルギー反応による胸膜炎がある．前者は胸水から結核菌が同定され，慢性化すると結核性膿胸に進行する．後者は胸水から結核菌が証明されることはまれである．

　初感染に引き続いてみられる胸水貯留は，胸膜直下の初感染巣が胸腔に穿破し，結核菌または結核菌関連蛋白に対する遅延型アレルギー反応による胸腔内炎症が原因である．結核菌による胸腔内感染が主因ではなく，画像上，肺野に結核病巣を認めないことが多い．

　加齢などの生体の免疫力の低下で発症する内因性再燃（二次結核）時の胸水貯留は，遅延型アレルギー反応の関与を原因にあげることもできるが，1/3の結核性胸水の患者は遅延型アレルギーであるツベルクリン皮内反応が陰性であり，結核菌による胸腔内感染症による機序が考えられる．

検査・診断

細菌・病理学的検査：胸水または胸膜生検組織の結核菌の証明が確定診断となるが，胸水中の結核菌の陽性率は低い（20〜30％）．胸膜生検では過半数に肉芽腫が証明される．
胸水性状：遅延型アレルギー反応による結核性胸水は滲出性でリンパ球優位（70％以上）である．T細胞の活性化に伴いアデノシンデアミナーゼ（ADA）が上昇し，40U/L以上では結核性胸水の可能性が高くなる．インターフェロンγの上昇がみられ，胸水中の中皮細胞は非常に少なくなる．
胸部画像検査：胸水貯留は多くは片側性で，少〜中等量であり，大量に貯留することはまれである．結核性膿胸では早期には被包化胸水がみられ，慢性化すると胸膜が肥厚し，石灰化がみられる．

臨床症状

　比較的急性に胸痛，発熱，咳嗽で発症することが多

いが，緩徐に発症して症状の軽い場合もある．

治療

　抗結核薬による標準的治療を行う．

膠原病・血管炎による胸膜炎
pleural effusion due to collagen vascular diseases

概念

● 胸膜は肺と胸腔内面を覆う漿膜であり，漿膜炎の原因の一つに膠原病がある．
● 漿膜炎をきたす代表的な膠原病には全身性エリテマトーデス（SLE），関節リウマチがある．

病因・病態・検査

全身性エリテマトーデス（SLE）

　湿性胸膜炎よりも乾性胸膜炎の頻度が高く，胸膜痛を訴えることが多い．SLEの10％に胸水貯留がみられ，多くが女性である．しばしば両側性で，心囊液貯留を同時に認めることが多い．胸水は漿液性滲出液でpH，糖は血清正常値内で，LDHは血清正常上限値の2倍以内である．胸水中の抗核抗体は診断に役立たない．

関節リウマチ

　リウマチ性胸水は中年以降の男性に多く，ほとんどにリウマチ結節（皮下）がある．特徴的な胸水所見を示す（糖＜30mg/dL，pH＜7.20，LDH＞血清正常値上限の2倍）．胸水の補体値は低く，リウマチ因子は高い．胸水は少量〜中等量で，25％が両側性である．自然消退することがある．

血管炎，その他

　突然の熱発と漿膜炎による強い胸膜痛を特徴とする家族性地中海熱（familial Mediterranean fever）では胸水がみられる．また，好酸球性多発血管炎性肉芽腫症（eosinophilic granulomatosis with polyangiitis）では30％に胸水がみられる．

癌性胸膜炎　pleuritis carcinomatosa

概念

● 癌性胸膜炎とは，悪性胸水（細胞診陽性の胸水）が貯留している状態を表す臨床用語である．
● 一般的に胸膜原発の悪性腫瘍は含めない．原発部位としては肺癌（40％），乳癌（25％），リンパ腫（10％），卵巣癌（5％）が多い．

病態

　胸膜に転移または浸潤した癌細胞は血管新生を促進し，同時に周囲の血管透過性を亢進させる．正常では胸水は壁側胸膜のリンパ開口部（stoma）から吸収されるが，縦隔リンパ節に転移が起こるとリンパがうっ滞し，胸水クリアランスが悪くなる．また，胸水中の浮遊癌細胞によってstomaが詰まると，クリアランスがさらに悪化し，縦隔を偏位させるほどの貯留がみ

られるようになる（❶）．

肺癌
すべての組織型に癌性胸膜炎が起こるが，腺癌が最も多い（❷❹）．

乳癌
乳癌の悪性胸水の貯留は原発側が最も多く，対側，両側の順である．原発側に多いのはリンパ行性転移が多いからである．乳癌の発見から悪性胸水の出現までは平均2年であるが，20年以上経過して出現することもある．

リンパ腫
悪性胸水の10％はリンパ腫である．Hodgkinリンパ腫は，20～30％に悪性胸水がみられ，すべてに縦隔リンパ節腫大が認められる．一方，非Hodgkinリンパ腫は20％に悪性胸水が認められるが，縦隔リンパ節腫大がなく，胸水が単一の所見として認められる．

検査・診断
胸水性状：滲出性胸水であり，過半数は血性である．血性でない場合もある．リンパ球優位であるが，好酸球性胸水でも悪性胸水が15％含まれる．胸水グルコース値は多くは正常であるが，腫瘍細胞が多いと低下する．かなり粘稠な胸水は中皮腫の可能性がある．
胸水腫瘍マーカー：CEA，CYFRA21-1，NSEなど頻度の高い癌腫のマーカーをチェックする．
胸膜生検・胸腔鏡検査：胸水細胞診で診断がつかない場合は胸膜生検を行う．胸膜針生検は診断率が低いため，胸腔鏡検査を実施する．

臨床症状
胸水が少ないと症状が乏しいが，多量に貯留すると呼吸困難や胸部圧迫感を呈する．

治療
化学療法
原疾患が化学療法の感受性が高い小細胞肺癌，乳癌，リンパ腫などでは化学療法を実施する．

胸膜癒着術
胸水制御と症状軽減を目的に胸腔ドレナージと胸膜癒着術（pleurodesis）を行う．癒着にはOK432（溶連菌のペニシリン処理凍結乾燥菌体粉末）またはタルク（含水珪酸マグネシウム）を硬化剤として胸腔内に注入し，中皮細胞を刺激して癒着を図る．タルクは生食懸濁液としてチェストチューブから注入する方法と胸腔鏡下に直接噴霧する方法がある．硬化剤にOK432を用いるのは日本特有の方法である．

予後
原発腫瘍の状態に左右されるが，生存期間中央値は非小細胞肺癌で4.3か月，小細胞肺癌で3.7か月，乳癌で7.5か月である．

血胸 hemothorax

概念
- 外傷性血胸と非外傷性血胸があり，胸腔に血液が貯留した状態をいう．
- 多くは交通外傷（肋骨骨折，胸壁損傷，肺損傷）による外傷性血胸である．肺損傷では血痰を伴い血気胸となる．医原性にも起こる．
- 非外傷性血胸の原因には悪性腫瘍，子宮内膜症，膵

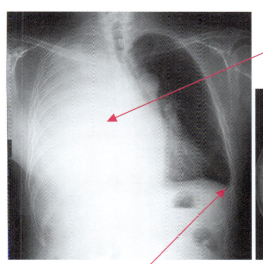
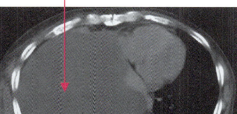

著明な胸水貯留で縦隔を圧排している

胸水貯留による肋骨横隔膜角の鈍化

❶ 癌性胸膜炎による大量の胸水貯留
肺癌による悪性胸水で，縦隔が健側に偏位している．左側の肋骨横隔膜角は胸水貯留で鈍化している．

炎，大動脈瘤破裂，解離性大動脈瘤などがある．

病態・診断

外傷性血胸の主症状は局所の疼痛である．破綻した血管から流れ込んだ血液はすぐに凝固するが，通常，胸水が末梢血の50％のヘマトクリット値であれば血胸を考える．

膵炎

急性膵炎，慢性膵炎ともに滲出性胸水が貯留し，左側に多く，胸水アミラーゼ値が増加する．明らかに血性のことがある．

月経随伴性血胸

右側に多く月経随伴性気胸のときにみられる．胸膜の子宮内膜症が原因で，15％に血胸がみられる．

合併症

血胸後に胸膜のびまん性線維化（線維胸）が発生することがある．膿胸もみられる．

治療

ドレナージで保存的に治療するが，大量出血時は外科的治療を要する．

乳び胸 chylothorax

概念

● 多くの微細な脂肪球を含んだ乳状白濁液である乳び（chyle）が胸腔に貯留した状態をいう．

病因・疫学

原因は心血管・食道手術や外傷による胸管損傷が最も多く，次が悪性腫瘍（75％がリンパ腫）である．

上大静脈や鎖骨下静脈血栓でも起こり，肺リンパ脈管筋腫症の10～30％にみられる．

診断

胸水が乳白色に混濁し，脂肪含量が血液より多く，食後にカイロミクロンが認められる．トリグリセリドが110 mg/dL以上あれば，乳びの可能性が高い．遠心しても上清は清澄化しない．乳び胸水中の細胞はリンパ球がほとんどである．

偽乳び胸 pseudochylothorax, コレステロール胸膜炎

結核やリウマチなどで長期に貯留している胸水に，コレステロール結晶またはレシチン・グロブリン複合体が多量に蓄積し，乳白色状となったもので，沈渣でコレステロール結晶が認められる．

鑑別診断

乳び胸の出現は比較的急速で，外傷によるものは受傷後2～10日で認められる．乳びは胸膜を刺激しないので肥厚はない．一方，偽乳び胸は長期（5年以上）の胸水貯留があり胸膜肥厚を伴っている．前者には食事由来のカイロミクロンが認められる．膿胸でも乳び様の外観を呈することがあるが，遠心で上清が清澄化する．

臨床症状

胸水量に応じた胸部圧迫感，労作時息切れなどの症状があるが，胸痛や熱はない．

治療・予後

低脂肪食にする．効果がない場合は，絶食のうえ，経静脈高カロリー輸液を実施する．無効な場合は胸膜癒着術を行う．ドレナージが長期化すると栄養状態が悪化し，乳び中にリンパ球が失われるため，低リンパ球症となる．ソマトスタチンが有効との報告がある．悪性リンパ腫による乳び胸には縦隔リンパ節への放射線照射が有効である．

気胸 pneumothorax

概念・分類

● 気胸とは胸腔に空気が入り，肺が虚脱した状態をいう．

● 誘因なく突発的に発症するものを自然気胸という．自然気胸には，臨床的に明らかな呼吸器疾患がない者に発生する特発性自然気胸と，呼吸器疾患のある者に発生する続発性自然気胸がある．

● 特発性自然気胸は，肺尖部の臓側胸膜内の気腫性嚢胞（ブレブ）または胸膜直下の気腫性嚢胞（ブラ）の破裂が原因である．ブレブ・ブラの成因には喫煙が関与している．

● 続発性自然気胸の基礎疾患はCOPD，肺結核，肺線維症，肺癌，じん肺，肺吸虫症，肺化膿症などがあり，脆弱になった臓側胸膜が破綻し発生する．

● そのほかに，外傷性気胸，肺生検や中心静脈穿刺などによる医原性気胸，Marfan症候群，Ehlers-Danlos症候群，肺ランゲルハンス細胞ヒスチオサイトーシス（histiocytosis X）などによる気胸がある．また，女性には子宮内膜症や肺リンパ脈管筋腫症による気胸がある．

疫学

特発性自然気胸は15～25歳の背の高い，やせ型の男性に圧倒的に多い．続発性自然気胸は高齢の男性に多い．

病態生理

胸壁や臓側胸膜が破綻し，胸腔との間に交通孔ができると，陰圧の胸腔に向けて空気が一気に流入し，肺が虚脱する．

緊張性気胸

交通孔がチェックバルブになり，吸気時に次々と空気が流入し，胸腔内圧が異常に上昇して，縦隔が対側

に偏位する．これを緊張性気胸と呼び，静脈還流が低下し，ショック状態になる．緊急に減圧する必要があり，放置すれば死に至る．

月経随伴性気胸
月経開始2～3日目に発症する気胸で，胸腔の子宮内膜症が原因である．右側に多い．15％に血胸がみられる．原因は横隔膜の欠損孔からの子宮内膜組織の迷入と考えられている．

臨床症状・診断
突然の胸痛と呼吸困難で発症する．緊張性気胸では著明な呼吸困難と頻脈，不整脈，血圧低下，ショック状態がみられる．

身体所見：患側の呼吸音の減弱，打診上の鼓音，声音振盪の減弱（声音振盪とは声帯の振動が気道を介して末梢肺組織から臓側胸膜・胸腔・壁側胸膜を経て胸壁に伝わったものであるが，気胸では胸腔の空気層で振動の伝達が減弱される）を認める．左側の気胸は心拍と一致した雑音を聴取することがある（Hamman徴候：左室に近い壁側胸膜と臓側胸膜のあいだに貯留した空気が，心室の収縮のたびに，左斜葉間裂（葉間）に周期的に吹き込まれる音である）．

胸部画像診断：胸腔内の空気と虚脱した肺を認め，肺表面が不整でブラやブレブがみられる（❷）．血気胸や水気胸では鏡面形成（ニボー）が認められる．

治療・予後
軽度の気胸は安静で胸腔の空気は吸収される．中程度以上の気胸は胸腔穿刺し脱気する．脱気をしてもair leak が止まらない場合や再発例には，胸腔鏡下手術を行う．特発性自然気胸の30％が再発する．

再膨張性肺水腫
虚脱した肺を再膨張させたとき，肺水腫が起こることがある．これを再膨張性肺水腫という．原因は急激な圧の変化による血管の透過性亢進である．

胸膜腫瘍 pleural tumor

悪性胸膜中皮腫 malignant pleural mesothelioma

概念
- 中皮腫は胸膜・腹膜・心膜・精巣鞘膜の中皮細胞に発生する予後不良の難治性悪性腫瘍である．最も多いのは胸膜発生であり（80～85％），次いで腹膜発生が多く（10～15％），心膜と精巣鞘膜からの発生はまれである．
- 石綿（アスベスト）と密接に関係し，職業上のアスベスト粉じん曝露（高濃度曝露）で発生する職業性腫瘍と考えられてきたが，作業着を洗濯した家族や工場周辺住民などの低濃度アスベスト曝露でも発生する．
- 全ての中皮腫はアスベスト職歴があれば労災として，なければ石綿被害救済法で公的に補助される
- まれな腫瘍であったが世界的に急増している．

病因
繊維状鉱物（アスベスト，エリオナイト）の吸入
断熱材などに広く利用されたアスベスト繊維の吸入が中皮腫の発生に関与する．細くて長い繊維（径0.25 μm以下，長さ8 μm以上）には強い発癌性があり鉄含量の多い青石綿は最も中皮細胞を癌化させる．

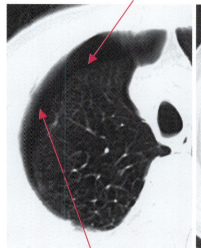
肺表面が不整で気腫性嚢胞（ブラ・ブレブ）がみられる
胸腔に空気がみられる

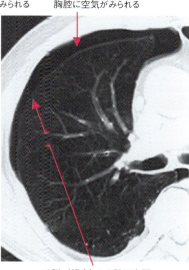
胸腔に空気がみられる
虚脱（軽度）した肺の表面

❷ 続発性自然気胸のCT画像
虚脱した肺と胸腔に空気がみられる．肺表面が不整でブラ，ブレブが認められる．

露から発症までの潜伏期間は約40年である（❸）．非アスベストの繊維状ゼオライトのエリオナイトも中皮腫を高率に発生させる．

遺伝的素因

癌抑制遺伝子 *BRCA-1 associated protein-1*（*BAP1*）の生殖細胞系列変異（germ line mutation）のある中皮腫多発家系があり，中皮腫の発生に遺伝的要因が関与している可能性が考えられている．これらには黒色腫や腎癌などの他の悪性腫瘍との併発が多くみられる．

疫学

日本の中皮腫死亡数は1995年の500人から2017年には1,555人（男1,284人，女271人）に急増している．多量のアスベスト消費の影響で，ほとんどの先進諸国では中皮腫に増加傾向がみられる（❸）．一方，消費を急速に減少させてから40年以上が経過したアメリカやスウェーデンでは中皮腫の発生はピークを過ぎ，減少の傾向がみられる．

病態・臨床経過

悪性胸膜中皮腫は壁側胸膜の顆粒状腫瘍で初発する．播種巣を壁側胸膜に形成しながら発育し，次に臓側胸膜に播種され，その後，葉間胸膜を含むすべての胸膜面を埋め尽くすように広がる（図❺❹❻参照）．この発育形態からびまん性悪性胸膜中皮腫とも呼ばれる．まれに限局性発育を示す（限局型悪性胸膜中皮腫）．

初期には無症候性胸水があり，大量に貯留し縦隔が偏位することもある．進行すると腫瘍化した胸膜は著明に肥厚し，患側胸郭は徐々に狭小化する．肋骨，脊椎に浸潤すると疼痛が高度になり，横隔膜下に浸潤すると腹水が，心膜に浸潤すると心嚢液が貯留する．胸腔穿刺路に高頻度に播種巣を形成する．これは中皮腫特有の病態である．

病理・鑑別診断

中皮腫には上皮型（60％），肉腫型（10％），両者の混在する二相型（30％）の病理組織型（❺）がある．組織型は最も重要な予後因子であり，肉腫型は治療の反応が悪く，最も予後が悪い．

線維形成型中皮腫

腫瘍の50％以上を線維組織が占める中皮腫の特殊

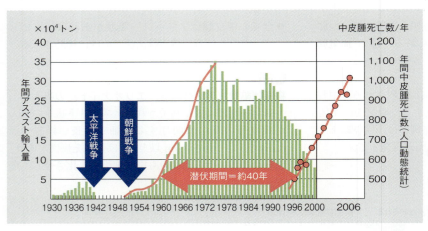

❸ 日本のアスベスト輸入量と中皮腫死亡数の推移
アスベストと中皮腫の発生は関連が深い．40年の潜伏期間を隔て，アスベスト輸入量の増加と並行して中皮腫患者数が増加している．

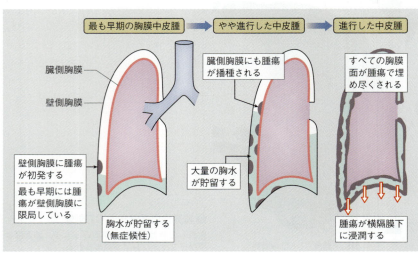

❹ 悪性胸膜中皮腫の初発からの発育経過

型であり，線維性胸膜炎の病理像に類似し，鑑別が問題となる．

免疫組織染色
上皮型は肺腺癌との鑑別が必要で，カルレチニン，サイトケラチン，WT-1 などの中皮腫が染色されるマーカー（中皮腫陽性マーカー）と，CEA，Ber-EP4 などの，腺癌が染色されて中皮腫が染色されないマーカー（中皮腫陰性マーカー）を用いて鑑別する．

胸水細胞診
細胞診のみで確定診断することは難しく組織検査を追加する必要がある．反応性中皮細胞増生では偽陽性所見を呈することが多く，早期の上皮型中皮腫との鑑別が難しい．

ヒアルロン酸
中皮腫には多量のヒアルロン酸が含まれ，ヒアルロニダーゼ消化コロイド鉄染色による証明が，診断に用いられている．胸水中にも多量のヒアルロン酸が含まれ，中皮腫の診断マーカーの一つである．

臨床症状
胸痛，労作時呼吸困難が主症状である．胸痛は胸壁浸潤が始まる頃に出現し，高度となる．

検査
胸腔鏡検査：局所麻酔下胸腔鏡検査と全身麻酔下に行うビデオ下胸腔鏡手術（video-assisted thoracoscopic surgery：VATS）がある（図❺）．生検は壁側胸膜の深部脂肪組織を含めた十分な検体を採取する．

腫瘍マーカー：可溶型メソテリン関連ペプチド（soluble mesothelin related peptide：SMRP）（血清基準値 1.5 nM/L）は，中皮細胞膜に結合したメソテリンの可溶化分子であり，中皮腫のマーカーとなる．胸水中のヒアルロン酸値の増加も診断に役立つ．一方，CEA は中皮腫陰性マーカーであり，中皮腫腫瘍組織の CEA 染色は陰性で，血清 CEA 値に増加はみられない．

血小板増加症：多くの中皮腫細胞は IL-6 を産生するため，血液中に漏出した IL-6 によって血小板増加，CRP などの急性期炎症蛋白の増加，腫瘍熱などの腫瘍随伴徴候を認める．

胸部 CT，FDG-PET：腫瘍の発育・進展を画像で確認する．病初期にはほとんどの症例で胸水貯留がみられる．びまん性に発育することが多く，胸膜は全周性に肥厚し，腫瘍化した胸膜に FDG 集積がみられる（❻）．

治療
全身化学療法を行う．早期例には外科的治療を行うこともあるが再発率は高い．

中皮腫化学療法：ペメトレキセドとシスプラチンの併用療法で奏効率が 41％，生存期間中央値が 12 か月である．再発例にはニボルマブの投与を行う．

外科的治療：術式には胸膜肺全摘術と胸膜切除・肺

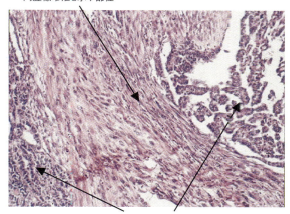

❺ 悪性中皮腫の病理像
上皮様増殖と肉腫様増殖が混在し，典型的な二相型悪性中皮腫の組織像である．

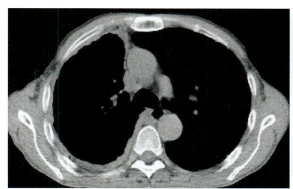 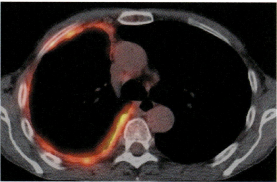

❻ 悪性胸膜中皮腫の胸部 CT（左）と FDG-PET（右）
胸膜が全周性に肥厚し，腫瘍化した胸膜に FDG-PET の陽性所見を認める．典型的なびまん性発育をする悪性胸膜中皮腫の画像である．

皮術がある．胸膜肺全摘術は胸膜・肺・横隔膜・心膜を摘出する侵襲的な拡大術式であり，化学療法と放射線照射を併用する．現在は患側肺を温存させる胸膜切除・肺剥皮術が主流になっている．

孤在性胸膜線維性腫瘍
solitary fibrous tumor of the pleura (SFTP)

概念
- 臓側胸膜に発生する線維腫を孤在性胸膜線維性腫瘍という．以前は良性線維性中皮腫，良性限局型胸膜中皮腫などと呼ばれてきたが，現在は孤在性胸膜線維性腫瘍に統一されている．
- 有茎性発育を特徴とし，アスベストとの関係はない．
- 胸膜との接合面が狭く有茎性発育をするもの（❼）は良性で，接合面の広い無茎性発育をきたすものは悪性度を有している．
- あらゆる年齢層（5〜87歳）に発生し，女性にやや多い．

病態生理・病理
臓側胸膜から胸腔内にポリープ状に発育する（❼）．呼吸で位置が変わることがある．大きく発育するが組織像・臨床像は良性である．無茎性に発育するものは病理学的悪性所見がみられる．

胸膜中皮腫との鑑別
孤在性胸膜線維性腫瘍は中皮細胞マーカーのサイトケラチンが陰性で，間葉系細胞マーカーであるビメンチンが陽性である．Bcl-2は強く染色されるが，中皮腫では陰性である．

臨床症状
小さい腫瘍は無症状で，過半数が健診発見である．

腫瘍随伴症候群
低血糖（Doege-Potter syndrome）と肥大性肺性骨関節症（Pierre-Marie-Bamberger syndrome）がある．低血糖はインスリン様成長因子2（insulin-like growth factor II）が腫瘍から産生されるためであり，腫瘍が大きくなると，ばち指，関節腫脹などの肥大性肺性骨関節症を認める（20％）．腫瘍の切除でこれらは消失する．

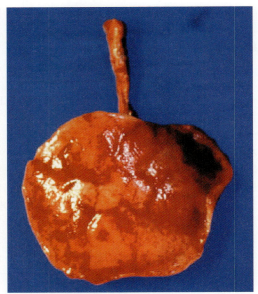

❼ 切除された孤在性胸膜線維性腫瘍
有茎性で臓側胸膜との接合面が非常に狭い．

画像診断
境界明瞭な孤在性の均一な腫瘍で，造影剤増強効果を2/3に認める．大きく発育して発見されることがある．30％に石灰化がある．

治療
VATSによる完全切除である．無茎性腫瘍は2/3が術後再発する．

（中野孝司，飯田慎一郎）

●文献
1) Light RW：Pleural Diseases, 5th edition. Philadelphia：Lippincott Williams & Wilkins；2003.
2) Heffner JE：Diagnosis and management of malignant pleural effusions. *Respirology* 2008；13：5.
3) Pass HI, et al：Malignant mesothelioma. New York：Springer；2005.
4) Nakano T：Current therapies for malignant pleural mesothelioma. *Environ Health Prev Med* 2008；13：75.

12 縦隔疾患

縦隔は，胸郭のうち左右の胸膜腔にはさまれた部分を指し，前方は胸骨，後方は脊椎によって境界される．尾側は横隔膜から，頭側は胸郭入口部まで広がっている．

縦隔には心臓，大血管，胸管，リンパ節，リンパ管，食道，気管・主気管支，胸腺，神経などが存在する．縦隔疾患では，これらに対する圧迫や浸潤が症状と深くかかわり，また縦隔腫瘍においてはその発生母地と関連して好発部位が異なる．

縦隔リンパ節腫大

気管支，肺を通して外界からの異物（粉じん，病原体）が体内に入るため，異物に対する防御の一端として肺および縦隔のリンパ系は発達している．肺の疾患あるいは全身疾患が胸部へ進展した場合，しばしば縦隔・肺門リンパ節腫大をきたす．代表的な疾患を❶に示す．感染症，悪性腫瘍，吸入性および特発性の疾患など，多種多様なものが含まれるが，代表的なものについて以下に述べる．

感染症

結核 tuberculosis

結核によるリンパ節腫大は，約60％が肺門でみられ，残りの40％は肺門と縦隔の両方でリンパ節腫大を示す．通常，結核の初感染に引き続いて起こる．縦隔リンパ節病変から静脈角リンパ節まで結核病変がおよぶと粟粒結核を合併する．

肺炎 pneumonia

各種細菌による肺炎により，縦隔リンパ節腫大が起こる場合がある．

悪性腫瘍

肺癌

肺癌のリンパ節転移の有無は，患者の予後に与える影響が大きく，縦隔リンパ節転移のあるものは予後が明らかに不良である．したがって，肺癌と診断をした場合，そのリンパ節転移の有無，範囲を診断することは臨床的に重要である．

リンパ節の部位と命名は肺癌取扱い規約に記載されている．リンパ節部位によって，#1～#9は縦隔リンパ節，#10～#12は肺門リンパ節と称されている．縦隔リンパ節腫大の場合には，X線にて上縦隔影の拡大，上縦隔部の濃度の上昇，気管右壁のシルエット消失，奇静脈弓陰影の拡大，aortopulmonary window（大動脈肺動脈窓）の消失などを認める．CT撮影は5mm前後のリンパ節の描出も可能であり，縦隔リンパ節腫大の診断に必須である．

悪性リンパ腫

悪性リンパ腫はリンパ組織に原発する悪性腫瘍の総称である．呼吸器関連の悪性リンパ腫には，肺・縦隔から発生する原発性のものと，他臓器原発で肺・縦隔に病変を形成する続発性のものがある．原発性のものとしては，粘膜関連リンパ組織の節外性濾胞辺縁帯リンパ腫（extranodal marginal zone lymphoma of mucosa-associated lymphoid tissue：MALT）が80％を占める．MALTリンパ腫は低悪性度のB細胞リンパ腫で，胸部X線・CTにて腫瘤影，浸潤影，すりガラス状陰影など多彩な画像を呈する．一般的に予後良好で，肺に限局していれば外科的切除が第一選択となるが，緩徐に進行することが多いため年齢などを考慮して手術適応を決めるべきである．

また，膿胸関連リンパ腫（pyothorax-associated lymphoma：PAL）は，高齢者を中心に慢性結核性膿胸の罹患者に20年以上の経過で発症するB細胞リンパ腫である．男女比は12：1と男性に多い．EBV（Epstein-Barr virus）感染が病因として確認されてい

❶ 縦隔リンパ節腫大をきたす疾患

1. 感染症
細菌性（*Mycobacterium tuberculosis* など） 　真菌性（*Histoplasma capsulatum* など） 　ウイルス性 　寄生虫
2. 悪性腫瘍
肺癌 　悪性リンパ腫 　白血病 　癌性リンパ管症　など
3. 吸入性
じん肺（珪肺など）
4. 特発性
サルコイドーシス 　Castleman病 　IgG4関連疾患
5. 気管支肺アミロイドーシス

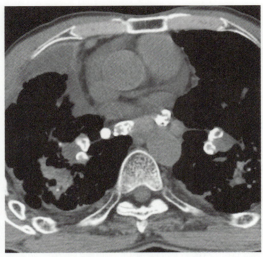
❷ 珪肺の卵殻様石灰化を伴う縦隔・肺門リンパ節腫大（62歳，女性）

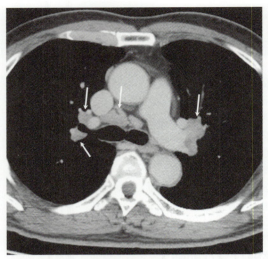
❸ サルコイドーシスの縦隔・肺門リンパ節腫大（58歳，女性）

る．標準的治療は確立していない．

吸入性胸部リンパ節腫大
inhalational thoracic lymphadenopathy

じん肺 pneumoconiosis

じん肺は，粉塵の吸入によって肺に生じた線維性増殖性変化を主体とし，これに気道の慢性炎症性変化，気腫を伴った疾患をいう．

じん肺のなかで，遊離珪酸による珪肺（silicosis）は縦隔・肺門リンパ節腫大をきたすことが多い．胸部X線では，両肺にほぼ同程度に分布する粒状影が特徴である．粒状影の大きさは粟粒大から数 mm に及ぶが，進行するとやがて塊状の大陰影を認めるようになる．進展例，特に大陰影を示す症例では両側肺門陰影が上方に牽引され，下肺野に気腫性変化を伴うこともあり，気管，気管支の走行は不規則となる．両側肺門部のリンパ節に一致して eggshell calcification（中空性，卵殻様の石灰化陰影，❷）を認めることがあり，診断の指標となる．

特発性胸部リンパ節腫大
idiopathic thoracic lymphadenopathy

サルコイドーシス sarcoidosis

サルコイドーシスは，病理学的に壊死を伴わない類上皮細胞肉芽腫病変を主徴とする原因不明の疾患であるが，皮膚や腸管の常在菌である *Propionibacterium acnes* の関与が注目されている．胸部の主な病変部位は肺，縦隔・肺門リンパ節で，胸部以外では眼および皮膚に多くみられる．大部分の症例では縦隔リンパ節の腫大，両側肺門リンパ節の腫大（bilateral hilar lymphadenopathy：BHL）を示す（❸）．

Castleman 病

本症はリンパ節構造を保持しながら，成熟したリンパ球，形質細胞がリンパ節内で増殖する良性疾患である．リンパ節腫大はほとんどが縦隔，特に前上縦隔リンパ節にみられるが，肺門，後縦隔，中縦隔リンパ節などにも病変がみられる．IL-6 の過剰産生がよく知られている．1個のリンパ節のみ腫大する限局型と，複数のリンパ節が腫大する多発型に大別される．限局型は無症状であることが多く，外科的切除が有効である．多発型では HIV や HHV-8（human herpesvirus 8）感染との関連が深く，発熱，寝汗，肝脾腫などが生じる．治療薬として抗 IL-6 受容体抗体が認可されている．

IgG4 関連疾患

血清 IgG4 高値と病変部への著明な IgG4 陽性形質細胞浸潤を特徴とする疾患概念である．本疾患は，全身のあらゆる臓器に出現する可能性があり，縦隔リンパ節腫大をきたすことがある．肺野にも多彩な陰影をきたしうる．診断基準は，本疾患を強く疑う臨床症状/病態として，①対称性の涙腺・耳下腺・顎下腺のいずれかの腫脹，②自己免疫性膵炎，③炎症性偽腫瘍，④後腹膜線維症，⑤生検組織病理診断で形質細胞性リンパ増殖症または Castleman 病の疑いがある，という5項目で，本疾患と診断するには，ⓐ血清 IgG4 値＞135 mg/dL，ⓑ病理組織における IgG4 陽性形質細胞/

IgG 陽性形質細胞＞ 40 ％という 2 項目を満たす必要がある.

気管支肺アミロイドーシス
bronchopulmonary amyloidosis

アミロイドーシス（amyloidosis）は，全身の種々の臓器の結合組織に種々の蛋白が沈着する疾患であるが，原因に不明である．頻度は比較的まれであり，50〜60 歳代の男性に多い.

呼吸器系のアミロイドーシスにおいて特に重要なアミロイド蛋白成分は，アミロイド L（AL）とアミロイド A（AA）である．肺，胸膜，肺血管，縦隔・肺門リンパ節，横隔膜にもアミロイドーシスは起こりうる．一般に肺においては AL 沈着が問題になるが，まれに生じる AA 沈着は，結核，気管支拡張症，リウマチ性胸膜炎，囊胞性線維症などの原疾患に付随して起きる．呼吸器症状としては，ほとんど無症状の場合もあるが，上部気道に病変があると，喘鳴，呼吸困難を訴え，咳が多く，頻回の肺炎，気管支拡張症がよくみられる.

X 線・CT では孤立性の塊状陰影，多発性結節状陰影，びまん性粟粒陰影など多彩である．生検組織からのアミロイドの証明が確定診断に必要であるが，肺アミロイドーシス病変の生検では時に大出血をきたすといわれているので注意を要する．全身性アミロイドーシスが疑われる場合には，直腸粘膜生検が勧められる.

原疾患があればその加療を行う.

（矢野聖二，曽根三郎）

●文献
1）Light RN：Pleural Diseases, 4th edition. Philadelphia：Lippincctt Williams & Wilkins；2001.
2）日本肺癌学会（編）：臨床・病理 肺癌取扱い規約，第 8 版．東京：金原出版；2017.

縦隔気腫 mediastinal emphysema, pneumomediastinum

概念
●縦隔に通常存在しないはずの気体（普通は空気）の存在を認めるとき，縦隔気腫という．比較的まれな疾患であるが，さまざまな臨床場面で遭遇する．6〜32 ％で気胸を合併する．経過は基礎疾患の有無に影響される.

病因・病態生理
縦隔へ侵入する空気の発生源は以下のように大別される.

肺実質
縦隔気腫の要因の多くを占める．肺胞内圧の上昇により肺胞が破れ，空気が肺胞周囲組織へ漏出し，肺血管鞘，気管支周囲被膜を剥離しながら縦隔へ侵入すると考えられている．基礎疾患となる肺疾患が存在する場合としない場合がある．健常成人が，特に誘因や基礎疾患がなく縦隔気腫を発症することを特発性縦隔気腫（spontaneous mediastinal emphysema）と呼ぶ．これは非常にまれであるので，誘因があっても基礎疾患となる肺疾患がなければ特発性縦隔気腫と呼ぶ場合が多い.
①基礎疾患となる肺疾患：各種間質性肺炎，過敏性肺炎，喘息（増悪時），COPD（慢性閉塞性肺疾患）など.
②誘因：スポーツ，吹奏楽器演奏，激しい発声練習，カラオケ，嘔吐，重量物の挙上，分娩など Valsalva 怒責の関連が深く疑われるもの，スキューバダイビングなど．また，気管挿管による陽圧補助呼吸も誘因となる.

縦隔内の気道や食道
①気道：交通外傷などの鈍的外傷により縦隔内気道の損傷をきたすと，縦隔気腫を高率に発症する.
②食道の穿孔：食道癌，激しい嘔吐による下部食道の破裂（特発性食道破裂：Boerhaave 症候群），内視鏡事故，食道異物（魚骨など）など.

これらの場合，しばしば急性縦隔炎を合併し重篤な病態を呈する.

頸部
気管切開などの頸部手術，抜歯などの医療行為，顔面の外傷など.

腹腔
縦隔気腫の原因としてはまれではあるが，腎生検，消化管穿孔，腹腔鏡検査などにより生じることがある.

疫学
発症頻度は 3 万〜4 万人に 1 人程度とされる．若年男性に多く，自然気胸と同様，やせ型に多い.

臨床症状
症状，所見は縦隔内の空気の量および合併する疾患によりさまざまで，無症状のこともある．主な症状に胸痛，胸部圧迫感，呼吸困難，咳嗽である．約半数で聴診上，心拍と同期するバリバリ音（crunching）を心尖部に聴取するが（Hamman 徴候），これは縦隔炎や左側気胸でも聴取されることがあり，疾患特異的ではない．Hamman 徴候は心臓による縦隔内空気の圧迫によると考えられている．成人では顔面，頸部，前胸部の皮下気腫を形成しやすく，触診上，握雪感を認める.

検査・診断

胸部X線正面像では心陰影に平行に，その外側に線状の均一な透亮像が出現する．また，側面像では前縦隔の透過性が増強し，大動脈周辺がきわめて鮮明に描出されるのが特徴である．空気量が多いと，正面像で心陰影下方に両側横隔膜をつなぐような空気による線状陰影が認められる（continuous diaphragm sign）．

胸部CTは少量の空気を正確に検出でき，非常に有用である．診断の確認，食道や気道の関与を評価するために，明らかな特発性の場合を除いて施行すべきである．

続発性縦隔気腫の可能性がある場合は，上部消化管内視鏡，食道造影，気管支鏡などを適宜行う．

経過・予後・治療

特発性縦隔気腫は予後良好であり，無治療で10日以内に自然消失することが多い．気腫に対しては経過観察にとどめ，原因疾患が存在する場合はその治療を行う．食道穿孔，気管・気管支損傷などによる場合は，縦隔構造の圧迫を伴う緊張性縦隔気腫や縦隔炎をきたすことが多い．緊張性縦隔気腫に対しては胸骨上窩に小切開を加え，減圧を図る．次項に示す急性縦隔炎を合併した場合は，緊急の処置が必要である．

気管食道瘻，気管支食道瘻
（☞「気管食道瘻，気管支食道瘻」p.539）

縦隔炎 mediastinitis

概念

● 縦隔に発生する炎症を総称して縦隔炎という．急性の経過をたどるものと慢性に経過するものとがある．
● 急性縦隔炎は，心臓の手術後や縦隔内管腔臓器の穿孔に続発する細菌感染によることが多く，重篤化しやすく死亡率が高い．
● 慢性に経過するものには結核，真菌感染症などによるものと，原因不明で強い線維化をきたす特発性線維性縦隔炎がある．

急性縦隔炎 acute mediastinitis

病因

原因の一つとして縦隔臓器の穿孔があり，食道穿孔がその大部分を占める．食道穿孔の誘因は食道癌，食道憩室，内視鏡事故，食道異物，外傷などである．また，肺化膿症，膿胸，横隔膜下膿瘍など近接する領域の炎症が波及し，急性縦隔炎を発症させることがある．頸部の化膿性病巣から波及することもある（降下性壊死性縦隔炎）．原因としては歯原性感染疾患，咽後膿瘍，扁桃周囲膿瘍などの頻度が高い．

心臓大血管手術（胸骨正中切開術）後，1％程度に本症が発症する（術後性縦隔炎）．食道癌，縦隔腫瘍の手術も誘因となる．近年普及してきた超音波気管支鏡を用いた，縦隔リンパ節や縦隔嚢胞性疾患に対する針生検（EBUS-TBNA：endobronchial ultrasonography-guided transbronchial needle aspiration）の合併症として，本症を中心とする感染症が約0.2％の頻度で生じることが報告されている．

降下性壊死性縦隔炎では，口腔内常在菌（嫌気性菌と好気性菌の複数菌）による感染が多い．術後性縦隔炎では皮膚常在菌の関与が大きく，グラム陽性球菌の単一種類の感染によることが多い．

臨床症状

縦隔の解剖学的特徴から，感染病巣は急速かつ広範に広がり気腫と膿瘍を形成しやすい．全身症状として発熱，悪寒を呈し，局所症状として激しい胸痛，呼吸困難，嚥下困難を呈する．敗血症性ショック，DICとなることもまれではない．術後性縦隔炎では局所症状に乏しいことがあり，注意を要する．胸腔内，心嚢に及び両側膿胸などをきたすこともある．鎖骨上窩の皮下気腫，Hamman徴候（前項「縦隔気腫」）がしばしば出現する．

検査・診断

上記症状と胸部外科手術，外傷，内視鏡検査などの既往が重要である．胸部X線写真は縦隔影の拡大を示すが感度は低い．ほかに穿孔や嫌気性菌感染によるガス像，化膿巣や胸水内のニボー，皮下気腫像，気胸を認めることがある．胸部CTは，炎症による縦隔本来の脂肪組織のCT値（単位：Hounsfield Unit〈HU〉）の上昇を鋭敏に検出できるので，化膿巣の範囲，周辺臓器への波及程度，ドレナージの適応と適正な位置の決定などにきわめて有用である．降下性壊死性縦隔炎が疑われる場合は，早期から頸部を含めたCTを考慮する．

経過・予後

死亡率は原因や報告によって差があるが20％前後とされ，予後不良である．

治療

早期診断，早期治療が重要で，強力な抗菌薬の全身的投与が必須である．頸部からの降下性縦隔炎では嫌気性菌，手術後ではMRSAの可能性に留意する．多くの場合ドレナージ，持続的陰圧療法を必要とし，さらに炎症が広範あるいは遷延する場合には創傷清掃（débridement），筋肉弁充填術，大網充填術など外科手術も併用する．

慢性縦隔炎 chronic mediastinitis

病因

特異的感染症としての肉芽腫性縦隔炎（granulomatous mediastinitis）の原因は，わが国では大部分が結核によるが，結核の罹患率の低下とともに減少している．米大陸ではヒストプラスマ症が多いが，わが国ではまれである．その他の真菌や放線菌感染症，梅毒などもある．さらに，自己免疫性疾患，外傷，薬剤，放射線治療なども原因となりうる．線維症へ移行するため下記の線維性縦隔炎と鑑別が問題になることもあるが，本症では病変は限局性のことが多い．原因が不明の場合もある．

臨床症状

症状は軽微で無症状のことが多い．咳嗽，胸痛，血痰，体重減少，発熱などがあるが，これには結核など原因となる疾患本来の症状が混在しうる．

検査・診断

胸部X線写真では縦隔陰影の拡大を認める．胸部CTは縦隔リンパ節の腫大を鋭敏に検出できる．結核，ヒストプラスマ症による場合は石灰化を示すことが多い．確定診断には縦隔鏡などによる生検が必要であり，病巣内の肉芽腫あるいは原因微生物の証明に努める．

治療

感染症として起炎菌が特定できれば，これに対する抗菌化学療法を行う．

特発性線維性縦隔炎（硬化性縦隔炎）idiopathic fibrosing mediastinitis（sclerosing mediastinitis）

概念

- 縦隔内の軟部組織に強い線維化をきたすまれな疾患で，原因は不明である．
- 病態には個体の遅延型過敏反応や自己免疫反応の関与が考えられている．
- 特発性線維性後腹膜炎やIgG4関連疾患などの合併が時にみられることから，全身性自己免疫疾患の一部症候ととらえる考えもある．

病理

炎症細胞の浸潤，線維芽細胞の増殖，膠原線維の増生を認める．膠原組織は太く帯状で形質細胞やリンパ球などがその間を巣状に分布する．

臨床症状

症状は多彩で，多くは縦隔内臓器の圧迫と関連している．肺，気管，食道，反回神経などへの圧迫による息切れ，血痰，嚥下困難，嗄声などを示す．静脈は低圧系で組織が軟らかいために圧迫されやすいので上大静脈症候群は最も多くみられるが，進行が緩徐な場合には上大静脈症候群をきたす前に側副血行路が形成さ

れる．冠動脈の圧排による虚血性心疾患の報告もあり，循環器専門医へのコンサルトも考慮する．

検査・診断

上大静脈症候群の原因の一つとして留意する．胸部X線写真では縦隔，肺門の拡大を示す．CT，MRI検査は重要である．胸部CTは線維化巣を縦隔内の異常軟部組織濃度として描出し，また気管・気管支の狭窄など縦隔内臓器の変形，偏位も描出する．びまん性病変を呈することが多いが腫瘤影を呈することもある．線維化が進行していれば，MRIはT1，T2強調画像の両方で低信号強度を呈する．しかし画像のみによる確定診断は困難で，手術や縦隔鏡による縦隔組織の生検がしばしば必要となる．

サルコイドーシス，種々の臓器の癌の縦隔リンパ節転移，縦隔腫瘍との鑑別を要する．

経過・予後

緩徐に進行し一般的に生命予後は良いが，症状発現から平均数年の生命予後との報告もある．

治療

全身ステロイド薬が試みられるが，その有効性については一定の見解はない．重症の上大静脈症候群に対しては人工血管を用いたバイパス手術や血管内ステントが試みられるが，線維化の進行によりステントの再狭窄が生じる．食道，気道へのステント留置を要することもある．

合併症

特発性線維性後腹膜炎，硬化性膵炎，硬化性胆管炎，眼窩偽腫瘍，リーデル（Riedel）甲状腺炎などを合併しやすい．最近，IgG4関連疾患との関連が論じられている．

縦隔腫瘍 mediastinal tumor

概念

- 縦隔腫瘍とは縦隔内に発生する原発性腫瘍を指すが，慣例により先天性嚢胞など画像所見で腫瘤状を呈する非腫瘍性疾患も含める．
- 食道腫瘍，気管腫瘍など，縦隔内の管腔臓器原発の腫瘍は除く．
- 多くの縦隔腫瘍に手術適応がある．

疫学

比較的まれな疾患であるが，増加傾向にある．胸腺腫，神経原性腫瘍，先天性嚢胞の頻度が高く，この三者で縦隔腫瘍全体の70％近くを占める（❹）．わが国では海外に比べて胸腺腫の割合が多い．

病態生理・臨床症状

無症状で，検診や他疾患の経過観察・精査中に偶然

❹ 日本胸部外科学会全国手術症例集計（2014年）

縦隔腫瘍	手術数	%
胸腺腫	1,842	39.4
胸腺癌	271	5.8
胚細胞腫瘍	231	5.0
（良性）	(159)	(3.4)
（悪性）	(72)	(1.5)
先天性嚢胞	906	19.4
神経原性腫瘍	495	10.6
リンパ性腫瘍	210	4.5
縦隔内甲状腺腫	115	2.5
その他	601	12.9

注：手術症例の検討であり，手術対象となりにくい疾患は少なく集計されていることに注意を要する．

(Committee for Scientific Affairs, The Japanese Association for Thoracic Surgery, Masuda M, et al: Thoracic and cardiovascular surgery in Japan during 2014: Annual report by The Japanese Association for Thoracic Surgery. *Gen Thorac Cardiovasc Surg* 2016; 64: 665.)

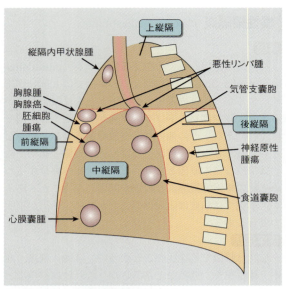

❺ 縦隔の区分と縦隔腫瘍の好発部位

縦隔は，上・前・中・後縦隔の4領域に区分される．なお，胸骨柄下縁と第4胸椎下縁を結ぶ線より上方で胸郭出口までを上縦隔という．
前縦隔：上行大動脈より前方
中縦隔：心前面から心後面（食道前面）より腹側
後縦隔：心後面（食道前面）より背側

胸部X線写真やCTの異常所見として発見されることが多い．

腫瘍の局所への浸潤圧迫による症状，徴候

占拠部位によりさまざまな症状がある．咳，呼吸困難などの気道圧迫症状，上大静脈症候群，食道圧迫による嚥下障害，反回神経麻痺による嗄声，横隔神経麻痺，交感神経の障害によるHorner症候群などがみられる．

全身性の症状，徴候

腫瘍の生物学的特性に基づく特異的症状として，胸腺腫に伴う筋無力症状や難治性の貧血，易感染性があげられる．非特異的な症状としては発熱，全身倦怠，貧血などがみられる．

検査・診断

それぞれの縦隔腫瘍には，好発年齢と好発部位があるので診断の参考となる（❺）．

胸部異常陰影や上記症状から縦隔腫瘍が疑われた場合，胸部造影CTは必須で，これにより腫瘤の位置や広がりが正確に診断できる．石灰化や脂肪成分の混在，気道の圧迫なども重要な所見である．CTで嚢胞の可能性も判定できるが，腫瘍の質的診断はMRIでより詳細に可能となる．また，脊髄や血管への浸潤の判定についてもMRIは有用である．

補助的診断として，腫瘍マーカーや腫瘍の産生する生理活性物質の測定が有用なことがある．組織の採取にはエコーガイドあるいはCTガイド下針生検，さらに後縦隔病変に対して経食道エコーガイド下針生検が行われることもあるが，小さな生検標本では確定診断が困難なことも多く，縦隔鏡や胸腔鏡下の生検，ある

いは必要により試験開胸が行われる．

縦隔内甲状腺腫について甲状腺ホルモン，神経芽細胞腫群について尿中バニリルマンデル酸（VMA），ホモバニリン酸（HVA），カテコールアミン，また非精上皮腫についてαフェトプロテイン（AFP），ヒト絨毛性ゴナドトロピン（hCG）の測定が，診断や経過観察に有用である．

縦隔の腫瘤性病変全体の約30%に悪性腫瘍の可能性があり，さらに何らかの症状のある症例や，新たに増大した縦隔腫瘍の約50%は悪性腫瘍と考えられる．縦隔の腫瘤性病変を認めた場合，常に悪性腫瘍の可能性を念頭において診断を進めるべきである．

治療

良性腫瘍であっても穿孔，悪性化などの危険があり，一部を除いて悪性腫瘍と同様，外科的切除が基本である．嚢胞は診断がつけば経過観察可能である．胸腔鏡の進歩に伴い，神経原性腫瘍，先天性嚢胞などの良性疾患では胸腔鏡下切除術が第一選択となっている．

悪性腫瘍では組織型や浸潤の程度などにより，外科的切除，化学療法や放射線治療を併用し集学的治療が行われる．精上皮腫，悪性リンパ腫では化学療法が治療の主体となる．

経過・予後

腫瘍の組織型により大きく異なる．

❻ 胸腺腫のWHO分類と浸潤頻度，予後

分類	特徴	周辺臓器への浸潤の頻度	10年後の無病生存率
A	紡錘形/卵円形の腫瘍性胸腺上皮細胞の集団で構成され，核異型を認めず，非腫瘍性のリンパ球はほとんど認めないが，あっても少数である．	0％	100％
AB	A型胸腺腫の特徴を有する病巣がリンパ球の豊富な病巣と混在している．	6％	
B1	正常な胸腺皮質と事実上区別できない外観を呈する広い領域と胸腺髄質に類似した領域が混在しており，その点で正常な機能を維持した胸腺組織のようにみえる．	19％	
B2	豊富なリンパ球のなかに，腫瘍性上皮成分が小胞状の核と明瞭な核小体を有する大型の円形細胞としてまばらに認められる．血管周囲腔を多く認め，ときに非常に顕著となる．腫瘍細胞が血管周囲腔を柵状にとり囲む像が認められることもある．	25％	83％
B3	主に上皮性の円形または多角細胞で構成される胸腺腫の一型であり，異型性はまったくみられないか軽度である．リンパ球成分の混在は少なく，結果として腫瘍性上皮細胞がシート状に増殖している．	42％	36％
C	明らかな細胞異型を示す胸腺腫瘍（胸腺癌）であり，胸腺に特異的な一連の細胞構造上の特徴はもはや認められず，むしろ他の臓器の癌腫で認められる特徴に類似している．C型胸腺腫では未熟リンパ球は認められず，認められるリンパ球はいずれも成熟したものであり，通常は形質細胞が混在している．	89％	28％

（Kondo K, et al：WHO histologic classification is a prognostic indicator in thymoma. *Ann Thorac Surg* 2004；77：1183.）

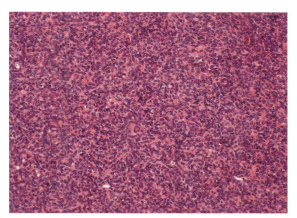

❼ 胸腺腫，Type A
homogeneousな紡錘/楕円形の腫瘍性胸腺上皮細胞で構成されている．核異型がない．

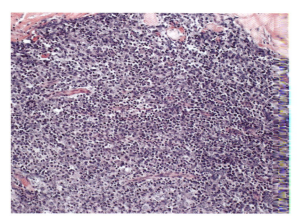

❽ 胸腺腫，Type B2とB3の混合型
腫瘍性胸腺上皮細胞は円形あるいは多角形であり，軽度の異型を示す．明瞭な核小体をもつ，胞体の明るい細胞がみられる．

主な縦隔腫瘍を以下にあげる．

胸腺腫 thymoma

概念
- 胸腺の上皮細胞から発生する腫瘍を指す．
- 90％は前縦隔に発生する．
- 組織学的に核異型や核分裂像を伴い，明らかな悪性所見を呈するものは胸腺癌として別に取り扱われる．診断時すでに進行していることが多く，5年生存率38～55％と予後不良である．自己免疫疾患の合併にまれである．
- 40～70歳に多くみられ，男女の差はない．

病理
肉眼的には黄白色の分葉した腫瘍で，内部に出血，嚢胞，石灰化を認めることがある．

WHO分類では胸腺の正常細胞と腫瘍細胞の形態類似性からType A, AB, B1, B2, B3の5型に分ける（❼❽）．Type A, ABは再発や転移がまれで予後が良く，B1はやや浸潤性が高く，B2はしばしば浸潤し10％程度に転移がみられる．B3は最も悪性度が高く，しばしば局所再発を示す．20％程度まで転移がみられる．

臨床症状
約半数は無症状で，偶然，胸部異常陰影として発見される．胸痛など局所圧迫症状を示すことがあり，また非腫瘍性のリンパ球が腫瘍の中に存在することから

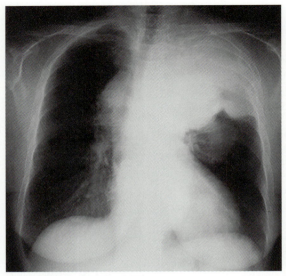

❾ 胸腺腫症例（67歳，女性）
胸部X線写真で上縦隔から胸腔内へ浸潤する腫瘤影が存在する．

❿ 胸腺腫の正岡臨床病期分類

stage	定義	5年生存率（%）
I	完全に被膜に包まれているもの 顕微鏡的に被膜浸潤のないもの	100
II	縦隔胸膜あるいは脂肪への浸潤 顕微鏡的に被膜浸潤がある	98.3
III	心膜，大血管，肺などへ浸潤	89.2
IVa	胸膜あるいは心膜への播種	73.1
IVb	リンパ行性あるいは血行性転移	63.5

（5年生存率は，近藤和也ほか：胸腺上皮性腫瘍の全国アンケート報告．日呼外会誌 2001；15：633．）

⓫ 胚細胞腫瘍の分類と腫瘍マーカー

	分類		有用な腫瘍マーカー
悪性胚細胞腫瘍	精上皮腫		
	非精上皮腫	胎児性癌	AFP
		卵黄嚢腫瘍	AFP
		絨毛癌	hCG
		混合型胚細胞腫瘍	(AFP, hCG, CEA)
良性胚細胞腫瘍	成熟奇形腫		
	未熟奇形腫		

重症筋無力症，赤芽球癆，低ガンマグロブリン血症などさまざまな腫瘍随伴症状（自己免疫疾患）を伴うこともある．

診断・検査

胸部X線写真，CTでは通常，前上縦隔の腫瘤影として描出される（❾）．臨床病期は正岡の分類が現在も広く用いられ，病期の進展と予後はよく相関する（❿）．II期以上のものは浸潤型胸腺腫と呼ばれるが，I期，II期はともに予後が良い．重症筋無力症を伴う症例は全例が抗アセチルコリンレセプター抗体陽性であるため，陽性例では胸腺腫を強く疑うことができる．また低ガンマグロブリン血症の存在も胸腺腫を強く示唆する．

治療・経過・予後

胸腺腫は一般に遠隔転移が少なく，発育が緩徐なことが多い．浸潤の程度が予後を左右する．また，病理のWHO分類は予後とよく相関する．治療は転移がなければ外科的切除が第一選択であり，完全切除された症例の10年生存率は90％以上と良好である．I期の被包型胸腺腫の場合は完全治癒切除が可能である．周囲臓器に浸潤している場合は，浸潤臓器を合併切除するが，局所進行症例で完全切除が困難と考えられる場合，術前化学療法を行ってから手術し，完全切除を目指す．胸腺腫に対する化学療法は，シスプラチンやカルボプラチンを含む多剤併用療法の有用性が認められている．高用量のステロイドも腫瘍縮小効果がある．

胚細胞腫瘍 germ cell tumor

胚細胞（性腺の精細胞，卵細胞）を起源とする腫瘍で，胚細胞腫瘍の多くは性腺に発生するが，2～5％は性腺外に発生する．縦隔においてはほとんどが前縦隔に発生する．胚細胞は多分化能を有するため，胚細胞腫瘍には種々の腫瘍が含まれる（⓫）．

精上皮腫は若い男性に圧倒的に多く，大きな分葉状の前縦隔腫瘤として気づかれることが多い．CTでは辺縁明瞭，分葉状，内部は均一な吸収値を示す．MRIではT1強調画像で低信号，T2強調画像で高信号を呈する．非精上皮腫性胚細胞腫瘍である胎児性癌，卵黄嚢腫瘍，絨毛癌も若年男性に多い．精上皮腫よりも進行が速く，早期から転移をきたす．急速に増大し周囲臓器を圧迫，浸潤するため臨床症状で気づかれることが多い．前縦隔の巨大な不整形腫瘤で，CTでは内部に多発性の低吸収域を認めやすい．MRIでも内部は不均一でT2強調画像で壊死による高信号領域を認める．

奇形腫は3胚葉のうち，2胚葉以上から由来する組織成分を含む．皮膚，毛髪，歯，脂肪，軟骨，骨，気管支，消化管などがみられる（⓬）．CTでは肥厚した被膜による境界明瞭な囊胞性腫瘍であり，内部モザ

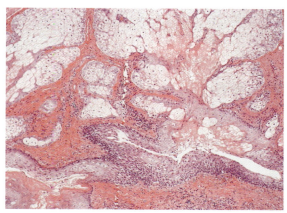

⑫ 成熟奇形腫
結合組織，脂肪組織，上皮成分などが混在する．

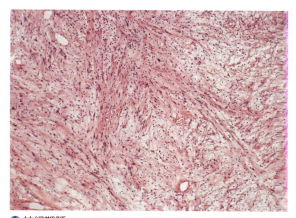

⑬ 神経鞘腫
著明な核の柵状配列を認める．

イク状で液体，軟部組織，脂肪組織などを認める．CT，MRIで液面成分や脂肪成分を認めれば診断の根拠となる．膵組織や唾液腺がみられ，これらのため自己消化し嚢胞が穿孔することがある．奇形腫は，未熟な組織成分をもたない成熟奇形腫と，未熟な胎児性組織成分を有する未熟奇形腫に分けられるが，いずれも良性に分類される．

　診断法としては，画像診断に加え腫瘍マーカーの測定が有用である（⑪）．縦隔の非精上皮腫は3/4程度でAFPが上昇するが，特に卵黄嚢腫瘍で著明である．hCGも上昇するが，特に絨毛癌で頻度が高い．精上皮腫では腫瘍マーカーが上昇することは少ない．良性の奇形腫では腫瘍マーカーは上昇しない．たとえば奇形腫でAFPの上昇を認めたら，卵黄嚢腫瘍の混在を疑う．また，縦隔の非精上皮腫性胚細胞腫瘍に体細胞型腫瘍が発生することがあり，CEA（癌胎児性抗原）が上昇することもある．

　組織型によって治療法や予後が異なる．精上皮腫はシスプラチン，エトポシド，ブレオマイシンの3剤による化学療法（あるいは化学放射線療法）が主体で5年生存率は約90％と高い．非精上皮腫性胚細胞腫瘍では同様の化学療法を行った後，残存腫瘍を切除するが，その5年生存率は33〜45％と予後は不良である．良性胚細胞腫瘍（奇形腫）は外科的切除が基本である．

神経原性腫瘍 neurogenic tumor

　成人では神経線維（特に肋間神経）と交感神経系細胞に由来するものが大部分である．組織学的には，成人では神経線維由来である良性の神経鞘腫（neurinoma）（⑬），神経線維腫（neurofibroma）が多くを占めるが，一部に悪性例もみられる．von Recklinghausen病に伴うものは悪性化率が比較的高く注意を要する．神経線維由来のものは後縦隔胸椎近傍に多く，辺

縁平滑で時に分葉している．多くは無症状で画像検査により偶然発見される．椎間孔を通じて脊柱管内外に発育する砂時計型（hourglass type）または亜鈴型（dumbbell type）腫瘍では，腫瘍の大きさにかかわらず疼痛，脱力，麻痺など脊髄圧迫症状をきたすことがある．縦隔神経原性腫瘍の約10％にみられる．

　成人では多くは良性で増大は緩徐であるが，悪性の除外が困難なため外科的切除が基本となる．

先天性嚢胞 congenital cyst

　先天性嚢胞には気管支嚢胞（bronchogenic cyst），食道嚢胞（esophageal cyst），心膜嚢胞（pericardial cyst），胸腺嚢胞（thymic cyst）などがあるが，真の腫瘍ではない．通常，壁は薄く，単房性である．巨大化して圧迫症状が出なければ自覚症状に乏しい．大部分は無症状に経過し，検診などで偶然発見されることが多い．

　特に壁が厚い場合など，嚢胞変性をきたした充実性腫瘍や嚢胞性腫瘍（嚢胞性奇形腫など）との鑑別に注意する．

　気管支嚢胞の頻度が高く，形態学的には単房性嚢胞を呈し，その内壁は原始気管支上皮で覆われている．中縦隔に好発する．食道嚢胞でも成人では気管支上皮に覆われることが多い．気管支嚢胞の場合，気管支腺分泌物が内容液に含まれるため他の漿液性のものよりCT値が高い．時に石灰化成分を含む．

　治療は，周辺臓器を圧迫したり，嚥下障害，神経症状などを認める場合に外科的摘出の適応となるが，気管支嚢胞に限っては穿孔による胸膜炎惹起のリスクがあるため無症状でも摘出術が勧められる．

悪性リンパ腫 malignant lymphoma

　縦隔にみられる悪性リンパ腫のうち，約90％は他

臓器に原発したものの転移であり，約10％が縦隔原発である．前縦隔からの発生が多く，中縦隔が次ぐ．多くは胸痛，咳嗽，呼吸困難，表在リンパ節腫脹などの症状で発見される．心嚢液貯留や上大静脈症候群もみられる．

縦隔の悪性リンパ腫としては縦隔原発大細胞型B細胞リンパ腫 (primary mediastinal large B-cell lymphoma：PMLBC)，結節硬化型Hodgkinリンパ腫 (nodular sclerosis classical Hodgkin lymphoma)，T細胞性リンパ芽球型リンパ腫 (precursor T-lymphoblastic lymphoma) が多い．まれに節外性粘膜関連濾胞辺縁帯リンパ腫 (extranodal marginal zone lymphoma of mucosa-associated lymphoid tissue：MALT) が発生する．

縦隔原発大細胞型B細胞リンパ腫 primary mediastinal large B-cell lymphoma (PMLBC)

PMLBCは20～30歳代に多く，やや女性に多い．胸腺に由来することが多くほとんどが前縦隔に発生し，大きな腫瘤で発見される．浸潤傾向が強く上大静脈症候群や気道閉塞による呼吸器症状を呈するが，予後はその他の部位のdiffuse large B-cell lymphomaと類似する．胸部単純X線写真では著明な縦隔の拡大を認め，CTでは約半数で内部に壊死，嚢胞変性による不整な低吸収域を認め，30％程度に心嚢水を認める．MRIではT1強調画像で低信号，T2強調画像で中等度高信号を呈する．病理組織学的には高度の線維化を伴うことが多く，通常より多型的な核をもち，結節硬化型Hodgkinリンパ腫との鑑別が問題となる症例がある．WHO分類では，この両者の鑑別が困難な症例については縦隔のグレーゾーンリンパ腫という分類を設定した．

T細胞性リンパ芽球型リンパ腫 precursor T-lymphoblastic lymphoma

縦隔のT細胞性リンパ芽球型リンパ腫は10歳台の男性に好発し，多くは骨髄，末梢血にも病変が及び，末梢血に腫瘍細胞が存在するか，骨髄内の芽球が25％以上であればTリンパ芽球性白血病と診断される．胸部X線写真，CTでは前縦隔を中心に大きな腫瘤が雪だるま状を呈する．胸水や心嚢水を伴うことが多い．急速に増大するため，気管狭窄や上大静脈症候群，心タンポナーデをきたしやすい．病理組織学的に高悪性度群に属し予後不良である．

結節硬化型Hodgkinリンパ腫 nodular sclerosis classical Hodgkin lymphoma

結節硬化型Hodgkinリンパ腫は，胸腺あるいはリ

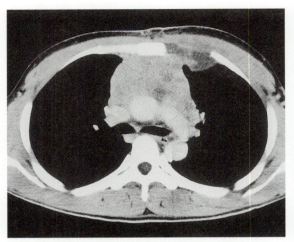

⑭ Hodgkinリンパ腫による縦隔腫瘍例（27歳，女性）
胸部CTで前縦隔部を占拠し内部に低吸収域をもつ腫瘍が存在する．

ンパ節を発生母地とすると考えられている．20歳台に多く，女性に好発する．胸部X線写真で偶然発見されることもある．胸部CTでは前縦隔に不均一な結節状の構造をもつ病変を認めることが多く（⑭），サイズが大きくなると壊死を伴い，時に内部に嚢胞をもつ．MRIではT1強調画像で低信号，T2強調画像で中等度高信号あるいは高信号と低信号の混在を呈する．胸郭内に限局する傾向があるが，頸部リンパ節腫大は伴いやすい．放射線療法や化学療法が有効で3年生存率は80～90％である．

リンパ増殖性疾患—Castleman病（CD）

病理学的にはリンパ濾胞の過形成を特徴とするが，リンパ濾胞に主に浸潤する細胞の種類によって硝子血管型と形質細胞型に分けられる．臨床的には，主に縦隔に孤立性病変を生じる単発性と全身に病変を生じる多中心性に分けられる．

単発性は20～30歳台の成人にみられ，無症状で孤立性円形の縦隔あるいは肺門腫瘤影を呈するのが特徴である．多くは胸部X線写真などで偶然発見される．単発性の大部分が硝子血管型であり，CTでは血行に富んだ境界明瞭，辺縁整の充実性腫瘤として描出される．MRIではT2強調画像で高信号を呈する．外科的切除により予後は良好である．

一方，全身性に病変を認める多中心性Castleman病 (multicentric Castleman's disease：MCD) は形質細胞型の病理像を示すことがほとんどである．高度のIL-6の過剰産生による発熱，倦怠感，多クローン性高ガンマグロブリン血症，CRP高値を生じ，貧血，肝・脾腫，間質性肺炎，腎炎・腎不全，皮疹，二次性アミロイドーシスなども伴う．IgG4関連疾患との区別が

問題となる．ステロイド，リツキシマブなどの有効性が知られるが，進行性で，予後は不良である．

（新実彰男）

● 文献

1) Kouritas VK, et al：Pneumomediastinum. *J Thorac Dis* 2015；7 (Suppl 1)：S44.

2) Risnes I, et al：Mediastinitis after coronary artery bypass grafting risk factors and long-term survival. *Ann Thorac Surg* 2010；89：1502.

3) Fielding D, et al：Endobronchial Ultrasound-Guided Transbronchial Needle Aspiration for Diagnosis and Staging of Lung Cancer. *Clin Chest Med* 2018；39：111.

4) Ross GM, et al：Idiopathic Mediastinal Fibrosis a Systemic Immune-Mediated Disorder. A Case Series and a Review of the Literature. *Clin Rev Allergy Immunol* 2017；52 446.

5) Kim JY, Hofstetter WL：Tumors of the mediastinum and chest wall. *Surg Clin North Am* 2010；90：1019.

6) Kondo K, et al：WHO histologic classification is a prognostic indicator in thymoma. *Ann Thorac Surg* 2004；77：1183.

7) Johnson PW：IV. Masses in the mediastinum：primary mediastinal lymphoma and intermediate types. *Hematol Oncol* 2015；33：29.

8) 日本肺癌学会：胸腺腫瘍診療ガイドライン 2018 年版．肺癌診療ガイドライン（悪性胸膜中皮腫・胸腺腫瘍含む 2018 年版 第 3 部．東京：金原出版；2018.

9) Committee for Scientific Affairs, The Japanese Association for Thoracic Surgery, Masuda M, et al：Thoracic and cardiovascular surgery in Japan during 2014 Annual report by The Japanese Association for Thoracic Surgery. *Gen Thorac Cardiovasc Surg* 2016；64：665.

10) Soumerai JD, et al：Diagnosis and management of Castleman disease. *Cancer Control* 2014；21：266.

13 胸壁（横隔膜）疾患

吃逆，横隔膜粗動

吃逆 hiccup, singultus

概念
- 吃逆（きつぎゃく，しゃっくり）は，呼吸筋の不随意な間代性けいれんによる急激な吸気によって，閉鎖された声門から流入した空気が特徴的な音を生じる状態である．
- 多くは特発性で，48時間以上持続するものを難治性吃逆と呼ぶ．
- 原因の明らかなものは中枢性と末梢性に分類される．

病因
　一過性の吃逆は過食や炭酸飲料・アルコール過飲時に起き，心因性吃逆は女性に多い．
　中枢性吃逆は脳腫瘍，脳血管障害，脳炎，髄膜炎，尿毒症，アルコール中毒，多発性硬化症などの疾患によって延髄に障害が起きたときに発症する．末梢性吃逆は，縦隔腫瘍，食道炎，胸部大動脈瘤などにより横隔神経が刺激された場合や，消化管刺激によって迷走神経の求心性神経が刺激されて発症する．

診断
　視診で容易に診断が可能であるが，難治性の場合は脳波，頭部CT・MRI，胸部CT，腹部CTなどを必要に応じて行う．

治療
　原因の明らかなものは原因の除去を行う．特発性吃逆には息こらえ，鼻咽頭の機械的刺激などを試みる．消化管手術後の吃逆では胃腸内容物の排出を試みる．薬物療法としては，クロルプロマジン，メトクロプラミド，ガバペンチン，バクロフェンなどが投与される．

横隔膜粗動 diaphragmatic flutter

概念
- 横隔膜粗動は，横隔膜が呼吸運動とは異なった高頻度の不随意運動を反復する症候群である．自発呼吸による活動に高周波の「粗動」活動が重畳した二相性の呼吸筋リズムを呈する特徴がある．
- 粗動波の周波数は平均150回/分で，呼吸リズムよりかなり速い．呼吸筋チックなど多数の同義語がある．

病因
　上位の神経構築に原因があると考えられるものを中枢性に分類し，パニック障害などに類似した情動性の原因が推定されるものと，てんかんや脳炎などによる中枢の呼吸ネットワークの異常によるものがある．
　これに対し，横隔神経の走行ないしは横隔膜自体に原因があるものを末梢性に分類する．末梢性の原因には，横隔神経を刺激する頸肋，縦隔リンパ節炎，胸膜炎などや，横隔膜を直接刺激する腹膜癒着，腸閉塞，胸骨突起の骨折などがあげられる．

臨床症状
　症状は心窩部の不随意な運動や痛み，過換気症候群に類似した呼吸困難など多様である．年余にわたって持続する症例も存在するが，発作性に数分間程度の持続で終了する例もある．

診断
　診断は，呼吸記録で自発呼吸運動に高周波の粗動が重なる二相性呼吸の存在を証明する．胸・腹壁運動の確認と，筋電図（表面電極か食道電極による横隔膜筋電図と，肋間筋筋電図）による吸息筋の高頻度間欠的活動の確認が診断の役に立つ（❶）．中枢性では過換気を伴うものと伴わないものがある．

鑑別診断
　鑑別診断は，中枢性では過換気症候群，周期が短い吃逆，軟口蓋ミオクローヌスなどであり，末梢性では，不整脈や胃潰瘍，狭心症などが鑑別となる．

治療
　中枢性の治療法は確立していないが，ジフェニルヒダントイン，カルバマゼピン，クロルジアゼポキシド，フェノバルビタール，ドロペリドールなどが報告されている．心因が関与するものには予後良好なものがある．末梢性で原因の明らかなものは原因の除去を行う．

横隔膜ヘルニア
☞「横隔膜ヘルニア」Vol.4 p.113

横隔膜麻痺 diaphragmatic paralysis

概念
- 横隔膜の機能不全状態を横隔膜麻痺と呼び，片側性と両側性がある．

病因
　❷に示すように，上位中枢から横隔膜までの各レベルの病変によって発生する．

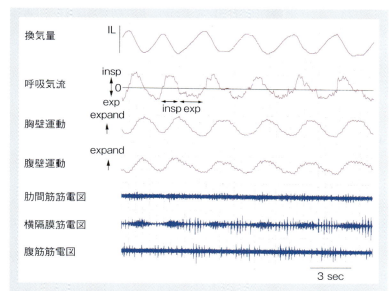

❶ 横隔膜粗動の記録例

呼吸気流には自発呼吸を示す約20回/分の振動の上に280回/分の小さく速い粗動波が重畳している．横隔膜筋電図では吸気時の持続性活動とは別に粗動波に一致した筋肉活動が認められる．

臨床症状・診断

片側麻痺の多くは無症状であり，肺活量は慢性例では基準値をとることが多く，急性例でも予測値の75%程度にとどまる．

両側麻痺は仰臥位で増悪する呼吸困難が特徴的な症状であるが，初期には自覚症状に乏しく，睡眠障害，日中の傾眠，頭痛など睡眠時無呼吸症候群類似の症状を呈し，呼吸器感染時などに初めて典型的症状を呈することもある．視診で，仰臥位で鮮明となる吸気時に呼吸補助筋の動員と腹壁の陥凹（奇異性）運動を認める．肺活量は予測値の50%以下となることが多く，血液ガスで肺胞低換気を示すこともある．横隔膜の奇異性運動はX線透視や高速MRI・CTで観察が可能であるが，吸・呼気の胸部X線写真ではわかりにくいこともある．腹部エコーは有用であるが，消化管内ガスのために評価が困難な場合がある．

確定診断は胃・食道バルーンを用いた胸腹腔内圧測定で，吸気時の腹腔内圧の陰圧化と，経横隔膜圧差（腹腔内圧−胸腔内圧）が発生しないことを確認する．

治療

片側麻痺は通常は治療を要さない．

両側麻痺の重症例では，経鼻人工呼吸が行われ，横隔膜ペーシングの効果も期待できる．

横隔膜弛緩症
diaphragmatic eventration/relaxation

概念
- 横隔膜が菲薄化し緊張が欠如して胸腔側に高挙し，腹部臓器が胸腔内部に侵入する状態を，横隔膜弛緩症と呼ぶ．

❷ 横隔膜機能不全の原因

上位中枢神経レベル	多発性硬化症，脳卒中，Arnold-Chiari奇形
脊髄レベル	高位頸髄損傷（C1-C5），筋萎縮性側索硬化症，ポリオ，脊髄性筋萎縮症，脊髄空洞症，傍腫瘍性神経症候群
横隔神経レベル	医原性，Guillain-Barré症候群，腫瘍による圧迫，神経痛性筋萎縮症，Charcot-Marie-Tooth病，特発性
肺レベル	喘息やCOPDによる過膨張
神経・筋接合部レベル	重症筋無力症，Lambert-Eaton症候群，薬物
横隔膜レベル	筋ジストロフィー，筋炎，栄養・代謝障害，ステロイド，廃用性萎縮

- 前項の横隔膜麻痺と横隔膜弛緩症の区別は明確ではないが，弛緩症（eventration）は神経麻痺が明らかでないものを指す傾向がある．
- 小児では右側に多く，成人では男性に多く左側に多い．

病因
横隔膜麻痺によるものは❷を参照．これ以外には胎児期での筋芽細胞の発生期異常，出産時の横隔神経障害などがあり，原因不明のこともある．

臨床症状・診断
多くは無症状だが，咳，呼吸困難，肺炎，左横隔膜の場合は胃食道逆流，胃の挙上による消化器症状のほか，動悸，頻脈などがみられることがある．胸部X線検査で偶然に発見されることが多い．診断は横隔膜麻痺と同様である．

横隔膜下膿瘍 subphrenic abscess

概念
● 肝と横隔膜の間に形成された膿瘍で右側に多く，腹部手術の合併症として発生することが多い．

臨床症状
術後数日から数週間で腹腔内の弛張熱や腹部圧痛，胸膜痛，腸蠕動低下，難治性吃逆を認めた場合は本症を疑う．

検査・診断
血液検査上で炎症所見を認める．約80％の患者に患側の滲出性胸水を認め，患側横隔膜挙上や肺底部の肺炎を伴うこともある．腹部X線写真では腸管拡張と鏡面形成，時に横隔膜下の鏡面形成を認める．診断には腹部エコーが有用で，CTも検出率が高い．

治療
治療は，嫌気性菌やグラム陰性菌を念頭においた抗菌薬投与と，経皮的ドレナージを行う．

胸郭異常

漏斗胸 funnel chest, pectus excavatum

概念
● 漏斗胸は前胸部が中央で陥凹している胸郭異常である．多くは先天性で遺伝的素因が濃厚である．

疫学
頻度は全出生の0.4％で，男女比は4：1，結合組織異常に伴うMarfan症候群，Poland症候群，Robin症候群，胸椎側彎などとの合併が知られている．

臨床症状
通常は無症状で，高度の漏斗胸では労作時呼吸困難，前胸部痛，動悸などを訴える．50〜70％に収縮期心雑音が聴取されるが，多くは心機能異常は伴わない．

検査・診断
胸部X線写真では，前胸壁の陥凹により心臓は左方に偏位し右側第2弓は消失する．心電図でもV$_1$でP波の陰転，V$_1$の不完全右脚ブロック型を呈する．

治療
軽度の陥凹の治療は美容的要素が強いが，胸郭変形に起因する精神的影響を避けるため，手術は早期の4〜6歳が適している．術後の心肺機能（心拍出量，肺活量）は向上するものの，臨床的意義は薄い．（椎体−最陥凹部）/最大胸郭横径が0.2以上の症例にNuss法による手術（弓型のペクタスバーを胸郭内に挿入して，陥凹部を挙上させる）が行われる．

鳩胸 pigeon chest, pectus carinatum

概念
● 鳩胸は前胸壁が中央で突出している胸郭異常で，漏斗胸の約1/5の頻度である．先天性と後天性があるが，臨床的には前者が重要である．

臨床症状・疫学
先天性鳩胸は竜骨（keel）型と胸高（pouter）型に分類される．竜骨型は胸骨と肋軟骨が対称性に舟の竜骨様に突出し，上部より中下部に突出が著明なものでピラミッド胸，三角錐胸とも呼ばれる．胸高型は胸骨柄と胸骨体上部が突出するが，中部ではいったん陥凹し，剣状突起が再び突出するため全体はZ状の側面を呈するもので，漏斗胸の一種とも考えられる．先天性鳩胸の男女比は4：1で，家系内に胸郭変形のものが認められることが多い．手術は美容上の目的で行われるが，合併症は少なく再発もみられない．後天性鳩胸で心房中隔欠損を伴う場合は右室の直上に片側性に突出がみられる．一方，心室中隔欠損を伴う場合は左右対称で，胸壁上部に突出がみられるものが多い．

胸壁腫瘍 chest wall tumor

概念
● 胸壁腫瘍の半数以上は悪性であり，悪性腫瘍は隣接臓器からの浸潤が多い．
● 軟部組織原発の良性腫瘍では，脂肪腫（lipoma），次いで線維腫（fibroma）が多く，そのほかでは類腱腫（desmoid tumor），神経性腫瘍（神経鞘腫〈schwannoma〉，神経線維腫〈neurofibroma〉）などがある．悪性腫瘍では線維肉腫（fibrosarcoma）が最も多く，悪性線維性組織球腫（malignant fibrous histiocytoma：MFH）が次ぐ．
● 骨腫瘍は肋骨，椎骨ともにほとんどが転移性腫瘍で原発性は少ない．肋骨の良性腫瘍では骨軟骨腫（osteochondroma）と，肋骨の線維性骨異形成（fibrous dysplasia）が多い．悪性腫瘍では軟骨肉腫（chondrosarcoma），骨肉腫（osteosarcoma）が多い．

臨床症状・診断・治療・予後
症候は腫瘤の触知で，疼痛を伴うものもある．腫瘍が胸郭内に進展すれば咳嗽や胸水も出現する．生検による確定診断と悪性度の評価，深達度，転移の評価後に，悪性腫瘍は可能な限り手術を行う．悪性度の高い場合は放射線療法や化学療法を併用する．予後は組織型により異なる．

胸壁結核　chest wall tuberculosis

胸囲結核（pericostal tuberculosis）と肋骨カリエス（caries of rib）に分けられる.

胸囲結核

胸囲結核は肋骨周囲の軟部組織に結核性膿瘍（冷膿瘍）を形成する病態で，肺結核ないし結核性胸膜炎の既往患者において，結核が胸膜の癒着部位から胸壁リンパ系を侵して発生する．胸膜炎罹患後の発症では，2年以内に胸壁の無痛性腫瘤が出現し，波動を触知することも多い．腫瘤は徐々に増大して難治性の瘻孔を形成する．膿瘍は胸膜の病巣付近に発生し，右側胸部や側背下部に多い．胸部X線写真上で軟部組織の腫瘤影と骨破壊を認め，CTでは卵円形の不均一な腫瘤と直下の胸膜肥厚を認める．膿の吸引で菜ないし巨細胞を伴う肉芽腫を証明するのは約半数である．切開排膿と抗結核薬治療を行う.

肋骨カリエス

肋骨カリエスは肋骨の壊死を呈する病態で，結核性が多い．肋骨原発の結核はきわめて少なく，結核性の肋骨周囲膿瘍からの波及によって骨膜や骨皮質が侵食されて起こるものが多い.

鑑別には，若年女性に好発する第2～5肋軟骨の非化膿性疼痛であるTietze症候群があげられる.

動揺胸郭　flail chest

外傷などで胸壁の固定不良が発生し，吸気時に胸郭が対側の胸腔内陰圧のために奇異性に陥凹する状態を指す．胸部外傷では比較的頻度の高い病態であり，隣接する3本以上の肋骨がそれぞれ2か所以上の骨折を起こすと本症を呈する．呼吸不全を伴う場合は合併する肺挫傷が主な原因である．診断は，視診で胸壁の奇異性の呼吸運動を確認すればよいが，受傷直後は筋障害のために奇異運動が不明瞭な場合もあるので，48時間後までは本症を念頭においた観察が必要である．三次元CTは肋骨骨折の診断に有用である．治療は外科的に肋骨固定を行うが，呼吸不全を伴う場合は人工呼吸で対処（内固定）することがある.

脊柱異常

脊柱側彎　scoliosis

脊柱側彎は前額面での脊柱の彎曲変形を指す．患者の約70％は特発性で，その85％が女性である．右に突出する胸椎型側彎が多く，成長期に進行する．ジストロフィやMarfan症候群に伴うものは症候性側彎と呼ぶ．高度の場合は拘束性換気障害を呈し肺胞低換気となる．Cobb法（彎曲の上端椎体の上縁と下端椎体下縁におのおの平行に引いた線の構成する角度）で25°以上は装具を，40°以上は手術を考慮する.

後彎症（kyphosis）も側彎と同様に重度となると肺への影響が大きい．重症者では拘束性換気障害となり，睡眠時無呼吸症候群を併発するものもある.

ストレートバック症候群
straight-back syndrome

胸椎が生理的後彎を欠き直線的なもので，収縮期雑音や心陰影拡大，心電図異常を呈するが，器質的疾患を有さないものをストレートバック症候群と呼ぶ．胸部X線写真で，第4および第12胸椎を結んだ線と，第8胸椎前縁との距離が1.2 cm未満のものと定義される．やせ型，長身の者に多く，常染色体優性遺伝を示す．扁平胸を伴い，約1/3では漏斗胸や肋骨奇形を合併する.

動悸，胸痛，呼吸困難が主な症状で，聴診では肺動脈弁口の駆出性雑音，動脈弁閉鎖音増強，吸気時のⅡ音分裂，三尖弁閉鎖音増強を認める．収縮期雑音は，右室が胸壁で圧迫されるため右室流出路が変化するためとも，胸壁と心臓が接近するためともいわれる.

胸部X線写真では，胸郭の圧迫による心臓の扁平化，心臓の左方移動，肺動脈円錐の突出がみられ，側面像では扁平な胸郭，直線的な胸椎が特徴である．心電図異常は軽度で，V_1に不完全右脚ブロック型を呈する．上室頻拍や心室期外収縮を認めることもある.

一般的予後は良好であるが，約半数に僧帽弁逸脱を伴うため，心エコー検査が必要である．僧帽弁逸脱を伴う症例では，心尖部に収縮期雑音が聴取され，しばしば収縮中期クリックを伴う.

（近藤哲理）

●文献

1) Rankin JA：van Leeuwenhoek's disease. *Am J Respir Crit Care Med* 2011；183：1434.
2) McCool FD, et al：Dysfunction of the diaphragm. *N Engl J Med* 2012；366：932.
3) Bastos R, et al：Flail chest and pulmonary contusion. *Semin Thorac Cardiovasc Surg* 2008；20：39.

14 気管支・肺腫瘍

気管・気管支腫瘍
tracheal, bronchial tumor

概念
- 原発性気管・気管支腫瘍は気管・気管支に発生するまれな腫瘍（0.1/100,000 人）で，70〜80％は悪性腫瘍であり，扁平上皮癌，腺様嚢胞癌，粘表皮癌，カルチノイドなどからなる．
- 良性の気管・気管支腫瘍としては過誤腫，乳頭腫，平滑筋腫などがある．最も頻度が高い良性気道腫瘍は扁平上皮乳頭腫であるが，多形性腺腫および顆粒細胞腫ならびに良性軟骨腫も生じうる．

症状
患者は無症状のこともあるが，しばしば呼吸困難，咳嗽，喘鳴，喀血を訴える．喫煙者で血痰を伴う場合には気管・気管支原発扁平上皮癌を疑う必要がある．腺様嚢胞癌は非喫煙者に多く，血痰は少ないが喘鳴を伴うことが多い．

診断
非侵襲的検査として CT，特に三次元 CT は有用な情報を与える．また，X 線写真，CT で気管・気管支腫瘍が疑われた場合は，気管支鏡検査により組織・細胞診検査で確定診断を行う．気管支鏡検査により診断を確定できるとともに，気道閉塞を解除できる場合がある．生検で悪性腫瘍であった場合は，PET/CT などで遠隔転移の有無を精査する．

治療
早期の気管・気管支の扁平上皮癌に対しては，手術，光線力学的治療（photodynamic therapy：PDT）が推奨されている．進行気管癌に対しては，手術により気管管状切除を施行する．周囲の食道や血管壁に浸潤がある場合は，放射線＋非小細胞肺癌に準じた化学療法を施行する．腺様嚢胞癌と類表皮癌は手術が第一選択である．気管を圧迫する腫瘍は，気道ステント留置，放射線療法，またはそれらの併用で治療する．

予後
予後は組織型によって異なる．扁平上皮癌は，所属リンパ節に転移することがあり，局所および所属リンパ節転移での再発率が高い．腺様嚢胞癌は典型的には緩徐進行性であるが，肺に転移することがあり切除後の再発率が高い．良性腫瘍の予後は良好である．

原発性肺癌 primary lung cancer

概念
- 肺癌は，肺に発生する悪性腫瘍で肺そのものから発生したものを原発性肺癌といい，通常肺癌といえば原発性肺癌を指す．一方，他の臓器から発生し，肺に転移したものを転移性肺腫瘍（癌），または，肺転移と定義される．
- 肺癌は，早期であれば手術が最も治癒の期待ができるが，診断時には進行している場合が 70％と多く，手術のほかに放射線治療や抗癌薬治療，分子標的薬，免疫チェックポイント阻害薬，さらにこれらを組み合わせた治療が選択される．

疫学
2016 年に癌で死亡した患者数は 372,986 人である．原発性肺癌による死亡はその中の約 1/5 を占め，2016 年には 73,838 人（男性：52,430 人，女性：21,408 人）が亡くなるきわめて予後不良な悪性腫瘍である．2016 年現在，日本人における癌死の第 1 位は肺癌である（男性で第 1 位，女性で第 2 位．❶）．また 2013 年の罹患率は，男性で第 2 位（第 1 位は胃癌），女性で第 4 位（第 1 位は乳癌）である．

人口の高齢化に伴い肺癌の罹患率と死亡率はさらに増加することが予想され，その早期診断と適切な治療は予後改善のため重要である．

病因
肺癌は遺伝的素因と喫煙などの環境因子が複合的に関与し発症する．実際，癌遺伝子である *myc* 遺伝子増幅，*ras* 遺伝子変異に加えて，癌抑制遺伝子である *Rb* 遺伝子，*p53* 遺伝子の突然変異が報告されている．

肺癌の原因の 70％は喫煙であるが，そのほかに受動喫煙，環境，食生活，放射線，薬品があげられる．タバコには約 60 種類の発癌物質が含まれており，肺や気管支が繰り返しエポキシドなどの発癌物質にさらされることにより細胞に遺伝子変異が起こり，この遺伝子変異が積み重なると癌が発生する．

タバコ煙には前癌物質であるベンツピレンが含まれ，その多くは，グルタチオン-S-トランスフェラーゼで解毒される．一方，ベンツピレンはアリル炭化水素ヒドロキシラーゼで代謝活性化され，発癌性のあるエポキシドになる．エポキシドは DNA に傷を与えるだけでなく，*p53* や *p21* のユビキチン化を誘導し発癌に至ると考えられている．発症に喫煙が最も関与する

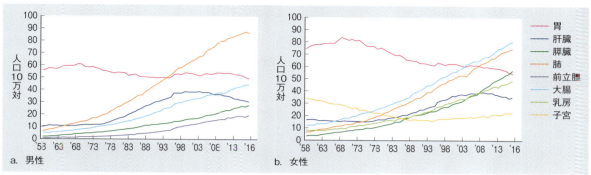

❶ 日本における臓器別癌粗死亡率の年次推移

組織型として扁平上皮癌と小細胞癌がある．

喫煙以外の環境因子としてアスベストやケイ素などの粉塵，ラドンやウランなどの放射性物質が知られている．

病理

原発性肺癌は，①腺癌，②扁平上皮癌，③小細胞癌，④大細胞癌，に分類される．腺癌，扁平上皮癌，大細胞癌を合わせて非小細胞癌と分類される．各組織型の頻度は，それぞれ，50％，30％，15％，5％である．近年の喫煙率の低下に伴い，腺癌の比率が増加し，扁平上皮癌と小細胞癌の割合が減少している．現在では，男性，女性ともに最も多い肺癌の組織型は腺癌である．

扁平上皮癌はその発症に喫煙が深く関与し，高齢者，喫煙男性に多い．中枢気道に発生することが多く，検診でなく咳，痰，血痰，息切れなどの気道症状が発見の契機となることが多い．

腺癌は女性における頻度が多く，女性肺癌の70％以上は腺癌である．末梢気道に発生することから，症状でなく検診で胸部異常陰影として発見されることが多い．

神経内分泌細胞由来の小細胞癌は扁平上皮癌と同様にその発症に喫煙が深く関与する．非小細胞肺癌と異なり放射線療法と化学療法の効果が高いことが知られるが，早期に転移することから遠隔転移を伴う進展型（extensive disease：ED）症例の予後は不良であり．大細胞癌は頻度が最も少なく末梢気管支に発生することが多い．

症状

肺癌の種類，発生部位，進行度によって症状は異なる．咳，痰，胸痛，息切れなどの自覚症状を伴い医療機関を受診する場合と健康診断で胸部異常陰影を指摘され来院する場合とがある．咳，痰などの気道症状は他の呼吸器疾患でもみられる．一方，血痰は結核や肺癌を疑うべきである．

日本人で肺癌の診断上，最も多いのは検診で胸部X

❷ 肺癌における主な腫瘍随伴症候群とその所見

内分泌性
● ADH 不適合分泌症候群
● 異所性 ACTH 過剰分泌症候群
● 高カルシウム血症（PTH 関連蛋白産生による）
神経性（傍腫瘍性神経症候群）
● Lambert-Eaton 症候群
● 傍腫瘍性小脳変性症
● 傍腫瘍性辺縁系脳炎
● 亜急性感覚性ニューロパチー
● 傍腫瘍性網膜症
全身性
● 播種性血管内凝固症候群
● 悪液質

線や CT 異常陰影を指摘される場合である．したがって最近では，人間ドックや検診でオプションで CT 検診が選択できる．

また，肺癌に比較的よくみられる症状は，縦隔リンパ節転移による左反回神経麻痺に伴う嗄声，上大静脈症候群に伴う顔面，上肢の浮腫があげられる．遠隔転移による症状（脳転移による意識障害，麻痺など，骨転移による疼痛）で発症することもよくある．

肺癌が肺尖部に発生したものをパンコースト腫瘍と呼び，交感神経叢障害を伴う Horner 徴候，上腕神経叢障害による上腕痛を伴うことも多い．

次の腫瘍随伴症候群に伴う症状で発症する場合もある．
腫瘍随伴症候群：腫瘍による直接浸潤，あるいは転移によらない全身症状を指す（❷）．発症の機序として，腫瘍が産生するホルモン，自己抗体，サイトカインによるものが報告されている．

腫瘍が ADH（antidiuretic hormone：抗利尿ホルモン）を産生することによって発症する ADH 不適合分泌症候群（syndrome of inappropriate secretion of ADH：SIADH）による低ナトリウム血症，副甲状腺ホルモン関連蛋白（PTHrP）による高カルシウム

症は日常診療で遭遇する腫瘍随伴症候群である．神経末端の電位依存性カルシウムチャネルに対する自己抗体によるミオパチーを主徴とする Lambert-Eaton 症候群（LEMS）もよく報告されている．

病態・診断

肺癌の診断法には，①胸部単純 X 線，胸部 CT などによる画像診断，②確定診断に必須の病理診断，③補助診断として頻用される腫瘍マーカー，がある．中枢気管支発生の肺癌では喀痰細胞診で陽性になることも多いが，末梢に好発する肺癌では喀痰細胞診の陽性率は低い．そのため，確定診断は後述する（超音波）気管支鏡，CT（あるいは超音波）ガイド下生検，胸腔鏡下生検で行う．

組織型と臨床病期（TNM 分類第 8 版，❸）は治療法を選定するうえで重要であり，T 因子は CT，MRI などで評価する．中枢気道に発生し空洞形成は扁平上皮癌で多くみられる．末梢肺に発生し限局性すりガラス状陰影，スピキュラ，ノッチサイン，胸膜陥入像は腺癌を疑う所見である．N 因子は一般的に造影 CT，PET/CT が用いられる．M 因子は，肺癌の好発転移臓器である脳，骨，副腎，肝臓の評価のためにそれぞれ頭部造影 MRI，骨シンチグラフィ，腹部造影 CT，PET/CT などが行われる．なお，脳転移は PET/CT による評価は困難である．

腫瘍マーカーとしては，腺癌では CEA や SLX が，扁平上皮癌では CYFRA（シフラ），SCC が，小細胞癌では ProGRP，NSE が上昇すること多い．ただし，前立腺癌における PSA などと異なり，早期診断における肺癌腫瘍マーカーの有用性は低い．

治療総論

診断から臨床病期確定，治療方針決定までのフローを❹に示す．咳や呼吸困難などの自覚症状を主訴として医療機関を受診する場合と，症状に乏しく，検診で異常陰影を指摘され医療機関を紹介受診する場合とがある．胸部 X 線で異常を認める場合は，胸腹部 CT，喀痰細胞診検査を行う．また，採血で腫瘍マーカーを検査する．CT で異常が確認された場合は，①気管支鏡，②CT あるいは超音波下生検，③胸腔鏡下生検，のいずれかで確定診断をつける．その後の病期診断は，最近では全身の PET/CT，造影 MRI を行い，臨床病期（TNM 分類）を決定する（❸）．

これらの検査で臨床病期を決定した後，患者の全身状態（performance status：PS），年齢，心血管病変，慢性閉塞性肺疾患（COPD）や間質性肺炎などの併存症を勘案し治療方針を決定する．PS，年齢，併存症が積極的治療の障害にならないと判断された場合は，以下の方針で治療内容を確認する．

治療方針 ❺

肺癌の治療は非小細胞肺癌と小細胞肺癌により治療方針，使用薬剤が大きく異なる．近年は非小細胞肺癌の中でも組織型やドライバー遺伝子変異の有無，PD-L1 蛋白の発現の多寡により感受性が大きく異なる薬剤が臨床で使用されており，治療法がさらに細分化されている．そのため，確実な病理学および遺伝子学的診断を行うことが必要不可欠である．

小細胞肺癌は切除単独や放射線単独で治療されることはなく，化学療法を含む治療が行われる．局所治療が優先される比較的早期の非小細胞肺癌においてでさえ，切除単独により治療されるのはかなり限局された集団のみ（Stage IA）であり，完全切除できてもその多くは術後化学療法が行われている．局所進行の肺癌に対しては放射線療法と化学療法の併用により長期無再発生存（いわゆる治癒）が期待できるところまで肺癌治療は進歩した．転移を有する非小細胞肺癌患者には，標準治療に加えて早期から緩和ケアを行うことにより，生活の質の改善のみならず生存期間も延長することが示された．

肺癌の治療成績のさらなる向上のためには，病理医，外科医，放射線科医，内科医，緩和ケア医による集学的な診断および治療が重要である．

小細胞肺癌

小細胞肺癌は化学療法と放射線療法の感受性が高いため，末梢発生の Stage IIB 以上が手術の適応になることは少ない．小細胞肺癌は進展度により，限局型（limited disease：LD）と進展型（extensive disease：ED）に分類される．LD は片側胸腔に限局しているものと定義されている．一方，ED はそれを越える範囲の広がりをもつもので，遠隔転移をもつものが含まれる．癌性胸膜炎は片側胸腔内に限局しているものの ED に分類される．

LD 症例：LD の治療方針は，70 歳未満，PS 0〜1 で間質性肺炎が合併していなければ，化学放射線療法が原則である．化学療法はシスプラチンとエトポシドの併用療法が標準的治療であるが，高齢者，腎機能低下症例では，シスプラチンの代わりにカルボプラチンが用いられることもある．放射線療法は，1 日 2 回の多分割照射が標準的である（1.5 Gy/ 回，1 日 2 回，合計 45 Gy）．完全寛解症例では，脳転移がない症例に対する予防的全脳照射（1 回 2.5 Gy/ 回，10 回，合計 25 Gy）を考慮する．

ED 症例：ED 症例では放射線の照射野が病巣を越えるため，化学療法単独が標準的治療である．用いる化学療法レジメンは，海外では LD と同様シスプラチンとエトポシドであるが，わが国においては JCOG9511 の結果，シスプラチンとイリノテカンの二剤併用療法

❸ TNM 分類 (2017)

a. TNM 臨床病期分類（UICC8 版）

		N0	N1	N2	N3	M1a	M1b 単発 遠隔転移	M1c 多発 遠隔転移
T1	T1a（≦1 cm）	ⅠA1	ⅡB	ⅢA	ⅢB	ⅣA	ⅣA	ⅣB
	T1b（1〜2 cm）	ⅠA2	ⅡB	ⅢA	ⅢB	ⅣA	ⅣA	ⅣB
	T1c（2〜3 cm）	ⅠA3	ⅡB	ⅢA	ⅢB	ⅣA	ⅣA	ⅣB
T2	T2a（3〜4 cm）	ⅠB	ⅡB	ⅢA	ⅢB	ⅣA	ⅣA	ⅣB
	T2b（4〜5 cm）	ⅡA	ⅡB	ⅢA	ⅢB	ⅣA	ⅣA	ⅣB
T3	T3（5〜7 cm）	ⅡB	ⅢA	ⅢB	ⅢC	ⅣA	ⅣA	ⅣB
T4	T4（>7 cm）	ⅢA	ⅢA	ⅢB	ⅢC	ⅣA	ⅣA	ⅣB

（日本肺癌学会〈編〉：臨床・病理 肺癌取扱い規約, 第 8 版. 東京：金原出版；2017. より作成.）
（☞「肺血管系の構造と機能」p.359 ❾）

b. TNM 臨床分類（cTNM）

T—原発腫瘍

TX：原発腫瘍の存在が判定できない，あるいは喀痰または気管支洗浄液細胞診でのみ陽性で画像診断や気管支鏡では観察できない
T0　原発腫瘍を認めない
Tis：上皮内癌（carcinoma *in situ*）：肺野型の場合は，充実成分径 0 cm かつ病変全体径 ≦ 3 cm
T1　腫瘍の充実成分径 ≦ 3 cm，肺または臓側胸膜に覆われている，葉気管支より中枢への浸潤が気管支鏡上認められない（すなわち主気管支に及んでいない）
　T1mi：微少浸潤性腺癌：部分充実型を示し，充実成分径 ≦ 0.5 cm かつ病変全体径 ≦ 3 cm
　T1a：充実成分径 ≦ 1 cm でかつ Tis・T1mi には相当しない
　T1b：充実成分径 > 1 cm でかつ ≦ 2 cm
　T1c：充実成分径 > 2 cm でかつ ≦ 3 cm
T2：充実成分径 > 3 cm でかつ ≦ 5 cm，または充実成分径 ≦ 3 cm でも以下のいずれかであるもの
　・主気管支に及ぶが気管分岐部には及ばない
　・臓側胸膜に浸潤
　・肺門まで連続する部分的または一側全体の無気肺か閉塞性肺炎がある
　T2a：充実成分径 > 3 cm でかつ ≦ 4 cm
　T2b：充実成分径 > 4 cm でかつ ≦ 5 cm
T3：充実成分径 > 5 cm でかつ ≦ 7 cm，または充実成分径 ≦ 5 cm でも以下のいずれかであるもの
　・壁側胸膜，胸壁（superior sulcus tumor を含む），横隔神経，心膜のいずれかに直接浸潤
　・同一葉内の不連続な副腫瘍結節
T4：充実成分径 > 7 cm，または大きさを問わず横隔膜，縦隔，心臓，大血管，気管，反回神経，食道，椎体，気管分岐部への浸潤，あるいは同側の異なった肺葉内の副腫瘍結節

N—所属リンパ節

NX：所属リンパ節評価不能
N0：所属リンパ節転移なし
N1：同側の気管支周囲かつ / または同側肺門，肺内リンパ節への転移で原発腫瘍の直接浸潤を含める
N2：同側縦隔かつ / または気管分岐下リンパ節への転移
N3：対側縦隔，対側肺門，同側あるいは対側の前斜角筋，鎖骨上窩リンパ節への転移

M—遠隔転移

MC：遠隔転移なし
M1：遠隔転移がある
　M1a：対側肺内の副腫瘍結節，胸膜または心膜の結節，悪性胸水（同側・対側），悪性心嚢水
　M1b：肺以外の一臓器への単発遠隔転移がある
　M1c：肺以外の一臓器または多臓器への多発遠隔転移がある

（日本肺癌学会〈編〉：臨床・病理 肺癌取扱い規約, 第 8 版. 東京：金原出版；2017.）

が標準的治療である．日本の比較第 Ⅲ 相試験の結果，ED 症例のレスポンダーに対する予防的全脳照射の有効性は否定された．なお，75 歳以上の高齢者あるいは PS 不良例にはシスプラチンの代わりにカルボプラチン（AUC5）を使用する（カルボプラチンの AUC5 はカルバートの式で算出する）．

再発小細胞肺癌症例：初回治療が奏効し，かつ再発前の期間が 90 日以上経過した症例（sensitive relapse

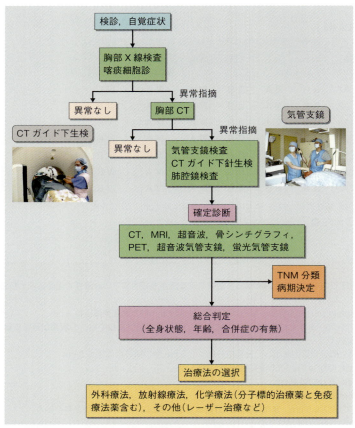

❹ 肺癌の診断，病期決定，治療方針決定までのフロー

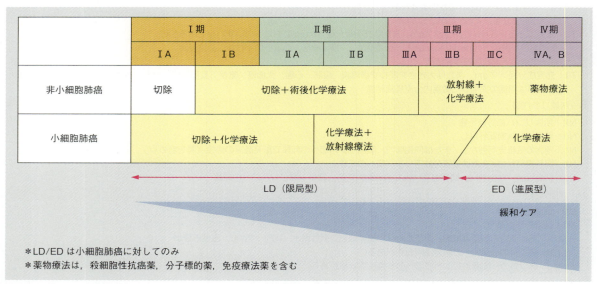

❺ 組織型別，臨床病期別（TNM 分類，2017）による肺癌の治療方針
（日本肺癌学会〈編〉：肺癌診療ガイドライン（悪性胸膜中皮腫・胸腺腫含む）2018 年版．東京：金原出版；2018 をもとに作成．）

では，初回治療と同じ薬剤，あるいはアムルビシン塩酸塩，あるいはノギテカン塩酸塩を用いる．早期再発症例（refractory relapse）については評価が定まった化学療法薬はない．

非小細胞肺癌

臨床病期，年齢，PS，併存症の有無などを総合的に勘案して治療方針を決定する．臨床病期（TNM分類）は2017年に改訂されたが，治療の基本方針には変更がない．

Stage IA，IB，IIA，IIBであれば手術療法が標準的治療である．術後病期がIB以上であれば術後化学療法を併用する．超高齢者，併存症を有する症例は，このステージであっても手術が困難な場合があり，N0であれば集光照射などの放射線治療を選択する場合もある．また，保険適用はないが，時に陽子線，重粒子線治療を行うことがある．

Stage IIIAでは縦隔リンパ節の単発の転移の場合は手術を施行するが，手術不能の場合は化学療法と放射線療法の同時併用療法が標準的治療である．Stage IIIA，IIIB症例に対する術前化学（放射線）療法についてはいまだエビデンスに乏しい．

Stage IVの進行非小細胞肺癌に対しては年齢，全身状態，併存症の有無を考慮して化学療法，免疫療法あるいは分子標的治療を行う．また，非小細胞肺癌症例の治療選択のうえで重要な点は，①組織型の決定と，② *EGFR*（epidermal growth factor receptor）遺伝子変異，*ROS1* 遺伝子転座，*BRAF* 遺伝子異常や *EML4-ALK* 融合遺伝子などの個々の症例における遺伝子情報，さらに腫瘍組織における PD-L1 蛋白発現評価である．

早期非小細胞肺癌（Stage IA, IB, IIA, IIB）：前述したように手術療法が第一選択となる．Stage IA では手術単独．Stage IB 以降では再発予防の目的で手術後に補助化学療法を考慮する．Stage IB では UFT の内服，それ以降の Stage 症例に関しては，シスプラチンとビノレルビンを投与する．ただし，シスプラチンとビノレルビンによる術後化学療法のエビデンスは海外で樹立したものであり，投与にあたっては十分なリスク評価とインフォームド・コンセントが必要である．

手術不能非小細胞肺癌（Stage IIIA, IIIB）：Stage IIIA の切除不能例と，Stage IIIB が含まれる．放射線治療単独による 5 年生存率は 5％ だが，プラチナ製剤を含む 2 剤併用化学療法を追加することによる生存期間の延長が示されている．その効果は併用時期により差があり逐次併用（放射線治療後に化学療法）では 5 年生存率は 10％，同時併用では 15～20％ であり，特に同時併用が推奨される．

化学放射線療法では肺毒性が問題となり放射線治療と併用できない薬剤もあるため，進行非小細胞肺癌で使用されるプラチナレジメンの一部は使用できない．臨床試験においてカルボプラチン＋パクリタキセル，シスプラテン＋ビノレルビン，シスプラチン＋ドセタキセル，シスプラチン＋S-1 の安全性と有用性が示されているが，比較試験による至適レジメンは確立していない．また，最近，化学放射線療法後の地固め療法として，免疫チェックポイント阻害薬（抗 PD-L1 抗体）であるデュルバルマブの有効性が報告され，わが国においても最近使用可能となった．

進行非小細胞肺癌（Stage IV）：

①初回治療：2018年に発刊された『肺癌診療ガイドライン（悪性胸膜中皮腫・胸腺腫含む）2018年版』[1]（日本肺癌学会編）によると，非小細胞肺癌においては，可能な限り初回治療前にドライバー遺伝子変異（*EGFR* 遺伝子変異，*EML4-ALK* 遺伝子転座，*ROS1* 遺伝子転座，*BRAF V600E* 遺伝子変異）と PD-L1 蛋白発現の検索が推奨されている．

EGFR 遺伝子変異陽性例は，EGFR チロシンキナーゼ阻害剤のリスクがなければ，初回治療として EGFR-TKI（ゲフィチニブ，エルロチニブ，アファチニブ，オシメルチニブ，ダコミチニブなど）単剤，または，エルロチニブ＋ベバシズマブ併用，ゲフィチニブ＋カルボプラチン＋ペメトレキセド併用が推奨される．*EML-4/ALK* 遺伝子転座陽性例に対しては，クリゾチニブ，アレクチニブ，セレチニブである ALK 阻害剤を使用する．*ROS-1* 遺伝子転座陽性例はクリゾチニブを，*BRAF V600E* 遺伝子変異陽性肺癌に対しては，BRAF 阻害剤であるダブラフェニブと MEK 阻害剤であるトラメチニブを併用する．

これらドライバー遺伝子変異陰性で，PD-L1 強陽性（TPS〈tumor proportion score〉50％以上）で PS 良好な症例に対しては，免疫チェックポイント阻害剤であるペムブロリズマブ単剤あるいはプラチナ製剤との併用を選択する．ドライバー遺伝子変異陰性，PD-L1 発現 50％未満で PS 良好症例はプラチナ製剤併用化学療法，もしくは抗 PD-1 抗体（ペムブロリズマブ）/ 抗 PD-L1 抗体（アテゾリズマブ）との併用を行う．PS 不良例に対してはプラチナ製剤併用療法あるいはドセタキセル，ペメトレキセドあるいはビノレルビンの単剤が投与される．

ドライバー遺伝子が陽性の高齢者，PS 不良例もリスクがなければそれぞれの阻害薬（TKI）の投与を考慮する．

また，細胞障害性抗癌薬の選択のうえで組織型の確定はきわめて重要である．腺癌の場合は，リスクとベネフィットを勘案して，シスプラチン＋ペメトレキセドの 2 剤併用療法，あるいはカルボプラチン－パクリタキセル＋ベバシズマブを選択する．一方，非腺癌非小細胞肺癌（主に扁平上皮癌）の場合はペメトレキセドとベバシズマブを用いるレジメンは適当でなく，シスプラチン＋ゲムシタビン，シスプラチン＋イリノテカン，カルボプラチン＋パクリタキセル，あるいはシ

スプラチン＋ビノレルビンを投与する．
②再発非小細胞肺癌の治療：
ⓐ*EGFR*遺伝子変異陽性例：*EGFR*遺伝子変異陽性例で初回治療として化学療法を施行した症例は，TKIのリスクがなければ再発治療としてEGFR-TKIを選択する．EGFR-TKIを初回治療で使用した場合の二次治療は，耐性遺伝子*T790M*遺伝子の有無を腫瘍組織もしくは血漿で確認して決定する．*T790M*遺伝子陽性の場合は，可能な限り第3世代のEGFR-TKIであるオシメルチニブを使用する．陰性の場合，あるいは検査不能の場合は細胞障害性抗癌薬（可能な限りプラチナ製剤併用化学療法）を使用する．その際のレジメンは，*EGFR*遺伝子変異陰性の初回治療に準じる．免疫チェックポイント阻害薬単剤は効果が乏しいため推奨されていない．
ⓑ*EGFR*遺伝子変異陰性・不明例：*EGFR*遺伝子変異陰性・不明例においては一次治療として細胞障害性抗癌薬を使用した場合の二次治療としては，ⅰニボルマブ，ペムブロリズマブ，アテゾリズマブなどの免疫チェックポイント阻害薬，ⅱもしくはドセタキセル単剤あるいは腺癌の場合にはペメトレキセド単剤を選択する．ドセタキセル＋ラムシルマブも選択される．ⅰの使い分けは腫瘍組織のPD-L1の発現による．すなわちPD-L1陰性もしくは不明の場合は，ニボルマブもしくはアテゾリズマブを，PD-L1陽性で，一次治療でペムブロリズマブを使用しなかった場合は，これら3剤どれもが使用可能である．一次治療でペムブロリズマブもしくはペムブロリズマブ＋プラチナ製剤併用療法を使用した場合の二次治療治療薬はⅱを選択する．
③癌性胸膜炎の治療：胸腔ドレーンによる胸水排液後に滅菌調整タルク（ユニタルク®），ピシバニールなどで胸膜癒着術を行う．急速な胸水排液は再膨張性肺水腫のリスクがあり，避ける．
④骨転移の治療：疼痛がある場合，病的骨折が危惧される場合は放射線照射を行う．骨転移による骨関連有害事象（SRE）予防には，ビスホスホネート製剤，あるいは抗RANKL抗体が有効である．
⑤脳転移：ガンマナイフあるいは放射線照射を行う．晩発性の副作用があるため，転移箇所が少ない場合はガンマナイフや集光照射を選択するが，多発の場合には全脳照射が行われる．脳浮腫に対してはステロイド，あるいは血管新生阻害薬であるベバシズマブの有効性が報告されている．

予後

小細胞癌LDで化学放射線療法を完遂できた症例の5年生存率は25％である．小細胞癌EDの根治は困難であり，化学療法を行っても生存期間の中央値は12か月程度である．非小細胞肺癌の予後は病期によって

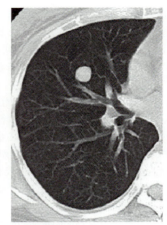

❻ 過誤腫のCT像

異なる．手術症例の5年生存率は，Ⅰ期70％，Ⅱ期50％，ⅢA期25％である．手術不能Ⅲ期の非小細胞肺癌の5年生存率は15～20％である．Ⅳ期の非小細胞肺癌は薬物療法での根治は困難であり，細胞障害性抗癌薬では12か月程度，ドライバー遺伝子変異陽性例では24～30か月程度，免疫チェックポイント阻害薬で約24か月程度である．なお，免疫チェックポイント阻害薬の有効症例の一部には長期生存例が報告されているが，予後予測因子については明らかでない．

肺良性腫瘍 benign lung tumor

概念

- 肺良性腫瘍は肺内に発生した増殖性病変で他の臓器への浸潤能，転移能を有さない腫瘍である．
- 上皮系腫瘍としては乳頭腫，腺腫などが，間葉系腫瘍としては炎症性偽腫瘍，軟骨腫などが含まれる．それ以外のものとして，過誤腫，硬化性血管腫などがある．頻度的には，過誤腫と硬化性血管腫が多い．

症状

症状は無症状であることが多いが，気管支内に突出する腫瘍では，咳嗽，喀痰，血痰，喘鳴などの症状を伴うものが多い．

診断

画像的には，孤立性で境界明瞭な結節陰影を呈することが多い．CTでは気管支や血管が関与しない腫瘍が多い（❻）．診断は気管支鏡では確定診断に至らないことも多く，外科的生検による場合も多い．

治療

治療は，増大の速度が遅く，無症状の場合は経過観察になることも多いが，気道症状を伴うもの，悪性が否定できない場合には外科的切除を行う．

転移性肺腫瘍 metastatic lung tumor

概念

●転移性肺腫瘍とは癌の増殖・進行に伴って原発巣の癌細胞が遊離し，血管，あるいはリンパ管内に移行し，大循環系を介して肺に転移巣を形成する状態を指す.

病態

癌の全身への広がりを考えるとき，肺は解剖学的に全身臓器の血流を受けるフィルターであり，最も転移を生じやすい臓器である．肺に転移をしやすい癌腫としては，大腸癌，乳癌，肺癌，腎癌，甲状腺癌，骨軟部肉腫，悪性絨毛上皮腫，頭頸部癌，子宮頸癌，前立腺癌，セミノーマ（精上皮腫）などがあげられる.

肺転移の経路の多くは，肺動脈を介して成立するが，リンパ腫，肺癌，乳癌，子宮頸癌，胃癌などでは時にリンパ行性に肺に転移する．気管・気管支内転移をきたす癌腫としては，腎癌，大腸癌，乳癌がある.

症状

肺転移症例の多くは血行性転移で，末梢肺野に病変が位置するため自覚症状は少ないことが多いが，進行すると無気肺や気道狭窄を生じ，咳，血痰，呼吸困難をきたすことがある．癌性リンパ管症になると呼吸困難が増強する.

診断

確定診断のため組織診断を必要とする場合もあるが，多くの場合は原疾患に関する情報，臨床経過，画像所見で診断することが多い.

画像所見は多発結節陰影であることが多いが，時に単発であることもある．びまん性粟粒結節影は，甲状腺癌に多くみられる．石灰化を伴うものには，粘液産生性大腸癌，卵巣癌，骨肉腫がある．空洞，ないし嚢胞を伴う結節陰影は，頭頸部癌などの扁平上皮癌に多い．薄壁空洞は，血管肉腫，類上皮腫で特徴的である

時に画像的に原発性肺癌と転移性肺腫瘍の鑑別が困難であり，病理学的に鑑別が必要な場合がある．免疫染色および遺伝子検査による鑑別を❼に示す.

治療

肺に限らず転移した悪性腫瘍に対する治療は全身性疾患ととらえ化学療法をはじめとする薬物療法が基本である．しかし癌腫によっては，癌が全身臓器のフィルターである肺を越えて広がっていなければ局所的治療，すなわち外科治療や放射線治療，時に経皮的ラジオ波凝固術（RFA）などが可能な場合がある.

外科治療

1965年のThomfordの選択基準を改変したものが用いられている．Thomfordのオリジナルの基準は，①耐術性に問題がないこと，②原発巣がコントロールされていること，③胸郭外転移病巣を認めないこと，④転移病巣が片側であること，の4つであるが，現在では③に関しては大腸癌においては肝転移巣があってもそれが切除可能であれば肺と肝臓の切除を行うことが多い．また，④の病巣が片側である点は，胸腔鏡手術（VATS）などの低侵襲手術の進歩により切除可能であれば両側に病変があっても手術することが多い.

原発巣別の手術適応については，明らかに手術適応があるものとしては，大腸癌の単発性肺転移，骨肉腫からの肺転移で数の少ないもの，セミノーマなどがあげられる．おそらく適応があるものとしては，大腸癌における多発肺転移，子宮癌，腎癌，膀胱癌，軟部肉腫，低悪性度の頭頸部癌などがある.

一方，肺転移に対する外科切除の適応がない癌腫に胃癌，食道癌，肝細胞癌，胆道癌，膵癌である．乳癌や頭頸部の扁平上皮癌に関しては，原発性肺癌との鑑別が問題となる場合に診断目的に手術を行うことがある.

❼ 免疫染色および遺伝子検査による鑑別

	肺腺癌	大腸癌	乳癌	甲状腺癌	腎癌
CK7	+	−	+	+	−
CK20	−	+	−	−	−
TTF-1	+	−	−	+	−
Napsin A	+	−	−	−	+
CDX2	−	+	−	−	−
GCDFP-15	−	−	+	−	−
thyroglobulin	−	−	−	+	−
PAX8	−	−	−	+	+
EGFR mutation	+	−	−	−	−
ALK fusion	+	−	−	−	−

（日本肺癌学会〈編〉．EBMの手法による肺癌診療ガイドライン（悪性胸膜中皮腫・胸腺腫含む）2017年版．東京：金原出版；2017．を参考に作成）

内科治療，放射線照射

RFAは多発肝臓癌に対して近年頻用され標準的治療の一つになってきたが，肺転移病巣に対するRFAの有用性に関しての評価は定まっていない．現時点では，耐術不可能な症例のみにインフォームド・コンセントをとって行うべきである．

化学療法の最近の進歩により，一部の癌腫では肺転移症例に対する化学療法の有用性の報告がなされている．化学療法の有用性がきわめて高い癌腫は，胚細胞腫瘍，絨毛癌，悪性リンパ腫であり治癒も期待できる．非小細胞肺癌に対するEGFR-TKI（ゲフィチニブ，エルロチニブ，アファチニブ），ALK阻害薬（クリゾチニブ，アレクチニブ，セリチニブ），乳癌に対するトラスツズマブ（ハーセプチン®），腎癌に対するスニチニブ（スーテント®），ソラフェニブ（ネクサバール®）などの分子標的薬が肺転移病巣に効果を示すことも経験する．大腸癌に対するFOLFOX療法，FOLFIRI療法も肺転移病巣に有用である場合があり，外科的切除と併用することもある．

放射線照射は症状緩和目的で行われることもあるが，肺転移病巣に対する根治的意義は少ない．

緩和治療

上記の適応がない，あるいは無効の症例に関しては一般的緩和療法を行う．酸素療法のほか，呼吸困難，疼痛緩和のためのモルヒネ投与，悪性胸水症例に対する胸膜癒着術などを行うことが多い．

癌性リンパ管症
carcinomatous lymphangiosis

概念

癌性リンパ管症は肺のリンパ管の中に癌細胞が侵入し，呼吸不全などをきたす疾患である．原疾患としては，①胃癌，②肺癌，③乳癌，④膵癌，⑤子宮癌，の順で頻度が高い．

症状

臨床症状としては，呼吸困難，咳，痰，胸痛などが多い．

診断

画像診断的には，胸部X線写真では肺門から末梢にかけて線状，粒状影を認める．また，びまん性の粒状影や線状影（KerleyのB線），血管影の不鮮明化などが特徴的で，胸水貯留や肺門リンパ節腫大が認められることもある．

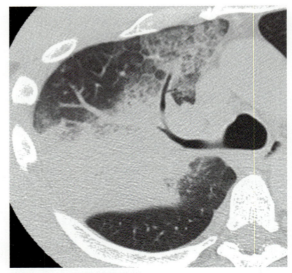

❽ 癌性リンパ管症のCT像

CTでは気管支血管束に沿って肥厚像がみられ，小葉間隔壁の肥厚などの間質影が目立つようになり，時に胸水もみられる（❽）．これは肺の既存のリンパ管の分布（＝広義の間質）に沿って病変が広がっていることを意味する．また，縦隔，肺門リンパ節の腫大も併存することが多い．

画像診断的には心不全やサルコイドーシス，薬剤性肺臓炎，リンパ増殖性肺疾患，肺炎などの感染症との鑑別が重要である．

呼吸機能検査上，肺活量の低下などの拘束性換気障害，拡散能の低下などがみられる．

確定診断は経気管支肺生検や気管支粘膜生検で，リンパ管内の癌細胞を証明することで行われる．

治療

原疾患に対する治療が行われるが，化学療法に奏効しない癌腫においては予後不良である．呼吸困難を軽減する目的で，時にステロイドホルモンが使用されるがエビデンスは乏しい．

（髙橋和久）

● 文献

1) 日本肺癌学会（編）：肺癌診療ガイドライン（悪性胸膜中皮腫・胸腺腫含む）2018年版．東京：金原出版；2018.
https://www.haigan.gr.jp/modules/guideline/index.php?content_id=3

15 気管支および肺の先天性異常

肺気管支形成不全
bronchopulmonary dysplasia

概念
- 肺気管支形成不全は，肺の発生段階における異常による肺・気管支の形成異常や形成不全である．
- 肺形成不全，肺分画症（後述），先天性気管支嚢胞，先天性気管支閉塞などを呈する非常にまれな肺疾患である．

病因
　発生学的に肺は胎生26日頃，前腸から肺芽として発生する．肺血管系の発生は胎生32日頃に第6鰓弓動脈より生じ，その分岐は肺芽に向かって陥入する．胎生15週には区域気管支が整い，胎生24〜25週にはほぼ完全な気管・気管支分岐構造が完成，周囲の間葉組織には毛細血管も増生し，生後8歳頃まで肺胞の増殖が続く．胎生26日頃から胎生24週までに異常が起こると，主要な肺・気管支の形成不全を惹起し，循環器系の奇形も高頻度に合併する．一般的に胎生26日頃までの異常は無形成を，16週までは気管支分岐異常を，16〜24週の異常は肺胞の変化を伴う．

先天性気管支嚢胞
　先天性気管支嚢胞（congenital bronchial cyst）は，胎生26〜40日の発生段階で分離し，その後の発達を停止した気管・気管支樹の一部と考えられている形成異常であり，男性優位に発生する．肺内のものでは下葉に多く，通常孤立性に発生し，薄壁・単房でほぼ球形をなしている嚢胞で，胸部X線写真やCTで境界明瞭な嚢胞を認めることが多いが，嚢胞を取り囲む過膨張所見はない．気管・気管支との交通は感染を起こさないかぎり存在しないが，肺内のものでは感染は高頻度に認められる．肺内の気管支嚢胞は，無症状で経過し検診などで偶然発見されることが多い．無症状の場合は経過観察される場合もあるが，呼吸器感染症の難治化や繰り返す場合，呼吸機能障害がみられる場合では外科的治療が考慮される．

先天性気管支閉塞
　先天性気管支閉塞（congenital bronchial atresia）とは，胎生期に何らかの原因で気管支が閉塞し，その末梢の気管支が肺胞・気管支分泌物の貯留により嚢胞状・棍棒状に拡張し，末梢肺は側副換気により過膨張を呈する比較的まれな疾患である．

健診などで腫瘤影として偶然発見されることも多いが，小児では呼吸促迫症状など比較的重篤な症状を訴える場合が多い．胸部X線写真や胸部CTでは，嚢胞状・棍棒状に拡張した気管支腔内の粘液栓の陰影や非円形の腫瘤影と，それを取り囲む患側肺の過膨張所見が特徴である．肺動静脈は閉塞部位より末梢の気管支・肺には過不足なく分布し，肺分画症のような大循環系から分岐する迷入動脈の存在がない．

　無症状の場合は経過観察される場合もあるが，呼吸器感染症の難治化や繰り返す場合，気胸や呼吸機能障害がみられる場合では外科的治療が考慮される．

気管食道瘻 tracheoesophageal fistula，
気管支食道瘻 bronchoesophageal fistula

概念
- 気管食道瘻，気管支食道瘻は，胎生4〜5週の気管食道中隔による前腸管呼吸器部分と消化器部分の分離不十分により出現する異常である．

病態生理
　気管食道瘻，あるいは気管支食道瘻では，多くの例で食道閉鎖症などの食道奇形を伴い，食道近位端が盲端となり遠位端が気管と交通するタイプが最も多い．半数に胃・腸管系，循環器系の奇形を合併する．

臨床症状・診断・治療
　新生児期の誤飲などによる咳嗽，肺炎などの肺感染症が著明で，重症先天奇形の合併がなければ，手術による治癒が可能であるが，術後の下部食道括約筋の機能不全のため呼吸器合併症を呈する例も多い．また，健常な食道との気管・気管支食道瘻が存在して成人する例も約3％あり，その約70％は気管食道瘻で，外科的手術によって根治できる．

　確定診断は，食道造影で気管・気管支への造影剤の流入を証明することによるが，成人では，後天的に炎症などによって生じた瘻との鑑別が必要となり，筋層や炎症の有無が決め手となる．

肺分画症 pulmonary sequestration

概念
- 肺分画症は，本来の肺気道系と交通のない異常な肺組織（分画肺）があり，かつその肺組織に血液供給している大循環系からの異常血管（aberrant

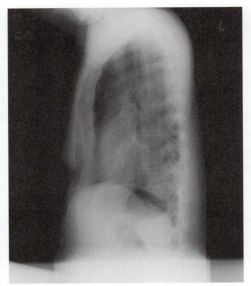

❶ 肺分画症胸部単純 X 線写真
左下葉の腫瘤状陰影を認める.

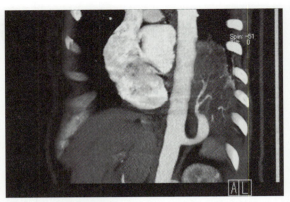

❷ 肺分画症胸部 CT 像
造影 CT の合成像では腹部大動脈からの異常血管（aberrant artery）が腫瘤部位に分布している.

artery）の存在を特徴とする，比較的まれな肺疾患である．

病態生理

正常肺から完全に分離して存在する肺葉外分画症（全症例の 25 %）と，既存の臓側胸膜内に取り囲まれている肺葉内分画症（全症例の 75 %）とがある．

肺葉外分画症の 60 % の症例は 1 歳以下で診断され，男女比は 3〜4：1 であり，発生部位の多くは左下葉と横隔膜のあいだに存在するが一定の傾向はない．異常血管の 80 % 以上は胸部，腹部大動脈から分岐し，還流静脈の 80 % 以上は奇静脈，半奇静脈，下大静脈などの体静脈である．また合併奇形は 65 % に認められ，横隔膜ヘルニアが最も多く，漏斗胸，右胸心，心奇形や胃・食道瘻などがある．

肺葉内分画症の 50 % 以上は 20 歳以上で診断され，性差はなく，発生部位は下葉に好発し，特に左下葉に多い．異常血管の 90 % 以上は胸部，腹部大動脈から分岐し，還流静脈の 95 % は肺静脈である．約 10 % に合併奇形を認める．

病因

本症の成因は明らかではない．肺葉外分画症，肺葉内分画症ともに先天性の発生奇形であるとの説が有力であるが，肺葉内分画症では，炎症により胸膜の癒着部から大動脈系の血管が病巣部に侵入する炎症説もある．

症状

肺葉内分画症の 1/3 の症例は無症状で，胸部 X 線写真で偶然発見されるが，その他は咳，痰，発熱，胸痛などの呼吸器感染症や血痰，喀血を呈する．肺葉外分画症は合併奇形などで生後 6 か月以内に呼吸困難やチアノーゼなどで発見されるが，成人例では検診などで偶然発見されることが多い．

検査

胸部単純 X 線写真（❶）や胸部 CT 像（❷）は，肺葉内分画症では分画肺は粘液貯留を有する単房，多房性の囊胞としてみられるが，感染が起こると気管支との交通が生じ，空気や液面形成を伴った囊胞状腫瘤となる．一方，肺葉外分画症では正常臓側胸膜外に存在するため含気はなく，大部分は腫瘤状陰影を呈する．

診断

確定診断には，肺葉内・外ともに大動脈造影などの血管造影により異常血管を確認することが必要であるが，胸部 CT，胸部 MRI など非侵襲的検査も，分画肺とともに異常血管，還流静脈が描出され，補助診断として有用である．

治療・予後

肺葉外分画症では合併症がないかぎり手術適応にはならないが，合併奇形を伴うことが多く，分画肺摘出術が行われることが多い．肺葉内分画症では，反復性の呼吸器感染症を起こす可能性が高く，症状がなくても積極的な外科的切除が望まれる．

（平田一人）

●文献

1) 別冊 日本臨牀，新領域別症候群シリーズ 8，呼吸器症候群 I，第 2 版．大阪：日本臨牀社；2008．
2) 泉 孝英，坂谷光則：びまん性肺疾患の臨床—診断・管理・治療と症例，第 3 版．京都：金芳堂；2003．
3) 工藤翔二ほか（編）：呼吸器専門医テキスト．東京：南江堂；2007．

16 まれな肺疾患

肺胞微石症 pulmonary alveolar microlithiasis

概念
- 肺胞微石症は，肺胞腔にリン酸カルシウムを主成分とする微小な結石が形成され，徐々に呼吸不全に至る原因不明の疾患である．
- 1918年にHarbitzにより初めて報告され，世界で600例，日本では1954年に第1例が報告され，これまで世界で最多の100例以上が報告されている．
- 本症の約半数で家族内発生を認め，遺伝形式は常染色体劣性遺伝で，きわめてまれな疾患である．

病因
II型肺胞上皮細胞に特異的に発現するIIb型ナトリウム依存性リン運搬遺伝子（*SLC34A2*）が責任遺伝子として同定された．*SLC34A2*の機能欠失型変異遺伝子がホモ結合することで，コードするIIb型ナトリウム依存性リン運搬蛋白の機能が障害され，リン脂質を主成分とする老廃肺表面活性物質を肺胞腔から除去する機能が欠損し，蓄積したリンがカルシウムと結合し微石が形成されると考えられている．微石が物理的・化学的刺激により胞隔炎を引き起こして，間質の線維化を起こすとされている．

臨床症状・検査
本症は画像所見が顕著な割に症状に乏しく，約80％は無症状で，検診などの胸部X線写真でしばしば発見され，成人後に軽度の労作時の息切れが出現し，中年以降は疾患の進行とともに最終的に呼吸不全となる．

胸部単純X線写真では，全肺野，特に下肺野に密に散布する1mm以下の辺縁が明瞭なカルシウムによるびまん性陰影で，sand storm（砂嵐），snow storm（吹雪）と表現される．さらに進展すれば心・横隔膜陰影のシルエットサインが陽性になり，vanishing heart phenomenon と表現される（❶）．

胸部高分解能CT（HRCT）では，微石による密な肺野濃度の上昇を示し，胸膜直下の多発性微小肺囊胞（5〜10mm），拡張した肺胞道の形成により形成される低吸収域のライン（black pleural line）が特徴的である．

初期は軽度の肺拡散障害のみであるが，進展すると拘束性換気障害，拡散能低下を示し，さらに低酸素血症・呼吸不全に至る．

病理学的には，肺胞腔内にびまん性に広がる年輪上の層状構造をもつ微石と胞隔炎を認める．

高カルシウム血症やカルシウムの代謝異常，副甲状腺機能異常は認めない．

診断
典型的な胸部単純X線写真により，容易に診断することができる．確定診断は気管支肺胞洗浄液（BALF）や経気管支肺生検（TBLB）中の微石の確認による．

治療・予後
現在のところ，本症に対する根治的治療法はなく経過を観察し対症療法を考慮する．

呼吸不全例に対しては在宅酸素療法を行うが，海外では肺移植も行われている．本症の多くが小児期に始まり，徐々に進行し50歳前後で死亡するため，小児期発見例では予後がよいが，中年以降での発見例では呼吸不全などを合併し予後は悪い．

肺胞蛋白症 pulmonary alveolar proteinosis

概念
- 肺胞蛋白症は，サーファクタントの生成または肺胞マクロファージのサーファクタント処理機能の低下により，終末細気管支および肺胞腔内にPAS陽性

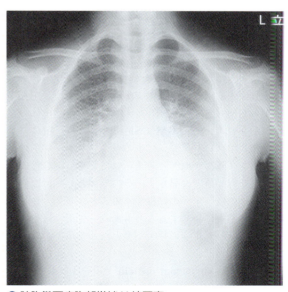

❶ 肺胞微石症胸部単純X線写真
下肺野を中心とするびまん性陰影で，vanishing heart phenomenonを伴う．

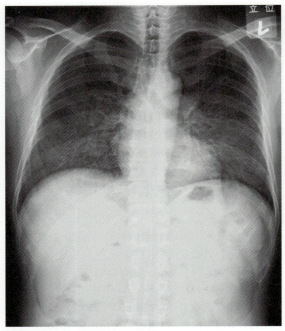

❷ 肺胞蛋白症胸部単純X線写真
肺門から中下肺野に左右対称性にびまん性の浸潤陰影を認めるが，肋骨横隔膜角には異常がない．

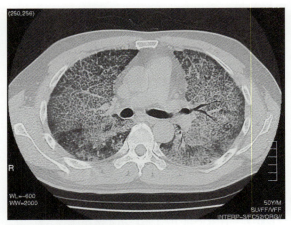

❸ 肺胞蛋白症胸部HRCT像
網状，線状影の組み合わせから成る集合像（crazy-paving appearance）があるが，胸膜直下には病変が乏しい．

物質が蓄積し，進行性のガス障害を引き起こすまれな疾患で，1958年にRosenらにより初めて報告された．

疫学
疫学的には，わが国における年間の発症率は0.36，有病率は3.7（人口100万人対）と推測され，30～60歳代の男性に多く，男女比は2：1である．

病因
原因により自己免疫性，続発性，遺伝性，未分類に分類される．約90％を占める自己免疫性は原因不明とされてきたが，顆粒球マクロファージコロニー刺激因子（GM-CSF）欠損マウスが本症を発症し，BALF中からGM-CSF活性を阻害・中和する自己抗体の存在が示された．このGM-CSFに対する自己抗体により，肺胞マクロファージによるサーファクタントのクリアランス障害が原因と考えられている．続発性は基礎疾患を有する者に発症し，その原因としては血液悪性疾患や免疫不全疾患に併発することが多く，粉じん吸入や肺感染に続発することもある．先天性は生後まもなく発症し，重症の呼吸不全となる予後不良な疾患である．原因としては，サーファクタント蛋白遺伝子の変異によるsurfactant protein（SP）-B欠損とGM-CSFレセプターの変異が見つかっている．

臨床症状
無症状で検診などで発見されることが多いが，進行例では乾性咳嗽や労作時呼吸困難などの自覚症状で発見される例も多い．胸部身体所見に乏しく，ラ音は聴取されないことが多いが，進行例では，呼吸不全に至る．

検査
胸部単純X線写真（❷）では，肺門から中下肺野に左右対称性にびまん性の浸潤陰影を認めるが，肋骨横隔膜角には異常がない場合が多い．典型的には，butterfly shadowを呈し，肺水腫に似るが，心拡大やKerley B線，胸水は伴わない．胸部高分解能CT（HRCT）（❸）では，陰影が小葉間隔壁に相当する部分で正常部分と明瞭な境界を示すgeographic patternや，すりガラス状陰影に重なり，網状，線状影の組み合わせから成る集合像（crazy-paving appearance）を呈するが，胸膜直下には病変が乏しい傾向がある（subpleural sparing）．

生理学的検査では，進行例において肺機能は肺拡散能の低下を伴った拘束性換気障害を示し，血液ガスではA-aDO$_2$の開大を伴う低酸素血症を示す．

血液生化学検査では，CEAなどの腫瘍マーカーが高値を示すことが多く，KL-6は他の間質性肺疾患に比し著しく高値を示し，SP-A，SP-Dも増加する．抗GM-CSF抗体は，特発性では検出されるが，続発性や先天性では検出されない．

病理学的検査では，肺胞腔内に好酸性，PAS染色陽性の蛋白様物質が充満し，肺胞マクロファージの泡沫化，肺胞II型細胞の腫大などが認められるが，間質の線維化は通常認めない．貯留物質の電子顕微鏡像では，肺胞腔内にリン脂質により構成される同心円状の層をなすlamellar bodyを認める．

診断
胸部CT所見に加えて，BALF（bronchoalveolar

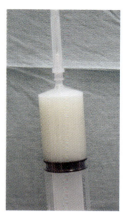

❹ 肺胞蛋白症のBALF
BALFでは特徴的な乳白色に濁った性状がみられる.

lavage fluid：気管支肺胞洗浄液）または病理組織において肺胞蛋白症を支持する所見がみられれば肺胞蛋白症と診断される．BALFの外観は本症に特徴的な乳白色に濁った性状で灰色の沈殿を形成する（❹）．また，抗自己抗体の測定は感度，特異度ともきわめて高いため，自己免疫性肺胞蛋白症の血清診断に有用である．

治療・予後

自己免疫性肺胞蛋白症の10〜20％は自然寛解し，予後は比較的良いとされるが，続発性肺胞蛋白症，特に血液悪性疾患に続発する症例の予後に不良である．PaO_2の低下やDL_{CO}の低下があり，咳嗽や労作時呼吸困難などの症状を呈する症例では治療の必要がある．

標準的治療は肺胞腔内貯留サーファクタントの物理的除去を目的として，全身麻酔下で一側全肺洗浄が行われる．自己免疫性肺胞蛋白症では，GM-CSFの吸入や皮下注射による治療が試みられ，約半数の症例に効果が得られている．ステロイド薬は，肺胞マクロファージや好中球機能低下がみられる本症では感染症を合併しやすく一般的には使用されない．

囊胞性線維症　cystic fibrosis（CF）

概念

- 囊胞性線維症は，全身の外分泌腺機能不全により気道内液，腸管内液，膵液が著しく粘稠となり，分泌液の外分泌腺導管内腔への貯留や閉塞を基本的病態とする常染色体劣性遺伝疾患である．
- 1936年にFanconiらにより気管支拡張症を伴う膵囊胞性線維症が報告され，慢性気道感染，膵外分泌不全，汗の電解質異常を三大主徴とする疾患として理解されるようになった．

疫学

白人のなかでは生命にかかわる常染色体劣性遺伝疾患としては最も頻度が高く，2,000〜3,500の出生に1人の割合でみられる．日本人にはほとんどみられない．

病因

7番染色体の長腕に位置する*CF*遺伝子のCF transmembrane conductance regulator（*CFTR*）は上皮細胞の主として管腔側細胞膜上に存在し，Cl^-チャネルとしての役割があるが，本症では，CFTRをコードしている遺伝子の突然変異によるCl^-転送系の異常が全身性の外分泌腺機能不全を起こす．*CFTR*遺伝子変異は900種以上認められるが，最も有名な遺伝子異常は*CFTR*遺伝子のエクソン10内のCFTR蛋白の第508番目のフェニルアラニンのコドン欠損であり，CF患者の約70％にみられるが，その他さまざまな異常も報告されている．

症状・検査

咳・痰などの呼吸器症状は乳児期よりみられ，気管支拡張症の合併も多く，気道内のNa，水分が喪失し，粘稠度の高い粘液が細気管支に貯留する．細菌が定着することで，慢性気道感染症の病態をとり，呼吸不全に至る．また膵外分泌不全により，また慢性の脂肪便，下痢，吸収障害による栄養失調や胎便性イレウスがみられる．さらに汗のNa，Cl濃度の高値などが主症状である．

診断

汗のNa，Cl濃度上昇を証明するか，遺伝子の解析を行う．汗のCl濃度が60 mEq/L以上では本症が疑われ，*CFTR*の疾患原因変異が2個あれば確定される．

治療・予後

呼吸器感染症および呼吸不全により，致死的とされていたが，抗菌薬，去痰薬，気管支拡張薬，理学療法（体位ドレナージなど）で呼吸器感染症を予防し，栄養管理が十分に行われるようになり，本症の予後は著しく改善し40歳代まで生存することが期待できる状況となっている．最近，15員環マクロライド系薬の有効性が報告され，さらにCFTRモジュレーターの開発も進められている．

（平田一人）

● 文献

1) 別冊　日本臨牀，新領域別症候群シリーズ8，呼吸器症候群Ⅰ，第2版．大阪：日本臨牀社；2008．
2) 泉　孝英ほか：びまん性肺疾患の臨床—診断・管理・治療と症例，第3版．京都：金芳堂；2003．
3) 工藤翔二ほか（編）：呼吸器専門医テキスト．東京：南江堂；2007．

リンパ脈管筋腫症

lymphangioleiomyomatosis（LAM）

概念

● リンパ脈管筋腫症は，主として妊娠可能年齢の女性に発症するまれな疾患で，腫瘍抑制遺伝子（*TSC*遺伝子）の異常により腫瘍化した平滑筋様細胞（LAM細胞）が肺や体軸中心リンパ系（骨盤腔，後腹膜腔および縦隔に及ぶ）でリンパ管新生を伴って増殖し，慢性に進行する腫瘍性疾患である．

● ほぼ女性に限って発症する性差の著しい疾患である．

特徴

肺では，LAM細胞の増殖により肺組織が破壊され多数の嚢胞が，びまん性，不連続性に形成される．自然気胸を反復することが多く，女性自然気胸の重要な基礎疾患である．肺病変が進行すると拡散障害と閉塞性換気障害が出現し，労作性の息切れ，血痰，咳嗽，などを認める．肺病変の進行の速さは症例ごとに多様であり，比較的急速に進行して呼吸不全に至る症例もあれば，年余にわたり肺機能が保たれる症例もある．

肺外では，体軸中心のリンパ流路に沿ってリンパ脈管筋腫（lymphangioleiomyoma）を認めることがある．リンパ脈管筋腫は，CT画像では嚢腫様あるいはリンパ節腫大様に描出され，LAM細胞の増殖により拡張したリンパ管あるいはリンパ節腫大と考えられている．腎臓には，血管筋脂肪腫（angiomyolipoma：AML）を合併する場合もある．

常染色体優性遺伝性疾患である結節性硬化症（TSC）の一部分症として発症するタイプ（TSC-LAM），TSCとは関連なく発症するタイプ（孤発性LAM），の2つの臨床病型がある．

病因

腫瘍抑制遺伝子である*TSC*遺伝子の変異がLAM細胞に検出される．LAMは，Knudsonの2-hit説があてはまる腫瘍抑制遺伝子症候群の一つである．*TSC*遺伝子には*TSC1*遺伝子と*TSC2*遺伝子の2種類があり，TSCはどちらか一方の生殖細胞系列遺伝子変異による遺伝性疾患である．TSC-LAMは*TSC1*あるいは*TSC2*遺伝子のどちらの異常でも発生しうるが，sporadic LAM症例では*TSC2*遺伝子異常により発生する．

LAM病巣は*TSC*遺伝子変異をもったLAM細胞がクローン性に増殖して形成されていると考えられてきたが，最近の研究では，必ずしもすべてのLAM細胞が*TSC*遺伝子変異を有するわけではなく，変異遺伝子のアレル頻度（allelic frequency）は約20％前後と報告されている．

TSC1，*TSC2*遺伝子は，それぞれハマルチン（約130 kDa），ツベリン（約180 kDa）という蛋白質をコードし，両者は細胞質内で複合体を形成して機能する．細胞は，細胞外からの増殖シグナルや細胞外アミノ酸濃度を感知して増殖，分化，代謝などを制御している（**5**）．ハマルチン/ツベリン複合体は，Rheb（Ras homologue enriched in brain）を介してmTOR（mechanistic target of rapamycin）の活性化を抑制しているが，細胞外からのシグナルを介してリン酸化されるとRhebに対する抑制が解除されてRhebが活性化され，最終的にはmTORが活性化される．mTORは複数の蛋白質と会合してmTORC1という複合体を形成し，細胞外からの増殖シグナルや栄養濃度などを感知して細胞増殖，分化，代謝を制御する役割をしている．LAMでは，*TSC*遺伝子変異のためにハマルチン/ツベリン複合体が機能を失い恒常的にmTORC1が活性化された状態となるため，LAM細胞が増殖をきたすと考えられている．

病態生理

*TSC*遺伝子異常により形質転換したLAM細胞は，病理形態学的には悪性を示唆するような異型性は示さないが，転移してリンパ節や肺にLAM病巣を形成する．肺では嚢胞壁の一部にLAM細胞の増殖巣を認める．片肺移植後のドナー肺にLAMが再発した症例では，レシピエントに残存する体内病変からドナー肺にLAM細胞が転移して病巣を形成することが遺伝学的解析から証明されている．LAM病巣にはスリット状あるいは拡張した間隙としてリンパ管が豊富に認められるが，血管は乏しい．また，LAM病巣内のリンパ管や乳び液中には一層のリンパ管内皮細胞で覆われたLAM細胞集塊（LAM細胞クラスター：LCC）が検出される（**6** a，d）．LAM症例のリンパ液中を流れるLCCは，LAMの病態進展におけるリンパ行性転移の重症性を示している．LAM細胞はリンパ管内皮細胞増殖因子であるVEGF-Dを産生・分泌しており，そのためLAM病巣には豊富なリンパ管新生が生じている．血清中のVEGF-D濃度も高値を示し，診断マーカーとしての意義が確立されている．また，ある程度は重症度を反映する．

病理

LAMの病理組織学的特徴は，LAM細胞の増殖とリンパ管新生である（**6**）．LAM細胞はやや未熟で肥大した紡錘形の平滑筋細胞様の形態を示し，集簇して結節性に増殖する．肺では，嚢胞壁，胸膜，細気管支・血管周囲，リンパ節などで不連続性に増殖している．LAM細胞は，免疫組織染色では*α*-smooth muscle actin（*α*-SMA）やメラノーマ関連抗原であるgp100の発現が検出される．gp100の発現は，使用するモノクローナル抗体のクローン名HMB45にちなんで，

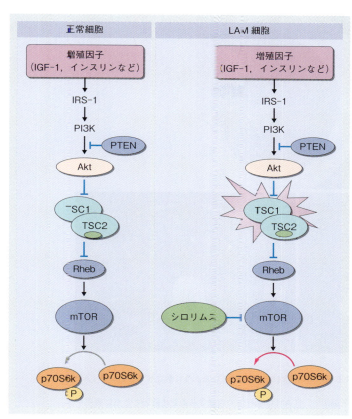

❺ LAMの病因（LAM細胞の増殖にかかわるシグナル伝達系）

正常細胞では，増殖因子や細胞外の栄養の情報を受け取り，細胞内のシグナル伝達系を経てmTORが活性化され，蛋白質合成が亢進し細胞が増殖する．TSC1およびTSC2遺伝子産物は複合体を形成してRhebを介してmTORを抑制しているが，増殖因子の刺激はAktを介してTSC1/TSC2複合体の機能を抑制するためRhebへの抑制が解除され，最終的にmTORが活性化される．一方，LAM細胞では，TSC遺伝子変異によりTSC1/TSC2複合体のRhebを抑制する機能が失われているため，恒常的にmTORが活性化されておりLAM細胞の増殖が促進する．ラパマイシンはmTORを抑制するため，LAM細胞の増殖を抑えることができる．

矢印：活性化，止線：抑制，P：蛋白質のリン酸化を示す．

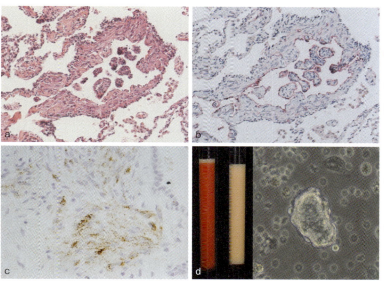

❻ LAMの肺病理組織像とLAM細胞クラスター

a. 肺胞構造は増殖する紡錘形のLAM細胞により結節状に肥厚している（HE染色）．
b. リンパ管内皮細胞の指標であるVEGFR-3に対する抗体で免疫染色するとLAM細胞に囲まれた空間は拡張したリンパ管であることがわかる．リンパ管腔内には，リンパ管内皮細胞で覆われたLAM細胞クラスターが浮遊している．
c. LAM細胞では，細胞質内にメラノソーム関連抗原であるgp100が顆粒状に染色される（モノクローナル抗体HMB45による免疫組織染色）．
d. LAMでは乳び胸水や腹水を認めることがあるが，血性乳び液であることが多い．遠心すると赤血球が沈殿し，乳び液であることが明確になる．乳び液中にはLAM細胞クラスターが検出される（倒立顕微鏡像）．

HMB45陽性と表現される．LAM細胞は，女性ホルモンレセプター（エストロゲンレセプターやプロゲステロンレセプター）を発現する．肺胞腔内にはヘモジデリンを貪食したマクロファージが高頻度に認められ，LAMの肺実質では不顕性に肺胞出血を繰り返していると想像される．乳び胸水や腹水合併例では胸腹水中のLAM細胞クラスター（LCC）を証明することで診断可能である．LAM病巣は，子宮や子宮付属器および近傍の所属リンパ節にも認められ，婦人科疾患のため摘出された子宮や付属器の病理組織標本で診断されることもある．

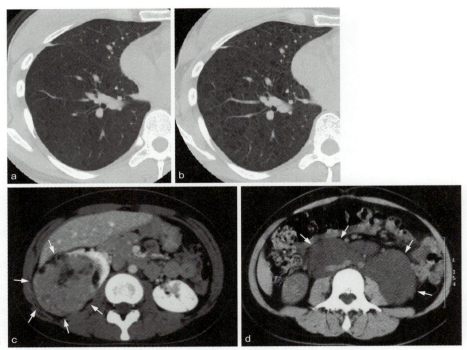

❼ LAM の画像所見
a. 胸部 HRCT 画像（26 歳）．「薄壁を有する類円形の囊胞が，両肺野にびまん性に散在する」という LAM に特徴的な像が認められる．
b. 胸部 HRCT 画像（29 歳）．3 年後の CT 画像で，「LAM は進行性の疾患であるため経過とともに囊胞が増える」という特徴を理解できる．
c. 腎血管筋脂肪腫（矢印）の腹部 CT 画像．
d. 後腹膜腔のリンパ脈管筋腫（リンパ節腫大様：矢印）の腹部 CT 画像．

疫学

まれな疾患であるため，有病率や罹患率などの正確な疫学データは得られていない．疫学調査の結果から，日本での LAM の有病率は 100 万人あたり約 1.9〜4.5 人と推測されている．アメリカなどからの報告でも人口 100 万人あたり 2〜5 人と推測されている．人種や国による疾患頻度の差はないとされている．

臨床症状

胸郭内病変に由来する症状

労作性の息切れ（48％）や自然気胸（51％）で発症する例が最も多い．そのほかに，血痰（8％），咳嗽（27％），喀痰（15％）などがある（なお，カッコ内の数値は，呼吸不全に関する調査研究班による平成 18 年度の全国調査集計[1]において報告された LAM 診断時の頻度である．以下も同）．肺内での LAM 細胞の増殖により生じる肺実質破壊（囊胞性変化），気道炎症によると考えられる．労作性の息切れは，病態の進行とともに頻度が高くなる．進行例では，血痰，咳嗽・喀痰などの頻度も増加する．気胸は，診断後の経過中を含め患者の約 7 割に合併するとされる．LAM は，女性気胸の重要な原因疾患である．

胸郭外病変に由来する症状

腹痛・腹部違和感，腹部膨満感，背部痛，血尿など胸郭外病変に由来する症状（16％）がある．腎 AML（41％），後腹膜腔のリンパ脈管筋腫（26％），腹水などによると考えられる．

リンパ系機能障害による症状

乳び胸水（8％），乳び腹水（8％），乳び喀痰，乳び尿，腟や腸管からの乳び漏などがある．約 3％の症例では，診断時あるいは経過中に下肢のリンパ浮腫を認める．

無症状

人間ドックなどの健診を契機に偶然発見される場合もある．自覚症状はないが，胸部 CT で多発肺囊胞，腹部エコーや婦人科健診において腎腫瘍，後腹膜腫瘤，腹水などを指摘され，これらを契機として LAM と診断される例がある．

検査

画像検査

診断には高分解能 CT（HRCT）が推奨され，境界明瞭な数 mm〜1 cm 大の薄壁を有する囊胞が，両肺野にびまん性に，比較的均等に散在しているのが特徴である（❼a）．LAM は進行性の疾患であり，時間の

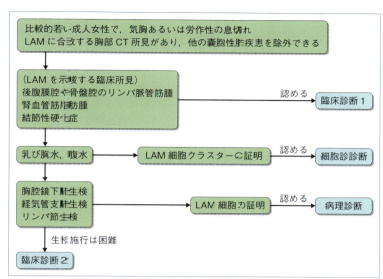

❽ LAMの診断手順と診断の種類
(Gupta N, et al：ATS Assembly on Clinical Problems：Lymphangioleiomyomatosis Diagnosis and Management：High-Resolution Chest Computed Tomography, Transbronchial Lung Biopsy and Pleural Disease Management. An Official American Thoracic Society/Japanese Respiratory Society Clinical Practice Guideline. Am J Respir Crit Care Med 2017；196：1337. をもとに日本の実状に合わせて作成)

経過とともに囊胞が増えることが特徴である（❼b）. 鑑別診断として，慢性閉塞性肺疾患（COPD），Birt-Hogg-Dubé 症候群，Langerhans 細胞組織球症，Sjögren 症候群などの他の囊胞性肺疾患を除外することが重要である．また，腎血管筋脂肪腫，後腹膜腔や骨盤腔のリンパ節腫脹の有無について，腹部～骨盤部の CT 検査や MRI 検査で確認することも診断にあたって有用である（❼c, d）．可能であれば，経気管支肺生検あるいは胸腔鏡下肺生検により病理診断を得ることが推奨される．

肺機能検査

肺機能検査では，拡散能障害と閉塞性換気障害を認め，経年的に低下する．換気障害よりも拡散能障害を早期から認める点が特徴である．多施設共同国際臨床試験（MILES 試験）に参加した LAM 患者のプラセボ群では，1秒量（FEV_1）は -144 ± 24 mL/年の低下率であった．一方，閉経前と閉経後の症例を比較すると，平均 -204 vs. -36 mL/年と，有意（$p<0.003$）に閉経後症例の低下率が小さかった．

診断（診断基準，鑑別診断）

診断は❽に示す手順で進める[2]．LAM を疑う臨床像があれば，胸部 CT 所見が LAM に合致するものであるか，他の囊胞性肺疾患を除外できるか判断する．LAM が疑われれば，胸部 CT 以外に LAM を示唆する他の臨床所見（結節性硬化症，腎血管筋脂肪腫，リンパ脈管筋腫）が認められるか検討する．これらのうち一つでも認めれば臨床診断とする（臨床診断 1）．しかし，可能であれば，病理組織学的に LAM 細胞を証明することが望ましい（病理診断）．経気管支肺生検，胸腔鏡下肺生検，リンパ脈管筋腫の生検などが選択肢となる．一方，乳び胸水あるいは腹水を合併した症例では，侵襲度の低い胸腔（あるいは腹腔）穿刺により乳び液を採取し，乳び中に LCC を証明することで診断根拠が得られる（細胞診診断）．高度の肺機能障害のため生検を施行しがたい例では，女性でかつ LAM に特徴的 CT 画像所見を認め，他の囊胞性肺疾患を除外できれば，LAM と診断する（臨床診断 2）．

治療

LAM に対する根治的治療法，すなわち LAM 細胞を完全に排除し破壊された肺を元に戻す治療法はまだない．LAM の病態（❺）から，mTOR を阻害する作用のあるシロリムスは，LAM の治療薬となる可能性が示唆され，MILES 試験（多施設共同国際臨床試験）により効果と安全性が示された．すなわち，シロリムスは，LAM 患者の肺機能を安定化し，乳び胸水・腹水・リンパ浮腫などの LAM に合併するリンパ系機能障害の病態を改善し，合併する腎血管筋脂肪腫を縮小するなどの治療効果が明らかとなった．

しかし，LAM 細胞に対するシロリムスの作用は殺細胞的ではなく静細胞的であり，シロリムス内服を中止すると効果は消失し元の病態が再来する．したがって，長期に内服することが必要であるが，免疫抑制薬でもあるシロリムスを LAM 患者が長期内服した際の安全性についてのエビデンスはない．このような背景から，現時点では，LAM という疾患の推測される自然史（❾）に照らして患者の状態（年齢や肺機能障害の重症度）を評価し，治療介入の利益と損益を熟考して治療方針を立てる．

LAM に対する治療

シロリムス：肺機能障害（目安としては %$FEV_1<70\%$）のある症例や，%$FEV_1 \geq 70\%$ でも進行性に肺機能が低下し続けている症例では，シロリムスの投与

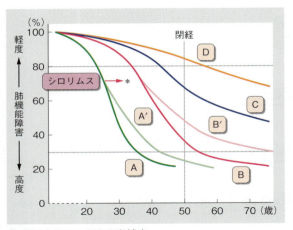

❾ 推測される LAM の自然史
A：重症，B：中等症，C：軽症，D：最軽症．

を考慮する[3]．MILES 試験では血中トラフ値 5〜15 ng/mL を維持するように投与量が調節され，おおよそ 2 ないし 3 mg/日（分 1，朝食後）が投与されていた．しかし，シロリムス錠 1 mg/日の低用量（血中トラフ値＜5 ng/mL）でも，十分な治療効果が得られたとの報告がある．約 80％の症例に口内炎やニキビ様皮疹などの有害事象が認められる．シロリムスは CYP3A4 で代謝されるため，肝障害や CYP3A4 活性に影響を与える薬剤との相互作用に注意する．

偽閉経療法：女性ホルモン（エストロゲン）は LAM 細胞の増殖に関与するため，GnRH（gonadotropin-releasing hormone）誘導体を投与して偽閉経状態にすることが，シロリムス治療が開発される前には経験的に行われてきた．GnRH 製剤は，月 1 回の皮下注射でエストロゲンを確実に低下させ偽閉経状態をもたらす．保険適用外であるが，シロリムスが何らかの理由により投与できない場合，シロリムスだけでは乳び漏の管理に難渋するなどの場合には GnRH 療法を追加することを考慮する．更年期症状や骨粗鬆症が生じうるため，これらの治療関連病態の発生に注意する．

LAM に合併する病態の治療

閉塞性換気障害：閉塞性換気障害があり労作性に息切れを認める症例では，慢性閉塞性肺疾患（COPD）と同様に，長時間作用性気管支拡張薬（抗コリン薬あるいは β_2 刺激薬）の吸入を処方する（保険適用外）．

気胸：気胸を繰り返すことが多いため，気漏を停止させる治療とともに再発防止策を積極的に検討する．酸化セルロースメッシュとフィブリン糊による胸腔鏡下全肺胸膜被覆術（カバリング術）は，強度の癒着を生じることなく気胸の再発防止が可能である．技術的に実施困難な施設では，気胸手術時の壁側胸膜焼灼・剝離術，内科的癒着術（自己血，OK432〈ピシバニール〉

ほか）などが行われる．

乳び漏（乳び胸水や腹水など）に代表されるリンパ系機能障害：乳び胸水，乳び腹水，乳び心囊液，乳び喀痰，乳び尿，膣や腸管からの乳び漏，後腹膜腔リンパ脈管筋腫，下肢のリンパ浮腫，肺内のリンパ浮腫像などは LAM にみられる特徴的臨床像であり，リンパ系の機能障害による所見である．LAM 細胞の増殖に伴うリンパ管の閉塞・破綻が原因と考えられているが，LAM 細胞増殖に伴うリンパ管新生がその背景要因である．脂肪制限食は，腸管からの脂肪吸収に伴うリンパ液の産生を減少させ，結果として乳び漏出を減少させる．下半身の活動量が増加するとリンパ流も増加するため，活動量を制限して安静にすることはリンパ漏を減少させる．リンパ浮腫は後腹膜腔や骨盤腔のリンパ脈管筋腫を合併する症例にみられ，複合的理学療法（弾性ストッキング，リンパマッサージなど）が治療として有用である．これらの食事指導，生活指導，理学療法では乳び漏やリンパ浮腫の管理が困難な場合には，シロリムス投与を考慮する．何らかの理由でシロリムスを投与できない場合には，GnRH 療法，胸膜癒着術（乳び胸水例に対して），Denver® shunt（乳び腹水例に対して），などを適宜，考慮する．乳び漏を穿刺・排液し続けることは，栄養障害，リンパ球喪失に伴う二次性免疫不全状態を招来するので慎むべきである．

腎血管筋脂肪腫：AML は増大するにつれて異常血管（動脈瘤）が破裂して，腫瘍内出血あるいは後腹膜腔出血を起こし激しい痛みや血尿を生じる．AML からの出血リスクを予測する因子は，腫瘍径よりも AML に合併する動脈瘤の大きさのほうが感度・特異度ともに優れている．動脈瘤径≧5 mm では出血のリスクが高まるため動脈瘤に対する塞栓術を考慮する．腫瘍径≧4 cm もひとつの目安であるが，4 cm 以上であっても動脈瘤の目立たない例もあり，このような症例では腫瘍径≧4 cm であっても経過観察可能である．一般に，巨大な AML を有していても腎機能は良好に保たれるため，安易な腎臓摘出術は慎むべきである．

シロリムスは AML に対する分子標的薬でもあり，腫瘍縮小効果がある．しかし，LAM による肺障害は軽度であるが AML の大きさや動脈瘤の存在による出血・破裂リスクが主たる臨床上の問題点である症例を多く経験する．このような症例では，シロリムスの内服より，単回の施行で十分な予防効果の得られる動脈塞栓術が第一選択となる．

慢性呼吸不全・肺移植：在宅酸素療法，COPD に準じた呼吸リハビリテーションを行う．常時酸素吸入が必要な呼吸不全例，あるいは％FEV_1＜30％では肺移植を検討する．

妊娠・出産：妊娠・出産に伴う生理的負荷に耐えうる

心肺機能を有することが前提となるが、妊娠・出産は必ずしも禁忌ではない。しかし、妊娠中の症状の増悪や病態の進行、気胸や乳び胸水を合併する可能性などのリスクを説明し、患者ごとの対応が必要である。妊娠・出産に際しては、気流制限が重症であるほどリスクが高い。

経過・予後

LAMは慢性に進行し呼吸不全に至る腫瘍性疾患であるため、重症例では予後不良である。わが国での全国調査（平成18年）によると、診断後の予測生存率は5年後が91％、10年後が76％、15年後が68％であった。予後は診断の契機となった初発症状・所見によって異なり、息切れを契機に診断された症例は、気胸を契機として診断された症例より有意に診断時の呼吸機能が悪く予後は不良であった。

肺機能障害の視点からみたLAMの経過は多様である。⑨では、代表的な4パターンの経過を曲線で示し、便宜上、Aは重症、Bは中等症、Cは軽症、Dは最軽症とよぶ。Aは息切れを契機に受診することが多く、初診時の囊胞性変化が強く肺機能障害も認め、その後の肺機能障害の進行がすみやかであることが予想される例である。一方、CやDは、気胸を契機に、あるいは健診や他疾患の精査中に胸部CTで多発性肺囊胞が明らかになりLAMが診断される例である。囊胞の増加・肺機能障害の進行はゆっくりであることが予想される。Bはこれらの中間に位置する症例である。従来のGnRH療法は、病勢や肺機能低下速度を緩徐にしたが、その効果は十分ではなかった（A'とB'）。一方、シロリムス治療では肺機能低下を抑制し、安定化ないしは治療前より改善することが示されており（*）、LAMの自然史ならびに予後を大きく変える治療として期待されている。

予防

呼吸機能障害の進行した症例では、COPDと同様に、感冒などの呼吸器感染症による呼吸器症状や呼吸不全の増悪が認められる。エビデンスはないが、進行例ではインフルエンザワクチンや肺炎球菌ワクチンなどによる予防は考慮してもよい。

α_1-アンチトリプシン欠乏症
α_1-antitrypsin deficiency（AATD）

概念

- α_1-アンチトリプシン欠乏症は、血清中のα_1-アンチトリプシン（AAT）の欠乏により肺疾患や肝疾患を生じる常染色体劣性遺伝性疾患である。
- 肺では若年性に肺気腫を生じ、慢性閉塞性肺疾患（COPD）を発症する。気管支拡張症を合併する例もある。
- 肝臓では、小児期に黄疸や肝機能障害を認める場合があり、成人期には肝硬変・肝不全に移行し、肝細胞癌を発症することがある。欧米では、COPDの1～2％はAATDによる。

病因

AATをコードするSERPINA1遺伝子の異常により生じる単一遺伝子疾患である。SERPINA1遺伝子は14番染色体長腕（14q32.1）に存在し、全長は12.2 kbで7個のエクソンと6個のイントロンから構成される（⑩）。AATは、394個のアミノ酸からなる分子量約52,000の糖蛋白質で、血清蛋白分画のα_1-グロブリン分画の9割を占め、主として好中球エラスターゼを不可逆的に阻害するセリンプロテアーゼ阻害物質（アンチプロテアーゼ）である。主に肝細胞で産生され血流中に分泌されるが、単球、マクロファージ、好中球、気道上皮細胞、腸管の上皮細胞からも産生され、肝細

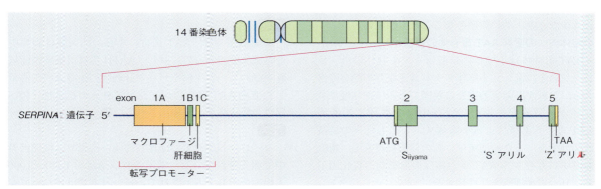

⑩ SERPINA1遺伝子とα_1-アンチトリプシン
転写プロモーターは肝細胞はexon 1C、単球やマクロファージではexon 1A、と異なる領域に存在する。代表的な欠乏型遺伝子変異（Siiyama型、S型、Z型）の位置を示す。

（Greene CM, et al：α_1-Antitrypsin deficiency Nat Rev Dis Primers 2016；2：16051.）

胞とは異なるプロモーター領域から遺伝子発現が生じる．

SERPINA1 遺伝子には共優性（co-dominant）に発現し，質的，量的に正常な AAT を産生する多数の正常亜型遺伝子が報告されている．ATT 蛋白としての表現型は，等電点電気泳動で陽極 pH 4 に近い位置からアルファベットの若い B，陰極 pH 5 に近いもの（移動度が遅い）が Z と命名され，中央部は 90 % 以上の遺伝子頻度を占める M となる．一方，病的遺伝子変異は，欠乏型変異（deficient variant）あるいは null 型変異に分類される．欠乏型変異は，血中 AAT 濃度が著しく減少するタイプで，欧米では Z 型（Glu-342Lys）と S 型（Glu264Val）が最も多いのに対し，日本では S$_{iiyama}$ 型（Ser53Phe）が 85 % と高頻度に検出される．日本では遺伝学的に明らかにされた Z 型の報告はない．null 型は，血流中に AAT がまったく検出されなくなる変異型である．欠乏型では，SERPINA1 遺伝子変異により AAT 分子の折りたたみ構造が変化し，肝細胞の小胞体内で重合体（polymer）を形成して蓄積し，血流中へ分泌できなくなる．

病態生理

好中球エラスターゼ阻害活性の低下〜喪失によりもたらされる影響

血清 AAT 濃度は通常 20〜50 μM であり気道被覆液中に拡散し，好中球エラスターゼに代表されるセリンプロテアーゼによる組織破壊に対し防御的に働いている．しかし，11 μM 以下（<50 mg/dL）になるとプロテアーゼによる組織破壊を十分防げず肺気腫が進行する（プロテアーゼ・アンチプロテアーゼ不均衡）．PI*ZZ（Z 型ホモ接合例）では，約 2〜10 μM と著明に低下している．喫煙は，AAT 正常者でも COPD 発症の最大の危険因子であるが，AATD では喫煙感受性が非常に高く，より若年で肺気腫が進行し COPD を発症する．一方，PI*MZ など正常と欠乏型のヘテロ接合例は，その中間を呈するため，肺気腫を呈することは少なく臨床的に問題となることも少ない．

小胞体内への変異 AAT 重合体の蓄積

AAT 重合体は小胞体内に貯留して小胞体のホメオスタシスを攪乱し，小胞体ストレスとなり細胞を障害する．これが肝障害の主たる要因である．寄与度は少ないが，肺病変の進行には好中球や単球での変異 AAT 重合体蓄積による小胞体ストレスも炎症の持続に関与する．また，血流中，肺の気道被覆液中，組織間液中に存在する AAT 重合体は炎症細胞の走化因子となり，炎症細胞を活性化する．

細胞外での変異 AAT の重合体

細胞外での変異 AAT の重合体は血流中，気管支肺胞洗浄液，肺組織などの組織間液中にも検出される．

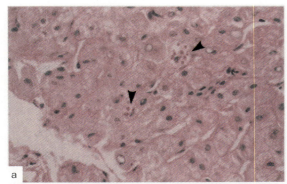
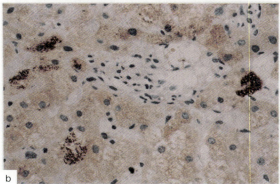

⓫ α$_1$-アンチトリプシン欠乏症（S$_{iiyama}$ ホモ接合例）の肝生検組織像

a. ジアスターゼ抵抗性，PAS 染色陽性の封入体を肝細胞内に認める（▶，×400）．
b. AAT に対する抗体で免疫染色を行うと，肝細胞内に褐色顆粒状に AAT 重合体が検出される（×400）．

(Seyama K, et al : Siiyama (serine 53 (TCC) to phenylalanine 53 (TTC)). A new alpha 1-antitrypsin-deficient variant with mutation on a predicted conserved residue of the serpin backbone. *J Biol Chem* 1991 ; 266 : 12627.)

細胞外の変異 AAT の重合体は炎症を惹起する作用があり，好中球に対する走化性因子や活性化因子として作用し，肺での炎症のみならず，血管炎や脂肪織炎の発症に関与すると考えられている．

病理

肺組織像では，AAT 正常の場合の肺気腫は細葉中心性肺気腫であるのに対し，AATD では汎細葉性肺気腫を認める．肝生検を行うと肝細胞の小胞体内に蓄積した変異 AAT 重合体が，ジアスターゼ抵抗性・PAS 陽性の封入体として検出される（⓫）．

疫学

ヨーロッパや北米では比較的多い疾患で，ほぼ世界中で報告されている．欧米の有病率は約 1,600〜5,000 人出生あたり 1 人とされている．日本ではきわめてまれであり，報告は 20 家系に満たない[5]．

臨床症状

労作時息切れ，咳や痰などの呼吸器症状は最もよく

みられる初発症状である．肺疾患の有病率は主に患者の喫煙歴に依存し，喫煙歴のあるAATD患者では70％以上がスパイロメトリーでCOPDの基準を満たすが，非喫煙者では約20～30％程度である．欧米ではCOPD患者では血清AATを測定することを推奨しているが，以下のような場合は特にAATDを疑って測定するべきである．①45歳未満でCOPDを発症する喫煙者，②職業性曝露のない非喫煙者で，年齢にかかわらず（主に下肺野優位に）肺気腫を認める場合，③COPDまたは原因不明の肝硬変の家族歴がある場合，④皮下脂肪織炎の患者，⑤黄疸または肝酵素の上昇がある新生児，⑥原因不明の肝疾患を有する場合．

検査

血清蛋白分画ではα_1-グロブリン分画の著しい低下～欠損を認める（⓬）．胸部画像では，肺気腫を示唆する低吸収領域はAAT正常のCOPDとは異なる性状や分布を認める．胸部単純X線写真では，肺野透過性の亢進，血管影減少などの肺気腫を示唆する所見に下肺野により強い（⓭）．胸部CTでは，汎小葉性気腫を示唆する広範な低吸収領域を下肺野により強く認め，びまん性に気管支拡張像を認める例もある（⓮）．

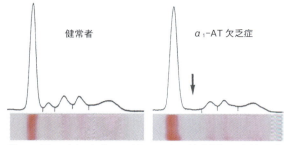

⓬ α_1-アンチトリプシン（S$_{iiyama}$ホモ接合例）の血清蛋白電気泳動

健常者と比べ，α_1-グロブリン分画が欠損している（→）．

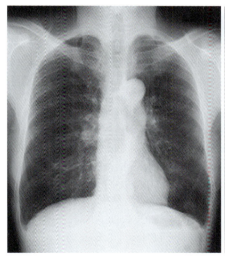

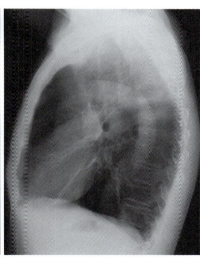

⓭ α_1-アンチトリプシン欠乏症（S$_{iiyama}$ホモ接合例）の胸部X線写真

肺野全体の透過性亢進，血管影の減少を認めるが，両側下肺野に著しい．

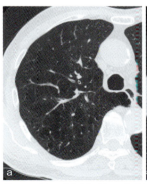
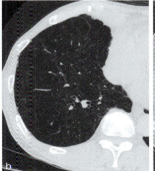
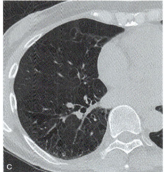

⓮ α_1-アンチトリプシン欠乏症（S$_{iiyama}$ホモ接合例）の胸部HRCT画像
a．AAT正常のCOPD症例．小葉中心性肺気腫を示唆する低吸収領域を認める．
b．S$_{iiyama}$ホモ接合例．汎小葉性気腫を示唆する広範な低吸収領域を認める．
c．S$_{iiyama}$ホモ接合例．汎小葉性気腫を示唆する広範な低吸収領域とともに気管支拡張像を認める．

診断（診断基準，鑑別診断）

AATDは，血清AAT濃度＜90 mg/dL（ネフェロメトリー法）と定義され，AAT濃度によって，軽症（血清AAT濃度50～90 mg/dL）あるいは重症（＜50 mg/dL）の2つに分類される．AATは急性相反応蛋白質であるため感染症などの炎症性疾患では増加すること，一方，肝硬変，ネフローゼ症候群，蛋白漏出性腸症などのほかの原因でも減少しうるので，診断に際してはこれらの病態を除外する必要がある．喘息，原因不明の気管支拡張症，原因不明の肝疾患として見過ごされている可能性がある．

合併症

頻度は少ないが，脂肪織炎，肉芽腫性血管炎を合併することが報告されている．

治療

COPDを発症している場合には，COPDの治療と管理のガイドラインに準じて治療を行う．病因・病態に則した治療としてAAT補充療法があり，海外ではヒト血漿より精製されたAAT（60 mg/kg）を週1回点滴静注するAAT補充療法が行われ，CT画像における気腫病変の進行を遅らせる効果が報告されている．呼吸不全に至った症例では肺移植の適応となる．肝障害に対する特異的治療はなく，栄養指導，門脈圧亢進症の管理などの支持療法が主体である．門脈圧亢進症がある場合には，出血のリスクがあるためNSAIDs（非ステロイド性抗炎症薬）の投与は避ける．重症の肝不全では肝移植が適応となる．

経過・予後

非喫煙AATD患者ではCOPDの発症は少なく，喫煙AATD患者より生存期間も長い．たとえば，非喫煙AATDでCOPDを発症した症例の死亡年齢の中央値は65歳であるのに対し，喫煙AATDでCOPDを発症した症例は40歳と報告されている．さらに，PI*ZZのAATDの非喫煙者で無症状の場合は，ほぼ正常の寿命を期待できる．最も多い死因は，COPDによる呼吸不全，肝硬変であり，そのほかに腫瘍や感染症があげられる．

予防

肺疾患の予防には，喫煙しないこと，受動喫煙も含めて有害粒子の吸入曝露を避けることが大切である．

AATD患者では，定期的にスパイロメトリーあるいは胸部CTを行い，肺疾患の発症あるいは進行をモニタリングする．

肝疾患発症の危険因子についてはよくわかっていないが，肥満は肝疾患のリスクを高め，男性は女性よりリスクが高い．AATD患者では肝炎ウイルス（HAV，HBV）のワクチン接種，アルコールを摂取しすぎず，健康的な食事を心がけることが推奨されている．AATD患者では，年1回程度の採血による肝機能のモニタリング，腹部エコーによる肝癌のスクリーニングを適宜行う．

（瀬山邦明）

◉文献

1) Hayashida M, et al：The epidemiology of lymphangioleiomyomatosis in Japan: a nationwide cross-sectional study of presenting features and prognostic factors. *Respirology* 2007；12：523.

2) Gupta N, et al；ATS Assembly on Clinical Problems：Lymphangioleiomyomatosis Diagnosis and Management: High-Resolution Chest Computed Tomography, Transbronchial Lung Biopsy, and Pleural Disease Management. An Official American Thoracic Society/Japanese Respiratory Society Clinical Practice Guideline. *Am J Respir Crit Care Med* 2017；196:1337.

3) McCormack FX, et al；ATS/JRS Committee on Lymphangioleiomyomatosis：Official American Thoracic Society/Japanese Respiratory Society Clinical Practice Guidelines: Lymphangioleiomyomatosis Diagnosis and Management. *Am J Respir Crit Care Med* 2016；194:748.

4) Seyama K, et al；Respiratory Failure Research Group of the Japanese Ministry of Health, Labour, and Welfare：A nationwide epidemiological survey of alpha1-antitrypsin deficiency in Japan. *Respir Investig* 2016；54：201.

5) American Thoracic Society；European Respiratory Society：American Thoracic Society/European Respiratory Society statement：standards for the diagnosis and management of individuals with alpha-1 antitrypsin deficiency. *Am J Respir Crit Care Med* 2003；168：818.

17 全身性疾患・他臓器疾患に伴う呼吸器障害

サルコイドーシス sarcoidosis

概念
- サルコイドーシスは，多臓器に非乾酪性類上皮細胞肉芽腫が生じる原因不明の全身性疾患である．
- 肺病変の頻度が高いため呼吸器領域で取り扱われることが多い．

病因・病態生理
本症の病因は不明である．未知の抗原物質によりT細胞（$CD4^+$ ＞ $CD8^+$），マクロファージが活性化され類上皮細胞肉芽腫が形成される（❶）．

病理
肉芽腫は，類上皮細胞と多核巨細胞から成り，辺縁にリンパ球，マクロファージ，線維芽細胞が分布する．肉芽腫の辺縁は比較的明瞭で成熟しており，各々の肉芽腫は大きさがそろっているのが特徴とされ，結核でみられるような乾酪性壊死は認められない（❷）．

疫学
発生率，有病率，臨床像に民族差，人種差，地域差がある．

わが国の発生率は，人口10万対1.3で男女差に変化なく，20歳代が好発年齢とされてきたが，近年中高年女性における発症頻度の増加と重症化が注目されている．アメリカ黒人の発病率は白人の10～17倍であり，予後不良とされている．また，家族内発生の報告もある．

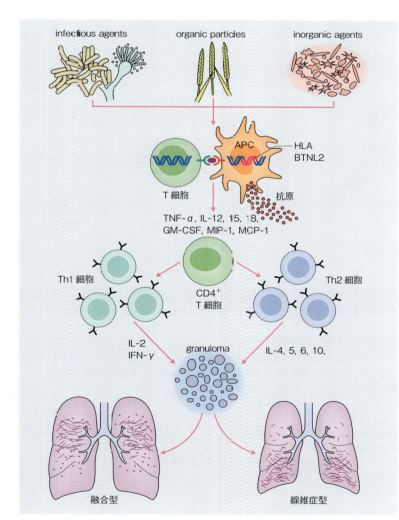

❶ サルコイドーシスの発生機序（仮説）
未知の抗原物質を抗原提示細胞（APC）がCD4+ T細胞に抗原提示し，TNF-α，IL-12，IL-15，IL-18，GM-CSF，MIP-1，MCP-1が産生される．活性化したCD4+T細胞はIFN-γ，IL-2を産生するTh1細胞に分化し主に肉芽腫の形成に関与する．一方，IL-4，IL-5，IL-6，IL-10を産生するTh2細胞は，線維芽細胞の増殖とコラーゲンの産生を刺激し線維化への方向へ導く．
(Iannuzzi MC, et al : Sarcoidosis. N Engl J Med 2007 ; 357 : 2153.)

臨床症状

❸❹に示すように罹患臓器は広範にわたるが，わが国の症例は約半数以上が無症状であり，健診時の胸部X線所見にて両側肺門リンパ節腫脹（bilateral hilar lymphadenopathy：BHL）から発見されることが多い（95％以上）．自覚症状としては，眼病変による霧視・視力低下（40～50％）が最も多く，次いで皮疹（15％）が高い．急性に肺肉芽腫が形成されるびまん性肺サルコイドーシス症では，労作時呼吸困難，喘鳴，胸痛を訴える例もある．肺外病変に関しては人種によって頻度はさまざまである（❺）．わが国では心サルコイドーシスによる死因が重要（❺）であり，約60％が40歳以上の女性に発症する．

検査

胸部X線検査：I期；BHLのみ（❻a），II期；BHL＋肺野病変（❻b），III期；肺野病変のみ．
胸部CT検査：縦隔条件はリンパ節腫脹の評価に有用である．高分解能CT（HRCT）を用いると，肺野病変は，リンパ流路に沿って分布する．微細粒状影，気管支血管束に集中する粒状陰影，小葉間隔壁の肥厚像として認められる（❻c）．病変の進行した後期には，線維化と蜂窩肺形成が認められる．
^{67}Gaシンチグラム：病変部，特にBHLを中心に^{67}Gaの集積が認められる（❻d）．
MRI：肺外病変（神経系，心臓，筋など）の評価に有用である（❼）．
^{18}FDG-PET：^{18}FDGの病変部の取り込みが^{67}Gaシンチグラムより明瞭にみられ，肺外病変（心臓，筋，肝・脾など）の評価に有用である（❼）．
免疫学的検査：末梢血のT細胞は減少し，細胞性免疫能の低下がみられる．ツベルクリン反応は陰性例が多い．一方，末梢血のB細胞とγグロブリンが増加し，体液性免疫能は亢進している．
生化学的検査：血清アンジオテンシン変換酵素（serum angiotensin-converting enzyme：sACE）は多くの場合高値になるが，活動性の指標にはならない．ACEは本来肺などの血管内皮細胞から産生されるが，サルコイドーシスなどの肉芽腫性疾患において，肉芽腫形成にかかわる単球，マクロファージ，類上皮細胞などからも分泌される．サルコイドーシスでは類上皮細胞肉芽腫および周囲のこれらの細胞においてACEの産生が亢進し，血清ACE活性が上昇すると考えられている．血清ACE活性は肉芽腫の総量を反映するとの報告もあり，また，最近，ACE遺伝子多型により血清ACE活性が影響を受けることもわかってきた．また，本症では血清リゾチームの上昇もみられる．リゾチームは涙腺や，喀痰，鼻汁などの分泌液中に高濃度に存在するが，単球やマクロファージなどの免疫担当細胞でも産生される．サルコイドーシスにおいて

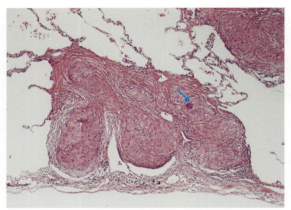

❷ サルコイドーシス症例の肺の病理組織像
類上皮細胞と多核巨細胞（矢印）から成る肉芽腫がみられる．

❸ サルコイドーシスの診断基準

組織診断群
全身のいずれかの臓器で壊死を伴わない類上皮細胞肉芽腫が陽性であり，かつ，既知の原因の肉芽腫および局所サルコイド反応を除外できているもの． ただし，特徴的な検査所見および全身の臓器病変を十分検討することが必要である．
臨床診断群
類上皮細胞肉芽腫病変は証明されていないが，呼吸器，眼，心臓の3臓器中の2臓器以上において本症を強く示唆する臨床所見を認め，かつ，特徴的検査所見の5項目中2項目以上が陽性のもの． 特徴的な検査所見 　1）両側肺門リンパ節腫脹 　2）血清アンジオテンシン変換酵素（ACE）活性高値または血清リゾチーム値高値 　3）血清可溶性インターロイキン2受容体（sIL-2R）高値 　4）gallium-67 citrateシンチグラムまたはfluorine-18 fluorodeoxyglucose PETにおける著明な集積所見 　5）気管支肺胞洗浄検査でリンパ球比率上昇，CD4/CD8比が3.5を超える上昇 特徴的な検査所見5項目中2項目以上陽性の場合に陽性とする．

（厚生労働省びまん性肺疾患に関する調査研究班，2016年）

❹ サルコイドーシスを強く示唆する臨床所見

1. 呼吸器系病変を強く示唆する臨床所見

呼吸器系病変は肺胞領域の病変（胞隔炎）および気管支血管周囲の病変，肺門および縦隔リンパ節病変，気管・気管支内の病変，胸膜病変を含む．
1）または 2）がある場合，呼吸器系病変を強く示唆する臨床所見とする．

1) 両側肺門リンパ節腫脹（BHL）
2) CT/HRCT 画像で気管支血管周囲間質の肥厚やリンパ路に沿った多発粒状影．リンパ路に沿った分布を反映した多発粒状影とは小葉中心性にも，小葉辺縁性（リンパ路のある胸膜，小葉間隔壁，気管支動脈に接して）にも分布する多発粒状影である．

2. 眼病変を強く示唆する臨床所見

下記眼所見の 6 項目中 2 項目を満たしたものを，眼病変を強く示唆する臨床所見とする．

1) 肉芽腫性前部ぶどう膜炎（豚脂様角膜後面沈着物，虹彩結節）
2) 隅角結節またはテント状周辺虹彩前癒着
3) 塊状硝子体混濁（雪玉状，数珠状）
4) 網膜血管周囲炎（主に静脈）および血管周囲結節
5) 多発するろう様網脈絡膜滲出斑または光凝固斑様の網脈絡膜萎縮病巣
6) 視神経乳頭肉芽腫または脈絡膜肉芽腫

参考となる眼病変：角膜乾燥症，上強膜炎・強膜炎，毛様体腫脹，眼瞼腫脹，顔面神経麻痺

3. 心臓病変を強く示唆する臨床所見

心臓所見（徴候）は主徴候と副徴候に分けられ，以下の①または②のいずれかを満たす場合，心臓病変を強く示唆する臨床所見とする．
①主徴候 5 項目中 2 項目以上が陽性の場合
②主徴候 5 項目中 1 項目が陽性で，副徴候 3 項目中 2 項目以上が陽性の場合

1) 主徴候
   a. 高度房室ブロック（完全房室ブロックを含む）または持続性心室頻拍
   b. 心室中隔基部の菲薄化または心室壁の形態異常（心室瘤，心室中隔基部以外の菲薄化，心室壁肥厚）
   c. 左室収縮不全（左室駆出率 50% 未満）または局所的心室壁運動異常
   d. gallium-67 citrate シンチグラムまたは fluorine-18 fluorodeoxyglucose PET での心臓への異常集積
   e. gadolinium 造影 MRI における心筋の遅延造影所見
2) 副徴候
   a. 心電図で心室性不整脈（非持続性心室頻拍，多源性あるいは頻発する心室期外収縮），脚ブロック，軸偏位，異常 Q 波のいずれかの所見
   b. 心筋血流シンチグラムにおける局所欠損
   c. 心内膜心筋生検：単核細胞浸潤および中等度以上の心筋間質の線維化

4. 皮膚病変を強く示唆する臨床所見

サルコイドーシスの皮膚病変はすべて組織学的診断で診断可能なため，すべて組織診断陽性のものをいう．以下に皮膚の臨床所見を示す．

1) 皮膚サルコイドーシス（特異的病変）：i 結節型　ii 局面型　iii びまん浸潤型　iv 皮下型　v その他（苔癬様型，結節性紅斑様，魚鱗癬型，その他のまれな病変）
2) 瘢痕浸潤（皮膚病変を強く示唆する臨床所見として肉芽腫の組織学的証明が必要）

（厚生労働省びまん性肺疾患に関する調査研究班，2016 年）

❺ 肺外病変：性別や人種による違い

	女性	男性	北欧人	イタリア人	日本人	アフリカ系アメリカ人・西インド諸島人
結節性紅斑	●	—	●	—	—	—
びまん浸潤型皮膚サルコイドーシス	—	—	—	—	—	●
眼	●	—	—	—	●	●
心臓	—	—	—	—	●	—
肝臓	—	—	—	—	—	●
骨髄	—	—	—	—	—	●
高カルシウム血症	—	●	—	●	—	—

（Baughman RP, et al：Sarcoidosis. *Lancet* 2003；361：1111.）

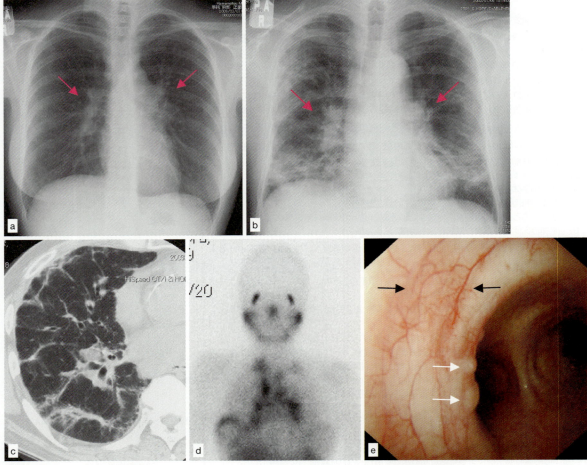

❻ サルコイドーシスの胸部病変
a. 単純X線像；I期（矢印はBHL）．
b. 単純X線像；II期（矢印はBHL）．肺野病変もみられる．
c. HRCT像；線状索状影がみられる．
d. ⁶⁷Gaシンチグラム；⁶⁷Gaの肺門部への集積がみられる．
e. 気管支鏡所見；network formation（黒矢印）や黄白色の小隆起したサルコイド結節（白矢印）が認められる．

血清リゾチーム活性が上昇する機序は明らかではないが，本症の肉芽腫形成にかかわるマクロファージや，類上皮細胞，巨細胞にリゾチームが多く含まれていたとの報告があり[1]，ACEと同様にサルコイドーシスの類上皮細胞肉芽腫でリゾチームの産生が亢進し，血清リゾチーム活性の上昇をきたすものと考えられている．最近では，T細胞が活性化されたときに細胞膜上に発現が増強するIL-2（インターロイキン2）受容体の可溶性成分である可溶性IL-2受容体（sIL-2R）がサルコイドーシス患者の血清中で増加することが報告されている（陽性率60％）．これは，本症におけるT細胞の活性化状態を反映していると考えられている．なお，血清カルシウムの上昇を認めることもあるが，わが国ではまれである．サルコイドーシスなどの肉芽腫形成にかかわる活性化マクロファージや類上皮細胞には，25-水酸化ビタミンD［25-(OH)D］を活性型ビタミンDである1,25-二水酸化ビタミンD［1,25-(OH)₂D］に変換する酵素，1α-hydroxylaseが高発現している．したがって，肉芽腫周囲では，1,25-(OH)₂Dの産生が亢進し，これが腸管に働いてカルシウムの吸収を増加させ，高カルシウム血症をきたすと考えられている．しかし，血清1,25-(OH)₂Dが正常範囲でも高カルシウム血症を示す症例もあり，副甲状腺ホルモン関連ペプチド（PTH-related peptide：PTHrP）などが高カルシウム血症と関連したとする報告もある．
肺野病変例では，間質性肺炎のマーカーであるKL-6が有用な指標となる．

肺機能検査：肺野病変の進展例では，肺活量（VC），拡散能（DL_CO）の低下がみられる．

気管支鏡検査：粘膜下毛細血管の増生（network for-

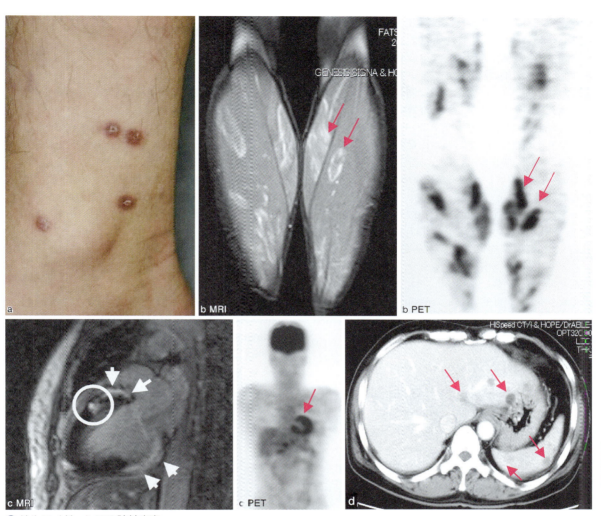

● サルコイドーシスの肺外病変
a. 皮膚病変；下腿に結節性病変がみられる．
b. 筋肉病変；MRI（左：→が病変）と ^{18}FDG-PET（右：→が病変）所見．
c. 心病変；MRI における Gd の delayed enhancement 画像では，本来なら造影されないが，粘膜が破綻しているため心筋に取り込まれている像が観察される（左：⇨と○印）．特に，○で囲った部分は，粘膜下は正常だが，それより深層に結節状に取り込まれておりサルコイドーシスの心病変に特徴的．^{18}FDG-PET では，明らかな病変への取り込みが認められる（右：→）．
d. 肝・脾病変；腹部造影 CT にて，結節性病変がみられる（→）．

mation）（❻e）．気管支周囲のリンパ節腫大による気管分岐部（carina）の開大・気管支の圧迫，時に黄白色の小隆起したサルコイド結節をみる（❻f）．気管支肺胞洗浄（BAL）液の細胞分画では，リンパ球（主に CD4$^+$ T 細胞）の増加がみられ，T 細胞のサブセット比 CD4/CD8 が上昇している．経気管支肺生検（transbronchial lung biopsy：TBLB）では，気管支腔内の結節や末梢肺組織を採取し肉芽腫を検出するが，TBLB の陽性率は 70〜80％である．

診断

診断基準

典型的な臨床所見，画像所見を呈し，組織学的に類上皮細胞肉芽腫が証明され，他疾患が除外できれば診断は確実となる．しかし，実臨床では組織生検が難しいことも少なくなく，2015 年に提唱されたわが国の新しい診断基準では臨床的に診断可能な臨床診断群も設けられた（❸）．この臨床診断群では，組織診断はなくとも呼吸器，眼，心臓の 3 臓器中 2 臓器以上に本症を強く示唆する臨床所見を認め（❹），かつ❸の特徴的な検査所見の 5 項目中 2 項目以上が陽性であれば臨床診断が可能となる．

鑑別診断

抗酸菌症，真菌症，過敏性肺炎，じん肺，癌性リンパ管症，肺胞蛋白症，好酸球性肉芽腫症，転移性肺癌，

肺胞上皮癌，多発血管炎性肉芽腫症（Wegener肉芽腫症），膠原病に伴う間質性肺炎など，サルコイドーシス類似の肺野陰影を呈する疾患は多い．臨床所見を勘案して，総合的に診断することが重要である．

治療・予後

自然寛解例が多く，無治療で経過観察することも多く，日常生活の制限は不要である．妊娠も許可されるが，分娩後の悪化例があるため注意を要する．ステロイド薬治療は，臓器病変による進行性の自覚症状を認める例，自覚症状はなくとも臓器の機能不全をきたす例が対象となる．

プレドニゾロンの基本的な投与法は，20～40 mg/日を1～3か月間行い，反応があれば5～15 mg/日に減量し9～12か月間継続する．免疫抑制薬に関しては，エビデンスがあるのがメトトレキサートのみであり，本剤をステロイド薬と併用することにより，後者の投与量を減らすことが可能である（steroid-sparing effect）．また，重篤な房室ブロックを起こした心病変にはペースメーカの植込みが必要である．

Langerhans細胞組織球症
Langerhans cell histiocytosis（LCH）

概念

- Langerhans細胞の増殖浸潤を，病理組織学的特徴とした原因不明の疾患である．
- LCHは病変の広がりによって分類されており，全身型ではLetterer-Siwe病，Hand-Schüller-Christian病，多病巣性好酸球性肉芽腫症がある．
- 好酸球性肉芽腫症，原発性肺LCHは単臓器疾患であり，骨，肺，または皮膚に病変を起こす．
- 本項では成人肺LCH（成人PLCH）を中心に述べることとする．

病因・病態生理

発生機序は不明である．

病理

不規則な形態で小胞様の核をもつ大型のLangerhans細胞が肉芽腫状に浸潤・増殖する．

Langerhans細胞はS100蛋白，CD1aが陽性であり，電顕的には細胞質内にテニスラケット状のBirbeck顆粒をもつ．病巣部には好酸球の浸潤もみられる．肺病変は終末・呼吸細気管支を破壊していくように進行し，最終的には囊胞が形成される．病変部以外は比較的正常で，喫煙による組織変化がみられる（❽）．

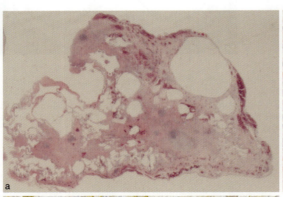

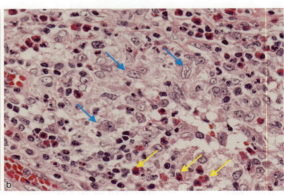

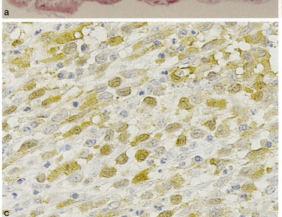

❽ Langerhans細胞組織球症の外科的肺生検標本
a. ルーペ像；密な病変部に囊胞がみられる．
b. 病変の拡大像；Langerhans細胞（青矢印）から成る肉芽腫と，好酸球（黄矢印）の浸潤がみられる．
c. 免疫染色（S100蛋白）．

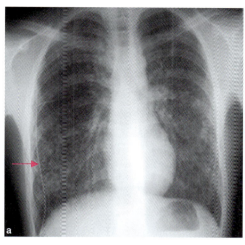
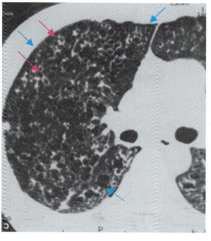

❾ Langerhans 細胞組織球症の胸部画像所見
a. 単純 X 線像；進行し気胸の合併（→はトロッカーカテーテル）がみられた症例．主に網状粒状影が両側上・中肺野にみられるが，進行すると全肺野に陰影が認められる．
b. CT 像；小粒状影（→），空洞結節（→），厚壁・薄壁嚢胞陰影（→）がみられる．

疫学

肺 LCH の好発年齢は 20〜40 歳代の喫煙歴のある成人であり，わが国の罹患率は，人口 10 万対比男性 0.27，女性 0.07 であり男性に多い．

臨床症状

乾性咳嗽や労作時呼吸困難の呼吸器症状が 2/3 を占め，約 25 ％が無症状例の健診発見，約 10〜20 ％は自然気胸が発見動機となる．

本症の初期は細気管支周囲の病変が主体であり，病変が進行し細気管支が破壊されると air trapping などの原因によって嚢胞性の病変は次第に拡大し，特に胸膜直下まで及んだものが破裂などを起こすと気胸を発症する．

検査

胸部 X 線検査：主に，網状粒状影が両側上・中肺野にみられる．進行すると嚢胞陰影となり，気胸の合併がみられる（❾a）．
胸部 CT 検査：高分解能 CT（HRCT）は診断に重要な手がかりになる．典型的なパターンでは，小粒状影，空洞結節，厚壁・薄壁嚢胞陰影がみられる（❾b）．
肺機能検査：閉塞性障害，拡散能（DL_{CO}）の低下がみられる．
気管支鏡検査：気管支肺胞洗浄（bronchoalveolar lavage：BAL）液では肺胞マクロファージの増加がみられるが，肺 LCH 診断というよりも他の疾患との鑑別になりうる．

診断

確定診断には胸腔鏡（VATS）下肺生検が必要である．女性の場合，画像的に肺リンパ管平滑筋腫症（lymphangioleiomyomatosis：LAM）との鑑別は困難であり，腹部 CT・腹部超音波検査（腹部エコー）にて血管筋脂肪腫の確認が必要となる．

治療・予後

一般に予後良好であり，自然寛解が期待できる．症状が乏しく胸部陰影が安定している例では，喫煙との因果関係が明らかであるため，禁煙指導を徹底したうえで経過観察にとどめる．ステロイド治療や免疫抑制薬の有用性に関してはエビデンスが得られていない．

（佐藤篤彦，須田隆文）

●文献

1) Jorstad S, et al：Inhibitory effects of plasma from uremic patients on human mononuclear phagocytes cultured in vitro. Acta Pathol Microbiol Scand C 1977；85：169.
2) Iannuzzi MC, et al：Sarcoidosis. N Engl J Med 2007；357：2153.
3) Baughman RP, et al：Sarcoidosis. Lancet 2003；361：1111.
4) 佐藤篤彦ほか：サルコイドーシスの臓器病変．日本サルコイドーシス/肉芽腫性疾患学会（編），サルコイドーシスとその他肉芽腫性疾患．東京：克誠堂出版；2006, p.64.
5) Tazi A：Adult pulmonary Langerhans' cell histiocytosis. Eur Respir J 2006；27：1272.

膠原病および類縁疾患と呼吸器障害

膠原病と呼吸器障害

膠原病は，自己免疫機序による臓器障害を特徴とする全身性疾患の総称であり，肺実質や間質（間質性肺炎）のほか，気道，胸膜，肺血管にも病変を生じる（❿）．しばしば単一の症例において複数の病変を有する．膠原病は，間質性肺炎の代表的な背景疾患である．一般

❿ 膠原病と一般的な呼吸器病変

膠原病	間質性肺炎	気道病変	胸膜炎	血管病変	びまん性肺胞出血
SSc	+++	−	−	+++	−
RA	++	++	++	+	−
SjS	++	++	+	+	−
MCTD	++	+	+	++	−
PM/DM	+++	−	−	+	−
SLE	+	+	+++	+	++

有病率：−；なし，＋；低，＋＋；中，＋＋＋；高.

(Fischer A, et al：Interstitial lung disease in connective tissue disorders. *Lancet* 2012；380：689.)

に，膠原病に関連した間質性肺炎は，特発性肺線維症（代表的な特発性間質性肺炎）に比べて予後良好とされる.

膠原病に関連した呼吸器病変は，しばしば膠原病の発症や診断に先行する. 画像や病理組織では，通常型間質性肺炎（usual interstitial pneumonia：UIP），非特異性間質性肺炎（nonspecific interstitial pneumonia：NSIP），器質化肺炎（organizing pneumonia：OP），リンパ球性間質性肺炎（lymphocytic interstitial pneumonia：LIP），びまん性肺胞出血（diffuse alveolar hemorrhage：DAH），細気管支炎（bronchiolitis），リンパ濾胞（lymphoid follicle），胸膜炎（pleuritis）などが特徴であり，これらを機に膠原病が診断されることも少なくない. 逆に，膠原病の経過中に呼吸器病変が遅れて出現し，治療に関連した合併症との鑑別が問題になる場合もある.

関節リウマチ rheumatoid arthritis（RA）

40％以上の患者が間質性肺炎，細気管支炎，胸膜炎などの呼吸器病変を有する. 間質性肺炎の60％がUIPパターンを呈し，その予後は特発性肺線維症に似て不良である.

全身性エリテマトーデス
systemic lupus erythematosus（SLE）

胸膜炎の頻度が最も高い. DAH，比較的急速に進行する間質性肺炎により急性呼吸不全をきたすことがある.

強皮症（全身性硬化症）
scleroderma, systemic sclerosis（SSc）

50％以上の症例で間質性肺炎，10％前後で肺動脈高血圧症がみられ，呼吸器病変が患者の主たる死因である. 間質性肺炎の多くはNSIPパターンであり，抗Scl-70抗体陽性例，画像および呼吸機能での進行例が予後不良とされる. 複数の前向き臨床試験で，エンドキサンによる治療効果が報告されている.

多発性筋炎 / 皮膚筋炎
polymyositis/dermatomyositis（PM/DM）

ほとんどの症例で間質性肺炎を合併し，自己抗体の種類によって病態が大きく異なる. 抗Jo-1抗体などの抗ARS（aminoacyl tRNA synthetase）抗体陽性例は，NSIPパターンの慢性間質性肺炎を呈し，ステロイドや免疫抑制薬の投与によって予後は比較的良好である. 抗MDA5（melanoma differentiation-associated gene 5）抗体陽性例は，急性肺障害パターンの急速進行性間質性肺炎を合併し，強力な治療を行っても約40％で致死的な経過をたどる.

Sjögren 症候群（SjS）

NSIPパターン，LIPパターンの間質性肺炎，気道病変のほか，悪性リンパ腫，炎症性偽腫瘍を合併することがある.

混合性結合組織病
mixed connective tissue disease（MCTD）

SLE，SSc，PM/DMの病像が混在し，抗RNP抗体が陽性である. 間質性肺炎のほか，肺高血圧症の合併が知られる.

膠原病類縁疾患と呼吸器障害

呼吸器障害を合併しやすい類縁疾患に全身性血管炎があり，抗好中球細胞質抗体（anti-neutrophil cytoplasmic antibody：ANCA）に関連した血管炎が大半を占める. MPO（ミエロペルオキシダーゼ）-ANCA関連血管炎 / 顕微鏡的多発血管炎，多発血管炎性肉芽腫症，好酸球性多発血管炎性肉芽腫症が含まれ，いずれもDAHをきたしうる. MPO-ANCA関連血管炎 / 顕微鏡的多発血管炎ではUIPパターンの間質性肺炎，多発血管炎性肉芽腫症では空洞を伴う腫瘤形成，好酸球性多発血管炎性肉芽腫症では好酸球性肺炎がみられる.

尿毒症肺 uremic lung

尿毒症の概念の変遷

尿毒症は元来，進行期腎障害の患者にみられるすべての徴候や症状を示すものであった．具体的には，循環血液量の過剰による高血圧症，低カルシウム性テタニー，エリスロポエチン産生低下による貧血なども尿毒症の徴候とされていた．しかし，腎障害の病態理解が進むにつれて，これら原因の明らかなものは尿毒症の徴候から除外された．尿毒症は，「尿毒症毒素」と呼ばれる有害な有機性排泄物が体内に蓄積することで発症すると考えられている．尿毒症毒素は水溶性小分子，脂溶性小分子，透析で除去されない中分子に大別されるが，完全には同定されておらず，その作用も炎症，免疫機能低下，血管疾患，血小板機能低下，出血傾向，腸管細胞叢異常，薬物代謝異常と多岐にわたり，全容は未解明である．

尿毒症の徴候は，腎機能が正常の50％未満になると生じうるとされ，正常の7％前後になると食思不振や傾眠をきたす．しかし，全身倦怠感などの初期症状は非特異的であるうえに，尿毒症毒素の蓄積は必ずしも予測可能ではなく，腎機能との関連も一定しない．また，透析療法や腎移植といった腎代替療法の発達により，尿毒症の症状を早期に診断することがより困難になっている．現在，慢性腎障害の診断基準には，症状によらず腎障害を示唆する検査所見として，糸球体濾過率＜ 60 mL/ 分 /1.73 m² が広く使われており，診療においても，尿毒症の有無より代替療法の適応の有無に力点が移っている．

尿毒症肺の概念の変遷

尿毒症肺は尿毒症患者にみられる肺合併症の総称である．当初，腎不全患者における肺うっ血として記載され，続いて胸部 X 線写真で肺門部の両側性陰影を呈することが報告された．これらは，循環血液量の過剰や腎性貧血による高拍出性心不全に起因するうっ血と考えられていたが，剖検肺の検討から，肺胞腔での硝子膜形成を伴う炎症像が確認され，肺うっ血だけではない炎症性の病態が明らかにされた．さらに，心臓カテーテル検査において肺うっ血がなくても尿毒症肺を生じうることが示された．

また，成人の急性呼吸窮迫症候群（acute respiratory distress syndrome：ARDS）が広く認識されるとともに，急性腎不全やそれに合併した敗血症が ARDS の肺外性の原因となることが知られるようになった．現在では，尿毒症の病態は体液過剰による肺うっ血だけでなく，血管透過性亢進による肺水腫，ケモカイン・サイトカインの亢進や好中球浸潤による肺炎症を含むものと理解されている．

急性腎障害における急性呼吸不全

急性腎障害における肺うっ血

急性腎障害では循環血液量の過剰から肺水腫をきたすことが多く，腎性貧血による心不全を合併することもある．利尿薬のみでコントロールできない場合は透析療法の適応である．典型例は中枢優位で肺野末梢を spare する両側性の consolidation（胸部 X 線写真では butterfly shadow）を呈し，しばしば小葉間隔肥厚や胸水貯留を伴う．肺うっ血が遷延すると肺感染症の危険因子ともなる．多くの場合，体液量の過剰だけであれば，透析療法によって画像，酸素化ともにすみやかに改善する．

急性腎障害における ARDS

急性腎障害は，その原因や背景疾患によらず，心臓，肺，脳，肝臓，骨髄，消化管といった遠隔臓器に影響を及ぼし，腎肺連関にも悪影響を与える．具体的には肺血管の透過性亢進，炎症反応の誘導（サイトカイン産生，好中球を主体とする白血球遊走）を促し，循環血液量の過剰だけでは説明できない ARDS をきたす．透析導入によって体液量を管理しても呼吸不全が改善しない場合は，すみやかに ARDS としての管理を開始する．急性腎障害と ARDS の合併例は予後不良であり，急性腎障害における呼吸不全の合併は死亡リスクを 2.62 倍高めると報告されている．

慢性腎障害における呼吸不全

慢性腎障害では，循環血液量の過剰，腎性貧血による心不全，低蛋白血症から肺水腫をきたし，胸水貯留を伴うことも多い．剖検肺の検討では，急性腎障害と異なり，硝子膜形成を伴う ARDS はみられなかったとされている．腎代替療法の発達に伴い，循環血液量は通常コントロール可能になったが，低蛋白血症による血管外への水分漏出があると，体液量の管理に難渋することもある．慢性腎障害は心血管障害や感染症の危険因子でもあり，心機能の低下や気道感染症の合併，さらに感染症に続発する ARDS は，呼吸不全の病態評価や治療をしばしば困難にする．したがって，透析療法で呼吸不全が改善しない場合は，体液量の過剰による肺水腫以外の病態を考える必要がある．

（谷澤公伸，半田知宏）

文献

1) Bellomo R, et al：Acute kidney injury. *Lancet* 2012；380：756.
2) Doi K, et al：Lung injury following acute kidney injury：kidney-lung crosstalk. *Clin Exp Nephrol* 2011；15：464.
3) 湯澤由紀夫ほか：急性腎障害と肺. 日内会誌 2014；103：1116.

肝硬変と呼吸器障害

　肝硬変症例では，しばしば呼吸器症状や低酸素血症を生じる. 肝硬変では一般に，末梢血管抵抗減少，心拍出量増加，循環血液量増加，動脈圧低下などを伴った，いわゆる循環亢進状態（hyperdynamic state）となっているが，この状態が心肺機能に負の影響を及ぼしうる. 肝硬変を含む慢性肝疾患に特異的な，呼吸器障害をきたす病態としては，肝性胸水，肝肺症候群，門脈肺高血圧症が知られている.

肝性胸水 hepatic hydrothorax

概念
● 肝性胸水は門脈圧亢進症の合併症であり，腹水が横隔膜の小孔を介して胸腔内に移行して生じる. 非代償性肝硬変患者の5〜10％で認められる. 多くは腹水を伴い，右側に発生し，漏出性である.

治療
　治療は塩分制限，利尿薬，アルブミン製剤の投与といった保存的治療が主体である. 肝性胸水は非代償性肝硬変の兆候であり，肝移植が考慮される.

肝肺症候群 hepatopulmonary syndrome

概念
● 肝肺症候群は，「進行性肝疾患に関連して生じた肺内血管拡張に基づく酸素化の異常」と定義される.
●「肝疾患の存在」，「肺胞気・動脈血酸素分圧較差（A-aDO$_2$）の増大」，「造影心エコーによる肺内シャントの存在」が診断基準として提唱されている.
● 肝硬変患者の5〜30％に生じるとされる.

病態
　一酸化窒素（NO）などを介した肺胞毛細血管拡張に加え，VEGF-A（vascular endothelial growth factor-A）を介した肺内血管新生の関与が想定されている. 肺胞毛細血管が拡張し肺血流が増加する一方，換気量は変わらないので換気血流不均衡となる. また肺胞血管のスペースが広がるために酸素分子が十分に拡散しない（拡散障害）. さらに，肝硬変における循環亢進状態では，心拍出量増加に伴い血流速度が高まり，赤血球が酸素化されないで肺胞を通り抜けてしまい右-

左シャントを生じる. 呼吸困難を生じ，また肺血管拡張が主に肺底部に起こるために，座位や立位で呼吸困難および低酸素血症が増悪することが多いとされている.

診断
　診断のためには，血液ガスによるPaO$_2$やA-aDO$_2$の評価に加え，100％酸素吸入下での血液ガス測定，造影心エコーなどでシャントの存在を確認する.
　造影心エコーでは，生理食塩水にミクロレベルの気泡を混ぜ静脈内に注入すると，通常は肺で補足されるが，肝肺症候群では肺を通過し，左心系にバブルが検出される.
　^{99m}Tc-MAA（macro aggregated albumin）肺血流シンチグラフィの施行により，右-左シャントの存在と同時にシャント率の算出が可能である. ^{99m}Tc-MAAは粒子径が20〜50μmであり，通常95％以上が肺で補足されるが，肝肺症候群では肺を通過し，脳，甲状腺，腎臓，脾臓などに集積を認める（⓫）.

予後
　肝肺症候群の存在は予後不良因子とされ，5年生存率は23％と報告されている.

治療
　治療は酸素投与だが，シャントの存在のために十分な酸素分圧の上昇が得られないことが多い. 肝移植が唯一の根本治療である.

門脈肺高血圧症 portopulmonary hypertension

概念
● 肝硬変に伴う門脈圧亢進症に関連して肺動脈性肺高血圧症が生じる. 肝硬変の1〜4％に生じる.

病態
　病態は不明だが，肝硬変に伴う循環亢進状態で，肺血管床を通過する血流量の増加に伴うshear stressによる肺動脈の血管内皮障害，門脈・体循環短絡のために代謝されない血管収縮因子の肺細動脈での作用などが想定されている.

診断
　ほかの肺高血圧症と同様に，心エコー検査でスクリーニングを行い，右心カテーテル検査で診断する.

治療・予後
　在宅酸素療法，利尿薬，抗凝固療法のほかに，特発性肺動脈性肺高血圧症に準じて肺血管拡張薬（プロスタサイクリン製剤，エンドセリン受容体拮抗薬，ホスホジエステラーゼ5阻害薬など）の施行が考慮される. 肺血管拡張薬の治療を受けなかった場合の予後はきわめて不良であるが（5年生存率14％），肺血管拡張薬により予後が改善される（5年生存率45％）と報告されている. 肺血管拡張薬により血行動態が改善し，平

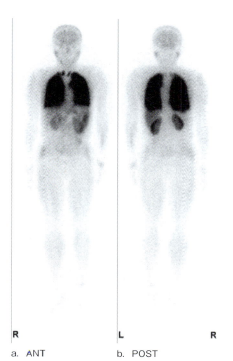

a. ANT　　　　b. POST

⓫ 肝肺症候群の ⁹⁹ᵐTc-MAA 肺血流シンチグラフィ（67歳，男性）

脳，甲状腺，両側腎臓に集積を認め，右-左シャントが示唆される．

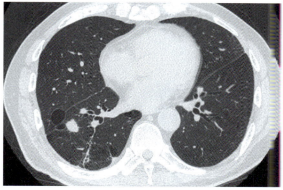

⓬ Sjögren 症候群に伴うアミロイドーシスの胸部 CT 像（69歳，男性）

結節影を認める．

均肺動脈圧＜35 mmHg となった症例には肝移植が考慮されるが，特に重症例（平均肺動脈圧＞50 mmHg）では周術期の死亡リスクが高く，肝移植が禁忌となる．

アミロイドーシス amyloidosis

概念

● アミロイドーシスは，アミロイドとよばれる線維性の蛋白が種々の臓器の細胞外組織に沈着して機能障害をきたす疾患の総称である．

分類

全身諸臓器にアミロイドが沈着する全身性と，ある臓器に限局して沈着する限局性に分類される．沈着するアミロイド蛋白はさまざまであるが，呼吸器系のアミロイドーシスではアミロイドL（AL）蛋白，アミロイドA（AA）蛋白が重要である．

AL型は免疫グロブリン軽鎖のλ鎖，κ鎖に由来する蛋白で，基礎疾患として多発性骨髄腫やマクログロブリン血症が知られているが，基礎疾患が認められない場合は原発性アミロイドーシスと診断される．一方 AA 型は慢性炎症性疾患に伴い肝で産生される蛋白が組織に沈着したもので，原疾患として結核などの感染症や，関節リウマチ，Sjögren 症候群，SLE といった膠原病などに続発する．

呼吸器系のアミロイドーシスは臨床所見の違いにより，「気管・気管支型」，「結節性肺実質型」，「びまん性肺胞隔壁型」に分類される．

臨床所見・診断

気管・気管支型は AL 型が多く，限局性アミロイドーシスとして発症する．症状は軽微であることが多いが，中枢気道狭窄をきたし，咳，喘鳴，血痰，呼吸困難の症状を呈することがある．

結節性肺実質型は孤立性または多発性肺結節影として健診発見されることが多く，AL 型，限局性が多い（⓬）．肺癌との鑑別のために外科的肺生検により診断される場合が多い．

びまん性肺胞隔壁型は肺胞隔壁や肺血管壁にアミロイドがびまん性に沈着し，全身性が多く，AL 型，AA型の場合がある．呼吸困難，咳，血痰などを呈する．CT でびまん性の網状影，小葉間隔壁肥厚，小粒状影が認められる（⓭）．

血液検査では特異的な所見は認めない．診断は気管支鏡検査または外科手術による肺生検にて病理組織学的に行われる．アミロイド蛋白は Congo red 染色にて橙赤色に染まり，偏光顕微鏡で緑色の複屈折を示すことが特徴である．電子顕微鏡では 7〜15 mm の細い線維が集合しているのが観察される．

治療

治療は基礎疾患の治療および対症療法である．気管・気管支型，結節性肺実質型では経過観察であり予後も一般に良好である．びまん性肺胞隔壁型では予後不良とされており，全身性 AL 型の場合には多発性骨髄腫の治療に準じて化学療法や末梢血幹細胞移植が行われることもある．

〔池添浩平，半田知宏〕

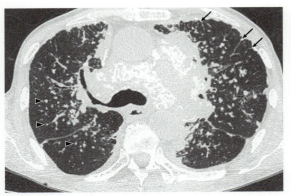

⑬ 原発性マクログロブリン血症に伴うアミロイドーシスの胸部CT像（77歳，男性）
肺野にびまん性の小粒状影（▶），小葉間隔壁肥厚（矢印）を認める．

● 文献

1) Machicao VI, et al：Pulmonary complications in chronic liver disease. *Hepatology* 2014；59：1627.
2) 名越澄子：肝肺症候群．肝胆膵 2016；73：1239.
3) Milani P, et al：The lung in amyloidosis. *Eur Respir Rev* 2017；26：170046.

悪性リンパ腫

　悪性リンパ腫のうち，肺に病変を有する例は10%前後と報告されている．肺に病変を有する悪性リンパ腫は，肺原発の悪性リンパ腫と，肺以外を原発巣とする続発性のものに大別される．また，膿胸後に発症する胸壁原発悪性リンパ腫など，特殊な病態に関連するリンパ腫もある．確定診断は気管支鏡や外科的肺生検による組織検査をもって行う．一般的に非特異的な症状や画像所見を呈するため，診断や鑑別に難渋する例が少なくない．

肺原発悪性リンパ腫
primary pulmonary lymphoma

　肺原発悪性リンパ腫は，①肺のみまたは肺とその所属リンパ節のみを浸潤する，②診断確定後から少なくとも3か月は全身播種の徴候がない，と定義される．

粘膜関連リンパ組織リンパ腫 mucosa-associated lymphoid tissue lymphoma（MALToma）

▶概念
● 下気道粘膜下のリンパ組織（bronchus-associated lymphoid tissue：BALT）から発生すると考えられるリンパ腫である．
● 正常ヒト肺ではBALTは認められない一方，ウイ

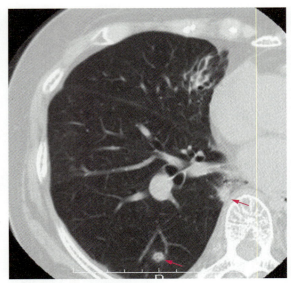

⑭ 肺MALTomaのCT像
肺野に多発する類円形の結節影を認める（矢印）．

ルス感染などの炎症が生じた際にBALTの形成が起こることから，慢性的な下気道感染などの炎症を病態の基礎として発症することが考えられている．
● 一般的には無症状であり，検診や他目的で撮影された画像検査で偶然発見されることが多い．

▶検査・診断
　画像上は結節影ないし限局性の浸潤影を呈し（⑭），気管支血管束に沿った分布で多発性・両側性に病変を有する頻度が高いが，肺門・縦隔リンパ節腫大を伴う例は30%前後と比較的少なく，原発性肺癌，転移性肺腫瘍，各種感染症（結核や非結核性抗酸菌症，クリプトコックス症など）との鑑別が時に困難である．MALTomaは低悪性度（indolent）のリンパ腫に分類される．

▶治療・予後
　治療としては，外科的切除や放射線療法，化学療法が選択肢となるが，化学療法に対する反応性が低い一方，進行が緩徐であるケースが多いことから，無治療経過観察となる症例も多い．

びまん性大細胞型B細胞性リンパ腫
diffuse large B cell lymphoma（DLBCL）

　急速進行性の経過をたどる高悪性度（aggressive）のリンパ腫である．MALTomaと画像上は類似した所見を呈するが，急速な増大に伴う壊死を反映した空洞影を認める頻度が比較的高い．また，まれにMALTomaとして経過観察中にDLBCLに転化する症例も報告されている．一般に早急な化学療法を要する．

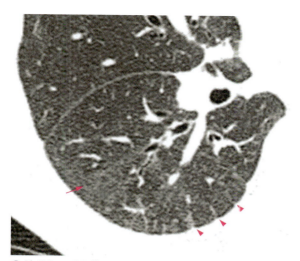

⑮ 肺 IVL の CT 像
びまん性の淡いすりガラス状陰影（矢印）や，小葉間隔壁の肥厚（赤三角）を認める．

その他

リンパ腫様肉芽腫症（lymphomatoid granulomatosis：LYG）

血管周囲の多彩な炎症細胞浸潤と壊死を特徴とするリンパ増殖性疾患で，EBウイルス感染と関連すると考えられている．B細胞性リンパ増殖性疾患として，リツキシマブによる治療や悪性リンパ腫に準じた化学療法が行われることがある．

血管内大細胞型B細胞リンパ腫（intravascular large B cell lymphoma：IVL）

IVLはDLBCLのサブタイプに分類され，リンパ腫細胞の増殖が毛細血管および細動静脈内腔で生じる疾患である．しばしば高熱を伴い，時に低酸素血症や，小血管の閉塞に伴う中枢神経症状を合併する．一般的なCT検査ではほとんど異常を認めないため診断が困難である例が多く，不明熱の重要な鑑別疾患となっている．肺野ではびまん性の淡い濃度上昇や網状影を認めることがあり（⑮），本疾患を疑う端緒となりうる．経気管支鏡的肺生検や皮膚生検（とくにrandom biopsy）が診断に有用であるとの報告がある．

治療としてはDLBCLに準じた全身化学療法が行われるが，一般に急速な進行を示し予後不良である．

続発性肺悪性リンパ腫
secondary pulmonary lymphoma

概念

● 肺以外に原発巣を有するリンパ腫の肺病変であり，報告によって多少の差異はあるが一般に原発性肺悪性リンパ腫よりも頻度は高いと考えられている．他部位の悪性リンパ腫と同様，Hodgkinリンパ腫（Hodgkin lymphoma：HL）と非Hodgkinリンパ腫（non-Hodgkin lymphoma：NHL）に分類される．

診断

肺野の画像は両者ともに類似した所見を呈する．画像所見のパターンとしては，孤発性・多発性の結節影ないし腫瘤影，気管支血管束に沿った間質の肥厚，びまん性の網状影，小葉間隔壁の肥厚，肺炎に類似した浸潤影などがあげられ，時に胸水の合併も認める．一方，縦隔・肺門リンパ節腫大は，HLでは高頻度であるが（70〜90%），NHLでは比較的少ない（40〜50%）．

治療

治療は他部位の悪性リンパ腫に準ずる．

特殊な病態に関連するリンパ腫

胸壁原発悪性リンパ腫

多くは膿胸や結核性胸膜炎などの既往を背景として，長期の経過（数十年）を経て発症する非Hodgkinリンパ腫である．EBウイルス感染の関与が示唆されている．

原発性滲出性リンパ腫
primary effusion lymphoma（PEL）

腫瘤を形成せず，胸水だけを認めるB細胞性悪性リンパ腫である．ヒトヘルペスウイルス8型（HHV8，KSHV）が発症に関与していると考えられている．胸水ADA（adenosine deaminase）が高値を示すことから，結核性胸膜炎との鑑別が問題となる．

移植後リンパ増殖性疾患

骨髄移植を含む臓器移植後，数か月〜数年で発症するリンパ増殖性疾患で，80%以上の症例でEBウイルス感染が認められる．多発結節影や濃厚な浸潤影，すりガラス状陰影，びまん性の間質性病変，肺門・縦隔リンパ節腫大などの所見を呈する．

まずは移植後の免疫抑制療法の軽減で対応するのが一般的であるが，化学療法を必要とする症例も約半数に及ぶ．

白血病

白血病患者に生じる肺病変には，白血病細胞の浸潤に加えて，免疫抑制に伴うさまざまな呼吸器感染症や抗腫瘍薬による薬剤性肺障害など多彩な病態があるため，肺野に異常を認めた場合は注意深く鑑別を進める

また，骨髄移植後には種々の特徴的な肺合併症を生じることがあり，時に予後を規定する因子ともなりうるため注意が必要である.

白血病細胞の肺浸潤

白血病患者においては，剖検検体を用いた検討では20％以上の症例に肺・胸膜への腫瘍細胞の浸潤を認めたとの報告がある. 胸部CT画像では気管支血管束の肥厚や肺動脈影の増強，非区域性のすりガラス状陰影・浸潤影，小葉間隔壁の肥厚や結節影を認める. また，末梢血白血球数が10万/μL以上の場合や増加が急激である場合に低酸素血症を合併したときには，白血病細胞による肺血管閉塞（leukostasis）を疑う必要がある.

白血病に伴う肺合併症

治療や免疫抑制に伴い，さまざまな病態を合併しうる. ニューモシスチス肺炎やサイトメガロウイルス肺炎などの日和見感染症，抗腫瘍薬による薬剤性肺障害は常に鑑別にあげる必要があるが，ほかにも肺胞出血や，肺水腫，ARDSなどの合併が知られている.

骨髄移植後の肺疾患

同種骨髄移植施行時にはさまざまな肺合併症が生じ，その頻度は感染性のもの，非感染性のものを合わせると40〜60％に及ぶとの報告もある. 移植からの経過期間によって，異なる疾患を鑑別にあげる必要がある.

移植後早期（1か月以内）〜中期（30日から100日前後）

日和見感染症

高度の免疫抑制を背景として，各種の日和見感染症が高頻度に合併する. 緑膿菌や肺炎球菌，ブドウ球菌などの細菌感染，サイトメガロウイルスやヘルペスウイルスによるウイルス性肺炎，ニューモシスチス肺炎，アスペルギルスやムコールなどの真菌感染症などは常に念頭におく必要がある.

特発性肺炎症候群（idiopathic pneumonia syndrome：IPS）

概念
● 移植後3〜4か月以内に発症する非感染性の肺炎様の疾患であり，乾性咳嗽や呼吸困難を主症状として，約10％の症例に合併するとされる.

病態
病態はまだ不明な点が多いが，高強度の放射線治療やシクロホスファミド，ブスルファンの使用が発症と相関したとの報告もあり，移植の前処置に伴う組織障

害が発症に寄与している可能性がある.

症状・検査
肺炎の症状に加え低酸素血症などの呼吸生理学的異常を伴い，複数肺葉に浸潤影やすりガラス状陰影などの病変を認め，臨床的に感染症が除外されることで診断される.

治療
治療は体重1kgあたり1mg程度の高用量ステロイド投与が一般的であるが，1年以内の死亡率が75％に及ぶとの報告もあり，予後不良である.

移植後後期（100日以降）

閉塞性細気管支炎（bronchiolitis obliterans：BO）

概念
● 末梢気道の炎症と線維化により，高度の閉塞性障害が進行する疾患である.

病態
原因は明らかとなっていないが，慢性GVHDの合併が発症リスクとなっており，肺移植の際に慢性拒絶の一病態として生じるbronchiolitis obliterans syndrome（BOS）と類似した病態と考えられている.

症状・検査
進行性の労作時呼吸困難を呈し，画像的には，CTで末梢気道閉塞に伴う肺胞領域の過膨張（air trapping）を反映したモザイク状の低濃度域・すりガラス状陰影や，気管支拡張を認める. 呼吸機能では高度の1秒率・1秒量の低下を認め，それに伴って肺活量の減少も生じる.

治療
治療に確立したものはないが，発症早期から吸入ステロイド・吸入長時間作用型β刺激薬による治療を行い，進行を認めた場合は高用量の全身ステロイド治療を行うことが多い. また，マクロライド（アジスロマイシンなど）の長期内服治療も報告されている. 肺移植の適応となることも少なくないが，他疾患に比べ移植後予後の不良が報告されている.

間質性肺炎

概念
● 移植後数十年の経過で，肺の間質に炎症や線維化を合併することがある.
● 病型としては，肺尖部や上葉の胸膜直下に弾性線維の増殖を伴う肺胞腔の虚脱・線維化をきたすpleuroparenchymal fibroelastosis（PPFE）と，比較的びまん性で均一な病変を呈する非特異性間質性肺炎（non-specific interstitial pneumonia：NSIP）のパターンを示すものが多いと報告されている.

病態
発症の要因は明らかではないが，PPFEはアルキル

化薬の使用との関連を示唆する報告が散見される.

症状・検査

PPFE は強い呼吸困難と体重減少の進行を伴うことが多く，肺活量低下が高度で，進行するとしばしばII型呼吸不全を合併する．一方，拡散能の低下は軽度であることが多い．また気胸の合併頻度が高い．画像的には肺尖部胸膜下に濃厚な浸潤影を呈し，一見正常肺でもみられる apical cap や，胸膜肥厚のようにみえることも多い．NSIP の所見は多彩である（☞「間質性肺疾患」p.475）．いずれの病型も，確定診断には外科的肺生検が望ましいが，病状によっては実施が困難であることも多い.

治療

PPFE の治療に確立したものはなく，supportive care が中心となる．また肺移植適応の評価も早期から考慮する．NSIP の治療には適宜ステロイドや免疫抑制薬などの併用を考慮する.

その他

肺胞蛋白症，肺静脈閉塞症（pulmonary veno-occlusive disease：PVOD）などの合併にも注意を要する.

（中塚賀也，半田知宏）

●文献

1) Richard WW, et al：High-Resolution CT of the Lung, 5th ed. Walters Kluwer；2014.

2) Travis WD, et al：The 2015 World Health Organization Classification of Lung Tumors: Impact of Genetic, Clinical and Radiologic Advances Since the 2004 Classification. *J Thorac Oncol* 2015 ;10：1243.

3) Takeuchi Y, et al：Pleuroparenchymal fibroelastosis and non-specific interstitial pneumonia: frequent pulmonary sequelae of haematopoietic stem cell transplantation. *Histopathology* 2015; 66: 536.

18 呼吸不全

呼吸不全の概念・定義

概念の変遷と定義

日本語の「不全」に対応する英語表記には"insufficiency"と"failure"の2つがある。Baldwinらが提唱した呼吸不全の歴史的原著では，"pulmonary insufficiency"すなわち「肺不全」という言葉が使用された。Baldwinらは「肺不全」を各種肺疾患により一次的に，または，うっ血性心不全によって二次的に肺機能が障害され，そのために身体能力が阻害された状態と定義した。一方，1959年のCiba Guest Symposiumでは「肺不全」に相当する言葉として"lung insufficiency"と"lung failure"が提唱された。"lung insufficiency"は「持続的に呼吸困難を訴える状態」と自覚的症状をもとに定義された。一方，"lung failure"は他覚的所見をもとに定義され「安静時室内気呼吸下の動脈血炭酸ガス分圧（$PaCO_2$）が正常上限を超えて，あるいは，動脈血酸素分圧（PaO_2）が正常下限を超えて，異常となった場合」とされた。

「呼吸不全（respiratory failure）」という言葉は，1964年カナダのBates，Christie，1965年イギリスのCampbellらによって導入された。Campbellは1965年のGoulstonian Lectureにおいて，呼吸不全を「平地で安静時室内気吸入下のPaO_2が60 Torr以下あるいは$PaCO_2$が49 Torr以上」と定義した。Filleyは，神経・筋疾患とは無関係に肺・胸郭系の病変によって血液ガス異常が発生したものを呼吸不全の本質と考えた（肺ガス交換障害説）。一方，Filleyの考えとは逆に，肺・胸郭系は正常で呼吸中枢からの刺激伝導路あるいは化学調節機構の一部が障害された状態を呼吸不全とする考えも広く支持された（肺・胸郭系以外の病変による換気不全：一次性肺胞低換気説）。その後の呼吸生理学の進歩によって，両者の考えはともに正しく呼吸不全の両輪であることが示された。以上のような議論を背景に，1960年代の後半から1970年代にかけて呼吸不全の概念は徐々に統一され，「原因のいかんを問わず呼吸が十分に維持されず動脈血ガスが著しく異常を呈する状態」とする考えが主流を占めるようになった。

Baldwinらが定義した「肺不全」は呼吸不全のなかで肺ガス交換障害を強調した概念であり，一次性肺胞低換気の重要性が欠落していた。以上の結果，「肺不全」という狭義の言葉に代わり「呼吸不全」という広義の言葉が汎用されるようになった。

わが国における呼吸不全の定義は，1969年，笹本，横山らによって提唱された。彼らが提唱した呼吸不全の概念は欧米でのそれを踏襲したものであり，「原因の如何を問わず，動脈血ガス，とくにO_2，CO_2が異常な値を示し，そのために生体が正常な機能を営みえなくなった状態」と定義された。この考えがその後の厚生省特定疾患呼吸不全調査研究班（1978年，笹本班として発足）の呼吸不全の定義として受け継がれ，わが国における呼吸不全の源流を形成することになった。

「生体が正常な機能を営む」という概念には覚醒・安静時以外に労作時，睡眠中にも「正常な機能」が維持されることが含まれる。それゆえ，呼吸不全を動脈血ガス値で近似的に判定するにしても，その測定は覚醒・安静時のみならず労作時，睡眠中にも施行し，呼吸不全を総合的に判断しなければならない。睡眠中に発生する特殊な呼吸不全として睡眠時無呼吸症候群（sleep apnea syndrome：SAS）がある。SAS患者では覚醒時の動脈血ガス値が正常でも睡眠中に無呼吸・低呼吸に起因する間欠的低酸素状態にさらされる。すなわち，従来の呼吸不全が「持続的低酸素血症（sustained hypoxemia：SH）」で特徴づけられるのに対し，SASは「間欠的低酸素血症（intermittent hypoxemia：IH）」で特徴づけられる。本項では，SHに起因する呼吸不全を中心に解説し，最後にIHによる呼吸不全について簡単に述べる。

診断基準と問題点

SHに起因する呼吸不全の診断基準は厚生省特定疾患呼吸不全調査研究班（横山班，1981年）によって以下のように定められた。

①室内気吸入時$PaO_2 \leqq 60$ Torr，または，それに相当する呼吸障害を呼吸不全と定義する（❶）。

②呼吸不全を$PaCO_2$が正常なもの（I型呼吸不全：$PaCO_2 \leqq 45$ Torr）と$PaCO_2$が45 Torrを超えて異常なもの（II型呼吸不全：$PaCO_2 > 45$ Torr）に分類する。

③PaO_2が60 Torrを超え70 Torr以下の状態を準呼吸不全とする（60 Torr$< PaO_2 \leqq 70$ Torr）。

④呼吸不全が安定して少なくとも1か月以上経過する場合を慢性呼吸不全とする。

⑤日あるいは週単位で状態が変化する場合を急性呼吸

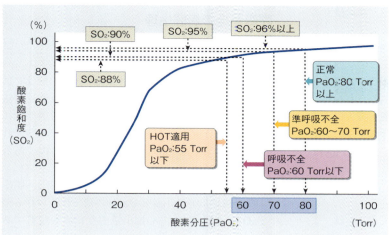

❶ 酸素解離曲線からみた呼吸不全，準呼吸不全，HOTの適用
PaO₂ 70 Torrに相当するSO₂は95％，PaO₂ 60 Torrに相当するSO₂は90％，PaO₂ 55 Torrに相当するSO₂は88％．
HOT：在宅酸素療法．

不全とする．

診断基準の特徴は，①PaO₂のみで呼吸不全を定義し，PaCO₂を呼吸不全の病型分類に用いている．②「それに相当する呼吸障害」という言葉を挿入することによって室内気吸入時の動脈血ガス分析が施行しにくい人工呼吸器管理下，動脈血酸素含量（CaO₂）が低下する病態（貧血），心拍出量が低下する病態（心不全）などにおいても呼吸不全を診断できるようにしたことである（❷）．

生体諸臓器の呼吸異常のすべてが動脈血ガスに反映されるわけではない．生体諸臓器の呼吸異常の詳細を知るためには生体の各組織・臓器を還流した静脈血の集まりである混合静脈血のガス分析が必要である．混合静脈血酸素分圧（PvO₂）の正常下限は35 Torrであり，PvO₂がこの値以上に維持されている場合には「生体は正常な機能を営んでいる」と近似的に考えることができる．慢性閉塞性肺疾患（COPD），肺結核後遺症などで心拍出量が維持されている場合には，安静時室内気吸入時のPaO₂が60 TorrのときPvO₂は35 Torrに一致する．しかしながら，肺血管床の障害が著しく心拍出量の低下を伴う肺高血圧症患者ではPaO₂が80 Torrの場合にPvO₂が35 Torrとなる．すなわち，肺血管障害を病変の主座とする患者では，PaO₂が80 Torr近傍に維持されていても呼吸不全状態にあると考えなければならない．

臨床の現場では，動脈血を採取してガス分析を行うことが少なくなってきている．代わりに，簡便なパルスオキシメータによる経皮的酸素飽和度（SpO₂：動脈血酸素飽和度〈SaO₂〉の近似値）を測定しPaO₂の代用とすることが多い．その意味で，酸素解離曲線を介したPaO₂とSO₂の関係を理解しておく必要がある（❶）．PaO₂ 60 Torrに相当するSO₂は90％，PaO₂ 70 Torrに相当するSO₂は95％であり，SpO₂を用い

❷ I型呼吸不全の原因病態・疾患
1. 動脈血酸素分圧（PaO₂）の低下
   1）換気血流比（V̇a/Q̇）不均等分布（肺内右-左シャントを含む）
   2）肺外右-左シャント
      ・先天性心血管奇形（ASD, VSD）
      ・急性広範囲肺血栓塞栓症における卵円孔開存
      ・気管支循環と肺循環の吻合（気管支拡張症，肝硬変など）
   3）拡散障害
      ・肺水腫，剝離性間質性肺炎，進展した肺線維症，肝肺症候群
2. 動脈血酸素含量（CaO₂）の低下
   1）PaO₂の低下
   2）貧血
   3）異常ヘモグロビン血症
   4）一酸化炭素中毒
3. 心拍出量の低下（心不全）

た呼吸不全の診断基準は，室内気吸入下でSpO₂≦90％，準呼吸不全のそれは，90％＜SpO₂≦95％となる．しかしながら，SpO₂値は体温，PCO₂，pHによって変化するため解釈には注意を要する．また，パルスオキシメータではCO₂の情報が得られないため，呼吸不全の確実な診断のためには動脈血ガス分析が必要である．

多臓器不全 multiple organ failure（MOF）

慢性，急性の別なく呼吸不全では全身に多臓器不全（MOF）が発生する．慢性呼吸不全の安定期におけるMOFは軽症であることが多く，肺性心以外その生命予後を規定する因子にはならない．慢性呼吸不全で重篤なMOFが発現するのは増悪時である．

肺性心

低酸素は筋性肺細動脈を収縮し肺高血圧を惹起する

（低酸素性肺血管攣縮）．II 型呼吸不全時，高炭酸ガス性アシドーシス（acidosis）によって肺血管収縮はさらに増強する．慢性の肺高血圧は右心負荷を増加させ右室の拡大（拡張と肥大）をもたらす．この状態を肺性心（cor pulmonale）と定義する．肺性心は慢性呼吸不全の予後を規定する重要な因子である．しかしながら，早期の肺動脈圧上昇は持続的な酸素吸入によって可逆的に改善する．それゆえ，慢性呼吸不全の治療において長期酸素吸入療法（long-term oxygen therapy：LTOT）は重要な役割を担う．

消化性潰瘍

呼吸不全に消化性潰瘍が高率に合併することは，よく知られている．急性呼吸不全には出血を伴うびらん性潰瘍，慢性呼吸不全には単発・大型の潰瘍が合併する．消化性潰瘍の発生にはストレス，低酸素血症と高炭酸ガス血症によるガストリン分泌の亢進，ステロイドなどの治療薬剤が関与する．

腎不全

PaO_2 が低下すると糸球体濾過値（GFR）が低下する（特に PaO_2 が 40 Torr 以下で著明）．GFR の低下は，高二酸化炭素血症によってさらに増悪する．

肝障害

低酸素血症による肝障害は，急性呼吸不全あるいは慢性呼吸不全の増悪時に高頻度に認められる．肝障害は乳酸利用を低下させるので呼吸不全による組織低酸素と肝障害の合併は重篤な乳酸アシドーシスを招来する．

電解質異常

II 型呼吸不全では高二酸化炭素血症によって電解質異常が発現する．II 型呼吸不全の急性期には，腎を介する代謝性代償が十分ではないので，呼吸性アシドーシスに起因する過剰な H^+ は，赤血球を中心とした細胞内緩衝系（ヘモグロビンなどの蛋白）によって緩衝される．この過程で細胞内 Na^+，K^+ は細胞外に移行する．

II 型呼吸不全の慢性期には，腎を介する代謝性代償によって腎からの HCO_3^- の再吸収が増加する．H^+ は細胞内へ，Na^+，K^+ は細胞外に移動する．Na^+ は尿細管で再吸収されるのに対し，K^+ は再吸収されないので，II 型呼吸不全の慢性期には体内総 Na^+ 量は維持されるが，総 K^+ 量は減少する．

呼吸不全の病態生理

I 型呼吸不全

低酸素血症とは血液，特に各臓器・組織に酸素を供給する動脈血の酸素分圧（PaO_2）あるいは酸素含量（CaO_2）が低下した状態である（❷）．I 型呼吸不全には PaO_2，CaO_2 の低下に加え心拍出量の低下も含まれる．CaO_2 の低下は PaO_2 の低下が主たる原因であるが貧血，一酸化炭素中毒など血中の有効ヘモグロビン濃度が低下する場合にも発生する．生体各臓器・組織への酸素供給は心拍出量と CaO_2 の積で与えられるので PaO_2 に加え CaO_2，心拍出量の変化にも留意する必要がある．

慢性 I 型呼吸不全の発生頻度は慢性 II 型呼吸不全の約 2 倍と考えられている．

II 型呼吸不全

II 型呼吸不全とは，肺胞換気量の低下（肺胞低換気：alveolar hypoventilation）のために O_2 摂取，CO_2 排泄が障害された状態である．肺胞換気量（$\dot{V}A$）は全体の換気量（$\dot{V}E$）と死腔換気量（$\dot{V}D$）との差であり，その減少は $\dot{V}E$ の低下（一次性肺胞低換気）あるいは $\dot{V}D$ の増加（二次性肺胞低換気）によってもたらされる．一次性肺胞低換気は $\dot{V}E$ を作り出す呼吸中枢から呼吸筋に至る経路においていずれかの部位に異常が生じた場合に発現し，その原因疾患は多岐にわたる（❸）．

$\dot{V}D$ には解剖学的死腔（ガス交換を行わない気道の容積）と肺胞死腔とがあり，両者を併せて生理学的死腔と定義する．疾患肺では肺胞死腔が増加し，それに伴い生理学的死腔が増加する．$\dot{V}D$ が増加すると，一時的に高二酸化炭素血症と低酸素血症が発生する．高二酸化炭素血症は延髄表層に存在する中枢化学受容体を，低酸素血症は頸動脈体，大動脈体に存在する末梢化学受容体を刺激する．化学受容体の刺激は $\dot{V}E$ を増大させ CO_2 蓄積を是正する．しかしながら，生理学的死腔の 1 回換気量に占める割合（$\dot{V}D/\dot{V}T$）が 60 % 以上になると $\dot{V}D$ の上昇を $\dot{V}E$ の増加で代償できなくなり肺胞低換気が発生する．二次性肺胞低換気を惹起する疾患としては COPD（34 %），重症喘息（13 %），肺結核後遺症などが上位を占める．

慢性呼吸不全の治療

在宅酸素療法（HOT）

慢性呼吸不全の安定期管理（薬物など）は基礎疾患によって異なるが，呼吸不全に対しては画一的な対処がなされる．それらのなかで最も重要なものが長期酸

素投与（LTOT）を在宅で行う在宅酸素療法（home oxygen therapy：HOT）である．HOTは慢性低酸素血症による生体への悪影響を緩和することを目的とする．わが国におけるHOT適用基準は以下のとおりである（1985年保険適用）．
①室内気吸入時の安静時 $PaO_2 \leqq 55$ Torr
②安静時 PaO_2 が60 Torr以下（55 Torr＜$PaO_2 \leqq$ 60 Torr）でも肺性心（肺高血圧症）の合併，睡眠時または運動負荷時の著しい低酸素血症
③慢性心不全患者のうち，NYHA III度以上，睡眠時にCheyne-Stokes呼吸を認め，無呼吸・低呼吸数（AHI：apnea/hypopnea index）が20以上
④チアノーゼ型先天性心疾患患者（Fallot四徴症，大血管転位症，三尖弁閉鎖症，総動脈幹症，単心室など）における発作性の低酸素血症に対する救命的処置として

PaO_2 の代用として経皮的酸素飽和度（SpO_2：88以下）を用いても差し支えない（❶）．

わが国におけるHOT患者の総数は2016年度において17万人であり，20年前の約4倍に増加している（❹）．疾患の内訳は，COPDが45％，肺線維症・間質性肺炎が18％，肺結核後遺症が12％，肺癌6％，神経筋疾患が2％を占める．慢性心不全は3％と2004年に保険適用されて以来，徐々に増加傾向にある．この30年間におけるHOTの特徴は肺結核後遺症の割合が減少し，COPDが増加していることである．わが国の長期予後調査より，COPDならびに肺結核後遺症に対するHOTは生命予後を改善することが示された．両疾患の生命予後改善には肺高血圧進展予防ならびに睡眠中の低酸素血症是正が関係する．また，1日におけるHOT施行時間が長くなるほど生命予後が改善する．しかしながら，準呼吸不全に対するHOTの生命予後改善効果は少ない．間質性疾患，肺癌の予後はHOTによって改善しない．睡眠時呼吸障害を伴う慢性心不全ではHOTによって左室機能，運動耐容能が改善する．

在宅人工呼吸療法（HMV）

II型呼吸不全ではCO_2蓄積を伴い重症例が多い

❸ 一次性肺胞低換気の原因病態・疾患
1) 呼吸中枢の障害
　・脳幹部障害
　・Ondine's curse（呼吸中枢に病巣あり）
　・原発性肺胞低換気症候群（呼吸中枢に病巣なし）
　・中枢型睡眠時無呼吸症候群（CSA）
　・甲状腺機能低下症
　・呼吸抑制薬の過剰投与
2) 化学調節の抑制
　・代謝性アルカローシス（低カリウム血症を除く）
3) 脊髄伝導路の障害
　・高位脊髄損傷，脊髄炎，高位脊髄腫瘍など
4) 脊髄前角細胞の障害
　・筋萎縮性側索硬化症，ポリオなど
5) 末梢神経炎
　・Guillain-Barré症候群，ジフテリア，ポルフィリン尿症など
6) 神経・筋接合部障害
　・重症筋無力症，パラチオン中毒，抗コリンエステラーゼ薬の過剰投与など
7) 呼吸筋障害
　・進行性筋ジストロフィー，筋緊張性ジストロフィー，膠原病（SLE，PM），呼吸筋疲労など

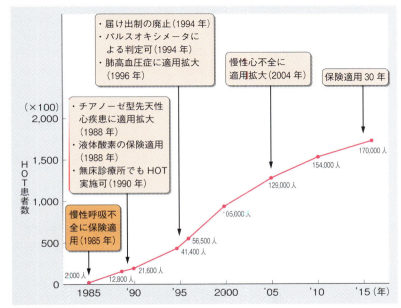

❹ わが国におけるHOT患者数の推移
（ガスメディキーナ 2016 vol.21 をもとに作成）

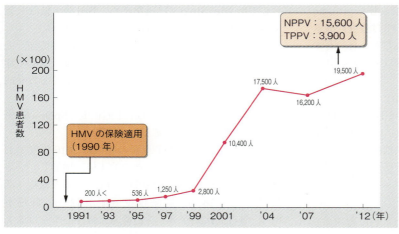

❺ わが国における HMV 患者数の推移
(矢野経済研究所：2012 年版 在宅医療市場の現状と展望. をもとに作成)

これらの患者は HOT のみでは管理できず，在宅人工呼吸療法（home mechanical ventilation：HMV）が適応となる．1990 年に保険適用されて以来，HMV 患者数は年々増加し，2012 年には 19,500 人の HMV 症例が報告されている（❺）．2012 年の内訳は，非侵襲的陽圧換気（noninvasive positive pressure ventilation：NPPV）が 80％，気管切開下陽圧換気（tracheostomy positive pressure ventilation：TPPV）が 20％であった．

NPPV では，気管切開や挿管を行わないで非侵襲的に鼻あるいは顔マスクを用いて人工呼吸を施行する．NPPV は断続的な使用が可能であり，会話，食事などを楽しむことができる．NPPV の 70％に HOT が併用されている．2010 年の在宅呼吸ケア白書によると NPPV 適用患者の内訳は，COPD が 26％，肺結核後遺症が 23％，神経筋疾患が 18％，脊椎後側彎症が 5％，肺胞低換気症候群が 3％，肺高血圧症が 3％，肺線維・間質性肺炎が 2％であった．

TPPV は主として神経・筋疾患に適用され（72％），COPD（6％）あるいは肺結核後遺症（4％）の占める割合は少ない．TPPV の 46％に HOT が併用されている．

日本呼吸器学会から提示されたガイドラインによると慢性呼吸不全に対する長期 NPPV の導入基準（2015年）は以下のとおりである．

① COPD を基本病態とし，肺性心の自・他覚徴候を有し，かつ，以下の 3 項目のうちいずれかを満足する場合
 1) 酸素投与の有無にかかわらず $PaCO_2 \geq 55$ Torr
 2) $PaCO_2 < 55$ Torr であっても睡眠時低換気性低酸素血症を認める（酸素投与の有無にかかわらず夜間 $SpO_2 < 90％$ が 5 分以上，あるいは全睡眠時間の 10％以上）．
 3) 安定期 $PaCO_2 < 55$ Torr であっても高二酸化炭素血症を伴う増悪入院を繰り返す．

② 拘束性換気障害（肺結核後遺症，脊椎後側彎症など）を基本病態とし，肺性心の自・他覚徴候を有し，かつ，以下の項目のいずれかを満足する場合
 1) 覚醒時の肺胞低換気（$PaCO_2 \geq 45$ Torr）
 2) 睡眠時低換気性低酸素血症（室内気吸入時 $SpO_2 < 90％$ が 5 分以上，あるいは全睡眠時間の 10％以上）
 3) 肺性心の自・他覚徴候を認めない場合でも日中 $PaCO_2 \geq 60$ Torr，あるいは高二酸化炭素血症を伴う増悪入院を繰り返す．

CO_2 蓄積を伴う重症増悪の院内死亡率は 10％，1 年後の死亡率は 40％に達する．呼吸不全重症増悪の集学的治療にあって静脈血栓症，機械呼吸に伴う人工呼吸関連肺炎（ventilator-associated pneumonia：VAP）の予防は重要である．静脈血栓症として深部静脈血栓症（deep venous thrombosis：DVT）とそれに伴う急性肺血栓塞栓症（pulmonary thromboembolism：PTE）に留意する必要がある．DVT/PTE の予防として，下肢弾性ストッキング，間欠的空気圧迫，低用量ヘパリン，一時留置型下大静脈フィルターの挿入を状況に応じ考慮する．VAP は不適切な抗菌薬の使用，ステロイド投与，挿管，清潔操作の不徹底などのために発生する二次的肺炎である．VAP を併発すると死亡率は 50％に達するので特に注意が必要である．

付 間欠的低酸素血症

持続的低酸素血症と間欠的低酸素血症の分子生物学

通常の持続的低酸素血症（SH）と，睡眠時無呼吸症候群（SAS）によって代表される間欠的低酸素血症（IH）では質的に異なった細胞内シグナルが発現する（❻）．SH の場合，転写因子の一つである低酸素誘導

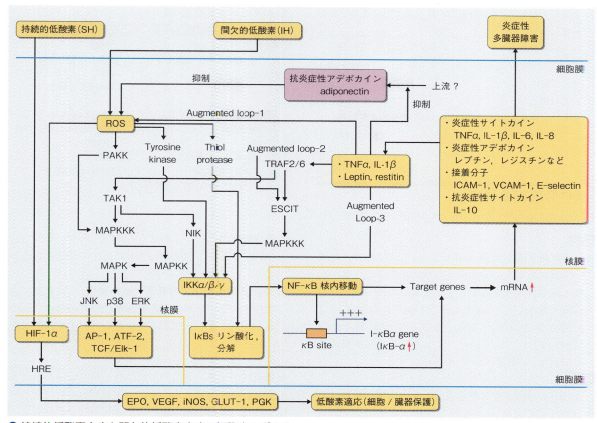

⑥ 持続的低酸素血症と間欠的低酸素血症の細胞内シグナル

因子（hypoxia inducible factor-1α：HIF-1α）を分解する酵素活性が抑制され，HIF-1αは細胞核内に移動する．その結果，HIF-1αは種々の遺伝子上に存在するHRE（hypoxia response element）と結合し，EPO（erythropoietin），VEGF（vascular endothelial growth factor），iNOS（inducible NO synthase），GLUT-1（glucose transporter-1）などの発現を促進し，Hb増加，血管新生，血管拡張，糖代謝の亢進をもたらす．これらは生体の低酸素適応反応（hypoxic adaptation）であり，細胞・臓器保護的に作用する．すなわち，SHを主体とした呼吸不全では低酸素による細胞傷害と低酸素適応反応による細胞・臓器保護作用のバランスによって多臓器障害の程度が決定される．

一方，IHの場合，睡眠中に繰り返される無呼吸と呼吸再開によって虚血・再灌流類似反応が発生し，過剰の活性酸素（reactive oxygen species：ROS）が産生される．ROSは種々のキナーゼを活性化し，炎症性転写因子NF-κBの核内移動を亢進し，種々の炎症性サイトカインの発現を促進する．以上の結果，IHは生体各所で持続的炎症を招来し，インスリン抵抗，高血圧，糖尿病，心血管病変（心筋梗塞，心臓突然死，脳梗塞，CKD，消化性潰瘍，大動脈解離）などを惹起・増悪させる（炎症性多臓器障害）．

間欠的低酸素血症性呼吸不全

IHは，「O_2，CO_2の異常によって生体が正常な機能を営み得なくなった状態」という呼吸不全の定義を満足する特殊病態の一つである．IH性呼吸不全では睡眠中に産生されるROS量が重要で，それが多臓器障害の程度を規定する．IH性呼吸不全は，SH性呼吸不全の診断基準であるスポット測定$PaO_2 \leq 60$ Torrでは診断できず，無呼吸・低呼吸指標（apnea/hypopnea index：AHI），睡眠中の最低SpO_2，低酸素時間（睡眠中$SpO_2 < 90\%$の時間）などを加味して総合的に診断する必要がある．

（山口佳寿博）

●文献

1) 山口佳寿博：慢性呼吸不全．特集　呼吸器疾患の70年を振り返る―日本胸部臨床とともに．日本胸部臨床 2011；70：1053．
2) 山口佳寿博：パルスオキシメーター（SpO_2）．特集　自己管理および在宅医療のための機器と治療法の展開．成人病と生活習慣病 2012；42：469．
3) 日本呼吸器学会肺生理専門委員会　在宅呼吸ケア白書ワー

キンググループ：在宅呼吸器ケア白書 2010．東京：日本呼吸器学会；2010.

4) 日本呼吸器学会 NPPV ガイドライン作成委員会（編）：NPPV（非侵襲的陽圧換気療法）ガイドライン（改訂第2版）．東京：南江堂；2015.

5) 日本呼吸ケア・リハビリテーション学会酸素療法マニュアル作成委員会，日本呼吸器学会肺生理専門委員会（編）：酸素療法マニュアル（酸素療法ガイドライン改訂版）．2017.

急性呼吸促迫症候群
acute respiratory distress syndrome（ARDS）

概念

● 急性呼吸促迫症候群（ARDS）は生体に加わった強い侵襲の結果生じる肺の非特異的な反応で，肺の炎症と透過性亢進を特徴とする症候群である．

● 診断基準として ①急性発症，②胸部 X 線写真・CT 上の両側性陰影，③陽圧換気下での低酸素血症（$PaO_2/FIO_2 \leq 300$ Torr），④左心不全や輸液過量のみで病態を説明不能，の 4 項目から成る．

病因

ARDS の誘因となる危険因子，基礎病態は多岐にわたるが，肺に対する直接的な侵襲（直接損傷 direct injury）と間接的な侵襲（間接損傷 indirect injury）とに大別される（❼）．直接損傷としては重症肺炎や胃内容物の誤嚥，溺水などがあり，間接損傷には敗血症や外傷，急性膵炎などがある．なかでも敗血症と重症肺炎の頻度が高く，それぞれ ARDS 全体の 25〜40 ％を占める．

病態生理

ARDS の本態は，高度の炎症に伴い肺胞隔壁（血管内皮，肺胞上皮）の透過性が亢進することにより生じる非心原性肺水腫である．この炎症および組織傷害では肺内に過剰に集積した好中球が重要な役割を果たす．肺間質や肺胞腔内に到達した好中球から好中球エラスターゼや活性酸素などの組織傷害性物質が放出され，血管内皮と肺胞上皮の細胞傷害を伴う肺の高度の炎症が生じ，肺胞小血管内皮および肺胞上皮の透過性亢進が起こる．血管内皮の透過性が亢進すると血管・気管支周囲の間質内に水分が漏出・貯留し，間質性肺水腫の状態になる．さらに肺胞上皮まで傷害されると，血漿成分を含んだ滲出液が肺胞腔内に充満し，肺胞性肺水腫の状態になる．

ARDS 患者にみられる病態生理をまとめると以下のようになる．

シャント形成による低酸素血症：肺胞腔内に水腫液が貯留すると表面張力の低下により肺胞は虚脱し，ガス交換が障害される．このような肺胞へも血流は保たれるため，シャント血流が増加し，高度の低酸素血症が生じる．

肺コンプライアンスの低下（肺の硬化）：肺水腫による肺胞サーファクタントの機能不全などのため，肺の伸展性が低下し，膨張が障害される．肺圧量曲線は正常に比べ右下方に偏位し，肺コンプライアンスが著しく低下する．

気道抵抗の上昇：気道内に水腫液が貯留することにより気道抵抗が上昇する．また小気道周囲の肺間質への水分貯留（間質性肺水腫）により気道狭窄が生じることでも気道抵抗は上昇する．

拡散障害：肺胞から肺毛細血管に至る経路の拡散能が浮腫状態により低下することから，低酸素血症が生じる．なお，二酸化炭素の拡散能力は酸素の 20 倍とされ，拡散障害があっても，低換気がない限り高二酸化炭素血症は生じない．

換気血流比不均等分布：肺の重さのかかっている荷重部（患者が仰臥位であれば背側）を中心に肺内水分量が増加するため，背側では腹側に比べ，肺の換気が著しく低下する．これに対して，血流は荷重部である背側に多いため，腹側と背側の間で換気血流比の不均等分布が生じる．

肺血管抵抗の上昇：換気不良部では肺血管の収縮（低酸素性肺血管攣縮）が起こり，肺血管抵抗が上昇する．また肺血管内での微小血栓の形成や肺間質への水分貯留による肺血管への圧迫も相まって肺血管抵抗が上昇し，肺高血圧を生じる．

病理

発症早期の ARDS における組織学的変化は，びまん性肺胞損傷（diffuse alveolar damage：DAD）と呼ばれ，間質と肺胞における蛋白含量の多い出血性の水腫が特徴的である．ARDS の診断基準を満たしても DAD を呈さない場合があるが，重症度が高くなるほど DAD を呈する患者の比率は高くなる．一般的に

❼ ARDS の主な原因疾患

	直接損傷	間接損傷
頻度の高いもの	肺炎 胃内容物の吸引（誤嚥）	敗血症 外傷，高度の熱傷（特にショック，多量の輸血を伴う場合）
頻度の低いもの	肺挫傷 脂肪塞栓 溺水 吸入傷害（有毒ガスなど） 再灌流性肺水腫（肺移植，肺塞栓除去術後など）	心肺バイパス術 薬物中毒（ヘロインなど） 急性膵炎 輸血 自己免疫疾患

❽ ARDS の病理所見（DAD）の経時的変化

	滲出期	増殖（器質化）期	線維化期
呼吸不全発症からの期間	1〜7日以内	7〜21日	21日以降
特徴的病態	透過性肺水腫 炎症細胞浸潤と肺胞虚脱	滲出物の器質化 線維増殖性変化	肺の構造破壊 異常修復（リモデリング）
病理像	間質性・肺胞性浮腫 硝子膜形成 I型肺胞上皮細胞傷害 血管内皮細胞傷害	間質・気腔の筋線維芽細胞増生 膠原線維の沈着 II型肺胞上皮細胞の過形成 軽度の慢性炎症	膠原性線維化 小囊胞 蜂巣肺 II型肺胞上皮細胞の過形成
CT所見	すりガラス状陰影や浸潤影 斑状・びまん性汎小葉性分布 背側・下肺野に優位	すりガラス状陰影や浸潤影 肺容積減少（縮み） 牽引性気管支拡張の出現	牽引性気管支拡張 肺構造の歪み 囊胞や蜂巣肺

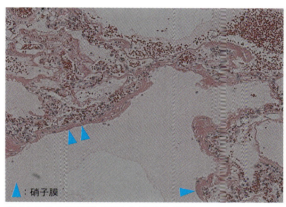

❾ ARDS の病理像（びまん性肺胞傷害）
肺毛細血管のうっ血，間質ならびに肺胞腔内浮腫があり，特に肺胞腔内に水腫液が充満している．また硝子膜形成（青三角）がみられる．

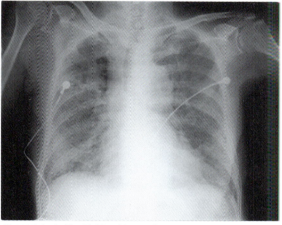

❿ ARDS 患者の胸部 X 線正面像
呼吸不全発現2日後．両肺野の透過性低下を認めるが，右上肺野には一部含気の多い部分もある．

DAD は時間経過で分類され，発症後1〜7日以内を滲出期，7〜21日以内を増殖（器質化）期，21日以降を線維化期という（❽）．滲出期には肺胞隔壁や肺胞腔内に多数の好中球の浸潤像を認め，また肺胞破壊に伴う硝子膜形成がみられる（❾）．この硝子膜は細胞崩壊産物，サーファクタントのほか，フィブリノーゲン，免疫グロブリン，補体などの血漿成分で構成される．発症約7日目以降には，フィブリンなどからなる肺胞内滲出物への線維芽細胞や血管内皮細胞の浸潤，II型肺胞上皮細胞の増殖といった線維増殖性変化が生じる．肺胞内滲出物はコラーゲンによって置換され，さらに肺胞隔壁や肺胞管にまで線維化が及ぶこともある．ARDS 収束後に線維化を残すかについては基礎疾患によって差があり，敗血症などの間接損傷に比べて，肺炎などの直接損傷では慢性期に線維化を認める頻度が高い．

ARDS 患者の剖検肺を発症7日以内，8〜21日，22日目以降に分けると，滲出期 DAD の所見は22日目以降ほとんどみられず，増殖期および線維化期の所見を呈する症例は発症からの期間が長くなるとともに増加する（❽）．また死亡例において比較的早期から増殖性変化や線維化がみられる傾向がある．ARDS 患者の肺ではさまざまな病理学的変化が混在しているが，線維化の程度は患者の生命予後や機能的予後と関連する．

【臨床症状】

ARDS の症状としては急性に発現する呼吸困難が典型的であるが，本症は敗血症や重症肺炎，外傷など多様な病態を誘因として発症するため，症状はその基礎病態によって左右される．また高齢者では呼吸困難の訴えが乏しく，意識障害や失見当識が前面に出ることがある．

【検査】

本症の診断に必要な検査は胸部画像検査（X線，CT）と動脈血ガス分析である．

胸部 X 線検査：胸部 X 線写真（❿）では両側性の浸潤影を認めるが，陰影の分布は必ずしもびまん性では

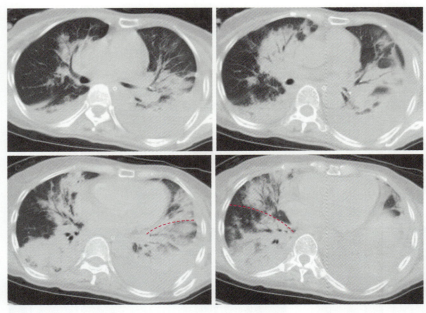

⓫ ARDS 患者の胸部 CT 像
腹側の胸膜直下には浸潤影が少ないが，背側は硬化像が主であり，その中間部分にはすりガラス状陰影を認める．葉間胸膜（破線）の腹側にも陰影が強く浸潤影の分布が重力の影響を受けていることがわかる．

ない．また病初期や脱水が顕著な場合には陰影が明らかでないこともある．

胸部 CT 検査：胸部 CT は，仰臥位で撮影した場合，腹側はほぼ正常な画像であるのに対し，背側（荷重部）は硬化像が主であり，その中間部分はすりガラス状になっている（⓫）．この陰影の偏在は，肺血管内静水圧と組織内静水圧との差が背側で大きくなり，肺水腫が背側優位に生じること，そして肺自体の重力の影響による肺虚脱が荷重部で起こりやすいことの両者を反映している．ARDS の病因が敗血症などの間接損傷の場合，陰影は荷重部に分布し，左右対称のことが多い．これに対し，直接損傷では肺炎を起こした部分に浸潤影がみられるなど陰影分布が不均一になる傾向がある．また気管支拡張像は線維増殖性変化による肺容量の減少を示唆しており，気管支拡張像が多い患者は人工呼吸器からの離脱が難しく，予後も悪い．

動脈血ガス分析：動脈血ガス分析では，肺胞気・動脈血酸素分圧較差（A-aDO$_2$）の開大を伴う PaO$_2$ の低下がみられる．PaCO$_2$ は病初期には低下していることが多いが，進行して換気障害を伴うようになると上昇する．また同時に測定できる乳酸値は組織の酸素需要と酸素供給の不均衡を鋭敏に反映する指標であり，敗血症性ショックの診断基準にも含まれている．

血液検査：末梢血で白血球増多がみられることが多いが，敗血症を伴う場合は逆に減少する．血清 CRP は高値を示し，敗血症や細菌性肺炎が基礎疾患である場合にはプロカルシトニンも上昇する．KL-6 や SP-D など肺胞上皮傷害のマーカーの上昇がみられ，KL-6 高値例は予後不良である．また血漿 BNP 値は心不全との鑑別に有用であり，BNP≦200 pg/mL の場合は ARDS，BNP≧1,200 pg/mL の場合は心原性肺水腫の可能性が高くなる．

【診断】

患者が急に強度の呼吸困難を訴え，マスクなどによる酸素投与でも改善しない低酸素血症があり，胸部 X 線で両側性浸潤影を認める場合には本症を疑うべきである．本症の診断基準は，①急性（おおむね 7 日以内の経過）の発症，②胸部画像上の両側性陰影（浸潤影，すりガラス状陰影など），③低酸素血症（5 cmH$_2$O 以上の PEEP または CPAP がかかった状態で PaO$_2$/FIO$_2$≦300 Torr），④左心不全や輸液過量以外の要因の存在，の 4 項目から成る．また酸素化障害の程度により重症度が分けられ，PaO$_2$/FIO$_2$ が 200 Torr 超で 300 Torr 以下の場合を軽症，100 Torr 超で 200 Torr 以下を中等症，100 Torr 以下を重症と分類する（⓬）．そのうえで左心不全や過剰輸液が否定され，陽圧呼吸でも酸素化障害がみられるならば，ARDS と診断される．

ただし上述の診断基準を満たす呼吸器疾患は多く，その中には特異的な治療法が存在する病態も含まれる．このため治療を開始するにあたっては，鑑別診断が重要になる．ARDS との鑑別が必要な疾患としては，肺炎（細菌性，ウイルス性，好酸球性など）や心不全（心原性肺水腫），急性間質性肺炎，急性好酸球性肺炎，びまん性肺胞出血，癌性リンパ管症，慢性間質性肺炎の急性増悪などがあげられる．これらの疾患との鑑別のため，患者の状態が許せば胸部 CT や気管支肺胞洗浄を施行することが望ましい．

⑫ ARDS の診断基準

急性発症	明らかな誘因または呼吸器症状の出現または悪化から1週間以内
胸部画像 （単純X線/CT）	両側性陰影（bilateral opacities） （胸水，無気肺，結節のみでは説明できない）
肺水腫の原因	心不全や輸液過量のみでは説明できない （可能なら心エコーなどの客観的評価が必要）
酸素化障害 　軽症 　中等症 　重症	 200 Torr$<$PaO$_2$/FIO$_2$≦300 Torr（PEEP/CPAP≧5 cmH$_2$O） 100 Torr$<$PaO$_2$/FIO$_2$≦200 Torr（PEEP≧5 cmH$_2$O） PaO$_2$/FIO$_2$≦100 Torr（PEEP≧5 cmH$_2$O）

合併症

　ARDS は多臓器不全の一部分症と理解されることもあり，播種性血管内凝固（disseminated intravascular coagulation：DIC）症候群や腎不全，肝不全，意識障害，消化管出血などさまざまな合併症がみられる．ARDS 患者の死亡原因としては呼吸不全よりも多臓器不全が多く，不全臓器数が増えるほど予後不良である．

治療

　ARDS に対する根本的な薬物療法は確立されていない．ARDS 患者の死亡原因として多臓器不全が重要であること，感染症を合併した症例では予後が悪いことなどから，治療方針としては，①基礎疾患に対する治療，②呼吸・循環などの全身管理，③臓器不全に対する治療，④感染症対策，が中心となる．

呼吸管理

肺保護的換気法：ARDS の治療において呼吸管理は中心的な位置を占めるが，その一方で人工呼吸自体が原因で正常肺が傷害されることや，既存の ARDS が悪化することが知られており，人工呼吸器関連肺損傷（ventilator-associated lung injury：VALI）と呼ばれている．VALI を抑制するには，①1回換気量を低く設定する低容量換気で肺の過伸展を避け，気道内圧を低く維持する，②呼気終末陽圧換気（positive end-expiratory pressure：PEEP）によって肺胞の虚脱・再開放を避ける，③その結果として PaCO$_2$ が上昇しても許容する，といった肺保護的換気法が提唱されている．アメリカでの大規模試験では低容量換気による死亡率の有意な低下が示され，わが国のガイドラインでも1回換気量を6～8 mL/kg（予測体重），プラトー圧を30 cmH$_2$O 以下にすることが推奨されている．

非侵襲的陽圧換気：ARDS 患者の呼吸管理は気管挿管下の人工換気が原則であるが，マスク装着で陽圧換気を行う非侵襲的陽圧換気（non-invasive positive pressure ventilation：NPPV）も行われる．NPPV は酸素化を改善し，呼吸困難や呼吸筋への負荷を軽減するため，わが国の診療ガイドラインでは初期の呼吸管理として提案している．軽症例や全身状態が良好な ARDS 患者では挿管を回避できることも少なくないが，NPPV 開始後1～2時間で改善傾向がない場合や開始後4～6時間で NPPV 施行前に設定した目標に達しない場合には挿管管理へ移行する．ARDS の重症度が高いほど NPPV の失敗率が高く，失敗例は予後不良である．ARDS 患者に NPPV を試みる際には，随時挿管に移行できる管理体制や経験あるスタッフが求められる．

薬物療法

副腎皮質ステロイド：ARDS 患者の生命予後を改善するというエビデンスはない．急性期短期大量投与（いわゆるパルス療法）や晩期の線維増殖性変化の抑制を目的としたステロイド治療の有効性は否定的である．一方，発症早期に比較的少量（メチルプレドニゾロン1～2 mg/kg/日）を一定期間使用し漸減する方法に人工呼吸器からの早期離脱など一定の有用性を示す可能性がある．使用する場合は，感染のコントロールを十分に行うことが重要である．

感染症対策：ARDS の症例では原因疾患が何であれ呼吸器感染症を合併する危険性が大きく，またいったん感染症を起こすと予後不良であることが知られている．ARDS 症例では感染の原因菌の同定に苦慮することが多く，また薬剤感受性の結果を待たずに治療を開始する必要に迫られるケースがほとんどであり，適切な empiric therapy を行わなければならない．このような場合，広い抗菌スペクトラムを有するカルバペネム系薬などに加え，マクロライド系薬あるいはニューキノロン系薬の2剤併用が推奨される．

全身管理

栄養管理：ARDS では多くの症例で人工呼吸器による呼吸管理が行われ，人工呼吸器からの離脱にあたって，呼吸筋力の低下が問題になることが多い．適切な栄養サポートにより呼吸筋力の低下を防ぎ，また免疫能を改善することが期待できるため，経腸栄養を基本とした栄養療法を積極的に行う．

水分管理：ARDS は肺血管外水分量が増え，肺水腫の状態にあるため，過剰な輸液はできるだけ避けるべきである．しかしショックを伴う場合など，循環動態を保つための輸液が必要になることもしばしばであり，

中心静脈圧をモニターしながら過剰な輸液を避けることが必要である.

理学療法

ARDS患者のうち,退院1年後でも仕事に復帰できた者は半数に満たず,その要因として呼吸機能障害や運動機能障害,認知機能障害などが考えられる.ICUで管理される重症患者では,しばしば急性のびまん性筋力低下がみられ,ICU-acquired weakness(ICU-AW)と呼ばれる.ICU-AWはARDS患者の約60%に合併し,人工呼吸管理やICU在室が長期に及んだ患者,高齢患者で多い傾向がみられる.ICU-AWの対策として,早期からの運動や離床が有効であり,理学療法は重要な介入手段である.

経過・予後

ARDSでは,重篤な低酸素血症を生じるが,多くの場合,死因は呼吸不全でなく多臓器不全である.また感染症を合併した症例では予後が悪い.本症の死亡率は1980年代後半までは50%を超え,特に原因疾患が敗血症の場合60%を超えるといわれていた.しかし1990年代以降,死亡率は徐々に低下し,最近の報告では25～40%程度にまで低下した.しかしこの間ARDSに対する有効な薬物療法が確立されたわけではないことを考慮すると,死亡率の低下は主として全身管理・呼吸管理の進歩によるものと考えられる.

（田坂定智）

●文献

1) Thompson BT, et al：Acute Respiratory Distress Syndrome. *N Engl J Med* 2017；377：562.

2) 3学会合同ARDS診療ガイドライン2016作成委員会（編）：ARDS診療ガイドライン2016.東京：日本呼吸器学会・総合医学社；2016.

3) ARDS Definition Task Force：Acute respiratory distress syndrome：the Berlin Definition. *JAMA* 2012；307：2526.

内科学書 Vol.2

索引

和文索引

あ

アイチウイルス　137
亜急性硬化性全脳炎　127
悪性関節リウマチ　216, 222, 223
悪性胸膜中皮腫　400, 511
悪性中皮腫　374
悪性リンパ腫　515, 523
握雪感　86
アクチン機能異常症　39
アザチオプリン　206
朝のこわばり　217, 264
アジア条虫　181
アシネトバクター　71, 72
足白癬　104
アスピリン喘息　423
アスベスト　487, 511
アスペルギルス症　97, 100
アスペルギローマ　101
アダリムマブ　208
圧力単位　496
アテゾリズマブ　398
アデノウイルス　122, 137
アトピー　316
アトピー型喘息　416
アトピー性皮膚炎　327, 337
アトピー素因　317, 322
アナフィラキシー　328
アナフィラキシー型アレルギー　316
アナフィラキシーショック　327, 328
アナフィラクトイド紫斑病　258
アニオンギャップ　392
アニサキス　176
アパシー　185
アバタセプト　208
アフェレシス療法　209
アフタ性潰瘍　279, 280, 305
アベルマブ　398
アポリポ蛋白　226
アポロ病　130
アマメシバ　430
アミノグリコシド系薬　27
アミロイド　563
アミロイドA　216, 225
アミロイドP　226
アミロイドーシス　216, 517, 563

あ（続き）

アメリカ鉤虫　173
アルキル化薬　206
アルコール　30
アルテミシニン　19
アレルギー性気管支肺アスペルギルス症　100, 465, 472
アレルギー性気管支肺真菌症　472
アレルギー性紫斑病　258
アレルギー性喘息　465
アレルギー性肉芽腫性血管炎　471
アレルギー性鼻炎　327, 333
アレルギー反応　195, 316
アレルゲン　325
アレルゲン免疫療法（減感作療法）　327, 335, 342, 419
アンジオテンシン変換酵素　154, 337
アンチゲネミア法　137
アンチバイオグラム　445
鞍鼻　304

い

胃MALTリンパ腫　70
胃アニサキス症　176
硫黄顆粒　102
易感染性宿主　5, 39
イキセキズマブ　208
イグラチモド　207
異常呼吸　362
異常呼吸音　362
移植後リンパ増殖性疾患　565
石綿　511
石綿肺　487
泉熱　71
イソシアネート　466
イソニアジド　453
一塩基多型　192
イチゴ舌　53
一次殺菌　34
一次性肺胞低換気　570
一酸化窒素　37
遺伝子診断　16
遺伝性PAH　501
イヌ回虫　177
イヌ糸状虫　177
イヌ糸状虫症　462
イピリムマブ　398
イリノテカン　532
医療・介護関連肺炎　443

い（続き）

医療関連感染症　3, 42
医療関連肺炎　72
インターフェロン　145, 230, 244
インターフェロンγ　37, 78, 196
インターフェロンγ遊離試験　453
インテグリン　217
咽頭炎　53
咽頭結膜熱　122
院内感染　42
院内肺炎　51, 442
インフリキシマブ　207
インフルエンザ　440
インフルエンザウイルス　21, 120
インフルエンザ菌　73
インフルエンザ脳症　122

う

ウイルス性肝炎　145
ウイルス性関節炎　300
ウイルス性下痢症　137
ウイルス性出血熱　138
ウイルス性髄膜炎　124
ウイルス性脳炎　124
ウイルス性肺炎　448
ウェステルマン肺吸虫症　179, 462
ウエストナイル熱　152
ウシ海綿状脳症　183
ウステキヌマブ　208
ウレアーゼ　66
運動負荷試験　388
運動誘発喘息　422
運動療法　212

え

エアブロンコグラム　376
栄養体　165
エーリキア症　108, 110
エオタキシン　322
液性免疫　12, 465
エキノコックス症　181
エコーウイルス　128
壊死性糸球体腎炎　253
エスプンディア　169
壊疽性膿瘡　72
エタネルセプト　208
エタンブトール　453
エトポシド　532

エプワース眠気スケール　413
エポキシド　530
エボラウイルス病　139
エボラ出血熱　139
エラスチン　191, 424
エリオナイト　511
エリスロマイシン　430
エルシニア　71
エルシニア腸炎　286
遠位指節間関節　217, 284, 287
円形脱毛症　104
円形無気肺　437
嚥下性肺疾患　447
嚥下反射　446
炎症性多臓器障害　573
炎症性腸疾患関連関節炎　283
炎症性背部痛　283
炎症の五徴　298
エンテロウイルス　128
エンテロウイルス発疹症　129
エンテロトキシン　83
エンテロバクター　65
円板状紅斑　230
円板状ループス疹　230

お

横隔膜　358, 526
横隔膜下膿瘍　528
横隔膜機能不全　527
横隔膜弛緩症　527
横隔膜粗動　526
横隔膜麻痺　526
黄色ブドウ球菌　51
黄熱　140
オウム病　113, 115, 449
オーシスト　167, 172
オーバーラップ症候群　238
悪寒戦慄　88
オキサゾリジノン系薬　27
おたふくかぜ　125
オプソニン化　194
オリゴ関節炎　218
オンディーヌの呪い症候群　412

か

蚊アレルギー　342
回帰熱　163
開胸肺生検　375
外傷性血胸　509
回虫　173
回虫症　462
外毒素　53
外膜複合体蛋白A　114
潰瘍性大腸炎　286
化学療法薬　16
過換気症候群　412
核酸アナログ製剤　145
拡散障害　574
核酸代謝拮抗薬　205, 206

喀痰検査　364
喀痰抗酸菌検査　452
獲得免疫　4, 11, 36, 193, 464
顎跛行　261
角膜ヘルペス　133
過誤腫　536
過酸化水素系消毒薬　30
ガス壊疽　85
仮性菌糸　97
かぜ症候群　119, 440
仮想気管支鏡ナビゲーション　368
家族性血球貪食症候群　349
家族性地中海熱　350
カタル症状　126
滑液　191
顎下腺腫大　310
学校保健安全法　8, 127
活性酸素　88
ガッティ型クリプトコックス症　107
滑膜　191, 215
滑膜-付着部複合体　284
カテーテル関連血流感染症　17
カテリシジン　34
可動関節　190
化膿性関節炎　297
化膿性胸膜炎　507
過敏性肺炎　319, 345, 466
カプノグラム　393
カフマシーン　406
花粉症　327, 333
過膨張性気腔　436
カラアザール　168
カラアザール後皮膚リーシュマニア症
　168
カリクレイン　337
顆粒球　223
顆粒球コロニー刺激因子　28
顆粒球マクロファージコロニー刺激因子
　11
カルシニューリン阻害薬　205
カルバペネム耐性腸内細菌化細菌　5,
　66
カルボプラチン　532
川崎病　247
肝アミロイドーシス　227
肝炎ウイルス　21, 145
換気機能障害の分類　383
換気血流比　356
換気血流比不均等　424, 574
換気シンチグラフィ　380
換気不均等　424
換気補助療法　428
肝吸虫　178
間欠的低酸素血症　568, 572
間欠的低酸素血症性呼吸不全　573
間欠的陽圧呼吸法　401
眼瞼浮腫　169
肝硬変　177
肝硬変と呼吸器障害　562
眼脂　122
環軸関節亜脱臼　218

カンジダ症　97, 149
間質　357
間質性肺炎　218, 245, 475, 566
間質性肺疾患　240, 475
間質マクロファージ　464
肝周囲炎　118
肝障害　570
環状紅斑　201
環状シトルリン化ペプチド　217
環状体　166
乾性咳嗽　74, 240
肝性胸水　562
乾性胸膜炎　507
癌性胸膜炎　373, 508, 536
癌性リンパ管症　538
関節　190
関節液　191, 215
関節炎　51, 199
間接伝播　2
関節軟骨　191
関節包　191, 215
関節リウマチ　48, 188, 198, 215, 560
乾癬　48, 104, 283
感染症の類型　7
感染症法　6
乾癬性関節炎　283, 287
感染性下痢症　92
感染性心内膜炎　88, 199, 298
感染防御機構　361
肝蛭　178
広東住血線虫　176
肝膿瘍　165
肝肺症候群　562
ガンビアトリパノソーマ　169
カンピロバクター　69, 92
肝不全　145
感冒　119
陥没呼吸　123

き

機械工の手　201, 244
気管　355
気管・気管支腫瘍　530
気管支　355
気管支拡張薬　396
気管支拡張症　432
気管支含気像　116
気管支鏡検査　367
気管支サーモプラスティ　371
気管支上皮性嚢胞　435
気管支食道瘻　539
気管支随伴リンパ組織　464
気管支喘息　326, 416
気管支動脈　358
気管支内生検　368
気管支熱形成術　371
気管支嚢胞　523
気管支肺アミロイドーシス　517
気管支肺炎　443
気管支肺胞洗浄　368

気管食道瘻　539
気胸　510, 548
菊池病　135
奇形腫　522
キサンチン系薬　326, 397
器質化肺炎　493
基質特異性拡張型 β-ラクタマーゼ　47
気腫性肺嚢胞　436
気腫性病変　424
キス病　135
寄生虫性肺疾患　462
偽痛風　194, 201, 221, 292, 296
喫煙　423
喫煙関連間質性肺炎　475
喫煙関連肺疾患　481
吃逆　526
気道異物　439
気道過敏性　417
気道過敏性試験　418
気道狭窄　424
気道クリーニング　361
軌道状影　433
気道ステント留置　370
気道抵抗　356, 386, 574
気道の炎症　424
気道リモデリング　417
キニジン　530
偽乳び胸　510
キネティクス　148
機能性身体症候群　266
機能的残気量　384
基本小体　113
偽膜性（大）腸炎　27, 86
キャピリア MAC 抗体　456
吸気性笛声　74
吸気流量　384
急性 CPP 結晶性関節炎　296
急性 / 亜急性間質性肺炎　475
急性咽頭炎　440
急性灰白髄炎　129
急性間質性肺炎　479
急性感染性上気道炎　334
急性気管支炎　440, 441
急性期呼吸リハビリテーション　405
急性好酸球性肺炎　470
急性呼吸促迫症候群　105, 154, 155,
　167, 174, 499, 574
急性糸球体腎炎　55
急性縦隔炎　518
急性出血性結膜炎　130
急性腎障害　561
急性腎障害における急性呼吸不全　561
急性膿胸　445, 507
急性肺血栓塞栓症　497
急性細気管支炎　441
急速進行性腎炎症候群　252
吸着法　209
牛痘　30
吸入気 O_2 濃度　390
吸入ステロイド薬　422
吸入性胸部リンパ節腫大　516

吸入療法　400
胸囲結核　529
胸郭　358
胸郭異常　528
狂犬病　143
胸腔鏡下肺生検　375
胸腔鏡検査　372
胸腔穿刺　371
胸腔ドレナージ　401
胸水クリアランス　508
胸水検査　371
胸腺癌　400
胸腺腫　400, 521
胸腺嚢胞　523
蟯虫　174
強直性脊椎炎　188, 283, 284
共通 γ 鎖欠損症　346
強皮症　188, 198, 560
胸部単純 X 線写真　376
胸壁　358
胸壁結核　529
胸壁原発悪性リンパ腫　565
胸壁腫瘍　528
胸膜炎　218, 232, 507
胸膜腫瘍　511
胸膜生検　372
莢膜多糖体　57
胸膜プラーク　488
胸膜癒着術　402
局所麻酔下胸腔鏡検査　373
巨細胞性動脈　247
巨細胞性動脈炎　261
巨細胞性封入体　150
三大気腫性肺嚢胞　436
去痰薬　397
キラー T 細胞　194
気瘤　436
気流閉塞　418
近位指節間関節　287, 217
筋萎縮性側索硬化症　411
筋炎　199
菌血症　51, 60, 67, 87, 92, 298
菌交代症　5
筋ジストロフィー　411
筋束周囲萎縮像　244
緊張性気胸　510
筋痛症　199

く

空気気管支像　443
クオラムセンシング　12
クオンティフェロン　363
口すぼめ呼吸　362
屈曲拘縮技位　184
クライオバイオプシープローブ　368
クラミジア　90, 113
クラミジア・トラコマチス　113, 118
クラミジア（クラミドフィラ）肺炎
　449
グラム染色　12

クラリスロマイシン　430
グランザイム　194, 271
グランザイム B　35, 37
クリオグロブリン　256, 271
クリオグロブリン血症　329
クリオグロブリン血症性血管炎　256
クリオピリン関連周期熱症候群　225
グリコサミノグリカン　191
グリコペプチド系薬　27
グリシルサイクリン系薬　27
クリプトコックス症　97, 98, 150
クリプトコックス髄膜炎　150
クリプトスポリジウム症　171
クリミア・コンゴ出血熱　140
クール　183
グルクロノキシロマンナン　460
グルココルチコイド　234, 307
クループ症候群　127
クレアチンキナーゼ　86
クレゾール　30
クレブシエラ　64
クレブシエラ肺炎　507
クロイツフェルト・ヤコブ病　183
クロモグリク酸ナトリウム　321
クロラムフェニコール系薬　27
クローン病　48

け

経気管支生検　368
経気管支肺生検　368
経験的治療　17, 47
警告徴候　141
形質細胞様樹状細胞　230, 197
頸動脈の雑音　199
珪肺　485, 516
経皮的 CO_2 分圧測定　393
経皮的酸素飽和度　569
経皮的酸素飽和度モニター　393
経鼻的持続陽圧呼吸療法　414
経皮的肺生検　375
稽留熱　230
外科的胸腔鏡　372
外科的肺生検　375
劇症肝炎　145
血液培養陽性菌　88
結核　28, 94, 150, 450, 515
結核性関節炎　301
結核性胸膜炎　374, 508
血管運動性鼻炎　334
血管炎症候群　198, 247
血管性浮腫　337
血管内大細胞型 B 細胞リンパ腫　565
血管内皮増殖因子　194
血球貪食症候群　130, 135, 141, 245
血胸　509
月経随伴性気胸　510, 511
月経随伴性血胸　510
結合組織疾患　188
血漿吸着法　209
血漿交換療法　209

血小板活性化因子　321
血小板減少症　130
血小板減少性紫斑病　127
結晶誘発性関節炎　221, 292
血清アミロイド蛋白 A　194, 216, 225
血清総 IgE　324, 363
血清反応陰性関節炎　221
血清反応陰性脊椎関節症　283
血清フェリチン　278
結節　269
結節硬化型 Hodgkin リンパ腫　524
結節性紅斑　201, 280, 305
結節性多発動脈炎　188, 247
血栓性血小板減少性紫斑病　210, 233
血栓性微小血管障害　210, 233, 240
結膜充血　158
ケトデオキシオクトン酸　113
ゲノムワイドの関連解析　192
ゲフィチニブ　493
ケモタキシス　349
下痢　137
ケルスス秃瘡　104
ゲルストマン・ストロイスラー・シャインカー症候群　183, 185
減圧症　495
検疫感染症　6
減感作療法　335
腱鞘炎　199
顕性誤嚥　446
原虫性肺疾患　462
原発性滲出性リンパ腫　565
原発性肺癌　530
原発性肺胞低換気症候群　410
原発性マクログロブリン血症　564
顕微鏡的多発血管炎　198, 247, 248

こ

コアグラーゼ陰性ブドウ球菌　51, 52
抗 C1q 血管炎　257
抗 CCP 抗体　202, 218, 300
高 CO_2 換気応答試験　388
抗 dsDNA 抗体　202
抗 HIV 療法　132
高 IgE 症候群　348
抗 IgE 療法　326
抗 Jo-1 抗体　202
抗 PD-L1 抗体　535
抗 Sm 抗体　202
抗アミノアシル tRNA 合成酵素抗体　202
抗ウイルス薬　21
好塩基球　316
後彎症　529
抗核抗体　241
降下性壊死性縦隔炎　518
硬化性血管腫　536
硬化性糸球体腎炎　231
硬化性縦隔炎　519
高ガンマグロブリン血症　270, 275, 310

抗寄生虫薬　22
剛棘顎口虫　177
抗菌薬　16, 22, 396
抗菌薬関連下痢症　86
口腔アレルギー症候群　334, 340
抗結核薬　28
抗原虫薬　22
抗原提示細胞　464
抗原特異的 IgE　363
膠原病　188
膠原病・血管炎による胸膜炎　508
膠原病重複症候群　198
膠原病と呼吸器障害　559
抗好中球細胞質抗体　199, 202, 248, 305
抗好中球細胞質抗体関連血管炎　247
抗コリン薬　326
好酸球性筋膜炎　188, 275
好酸球性髄膜炎　177
好酸球性髄膜脳炎　176
好酸球性多発血管炎性肉芽腫症　198, 247, 255, 471
好酸球性肉芽腫症　465
好酸球性粘液栓　472
好酸球性肺炎　468
好酸球増加・筋痛症候群　277
好酸球増多性鼻炎　334
抗酸菌塗抹検査　452
抗酸菌培養検査　452
抗糸球体基底膜抗体病　247
抗シトルリン化ペプチド抗体　300
抗受容体抗体型アレルギー　319
甲状腺刺激ホルモン　316, 319
抗真菌薬　22
口唇ヘルペス　133
高親和性 IgE 受容体　319
硬性気管支鏡　439
抗セントロメア抗体　202
光線力学療法　370, 530
抗体依存性細胞傷害　318
抗体依存性細胞傷害網内系細胞　198
鉤虫　173
好中球　34, 39, 279
好中球細胞外トラップ　252
後天性免疫不全症候群　40, 146
口内ヘルペス　133
高尿酸血症　292
紅斑　96, 104, 159, 169, 201, 280, 305, 336
紅斑熱群リケッチア症　108
抗ヒスタミン薬　336
項部硬直　56, 57, 125
高分解能 CT　377
酵母状真菌　97
抗リウマチ薬　206, 222, 289, 292
高流量鼻カニューレ　495
抗リン脂質抗体症候群　198, 232
高齢者肺炎　446
誤嚥　446
誤嚥性 (嚥下性) 肺炎　15, 443, 446
誤嚥性肺臓炎　446

コガタアカイエカ　125
呼気 CO 濃度　366
呼気 CO_2 濃度　393
呼気 NO 濃度　365, 366
呼気ガス検査　365
呼気性喘鳴　123
呼吸管理　403
呼吸機能検査　382
呼吸機能障害の評価　384
呼吸筋　359
呼吸筋疲労　411
呼吸筋力　386
呼吸細気管支　355
呼吸細気管支炎　424
呼吸細気管支炎を伴う間質性肺疾患　482
呼吸調節　354, 360, 388
呼吸抵抗　386
呼吸不全　568
呼吸リハビリテーション　405, 426
呼吸リハビリテーションのプログラム　409
コクサッキーウイルス　128, 129
コクシエラ肺炎　450
コクシジウム　172
コクシジオイデス症　107
黒死病　79
黒色痂皮　63
孤在性胸膜線維性腫瘍　514
骨髄異形成症候群　303
骨髄移植後の肺疾患　566
骨髄炎　51
骨盤内感染症　58
骨浮腫　285
古典型 Kaposi 肉腫　132
古典型回帰熱　163
ゴム腫　157
コラーゲン　191
ゴリムマブ　208
コレクチン　464
コレステロール胸膜炎　510
コレラ　68
コロニー　14
コロモジラミ　109
混合型粉じん性線維化巣　486
混合感染　83
混合静脈血酸素分圧　569
混合性結合組織病　188, 201, 221, 235, 560
コンソリデーション　376
コンプロマイズドホスト　39
棍棒状陰影　433

さ

サーファクタント蛋白　357, 464
臍窩　144
細気管支拡張症　494
細菌性赤痢　67
細菌性肺炎　442
サイクロスポーラ症　172

再興感染症　10
在郷軍人病　74
最小発育阻止濃度　17
在宅酸素療法　403, 570
在宅人工呼吸療法　571
サイトメガロウイルス　21, 136, 145
サイトメガロウイルス感染症　150
再発小細胞肺癌　533
再発性アフタ性潰瘍　279, 280
再発性多発軟骨炎　188, 199, 303
再発非小細胞肺癌　536
細胞　196
細胞外トラップ　253
細胞傷害型アレルギー　318
細胞傷害性T細胞　194, 271
細胞性免疫　12, 37, 465
再膨張性肺水腫　511
細胞媒介性アレルギー　318
細胞診検査　374
細胞融解型アレルギー　318
細葉　355, 357
嗄声　124
サブスタンスP　266
サポウイルス　137
サラセミア　230
サラゾスルファピリジン　207
サリルマブ　208
サルコイドーシス　188, 465, 516, 553
サル免疫不全ウイルス　147
サルモネラ　67
酸塩基調節障害診断チャート　392
三角錐胸　528
酸化ストレス　494
酸素解離曲線　569
酸素療法　402, 427
産道感染　2

し

次亜塩素酸ナトリウム　30
ジェットネブライザー　401
ジカウイルス　142
自家蛍光気管支鏡　368
志賀毒素　67
ジカ熱　142
子宮頸管炎　118
糸球体腎炎　230
軸索反射　322
シクロオキシゲナーゼ　203, 222
シクロスポリン（CsA）　205, 281, 289
シクロホスファミド　206, 235
死腔換気量　570
紫紅色紅斑　201
自己抗体　197, 233, 272
自己免疫性膵炎　307
自己免疫性肺胞蛋白症　357
自己免疫性リンパ球増殖症候群　349
糸状菌　97
糸状虫　175
シスト　460
シスプラチン　513, 532

自然型アレルギー　417
自然気胸　436, 510
指尖部潰瘍　201
自然免疫　4, 11, 33, 193, 349, 464
自然リンパ球　35, 195, 283
持続感染　2
持続性全身性リンパ節腫脹　149
持続的低酸素血症　568, 572
シゾント　166
市中感染　3
市中肺炎　51, 56, 72, 442
弛張熱　68
疾患修飾性抗リウマチ薬　48, 221, 301
疾患標識自己抗体　198
実質性肺炎　475
湿性咳嗽　123
湿性胸膜炎　507
湿性ラ音　121
シトクロム-P450　19, 330
シドフォビル　123
シナジー効果　19
紫斑　201, 305
ジフテリア　61
しぶり腹　67
脂肪付着異常　151
尺側偏位矯正　212
尺側変形　217
若年性特発性関節炎　218, 277
しゃっくり　526
シャペロン分子　204
シャント様効果　357
縦隔　515
縦隔炎　518
縦隔気腫　517
縦隔原発大細胞型B細胞リンパ腫　524
縦隔腫瘍　519
縦隔内甲状腺腫　520
縦隔リンパ節腫大　515
重症急性呼吸器症候群　154
重症筋無力症　197, 319, 411, 522
重症熱性血小板減少症候群　3
重症複合免疫不全　346
重症溶血性貧血　167
シュードモナス属　71
重複症候群　238
宿主-寄生体関係　2, 4
手指衛生　44
手術部位関連感染症　42
手術不能非小細胞肺癌　535
樹状組織　34, 197, 217, 464
手段的日常生活動作　212
出血性肺臓炎　159
受動免疫　28
腫瘍壊死因子受容体関連周期性症候群　225
主要外膜蛋白　114
腫瘍随伴症候群　514, 531
主要組織適合遺伝子複合体　11, 192, 319
純酸素吸入　496
消化管アミロイドーシス　227

消化性潰瘍　570
上気道　354
上気道炎　440
猩紅熱　53
小細胞肺癌　532
掌蹠膿疱症性骨関節炎　289
条虫症　180
小頭症　137
小痘瘡　144
消毒　29, 30
小胞体ストレス　550
漿膜炎　508
消耗症候群　149, 151
ショール徴候　244
職業性喘息　344, 422
職業性肺疾患　485
食中毒　92
食道穿孔　518
食道嚢胞　523
食物アレルギー　340
食物依存性運動誘発アナフィラキシー　317, 340
徐波睡眠　185
除皮質硬直　184
徐脈　68
シラミ　163
シルエットサイン　377
脂漏性皮膚炎　104
シロリムス　547
心アミロイドーシス　227
心因性吃逆　526
真菌　97
腎クリーゼ　239
神経原性腫瘍　523
神経鞘腫　523
神経線維腫　523
神経梅毒　157
神経ループス　229
腎血管筋脂肪腫　548
心血管梅毒　157
新興感染症　10
人工呼吸　403
人工呼吸（器）関連肺炎　42, 72, 403, 572
人工呼吸（器）関連肺損傷　403, 577
進行性多巣性白質脳症　151
進行非小細胞肺癌　535
心サルコイドーシス　554
人獣共通感染症　9, 32, 77, 80, 135, 153, 159, 162
侵襲性肺アスペルギルス症　459
侵襲性肺炎球菌感染症　55
侵襲的人工呼吸　403
浸潤型胸腺腫　522
腎症候性出血熱　142
靭帯　191
靭帯骨棘　285
靭帯骨棘形成　290
心内膜炎　73, 88, 232
心嚢炎　232
じん肺（塵肺）　218, 485, 516

深部静脈血栓症　497
腎不全　570
心膜嚢胞　523
じんま疹　336

す

垂直伝播　2, 4
水痘・帯状疱疹ウイルス　21, 133, 134
水平伝播　2, 3
髄膜炎　92
髄膜炎菌　57
髄膜炎菌性菌血症　57
髄膜炎菌性肺炎　57
睡眠関連呼吸障害　412
睡眠関連低換気障害　413
睡眠関連低酸素障害　413
睡眠時無呼吸症候群　412, 568
睡眠時無呼吸の検出　394
スーパーオキシド　494
スーパーオキシドアニオン　492
スクラッチテスト　323, 363
頭痛　261
ステノトロフォモナス属　71
ステロイド　204, 249, 326
ステロイド性大腿骨頭壊死　232
ストレートバック症候群　529
ストレプトキナーゼ　269
ストレプトグラミン系薬　27
ストレプトマイシン　453
ストレプトリジン-o　269
スパイラルCT　377
スパイログラム　382
スパイロメトリー　382
ズビニ鉤虫　173
スピロヘータ　157, 301
スポロゾイト　166
すりガラス状陰影　376, 461
スルファメトキサゾール　27

せ

声音振盪　362
性感染症　10, 58
性器ヘルペス　133
制御性T細胞　196, 307
性行為感染　118
正常呼吸音　362
精上皮腫　522
成人Still病　199, 277, 188
成人T細胞白血病/リンパ腫　146
精神神経ループス　238
成人喘息　416
静水肺水腫　358
精巣炎　126
青銅色の皮膚　86
静肺コンプライアンス　360, 386
生物学的製剤　195, 207, 222, 235, 289, 326
生物学的利用率　20
咳エチケット　441

赤芽球癆　522
咳込み　74
赤色皮膚描記症　336
脊髄症　146
咳喘息　421
脊柱異常　529
脊柱側彎　529
脊椎関節炎　201, 283
咳反射　446
赤痢　67, 286
赤痢アメーバ症　165, 462
セクキヌマブ　208
節外性粘膜関連濾胞辺縁帯リンパ腫　524
積極的酸素療法　402
舌区無気肺　438
赤血球凝集抑制反応法　128
接合菌症　97
接触皮膚炎　103, 104
セラチア　65
セリンプロテアーゼ　217
セリンプロテアーゼ阻害物質　549
セルカリア皮膚炎　178
セルトリズマブ　208
線維筋痛症　266
線維形成型中皮腫　512
線毛　355
尖圭コンジローム　152
潜在性結核感染　451
染色法　13
全身性エリテマトーデス　40, 188, 196, 198, 199, 202, 229, 560
全身性炎症反応症候群　88
全身性強皮症　238
全身性血管炎　560
全身性硬化症　198, 560
喘息　344, 416
喘息コントロール　419
喘息治療薬　420
線虫　173
先天性気管支嚢胞　539
先天性気管支閉塞　539
先天性中枢性肺胞低換気症候群　410
先天性嚢胞　523
先天性鳩胸　528
先天性風疹症候群　128
セントロメア　202
腺熱　110
全肺気量　385
潜伏感染　2
潜伏期　2
腺ペスト　79
前房蓄膿　280
蠕虫性肺疾患　462
喘鳴　124
旋毛虫　175

そ

総IgE値　324
早期非小細胞肺癌　535

爪甲鉤彎症　104
巣状肺炎　443
巣状分節状糸球体腎炎　231
僧帽弁閉鎖不全　304
ソーセージ様指　288
ソーセージ様の腫大　310
側彎　529
即時型アレルギー　316
即時型喘息反応　319, 416
側頭動脈炎　188, 247, 261
続発性自然気胸　510
続発性肺悪性リンパ腫　565
鼠咬症　161
鼠毒　162

た

体位ドレナージ療法　405
胎児敗血症性肉芽腫　60
大腸炎　165
大腸菌　63
大痘瘡　144
大動脈炎症候群　259
大動脈弁閉鎖不全症　199
胎内感染　2
大脳炎　60
体プレチスモグラフィ　384
タウ蛋白　184
高安動脈炎　188, 199, 247, 259
タキゾイト　167
タクロリムス　205
竹様脊椎　285
多呼吸　123
多剤耐性緑膿菌　22
多臓器不全　569, 577
脱血　209
ダニアレルギー　343
多発筋痛症　221
多発血管炎性肉芽腫症　198, 199, 200, 247, 188, 253
多発神経症　201
多発性筋炎　188, 198, 243, 411, 560
多発性神経炎　411
多発単神経炎　201
多病巣性好酸球性肉芽腫症　558
多包条虫　181
タルク　536
樽状胸郭　425
短期直接観察治療　28
炭坑夫じん肺　487
単純珪肺症　485
単純血漿交換法　209
単純性肺好酸球増多症　468
単純肺炎胸水　507
単純ヘルペスウイルス　21, 132, 153
単純ヘルペスウイルス感染症　150
炭疽　62
丹毒　54
蛋白漏出性胃腸症　179
単包条虫　181

再興感染症　10
在郷軍人病　74
最小発育阻止濃度　17
在宅酸素療法　403, 570
在宅人工呼吸療法　571
サイトメガロウイルス　21, 136, 145
サイトメガロウイルス感染症　150
再発小細胞肺癌　533
再発性アフタ性潰瘍　279, 280
再発性多発軟骨炎　188, 199, 303
再発非小細胞肺癌　536
細胞　196
細胞外トラップ　253
細胞傷害型アレルギー　318
細胞傷害性 T 細胞　194, 271
細胞性免疫　12, 37, 465
再膨張性肺水腫　511
細胞媒介性アレルギー　318
細胞診検査　374
細胞融解型アレルギー　318
細葉　355, 357
嗄声　124
サブスタンス P　266
サポウイルス　137
サラセミア　130
サラゾスルファピリジン　207
サリルマブ　208
サルコイドーシス　188, 465, 516, 553
サル免疫不全ウイルス　147
サルモネラ　67
酸塩基調節障害診断チャート　392
三角錐胸　528
酸化ストレス　494
酸素解離曲線　569
酸素療法　402, 427
産道感染　2

し

次亜塩素酸ナトリウム　30
ジェットネブライザー　401
ジカウイルス　142
自家蛍光気管支鏡　368
志賀毒素　67
ジカ熱　142
子宮頸管炎　118
糸球体腎炎　230
軸索反射　322
シクロオキシゲナーゼ　203, 222
シクロスポリン（CsA）　205, 281, 289
シクロホスファミド　206, 235
死腔換気量　570
紫紅色紅斑　201
自己抗体　197, 233, 272
自己免疫性膵炎　307
自己免疫性肺胞蛋白症　357
自己免疫性リンパ球増殖症候群　349
糸状菌　97
糸状虫　176
シスト　460
シスプラチン　513, 532

自然型アレルギー　417
自然気胸　436, 510
指尖部潰瘍　201
自然免疫　4, 11, 33, 193, 349, 464
自然リンパ球　35, 195, 283
持続感染　2
持続性全身性リンパ節腫脹　149
持続的低酸素血症　568, 572
シゾント　166
市中感染　3
市中肺炎　51, 56, 72, 442
弛張熱　68
疾患修飾性抗リウマチ薬　48, 221, 301
疾患標識自己抗体　198
実質性肺炎　475
湿性咳嗽　123
湿性胸膜炎　507
湿性ラ音　121
シトクロム-P450　19, 330
シドフォビル　123
シナジー効果　19
紫斑　201, 305
ジフテリア　61
しぶり腹　67
脂肪付着異常　151
尺側偏位矯正　212
尺側変形　217
若年性特発性関節炎　218, 277
しゃっくり　526
シャペロン分子　204
シャント様効果　357
縦隔　515
縦隔炎　518
縦隔気腫　517
縦隔原発大細胞型 B 細胞リンパ腫　524
縦隔腫瘍　519
縦隔内甲状腺腫　520
縦隔リンパ節腫大　515
重症急性呼吸器症候群　154
重症筋無力症　197, 319, 411, 522
重症熱性血小板減少症候群　3
重症複合免疫不全症　346
重症溶血性貧血　167
シュードモナス属　71
重複症候群　238
宿主-寄生体関係　2, 4
手指衛生　44
手術部位関連感染症　42
手術不能非小細胞肺癌　535
樹状細胞　34, 197, 217, 464
手段の日常生活動作　212
出血性肺臓炎　159
受動免疫　28
腫瘍壊死因子受容体関連周期性症候群　225
主要外膜蛋白　114
腫瘍随伴症候群　514, 531
主要組織適合遺伝子複合体　11, 192, 319
純酸素吸入　496
消化管アミロイドーシス　227

消化性潰瘍　570
上気道　354
上気道炎　440
猩紅熱　53
小細胞肺癌　532
掌蹠膿疱症性骨関節炎　289
条虫症　180
小頭症　137
小痘瘡　144
消毒　29, 30
小胞体ストレス　550
漿膜炎　508
消耗症候群　149, 151
ショック徴候　244
職業性喘息　344, 422
職業性肺疾患　485
食中毒　92
食道穿孔　518
食道嚢胞　523
食物アレルギー　340
食物依存性運動誘発アナフィラキシー　317, 340
徐波睡眠　185
除皮質硬直　184
徐脈　68
シラミ　163
シルエットサイン　377
脂漏性皮膚炎　104
シロリムス　547
心アミロイドーシス　227
心因性吃逆　526
真菌　97
腎クリーゼ　239
神経原性腫瘍　523
神経鞘腫　523
神経線維腫　523
神経梅毒　157
神経ループス　229
腎血管筋脂肪腫　548
心血管梅毒　157
新興感染症　10
人工呼吸　403
人工呼吸（器）関連肺炎　42, 72, 403, 572
人工呼吸（器）関連肺損傷　403, 577
進行性多巣性白質脳症　151
進行非小細胞肺癌　535
心サルコイドーシス　554
人獣共通感染症　9, 32, 77, 80, 115, 153, 159, 162
侵襲性肺アスペルギルス症　459
侵襲性肺炎球菌感染症　55
侵襲的人工呼吸　403
浸潤型胸腺腫　522
腎症候性出血熱　142
靭帯　191
靭帯骨棘　285
靭帯骨棘形成　290
心内膜炎　73, 88, 232
心嚢炎　232
じん肺（塵肺）　218, 485, 516

深部静脈血栓症　497
腎不全　570
心膜嚢胞　523
じんま疹　336

す

垂直伝播　2, 4
水痘・帯状疱疹ウイルス　21, 133, 134
水平伝播　2, 3
髄膜炎　92
髄膜炎菌　57
髄膜炎菌性菌血症　57
髄膜炎菌性肺炎　57
睡眠関連呼吸障害　412
睡眠関連低換気障害　413
睡眠関連低酸素障害　413
睡眠時無呼吸症候群　412, 568
睡眠時無呼吸の検出　394
スーパーオキシド　494
スーパーオキシドアニオン　492
スクラッチテスト　323, 363
頭痛　261
ステノトロフォモナス属　71
ステロイド　204, 249, 326
ステロイド性大腿骨頭壊死　232
ストレートバック症候群　529
ストレプトキナーゼ　269
ストレプトグラミン系薬　27
ストレプトマイシン　453
ストレプトリジン-o　269
スパイラルCT　377
スパイログラム　382
スパイロメトリー　382
ズビニ鉤虫　173
スピロヘータ　157, 301
スポロゾイト　166
すりガラス状陰影　376, 461
スルファメトキサゾール　27

せ

声音振盪　362
性感染症　10, 58
性器ヘルペス　133
制御性T細胞　196, 307
性行為感染　118
正常呼吸音　362
精上皮腫　522
成人Still病　199, 277, 188
成人T細胞白血病／リンパ腫　146
精神経ループス　238
成人喘息　416
静水肺水腫　358
精巣炎　126
青銅色の皮膚　86
静肺コンプライアンス　360, 386
生物学的製剤　195, 207, 222, 235,
　　289, 326
生物学的利用率　20
咳エチケット　441

赤芽球癆　522
咳込み　74
赤色皮膚描記症　336
脊髄症　146
咳喘息　421
脊柱異常　529
脊柱側彎　529
脊椎関節炎　201, 283
咳反射　446
赤痢　67, 286
赤痢アメーバ症　165, 462
セクキヌマブ　208
節外性粘膜関連濾胞辺縁帯リンパ腫
　　524
積極的酸素療法　402
舌区無気肺　438
赤血球凝集抑制反応法　128
接合菌症　97
接触皮膚炎　103, 104
セラチア　65
セリンプロテアーゼ　217
セリンプロテアーゼ阻害物質　549
セルカリア皮膚炎　178
セルトリズマブ　208
線維筋痛症　266
線維形成型中皮腫　512
線毛　355
尖圭コンジローム　152
潜在性結核感染　451
染色法　13
全身性エリテマトーデス　40, 188, 196,
　　198, 199, 202, 229, 560
全身性炎症反応症候群　88
全身性強皮症　238
全身性血管炎　560
全身性硬化症　198, 560
喘息　344, 416
喘息コントロール　419
喘息治療薬　420
線虫　173
先天性気管支嚢胞　539
先天性気管支閉塞　539
先天性中枢性肺胞低換気症候群　410
先天性嚢胞　523
先天性鳩胸　528
先天性風疹症候群　128
セントロメア　202
腺熱　110
全肺気量　385
潜伏感染　2
潜伏期　2
腺ペスト　79
前房蓄膿　280
蠕虫性肺疾患　462
喘鳴　124
旋毛虫　175

そ

総IgE値　324
早期非小細胞肺癌　535

爪甲鉤彎症　104
巣状肺炎　443
巣状分節状糸球体腎炎　231
僧帽弁閉鎖不全　304
ソーセージ様指　288
ソーセージ様の腫大　310
側彎　529
即時型アレルギー　316
即時型喘息反応　319, 416
側頭動脈炎　188, 247, 261
続発性自然気胸　510
続発性肺悪性リンパ腫　565
鼠咬症　161
鼠毒　162

た

体位ドレナージ療法　405
胎児敗血症性肉芽腫　60
大腸炎　165
大腸菌　63
大痘瘡　144
大動脈炎症候群　259
大動脈弁閉鎖不全症　199
胎内感染　2
大脳炎　60
体プレチスモグラフィ　384
タウ蛋白　184
高安動脈炎　188, 199, 247, 259
タキゾイト　167
タクロリムス　205
竹様脊椎　285
多呼吸　123
多剤耐性緑膿菌　22
多臓器不全　569, 577
脱血　209
ダニアレルギー　343
多発筋痛症　221
多発血管炎性肉芽腫症　198, 199, 200,
　　247, 188, 253
多発神経症　201
多発性筋炎　188, 198, 243, 411, 560
多発性神経炎　411
多発単神経炎　201
多病巣性好酸球性肉芽腫症　558
多包条虫　181
タルク　536
樽状胸郭　425
短期直接観察治療　28
炭坑夫じん肺　487
単純珪肺症　485
単純血漿交換法　209
単純性肺好酸球増多症　468
単純肺炎胸水　507
単純ヘルペスウイルス　21, 132, 153
単純ヘルペスウイルス感染症　150
炭疽　62
丹毒　54
蛋白漏出性胃腸症　179
単包条虫　181

ち

チアノーゼ　123, 362
チェックバルブ　439
遅延型アレルギー　318
チクングニアウイルス　142
チクングニア熱　142
致死性家族性不眠　183, 185
腟トリコモナス　170
遅発型喘息反応　319, 417
チフス　92
中耳炎　59
中手指節関節　217, 287
中心静脈カテーテル関連カンジダ症
　97
中心静脈カテーテル関連血流感染症
　42
中枢性過敏症候群　266
中枢性感作症候群　266
中枢性睡眠時無呼吸症候群　412
中枢性トレランス　196
中東呼吸器症候群　3, 155
中毒性表皮壊死症　331
中皮腫　511
腸アニサキス症　176
超音波ガイド下経気管支針吸引生検
　370
超音波ネブライザー　401
腸管出血性大腸菌 O157　92
腸間膜リンパ節炎　71
長期酸素療法　403
腸球菌　55
調節酸素療法　402
調節性 T 細胞　327
腸炭疽　62
腸チフス　67
直視下気管支生検　368
直接伝播　2
治療の薬物血中濃度測定　18
鎮咳薬　397

つ

通常型間質性肺炎　475
痛風　194, 201, 221, 292
痛風結節　293
痛風腎　294
つつが虫病　108, 109, 450
ツベリン　544
ツベルクリン反応　363, 453
爪周囲紅斑　201
爪白癬　104

て

手足口病　129
低 O₂ 換気応答試験　388
低ガンマグロブリン血症　522
低酸素血症　424, 570, 574
低酸素性肺血管攣縮　357

低親和性 IgE 受容体　319
定着　2
ディフェンシン　11, 34
低補体血症性蕁麻疹様血管炎　257
定量噴霧式ネブライザー　401
適応免疫　11
デコンディショニング　406
デスモシン　191
テトラサイクリン系薬　27
テネスムス　67
デフェロキサミン　102
デュルバルマブ　398, 400, 535
転移性肺腫瘍　537
電解質異常　570
デングウイルス　141
デング出血熱　141
デングショック症候群　141
デング熱　141
伝染性紅斑　130
伝染性単核（球）症　135
伝染性単核（球）症様症候群　135
伝染性軟属腫　337
伝染性膿痂疹　337
天然痘　144
天然痘ウイルス　144
伝播　2
癜風　103, 104

と

透過性肺水腫　358
痘臍　144
透視下肺末梢生検　368
透析　49
痘瘡　144
凍瘡様皮疹　201
糖尿病　197
洞不全症候群　227
動脈血酸素分圧　360
動脈血酸素飽和度　569
動脈血炭酸ガス分圧　360, 390
動脈硬化　199
動揺胸郭　529
トキシン B　87
トキソイド　31
トキソカラ症　177
トキソプラズマ　167
トキソプラズマ症　136, 462
トキソプラズマ脳症　150
毒性オイル症候群　277
毒素性ショック症候群　52
特発性間質性肺炎　475
特発性器質化肺炎　480
特発性胸部リンパ節腫大　516
特発性血小板減少性紫斑病　70
特発性好酸球性肺炎　470
特発性自然気胸　510
特発性縦隔気腫　517
特発性食道破裂　517
特発性線維性縦隔炎　519
特発性肺線維症　475

特発性肺胞蛋白症　465
特発性半月体形成性腎炎　198
特発性好酸球性肺炎　465
毒力　2, 5
トシリズマブ　208
突発性肺炎症候群　566
突発性発疹　131
とびひ　337
トファシチニブ　206
トポイソメラーゼ I　236
塗抹検査　364
ドライアイ　273
ドライバー遺伝子変異　535
ドライマウス　273
鳥関連慢性過敏性肺炎　466
トリコモナス　170
トリパノソーマ　169
トリメトプリム　27
努力肺活量　382
努力呼出曲線　382
トレランス　196
トロホゾイト　166
ドロレス顎口虫　177
トロンボキサン　203, 204, 321

な

内科的胸腔鏡　372
内臓リーシュマニア症　168
ナイーブ T 細胞　37, 464
永山斑　131
ナチュラルキラー細胞　318
夏かぜ症候群　128
夏型過敏性肺炎　466
怠け者白血球症候群　39
生ワクチン　30
軟骨　215
軟骨細胞　191
難治性吃逆　526
難治性喘息　423
軟性気管支鏡　439
軟性下疳　82
難聴　126, 128, 137, 303

に

二核顎口虫　177
肉芽腫性縦隔炎　519
二次殺菌　34
二次性アミロイドーシス　216, 218,
　225
二次性肺高血圧　429
二重膜濾過法　209
二相性感染　83
二相性喘息反応　319
日常生活関連動作　212
ニパウイルス　152
ニボー　80
ニボルマブ　398, 513
日本海裂頭条虫　180
日本顎口虫　177

日本紅斑熱　108, 109
日本住血吸虫　177
ニューキノロン　441
乳び胸　510
乳び漏　548
乳房外 Paget 病　104
ニューモシスチス肺炎　48, 49, 105,
　149, 460
尿酸　194
尿酸ナトリウム結晶　292
尿道留置カテーテル関連感染症　42
尿毒症　561
尿毒症毒素　561
尿毒症肺　561
尿路結石　294
ニンテダニブ　478

ね

ネコ回虫　177
ネコひっかき病　82
熱ショック蛋白　204
熱性けいれん　129
熱帯性好酸球性肺炎　469
熱帯熱マラリア　166
ネフローゼ症候群　227
粘液栓　472
粘血便　67
粘膜関連リンパ組織　36
粘膜関連リンパ組織リンパ腫　564
粘膜リーシュマニア症　169

の

ノイラミニダーゼ　121
脳炎　126, 176
膿胸　442, 507
嚢子　165
能動免疫　28
脳内神経炎症　266
脳内ミクログリア活性化症候群　266
脳膿瘍　60
脳波上周期性同期性放電　184
農夫肺　318, 491
膿疱　104
嚢胞性線維症　543
嚢胞性肺疾患　434
脳マラリア　167
農薬中毒　492
膿漏性角化症　300
ノカルジア症　103
ノロウイルス　92, 137

は

パーフォリン　35, 37, 194, 271
肺 Langerhans 細胞組織球症　465
肺 MAC　455, 457
肺 *Mycobacterium abscessus* 症　457
肺 *Mycobacterium kansasii* 症　457
肺 NTM 症　454

肺アスペルギルス症　100, 459
肺アスペルギローマ　459
肺うっ血　561
パイエル板　36
肺炎　59, 515
肺炎桿菌　64
肺炎球菌　55
肺炎クラミジア　113
肺炎クラミジア感染症　117
肺炎クラミドフィラ　119
肺炎随伴性胸水　507
肺炎マイコプラズマ　119
バイオ医薬品　207
バイオフィルム　12, 300
肺拡散機能検査　387
肺拡散能　386, 425
肺活量　382
肺化膿症　442
肺癌　398, 515, 530
肺気管支形成不全　539
肺気腫　423
肺吸虫症　179
肺気量分画　384
肺クリプトコックス症　99, 460
肺形成不全　539
肺結核　450
肺血管外水分量の測定　393
肺血管抵抗　574
敗血症　87, 576
敗血症型ペスト　79
敗血症性ショック　87
肺血栓塞栓症　497
肺血流シンチグラフィ　380
肺原発悪性リンパ腫　564
肺高血圧症　199, 232, 236, 500
肺コンプライアンス　574
胚細胞腫瘍　522
肺サーファクタント　356, 361
肺酸素障害　494
肺循環系　357
肺真菌症　458
肺水腫　358, 498
肺水腫のネガ像　470
肺生検　375
肺性心　569
肺線維症　218, 240
肺炭疽　62
肺動静脈瘻　504
肺動脈　357
肺動脈圧　393
肺動脈楔入圧　393
肺動脈性肺高血圧症　235, 237, 501
肺動脈リモデリング　236
肺トキソプラズマ症　462
梅毒　157
肺における免疫反応　464
肺膿瘍　442
肺ノカルジア症　103
肺不全　568
肺分画症　539
肺ペスト　79

肺胞　357
肺胞換気量　570
肺胞間質　357
肺胞気動脈血 O_2 分圧較差　390
肺胞上皮細胞　357
肺胞蛋白症　541
肺胞低換気　570
肺胞低換気症候群　410
肺胞微石症　541
肺胞マクロファージ　357, 361, 464
肺胞・毛細血管系　356
肺保護的換気法　577
肺ムーコル症　460
肺毛細血管　357
肺葉外分画症　540
培養検査　13, 364
肺葉内分画症　540
肺良性腫瘍　536
肺リンパ管系　358
破壊性関節炎　287
白癬　103
白癬症　104
白苔　98, 135, 165
バクテロイデス属　83
白内障　128
剥離性間質性肺炎　481
はしか　126
橋本病　199
播種性クリプトコックス症　150
播種性血管内凝固　80, 155, 167, 278
播種性トリコスポロン症　106
播種性ノカルジア症　103
播種性淋菌感染症　299
破傷風　84
パターン認識受容体　11, 464
ハチアレルギー　342
ばち指　362
白血球除去療法　209
白血球破砕性血管炎　257
白血病細胞の肺浸潤　566
パッチテスト　324
発熱症候群　108
発熱性好中球減少症　47
ハッフィング　407
鳩胸　528
パピローマウイルス　131
ハマルチン　544
はやり目　122
パラコクシジオイデス症　107
パラコート肺　492
バラ疹　68
パラチフス　67
バリシチニブ　208
バルトネラ属　82, 90
パルボウイルス　130, 300
半月体形成性糸球体腎炎　253
バンコマイシン耐性腸球菌　55
斑状丘疹性発疹　332
板状無気肺　437
ハンタウイルス　142

パンヌス　215, 217
反応性アミロイドーシス　225
反応性関節炎　283, 286, 297, 300
反応性血球貪食症候群　278

ひ

非 Hodgkin リンパ腫　150, 565
ビア樽状胸郭　425
非アトピー型喘息　317, 416
ヒアルロン酸　191, 513
非アレルギー性鼻炎　317
ピークフロー　384
非外傷性血胸　509
非結核性抗酸菌症　48, 454
粃糠様鱗屑　338
非呼吸性肺機能　360
脾腫　223
非小細胞肺癌　535
皮疹　201
非侵襲的人工呼吸　403
非侵襲的陽圧換気　306, 403, 577
ヒスタミン　195, 318, 336
ヒスタミン遊離試験　324
非ステロイド性抗炎症薬　203, 221,
　269, 283, 288, 292, 294, 328
ヒストプラズマ症　107
ビスホスホネート製剤　292
鼻疽　80
左下葉無気肺　438
左上葉無気肺　438
非鎮静性第二世代抗ヒスタミン薬　336
非定型肺炎　449
ビデオ補助胸腔鏡手術　372
ヒト T 細胞白血病ウイルス 1 型　174
ヒトアストロウイルス　137
非特異性間質性肺炎　479, 493
非特異的急性上気道炎　440
非特異的胸膜炎　374
ヒト乳頭腫ウイルス　152
ヒト白血球（型）抗原　192, 243
ヒトパピローマウイルス　152
ヒトパレコウイルス　137
ヒトヘルペスウイルス 4　135
ヒトヘルペスウイルス 5　136
ヒトヘルペスウイルス 6B　131
ヒトヘルペスウイルス 7　131
ヒトヘルペスウイルス 8　131, 150
ヒトボカウイルス　137
ヒトメタニューモウイルス　124
ヒト免疫不全ウイルス　99, 146
ヒドロキシクロロキン　206, 234
ヒドロキシラジカル　494
皮内テスト　324
皮内反応　363
皮膚筋炎　188, 198, 243, 560
皮膚真菌症　103
皮膚炭疽　62
皮膚ノカルジア症　103
ヒプノゾイト　166
皮膚リーシュマニア症　168

飛蚊症　177, 280
被包化胸水　508
ヒポキサンチン-グアニンホスホリボシ
　ルトランスフェラーゼ欠損症　292
肥満細胞　316
びまん性嚥下性細気管支炎　431
びまん性増殖性糸球体腎炎　231
びまん性大細胞型 B 細胞性リンパ腫
　564
びまん性特発性骨増殖症　290
びまん性肺サルコイドーシス症　554
びまん性肺胞障害　154, 155, 475, 493
びまん性肺胞損傷　574
びまん性汎細気管支炎　72, 429
肥満低換気症候群　411
百日咳　73
百日咳菌　73, 119
ヒューム　489
病原性　4
日和見感染　3
日和見感染症　5
ピラジナミド　453
ピラミッド胸　528
ビリダンス群ストレプトコックス感染症
　55
ピルフェニドン　478
ピロリン酸カルシウム　194, 296
ピロリン酸カルシウム結晶　292
ピロリン酸カルシウム沈着症　221

ふ

フィブリノイド　188, 216
フィブリン　507
フィブロネクチン　191
フィラリア　469
風疹　127
風疹ウイルス　145
フェノール　30
フェリチン　278
不活化ポリオワクチン　130
深掘れ潰瘍　201
複合免疫不全症　346
複雑珪肺症　485
複雑肺炎胸水　507
副腎皮質ステロイド　204, 249, 326
複数菌感染　83
副鼻腔炎　59
副鼻腔気管支症候群　432
不顕性感染　10
不顕性誤嚥　431, 446
フサリウム症　107
浮腫　362
浮腫性紅斑　336
付着部炎　199
普通感冒　440
不動関節　190
ブドウ球菌性食中毒　52
ブドウ球菌性熱傷様皮膚症候群　52
舞踏病　269
ぶどう膜炎　146

不明熱　309
ブラ　436, 510
ブラジキニン　337
フラジリシン　83
ブラストミセス症　107
プラチナ製剤　535
フラビウイルス　142
プリオン蛋白　183
プリオン病　183
プリックテスト　323, 363
フルオロキノロン系薬　27
ブルセラ症　78
ブルセラ属　90
プール熱　122
ブレブ　436, 510
プロカルシトニン　47
プロスタグランジン　204, 321
ブロダルマブ　208
プロテイナーゼ 3　251
プロテウス　66
プロテオグリカン　191
フローボリューム曲線　382
分時換気量　388
分子標的治療薬　398
糞線虫　174
分類不能型特発性間質性肺炎　475, 484
分類不能型免疫不全症　347

へ

閉塞性換気障害　383, 424, 548
閉塞性血栓性血管炎　247
閉塞性細気管支炎　430, 566
閉塞性睡眠時無呼吸障害　412
閉塞性睡眠時無呼吸低呼吸症候群　413
閉塞性肺炎　443
ベクター　32
ペスト　79
ペスト菌　71
ベズロトクスマブ　87
ペニシリン　330, 441
ペニシリン G　56
ペニシリン耐性肺炎球菌　55
ヘプシジン　194
ヘマグルチニン　121
ペムブロリズマブ　398
ペメトレキセド　513
ヘモフィルス属　73, 82
ヘリオトロープ疹　201, 243, 244
ヘリカル CT　377
ヘリコバクター　70
ベリムマブ　208
ベリリウム肺　490
ペルオキシナイトライト　494
ヘルパンギーナ　129
ヘルペスウイルス　21
ベロ毒素　67
変形性関節症　217, 301
鞭虫　174
ベンツピレン　530
ヘンドラウイルス　152

扁平苔癬　104

ほ

胞隔炎　475
包括的呼吸リハビリテーション　405
房室ブロック　227
放射性肺線維症　491
放射線肺臓炎　491
膨疹　336
放線菌症　102
蜂巣炎　199
蜂巣状陰影　377
蜂巣肺　476
包虫症　181
保菌　2
ホスホジエステラーゼ4（PDE4）　289
補体　34, 198, 223, 257, 318
補体価　216
補体欠損症　299
補体第1成分エステラーゼ阻害因子　337
発疹チフス　109
発疹チフス群リケッチア症　108
発疹熱　109
ボツリヌス菌　92
骨 Paget 病　290
ポリオ　129, 411
ポリオウイルス　128
ポリソムノグラフィ　394, 413
ポリペプチド系　27
ボレリア・ミヤモトイ病　163

ま

マイクロ RNA　193
マイコプラズマ　111
マイコプラズマ肺炎　448
マイネルト基底核　185
マカロニサイン　260
膜侵襲複合　194
マクロファージ　34, 216, 217, 318
マクロファージ活性化症候群　278
マクロライド系薬　27, 430, 441
麻疹　126
麻疹ウイルス　126, 145
麻疹様発疹　332
マスト細胞　316
マストミス　139
マダニ　77, 159, 301
末梢気道　355
末梢気道病変　429
末梢性トレランス　196
マトリックスメタロプロテアーゼ　216
マラセチア　103
マラリア　166
マルチスライス CT　377
マルネッフェイ型ペニシリウム症　107
マールブルグウイルス　140
マールブルグ病　140
慢性気管支炎　423

慢性血栓塞栓性肺高血圧症　497, 501
慢性呼吸不全の治療　570
慢性再発性多巣性骨髄炎　290
慢性縦隔炎　519
慢性進行性肺アスペルギルス症　459
慢性腎障害　561
慢性腎障害における呼吸不全　561
慢性線維化性間質性肺炎　475
慢性鳥飼病　466
慢性肉芽腫症　349
慢性膿胸　507
慢性肺アスペルギルス症　459
慢性疲労症候群　266
慢性副鼻腔炎　429
慢性閉塞性肺疾患　59, 117, 423
慢性ベリリウム肺　465
慢性好酸球性肺炎　470
マンソン孤虫症　181
マンソン裂頭条虫　181

み

ミエロペルオキシダーゼ　251
ミオクローヌス　183, 184
右下葉無気肺　438
右上葉無気肺　437
右中葉無気肺　437
ミクロフィラリア　469
ミコフェノール酸モフェチル　206, 235
水いぼ　337
ミゾリビン　205
三日熱マラリア　166
脈なし病　259
宮崎肺吸虫症　179, 462

む

無芽胞嫌気性菌感染症　83
無ガンマグロブリン血症　346
無気肺　437, 494
無筋症性皮膚筋炎　243
無菌性髄膜炎　126, 128, 149, 236
無形成発作　130
無鉤条虫　181
無呼吸　413
ムーコル症　97, 102
霧視　280
ムスカリン作動性アセチルコリン受容体3（M3R）　270
むずむず脚症候群　267
ムチランス　287
無動性無言　183
ムンプス　125

め

メサンギウム増殖性糸球体腎炎　231
メソテリン　513
メタセルカリア　178, 179, 462
メタロプロテアーゼ　83
メチシリン耐性黄色ブドウ球菌　52

滅菌　29
メトトレキサート　48, 206, 281
メニスカスサイン　101, 507
めまい　303
メロゾイト　166
免疫吸着法　209
免疫再構築症候群　132
免疫チェックポイント阻害薬　398, 535
免疫トレランス　196
免疫反応性肺疾患　465
免疫複合体　55, 223, 318
免疫複合体型アレルギー　318
免疫複合体性血管炎　247
免疫不全　39
免疫抑制薬　205

も

毛細血管拡張性運動失調症　348
網状陰影　376
毛嚢炎様皮疹　280
毛包炎　103
網様体　113
モラクセラ　59
門脈肺高血圧症　562

や

薬剤感受性結核　454
薬剤感受性試験　445
薬剤感受性状態　445
薬剤性過敏症症候群　19, 331
薬剤性肺障害　493
薬剤耐性　29
薬剤耐性アクションプラン　43
薬剤誘起性好酸球性肺炎　469, 465
薬物動態　18
薬力学　18
野兎病　77
ヤヌスキナーゼ阻害薬　206

ゆ

有機じん肺　490
有棘顎口虫　177
有鉤条虫　180
有鉤嚢虫症　180
有酸素運動　409
疣腫　89
遊走性紅斑　159, 160, 301
有痛性関節症症候群　300
ユニバーサルワクチン　145
輸入感染症　7
輸入真菌症　107

よ

溶血性尿毒症症候群　67, 92, 240
葉酸代謝拮抗薬　222
溶接工肺　489
幼虫移行症　177, 462

横川吸虫　179
予防接種　30

ら

らい菌　95
ライム病　159, 301
落屑　104
ラクトフェリン　11, 34
ラッサウイルス　138
ラッサ熱　138
ランブリア症　171
ランブル鞭毛虫　171

り

リーシュマニア　168
リウマチ　188
リウマチ結節　200
リウマチ性多発筋痛症　221, 262, 264
リウマチ熱　54, 188, 268
リウマトイド結節　218, 223
裏急後重　67
リケッチア　108
リケッチア肺炎　450
リコンビナントトロンボモジュリン　479
リザーバー　32
リステリア　60, 92
リゾチーム　11, 34
リツキシマブ　208
リハビリテーション　212
リピドA　113
リファンピシン　95, 453
リポジストロフィ　151
リポ多糖　11, 113
リポペプチド系薬　27
流涎　129
流行性角結膜炎　122
流行性耳下腺炎　125
両側肺門リンパ節腫脹　554
良性限局型胸膜中皮腫　514
良性線維性中皮腫　514
緑色レンサ球菌　55
緑膿菌　71
淋菌　58, 297
淋菌性関節炎　299
リンゴ病　130
リンコマイシン系薬　28
輪状紅斑　269
臨床的無筋症性皮膚筋炎　243
リンパ球性間質性肺炎　483
リンパ系糸状虫症　176
リンパ腫様肉芽腫症　565
リンパ節腫脹　135
リンパ節生検　374
リンパ脈管筋腫症　544
リンパ濾胞　217

る

類上皮細胞肉芽腫　553
涙腺腫大　310
類鼻疽　80, 81
ループス疹　230
ループス腎炎　199, 229, 230, 238
ループス頭痛　232

れ

レアギン　317
レクチン　464
レジオネラ　15
レジオネラ症　74
レジオネラ肺炎　444, 449
レストレスレッグス症候群　267
レプトスピラ症　158
レフルノミド　206
レンサ球菌　53
レンサ球菌トキシックショック症候群　53
連鎖重症複合免疫不全症　346

ろ

ロイコトリエン　204, 316, 318, 321
ロイコトリエン受容体拮抗薬　326
漏斗胸　528
ロタウイルス　137
ロッキー山紅斑熱　109
肋骨カリエス　529
ローデシアトリパノソーマ　169
濾胞樹状細胞　148
濾胞性ヘルパーT細胞　197, 308

わ

ワクチン　30

数字

I型インターフェロン　230, 244
I型過敏反応　465
I型呼吸不全　570
1秒率　383
1秒量　382
II型アレルギー　318
II型過敏反応　465
II型呼吸不全　570
III型アレルギー　318
III型過敏反応　465
IV型アレルギー　318
IV型過敏反応　465
V型アレルギー　319
6-aminopenicillanic acid（6-APA）　22
7-aminocephalosporanic acid（7-ACA）　22
14-3-3蛋白　184

欧文索引

ギリシャ文字

α_1-アンチトリプシン　549
α_1-アンチトリプシン欠乏症　549
α_1-antitrypsin deficiency（AATD）　549
β_1受容体　396
β_2刺激薬　326
β_2受容体　396
β-ディフェンシン　464
β-ラクタマーゼ　84
β-ラクタマーゼ非産生アンピシリン耐性菌　73
β-ラクタム系薬　22, 84
β-D-グルカン　47, 98
β-D-N アセチルグルコサミニダーゼ　227
β-lactamase negative ampicillin-resistant（BLNAR）　73
$\gamma\delta$T細胞　11, 35, 283

A

A型肝炎ウイルス　145
A群レンサ球菌　268
A群β溶血性レンサ球菌　53
AAアミロイドーシス　194, 225
AA線維　226
A-aDO$_2$　390
abatacept　208
absorbed atelectasis　494
Acinetobacter　71, 72
acinus　357
acquired immunodeficiency syndrome（AIDS）　40, 146
Actinomyces israelii　102
acute bronchiolitis　441
acute bronchitis　441
acute CPP crystal arthritis　296
acute eosinophilic pneumonia　470
acute glomerulonephritis　55
acute hemorrhagic conjunctivitis（AHC）　130
acute HIV infection　148
acute interstitial pneumonia（AIP）　479
acute mediastinitis　518
acute respiratory distress syndrome（ARDS）　105, 154, 155, 159, 167, 174, 499, 561, 574
adalimumab　208
ADAMTS13　210, 233
Addison病　150, 197
adult onset Still's disease（AOSD）　277
adult Still's disease（ASD）　277
adult T-cell leukemia/lymphoma（ATLL）　146

adverse drug reaction（ADR）　330
AERD　317, 423
AGEPC　321
AIDS　40, 146
AIDS 関連症候群　149
AIDS-related complex（ARC）　149
air bronchogram　116, 376, 443, 481
air crescent sign　101
air-trapping　424
airway resistance　386
akinetic mutism　183
allergic bronchopulmonary aspergillosis（ABPA）　100, 472
allergic bronchopulmonary mycosis（ABPM）　472
allergic mucin　472
allergic rhinitis　333
allergicgranulomatosis and angiitis　471
alveolar hypoventilation syndrome　410
alveolar macrophage pneumonia（AMP）　481
alveolar septum　357
alveolitis　475
alveolus　357
aminoacyl-tRNA synthetases（ARS）　202
AMR　29
amyloid A（AA）　216, 225
amyloidosis　517, 563
amyopathic DM（ADM）　243
anaphylactic shock　328
anaphylactic type allergy　316
anaphylaxis　328
Ancylostoma duodenale　173
Angiostrongylus cantonensis　176
angiotensin converting enzyme（ACE）　337
angiotensin converting enzyme 2（ACE2）　154
ankylosing spondylitis（AS）　283, 284
antibioticassociated diarrhea（AAD）　86
antibody-dependent cell cytotoxicity（ADCC）　198, 318
anti-neutrophil cytoplasmic antibody（ANCA）　199, 202, 247, 248, 305
antiretroviral therapy（ART）　132, 151
antireceptor antibody type allergy　319
anti-streptokinase（ASK）　269
anti-streptolysin-*o*（ASO）　269
aortitis syndrome　259
apheresis 療法　209
aplastic crisis　130
apnea hypopnea index（AHI）　395, 413
apnea index（AI）　394
arthritis　51

Arthus 反応　318
asbestosis　487
ascarid larva migrans　462
Ascaris lumbricoides　173
aseptic meningitis　126
Aspergillus　100
Aspergillus fumigatus　472
aspiration　446
aspiration pneumonia　446
aspiration pneumonitis　446
aspirinexacerbated respiratory disease（AERD）　317, 423
asthma-COPD overlap（ACO）　419, 426
ataxia telangiectasia　348
atelectasis　437
atopy　316
Auspitz 現象　288
autoimmune featured interstitial lung disease（AIF-ILD）　465
autoimmune lymphoproliferative syndrome（ALPS）　349
autoimmune pancreatitis（AIP）　307
azathioprine　206

B

B ウイルス　153
B 型肝炎ウイルス　145
B 細胞　193, 196, 217, 230, 464
B 細胞標的薬　208
B cell activating factor（BAFF）　230, 235, 308
B cell activating factor belonging to the tumor necrosis factor family　307
B1B 細胞　35
Bacillus anthracis　62
bacteremia　51
bacterial pneumonia　442
bacterial translocation　447
Bacteroides　83
BAFF　230, 235, 308
BAFF 阻害薬　208
bamboo spine　285
baricitinib　208
barrel chest　425
Basedow 病　197, 199, 316, 319
bath ankylosing spondylitis disease activity（BASDAI）　285
BCG（Bacille de Calmette-Guérin）　30
BCYE-*α* 培地　15
BEecf（base excess extracellular fluid）　391
Behçet 病　188, 199, 279
belimumab　208
benign lung tumor　536
berylliosis　490
bilateral hilar lymphadenopathy（BHL）　516, 554

bioavailability　20
bi-phasic positive airway pressure（BIBAP）　306
Birt-Hogg-Dubé 症候群　435
black dot ringworm　104
black lung disease　487
black pleural line　541
bleb　436
blue bloater　426
BLyS　230
BNP　237
Boerhaave 症候群　517
bone marrow lesion　302
Bordetella pertussis　73
Borg scale　389
Borrelia　163
Bouchard 結節　221
bovine spongiform encephalopathy（BSE）　183
Bowen 病　104
BRAF V600E 遺伝子変異　535
Brill-Zinsser 病　109
brodalumab　208
bronchial asthma　416
bronchial thermoplasty　371
bronchiectasis　432
bronchiolectasis　494
bronchiolitis obliterans（BO）　430, 566
bronchiolitis obliterans organizing pneumonia（BOOP）　480
bronchiolitis obliterans syndrome（BOS）　566
bronchoalveolar lavage（BAL）　368
bronchoesophageal fistula　539
bronchogenic cyst　435, 523
bronchopulmonary amyloidosis　517
bronchopulmonary dysplasia　539
bronchus　355
bronchus associated lymphoid tissue（BALT）　464
bronze color　86
Brucella　78
Brudzinski 徴候　57
bruit　199
Bruton チロシンキナーゼ欠損症　347
Btk 欠損症　347
Buerger 病　247
bulging fissure sign　64
bulla　436
bullneck 徴候　61
bull's eye sign　98
Burkholderia mallei　80
Burkholderia pseudomallei　81
butterfly shadow　541, 561

C

C 型肝炎ウイルス　145
C-線維受容体　322
C 反応性蛋白　86, 280, 285

C1 337
C1-esterase inhibitor 337
C1-INH 337
C1q 257
C5b6789 34
calcium pyrophosphate dihydrate (CPP) 296
Campylobacter 92
Candida 97
Candida albicans 97
Caplan 症候群 218, 487
CAPS 225
capsular polysaccharide (CPS) 56
capsule-like rim 310
carbapenem-resistant *Enterobacteriaceae* (CRE) 5, 66
carcinomatous lymphangiosis 538
caries of rib 529
Castleman 病 131, 225, 516, 524
catheter-associated urinary tract infection (CAUTI) 42
CCL 21 35
CCR7 35
CEACAM5 (carcinoembryonic antigen-related cell adhesion molecule 5) 155
cell-mediated allergy 318
Celsus 禿瘡 104
Centor の修正診断基準 440
central line-associated bloodstream infection (CLABSI) 42
central sensitivity syndrome 266
Cercopithecine herpesvirus 1 (CHV-1) 153
certolizumab pegol 208
CFTR 543
chagoma 169
Charcot-Leyden 結晶 364
Chargas 病 169
Chédiak-Higashi 症候群 39
chemotaxis 349
chest wall tuberculosis 529
chest wall tumor 528
Chlamydia 449
Chlamydia trachomatis 113, 449
chlamydial pneumonia 449
Chlamydophila 449
Chlamydophila pneumoniae 113, 449
Chlamydophila psittaci 113, 449
cholera toxin 68
chronic cavitary pulmonary aspergillosis (CCPA) 100
chronic eosinophilic pneumonia 470
chronic fatigue syndrome (CFS) 266
chronic fibrosing pulmonary aspergillosis 100
chronic granulomatous disease 349
chronic mediastinitis 519
chronic necrotizing pulmonary aspergillosis (CNPA) 100
chronic obstructive pulmonary dis-

ease (COPD) 59, 117, 408, 418, 423
chronic progressive pulmonary aspergillosis (CPPA) 101, 459
chronic pulmonary aspergillosis (CPA) 100, 459
chronic recurrent multifocal osteomyelitis (CRMO) 290
chronic thromboembolic pulmonary hypertension (CTEPH) 501
Churg-Strauss 症候群 198, 247, 255, 471
chylothorax 510
ciclosporin A 205
Clara 細胞 356
clinically amyopathic DM (CADM) 243
Clonorchis sinensis 178
closed patch test 324
Clostridioides difficile 5, 27, 42, 86
Clostridioides difficile-associated diarrhea (CDAD) 86
Clostridium botulinum 92
Clostridium difficile 86
Clostridium tetani 84
CLSI (Clinical and Laboratory Standards Institute) 17
CO_2 ナルコーシス 411
coagulase-negative staphylococci (CNS) 51, 52, 300
coal workers' pneumoconiosis 487
collagen disease 188
colonization 2
common cold 440
common variable immunodeficiency 347
community-acquired CDI (CACDI) 86
community-acquired infection 3
community-acquired pneumonia (CAP) 51, 56, 72, 442
compromised host 5
congenital bronchial atresia 539
congenital bronchial cyst 539
congenital cyst 523
congenital rubella syndrome (CRS) 128
connective tissue disease 188
connective tissue growth factor (CTGF) 275
consolidation 376
continuous diaphragm sign 518
controlled oxygen therapy 402
COPD 59, 117, 408, 418, 423
cor pulmonale 570
corticosteroid 204
cough peak flow (CPF) 406
cough reflex 446
Coxiella burnetii 90, 450
CO 拡散能力 387
crazy-paving appearance 542

C-reactive protein (CRP) 86, 280, 285
CREST 症候群 202
Crohn 病 48, 225, 287
crowned dens syndrome 296
cryoglobulin (CG) 256
cryoglobulinemic vasculitis (CV) 256
Cryptococcus neoformans 98, 460
cryptogenic organizing pneumonia (COP) 480
CT halo sign 101
CTLs 147
Curschmann らせん体 364
cyclic citrullinated peptide (CCP) 217
cyclooxygenase (COX) 203, 222
cyclophosphamide 206
CYP3A4 548
cyst 165
cystic diseases of the lung 434
cystic fibrosis (CF) 543
cytolytic type allergy 318
cytomegalovirus (CMV) 136
cytotoxic type allergy 318

D

D 型肝炎ウイルス 145
DAMPs (danger-associated molecular patterns) 88
débridement 518
decompression sickness (DCS) 495
deconditioning 406
deep vein thrombosis (DVT) 497
de-escalation 20
delayed type allergy 318
dense consolidation 483
dermatomyositis (DM) 188, 243
desquamative interstitial pneumonia (DIP) 481
diaphragm 358
diaphragmatic eventration/relaxation 527
diaphragmatic flutter 526
diaphragmatic paralysis 526
DIC (disseminated intravascular coagulation) 80, 155, 278
diffuse alveolar damage (DAD) 154, 155, 475, 493, 574
diffuse aspiration bronchiolitis (DAB) 431
diffuse idiopathic skeletal hyperostosis (DISH) 290
diffuse large B cell lymphoma (DLBCL) 564
diffuse panbronchiolitis (DPB) 72, 429
DiGeorge 症候群 40, 348
Diphyllobothrium nihonkaiense 180
DIP 関節 201, 221, 284, 287
direct acting anti-virals (DAA) 146

directoly observed treatment, short-course (DOTS) 28
Dirofilaria immitis 177
discoid atelectasis 437
discoid lupus (DLE) 230
disease modifying anti-rheumatic drugs (DMARDs) 48, 206, 221, 292, 301
disinfection 29
disodium cromoglycate (DSCG) 321
disseminated gonococcal infection (DGI) 299
distal interphalangeal joint (DIP) 201, 221, 284, 287
Dittrich 栓子 364
DLco 237, 425
DMARDs 48, 206, 221, 292, 301
DNA-DNA ハイブリダイゼーション 364
Doege-Potter syndrome 514
double contour sign 294
double filtration plasmapheresis (DFPP) 209
DPP4 (dipeptidyl peptidase 4) 155
DPT-IPV 130
drug-induced eosinophilic pneumonia 469
drug-induced hypersensitivity syndrome (DIHS) 19, 331
dsDNA 202
DTaP 74
dual asthmatic response (DAR) 319
Duke 分類 90
Dupuytren 拘縮 211
dynein arm 433

E

E 型肝炎ウイルス 145
EB ウイルス 131, 135, 145
Ebola virus disease 139
EBUS-GS 368
EBUS guided transbronchial needle aspiration (EBUS-TBNA) 370
EBV nuclear antigen (EBNA) 135
Echinococcus granulosus 181
Echinococcus multilocularis 181
ecthyma gangrenosum 72
EF-2 61
EGFR 遺伝子変異 535
EGFR 阻害薬 398
eggshell calcification 516
EHEC 92
Ehrlichia 110
elementary body (EB) 113
ELISA (enzyme-linked immunosorbent assay) 15
Ellis-Damoiseau 曲線 507
EML4-ALK 遺伝子転座 535
empiric therapy 17, 47
empyema 442

encephalitis 126
endobronchial biopsy 368
endoplasmic reticulum aminopeptidase (ERAP1) 284
Entamoeba histolytica 165
Enterobacter 65
Enterobius vermicularis 174
Enterococcus 55
enthesitis 283
eosinophil cationic protein (ECP) 322
eosinophil peroxidase (EPO) 322
eosinophilia-myalgia syndrome (EMS) 277
eosinophilic fasciitis (EF) 275
eosinophilic granulomatosis with polyangiitis (EGPA) 247, 255, 471
eosinophilic pneumonia 468
eotaxin 322
Epstein-Barr ウイルス (EBV) 131, 135, 145
Epworth sleepiness scale (ESS) 413
eQTLs 192
erysipelas 54
erythema migrans (EM) 160
ESBL 64
Escherichia coli 63
esophageal cyst 523
espundia 169
etanercept 208
EUCAST (European Committee on Antimicrobial Susceptibility Testing) 17
excessive daytime sleepiness (EDS) 413
expression quantitative trait loci 192
extended-spectrum beta-lactamase (ESBL) 47, 64
extracellular trap cell death (ETosis) 472
extranodal marginal zone lymphoma of mucosa-associated lymphoid tissue (MALT) 515, 524
ezrin 114

F

Fab 194
familial Mediterranean fever (FMF) 350
Fas 抗原遺伝子 196
Fasciola spp. 178
fatal familial insomnia (FFI) 183
Fc 受容体 (FcR) 194, 318
FcεR 195
FcεRI 319
FcεRII 319
febrile neutropenia (FN) 47
Felty 症候群 223
FEV$_1$ 382, 428
FEV$_1$% 383

FEV$_1$/FVC 383
FHA 74
fibromyalgia (FM) 266
fine crackle 199, 461
Fits-Hugh-Curtis 症候群 118
flail chest 529
Fleming 16
FOLFIRI 療法 538
FOLFOX 療法 538
follicular dendritic cell 148
follicular helper T cell (Tfh) 197, 308
food dependent exerciseinduced anaphylaxis (FDEIA) 340
forced expiratory volume in one second (FEV$_1$) 382, 428
forced vital capacity (FVC) 382
foreign bodies 439
fragilysin 83
Francisella tularensis 77
functional residual capacity (FRC) 384
functional somatic syndrome (FFS) 266
fungus 97
funnel chest 528
Fusarium 107

G

GBM 抗体関連腎炎 474
Gell と Coombs の分類 195
genomewideassociation study (GWAS) 192
geographic pattern 542
germ cell tumor 522
Gerstmann-Sträussler-Scheinker syndrome (GSS) 183, 185
giant bulla 436
giant cell arteritis (GCA) 247, 261
Giardia intestinalis 171
glomerular basement membrane (GBM) 247
glove and stocking 型の多発神経症 201
glucocorticoid 307
GMS (Gomori methenamine-silver) 97
Gnathostoma binuleatum 177
Gnathostoma doloresi 177
Gnathostoma hispidum 177
Gnathostoma nipponicum 177
Gnathostoma spinigerum 177
Golden S sign 437
golimumab 208
Goodpasture 症候群 197, 318, 465, 473
Gottron 丘疹 243, 244
Gottron 徴候 201, 243, 244
gout 292
gouty kidney 294

granular sparkling sign 227

granulocyte colony-stimulating factor (G-CSF) 28

granulocyte macrophage colony stimulating factor (GM-CSF) 11, 195, 322

granulomatosis infantiseptica 60

granulomatosis with polyangiitis (GPA) 199, 200, 247, 253

granulomatous mediastinitis 519

groove sign 276

group A streptococci (GAS) 268

Guillain-Barré 症候群 69, 111, 135, 141, 143, 411

H

HACEK 90

Haemophilus 73

Haemophilus influenzae 73

Hamman-Rich 症候群 479

Hamman 徴候 511, 517

hand hygiene 44

Hand-Schüller-Christian 病 558

Hansen 病 95

HBV 300

HCV 300

healthcare-associated infection 3, 42

healthcare-associated pneumonia (HCAP) 72

Heberden 結節 200, 221

Heimlich 法 439

helical CT 377

Helicobacter pylori 70

hemoadsorption 209

hemolytic uremic syndrome (HUS) 67, 92

hemothorax 509

Henoch-Schönlein 紫斑病 247, 258

hepatic hydrothorax 562

hepatopulmonary syndrome 562

hereditary hemorrhagic telangiectasia (HHT) 504

heritable PAH (HPAH) 501

herpangina 129

herpes simplex virus (HSV) 132, 153

HHV (human herpesvirus)-4 131, 135

HHV-5 136

HHV-6B 131

HHV-7 131

HHV-8 131, 150

hiccup 526

high-resolution CT 49

histamine release test (HRT) 324

HIV (human immunodeficiency virus) 10, 21, 40, 99, 106, 146, 147, 300

HIV 関連関節炎 300

HIV 関連神経認知障害 147, 149, 151

HIV-1 148

HIV-associated neurocognitive disorder (HAND) 147, 149, 151

HLA (human leukocyte antigen) 192, 243

HLA-B27 221

HLA-B27 関連脊椎関節症 286

HLA-B51 279, 280

HMB45 545

HMGB1 (high mobility group box1) 88

hockey puck sign 60

Hodgkin リンパ腫 565

home mechanical ventilation (HMV) 572

home oxygen therapy (HOT) 571

honeycomb pattern 377

Hoover 徴候 425

Horner 症候群 520

Horner 徴候 531

hospital-acquired pneumonia (HAP) 51

host-parasite relationship 2, 4

HPV 152

HRCT 49

HRP-2 167

HTLV-1 146, 174

HTLV-1 関連疾患 146

human (primate) T-lymphotropic virus 1 146, 174

HUS 240

hydrostatic edema 358

hydroxychloroquine 206

hypersensitivity pneumonitis 466

hyperventilation syndrome 412

hypnozoite 166

hypocomplementemic urticarial vasculitis (HUV) 257

hypoechotic mass 166

hypomyopathic DM (HDM) 243

hypopyon 280

hypoxanthine-guanine phosphoribosyltransferase deficiency (HGPRTdeficiency) 292

hypoxic vasoconstriction 357

I

ICAM-1 217

ICU-acquired weakness (ICU-AW) 578

idiopathic eosinophilic pneumonia 470

idiopathic fibrosing mediastinitis 519

idiopathic interstitial pneumonias (IIPs) 475

idiopathic pneumonia syndrome (IPS) 566

idiopathic pulmonary fibrosis (IPF) 475

idiopathic thoracic lymphadenopathy 516

idiopathic thrombocytopenic purpura (ITP) 70

IFN (interferon) 145, 196

IFN-α 230

IFN-γ 12, 78, 271, 279

IFN-γ アッセイ 464

IgA 11

IgA 血管炎 247, 258

IgE 195

IgE 依存型アレルギー 316

IgE 抗体 324

IgE dependent allergy 316

IgE RAST 339

IgG4 関連疾患 (IgG4-RD) 199, 307, 516

iguratimod 207

IL (interleukin) 11, 196

IL-1 226, 271

IL-1β 194, 292

IL-2 78

IL-4 196, 308, 326

IL-5 195, 196

IL-6 194, 195, 197, 216, 222, 226, 230, 279, 293

IL-6 阻害薬 208

IL-8 305

IL-10 196, 308

IL-13 326

IL-17 12, 196, 279, 283, 326

IL-17 阻害薬 208

IL-21 308

IL-23 287

immediate asthmatic response (IAR) 319

immediate type allergy 316

immotile cilia 症候群 355, 433

immune complex (IC) 318

immune complex type allergy 318

immune reconstitution inflammatory syndrome (IRIS) 132

immunoadsorption plasmapheresis (IAPP) 209

infection control doctor (ICD) 43

inflammatory back pain (IBP) 283

inflammatory bowel disease (IBD) 283

infliximab 207

infraorbital nerve enlargement (IONE) 310

inhalational thoracic lymphadenopathy 516

innate lymphoid cell (ILC) 35, 283

interferon-γ release assay (IGRA) 453

intermittent hypoxemia (IH) 568

interstitial pneumonia 475

interstitial pneumonia with autoimmune features (IPAF) 465

intravascular large B cell lymphoma (IVL) 565

invasive pneumococcal disease (IPD) 55

invasive pulmonary aspergillosis (IPA) 100, 450

IPV 130

IRF-5 230

ixekizumab 208

J

Jacoud 関節炎 232

JAK (Janus kinase) 48, 195, 206

JAK 阻害薬 206

Janeway 発疹 89

Jarisch-Herxheimer 反応 159, 161, 163

Jenner 30

JH 反応 163

Jo-1 236, 202, 245

Job 症候群 348

juvenile idiopathic arthritis (JIA) 277

K

kala-azar 168

Kaposi 水痘様発疹症 340

Kaposi 肉腫 131, 147, 150

Kartagener 症候群 433

Kawasaki disease 247

keratoderma blennorrhagica 300

Kerley 線 499

Kernig 徴候 56, 57, 60, 125

ketchup and cottage cheese 150

Klebsiella pneumoniae 64

Köbner 現象 288

Kohn の細孔 357

Koplik 斑 126

Kupffer 細胞 34

kuru 183

Kveim 反応 363

kyphosis 529

L

Lambert-Eaton 症候群 532

lamellar body 542

Langerhans 細胞 558

Langerhans 細胞組織球症 465, 558

Langerhans cell histiocytosis (LCH) 558

late asthmatic response (LAR) 319

latency-associated nuclear antigen (LANA-1) 132

latent infection 2

latent period 2

latent tuberculosis infection (LTBI) 451

LE 細胞現象 188, 233

leflunomide 206

Legionella 74

legionella pneumonia 449

Legionella pneumophila 450

legionnaires' disease 74

Lesch-Nyhan 病 292

Letterer-Siwe 病 558

leukocytapheresis (LCAP) 209

leukocyte adhesion deficiency (LAD) 349

leukotriene (LT) 204, 318, 321

LFA-1 217

Libman-Sacks 心内膜炎 232

Light の診断基準 371, 507

lipopoly saccharide (LPS) 11, 113

Listeria monocytogenes 60

lncRNA 193

Löffler 症候群 468

long non-coding RNA 193

longterm non-progressor 148

loop-mediated isothermal amplification (LAMP) 74, 76, 111

L-SIGN 154

lung abscess 442

lung failure 568

lung insufficiency 568

lymphangioleiomyomatosis (LAM) 544

lymphoid interstitial pneumonia (LIP) 483

lymphomatoid granulomatosis (LYG) 565

M

M 蛋白 55

major basic protein (MBP) 322

major histocompatibility complex (MHC) 11, 192, 319

major outer membrane protein (MOMP) 114

malignant lymphoma 523

malignant pleural mesothelioma 511

malignant rheumatoid arthritis (MRA) 223

manual muscle test (MMT) 201

MASCC (multinational association for supportive care in cancer) 47

mast cell 316

Matrilin-1 303

maximal expiratory flow volume curve (MEFV) 382

MCP 関節 217, 287

MCP-1 305

MDS 303

measles virus 126

mediastinal emphysema 517

mediastinal tumor 519

mediastinitis 518

melanoma dif ferentiationassociated gene-5 (MDA-5) 245

melioidosis 80

membrane attack complex 34, 194

meningococcal bacteremia 57

meningococcal pneumonia 57

meniscus sign 101

Merkel 細胞ポリオーマウイルス 131

merozoite 166

MERS コロナウイルス 155

Metagonimus yokogawai 179

metastatic lung tumor 537

methotrexate (MTX) 48, 206

Meynert 基底核 185

micro-aspiration 446

micromolecular substances having both irritating and sensitizing properties (MSIS) 344

microscopic polyangiitis (MPA) 247

Middle East respiratory syndrome (MERS) 3, 155

Middle East respiratory syndrome-coronavirus (MERS-CoV) 155

Mikulicz 病 273, 307

MILES 試験 547

minimum fungicidal concentration (MFC) 17

minimum inhibitory concentration (MIC) 17

MIP-1β 305

miRNA 193

mixed connective tissue disease (MCTD) 188, 201, 221, 235, 560

mixed dust fibrosis (MDF) 486

mizoribine 205

MMF 235

MMP 216

MMP-3 202, 264

Mollaret 髄膜炎 133

mononeuritis multiplex 201

Moraxella catarrhalis 59

Mounier-Kuhn 症候群 433

MPO-ANCA 251

MRSA (methicillin-resistant *Staphylococcus aureus*) 5, 47, 52

MUC5AC 117

mucosa-associated lymphoid tissue (MALT) 36

mucosa-associated lymphoid tissue lymphoma (MALToma) 564

mucus plug 472

multicentric Castleman's disease (MCD) 524

multidrug-resistant *Acinetobacter* spp. (MDRA) 22

multidrug-resistant organism (MDRO) 23

multidrug-resistant *Pseudomonas aeruginosa* (MDRP) 22

multiple organ failure (MOF) 569

multislice CT 377

mumps virus 125

Mycobacterium avium complex (MAC) 455

Mycobacterium leprae 95

Mycobacterium tuberculosis 94, 450
mycophenolate mofetil 206
mycoplasma pneumonia 448
Mycoplasma pneumoniae 448
mycosis 97

N

N95 マスク 454
N-acetyl-*β*-D-glucosaminidase (NAG) 227
Naclerio-Langer 手術 436
NALP3 194, 292
Necator americanus 173
Neisseria gonorrhoeae 58
Neisseria meningitidis 57
NETosis 194, 230
network formation 556
neurinoma 523
neurofibroma 523
neurogenic tumor 523
neuro-inflammation 266
neuropsychiatric lupus (NPSLE) 231, 238
neutrophil extracellular traps (NETs) 193, 230, 252, 253
NF-κB 117
NK 細胞 35, 318
NKT 細胞 35
NO 37
NOD-like receptor (NLR) 194
noninvasive positive pressure ventilation (NPPV) 403, 572, 577
noninvasive ventilation (NIV) 403
nonspecific interstitial pneumonia (NSIP) 479, 493
nonsteroidal anti-inflammatory drugs (NSAIDs) 203, 221, 269, 283, 285, 292, 294, 328
non-tuberculous mycobacterium (NTM) 48, 454
norovirus 92
nosocomial pneumonia 442
NT-proBNP 237
nucleic acid amplification test (NAAT) 87
nucleoside (nucleotide) analogue 145
nucleotide binding oligomerization domain (NOD) 308
nursing and healthcare-acquired pneumonia 443

O

obesity-hypoventilation syndrome 411
obstructive sleep apnea-hypopnea syndrome (OSAS) 413
ODT (occlusive dressing technique) 132
Omc A 114

Omenn 症候群 346
Ondine's curse syndrome 412
oocyst 167
opportunistic infection 3, 5
oral allergy syndrome (OAS) 340
oral rehydration solution (ORS) 69
orange peel sign 276
organic dust pneumoconiosis 490
organizing pneumonia (OP) 493
Osler 結節 90
osteoarthritis 301
osteomyelitis 51
outer membrane complex A 114
owl eye 150
oxygen toxicity 494

P

P 物質 446
$P_{0.1}$ (airway occlusion pressure) 388
p40 阻害薬 208
p53 152
$PaCO_2$ 360, 390
Paget 病 290
painful articular syndrome 300
palpable purpura 201
PAMPs (pathogen-associated molecular patterns) 34, 88, 472
PaO_2 360
Papanicolaou 法 364
PA (particle agglutination) 法 148
paper bag rebreathing 412
paradoxical breathing 362
paragonimiasis miyazakii 462
paragonimiasis westermani 462
Paragonimus skrjabini miyazakii 179
Paragonimus westermani 179
parapneumonic effusion 507
parasitic lung diseases 462
parenchymal pneumonia 475
Parinaud 症候群 77, 82
PAS (periodic acid-Schiff stain) 染色 97
Pastia line 53
pathergy test 280
pathogenicity 5
PCR (polymerase chain reaction) 法 76, 166
peak expiratory flow (PEF) 384
peau d'orange 276
pectus carinatum 528
pectus excavatum 528
Pedro-Pons' sign 78
pelvic inflammatory disease (PID) 58
pencil-in-cup 変形 288
penicillinase producing *Neisseria gonorrhoeae* (PPNG) 59
penicillin-resistant *Streptococcus pneumoniae* (PRSP) 55

peptidyl arginine deiminase (PAD) 218
Performance Status (PS) 399
pericardial cyst 523
pericostal tuberculosis 529
perifascicular atrophy (PFA) 244
periodic synchronous discharge (PSD) 184
permeability edema 358
persistent general lymphadenopathy (PGL) 149
Peyer 板 36, 78
pharmacodynamics (PD) 18
pharmacokinetics (PK) 18
pharyngitis 53
Phemister の三徴 301
photodynamic therapy (PDT) 370, 530
photographic negative of pulmonary edema 470
Pickwick 症候群 411
PIE 症候群 (pulmonary infiltration with eosinophilia syndrome) 468
Pierre-Marie-Bamberger syndrome 514
pigeon chest 528
pink puffer 426
PIP 関節 221, 287
PK テスト 324
plasma adsorption 209
plasma exchange (PE) 209
plasmapheresis 209
plate atelectasis 437
platelet activating factor (PAF) 321
platelet derived growth factor (PDGF) 322
pleural effusion due to collagen vascular diseases 508
pleural tumor 511
pleuritis 507
pleuritis carcinomatosa 508
pleuroparenchyma fibroelastosis (PPFE) 483
pleuropneumonia-like organism (PPLO) 111
pneumatocele 436
pneumoconiosis 485, 516
Pneumocystis 460
pneumocystis pneumonia (PCP) 48, 105, 460
pneumomediastinum 517
pneumonia 515
pneumothorax 510
pollinosis 333
polyarteritis nodosa (PN) 188, 247
polymyalgia rheumatica (PMR) 262, 264
polymyositis (PM) 188, 243
polymyositis/dermatomyositis (PM/DM) 560
polyneuropathy 201

polysomnography (PSG) 413
Poncet 病 301
Pontiac 熱 74
portopulmonary hypertension 562
positive end-expiratory pressure (PEEP) 403
post kala-azar dermal leishmaniasis (PKDL) 168
PPLO 培地 15
Prausnitz-Küstner (PK) 反応 363
Prausnitz-Küstner test 324
primary alveolar hypoventilation syndrome 410
primary effusion lymphoma (PEL) 565
primary lung cancer 530
primary mediastinal large B-cell lymphoma (PMLBC) 524
primary pulmonary lymphoma 564
prion 183
procalcitonin (PCT) 47
progressive massive fibrosis (PMF) 485
progressive multifocal leukoencephalopathy (PML) 151
Propionibacterium acnes 516
prostaglandin (PG) 203, 204, 321
Proteus 66
PRRs (pattern recognition receptors) 11, 34, 88
pseudochylothorax 510
pseudogout 296
pseudomembranous colitis (PMC) 86
Pseudomonas 71
Pseudomonas aeruginosa 71
psoriatic arthritis (PsA) 283, 287
pulmonary alveolar microlithiasis 541
pulmonary alveolar proteinosis 541
pulmonary arterial hypertension (PAH) 235, 501
pulmonary arteriovenous fistula 504
pulmonary aspergillom 459
pulmonary diffusing capacity for CO (DL$_{CO}$) 387
pulmonary edema 358, 498
pulmonary helminthiasis 462
pulmonary hypertension (PH) 236, 500
pulmonary insufficiency 568
pulmonary protozoal disease 462
pulmonary rehabilitation 405
pulmonary sequestration 539
pulmonary suppuration 442
pulmonary thromboembolism (PTE) 497
pulmonary tuberculosis 450
pulseless disease 259
puncture, aspiration, injection, re-aspiration (PAIR) 182

purulent pleuritis 507
pustulotic arthro-osteitis (PAO) 289
PvO$_2$ 569

Q

Q 熱 108, 110, 450
qSOFA スコア 89
quorum-sensing 12

R

radioallergosorbent test (RAST) 324
Ramsay Hunt 症候群 134
RANKL 194, 222
rapid shallow breathing 360
rapidly progressive glomerulonephritis (RPGN) 252
Raynaud 現象 200, 230, 236, 239
RB 遺伝子 152
reactive arthritis (ReA) 283, 286, 297
reactive oxygen species (ROS) 88
reagin 317
red neck 症候群 19
regulatory T cell (Treg) 196, 307
Reid index 356
Reiter 症候群 67, 69, 286
relapsing polychondritis (RP) 199, 303
Rendu-Osler-Weber 病 504
respiratory bronchiolitis-associated interstitial lung disease (RB-ILD) 482
respiratory failure 568
respiratory muscle 359
reticulate body (RB) 113
rheumatic diseases 188
rheumatic fever (RF) 188, 268
rheumatism 188
rheumatoid arthritis (RA) 48, 215, 560, 188
rheumatoid arthritis-associated interstitial lung disease (RA-ILD) 49
RIA (radioimmunoassay) 15
ribonucleoprotein 235
Rickettsiaceae 108
Rickettsia tsutsugamushi 450
rickettsial pneumonia 450
RIG-1 like receptor (RLR) 194
ring form 166
rituximab 208
Romana 徴候 169
ROS1 遺伝子転座 535
Rosenberg らの診断基準 473
Roth 斑 89
round atelectasis 437
RS (respiratory syncytial) 123
RS ウイルス 123

S

S1Q3T3 497
sago-like lesion 374
salazosulfapyridine (SASP) 207
SaO$_2$ 569
SAP 226
SAPHO 症候群 289
sarcoidosis 516, 553
sarilumab 208
SARS コロナウイルス 154
scarlet fever 53
Schistosoma japonicum 177
schizont 166
Schwann 細胞 95
scleroderma 188, 560
sclerosing mediastinitis 519
scoliosis 529
SDA (strand displacement amplification) 法 114
secondary pulmonary lymphoma 565
secukinumab 208
Sepsis-3 88
septic arthritis 297
seronegative spondyloarthropathy 283
SERPINA1 遺伝子 549
Serratia 65
serum amyloid A (SAA) 蛋白 216, 225
severe acute respiratory syndrome (SARS) 154
severe acute respiratory syndrome-coronavirus (SARS-CoV) 154
severe combined immunodeficiency (SCID) 346
severe fever with thrombocytopenia syndrome (SFTS) 3
sexually transmitted diseases (STD) 10, 58, 118
shaking chills 88
Shigella 67
silent aspiration 446
silhouette sign 377
silica 485
silicosis 485, 516
simian immunodeficiency virus (SIV) 147
simple pulmonary aspergilloma (SPA) 100, 101
single filtration plasmapheresis (SFPP) 209
single nucleotide polymorphism (SNP) 192
singultus 526
sino-bronchial syndrome 432
SiO$_2$ 485
Sjögren 症候群 188, 198, 199, 218, 221, 223, 270, 307, 331, 560, 563

Skoda 鼓音帯　507
SLC34A2　541
sleep apnea syndrome (SAS)　412, 568
snowgrasping sense　86
SOFA スコア　89
solitary fibrous tumor of the pleura (SFTP)　514
Spaulding の分類　45
spiral CT　377
Spirillum minus　162
Spirometra erinaceieuropaei　181
spirometry　382
SpO$_2$　569
spondyloarthritis (SpA)　201, 283
spontaneous mediastinal emphysema　517
sporadic Creutzfeldt-Jakob disease　183
sporozoite　166
squawk　466
ST 合剤　27, 462
staphylococcal food poisoning　52
staphylococcal scalded skin syndrome (SSSS)　52
Starling の式　498
STAT3　226
static lung compliance　386
Steinbrocker の病期分類　218
Stenon 管　271
Stenotrophomonas　71
sterilization　29
steroid-sparing effect　558
Stevens-Johnson 症候群　331
straight-back syndrome　529
strawberry tongue　53
Streptobacillus moniliformis　161
streptococcal toxic shock syndrome (STSS)　53
Streptococcus　53
Streptococcus anginosus　444
Streptococcus pneumoniae　55
stridor　418
Strongyloides stercoralis　174
STR (single tablet regimen)　21
subacute sclerosing panencephalitis (SSPE)　127
subphrenic abscess　528
subpleural sparing　542
substance P　446
sulfur granule　102
superinfection　5
surgical site infection (SSI)　42
sustained hypoxemia (SH)　568
swallowing reflex　446
Sweet 病　280
Swyer-James 症候群　433
syndesmophyte　285, 290
syndrome acnepustulosishyperostosis-osteitis (SAPHO)　289
synovioentheseal complex　284

systemic inflammatory response syndrome (SIRS)　88
systemic JIA　277
systemic lupus erythematosus (SLE)　40, 188, 196, 199, 202, 221, 229, 560
systemic sclerosis (SSc)　188, 238, 560

T

T 細胞　193, 196, 215, 230, 279
T 細胞性リンパ芽球型リンパ腫　524
T 細胞調節剤　208
T スポット　363
T$_3$　319
T$_4$　319
tachyzoite　167
tacrolimus　205
Taenia asiatica　181
Taenia saginata　181
Taenia solium　180
Takayasu arteritis　247
tantrate resistant acid phosphatase (TRAP)　293
Tarp　114
Tc 細胞　37
tear drop heart　425
temporal arteritis　247, 261
Th1 細胞　12, 37, 195, 196, 319, 464
Th2 細胞　12, 37, 195, 196, 319, 464
Th17 細胞　12, 37, 195, 287
the great imitator　157
The Third International Consensus Definitions for Sepsis and Septic Shock　88
therapeutic drug monitoring (TDM)　18, 50
thoracic empyema, pyothorax　507
thoracic wall　358
thorax　358
thromboangiitis obliterans (TAO)　247
thrombocytopenic purpura　128
thrombotic microangiopathy (TMA)　210
thrombotic thrombocytopenic purpura (TTP)　210, 233
thymic cyst　523
thymic stromal lymphopoietin (TSLP)　322, 326
thymoma　521
thymus and activation-regulated chemokine (TARC)　322, 340
thyroid stimulating hormone (TSH)　316, 319
Tietze 症候群　529
TMA (transcription-mediated amplification)　114, 233, 240
TNF (tumor necrosis factor)　11
TNF-α　11, 194, 195, 197, 216, 222, 226, 271, 279, 281, 287, 293

TNF 阻害薬　207
TNM 分類　533
Tn 細胞　37
tofacitinib　206
Toll-like receptor (TLR)　11, 194, 230, 349, 464
tophus　293
TORCH 症候群　4, 136
toxic epidermal necrolysis (TEN)　331
toxic oil syndrome (TOS)　277
toxic shock syndrome (TSS)　52
Toxocara canis　177
Toxocara cati　177
toxoid　31
Toxoplasma gondii　167
trachea　355
tracheoesophageal fistula　539
tracheostomy positive pressure ventilation (TPPV)　572
tram line shadow　433
transbronchial biopsy (TBB)　368
transbronchial lung biopsy (TBLB)　99, 368
transcriptional intermediaryfactor 1 (TIF1)　245
transforming growth factor-β (TGF-β)　275, 322
transmission　2
treat-to-target (T2T)　284
tree-in-bud　94
Treg 細胞　37, 195, 327
TREM-1　305
Treponema pallidum (TP)　157
Trichinella spiralis　175
Trichosporon　466
Trichuris trichiura　174
trophozoite　165, 166
tropical pulmonary eosinophilia　469
trypanosomal chancre　169
TSC 遺伝子　544
tuberculosis　515
tuberculous pleuritis　508
turgor　69
TX　204, 321
Tzanck 試験　133

U

U1-RNP　235
ulcerative colitis (UC)　286
unclassifiable idiopathic interstitial pneumonias　475, 484
upper respiratory tract　354
uremic lung　561
ustekinumab　208
usual interstitial pneumonia (UIP)　475

V

V 徴候　244
V̇A　570
vaccination　30
vaccine　30
vaccinia　30
vanishing heart phenomenon　541
vanishing lung　436
vanishing tumor　499
varicella-zoster virus（VZV）　21, 133, 134
vasa vasorum（VV）　259
vascular endothelial growth factor（VEGF）　194
vascular pedicle width（VPW）　499
vasculitis syndrome　247
VCAM-1　217
V̇D　570
vegetation　89
ventilator-associated lung injury（VALI）　577
ventilatorassociated pneumonia（VAP）　42, 72
Vibrio cholerae　68
video-assisted thoracoscopic lung biopsy（VTLB）　375
video-assisted thoracoscopic surgery（VATS）　372, 375
viral pneumonia　448
Virchow の三徴　497
virulence　2, 5
virus capsid antigen（VCA）　135
visual analog scale（VAS）　389
vital capacity（VC）　382
VLA-4　217
vmp 遺伝子　163

W

warning sign　141
Waterhouse-Friderichsen 症候群　57
Wegener 肉芽腫症　188, 198, 247, 253
Weil 病　158
welder's pneumoconiosis　489
Westermark sign　497
white islands in the sea of red　141
whoop　74
Williams-Campbell 症候群　432
Winter bottom sign　169
Wiskott-Aldrich 症候群　348
Wnt シグナル経路　283
WYO 培地　15

X

X 連鎖リンパ球増殖症候群　349
X-linked lymphoproliferative syndrome（XLP）　349

Y

Yersinia pestis　79

中山書店の出版物に関する情報は，小社サポートページを御覧ください．
https://www.nakayamashoten.jp/support.html

内科学書 改訂第9版（全7冊）

初　版	1971年 4月15日	第1刷	〔検印省略〕
第2版	1982年 2月 5日	第1刷	
第3版	1987年 9月 5日	第1刷	
第4版	1995年 4月28日	第1刷	
第5版	1999年 3月 1日	第1刷	
第6版	2002年10月10日	第1刷	
第7版	2009年11月10日	第1刷	
	2012年 4月20日	第2刷	
第8版	2013年10月31日	第1刷	
第9版	2019年 8月30日	第1刷 ©	

総編集 ── 南学正臣（なんがくまさおみ）
発行者 ── 平田　直
発行所 ── 株式会社 中山書店
　　　　　〒112-0006　東京都文京区小日向 4-2-6
　　　　　TEL 03-3813-1100（代表）　振替 00130-5-196565
　　　　　https://www.nakayamashoten.jp/

本文デザイン・装丁 ── 臼井弘志（公和図書 株式会社 デザイン室）
印刷・製本 ── 三松堂 株式会社

Published by Nakayama Shoten. Co., Ltd.　　　　　Printed in Japan
ISBN978-4-521-74749-1（分売不可）

落丁・乱丁の場合はお取り替え致します

- 本書の複製権・上映権・譲渡権・公衆送信権（送信可能化権を含む）は株式会社中山書店が保有します．
- JCOPY ＜（社）出版者著作権管理機構 委託出版物＞
本書の無断複写は著作権法上での例外を除き禁じられています．複写される場合は，そのつど事前に，（社）出版者著作権管理機構（電話 03-5244-5088，FAX 03-5244-5089. e-mail: info@jcopy.or.jp）の許諾を得てください．

本書をスキャン・デジタルデータ化するなどの複製を無許諾で行う行為は，著作権法上での限られた例外（「私的使用のための複製」など）を除き著作権法違反となります．なお，大学・病院・企業などにおいて，内部的に業務上使用する目的で上記の行為を行うことは，私的使用には該当せず違法です．また私的使用のためであっても，代行業者等の第三者に依頼して使用する本人以外の者が上記の行為を行うことは違法です．